国家科学技术学术著作出版基金资助出版

数字化胆道外科学

Digital Biliary Surgery

主　审　钟世镇　　**主　编**　方驰华　刘允怡　　**副主编**　卢绮萍　全显跃　欧阳钧

编　者（以姓氏笔画为序）

王　平　广州医科大学附属第一医院
王　坚　上海交通大学医学院附属仁济医院
王　葵　海军军医大学东方肝胆外科医院
王剑明　华中科技大学同济医学院附属同济医院
方兆山　广西医科大学第五附属医院
方驰华　南方医科大学珠江医院
卢绮萍　中国人民解放军武汉总医院
全显跃　南方医科大学珠江医院
刘　军　南方医科大学珠江医院
刘　颜　华中科技大学同济医学院附属同济医院
刘允怡　香港中文大学威尔斯亲王医院
刘颖斌　上海交通大学医学院附属新华医院
闫加艳　上海交通大学医学院附属仁济医院
汤朝晖　上海交通大学医学院附属新华医院
李欣明　南方医科大学珠江医院
李相成　南京医科大学第一附属医院
杨　剑　南方医科大学珠江医院
杨俊莹　南方医科大学珠江医院
吴东波　广西医科大学第四附属医院
何松盛　南方医科大学珠江医院
邹奇飞　海军军医大学东方肝胆外科医院
沈　锋　海军军医大学东方肝胆外科医院
张　鹏　南方医科大学珠江医院
张序昌　南方医科大学珠江医院
范应方　南方医科大学珠江医院
欧阳钧　南方医科大学基础医学院
郑穗生　安徽医科大学第二附属医院
项　楠　南方医科大学珠江医院
赵星阳　南方医科大学珠江医院
胡　敏　南方医科大学珠江医院
胡浩宇　南方医科大学珠江医院
宫希军　安徽医科大学第二附属医院
祝　文　南方医科大学珠江医院
袁阳光　南方医科大学珠江医院
唐云强　广州医科大学附属肿瘤医院
黄晶晶　南方医科大学珠江医院
黄耀欢　南方医科大学珠江医院
常　旭　广州市番禺区中医院
梁海滨　上海交通大学医学院附属新华医院
彭丰平　华南师范大学
韩丽莹　南方医科大学珠江医院
覃淑萍　南方医科大学珠江医院
曾　宁　南方医科大学珠江医院
曾思略　南方医科大学珠江医院
鲍苏苏　华南师范大学
蔡　伟　南方医科大学珠江医院
漆振东　南方医科大学珠江医院
潘家辉　华南师范大学

人民卫生出版社

图书在版编目（CIP）数据

数字化胆道外科学/方驰华，刘允怡主编. —北京：人民卫生出版社，2018

ISBN 978-7-117-27420-3

Ⅰ. ①数… Ⅱ. ①方…②刘… Ⅲ. ①数字技术-应用-胆道疾病-外科学 Ⅳ. ①R657.4-39

中国版本图书馆 CIP 数据核字(2018)第 236925 号

数字化胆道外科学

主　　编：方驰华　刘允怡
出版发行：人民卫生出版社（中继线 010-59780011）
地　　址：北京市朝阳区潘家园南里 19 号
邮　　编：100021
E - mail：pmph @ pmph.com
购书热线：010-59787592　010-59787584　010-65264830
印　　刷：北京汇林印务有限公司
经　　销：新华书店
开　　本：889×1194　1/16　　印张：26
字　　数：805 千字
版　　次：2018 年 10 月第 1 版　2018 年 10 月第 1 版第 1 次印刷
标准书号：ISBN 978-7-117-27420-3
定　　价：298.00 元
打击盗版举报电话：010-59787491　E-mail：WQ @ pmph.com
（凡属印装质量问题请与本社市场营销中心联系退换）

主编简介

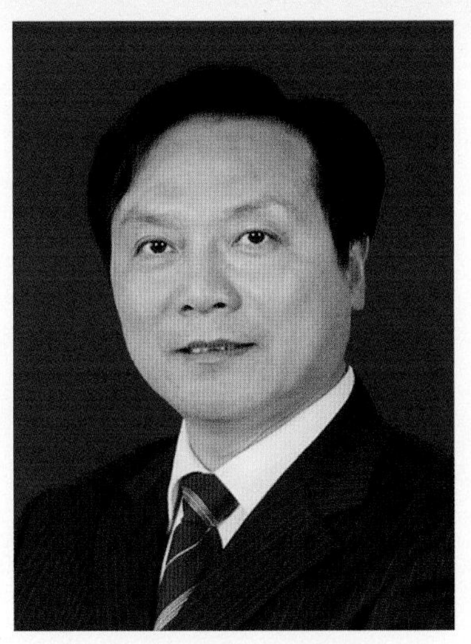

方驰华 教授

医学博士、二级教授、主任医师、博士后导师。现任南方医科大学珠江医院肝胆一科主任，广东省数字医学临床工程技术研究中心主任。担任中华医学会数字医学分会主任委员，中国研究型医院学会数字医学临床外科专业委员会主任委员，中国医师协会肝癌专业委员会副主任委员，中国图学学会常务理事及第六届医学图像与设备专业委员会副主任委员，中华医学会外科分会胆道外科学组委员，广东省医师协会外科医师分会和肝胆外科分会副主任委员，《中国微创外科杂志》副主编，*Digital Medicine* 副主编，《中华外科杂志》《中华消化外科杂志》《中国实用外科杂志》等 15 种杂志编委。主持研究“十三五”国家重点研发计划、国家自然科学基金重大科研仪器研制项目、国家自然科学基金重点项目等。以主研人获省部级科技奖 13 项，其中一等奖 1 项、二等奖 3 项。获得全国卫生系统先进个人、中国医师奖，广东省劳动模范、广东省丁颖科技奖，广东省高等学校教学名师、优秀指导老师、广东省“特支计划”教学名师，国之名医 · 卓越建树，广东省委教工委优秀共产党员。

从事肝胆胰外科疾病基础与临床工作 40 年，运用数字医学技术进行肝胆胰外科疾病的诊治，其疗效达到国际先进水平。自 2002 年起师从我国著名临床解剖学家钟世镇院士，在钟世镇院士指导下，在国际上率先开展数字医学技术在复杂性肝胆胰外科疾病诊治，取得了一系列具有国际先进水平的研究成果。

主编简介

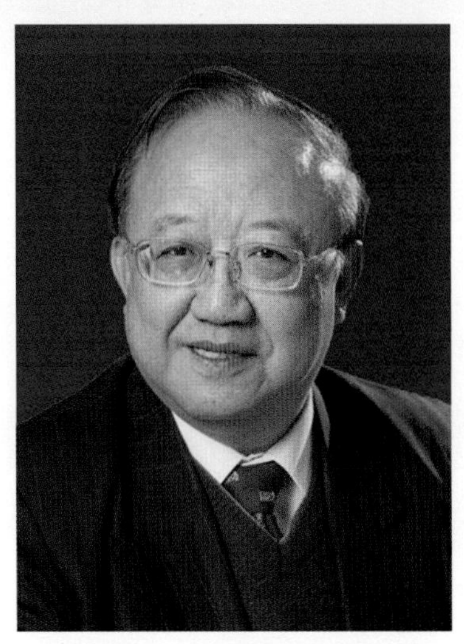

刘允怡　中国科学院院士

香港中文大学医学博士、外科学教授，国际著名的肝胆胰外科学家。先后获选苏格兰爱丁堡皇家外科学院院士、英国皇家外科学院院士、苏格兰格拉斯高皇家外科学院院士、澳大利亚皇家外科学院院士、美国外科学院院士、国际血管学院院士、马来西亚医学专科学院院士、香港医学专科学院院士、香港外科学院院士。担任国际肝胆胰协会主席，2009—2011 年亚太区肝胆胰协会会长，16 种国际医学期刊的编委。

在国际上首先提出以“以肝段为本”的肝切除方法，统一了肝脏解剖和肝切除手术的规划名称，创建了香港中文大学肝移植中心和肝癌诊疗研究组，是东南亚地区肝移植的创始人之一。先后发表论著、综述、评述等 670 余篇，在外科学方面具有很深造诣。公开发表国际文献 500 余篇，参加著书 55 部。

副主编简介

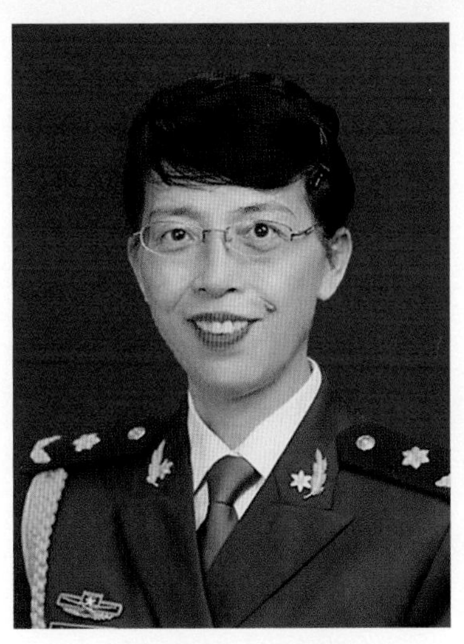

卢绮萍　教授

教授，医学博士，博士生导师，中国人民解放军武汉总医院专家组普通外科主任医师、博士后工作站站长，华中科技大学同济医学院外科系博士研究生导师，南方医科大学外科系硕博士研究生导师，享受国务院特殊政府津贴、军队优秀专业技术人才岗位津贴。曾任中华医学会外科学分会第12、13届实验外科学组委员，第14届门脉高压外科学组委员，第15、16、17届胆道外科学组委员。现任中国医师协会外科学分会委员兼胆道外科专委会常委、中国研究型医院学会加速康复外科专业委员会常委、中国医疗保健国际交流促进会外科学分会常委、中国医师协会智慧医学专委会委员、中国医学装备委员会智能装备技术分会委员、中国研究型医院学会数字医学临床外科专业委员会顾问、中国医药教育协会肝胆胰外科专业委员会顾问、国际肝胆胰协会中国分会委员及胆道肿瘤专委会常委。《中华消化外科杂志》《中华实验外科杂志》《中华临床营养杂志》等8本国家核心/统计源期刊编委、常务编委，中华系列杂志、《中国实用外科杂志》特聘审稿专家。

承担或参加并完成多项国家自然科学基金，国家科技支撑计划，全军重大、重点科研项目研究，获国家科技进步二等奖，湖北省科技进步一、二等奖，军队科技进步二等奖等省部级二等以上成果奖8项、三等奖8项。

副主编简介

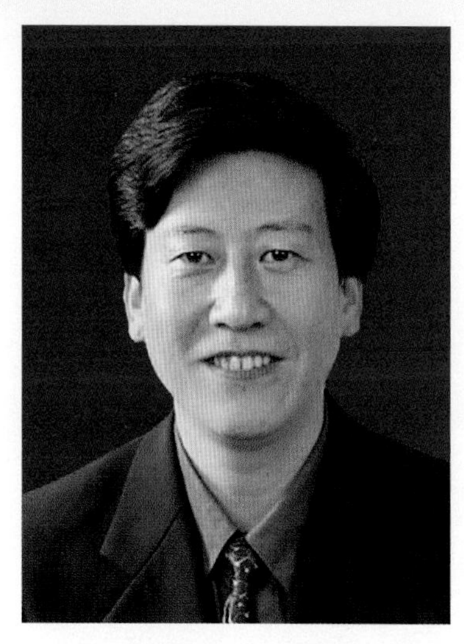

全显跃　教授

主任医师，教授，博士生导师，南方医科大学珠江医院影像诊断科主任。担任广东省医学会放射医学分会副主任委员、广东省医师协会放射医师分会副主任委员、广东省抗癌协会肿瘤影像诊断专业委员会副主任委员、广东省胸部疾病学会胸部影像专业委员会副主任委员、中国医师协会放射医师分会委员、中国医师协会放射医师分会消化影像专业委员会委员、中国研究型医院学会肿瘤影像诊断学专业委员会常务委员等。担任《中华神经医学》《临床放射学》《磁共振成像》等杂志编委，获广东省科技进步二等奖 2 次、广东省科技成果一等奖 1 次及军队成果二等奖 1 次。承担及参与了 16 项国家和省部级以上科研基金及国际合作项目 1 项（其中国家自然基金-广东省联合基金重点项目及国家科技重大专项各 1 项，863 计划 2 项）。参加了 6 部专著的编写，主编 1 部，副主编 3 部，参加了 2 部教材的编写，在各级学术刊物发表专业论文 150 余篇，SCI 收录 10 余篇。

副主编简介

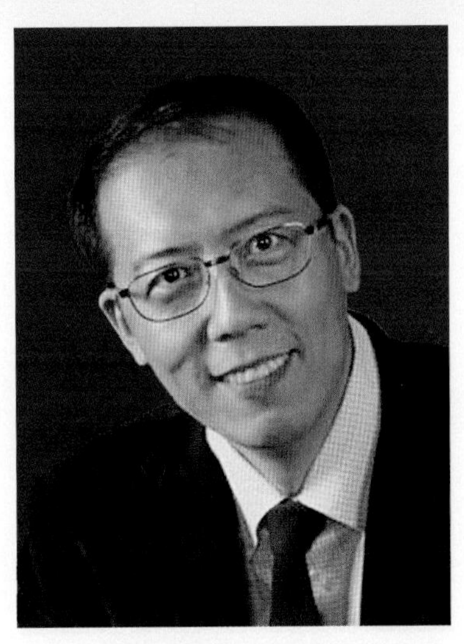

欧阳钧　教授

南方医科大学基础医学院人体解剖教研室教授、博士研究生导师，广东省医学生物力学重点实验室主任，中国解剖学会人体解剖学与数字解剖学专业委员会副主任委员，临床解剖学专业委员会副主任，教育与继续教育工作委员会副主任，广东省解剖学会副理事长，广东省生物医学工程学会生物力学专业委员会副主任委员，广东省人体生物组织工程学会常务理事，广东省医学会脊柱外科专业委员会委员。担任《中国临床解剖学杂志》主编，《中华创伤骨科杂志》《中国修复重建外科杂志》常务编委，《中华整形外科杂志》《解剖学研究》《解剖科学进展》编委。主要开展创伤相关的骨与关节生物力学研究和组织工程的应用基础研究，并采用跨学科培养研究生的模式，为临床培养具有扎实科研基本功和熟练掌握解剖知识的专业人才。负责主持了国家 863 计划课题分题、国家自然科学基金面上项目及省市级重点项目，参加了国家 973 计划项目、863 计划项目、科技部科技支撑项目等重点课题的研究。在国内外期刊以第一作者和通讯作者发表论 70 余篇，SCI 论文 27 篇，发表论文 140 余篇。曾获得国家科技进步二等奖、军队科技进步二等奖、广东省科技进步二等奖、云南省科技进步一等奖。

序 一

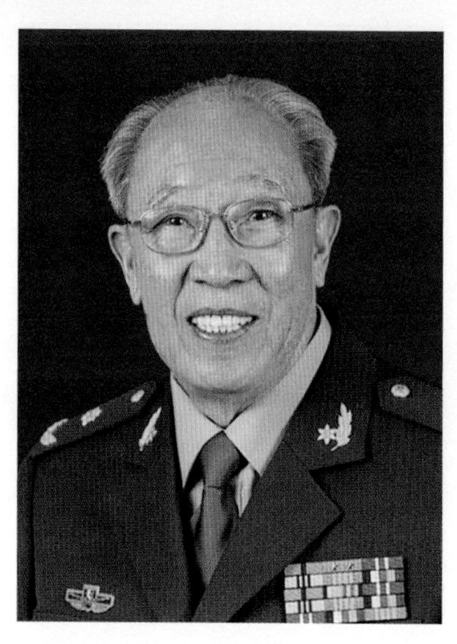

外科医师追求肝胆外科手术的精准快捷实施，以最大限度地减轻患者的痛苦，促进患者术后的快速康复，而手术是否能精细准确实施，除了外科技术的精湛娴熟以外，术前对病灶部位、大小、侵袭范围、相邻各管道结构、组织器官受侵程度的精准了解判断，是必备的前提。既往，外科医师依靠二维影像学资料，凭借经验对其进行抽象的三维认识，由于经验的局限性和不确定性，难以获得满意的诊治疗效。精细的外科解剖始终是精准的外科手术成功的基石。今天，在现代生物信息科学技术高速发展时代，外科学与解剖学、影像学、计算机学以及分子影像学技术的高度融合，使解剖的精细、手术的精准，在术前及术中得以可视化、程序化呈现，由此缩小了探查的盲目性、风险性，揭开了高难度肝胆外科手术的神秘面纱。《数字化胆道外科学》正是在这样一个崭新的时代背景下脱颖而出。

方驰华教授在其导师钟世镇院士的指导下，自 21 世纪初即开始探索肝胆胰临床外科与数字医学跨学科相互融合的发展之路。他密切结合临床实际，始终坚持“用现代数字可视化医学影像学技术解决临床外科精准评估”的研究方向，为了突破低压的胆道系统难以立体成像等瓶颈问题，在国家 863 计划项目资助下，联合外科学、解剖学、影像学、信息学等多学科的专家一起刻苦攻关，研制出具有自主知识产权的腹部医学三维可视化系统，研究和构建了肝胆胰疾病三维可视化精准诊疗的理论和科学诊疗体系，通过一个个病例的亲身实践，分析探讨，不断总结和摸索出成功的经验，在 *J Am Coll Surg*、《中华外科杂志》《中华消化外科杂志》《中国实用外科杂志》等国内外具有影响力的杂志上，连续刊载了多篇十分有价值的临床研究报告。紧接着，他们又将这些报告进一步凝练、升华，上升为理论体系，编著出版了《数字化肝脏外科学》《数字化胰腺外科学》等全新理念的专著。

《数字化胆道外科学》是由钟世镇院士主审，方驰华教授、刘允怡院士主编，方驰华团队精心编写的第三部专著。上篇为总论，分别阐述了数字人胆道系统断层解剖、胆道系统铸型解剖和个体化肝脏管道，从胆道疾病 3D 打印、虚拟仿真手术、3D 腹腔镜、分子影像、内镜技术等各个方面，创新性地研究了三维可视化胆道疾病精准诊疗的新理论，构建了胆道疾病三维可视化精准诊疗和3D打印技术的新技术、新方法。下篇为各论，重点系统阐述了三维可视化技术在胆道疾病中的临床应用，包括胆囊疾病、胆道结石、胆道肿瘤等疾病的三维可视化诊疗，形成了复杂性肝胆管结石、肝门部胆管癌等胆道疾病的三维可视化精准诊疗体系。全书共17章，配精美图片1000余张。尤为新颖之处，将部分重要的肝胆三维成像脉管结构分型、病变临床分型以及主要手术的术前三维可视化评估平台搭建及方法、虚拟手术平台、术中对手术的具体指导方法、手术的实施等内容，在纸质版描述的同时，还以PPT和视频方式展示，从而生动、活泼、具体、充分地展现了数字医学在肝胆外科的实际应用和光辉前景。这种融合编写模式，方便读者随时携带阅读，择时学习体会，身临其境地了解实况，掌握要领，不仅有助于对这一高新技术的理解，而且能达到良好的示范教学目的，真正体现了“数字化”特征，是国际上首部《数字化胆道外科学》专著。

“宝剑锋从磨砺出，梅花香自苦寒来。”《数字化胆道外科学》的成功问世，凝聚了方驰华教授所带领的团队在长期临床实践中勤于思索、苦于磨炼的超前思维和辛勤汗水。然而，数字化临床外科向新的科学高峰攀登的发展历程还只是刚刚开始，如何更好地应用和发展该项技术，使表观形态学的三维立体精准评估向分子病理学的三维立体精准评估跨越发展，是摆在我们面前的重要任务。我们期待着方驰华团队再接再厉，为新时代数字化肝胆外科快车道的成功铺建，再铸造一块坚固的基石。

特作序，以期任重道远，再创辉煌。

中国科学院资深院士
中国工程院资深院士
海军军医大学东方肝胆外科医院院长

2018年5月18日

序　二

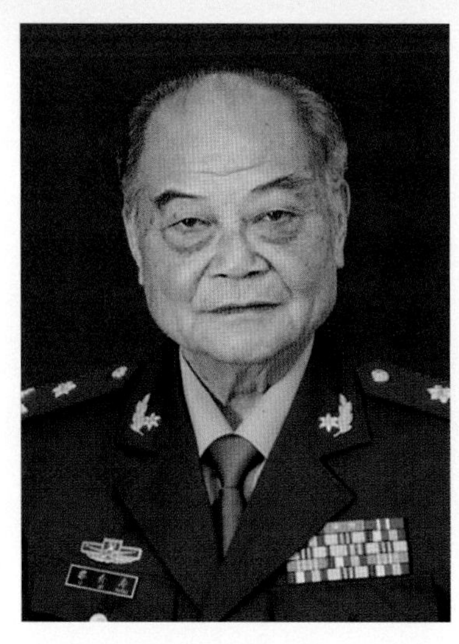

前不久，方驰华教授曾赠送他的团队编著的《数字化肝脏外科学》《数字化胰腺外科学》给我，阅后，感到耳目一新。进入21世纪，现代医学科学技术发展的一个鲜明特点，是生物学技术、信息学技术、影像学技术、医学科学技术等多种学科知识的跨学科相互渗透、融合，由此大大丰富和改变了人们的思维模式，开拓了人们从新的角度认识世界、改造世界的宽阔视野。我做外科医生有半个世纪了，经历了外科学发展，深深感觉到外科学的发展与解剖学密不可分，外科解剖是外科学的基础，精细的外科手术依赖于精细的外科解剖。而在这样一个崭新的多学科交叉融合、互促发展的时代，外科学的发展也由传统的解剖时代进入数字化解剖时代；术前及术中对病情的判断，由传统的二维影像诊疗模式进入三维可视化精准诊疗新模式。它使我们传统的外科学技术发生了重大的变化。方驰华教授的专著，正是体现了这种时代的精神。他们团队于21世纪初在国内率先开始了向数字化肝胆胰外科高峰的攀登，根据临床迫切需求，创新地研究了肝胆胰疾病三维可视化精准诊疗新理论，构建了肝胆胰疾病三维可视化精准诊疗的新方法、新技术，并应用于临床，实现了肝胆胰疾病解剖数字化、诊断程序化和手术可视化，提高了肝胆胰疾病诊断的正确率，降低了手术并发症。我也在临床上应用了，感觉到数字医学对外科学的进展发挥了很大的作用。

最近，方驰华教授团队又编写了《数字化胆道外科学》专著。胆道连接着肝脏和胰腺、消化道，有其特殊的组织结构、血供特点和代谢特征，手术难度高，风险大。由于胆道流体力学的低压特征，使其三维立体成像难以实现，特别是难以与血管的三维成像同时呈现，故而一直是制约术前精准评估、术中精准操作的瓶颈，许多手术决策要靠术中探查方能决定，带有一定的盲目性，胆道外科的再手术率很高，也与此有关。方驰华团队抓住这个核心问题，组织多学科团队刻苦攻关，经过10多年的研究和攻关，终于获得了突破性的进展，成功构建了胆道外科数字化三维可视化精准评估平台和术前虚拟手术平台。

这一平台的构建和实施，使肝胆外科医生摆脱了术中盲目探查的困扰，提高了胆道肿瘤的根治性切除率和肝胆管结石的手术治愈率，为患者的康复带来了福音。这一切，在这部由钟世镇院士为主审，方驰华教授、刘允怡院士为主编的《数字化胆道外科学》中，都得到了生动的、充分的展示。

尤为令人欣慰的是，该专著在全面阐述数字人胆道系统断层解剖、胆道系统铸型解剖、个体化肝脏管道、复杂胆道疾病 3D 打印、虚拟仿真手术、3D 腹腔镜、分子影像、内镜技术以及胆囊疾病、胆道结石、胆道肿瘤等疾病的三维可视化精准诊疗理论、平台构建与应用等丰富内容的同时，编者还运用了纸质与 PPT、视频等媒体融合编写模式，具体展示了肝胆管各种脉管的分型、疾病分型、胆道疾病三维可视化平台如何构建，虚拟手术如何实施、如何根据平台评估拟定手术决策以及术中的具体指导等方法步骤，使似乎虚拟幻彩的高科技数字化三维可视化诊疗平台变得接近临床，切合实际，易于临床医生掌握和运用，真正成为指导临床医生精准实施复杂胆道外科手术、提高手术治疗效果的一把利剑。

我由衷地赞赏方驰华教授和他年轻的团队为我国数字化外科学事业所做出的创新性成绩，并期待他们不断攻坚克难，更上高楼。

谨此作序。

中国工程院资深院士
南京大学医学院临床学院教授
南京军区南京总医院副院长
解放军普通外科研究所所长

2018 年 5 月 18 日

序　三

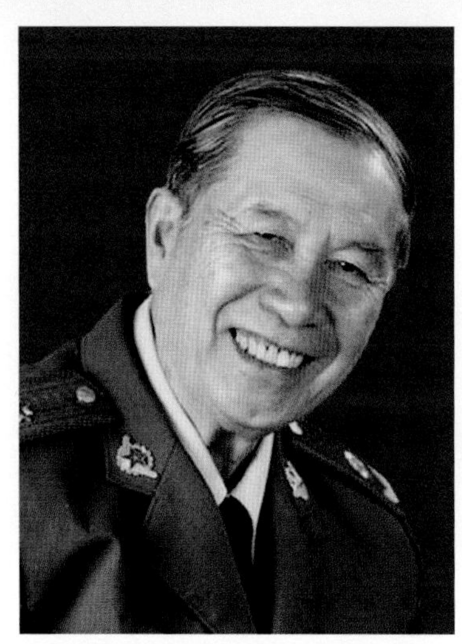

“工欲善其事，必先利其器。”什么是数字化？是以 0 和 1 的数字符号输入，经过高超的计算机编程技术加工后，可以处理千差万别现实事物的科学技术。国际上，首部《数字化胆道外科学》的出版，就是启用了这种前沿性科学技术，运用数字化三维图像、可视化诊疗、手术导航、3D 打印和吲哚菁绿分子荧光影像等，开创了诊治胆道外科疾病，精准微创的辉煌成果。

“操千曲而后晓声，观千剑而后识器。”在《数字化胆道外科学》出版之际，从这部专著的“前言”和“后记”中，给我们的感受是：“须知极乐神仙境，修炼多从苦处来。”与这部专著先后问世的《数字化肝脏外科学》和《数字化胰腺外科学》，这三部上腹部重要器官外科学前沿性专著是方驰华教授学术团队 15 年来经过“绳锯木断、水滴石穿”取得的“梅花香自苦寒来”的成果。

“欲穷千里目，更上一层楼。”胆道是肝脏 4 种管道中，管径最为细小的一组功能特异系统。在影像学和数字化三维重建中，比较门静脉、肝静脉、肝动脉更难完善显示。特别是癌症前期，经历了慢性胆管炎的历程，胆道发生扭曲、变形、扩张、狭窄，邻近的肝组织发生坏死、增生、纤维化、萎缩、肥大等病理性改变，使胆管系统变得更加难以辨认识别。心灵手巧，刀到病除，当代华佗的精诚大医们，必须高屋建瓴，精巧构思，攀高望远，才能“不畏浮云遮望眼，只缘身在最高层”，努力践行新时代、新使命、新作为。

“采得百花成蜜后，为谁辛苦为谁甜。”方驰华教授及其学术团队，研发了具有自主知识产权的：腹部医学图像三维可视化系统软件、多功能虚拟手术器械仿真系统和手术平台。这些软件和器械，对术前评估、方案制定、手术操作等，有利于专业工作者交流；“独留巧思传千古”，已在国内 500 多家医院推广和应用。“物情无巨细，自适固其常”，《数字化胆道外科学》的出版，也适用本科生、研究生学习、参考、使用，有利于加速外科医生队伍的培育成长。书成之日，欣为之序。

中国工程院资深院士
南方医科大学临床解剖研究所
钟世镇

2018 年 2 月 10 日于广州

序　四

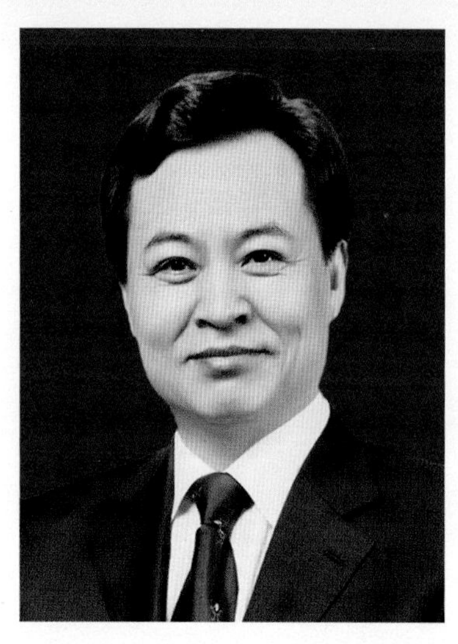

21 世纪，是外科学与生物学、信息学、影像学高度而快速渗透、融合发展的新世纪，是以“最大限度地减少患者损伤、加速患者康复”为核心的各种新理念、新技术、新设备不断推陈出新的新世纪。数字医学与临床外科的交叉融合，是 21 世纪信息工程和医学技术突破陈规、创新发展的一场深刻革命。手术导航、三维重建、3D 打印、虚拟仿真手术平台构建、3D 腹腔镜手术、机器人手术等一项项富含高科技绚丽色彩的新设备、新技术，其朴实而丰富的内涵仅源自于外科医师的一份初心：以最微创化的技术手段，让患者以最少的代价，最小的损伤，接受最好的治疗，获得最佳的治疗效果。在这样一个科技创新的时代背景下，我们迎来了方驰华教授继《数字化肝脏外科学》《数字化胰腺外科学》之后第三部数字外科学专著——《数字化胆道外科学》的出版。

胆道有其特殊的组织结构和血供、代谢特点，纤细而繁杂的胆树，承接着肝脏和胰腺这两个人体最重要的代谢器官，并与肠道相连通。我国的胆道外科疾病多数为常见病、多发病，如胆石症、肝胆管结石病，或预后不佳、治疗难度较大的疾病，如胆囊癌、肝门部胆管癌等，严重危害人民的健康。而以往，由于胆道的低压流体力学特征，其三维重建难以与血管同时呈现，仅靠 B 超、CT、MRCP 等检查手段，术前对诊断难以准确评估，导致治疗效果不够理想。例如，既往肝胆管结石的残石率高达 20% ~50%，不少病人经受多次手术的痛苦，疾病还未能得以根治，最终走向终末期胆病的不归之路。因此，黄志强院士曾多次呼吁，外科医师需要用“第三只眼”“第三只手”“第六感官”去探索繁杂胆树的秘密，去争取高难度胆道手术的成功，“让患者幸福地活着，这是最重要的。”

方驰华教授在导师钟世镇院士指导下，近十年来一直致力于数字医学技术在肝胆胰外科应用的临床研究。在国家“十一五”、“十二五”863 计划和广东省重大专项课题支撑下，他组织了多学科团队，研制出具有自主知识产权的腹部医学图像三维可视化系统，研究和构建了肝胆胰疾病三维可视化精准诊疗的理论和体系，极大地提高了疾病诊断的正确率，有效地降低了手术并发症。《数字化胆道外科学》图文并茂，详细介绍了数字人胆道系统断层解剖、胆道系统铸型解剖和个体化肝脏管道，以及胆道疾病 3D 打印、虚拟仿真手术、3D 腹腔镜、分子影像、内镜技术等各个方面数字技术与临床胆道外科实践相结合的最新知识，并运用纸质与视频媒体融合的最新技术手段，生动展示了应用三维可视化技术指导胆囊疾病、胆道结石、胆道肿瘤等外科治疗的技术要领。无论是文字描述，还是视频展示，都是内容丰富详尽，制作流畅精美，有很高的学术价值。这本专著不仅可供普通外科、肝胆外科、影像科、生物医学工程临床方向等相关专业的各级医生学习借鉴，而且可供研究生、本科生学习参考，以领会数字医学在临床外科拓展应用的丰富内涵，启发自己的创新思维，有助于青年学者们在今天这样一个瞬息万变的生物智能信息时代不断学习进步，不断创新发展。

鉴于数字医学技术已成为我国普通外科未来的发展方向之一，因此，我真诚地向广大读者推荐此书，并预祝方驰华教授团队在向数字化肝胆胰外科进军的征程上取得新的成绩。

中国科学院院士
中国科协副主席
中华医学会外科学分会主任委员
北京协和医院院长

2018 年 5 月 18 日

前 言

在数字医学新时代，应用3D打印、大数据、人工智能、影像组学和光声肿瘤边界成像为代表的新技术，迎来了世界上首部《数字化胆道外科学》的出版。

“饮水思源，数典忆祖。”2002年，我师从著名临床解剖学家钟世镇院士，开始中国数字虚拟人肝脏、胆道、胰腺图像数据的分割、配准和三维重建的研究，至今已经走过了15年的历程。在此期间经历了：①成功地将“数字人”技术转化为数字医学技术，黄志强院士赞誉其为转化医学的典范；②研发了具有自主知识产权的腹部医学图像三维可视化系统（MI-3DVS，软件著作权105977）和虚拟手术器械仿真系统（软件著作权105978），开展了产学研的研究和产业开发，钟世镇院士评价其具有世界意义的研究成果，获中国产学研合作创新成果奖；③从个体化单病种的研究到凝练出肝胆胰外科疾病三维可视化精准诊疗的理论，主编出版了该领域世界首部专著《数字化肝脏外科学》《数字化胰外科学》和《数字化胆道外科学》；④从单病种研究论文的发表到三维可视化精准诊疗核心技术和诊疗体系创新建立；从肝胆胰外科疾病精准诊疗平台创新构建到该领域世界首套（5部）三维可视化精准诊疗专家共识的发表；⑤研究成果从中国外科顶级期刊走向了国际专业杂志；⑥从“数字虚拟人”到三维可视化肝胆胰3D打印，实现了指导手术由屏幕三维图像向实体三维模型的跨越式转变，获广东省科技进步一等奖；⑦创新性将数字医学技术与微创技术相结合，建立了数字化微创技术诊疗体系，获广东省科技进步二等奖；⑧创新性将三维可视化形态精确评估技术联合吲哚菁绿荧光分子影像诊断技术，用于侦测微小癌肿、肿瘤边界界定和导航手术，实现了解剖性、功能性和根治性肝除术；⑨从最初个别肝胆外科医师的研究应用到今天众多外科界中国科学院、中国工程院院士以及全国的肝胆外科专家、医师应用；⑩数字医学技术从广东诞生，向全国延伸和发展，已经在500多家医院推广应用。

“有比较才有鉴别。”三维可视化技术在CT、MRI看得见的基础上，实现了看得更多、看得更清、看得更准，解决了术前评估、规划不精确和术后并发症高的难题，极大地提高了疾病诊断的精确性，有效地降低了手术的风险性和并发症，真正改变以往“摸着石头过河”、实现了当下“看着石头过河”。这是三维可视化技术对人类外科疾病诊断作出的最大贡献。

“不到园林，怎知春色如许。”胆道系统是人体非常重要的器官，它上连肝脏，下连胰腺，具有它独特的解剖位置和功能特征。尤其是“胆道树”，一旦步入就像进入了“迷宫”。因此，胆道外科面临着极大的挑战。胆道外科的突破点在于掌握肝脏脉管结构尤其是胆道系统的复杂性与变异性。虽然现代影像学的进步促进了肝胆外科的发展，但是胆道疾病（如肝胆管结石、肝门部胆管癌等）患者，在有明确症状之前已经经历了一个慢性胆管炎、胆道慢性梗阻的漫长历程，其胆道结构已经扭曲、变形、扩张或者狭窄，邻近的肝组织同时受影响发生坏死、增生、纤维化、萎缩、肥大等病理生理改变，使原本已非常复杂的肝内胆管系统变得更加难以辩识，为术前准备判断血管、胆管及其与病灶的关系带来不确定因素，既使是现代的影像技术有时也显得苍白无力，我们深切感受到胆道外科疾病三维可视化研究疑难程度远远超过肝脏和胰腺三维可视化研究。

“活水源流随处满，东风花柳逐时新。”因此，如何将数字医学技术用于指导胆道外科疾病的精准诊疗，是摆在科研工作者面前的重要任务。紧紧围绕这一关键问题，以临床问题为导向，以临床需求为目的，在15年前，我们创新性联合肝胆外科学、影像学、解剖学、计算机图像处理学、物理学和分子影像学等多领域的专家，组成医理工交叉学科团队，以复杂性肝胆管结石、肝门部胆管癌为主要目标展开攻关和研究。惊奇地发现，肝胆管结石三维可视化模型能清晰显示结石大小、部位和形态；胆管狭窄部位、长度和程度；结石与血管关系等，为后续术前规划、选择手术方式奠定了坚实的基础。肝门部胆管癌三维可视化模型精确显示胆管癌的部位与门静脉、肝动脉的关系，准确评估P点、U点（胆管分离极限点）位置，决定肝门部胆管癌分型以及能否切除，这些结果是其他影像检查手段无法比拟的。随后取得了以下成果：第一，三维可视化指导靶向碎石系列新方法，攻克了术后残石率高的难题：①三维可视化技术指导解剖性或规则性肝切除术、三维可视化技术指导下将规则性肝切除术、不规则肝切除术与胆道软/硬镜取石碎石术相联合的方法综合治疗（*J Am Coll Surg*，2013）；②三维可视化技术指导经皮肝窦道胆道硬镜靶向碎石取石术（*J Surg Res*，2015；F5000）；③三维可视化技术指导3D腹腔镜联合胆道硬镜靶向碎石取石术（*J Gastroenterol Hepatol*，2013）；④三维可视化技术指导腹腔镜肝段切除联合胆道硬镜靶向碎石取石术（*World J Surg*，2010）。第二，在国际上首次提出了“数字化微创技术”的概念并应用于肝胆结石实践诊疗（F5000；中国普外基础与临床杂志，2011，07：688-693），实现了胆道外科疾病数字化微创诊疗。第三，在国际上首次建立了肝门部胆管癌三维可视化临床分型，真正做到“看着石头过河”。第四，将三维可视化形态精确评估技术联合吲哚菁绿荧光分子影像诊断技术，实现了肝门部胆管癌解剖性、功能性和根治性肝切除术。

“万点落花舟一叶，载将春色到江南。”《数字化胆道外科学》由钟世镇院士主审，方驰华教授、刘允怡院士主编，吴孟超院士、黎介寿院士、钟世镇院士、赵玉沛院士作序。该专著的重点章、节内容实现纸质、PPT、动漫、三维和手术视频等媒体融合编写，在阅读的过程中根据读者的需要，点击相关媒体，可以看到完全忠实于患者疾病的精美三维可视化图片和手术图片，清晰三维可视化视频和手术视频。

“一般根在土，各自等时来。”团队始终坚持科学求实的扎实研究，持之以恒的临床观察，求贤若渴的谦虚请教，孜孜不倦的昼夜耕耘，终于完成了《数字化胆道外科学》出版，她是继《数字化肝脏外科学》《数字化胰腺外科学》后，又一部数字医学重点研究专著。三姊妹篇是在“十一五”、“十二五”国家863计划项目和“十三五”国家数字化诊疗专项和国家自然科学基金等项目资助下研究完成的成果；在国家科学学术专著出版基金资助下完成出版。“独留巧思传千古”，这一批用现代高科技技术研究成果，成功应用于临床实践的结晶和典范，具有很强前沿性、科学性、实用性和临床指导价值。“物情无巨细，自适固其常”，《数字化胆道外科学》不仅适用于从事肝胆胰外科工作者阅读，也适用本科生、研究生阅读、参考、使用，有利于加速外科医生的成长。

2018年5月20日

目 录

上篇 总 论

下篇　各　论

附　录

资源目录

网络增值服务

扫描二维码，
免费下载

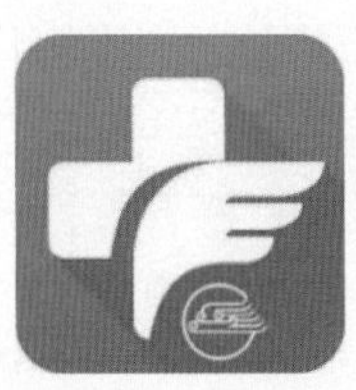

人卫临床助手
中国临床决策辅助系统
Chinese Clinical Decision Assistant System

上篇

总论

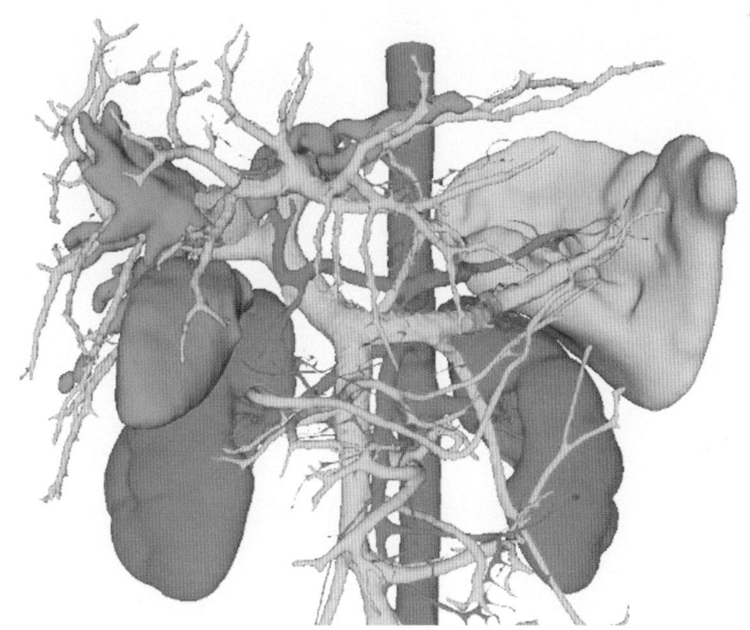

第一章 胆道的应用解剖

熟悉胆道系统的解剖对于胆道外科手术来说至关重要，胆道外科医师应该熟悉胆道的解剖结构和相关研究方法。本章将详细介绍胆道系统应用解剖（毗邻结构、血液供应等）；离体胆道、血管铸型的灌注制作方法；数字化虚拟胆道系统的构建步骤（肝脏铣切、数据采集和三维重建）等。

第一节 胆道系统的应用解剖

胆道系统可以将肝脏分泌的胆汁输送到十二指肠腔，胆道系统包括肝内胆道和肝外胆道两部分，起自肝内的毛细胆管，其终末端与胰管汇合后开口于十二指肠乳头。

肝内胆道：包括肝段胆管、肝叶胆管和肝内左、右肝管；

肝外胆道：包括左、右肝管、肝总管、胆囊、胆囊管和胆总管。

一、肝内胆道解剖

肝内胆道起自肝内的毛细胆管，继而汇集成小叶间

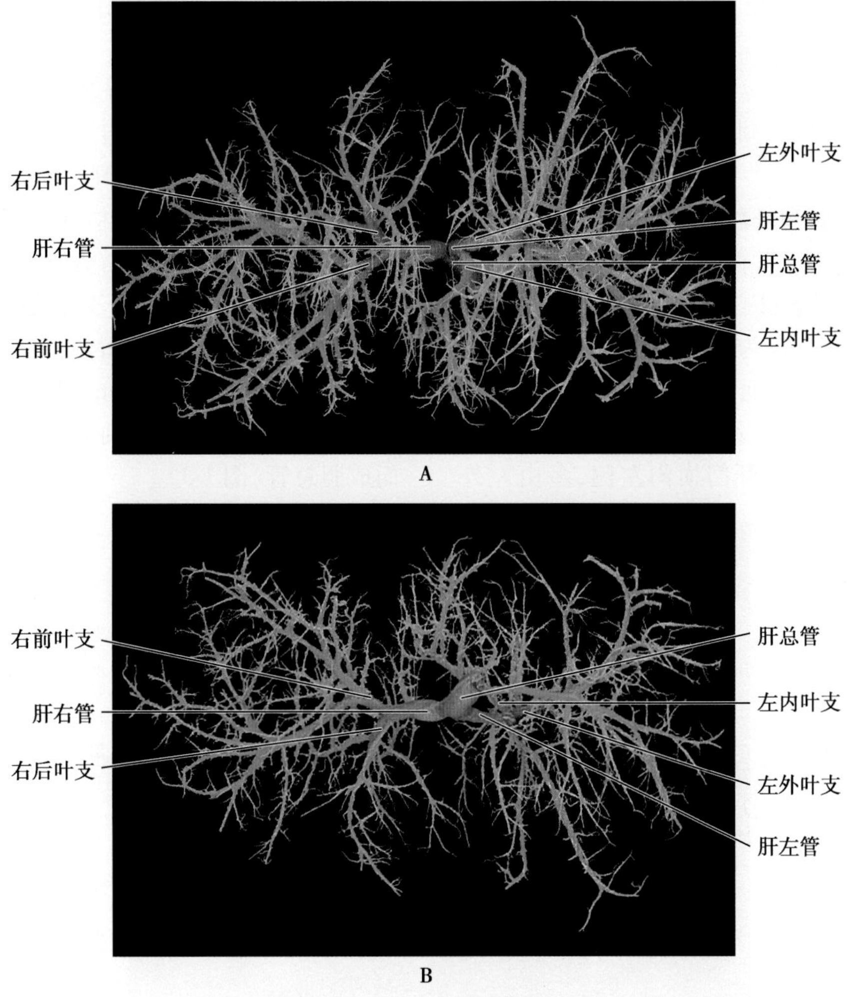

图 1-1 成人肝内胆道铸型标本

A. 上面观；B. 下面观

胆管、肝段胆管、肝叶胆管和肝内左、右肝管(图1-1)。

肝内胆管的行径与肝内门静脉和肝动脉及其各级分支走行大体一致(图1-2),三者均为一结缔组织鞘(Glisson鞘)所包绕。

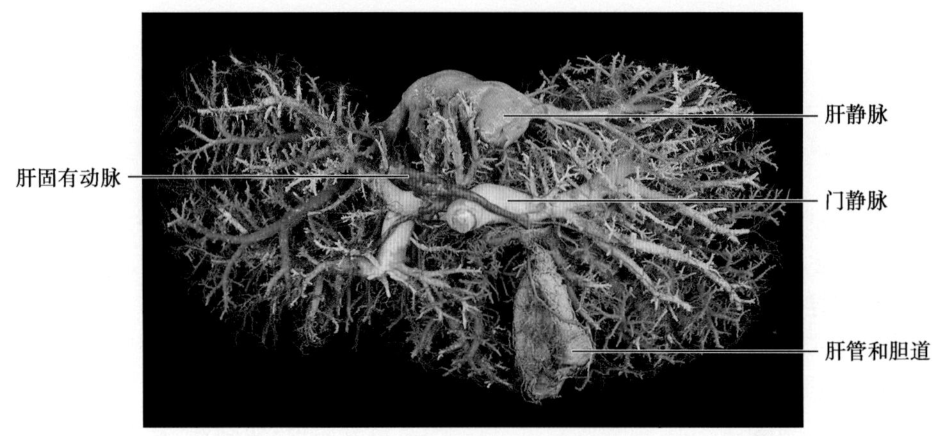

图1-2 成人肝脏管道铸型标本

注:绿色为胆道和肝管,蓝色为肝静脉,红色为肝动脉,黄色为门静脉

肝内胆管可按肝的分叶、分段来命名,左、右肝管为一级支,左内叶、左外叶、右前叶、右后叶胆管为二级支,各肝段胆管为三级支。

二、肝外胆道解剖

肝外胆道系统包括左肝管、右肝管、肝总管、胆囊、胆囊管和胆总管。

(一) 左、右肝管和肝总管

肝总管由左、右肝胆管在肝门横沟的深处汇合而成。右肝管位于肝门横沟的右侧,位置较深,深入肝的后上方,较为粗短,长2~3cm,由右前叶和右后叶胆管汇合而成,并接受来自尾状叶右段及尾叶突的小胆管,其与肝总管之间的夹角约为150°。左肝管位于肝门横沟左侧,多由左外叶胆管和左内叶胆管汇合而成,还接受来自尾状叶左段小胆管的胆汁,左肝管较为细长,部位较浅,长2.5~4cm,其与肝总管之间形成约90°的夹角。肝管的变异较多,有时还可见到副肝管,尤其是右侧副肝管较为多见,由肝门右侧出肝,可汇入肝管、胆囊管或胆总管。

在肝门部,肝管、门静脉和肝动脉三者之间的关系较为密切,一般前方是左、右肝管,中间是肝左、右动脉,后方是门静脉左、右分支;肝固有动脉分为肝左动脉和肝右动脉,其分叉点最低,门静脉分为肝左、右支的分叉点略高,而左、右肝管汇合点的位置最高。肝总管全长2~4cm,直径0.4~0.6cm,位于肝十二指肠韧带内的右前方,其下方与胆囊管汇合而成胆总管(图1-3)。

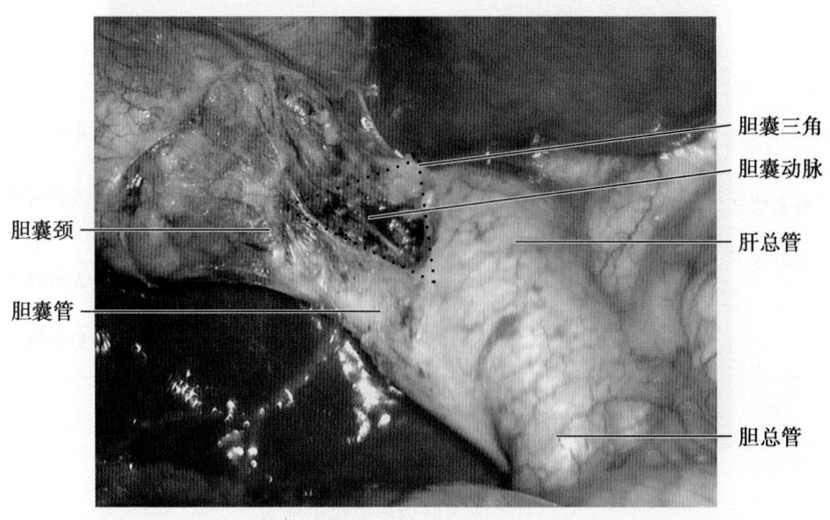

图1-3 肝外胆道

（二）胆囊

呈梨形，为囊性器官，壁薄，位于肝脏脏面的胆囊窝内，标志着肝正中裂的位置，亦即左、右半肝的分界线。长 8 ~ 12cm，直径 3 ~ 5cm，容积 40 ~ 60ml，分为胆囊底、胆囊体和胆囊颈三部。

胆囊窝，向后上弯曲变窄形成胆囊颈部，但三者之间无明确的界限。胆囊颈与胆囊管连接处呈囊性扩大，称为胆囊颈的壶腹部（Hartmann 袋），胆囊结石很容易嵌顿于此处而引起梗阻和急性胆囊炎。

（三）胆囊管

胆囊管由胆囊颈延伸而成，长 2 ~ 3cm，直径约 0. 3cm。胆囊管近胆囊颈一端的内壁黏膜形成螺旋状黏膜皱襞，称为 Heister 瓣，其有调节胆汁进出胆囊和防止胆囊管扭曲的作用，而近肝总管一端的内壁较光滑。当胆道炎症而引起 Heister 瓣水肿，或因较大结石嵌顿于此时，会导致胆囊积液。

胆囊管与肝总管汇合而成胆总管。但常有变异，可经肝总管前方或后方与其左侧壁汇合，或汇入右肝管或左肝管，或与肝总管平行行走一段后再汇入。

胆囊三角：由胆囊管、肝总管和肝下缘所构成的三角形区域称为胆囊三角（Calot 三角），其中有胆囊动脉、肝右动脉和副右肝管通过，此区域在胆道手术时易发生损伤，应引起注意（图 1-3）。

（四）胆总管

由胆囊管和肝总管汇合而成，长 7 ~ 9cm，直径 0. 6 ~ 0. 8cm。根据胆总管的行程和毗邻关系，可将其分为四段（图 1-4）：

1. 十二指肠上段　自肝总管与胆囊管汇合处开始，止于十二指肠上缘。此段在门静脉的前方，肝固有动脉的右侧，沿肝十二指肠韧带右缘下行。这段胆总管较易于显露，胆总管切开探查、引流、取石和胆肠吻合术等，常在这一段进行。

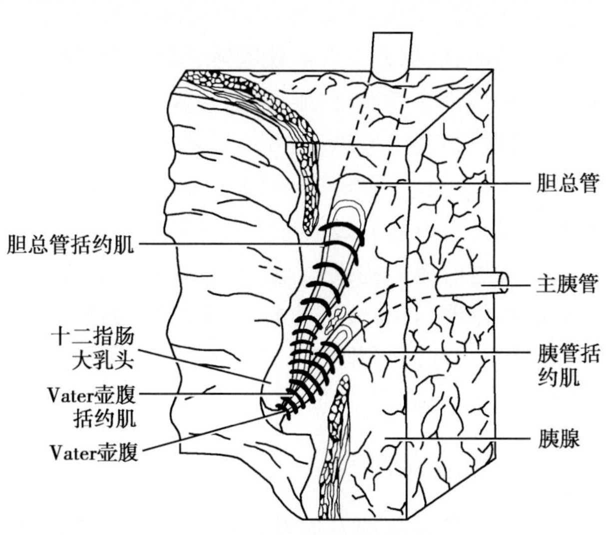

图 1-4　Vater 壶腹的构成

2. 十二指肠后段　位于十二指肠第一段的后方，其后方为下腔静脉，左侧为门静脉和胃十二指肠动脉（图 1-5）。

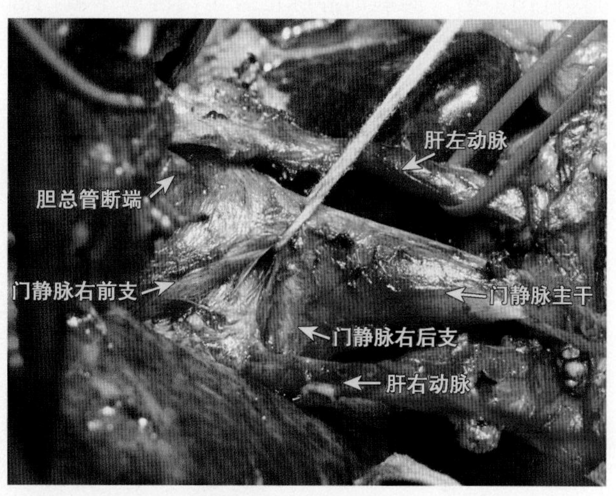

图 1-5　肝十二指肠韧带脉络化后，可见变异的肝右动脉（肝右动脉来源于肠系膜上动脉）、门静脉、胆总管

3. 胰腺段　在胰头后方的胆管沟内或胰腺实质内下行，上起胰头的上缘，下至十二指肠壁，手术中此段的显露较为困难，须切开十二指肠外侧的后腹膜，将十二指肠和胰头予以游离并向内侧翻开才能显露此段。

4. 十二指肠壁内段　是胆总管穿过十二指肠降部中段后内侧壁的部分，长 1. 5 ~ 2cm，85% 的人在此段穿过十二指肠壁内时，与主胰管汇合形成一共同的通道，并膨大而形成 Vater 壶腹，向十二指肠腔内突出，使十二指肠黏膜隆起，形成十二指肠大乳头，开口于十二指肠降部的后内侧壁。在此出口处附近，包括 Vater 壶腹、胆总管和胰管的末端均有括约肌环绕，统称 Oddi 括约肌。十二指肠乳头直径一般为 2mm，高度约 3mm，宽度约 4mm，位于十二指肠降部的中 1/3 或下 1/3。另有 15% ~ 20% 的人，胆总管和主胰管分别开口于十二指肠的降段。Oddi 括约肌是调节胆道系统内压力的重要结构，它对控制和调节胆总管、胰管的开口以及防止十二指肠内容物的胆道反流起重要作用。

肝十二指肠韧带内的主要结构有胆总管、肝固有动脉和门静脉，胆总管位于肝十二指肠韧带的右前方，肝动脉位于左前方，门静脉则位于其后方；肝右动脉有时候发生变异，可来源于肠系膜上动脉（图

1-5）和胃十二指肠动脉，这一点对手术有重要指导价值。

胆囊的血液供应来自胆囊动脉，约 85% 的胆囊动脉起自肝右动脉，大部分于 Calot 三角内发出，但是，胆囊动脉的变异较多，可起自肠系膜上动脉的肝右动脉、胃十二指肠动脉、肝左动脉、肝中动脉或肝固有动脉等（图 1-6）。胆囊的静脉汇合于门静脉干或门静脉右支。此外，还有小静脉直接经过肝床进入肝实质，注入肝静脉。肝管、胆囊管和胆总管上部，由胆囊动脉的分支供应。肝固有动脉右支的分支供给胆总管的中部，而胆总管的下部，则由胃十二指肠动脉和胰十二指肠上后动脉的分支供给。上述动脉的分支，在各段胆管的管壁上构成血管网而相互吻合成丛状，在相当于胆总管壁“3 点”和“9 点”处连接成两条轴向血管供应胆总管（轴向性分布），各段胆管的静脉直接汇入门静脉或肝方叶（图 1-7 至图 1-9）。

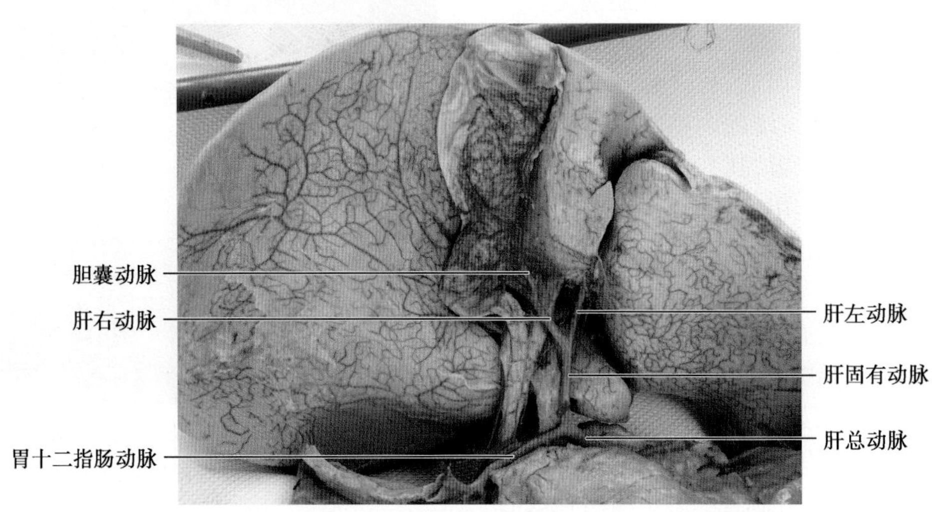

图 1-6 **胆囊动脉发自右肝动脉**

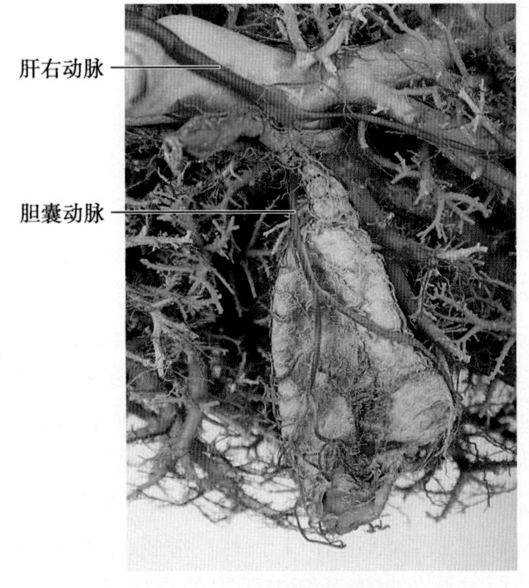

图 1-7 **胆囊动脉铸型解剖**

胆囊的淋巴：主要是汇合于胆囊管与肝总管交汇处的淋巴结，胆管上部的淋巴汇合至胆囊淋巴结、肝脏淋巴结和网膜孔淋巴结，胆囊的淋巴和肝脏的淋巴再汇合在一起，引流至十二指肠上胆总管旁的淋巴结，由此再伴随肝动脉至腹腔动脉周围淋巴结。胆管下段的淋巴引流至胰腺淋巴结群，再沿肝动脉周围引流至腹腔动脉周围的淋巴结。

胆囊和胆管的神经：主要有来自腹腔神经丛的交感神经纤维和迷走神经纤维，两者均随肝动脉的分支经肝丛而分布于胆囊及胆管，副交感神经兴奋可引起胆囊收缩和 Oddi 括约肌舒张，将胆汁排入十二指肠，而交感神经兴奋的作用则相反。

胆囊壁的构成：①黏膜层：由柱状细胞组成，具有吸收功能，底部含小管泡状腺体，可分泌黏液。胆囊黏膜形成许多黏膜皱襞，增加了黏膜浓缩胆汁的能力；②肌层：内层呈纵形，外层呈环形，两层中间为弹力纤维组织；③外膜层：为较厚的纤维结缔组织，在游离面还覆以自肝表面延续来的浆膜。

肝外胆管壁的构成：①黏膜层：含有杯状细胞和其他黏液细胞，具有分泌功能；②平滑肌和弹力纤维层：刺激可引起肌纤维痉挛性收缩；③浆膜层：由结缔组织组成，含有丰富的神经纤维和血管。

三、胆道铸型解剖

随着医学科技的发展及诊疗设备的不断更新，现代外科学正朝着微创化、精准化发展，加之外科手

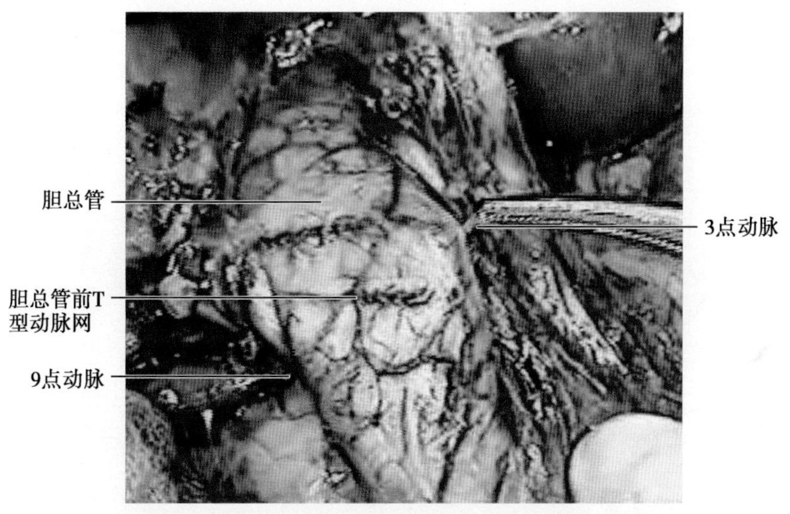

图 1-8 胆总管血供

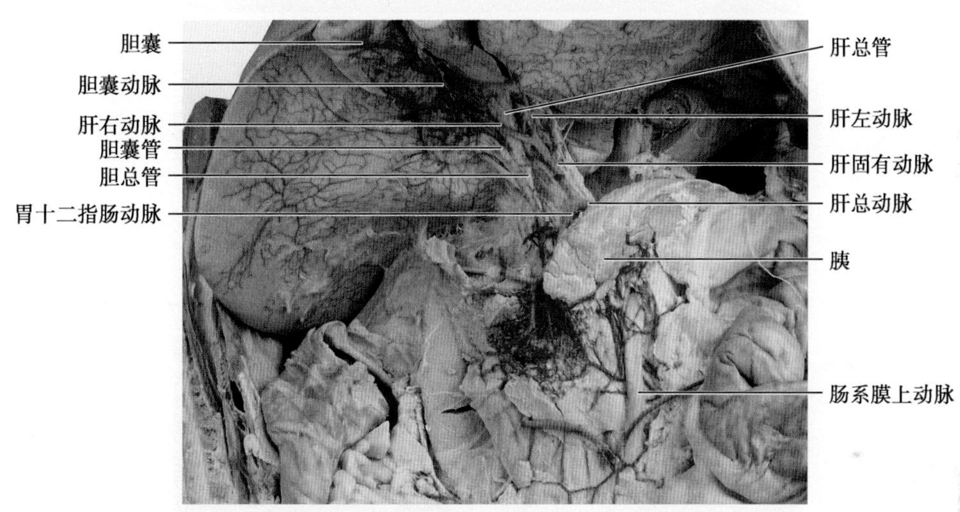

图 1-9 肝内外胆道系统及伴行的动脉

术导航系统、虚拟手术及机器人手术的开展，在三维空间里研究人体内小血管的分布，已成为今后解剖学研究的必然。精准的外科治疗对肝内管道复杂结构的认识提出了更高的要求，进一步加强肝内管道解剖结构的研究，无疑将极大地提高对胆道疾病的治疗效果。

胆道外科的发展得益于肝脏管道结构的研究。人体肝脏内部管道结构复杂，交错排列。近年来，胆道外科手术逐渐走向微创化、个性化、精细化，精准的外科手术需要以丰富的解剖知识为基础。对肝脏解剖结构的研究主要是利用大体尸体标本解剖、肝脏管道腐蚀铸型标本等方法，随着数字化技术在医学中的广泛应用，肝内部解剖结构的数字化研究使人们逐步加深了对于肝脏解剖结构的了解（图 1-10、图 1-11）。

管道腐蚀铸型标本技术是一项在医学教育及临床研究中应用广泛的解剖标本技术，可以显示管道系统复杂的立体结构，该技术类似于工业上的铸模技术，不过它是以人体内的自然管道或空腔结构（如血管、淋巴管、脑室、肝管、胰管等）作为模具，将填充剂（如塑料或牙托粉等）灌注到这些人体内的自然管道内，待灌注到管道内的填充剂材料硬化后，用强酸或强碱将其他组织腐蚀掉，填充材料耐酸、耐碱，这样填充物就会留下，这就是管道的铸型。铸型技术最早追溯到 15 ~ 16 世纪的意大利，著名的画家达芬奇就利用蜡制作了脑室的铸型标本。此后，人们又采用过低溶点合金、赛璐珞等材料制造了一些铸型标本。到 20 世纪 70 年代，伴随着现代化学工业的发展，过氯乙烯、苯乙烯等很多性质优良的塑料产品被用于铸型技术的填充材料，材料技术的进步带来铸型技术新的发展。胆道系统的管径相对细小，灌注时应用较低浓度的填充剂，第一次灌注时，应先

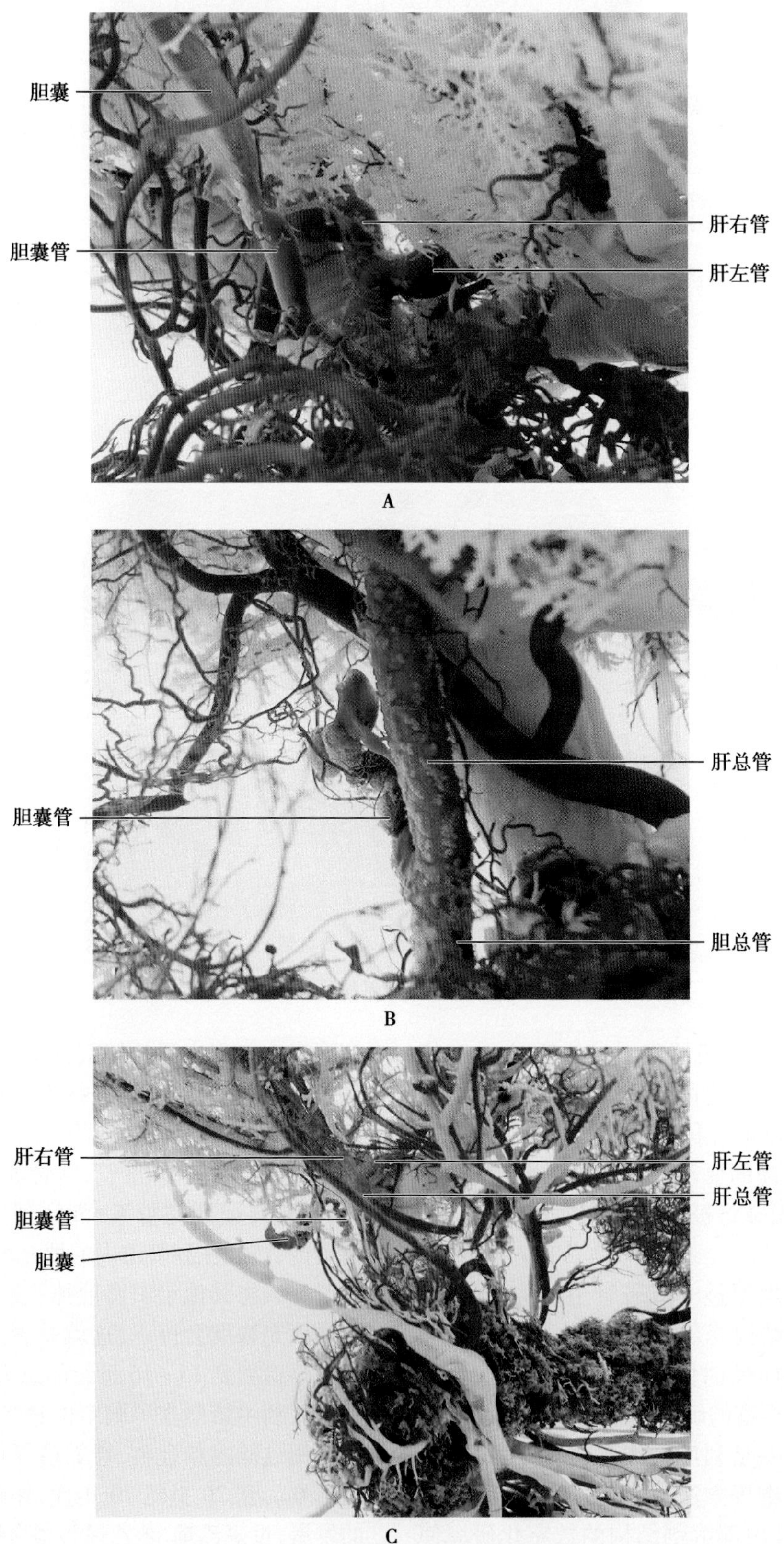

图 1-10 **胆囊、胆道、门静脉及其动脉灌注**

注:绿色为胆道和肝管,红色为肝动脉,白色为门静脉

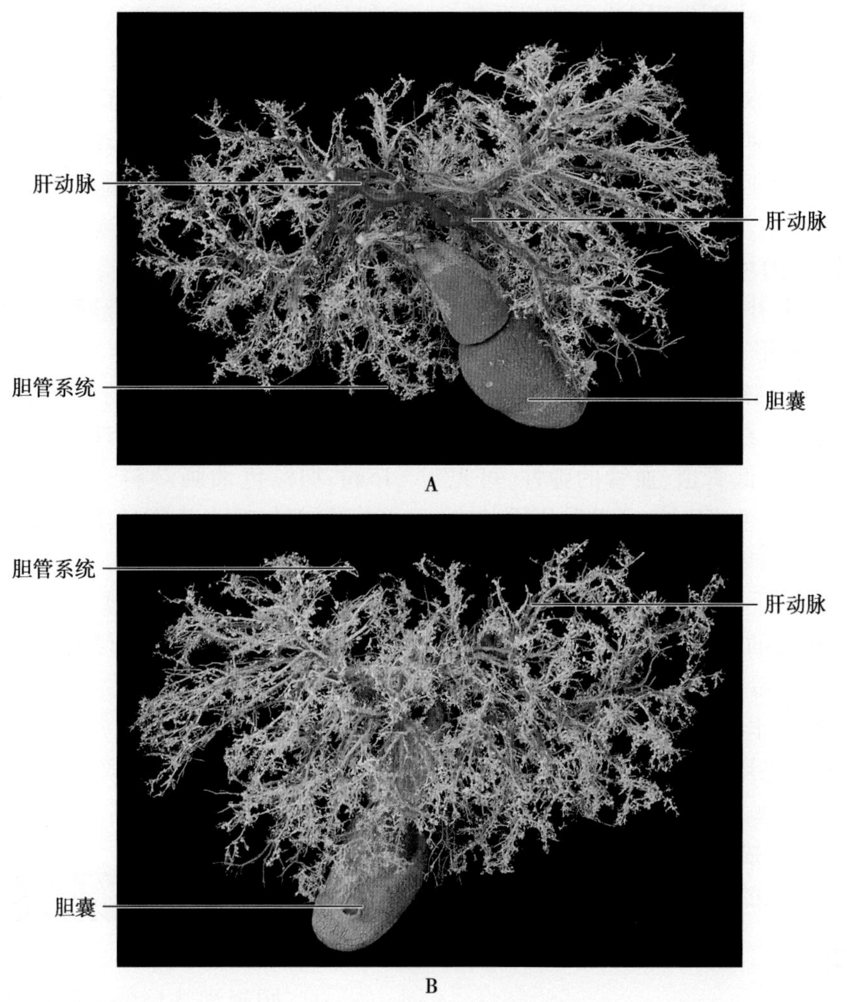

图 1-11 胆囊、胆道、肝动脉灌注
A. 前面观;B. 后面观
注:绿色为胆囊、胆道和肝管,红色为肝动脉

将胆汁从胆总管开口处挤出,然后进行灌注。胆道系统的填充灌注不一定一次就能灌注好,可在第2~3 天补灌注。防腐固定十分重要,应维持好肝脏的自然外形,避免受压变形。

胆道及其毗邻结构标本固定。

(欧阳钧)

第二节 离体胆道、血管灌注

肝内管道结构的研究促进了胆道外科的发展,现代影像技术(螺旋 CT、MRI)的出现,将胆道外科推向了一个新的阶段。虽然如此,由于缺乏现代肝内管道结构的精细研究和三维成像,其复杂性和变异性仍然给胆道外科的精准手术带来难题。随着胆道临床解剖学、胆道外科学、现代影像学技术的发展,以及它们之间的相互结合,目前对肝内管道结构的研究,已在获得肝内管道的数据集和结构可视化、模拟胆道各种手术等方面得以实现。

一、肝内管道灌注技术

在研究胆道灌注的同时,肝内其他三套管道系统,即肝动脉、门静脉、下腔静脉/肝静脉,也要被理想地充填,在 CT 扫描时获得管道满意显示图像,而且要求根据 CT 值的差别对四种管道系统分别进行提取、剔除和三维重建。为了达到上述目的,可采用两个方案:

第一,四种管道灌注时均采用 10% 银珠粉调制后进行灌注,各种管道虽然灌注满意,但在 CT 图像上由于 CT 值一样,肝动脉和胆管系统较细,无法辨认、提取和三维重建。门静脉和肝静脉灌注满意,CT 薄层扫描图像清晰,三维重建时可显示肝脏所有的肝叶、肝段的门静脉和肝静脉。

第二,四种管道灌注时采用不同浓度的银珠粉,由于银珠粉浓度的差别,CT 扫描时管道显示 CT 值差别,根据 CT 值的差别,对不同的管道分别进行三维重建。此外,肝动脉和胆道系统的管径较细,第一次灌注时,应先将胆汁从胆总管开口处挤出,然后进行灌注。

胆道系统、肝动脉的填充灌注不一定一次就能灌注好,可在第 2 ~ 3 天补灌。防腐固定十分重要,应维持好肝脏的自然外形,避免受压变形,以免后期灌注时铸型失真。门静脉和下腔静脉的血管比较粗,新鲜标本更加明显。在铸型大管道灌注时切忌细密,以粗疏为佳。为降低管道、血管的弹性,可先用常规的防腐方法固定。防腐时注意肝脏周围的血管是否有灌注液外漏,如果发现可应用止血钳或用线结扎。由于门静脉和下腔静脉管道比较粗,在铸型灌注时应选用比较硬的填充剂,以便于支撑肝脏的重力。选用自凝牙托粉、自凝牙托水作为填充剂,效果十分满意。肝脏标本的位置不同,可获得各种各样的肝内管道结构,采用玻璃钢纤维制作人体模型、膈肌、腹腔,将肝脏放入腹腔,近似人体肝脏位置,进行薄层 CT、MRI 扫描,可获得清晰的肝内管道结构,各种管道三维重建的立体感强烈。

二、数据收集

(一) 胆道标本的采集和解剖处理

尸体标本来自南方医科大学解剖研究所。剪断肝圆韧带、镰状韧带、左右三角韧带,游离肝脏。于十二指肠球部水平切断肝动脉、门静脉、胆总管。于右肾静脉水平之上切断肝下下腔静脉,切开膈肌腔静脉裂孔,切断肝上下腔静脉,将肝脏完整取下。用生理盐水或自来水经门静脉灌注,直到肝脏颜色发生变化,或部分变白。连续锁边缝合肝下下腔静脉断端,选择小口径的玻璃管插入肝动脉和胆总管,直接用线结扎,门静脉和肝上下腔静脉则插入大口径的玻璃管结扎。将肝门区域的小血管用丝线结扎,以免灌注时灌注液外漏。

(二) 胆管灌注

调制两种浓度的胆管灌注液:①过氯乙烯填充剂,10% 银珠粉和黄色油画颜料适量,调制成黄色灌注液;②5% 银珠粉,其他成分同上,调制成黄色灌注液。

(三) 肝动脉的灌注

肝动脉的灌注:调制两种浓度的肝动脉灌注液:①过氯乙烯、乙酸乙酯、10% 银珠粉和红色油画颜料适量,调制成红色灌注液;②20% 银珠粉,其他成分同上,调制成猪血红色灌注液。

(四) 胆道灌注后标本定型

经肝动脉和胆管灌注的肝脏标本,置入盛有水容量的纱布,经门静脉灌注 10% 福尔马林,当福尔马林液经下腔静脉插管流出时夹闭门静脉和下腔静脉。

(五) 门静脉、下腔静脉、肝静脉的灌注及定型

1. 门静脉灌注和定型　调制两种浓度的门静脉灌注液:①自凝牙托粉 60g,自凝牙托水 60ml,银珠粉 12g(配成 10% 银珠粉),邻苯二甲酸二丁酯 15ml,加棕色油画颜料适量,调制成棕色灌注液。②油画颜料改为黄色,其他成分同上,调制成黄色灌注液。

2. 下腔静脉/肝静脉灌注和定型　调制两种浓度的肝静脉灌注液:①自凝牙托粉 60g,自凝牙托水 60ml,10% 银珠粉,邻苯二甲酸二丁酯 15ml,加蓝色灌注液。②油画颜料改为白色,银珠粉的浓度配制为 8%,其他成分同上,调制成淡红色灌注液。

(方驰华)

第三节 数字化虚拟胆道、血管

一、胆道灌注后的肝脏铣切

将建立的四种颜色灌注材料对四种管道分别进行灌注后的离体肝脏灌注模型,用蓝色凝胶包埋,并在肝脏附近放置棕红色的 8 个标志物,作为以后所获取的图像配准点。置-25℃冷库中冷冻 3 周后,在-27℃低温实验室采用 JX1500A 垂直的碾磨机,连续等间距 0.2mm 削切。逐层用高清晰的数码相机摄影,完成人体薄层断面的数据收集。

二、铣切图像收集及分析

断面管道显示良好,各种管道清晰,下腔静脉、肝静脉系统呈黑色,门静脉系统显示呈橘黄色,伴随门静脉走行的肝动脉显示为红色,深绿色为肝管和胆囊。肝静脉和门静脉的末梢血管清晰。

收集削切层厚为 0.2mm,断面图像 910 张。每个文件的数据量为 17.5MB,肝脏数据集总量 15.3GB(图 1-12)。

三、图像数据三维重建

将铣切所获得的断面图像数据经配准和分割后

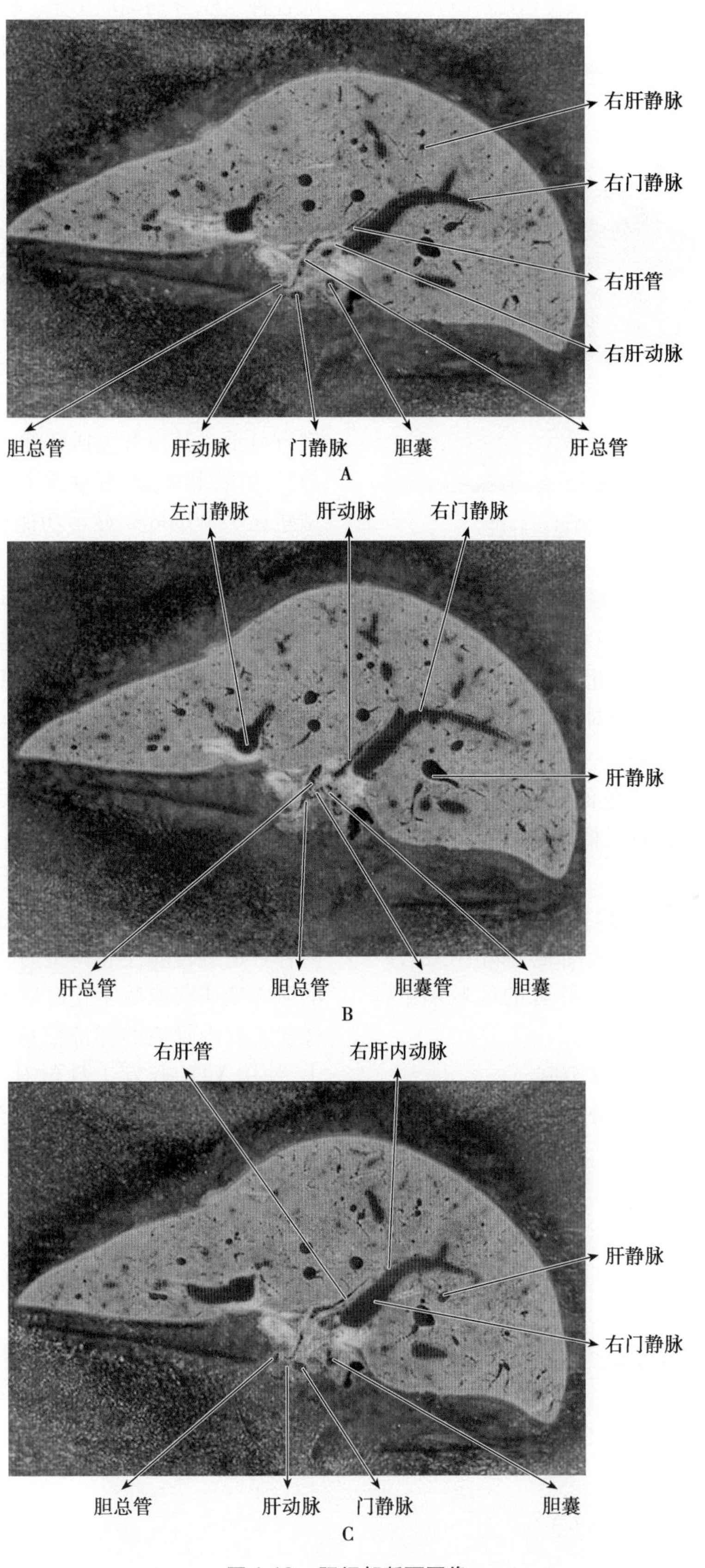

图 1-12　肝门部断面图像

进行三维重建。为了方便后续过程的处理，需先将所有这些图像都转换为BMP格式。(图1-13)

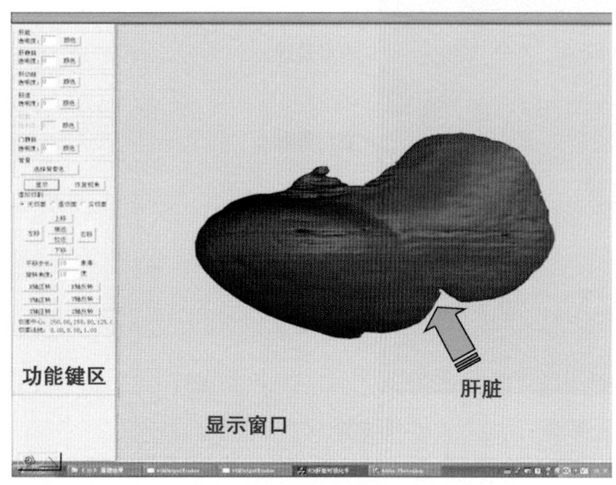

图1-13 显示窗口及三维重建肝脏

（一）胆道灌注后铣切图像配准

采用外部点力和力矩法相结合进行图像配准，利用包埋时预先埋在肝脏附近的标志物作为配准点，依据肝脏与这些标志物相对位置不变的特征对图像进行配准。具体方法是：

1. 原图像中，背景是蓝色的，配准点则为暗红色，且分布在图像的四周，首先依据配准点的颜色和位置特征识别出配准点。

2. 每张图像和标准图像进行对比，对每张图像进行平移和缩放，使两幅图像的所有配准点都相互吻合。

3. 从原图像中切取出包含肝脏的区域(图1-14)。

（二）胆道灌注后铣切图像分割

所谓图像分割就是根据某种原则将图像分成若干个有意义的部分，铣切图像的分割就是将肝脏中的各种组织分别提取出来。根据需要分别对肝脏实质、肝静脉和下腔静脉、门静脉、肝管和胆囊、肝动脉进行分割提取，获得相应的图像。

（三）胆道的三维重建

1. 采用的方法是在VTK的基础上，对图像序列进行表面三维重建。具体方法是：①每幅图像上，对同一种类型的组织提取轮廓线。②在相邻两幅图像的轮廓线间，用三角形进行填充，形成一个带状的环。③对所有图像序列中的相邻图像，进行步骤②的操作，即可重建出物体的三维表面形态。

2. 采用表面描述法对重建后的三维肝脏模型进行显示。其模型包括肝脏、肝静脉和下腔静脉、门静脉、肝管和胆囊、肝动脉五部分，另外还为肝脏模型建立了Windows显示功能窗口。可以根据需要，通过Windows显示窗口的相应功能键设定各个部分的透明度(0-1:0表示完全透明不显示，1表示完全不透明显示)和颜色来显示和观察各结构，同时通过鼠标左键的移动旋转肝脏模型，通过鼠标右键向窗口的上部或下部移动分别放大或缩小肝脏模型(图1-15)。

数字化虚拟肝内管道绝大多数三维重建的数据来自于CT、MRI和超声，涉及这些仪器所采集到的肝内管道信息不全，因而使用这些数据三维重建的肝脏都会存在一定缺陷。应用先进的铸型技术将肝内各管道进行灌注和铸型后，可采用等间距0.2mm的冰冻铣切获取数字化肝脏断面图像数据集，其图像含有肝内管道的详细信息。在配准、分割的基础上，使用VTK开发工具包对图像序列进行三维重建。肝内管道连续断面图像经过配准、分割后，用

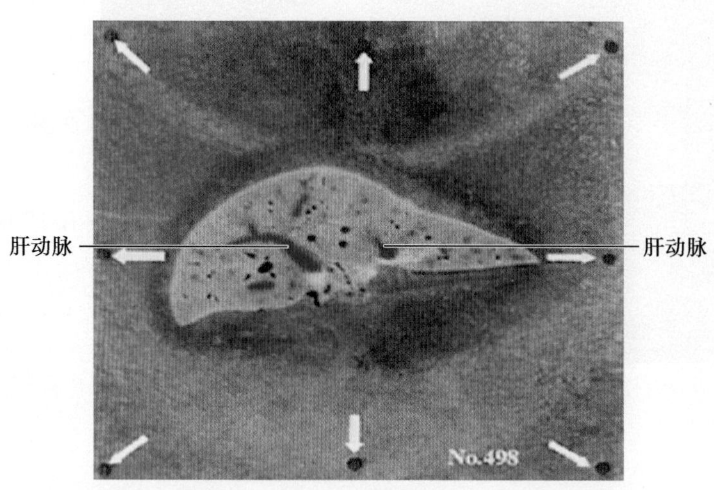

图1-14 肝内管道灌注后铣切图像配准(白色箭头所指为配准点)

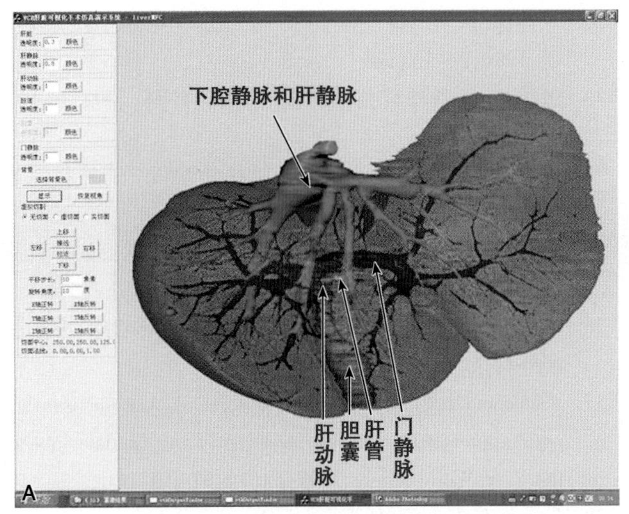

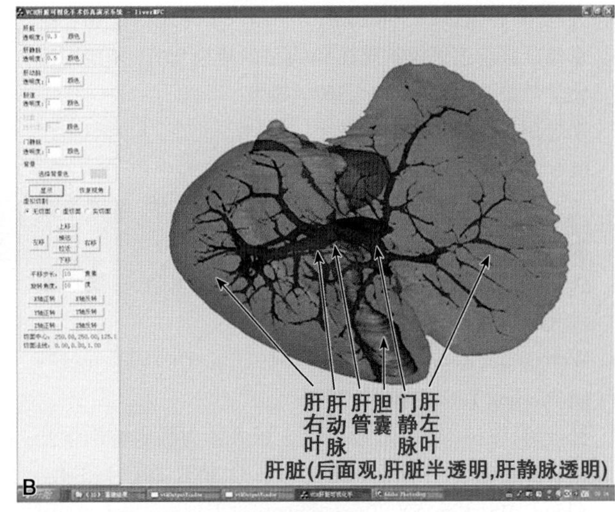

图 1-15 Windows 显示窗口下的三维重建肝脏及其内部结构形态模型

A. 肝脏及其内部管道结构的前面观(肝脏半透明、其他不透明);B. 肝脏及其内部管道结构的后面观(肝脏半透明、肝静脉透明)

VTK 对肝内部的各结构肝静脉和下腔静脉、肝动脉、门静脉、胆管和胆囊分别建立表面立体形态模型。通过分别设定各管道结构的颜色和透明度以及对模型放大、缩小和旋转,可以准确地、全面地观察和研究肝脏及其各结构的形态、相邻关系等,为肝内胆道解剖学的教学和进一步研究提供一个良好的技术平台。

(方驰华 胡敏)

【参考文献】

1. 周五一,方驰华,黄立伟,等. 肝脏管道灌注后数字化虚拟肝脏及其手术. 第四军医大学学报,2006,27(8):712-716.
2. 方驰华,杨剑,范应方,等. 肝脏仿真手术的研究. 中华外科杂志,2007,45(11):753-755.
3. 方驰华,钟世镇,原林,等. 数字化虚拟肝脏图像三维重建的初步研究. 中华外科杂志,2004,42(2):94-96.
4. 方驰华,周五一,钟世镇,等. VCH-F1 肝脏图像三维重建和虚拟手术的切割. 中华外科杂志,2005,43(11):621-625.
5. Wigmore SJ, Redhead DN, Yan XJ, et al. Virtual hepatic resection using three-dimensional reconstruction of helical computed tomography angioportograms. Ann Surg, 2001, 233(2): 221-226.
6. Hjortsj CH. The topography of the intrahepatic duct system. Acta Anat (Basel), 1951, 11: 599-615.
7. Spitzer VM, AcKerman MJ, Scherzinger AL, et al. The visible human male: a technical report. J Am Med Inform Assoc, 1996, 3(2): 118-130.
8. 方驰华,周五一,虞春堂,等. 肝脏管道系统灌注后薄层 CT 扫描和三维重建的研究. 中华外科杂志,2004,42(9):562-565.
9. 王延华,洪飞,吴恩华,等. 基于 VTK 库的医学图像处理子系统设计和实现. 计算机工程与应用,2003,(8):205-207.
10. 彭天强,王聪丽. 可视化工具包应用研究. 信息工程大学学报,2003,4:69-72.
11. Couinaud C. Surgical anatomy of the liver revisited Ch4. Anatomy of the dorsal sector of the liver. New considerations on liver anatomy. Paris: Pers ED. 1989: 26-39.
12. Xia J, Samman N, Yeung RW, et al. Computer-assisted three-dimensional surgical planing and simulation. 3D soft tissue planning and prediction. Int J Oral Maxillofac Surg, 2000, 29(4): 250-258.
13. 钟世镇. 临床应用解剖学. 北京:人民军医出版社,1998:355-356.
14. Fan ST, Lo CM, Liu CL. Donerhepatertomy for living-donor liver transplantation. Hepatogastroonterology, 1998, 45: 34.
15. Spitzer VM, Whitlock DG. The visible human Dataset: the anatomical platform for human simulation. Anat Rec, 1998, 253(2): 49-57.
16. Ackerman MJ. The visible human project a resource for education. Acad Med, 1999, 74(6): 667-670.
17. Clwing MS, Kim SY. Three-dimensional image and virtual dissection program of the brain made of Korean cadaver. Yousei Med J, 2000, 41(3): 299-303.
18. 王兴海,傅群武,刘畅,等. "虚拟中国人"建模的动脉灌注. 中国临床解剖学杂志,2002,20(5):327-329.
19. 钟世镇,原林,唐雷,等. 数字化虚拟中国人女性一号(VCH-F1)实验数据集研究报告. 第一军医大学学报,2003,23(3):196-200.
20. 原林,黄文华,唐雷,等. 可视虚拟人研究概况. 中国临床解剖学杂志,2002,20(5):341-342.
21. 方驰华,钟世镇,吴坤成,等.适用于CT薄层扫描和三维重建肝脏管道系统的灌注和铸型的建模研究.第四军医大学学报,2003,24(22):2076-2080.
22. 李忠华,王兴海.解剖学技术.第2版.北京:人民卫生出版社,1998:123-151.
23. 王兴海.用自凝牙托粉制作铸型标本的方法.解剖学杂志,1990,1(1):110.
24. 唐雷,原林,刘畅,等.虚拟中国人切削技术研究.第一军医大学学报,2003,23(6):524-526.
25. William JS, Kenneth MM, Lisa SA, et al. The VTK user's guide. New York: Kitware, 2000.
26. 钟世镇,原林,黄文华.数字化虚拟人体为临床解剖学开拓研究新领域.中国临床解剖学杂志,2002,20(1):3-4.
27. Chung MS, Kim SY. Three-dimensional image and virtual dissection program of the brain made of Korean cadaver. Yonsei Med J, 2000, 41: 299-303.
28. 原林,唐雷,黄文华,等.虚拟中国人男性一号(VCH-M1)数据集研究.第一军医大学学报,2003,23(6):520-523.
29. 唐雷,原林,洪辉文,等.中国数字人女婴1号数据集构建报告.中国临床解剖学杂志,2004,22(1):98-100.
30. 秦笃烈,罗述谦,周果宏,等.数字化虚拟中国人女性-1(VCH F-1)实验数据集血管标识的突破进展.科学中国人,2003,(4):4-8.
31. Ackerman MJ. Visible Human Project: From data to knowledge. Yearbook of Medical Informatics, 2002, 115-117.
32. 罗述谦.医学图像配准技术.国外医学生物医学工程分册.1999,22(1):1-8.
33. 黄志强.肝脏外科技术的发展.消化外科,2002,1(1):1-6.
34. 黄志强,周宁新,黄晓强,等.尾状叶外科—肝外科的最后领域.消化外科,2004,3(1):1-17.
35. 姚和祥,王烈,邹忠东,等.肝Spigel叶和尾状突的外科局部解剖.中华肝胆外科杂志,2003,9(1):14-15.
36. 吴志全,樊嘉,周俭,等.前径路法全尾叶肝切除.中华肝胆外科杂志,2002,8(3):150-153.
37. Yamamoto J, Kosuge T, Shimada K, et al. Anterior transhepatic approach for isolated resection of the caudate lobe of the liver. World J Surg, 1999, 23(1): 97-101.
38. Kogure K, Kuwano H, Fujimaki N, et al. Relation among portal segmentation, proper hepatic vein, and external notch of the caudate lobe in the human liver. Ann Surg, 2000, 231(2): 223-228.
39. 王延华,洪飞,吴恩华,等.基于VTK库的医学图像处理子系统设计和实现.计算机工程与应用,2003,(8):205-207.
40. 彭天强,王聪丽.可视化工具包应用研究.信息工程大学学报,2003,4(1):69-72.
41. 吴建明,施鹏飞.Visualization Toolkit及其在三维体重建中的应用.微型电脑应用,2002,18(8):9-12.

第二章

多层螺旋 CT 及磁共振成像技术在胆道外科中的应用

2

第一节　多层螺旋 CT 技术在胆道外科中的应用

一、多层螺旋 CT 成像基本原理

电子计算机断层扫描（computed tomography, CT）是根据人体不同组织结构和病变组织对 X 线吸收能力的不同，用具有一定宽度旋转发射的 X 线束对人体进行扫描，由探测器接收穿透过该层面的衰减的 X 线，再经模/数转换器转为数字信息，输入电子计算机进行处理。有着一定厚度的成像的体层被分成若干个体积相同的长方体或正方体，称之为体素（图 2-1）。体素是一个三维的概念，输入计算机之前的数字信息是各体素吸收系数的叠加量，后经运算，将其分开，将每个体素的 X 线衰减或吸收系数再排列成矩阵即数字矩阵（digital matrix）。用不同灰阶表示数字矩阵的数值高低，转换为像素（pixel），形成 CT 的灰阶图像。

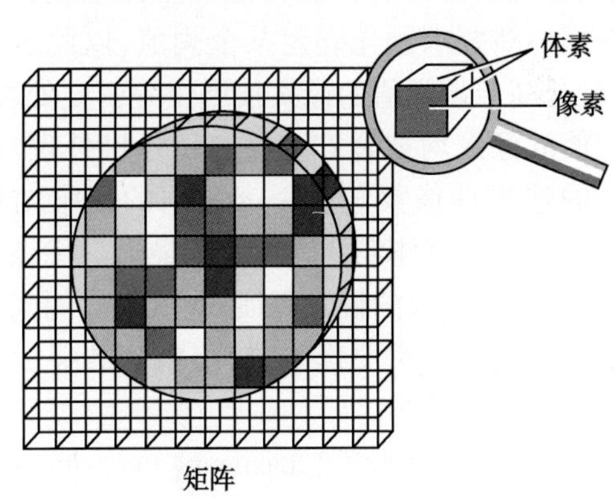

图 2-1　体素、像素和矩阵

多层螺旋 CT（multi-slice spiral CT, MSCT）是指在滑环技术基础之上的单层螺旋 CT 进一步发展的新设备。所谓滑环技术，是滑环装置包括两个连续移动的转子和一个供电系统组成，滑环装在固定部分，电刷装在移动部分，电刷沿滑环移动，供电系统则经滑环和电刷向 X 线管供电，因此 X 线管在扫描期间可以连续旋转，高速扫描。MSCT 球管发射的锥形 X 线束运行的轨迹相对被检查者而言呈螺旋运动，在 CT 检查中球管和多排探测器连续旋转的同时，患者随床匀速运动穿过扫描机架，X 线束环绕患者呈螺旋状轨迹，数据采集为容积式采集。其扫描的轨迹就像一枚螺杆在旋转一样，因为 X 线管及探测器连续不间断地旋转，加之多层探测器接收信号的宽度增加，因此，比单层螺旋 CT 大大减少了扫描时间。所获取的矩阵中除有 X、Y 轴外，还有一个纵向的 Z 轴，这三轴形成了立体的几何形状。所得信息资料是一定范围内的容积或体积扫描数据。经重组处理的器官形态图像是三维立体的，可从任意角度旋转（360°）来观察这些图像，同时扫描速度的提高，可以做到对器官图像的动态扫描和观察。

二、胆道系统多层螺旋 CT 检查技术和方法

（一）检查方法

1. 检查前准备　CT 检查前患者禁食 4～8 小时。为了避免高密度伪影干扰，在钡餐胃肠检查后 72 小时才可进行 CT 检查，并在检查前行腹部透视观察，如发现肠道存留硫酸钡或影响 X 线吸收的药物，应尽量排空后再行检查，检查前 30 分钟口服 1.5%～3.0% 含碘对比剂或清水 500～800ml，检查前再口服 400ml。必要时口服对比剂或清水后右侧卧位 5 分钟，使十二指肠和近段小肠充盈，有利于显示十二指肠与胰头和胆总管下端的关系，怀疑胆总管结石时可饮水而不服对比剂，以免胆总管结石与十二指肠憩室内对比剂相混淆。若是重点观察胆总管下端及壶腹部，可在扫描前 15 分钟肌内注射抗胆碱能神经药如山莨菪碱-2（654-2），使扫描时胃肠道处于低张状态，十二指肠充分扩张，并减少蠕动所致伪影，更好地显示胆总管下段、壶腹部的解剖结构，从而使病灶充分显示出来。另外，于检查前训练患者平静呼吸情况下屏气，并且除去被检部位影响 X 线衰减的体外异物，也是准确诊断的关键之一。

2. 扫描参数的选择　扫描参数的选择主要有

三个方面：准直宽度、床速与螺距、重组间隔。通常准直（collimation）宽度决定扫描层厚，多数选择为3～5m准直器宽度。螺距（pitch）是X线管-探测器旋转360°患者移动的距离与层厚（准直）的比值，有时采用螺距替代床速，一般选择为1∶1.5。同时准直宽度决定重组层面的厚度，缩窄准直宽度可降低层面光子量，提高分辨力，但难以包全扫描范围。加大准直宽度，可扩大扫描范围，但空间分辨力降低。而重组间隔则决定后处理图像的空间分辨力，图像重组间隔多数应当小于1mm。

3. 扫描方式

（1）轴位平扫：胆系轴位平扫是常规检查，患者仰卧位，扫描范围自膈顶扫至肝下缘，曝光时患者平静呼吸下屏气。层厚5mm连续扫描，小病灶感兴趣区加扫薄层。通常需包括全部肝脏，胆系范围从肝顶扫至胰头钩突，根据病情不同增加扫描范围。若平扫发现胆囊、胆管壁增厚或腔内有软组织肿块，通常需行增强扫描。增强检查使胆管与周围组织对比更加明显，能够清楚地显示胆系的立体解剖，便于评价胆系梗阻的原因和肿瘤的侵犯程度。

（2）对比增强扫描

1）对比增强原理及意义：增强扫描可以更加清楚地显示等密度病灶，观察病灶血供情况，鉴别病变性质。对比剂增强的原理：水溶性碘对比剂经静脉注入一般不与或很少与人体蛋白质结合，而大量地分布在血管内，然后再进入各组织细胞外液，逐步达到平衡。正常和病变组织的强化是由于其含碘量增加，从而局部密度增高。对比剂在某组织分布的多少，取决于组织血流量的多少、血流速度、微血管的通透性和细胞外液的体积等。组织增强效果与对比剂的浓度、注药方式及扫描时间是否与组织的增强高峰时相同步有关。

增强扫描在诊断技术中起重要的作用，使用对比剂的主要目的是通过对比剂的强化，提高肝内外胆道病变组织与正常组织之间的对比度，使病变显示更清楚。有的病变平扫显示不清或境界不清，富血管的病变强化后得以显示，缺乏血管的病变组织其相邻正常组织强化，而病变组织强化差，从而提高了检出率。对比剂增强的应用对病变的定位、定性及鉴别诊断起着重要的作用。增强扫描不仅通过病变组织强化程度提供定性信息，还能够较清楚地显示肝门区域血管，有利于评价肝门区胆道病变的性质。对恶性病变，根据血管受累情况可判定其切除率，同时在门脉期，肝实质强化显著，有利于发现肝内胆管肿瘤性病变或者胆道肿瘤与肝转移瘤。

2）对比增强检查方法：通常采用快速静脉团注法（bolus injection）注入水溶性碘对比剂，全肝连续扫描一般情况下，对比剂用量为1.0～2ml/kg，自动压力注射器速率3ml/s，通常采用三期法扫描：扫描延迟与给药同步计时，动脉期使用阈值触发技术或者延迟20～30秒、门脉期60～70秒、平衡期2～3分钟扫描。观察肝外胆管从左右肝管分叉平面开始，经胰头至十二指肠第三、四段水平为止的连续薄层面。

动态增强扫描：团注对比剂后在不同时段对病灶或全胆道系统进行多次连续扫描，观察病变强化的时间密度曲线，动态增强扫描相对于常规三期扫描获取更多关于病灶供血信息，对鉴别诊断有重要意义。

CT血管成像：用于显示胆道病变，特别是富血供病变的动脉供血血管的情况和邻近门静脉，需由多层快速CT完成，采用尽可能快的团注注射方式，重组层厚在1.0mm以下，获取增强动脉期和静脉期图像后，运用图像后处理软件显示特定的动脉或静脉血管以及血管与周围组织及病变的关系。

（二）MSCT后处理技术

容积数据可以进行多种后处理技术，包括图像编辑和三维（3D）处理。螺旋CT重组方法主要有以下四种：

1. 表面遮盖显示法（shaded surface display, SSD） 将CT值大于某个确定阈值的所有像素连接起一个表面模型，是真正意义上的立体重组。具体操作根据诊断要求预先确定某个阈值，以此进行三维合成，凡高于该阈值的像素被当作等密度处理，低于此阈值的像素均被舍弃。通过计算机处理，将阈值以上的连贯性像素塑成一个独立的三维结构模型。此法在显示整体病变方面价值最大。优点是图像立体感强，符合人的视觉习惯，缺点是分隔阈值的选定对重组效果有重要影响，较小胆管的显示容易受部分容积效应影响。

2. 最大密度投影法（maximum intensity projection, MIP） 是在扫描的体积数据中，从预先选择的视角投射数学光束（mathematical rays），产生二维投射图。它是将每条光束所遇到的最大强度值（最高密度值）进行编码重组成像。多用于胆系增强后的重组，优点是通过多方位和多角度显示胆系结构，操作较简单，但需要分割技术，方可解决与前后高密度物体的重叠问题。

3. 多平面重组法（multi-planar reconstruction,

MPR)和曲面重组法(curved planar reformation, CPR)多平面重组是利用体积扫描所获得的三维数据重组矢状、冠状或任意斜面二维图像。曲面重组为任意曲面的单层像素构成的二维图像,此两者均为二维图像,不利于显示整体解剖结构。这两种方法优点是简单快捷,曲面重组法可以较完整显示胆管树的结构。

4. 容积显示法(volume rending, VR) 是利用计算机算出每个像素内各种物质的百分比,显示为不同的灰度,在图像上呈不同的亮度,并可根据需要调整组织之间的对比度。能显示多种不同组织密度的解剖结构,并能显示管腔内结构以及与周围结构的关系,是目前较常用的肝门血管重组方法之一。

三、胆道系统CT应用

(一) 对于胆道结石及胆道炎症性病变

CT扫描检查中,扫描快速、成像快、伪影少、断层扫描的密度分辨力高。部分胆道结石患者起病急,CT检查可进行准确及时的诊断,可以判断胆系结石的位置,及合并胆管扩张,并发的炎症性病变,故其在临床中得到广泛使用。由于其检查的特性,对高密度结石的确诊率较高,但容易受部分容积效应的影响,而对于等密度或者稍低密度结石识别不足,且若胆总管扩张后,容易发生误诊。另外,其对泥沙样结石、等密度结石的诊断敏感性低,因此在临床使用中受到一定局限。CT检查能够在显示肝内胆管结石的分布、胆道系统扩张的同时,对于肝实质的萎缩或合并肿瘤、肝叶有无肥大增生以及继发淤胆性肝硬化及门静脉高压所导致的脾脏肿大和食管胃底静脉曲张等情况亦可进行评价。但CT横断面所呈现出的是二维图像,无法进一步了解肝内肝胆管结石、胆管狭窄与相邻组织结构关系,特别是对泥沙样细小结石及阴性结石,需要在原始薄层数据的基础上进行多方位重组,仔细甄别。

对于胆道炎症性病变,以及胆结石并发的肝脏病变,平扫及增强检查可看到胆管壁及肝实质的异常强化。对于胆道变异等先天性病变,CT增强扫描若能准确地把握肝实质增强期,结合胆道三维重组,对诊断和鉴别诊断具有重要价值。

(二) 肿瘤及胆道梗阻性病变的诊断与鉴别

随着CT技术的进步,MSCT大范围扫描,应用MSCT的MPR及CPR技术进行胰胆管重组,能清晰地显示胰胆管结构、病灶与周围组织的解剖关系,识别梗阻原因,提高胆道梗阻性疾病诊断率,能在定位、病程发展和并发症等方面给胆道梗阻性疾病的诊断提供更多的影像学依据,为临床选择恰当的治疗方案提供强大的技术支持。MSCT是目前临床诊断肝门区胆管癌较为成熟且常用的影像学检查方法,其可较好地显示患者梗阻近端胆管扩张程度及胆管梗阻部位,同时还可显示胆管壁形态和厚度及肿瘤大小、边界等情况,并提示是否出现腹腔转移等。此外,相对于超声检查,该检查方法不会受患者肠道气体和肥胖及检查者等因素影响,可提高检查结果的准确性。该检查方法的优势在于强大的后处理功能,如MPR/CPR等技术,从而可提高图像分辨力,清晰地显示病灶位置及胆道情况。

(三) 对胆道血供的显示

肝内胆管、胆总管进入胰腺实质及十二指肠壁内后供血丰富,且动脉纤细,手术意义较小,因此主要阐述的胆道血管为肝、胰外胆管供血小动脉。胆囊动脉:胆囊动脉一般于Calot三角处起自肝右动脉,行至胆囊颈上方分成前后二支分布到胆囊壁。胆囊动脉的异常解剖主要表现在数目、起源和行径三方面,除正常单支型处,还可出现双支型或不经典支。胆囊的动脉有时候来源于肝右动脉,也有时候来源于肝左动脉、肝中动脉、肝固有动脉、胃十二指肠动脉或者是肠系膜上动脉等处,其行径也可以在肝总管、胆总管的前方、后方或胆囊管的下方等处。另外,肝右动脉本身也有许多变异,因而由变异的肝右动脉发出的胆囊动脉也就更有其特异性。胆总管血供来源较多、较复杂,其供血小动脉纤细。我们将肝外胆管大致分成上、下部(图2-2)。十二指肠上缘以上的胆总管及部分肝总管下段归为上部胆总管,十二指肠上缘起至胰头上缘归为下部胆总管,包括了胆总管十二指肠后段及尚未进入胰腺实质的胰腺段胆总管。

CT观察肝胰外胆总管极少出现变异,走行及汇入方式无特殊。大体血管变异出现亦较少,偶能见到,例如:右肝动脉发自胃十二指肠动脉(图2-3),右肝动脉/肝总动脉发自肠系膜上动脉(图2-4)。

1. 下部胆总管血供 下部胆总管血供按照小动脉来源可分成三型:

Ⅰ型由胰十二指肠上动脉供血,再根据其动脉弓吻合情况可以分出Ⅰa、Ⅰb型两个亚型,Ⅰa型胰十二指肠上动脉未与下方小动脉形成明显吻合弓,Ⅰb型则与下方小动脉形成动脉弓;Ⅱ型由其他小动脉供应胆总管下部;Ⅲ型则未见明确小动脉供应。

Ⅰ型多见,所占比例约85%,胰十二指肠上动脉走行较固定,其走行方向一般自胃十二指肠动脉发出后绕胆总管前方向右下方行走。其中Ⅰa型较为常见,伴行于胆总管下部为主(图2-5)。

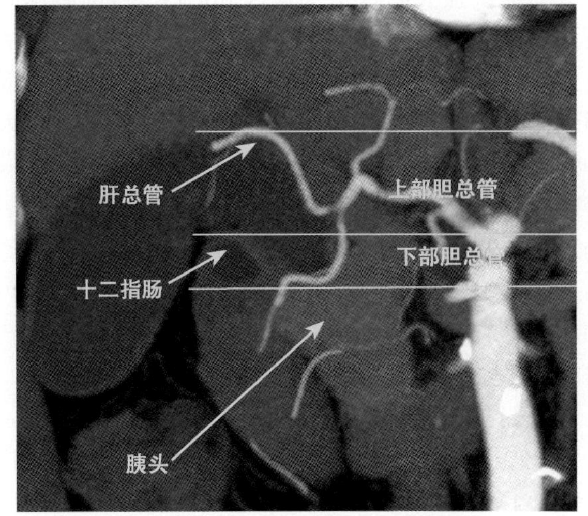

图 2-2 胆总管分部示意图

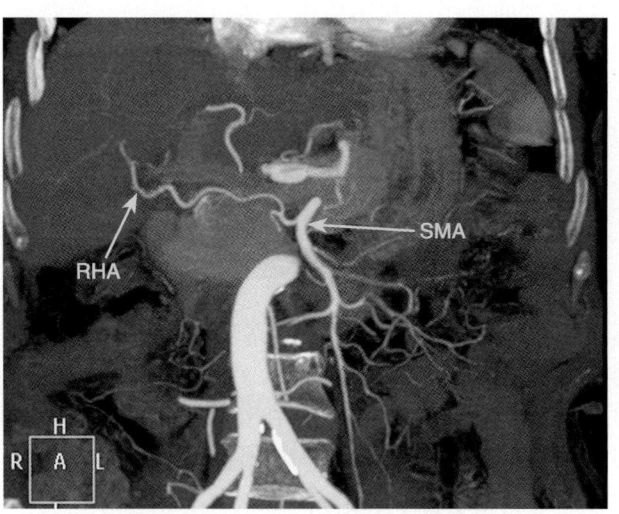

图 2-3 右肝动脉发自胃十二指肠动脉

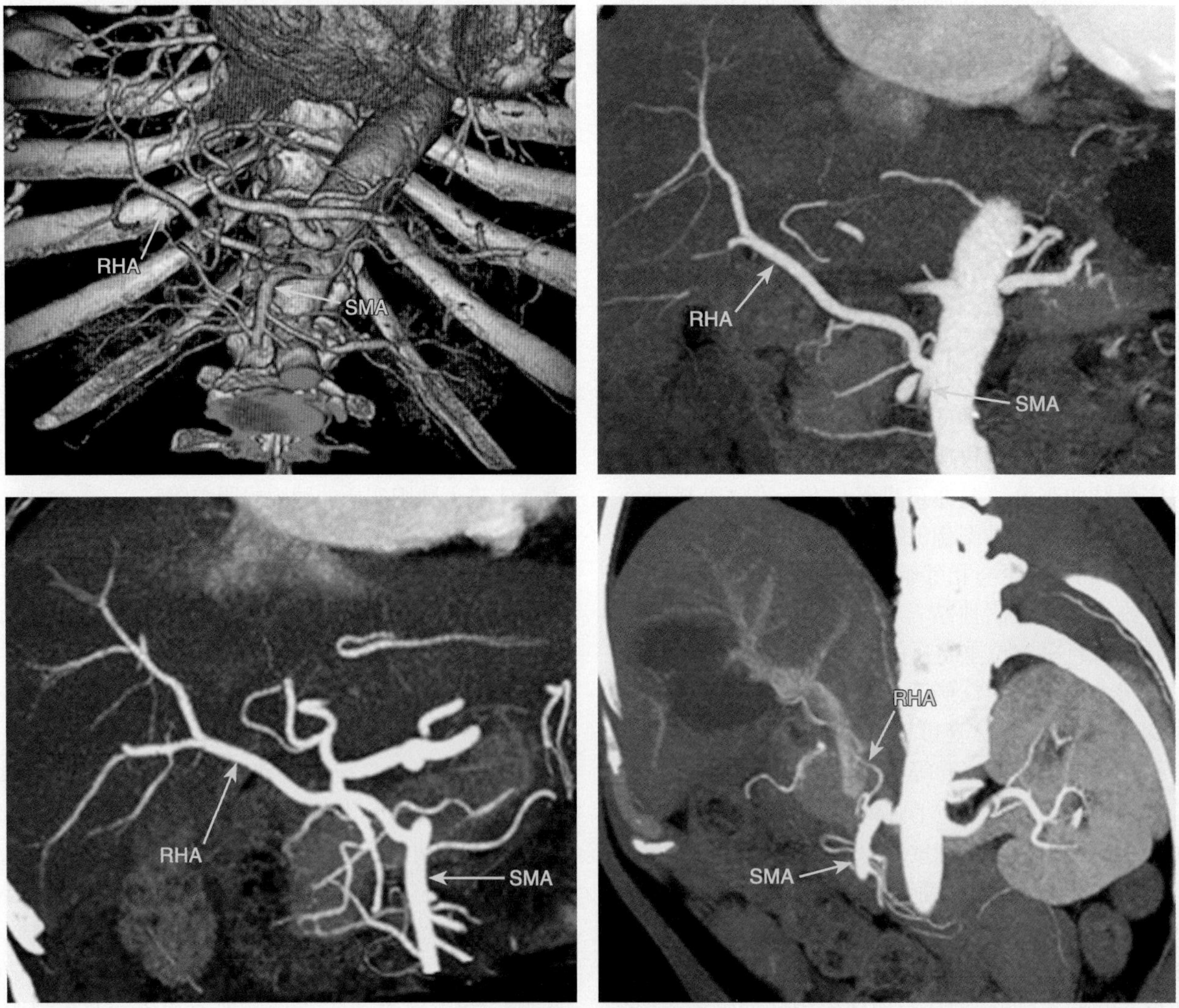

图 2-4 右肝动脉/肝总动脉发自肠系膜上动脉

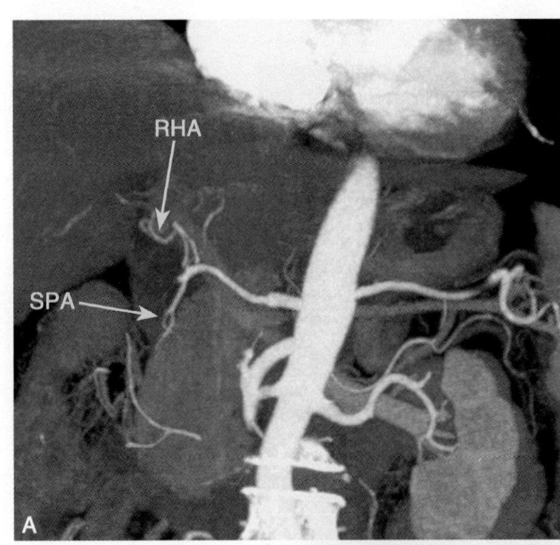

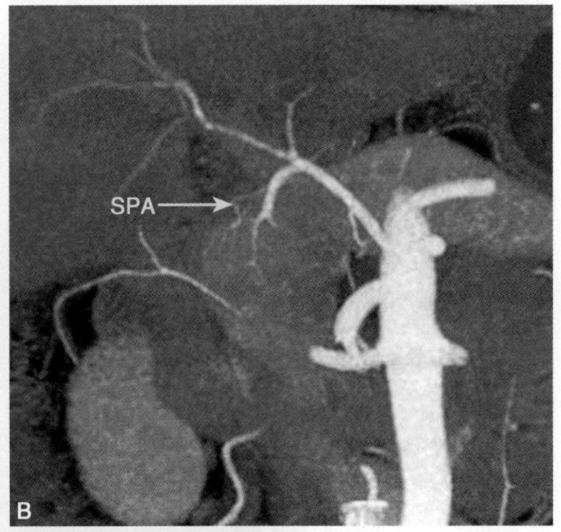

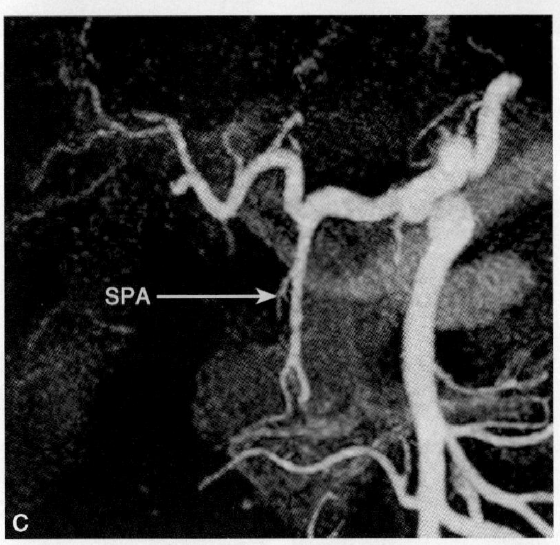

图 2-5 胰十二指肠上动脉伴行于胆总管下部为主

Ⅰb 型较为少见，可观察到胰十二指肠上动脉与胰十二指肠下动脉吻合成细小动脉弓，亦伴行下部胆总管及胰头为主（图 2-6）；Ⅱ型（图 2-7）、Ⅲ型极为少见（图 2-8）。

2. 上部胆总管血供 上部胆总管供血小动脉显影率不高，约半数未见明显的供血小动脉显示；能显示者中约半数为胆囊动脉近段（图 2-9），另半数发自右肝动脉（图 2-10）；极少数供血小动脉发自肝固有动脉（图 2-11）、肝总动脉（图 2-12）、肝左动脉（图 2-13）。

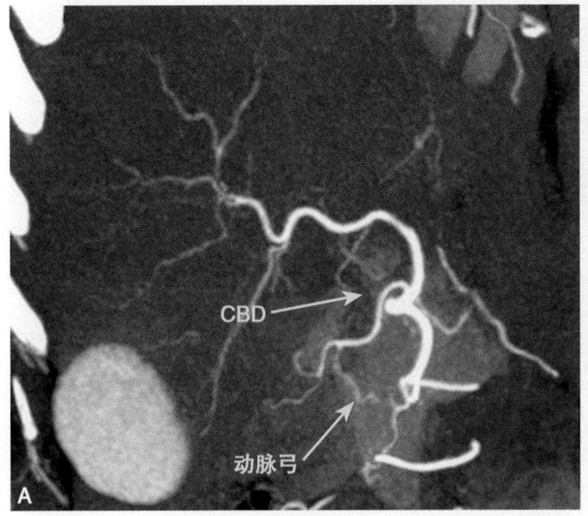

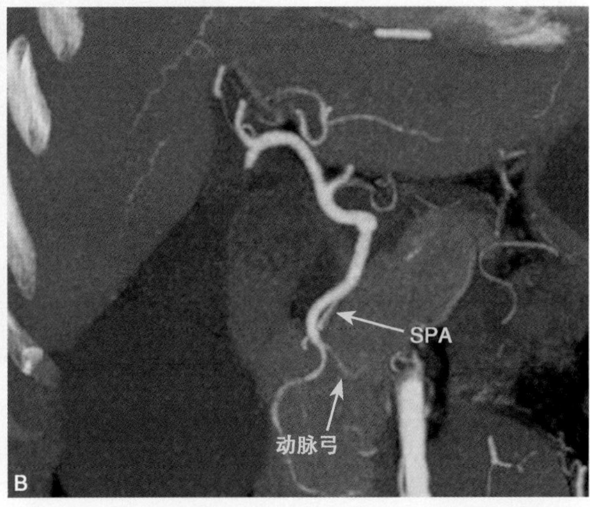

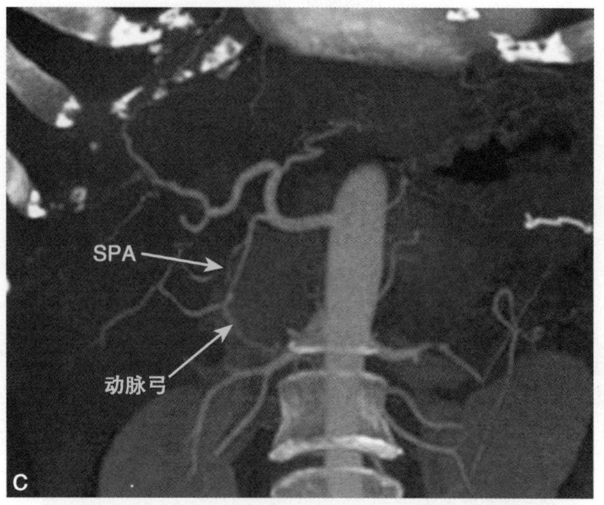

图 2-6　胰十二指肠上动脉与胰十二指肠下动脉吻合成细小动脉弓，亦伴行下部胆总管及胰头为主

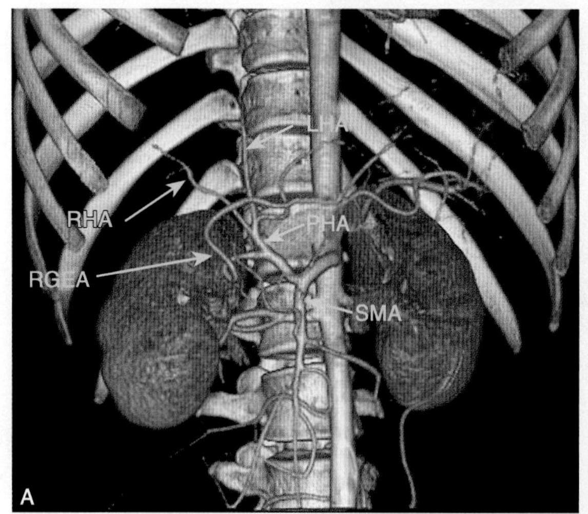

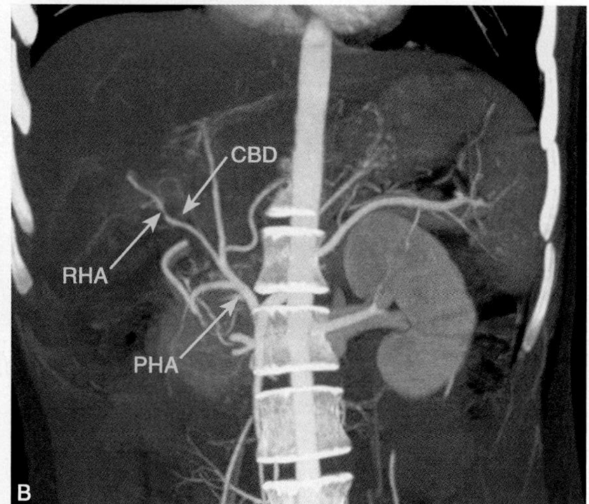

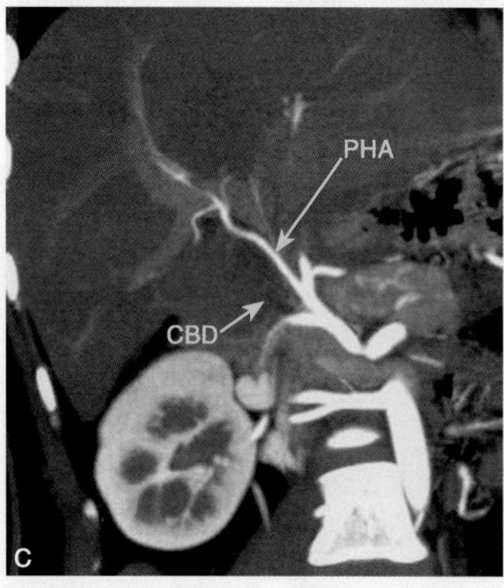

图 2-7　Ⅱ型

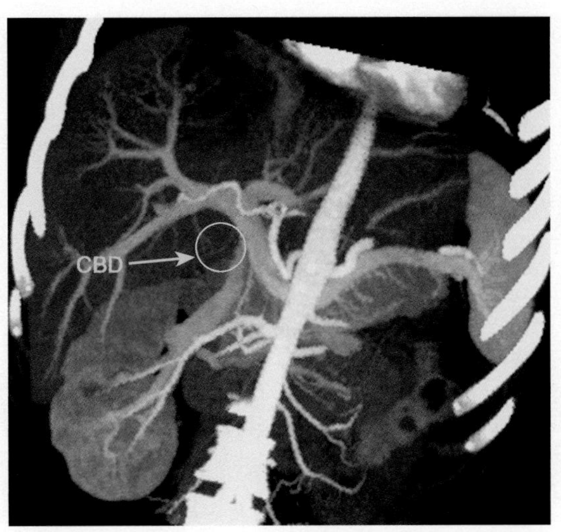

图 2-8　Ⅲ型

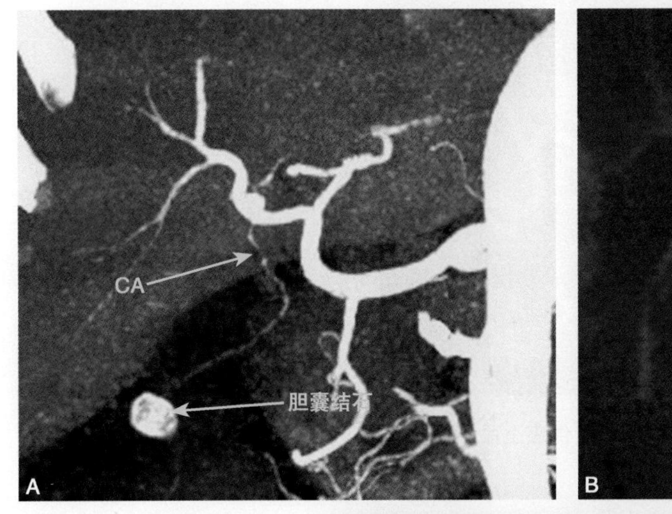

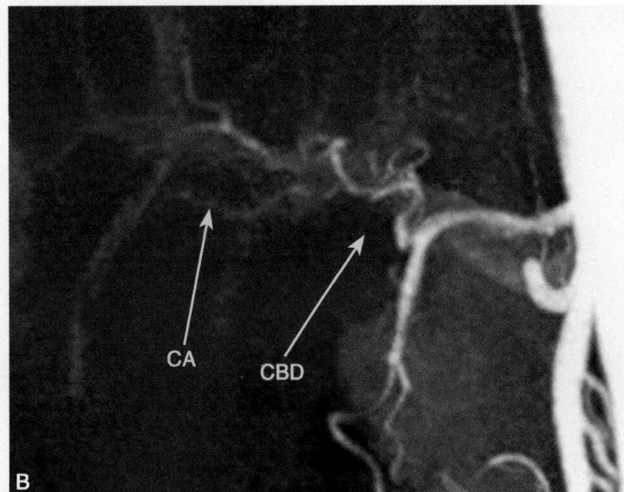

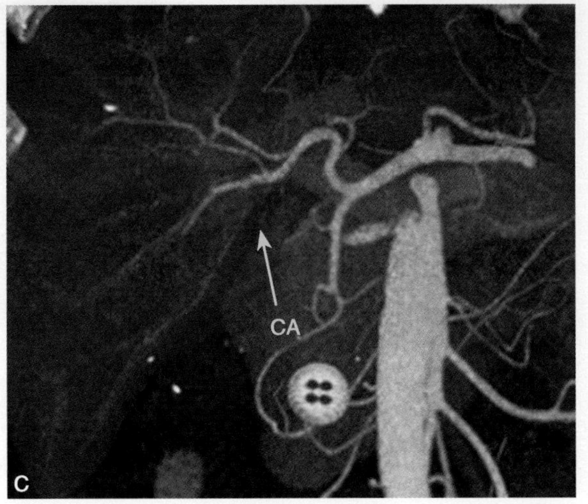

图 2-9　胆囊动脉近段供应上段胆总管

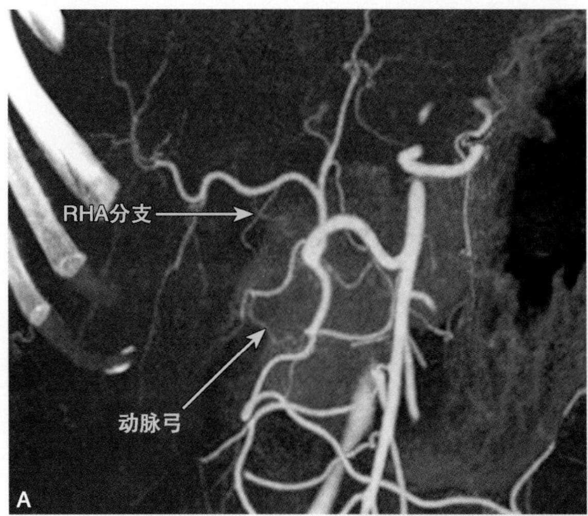

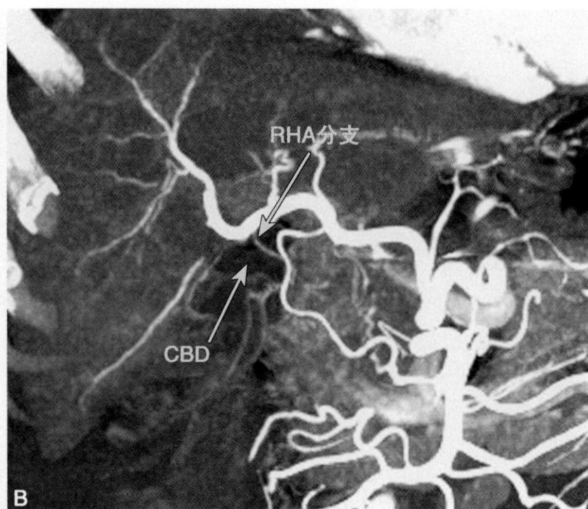

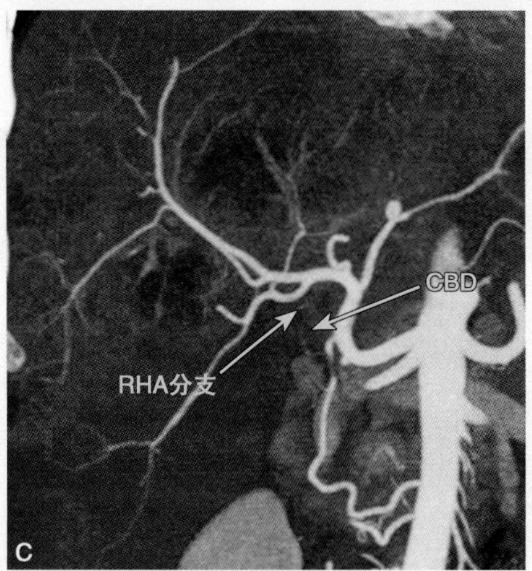

图 2-10 肝右动脉分支供应上段胆总管

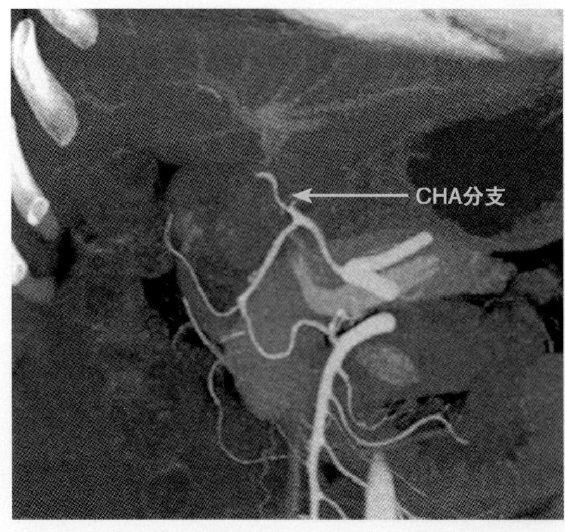

图 2-11 肝固有动脉分支供应上部胆总管

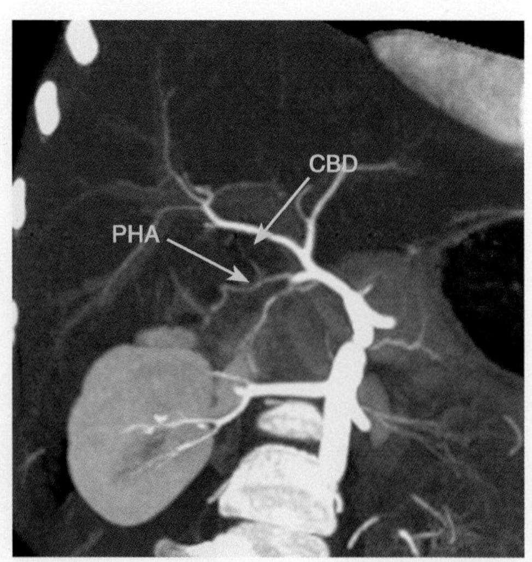

图 2-12 肝总动脉分支供应上部胆总管

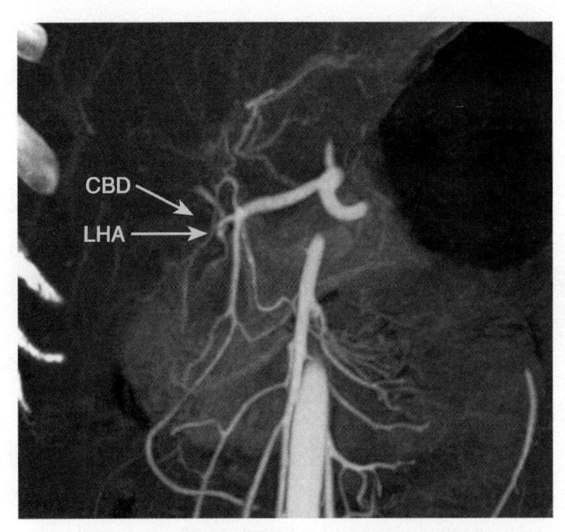

图2-13 肝左动脉分支供应上部胆总管

上部胆管主要由胆囊动脉、肝固有动脉等分支供血,能显示小动脉主干的病例稀少;下部胆管绝大部分由胰十二指肠上动脉供血,胰十二指肠上动脉显示率较高,走行比较固定,在胆管血供中占优势。如遇到肝右动脉(或其分支)/肝总动脉发自肠系膜上动脉等变异,手术时需警惕;在手术视野暴露不够的情况下,如误伤肝右动脉/肝总动脉,将引起肝缺血的严重后果,如能行术前的CTA检查,后处理图像则能使术者心中有数。对于下部胆总管血供,胰十二指肠上动脉出现率比较高,Ⅰa型占绝大多数,胰十二指肠上动脉走行恒定,管径较粗,说明其供血量较大,因此胆总管术区宜选择避开此血管走行区;Ⅰb型出现率不高,胰十二指肠上、下动脉吻合成弓者较少,如能吻合成小动脉弓,则离断下部胆总管任何部位均可,不至于引起术后胆道缺血等并发症,不过此动脉弓往往过于细小,需注意勿损伤。对于上部胆总管来说,胆囊动脉近段供血的几率较高,胆囊动脉起始段常伴行于上部胆总管,行程往往较短,实施独立的胆囊或胆总管手术影响不大,但同时结扎胆囊动脉并实施胆总管上段切开时,需注意供血小动脉的保护,以免破坏已经很脆弱的供血小动脉主干;当胆囊动脉发自于胃十二指肠动脉时,其伴行上部胆总管的行程往往较长,行胆囊切除术时,注意保留胆囊动脉的近段。很多文献提到的门静脉后动脉供血问题,MSCTA未见确切显示,可能与血管太细或未经手术证实有关。总之,肝总管/胆总管上段供血动脉细小,且走行迂曲不定,因此该区术中不宜盲目分离、结扎小血管。

目前三维可视化系统(3D visual system,3DVS)胆道成像技术逐渐应用于临床,但是能否成功获取高质量的亚毫米CT数据是处理出优质的3D可视化图像的关键。在扫描方法上,准确地把握动脉期、门脉期及平衡期扫描时间非常重要。建议采用阈值触发和快速团注技术,同时根据患者体重严格控制合适的对比剂用量,均为增强扫描获取优质的薄层数据的关键因素。特别是由于胆总管下段及壶腹周围肿瘤患者自身的病理改变存在个体化的差异,CT数据直接影响MI-3DVS构建模型的质量。严格规范的检查方法,方可提供准确高质量的CT数据供数字医学软件处理,有利于手术计划制定、手术风险评估、手术过程演示及临床教学。

(郑穗生 宫希军 张序昌 袁阳光)

第二节 磁共振成像技术在胆道外科中的应用

一、MR成像基本原理

常规X线和CT在穿透人体的受检部位时,所形成的是不同组织的衰减系数而形成的密度差别。若相邻的器官或组织之间密度相仿时,则不能形成对比清晰的图像。而MRI则是根据不同组织的化学结构信息不同而成像,不但能显示形态学的改变,亦能反映组织器官的功能性变化,提供生化过程的信息和动态的定量资料。现代医学对影像学的要求越来越高,追求的目标是全面、快速、准确和无创性。影像学在现代医学领域中的作用越来越广泛,因此MRI诊断疾病具有更大的优越性,作为医学影像学的一部分,近年来发展迅速,被认为是影像学发展史的里程碑。从单纯的形态学诊断向功能诊断发展,从静态的图像诊断向连续的电影图像或动态变化的图像诊断发展,但形态学诊断仍是临床MRI中重要的部分。

(一) MRI设备

医用MRI设备主要由主磁体、梯度系统、射频系统、计算机系统及辅助设备五部分组成。

主磁体的作用是产生强度较高而且稳定的磁场,目前用的最广泛的为超导型,将镍钛合金制成的超导线圈置入超低温状态下的液氦中,使线圈无电阻,励磁电流通过闭合的线圈产生高强稳定的磁场。相对于永磁型和常导型,其优点是可以产生较高强度的磁场,且稳定性好。其主要性能指标为磁场强度,采用特斯拉(Tesla,T)为单位,地球南北极处的地磁强度约为0.7高斯(Gauss,G)。特斯拉与高斯

2

的换算关系：1T=10 000G。永磁型和常导型磁体的磁场强度多≤0.5T，超导型多在1.0～3.0T。另外MRI对主磁场均匀性要求很高，因为磁场的均匀性对MRI信号的空间定位、提高图像信噪比和减少伪影等均十分重要。

梯度系统是由梯度放大器及X、Y、Z三组梯度线圈组成。作用是修改主磁场、产生梯度磁场，对MRI信号进行空间定位编码。梯度磁场的主要性能参数有梯度磁场的强度和切换率。梯度场强是指单位长度内磁场强度的差别，通常用每米长度内磁场强度差别的毫特斯拉量(mT/m)来表示。图像像素越小、空间分辨力越高，图像就越清晰，则所需的磁场梯度就越大；梯度磁场的切换率是指单位时间及单位长度内梯度磁场的变化量，常用每毫秒每米长度内磁场强度变化的毫特斯拉量(mT/m·ms)来表示。高切换率和高梯度场强有利于缩短回波间隙加快信号采集速度和提高图像信噪比。

射频系统是由射频发射器、射频放大器和射频线圈组成。通过射频发射器发射射频脉冲，提供电磁能量传递给低能质子使其发生能级跃迁；使不同相位的质子同步进动（因为质子并不是静止地平行于磁力线，而是以某种形式运动着，这种形式的运动称为进动）。

射频线圈是MRI设备的重要组成部分之一，是成像的关键要素。发射线圈的性能与MRI的采集速度有关，接收线圈与MRI图像信噪比密切相关。相控阵线圈被认为是射频线圈技术的一个里程碑，它是由多个敏感的子线圈单元按照不同的需要排列成不同类型的阵列，共同构成一个线圈组，同时需要有多个数据采集通道与之匹配。相控阵线圈具有以下优点：①有效空间大，信噪比高；②改善薄层扫描、高分辨扫描及低场机的图像质量；③提高信号采集速度；④各小线圈既可相互分离又可单独使用。

计算机系统控制着MRI扫描仪的全部工作，包括射频脉冲激发、信号的采集、数据运算、图像重组和处理等功能。MRI扫描仪的更新换代与计算机科学的发展密切相关。由于当今计算机技术的迅速发展，MRI设备的软件不断升级，使其功能得到了大大的提高和完善。

其他辅助设备主要包括检查床和定位系统、操作台、液氦和水冷却系统、空调、图像传输、存储和胶片处理系统及生理监控仪器等设备。

（二）MRI的基本原理

1. MRI研究对象是质子，我们知道原子包括一个核与一个壳，壳由电子组成。核内有带正电荷的质子，质子像地球一样不停地围绕一个轴作自旋运动，产生磁场，称为磁共振。正常情况下体内质子产生的磁场方向杂乱无章。

2. 将患者置于磁体通道后体内质子的磁场方向发生定向排列，稍过半数质子的磁场方向顺着主磁场方向排列，稍不足半数的质子磁场方向逆着主磁场方向排列，最终形成净的纵向磁化矢量。

3. 发射特定频率的射频脉冲，导致部分质子的磁场方向发生变化，形成净的横向磁化矢量。

4. 关闭射频脉冲后，被激发的氢原子核把所吸收的能逐步释放出来，其相位和能级都恢复到激发前的状态，这一恢复过程称为弛豫(relaxation)。尤如拉紧的弹簧在外力撤除后会迅速恢复到原来的平衡状态。弛豫的过程即为释放能量和产生MRI信号的过程。弛豫包括两个同时发生而又相互独立的过程：纵向弛豫和横向弛豫。①纵向弛豫：关闭射频脉冲后，在主磁场的作用下，质子释放能量，从高能状态恢复到低能状态，纵向磁化矢量逐渐增大并恢复到激发前的状态即平衡状态，这一过程称为纵向弛豫。纵向磁化由零恢复到原来数值的63%时所需的时间称为纵向弛豫时间，简称T1（图2-14）。②横向弛豫：关闭射频脉冲质子不再处于同步、同相位状态，指向同一方向的质子散开，导致横向磁化矢量从最大衰减到零，此过程称为横向弛豫。横向磁化由最大衰减到原来值的37%时所需的时间称为横向弛豫时间，简称T2（图2-15）。

T1和T2反映的是物质的特征，而不是绝对值，常用T1值来描述组织纵向弛豫的快慢，不同组织弛豫速度存在差别，导致T1值不同，各种组织的不同T1值是MRI能够区分不同组织的基础。影响T1的主要因素是组织成分、结构和磁环境，并与外磁场场强有关。常用T2值来描述组织横向弛豫的快慢，正

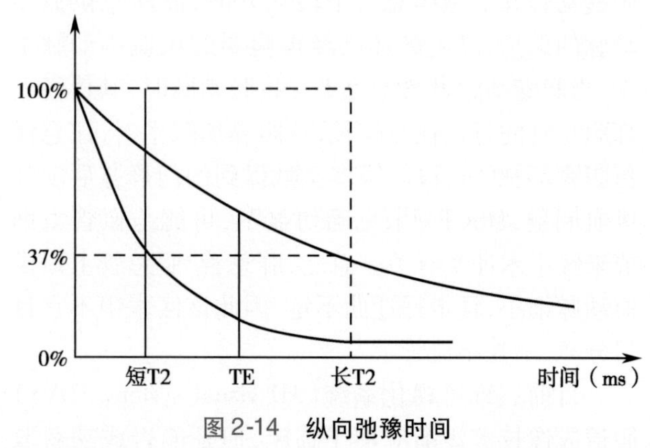

图2-14 纵向弛豫时间

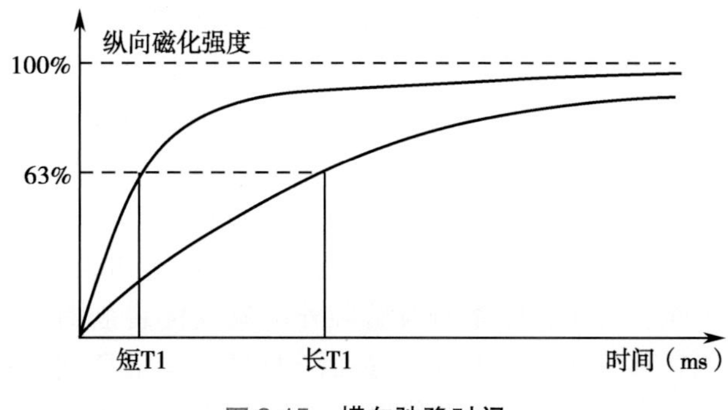

图 2-15　横向弛豫时间

因为不同组织有着不同的弛豫速度，导致各种组织 T2 值不同，并可区分正常组织和病变组织。影响 T2 的主要因素是外磁场和组织内磁场的均匀性。

5. 通过计算机 A/D（模/数）转换器→D/A（数/模）转换器→图像。

二、胆道系统 MRI 检查方法

（一）检查前准备

1. 患者准备

（1）检查的当日早晨禁食、禁水（空腹 6h 以上）；必要时可以使用胃肠道阴性对比剂（如口服枸橼酸铁胺泡腾剂溶液、100ml 温水加钆喷酸葡胺对比剂 2ml 检查前口服抑制水的信号等）。

（2）除去患者体表的金属异物等。

（3）细心解释检查程序，训练患者屏气。

2. 使用线圈及患者体位

（1）线圈：腹部相控阵表面线圈。

（2）体位：患者仰卧位，线圈放于检查床中心，正中矢状面对准线圈竖中心，在肋缘下安放呼吸门控。嘱患者平静有规律地呼吸。采集中心对准剑突。

（二）常规扫描序列

1. 常规横断面 T1WI 及 T2WI 序列　覆盖肝胆胰脾的大范围扫描。T1WI 多采用梯度回波或自旋回波序列，如果患者呼吸均匀，首选呼吸触发快速自旋回波 T2WI 脂肪抑制序列，如不能很好有规律地呼吸但可以很好屏气则选用单次激发快速自旋回波屏气 T2WI 序列，结合脂肪抑制技术。常规层厚 5～8mm，间距 20%～30%。较小病灶可 1～2mm 无间隔扫描。

2. 冠状面单次激发快速自旋回波序列　多采用平行于胆总管的斜冠状位，可清楚显示胆总管及其与周围组织结构间关系。

3. 2D 或 3D 重 T2WI　快速自旋回波 MRCP 序列 2D 成像时采用单次激发快速自旋回波序列，在横轴位图像上找到胆总管，以其为中心进行多个方向的厚层成像，层厚 30～60mm；3D 成像采用薄层冠状位扫描，最后对图像进行 MIP 重组。

4. 薄层横断面单次激发快速自旋回波脂肪抑制序列　在冠状面单次激发快速自旋回波和 MRCP 的基础上，在梗阻水平进行横轴位扫描，使用呼吸触发技术，扫描范围包括梗阻点的上下。

5. 动态增强序列　有肿瘤或肿瘤样占位性病变不能确诊时需行动态增强扫描，可增加病变的检出率，且对于病变的定性诊断也有帮助。同 CT 增强相类似，MR 增强扫描的原理是通过显示病理或解剖结构的对比增强取得更好地观察效果，即增加信号强度，在临床上对比剂常使用细胞外液对比剂钆喷酸葡胺（如 gadopentetate dimeglumine，Gd-DTPA），此类对比剂具有顺磁性作用，用量为 0.1mmol/kg，静脉注射，注射流率 3ml/s，它被用于缩短 T1 和 T2 弛豫时间（主要用于缩短组织 T1 弛豫时间），自旋回波或梯度回波序列中，T1WI 可以增加信号强度。动态增强扫描是在团注对比剂后在相同屏气状态下进行多次重复扫描，根据具体情况决定扫描间隔时间。屏气扫描可有效去除呼吸运动伪影，患者呼吸均匀且时间充分的情况下也可配合呼吸触发行不屏气的扫描。目前临床上常用的对比剂还有肝胆特异性对比剂（如钆塞酸二钠及钆贝葡胺），既有 Gd-DTPA 的全部功能，又有肝细胞特异性对比剂的功能，既能反映病灶的血供，又能反映病灶的摄取功能，可以为临床提供更多的信息，提高诊断信心。一般而言，非肝细胞起源的肝脏病变不摄取肝细胞特异性对比剂，因此，注射对比剂后，肝脏-病灶对比度显著提高，所以能发现更多的病灶，将更有利于患者的治疗方案的制订。肝胆特异性对比剂同时能用于胆管成像，可以有效区分胆管内外病变，对术后胆漏的诊断具有明显的优势。

（三）胆道系统特殊扫描序列

磁共振胰胆管造影（MR cholangiopancreatogiaphy，MRCP）是 MRI 水成像（MRI hydrography）中最常用最为可靠的一种，其基本原理是利用体内胆汁为天然对比剂，以重 T2 加权像为基础，结合脂肪抑制技术，突出显示流速慢或停滞的液体，如肝内外胆管树、胆囊、胰管内高强的水信号，而实质性脏器及含有流动液体的血管呈黑色低信号，再经最大强度投影重组出胰胆管的解剖图像（图 2-16）。

要获得一幅高质量的 MRCP 图像必须具备的条

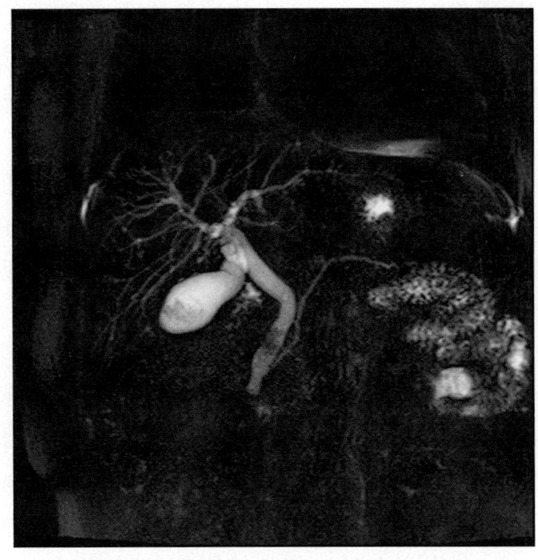

图 2-16 正常肝内外胆管 MRCP 成像

件有突出液体与背景的信号对比，通常使用非常长的 TR（TR 一般 4 倍于组织的最长 T1 值），尽可能长的 TE，使背景软组织信号明显衰减，导致背景软组织与静态液体的信号对比加大，较高的空间分辨力。

临床 MRCP 常用三种成像方法：①三维容积采集，多采用常回波链长度的快速自旋回波序列或单次激发快速自旋回波序列，配合呼吸触发技术进行三维容积采集，获得多层连续的薄层图像，利用 MIP 进行重建，该方法的优点在于薄层原始图像有助于腔内小病变的显示，重建效果较好；缺点是扫描时间较长。②二维连续薄层扫描，多采用单次激发快速自旋回波 T2WI 序列，可加用部分 K 空间技术以加快采集速度，配合脂肪抑制技术以增加对比。该方法的优点是可获得薄层原始图像有助于腔内小病变的显示，图像可进行各种后处理及扫描时间较短；缺点是图像层厚大于三维采集的原始图像，由于屏气不佳或图像变形，层与层之间的图像易出现配准不佳，从而影响三维重建图像的质量。③二维厚层块投射扫描，对层厚为 2～10cm 的容积进行厚层块激发和采集，一次扫描得到一幅厚层块投射图像。该方法的优点在于扫描速度快，一幅图像仅需要 1 秒到数秒，管道结构的连续性较好，一般不出现阶梯状伪影；缺点是图像不能进行后处理，不能获得薄层原始图像，容易遗漏小病变。在临床工作中最好两种以上方法结合应用，并与常规 MRI 图像结合。

MRCP 用对比剂，图像清晰，可以三维多平面重组、多角度观察胰胆管的形态，能清楚显示梗阻端的形态及梗阻近端肝胆管分支的状态，能显示胆道变异、畸形、胆胰管汇合异常情况。胆道扩张状态不受注入对比剂时压力因素的影响，反映管腔的直径准确，无严重并发症，技术操作无依赖性。其缺点是空间分辨力不足，不能显示胆胰管的微细结构，重组图像时胆管腔内信号较弱的病变（如泥沙样结石、小的新生物等）易被掩盖，对胆管内结石、气泡、息肉、肉芽肿等病变难以鉴别，且容易受肠道积液和腹水的影响。对胆管壁本身及管腔外的病变侵袭范围、远隔转移等无法显示，不能提供全面的影像信息，必须结合常规薄层原始图像以及增强检查综合判断。

三、MRI 在胆道外科中的应用

对于胆系结石及炎症性病变，MRCP（图 2-16）无辐射、可无需对比剂、无创伤，同时可从多角度对胆道系统进行观察，显示胆系结石的位置及大小形态，对于 CT 上不能显示的等密度或者低密度结石均能够显示。对胆道结构的异常能够清晰显示，对胆道手术后、胰胆管造影检查插管失败等患者可进行良好评估。且结合 MRCP 和 T1WI 对胆总管微小结石的检出率较高。但 MRCP 对胆结石的检查是通过对胰胆管形态和走向进行水成像技术完成，当周围胆汁对管腔进行完全包绕表现为充盈缺损时，其显示图像欠清晰，结石的检出率降低。因此在临床检查中应对 MRCP 的重组图像和原始图像进行结合分析，特别是在直径较小、泥沙样结石中，应注意避免造成图像重组时的模糊细节对诊断造成影响。MRCP 胆道系统结石的诊断确诊率高，可代替部分有创、辐射大的诊断方式如经皮肝穿胆管造影（percutaneous transhepatic cholangiography，PTC）和 CTC，已较广泛地在临床开展使用，但其相对于经内镜逆行胰胆管造影（endoscopic retrograde cholangiopancre-

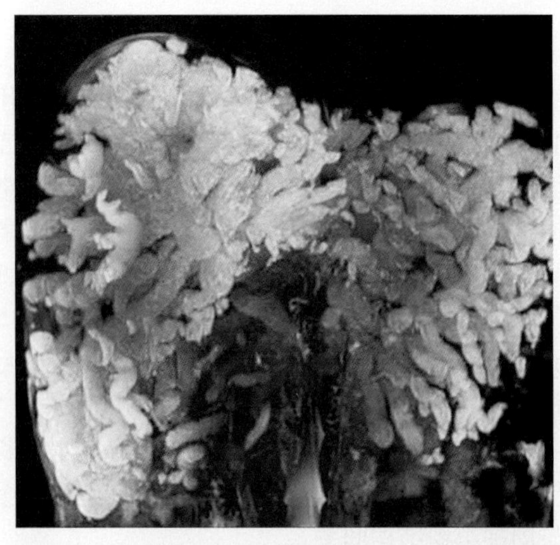

图 2-17 胆管癌患者，胆总管截断，肝内胆管明显扩张

atography，ERCP)，不具备治疗作用，因此临床使用中还应根据患者具体病情选择诊断方式。

在胆道梗阻性病变诊断与鉴别方面，由于梗阻端形态与病变性质具有一定的相关性，MRCP 可显示梗阻部位的形态，根据梗阻水平和显示的特征结合常规平扫和增强扫描，对于结石性、先天性、肿瘤性及炎症性原因导致的梗阻达到诊断和鉴别诊断的目的(图 2-17)。且因具有安全无创等优点，是目前胆道梗阻性疾病最为有效的影像学检查方法之一，能为胆道梗阻的诊治及外科术后评估提供可靠的依据。

(郑穗生　宫希军　李欣明)

第三章

常见胆道系统疾病影像学表现

3

目前 CT 和 MRI 对大多数胆道外科疾病做出最终诊断非常重要，为胆道系统疾病的定位诊断、定性诊断及术前、术后评估提供了很大的帮助，且以 CT、MRI 为代表的三维重建在精准外科时代扮演着重要角色，为肿瘤的浸润特征、毗邻的重要脉管结构、变异的存在及定量化评估提供了重要信息。因此，本章重点介绍这两种检查技术在胆道系统疾病诊断时的影像学特点。

第一节　胆道先天性疾病

一、先天性肝外胆管闭锁

先天性肝外胆管闭锁（extrahepatic biliary atresia，EHBA）是一种全部或部分肝外胆管完全闭塞性的疾病，不伴结石、肿瘤。

影像学表现

【CT 表现】CT 可以清晰显示胆囊的大小、肝门区的结构及继发的门静脉高压征象。无或小胆囊的形态具有重要诊断的意义（无进食刺激下胆囊宽径 <4mm，长径小于 15mm），这是由于胆道闭锁，胆囊发育不良，胆汁分泌减少，胆囊腔消失或空瘪所导致的。肝门区可出现三角形低密度区，被认为是肝门部纤维结缔组织内残留的胆道囊性扩张）。门静脉及其分支血管周围间隙增宽，分支两边可观察到稍低密度的模糊影，出现“双边征”或“靶征”，提示闭锁的胆总管、肝门周围的水肿、炎性细胞浸润和纤维化。

【MRI 表现】常规 MRI 与 CT 表现类似，可显示肝脾肿大、肝硬化、门静脉高压的非特异性表现。MRI 可以清晰显示：①肝门区显示无或小胆囊改变，需要注意的是，若闭锁发生在胆囊开口以下水平，则胆囊可增大；②肝门区门静脉及左右分支旁出现片状或三角形增厚高信号区，该征象代表肝门部纤维结缔组织内残存的扩张胆道结构，有重要诊断意义。常规 MRI 不能显示完整的肝内外胆管状况。MRCP 是一种能多方位成像、直观地显示胆道的树状结构的非损伤性成像技术。在薄层 MRCP 图像上多方位未能观察到肝外胆道，或肝外胆道不连续，结合无或小胆囊、肝门区三角形高信号影，基本能诊断确立 EHBA（图 3-1）。但 MRCP 要求胆道内水分子含量达到一定程度才能清晰成像，因此受胆汁分泌影响，有以下缺点：①图像的质量易受肠道内液体的干扰；②患者胆管细，MRCP 空间分辨率有限，成像时间长，噪声大。当胆汁分泌不足或胆囊很小时，容易误诊为 EHBA。

二、胆管扩张症

（一）胆管扩张症按 Todani 分型可分为 5 型

Ⅰ型（图 3-2）：胆总管囊状或梭形扩张，最多见，占 80% ~90% 。一种可以发生在除胆囊外肝内外胆管任何部位的一种良性扩张。其又分为 3 个亚型，ⅠA 型：肝外胆管部分或全部扩张；ⅠB 型：远端胆管局限性扩张；ⅠC 型：弥散型，肝外胆管梭形扩张。

Ⅱ型：胆总管单发憩室，囊肿偏于一侧，少见，占 2% 。先天性胆道憩室可发生在胆囊和十二指肠乳头区。憩室通常较大，可出现于胆囊任何部位。其属于真性憩室，具备囊壁全层结构。

Ⅲ型：壁内段胆总管囊状膨出，也少见，占 1.4% ~5% 。

Ⅳ型：多发囊肿，较多见，占 19%，又分为两个亚型，ⅣA 型：肝内外胆管多发囊肿；ⅣB 型：大量节段性肝外胆管扩张。

Ⅴ型：多发性或单发性肝内胆管囊肿，又称为卡罗里病（Caroli disease），目前已被认为是一种独立的疾病。Caroli 病为一种节段性、非阻塞性的肝内胆管囊性扩张性疾病。Caroli 病可以分为两个亚型：Ⅰ型，为肝内较大的胆管受侵犯者，其特点是，肝内胆管大分支囊状扩张，常合并结石及胆管炎，无肝硬化及门静脉高压症（图 3-3）；Ⅱ型，为肝内小的叶间胆管受犯者，较少见，其特点是肝内末端小胆管扩张而近端大胆管不或仅轻度扩张，可伴肝纤维化，不伴结石或胆管炎、可有肝硬化或门静脉高压。

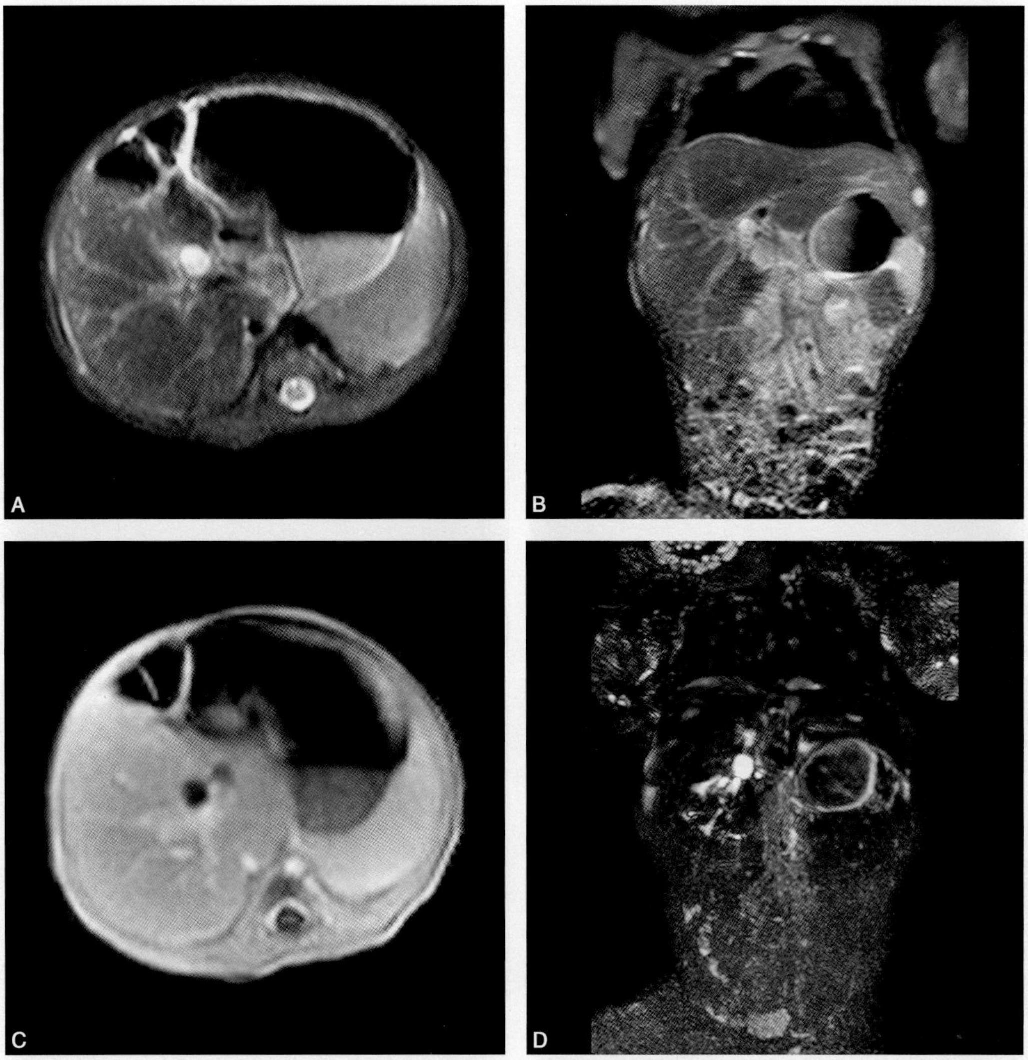

图 3-1 先天性肝外胆管闭锁 MRI 表现

A、B. T2WI 横断位及冠状位，肝门区 T2WI 上见小囊状高信号，为小胆囊改变；C. 肝门区及门静脉周围见斑片状长 T2 信号，为纤维化改变，增强扫描可强化；D. MRCP 上肝外胆管未见显示，肝内胆管不连续显示

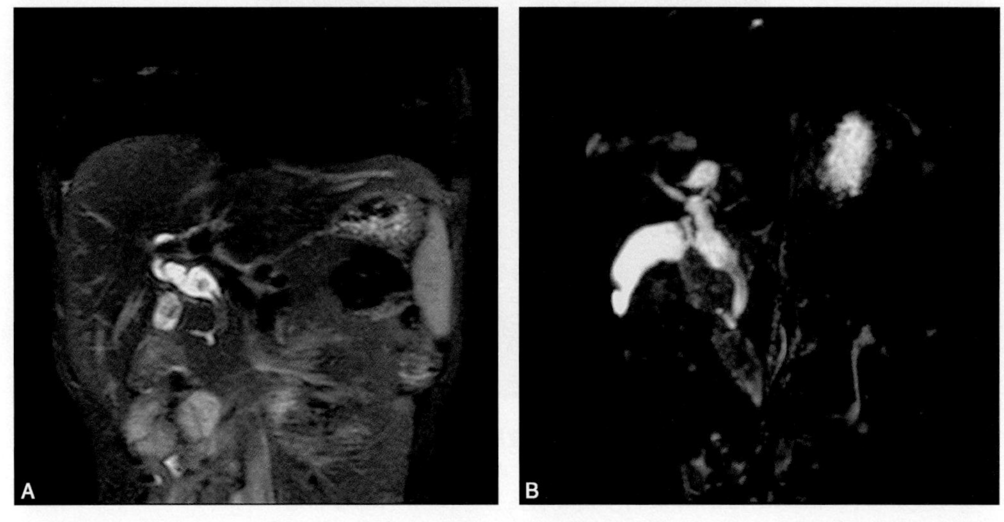

图 3-2 先天性胆管囊肿 I 型

A. T2WI 结合 MRCP 示肝内胆管走行正常，未见明显扩张，胆总管胰腺上端梭形扩张，其内见充盈缺损；B. 胆总管下端分叉，胆囊管迂曲、延长

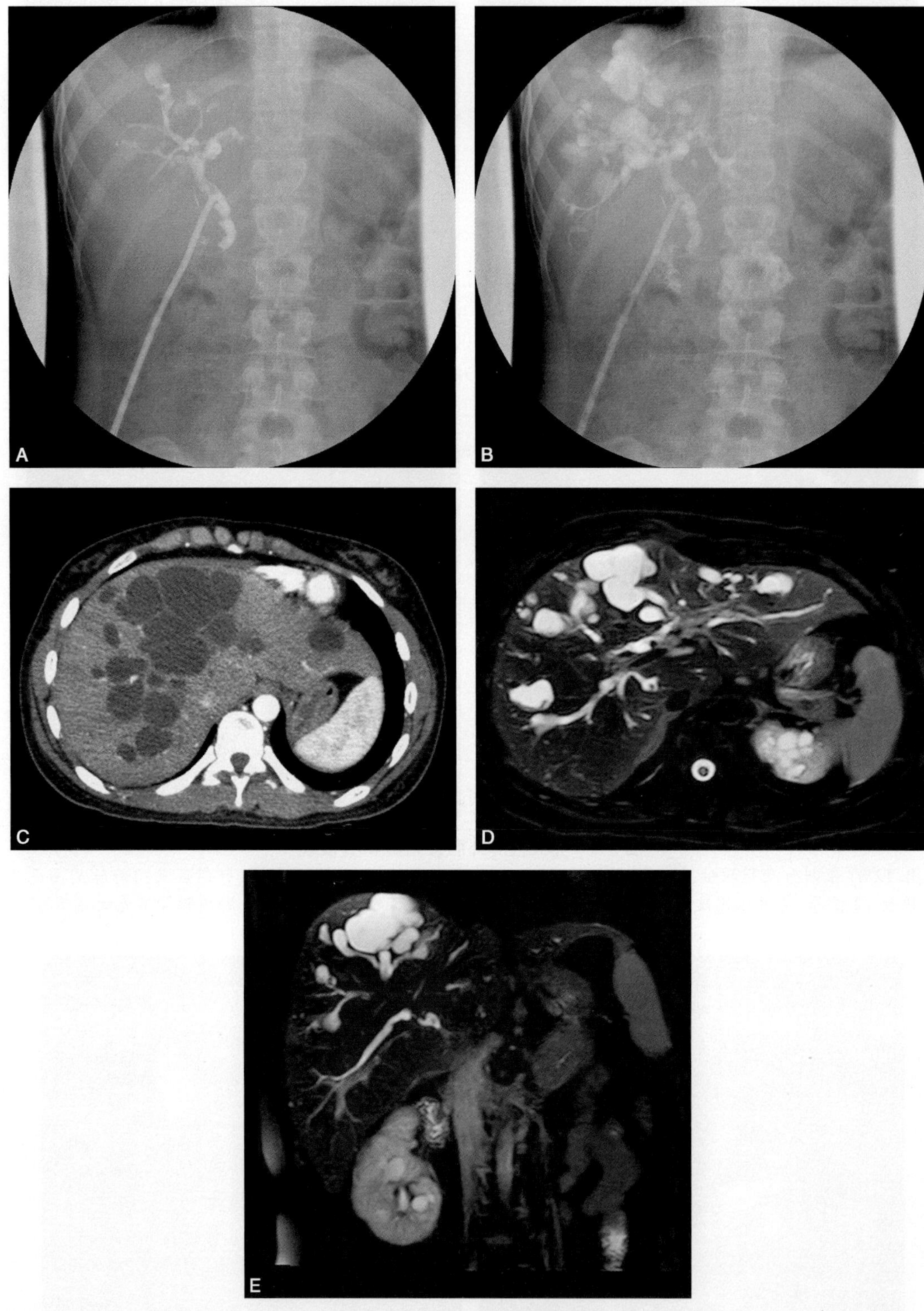

图 3-3　**先天性胆管囊肿Ⅴ型**

A、B. T 管造影，肝内多发大小不等小囊状扩张，与肝内胆管相通；C. CT 增强扫描肝内多发无强化囊肿，沿胆管主支分布；D、E. MRI T2WI 示肝内多发囊状高信号，与肝内胆管相通

（二）影像学表现

【CT 表现】Ⅰ型胆总管囊肿的影像学表现为肝门区域或胰头区低密度囊性病变，囊壁薄而均匀，大小不等，肝内胆管无扩张，增强扫描不强化。Caroli 病的 CT 表现为肝内多发、大小不一、无强化的囊肿，可合并结石，囊肿沿肝管主支分布，部分可显示囊肿与胆管相通，呈阶段性或串珠状，也可呈梭状扩张，向肝门部汇合，增强扫描可发现囊状扩张的中央点状影，呈“中央斑点征”，这相当于扩张胆管内有伴行的门静脉小分支。CT 的“中央斑点征”对提示 Caroli 病诊断有一定意义（图 3-4）。

Caroli 病的影像学表现广泛，既可节段性亦可弥漫型胆管扩张；既可囊状亦可梭状扩张；既可单纯的肝内胆管受犯，亦可肝内、外都受犯，既可有良性的并发症（结石），亦有恶性并发症。

【MRI 表现】与 CT 表现相似，MRCP 可以更加全面显示肝内胆管的扩张部位、范围和程度（图 3-5）。囊状扩张的胆管 T1WI 为低信号，由于囊腔内充满丰富的胆汁，T2WI 为高信号，增强扫描管壁无强化。MRI 清晰显示囊状影中见点状流空血管信号影，即“中央斑点征”。MRI 显示肝内囊肿或肝内胆管扩张并不困难，当 MRCP 可以明确显示囊腔与胆管相通时可确诊 Caroli 病。当合并胆管结石，腔内见短 T2 信号。

三、胆管错构瘤

胆管错构瘤（liver duct hamartomas in liver，LBDH）是一种罕见的先天性胆管畸形，又称为 Von Meyenburg 综合征，病灶多发，散在或弥漫分布于肝脏实质内的囊性病变，沿胆管树分布。临床不多见，症状缺乏特异性，由于对本病认识不足，容易出现误诊。

影像学表现

【CT 表现】CT 平扫病灶呈液性低密度改变，边缘清楚或模糊，肝内外胆管未见明显扩张，CT 增强扫描无明显强化，边界清楚，无包膜（图 3-6）。

【MRI 表现】MRI 平扫呈长 T1 长 T2 改变，T1WI 显示病变信号略低于肝实质，T2WI 病灶因囊腔含有丰富胆汁，呈明显高信号，与单纯性肝囊肿不同，形态可多种多样，如三角形、短棒状等，病灶弥漫

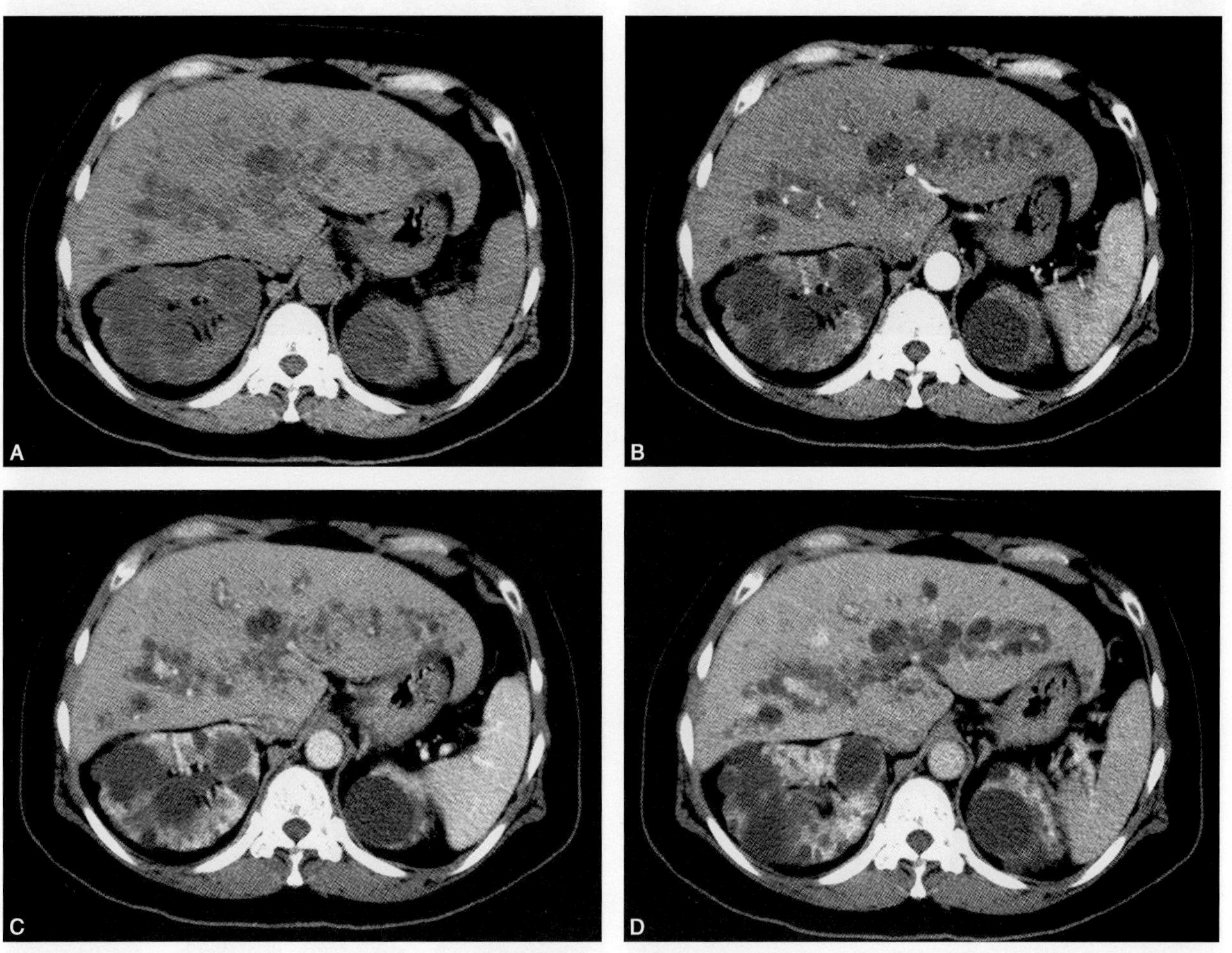

图 3-4 Caroli 病 CT 表现

A. 肝内胆管及肝总管扩张；B、C、D. 增强扫描扩张胆管呈串珠状，门静脉期小分支强化，呈中央斑点征

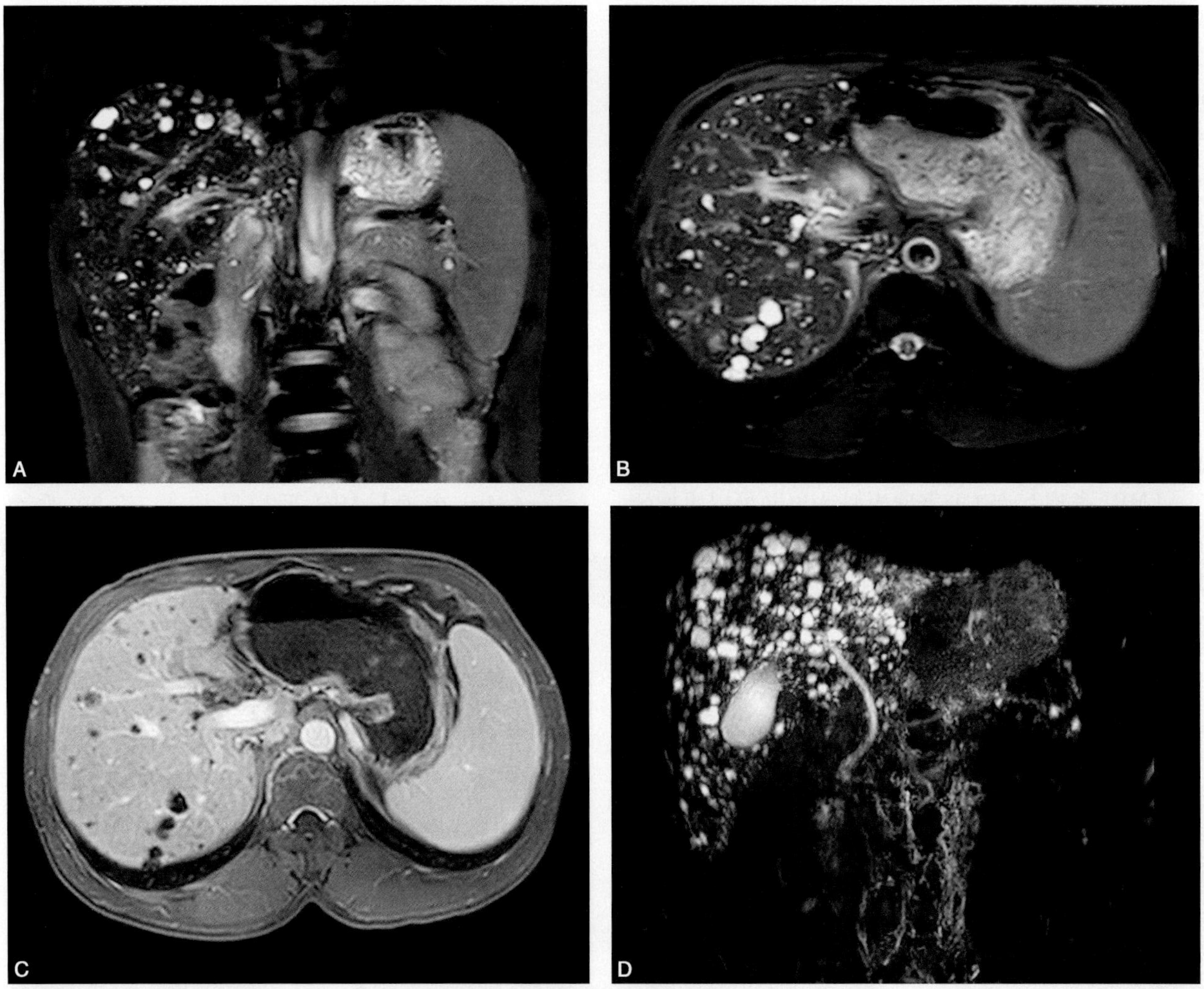

图 3-5 Caroli 病 MRI 表现

A. T2WI 冠状位示肝内弥漫分布囊状高信号影；B. T2WI 轴位示肝内弥漫分布囊状高信号影；C. 增强扫描示肝内弥漫分布囊状影未见明显强化；D. MRCP 肝内弥漫分布小囊状结构，囊腔与胆管相通

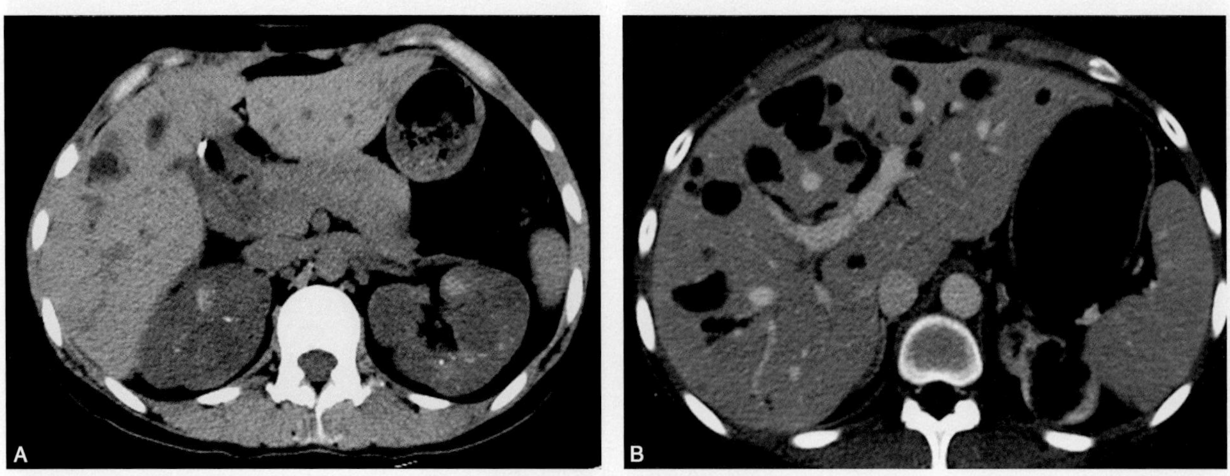

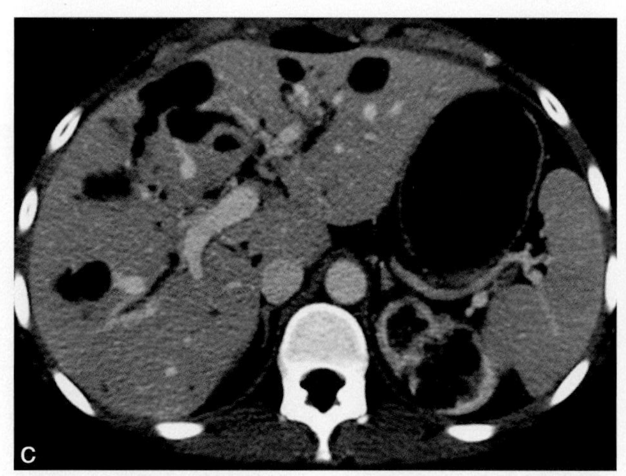

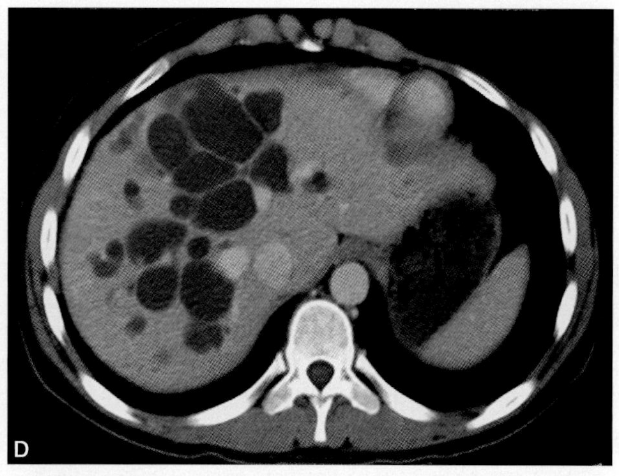

图 3-6 胆管错构瘤 CT 表现

A. CT 平扫表现为边界清晰的囊性病灶;B、C、D. 增强扫描各期不强化

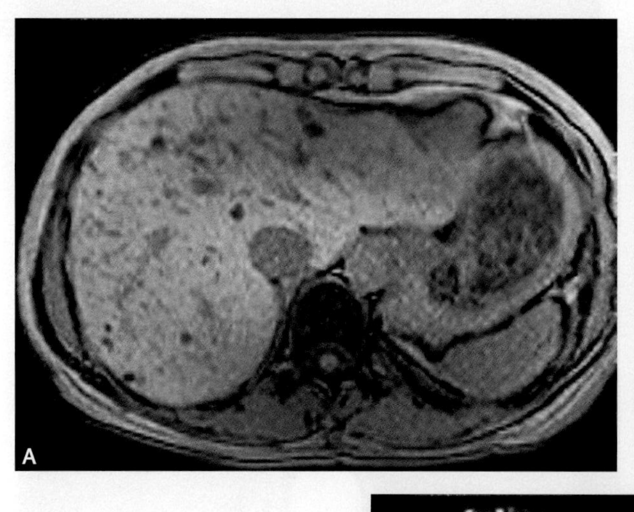

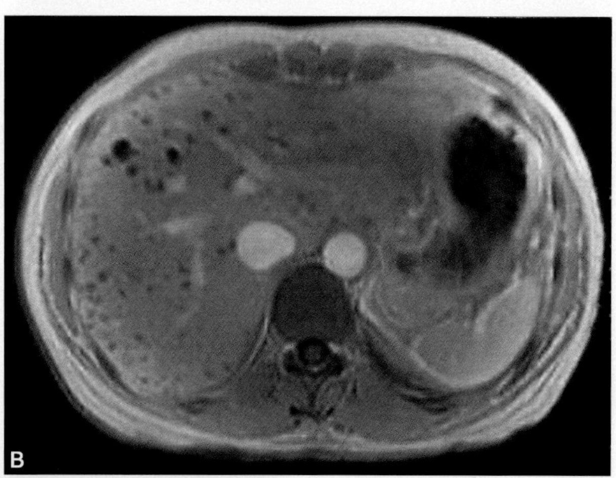

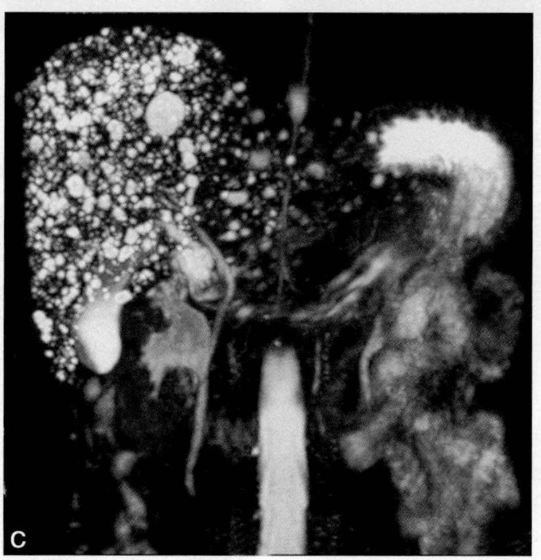

图 3-7 胆管错构瘤 MRI 表现

A. T1WI 弥漫多发长 T1 信号;B. 增强扫描未见强化;C. MRCP 示多发囊状信号与胆管不相通

时,可表现为“满天星”改变,增强扫描未见明显强化,部分病灶可见环形强化或结节状强化,MRCP 显示肝内多发囊状高信号影与肝内胆管不相通(图 3-7)。

(全显跃、覃淑萍)

第二节　胆囊常见病变

一、急性胆囊炎

3

急性胆囊炎(acute cholecystitis)是一种胆囊的细菌或化学性炎症,约95%的胆囊炎患者胆囊内有结石(结石性胆囊炎),无石性胆囊炎占5%左右。急性结石性胆囊炎可能是因胆囊管或胆囊与胆囊管的结合处被结石或由结石引起的局部黏膜糜烂、严重水肿所造成梗阻而引起。梗阻造成胆囊扩张,随之黏膜水肿、静脉和淋巴管梗阻、细胞浸润和局域性缺血。缺血坏疽处穿孔可引起胆汁性腹膜炎或由大网膜将其局限,形成胆囊周围脓肿,约65%的急性胆囊炎患者的胆囊中,也存在慢性胆囊炎(如胆囊壁纤维化、慢性炎性细胞浸润、Rokitansky-Ashoff窦形成)。

(一) CT表现和MRI表现

【CT表现】(图3-8、图3-9)

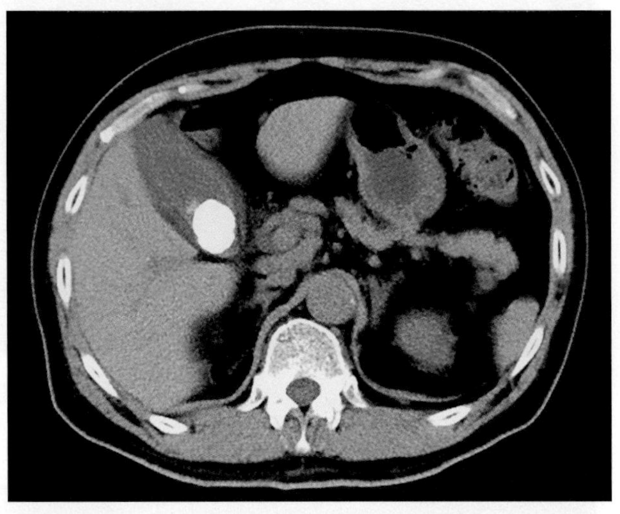

图3-8　急性胆囊炎伴炎性水肿

胆囊内见类圆形高密度结石影,胆囊周围见炎性渗出改变

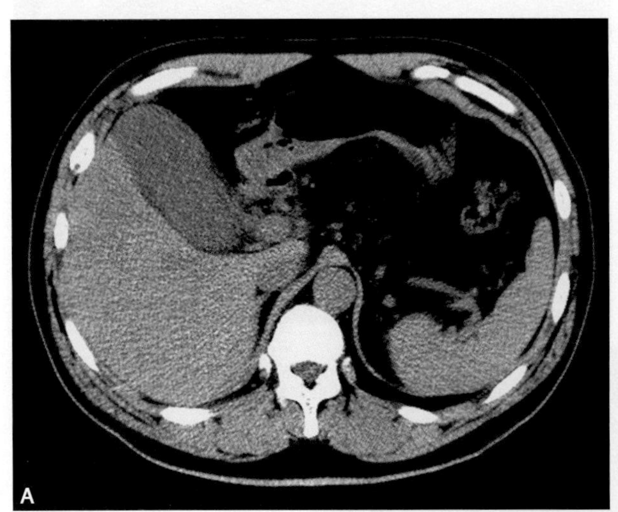

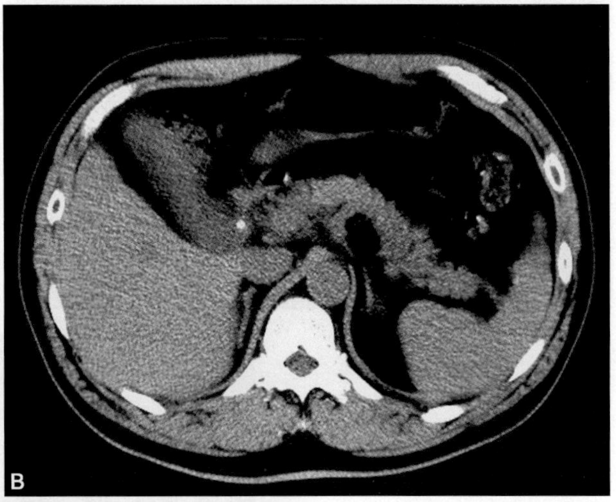

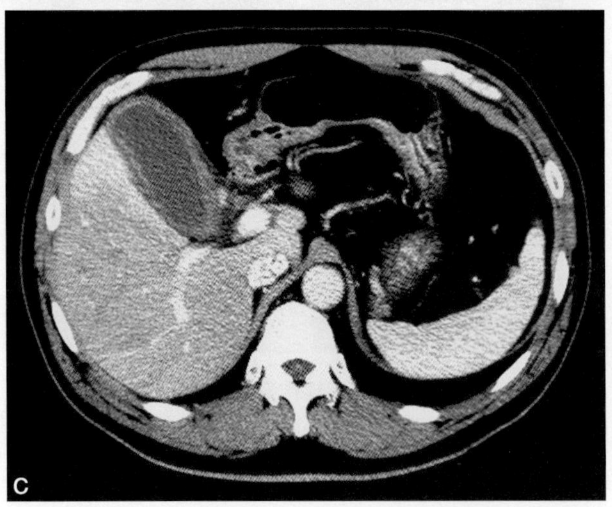

图3-9　胆囊颈结石并急性化脓性胆囊炎

A.平扫胆囊稍扩张,胆汁密度无明显改变;B.胆囊颈部见一高密度结石影;C.增强扫描胆囊壁明显增厚并强化

1. 胆囊内胆汁的密度增高(20HU)。正常胆汁密度≤10HU。

2. 胆囊轮廓饱满,由于正常人胆囊的长径在轴位像上变异较大,一般测定胆囊的宽径更为合理。胆囊宽径大于3.5cm视为增大。

3. 胆囊壁增厚。50%~70%的急性胆囊炎表现为胆囊壁的弥漫性增厚,但也有少数病例表现为胆囊壁的局限性增厚。增厚的标准定为3mm。

4. 胆囊周围肝实质出现一圈低密度环,也可呈结节状低密度,是胆囊周围炎性水肿带所致;化脓性胆囊炎及坏疽性胆囊炎可蔓延到周围的肝实质,形成肝内脓肿。

5. 注射对比剂后,胆囊壁呈明显均一的强化,约90%的病例在胆囊窝周围的肝实质会出现动脉期一过性的强化带。

6. 急性结石性胆囊炎常在胆囊颈、管区显示圆形、泥沙样的结石影。

【MRI表现】MRI的表现与CT相似(图3-10),采用Gd-DTPA增强抑脂T1WI来显示胆囊壁炎性增厚,胆囊窝脂肪混浊和渗出十分敏感。胆囊壁增厚多较均匀,T2WI胆囊壁信号升高,壁腔内面光整,浆膜面则由于炎性反应和粘连而不光整或境界不清。增强扫描像胆囊壁呈全层逐渐强化,其中内层和浆膜层均因充血而显著强化,中间水肿层强化不明显,有时肝胆交界区在动脉期可出现一过性炎性充血(一过性强化),对提示诊断有一定作用。

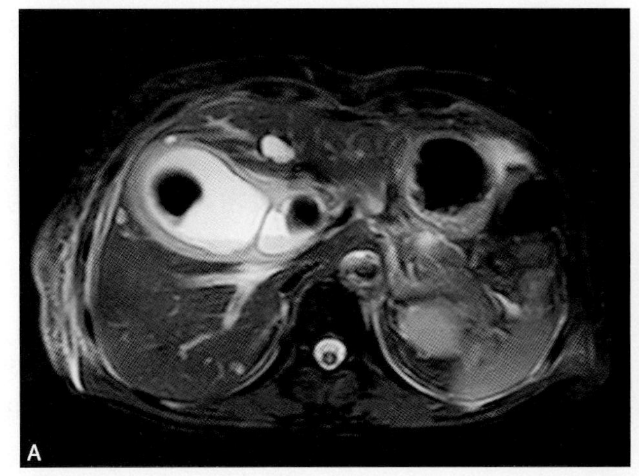

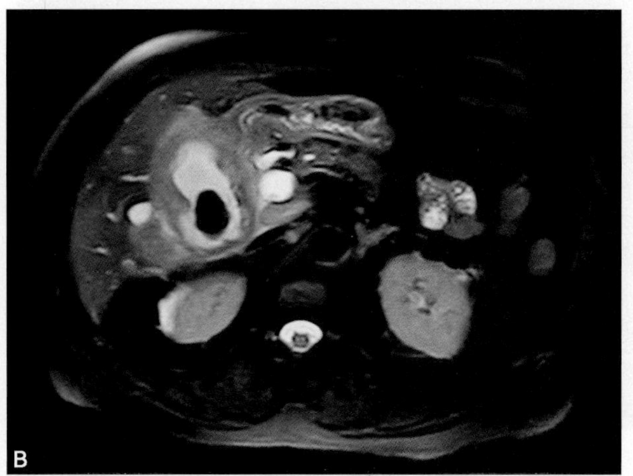

图3-10 急性胆囊炎伴胆囊结石

A. T2WI示胆囊内类圆形短T2信号结石影;B. 胆囊壁明显增厚水肿

综上,诊断急性胆囊炎的有力依据为胆囊增大和胆囊壁增厚并存,或胆囊壁增厚并内膜面粗糙或浆膜面的渗出模糊。值得指出的是:①少部分急性胆囊炎的CT及MRI表现可不明显,甚至接近正常,应注意结合临床综合分析;②急性无结石性胆囊炎虽只占急性胆囊炎的5%左右,但多数病例影像表现不典型,多在原有严重疾病的基础上合并发生,故症状隐蔽,并发症多;③胆囊壁增厚程度与急性胆囊炎病情严重程度并没有密切相关性;④引起胆囊增大的胆囊外疾病也应注意排除,一些慢性疾病如急性胰腺炎、创伤后,使用抑制胆囊收缩的药物,长期禁食,妊娠,急性肝炎等均可引起胆囊体积的增大;⑤虽有98%的病例胆囊壁增厚属于病理性,但一些疾病也可引起胆囊壁的相对增厚,例如心力衰竭,肾衰竭,多发性骨髓瘤,严重低蛋白血症,全胃肠外营养等。

(二)特殊类型急性胆囊炎及并发症

特殊类型胆囊炎包括坏疽性胆囊炎、急性气肿性胆囊炎、小儿胆囊炎及妊娠胆囊炎等,约4%的急性胆囊炎会出现并发症,包括胆囊积脓、胆囊穿孔及胆囊出血等。

1. 坏疽性胆囊炎(gangrenous cholecystitis) 病理上表现为胆囊壁内出血、坏死和小脓肿形成,黏膜脱落或形成溃疡,胆囊腔内有大量化脓性坏死碎屑和纤维素渗出。CT和MRI有下列表现之一即可提示坏疽性胆囊炎:胆汁稠密不均质,胆囊内发现脱落的黏膜片段;胆囊壁轮廓不光整,胆囊壁不规则增厚且结构不清或胆囊壁内出现低密度坏死灶或长T1、长T2不规则坏死区;胆囊壁内或胆囊腔内出血,增强扫描发现胆囊壁不规则强化,有中断现象或胆囊壁内有不强化区存在;胆囊周围不同形态的局限性积液。

2. 急性气肿性胆囊炎(emphysematous cholecys-

titis,图 3-11) 仅占胆囊炎的 1%,以胆囊壁或腔内出现气体为特征。此病在糖尿病患者中较常见,男性占 75%,平均年龄 60 岁。突然起病,并迅速出现全身中毒表现。气体产生多由于产气荚膜梭状芽肿杆菌、大肠埃希菌、克雷伯杆菌所致。气体可分布于胆囊腔内(intraluminally)或胆囊壁内(intramurally),偶尔气体可弥漫进入肝内外胆管内。本病很容易发生胆囊穿孔(transmural perforation)和胆囊周围脓肿(pericholecystic abscess)。CT 很容易显示胆囊壁内或胆囊内气泡或线状气体,因而诊断比较容易。MRI 也可显示低信号的气体影,一般认为发病后 12~24 小时方可见气体出现。

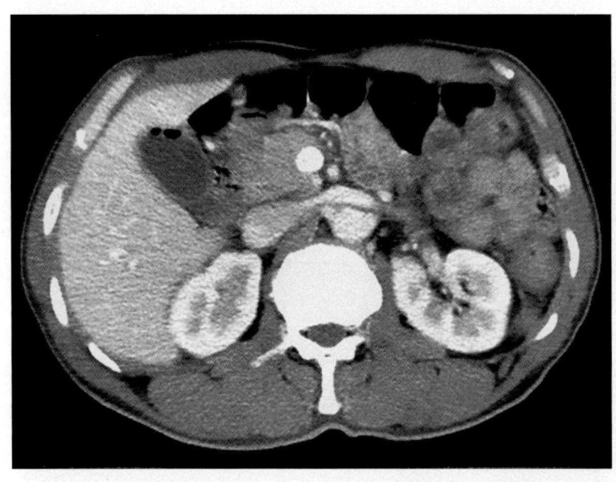

图 3-11 急性气肿性胆囊炎胆囊壁上见气体影

3. 小儿胆囊炎 多见于肥胖、溶血性疾病和慢性肝病患儿,影像学表现多与成人相似,但小儿胆囊炎很少进展到化脓性胆囊炎或坏疽性胆囊炎。

4. 妊娠胆囊炎 常发生于妊娠最后 3 个月,发病机制可能是妊娠晚期肝门处胆管受压,使胆囊排泄障碍,影像学表现与胆囊急性炎症相似。

5. 胆囊积脓(empyema) 是指胆囊管结石性梗阻,引起胆囊化脓性细菌性感染,胆囊内充满脓液,未经彻底有效治疗的急性胆囊炎可进展为胆囊积脓。常见于糖尿病患者,其实质相当于腹腔内脓肿。CT 表现为胆汁密度升高(30HU);如果是产气杆菌感染,胆囊腔内气体;稠厚的脓液则在胆囊腔内出现移动性沉积物。

6. 胆囊穿孔(gallbladder perforation) 约 10% 的急性胆囊炎可发生胆囊穿孔,是急性胆囊炎最严重的并发症,死亡率高达 15%~20%,多由于结石直接腐蚀胆囊壁或胆囊内压力过高,造成胆囊的静脉回流障碍,或细菌毒素所致。胆囊底部血运较差,故多较常发生穿孔。临床上当患者感染中毒症状持续加重时,应警惕该病的可能。胆囊穿孔后,便引发胆汁渗漏。渗漏的胆汁若被包裹局限,则形成胆囊周围积液或腹膜腔内其他部分的胆汁瘤。否则,即发生弥漫性胆汁性腹膜炎。由于胆汁瘤内包裹的是感染性胆汁,所以易迅速演化为脓肿。

【CT 及 MRI 表现】胆囊穿孔的影像学表现(图 3-12)与坏疽性胆囊炎有些相似,但主要表现为:胆囊内液体减少,张力减低;胆囊壁模糊、增厚,并出现连续性中断,胆囊受网膜及周围组织包裹,形成胆囊周围积液或形成一个模糊的炎性肿块。如果胆汁进入腹腔,形成胆汁性腹膜炎,表现为腹腔内大量液体的集聚。胆囊穿孔胆汁进入肝实质后,由于胆汁对肝脏的侵蚀,形成继发性肝脓肿,表现为肝实质分叶状低密度影,环状强化。若胆囊穿孔后局限于胆囊床,与周围组织粘连,可形成胆囊周围脓肿。

7. 胆囊出血 胆囊腔内新鲜出血可形成凝血块,形成胆囊内疏松的类实质性影,若改变体位显示有一定的活动度,CT 显示密度增高,MRI 则表现为短 T1、短 T2 的信号改变。

二、慢性胆囊炎

慢性胆囊炎(chronic cholecystis)为急性胆囊炎反复发作的结果,也可一开始是慢性,先前无急性胆囊炎的病史,多与结石并存。慢性胆囊炎的临床表现与胆石症相似,有急性发作史,在进食油腻食物后发作;部分症状不典型。最有启示的体征为胆囊区疼痛和 Murphy 征阳性。

影像学表现

【CT 表现】胆囊壁增厚是主要表现,在胆囊充盈较好的情况下,其壁厚度超过 3mm,可提示异常;与急性胆囊炎胆囊壁增厚的情况不同,慢性胆囊炎胆囊壁增厚密度较高。胆囊壁钙化是慢性胆囊炎典型改变;慢性胆囊炎可表现为胆囊增大或缩小,前者代表胆囊积液,后者代表胆囊纤维化萎缩。胆囊内多可见结石影(图 3-13,图 3-14)。

瓷胆囊(porcelain)是一种特殊的慢性胆囊炎,表现为胆囊壁的钙化,占切除胆囊的 0.06%~0.80%。有两种类型:①胆囊壁肌层连续广泛性钙化;②黏膜及黏膜下散在点状钙化。上述钙化可分布在整个胆囊或局部胆囊。好发年龄平均 54 岁,男性 5 倍于女性。患者症状不明显,一旦确定为瓷胆囊,一般主张预防性胆囊切除,因为胆囊癌发生率为 11%~33%。

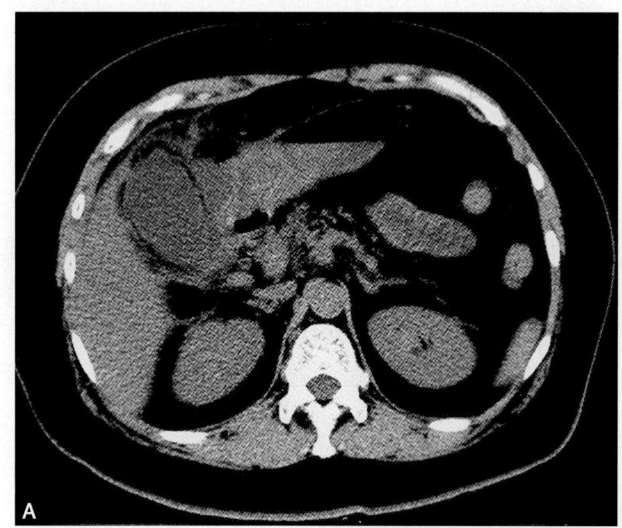

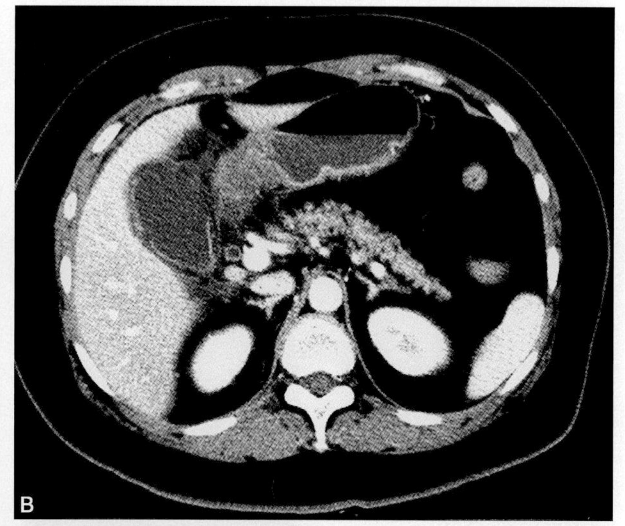

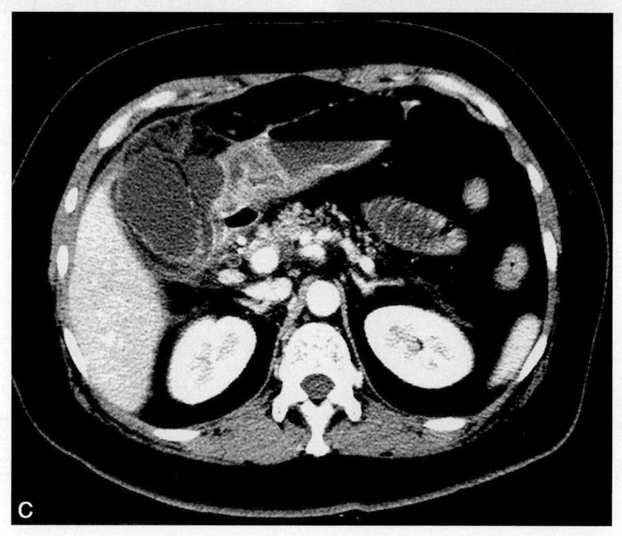

图 3-12　**胆囊穿孔**

A. 胆囊壁增厚，局部见缺损影，周围见低密度包块影；B. 增强扫描胆囊壁强化，缺损处未见强化；C. 缺损处周围见渗出影

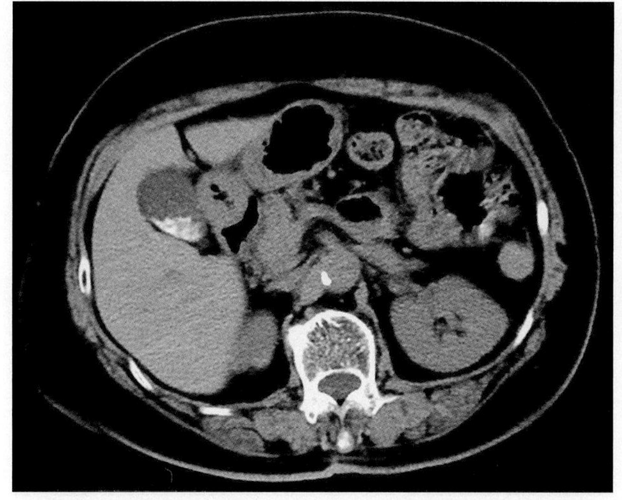

图 3-13　慢性胆囊炎，胆囊缩小，胆囊壁毛糙稍增厚，胆囊内见多个小结石影

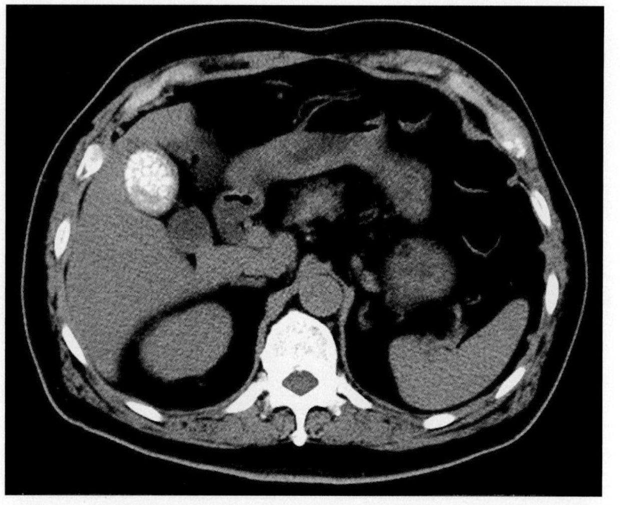

图 3-14　慢性胆囊炎及胆囊充满型结石，胆囊内见多发小结石影充满胆囊腔内，胆囊壁稍增厚

CT 对于瓷胆囊的诊断准确性较高，表现为胆囊壁的弥漫或局限性弧线状钙化（图 3-15）。

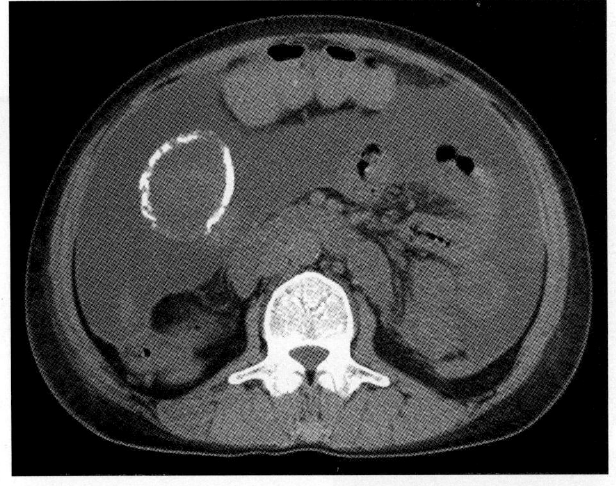

图 3-15 瓷胆囊 CT 表现：胆囊壁呈环形密度增高影

【MRI 表现】慢性胆囊炎的 MRI 主要表现为胆囊结石，胆囊壁增厚，但胆囊壁钙化的检出较 CT 敏感较差（图 3-16）。

三、胆囊结石

胆囊结石的临床症状与结石的位置、大小及有无并发症有关。按结石成分 CT 可分为（图 3-17，图 3-18）：①高密度结石；②略高密度结石；③等密度结石；④低密度结石；⑤环形结石。

影像学表现

【CT 表现】高密度结石和略高密度结石大多为胆色素性结石，少数为混合性结石，CT 值一般>25HU，CT 平扫很容易发现，呈单发、多发、圆形、多边形或泥沙样。等密度结石 CT 值为 0～25HU，并可随体位的变换而发生位置的改变，与胆囊占位不同。低密度结石（CT 值<0HU），为胆囊内低于胆汁密度的大小不等的透亮影，是胆固醇类结石。环形结石表现为结石中心为低密度，周围表现为略高密度，CT 容易显示。泥沙样结石是用来形容直径为 1～2mm 的微小结石，这些结石在平卧位时常沿重力的方向沉积于胆囊腔的后壁。但也有少数泥沙样结石由于胆汁黏稠比重升高，微小结石也可悬浮在胆囊腔的前壁，应引起注意。CT 对胆囊结石的诊断准确率为 75%～85%，增强扫描对诊断帮助不大，主要漏诊原因为部分结石与胆汁呈等密度，有时结肠与十二指肠的气体也会妨碍结石的检出。

【MRI 表现】在 T2WI 上胆囊表现为高信号，胆囊内则显示低信号的充盈缺损，即结石多呈低信号或中等信号；T1WI 上结石可呈低信号，也可表现为较高信号或混杂信号，可能与结石含有脂质成分或钙化有关，增强扫描结石始终无强化（图 3-19，图 3-20）。

四、胆囊癌

胆囊癌是胆囊最常见的恶性肿瘤，占全身恶性肿瘤的 0.3%～5%，多发于 50～60 岁女性，男女发病率之比为 1∶3，胆囊癌的发生与胆石症、胆囊炎（尤其是瓷性胆囊）、胰胆管异常连接（abnormal joint of pancreas and bile duct，即胆胰管汇合处距 Vater 壶腹乳头 15mm 以上，受胰胆汁反流影响易引发胆囊癌）、Gardner 综合征、慢性特发性结肠炎等有关。

胆囊癌发生在胆囊底约占 60%，体部约占

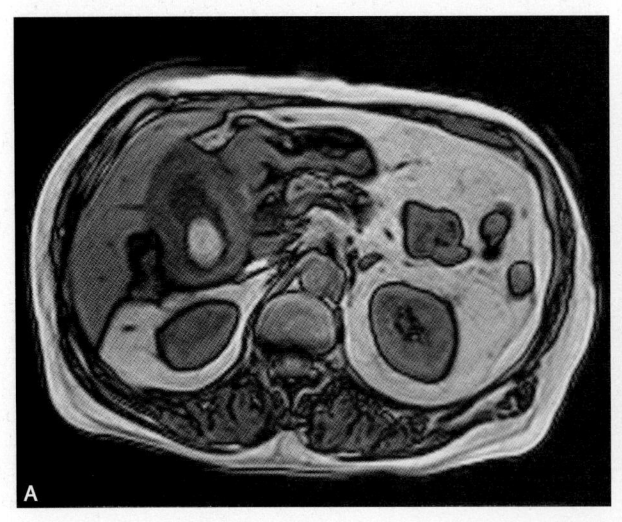

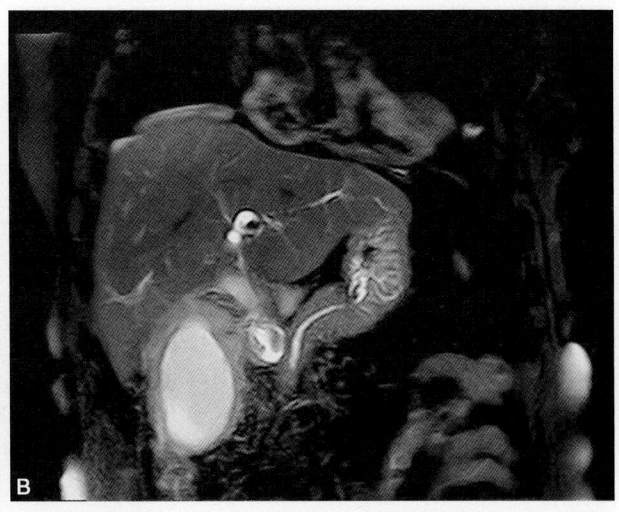

图 3-16 慢性胆囊炎 MRI 表现

A. 胆囊壁明显增厚，胆囊腔内见类圆形短 T2 结石信号；B. 冠状位示胆囊壁明显增厚胆囊壁毛糙

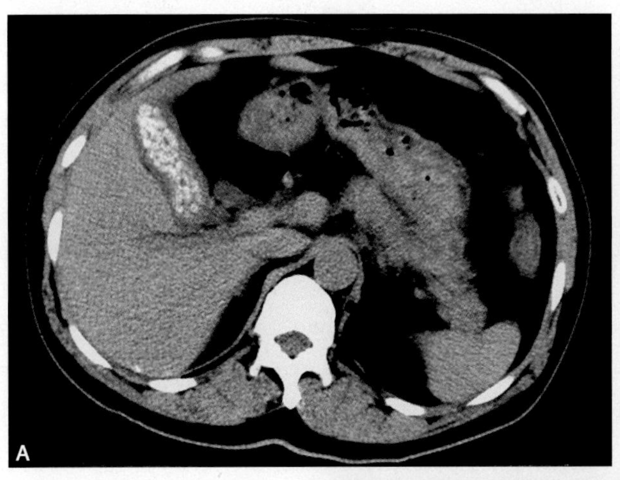

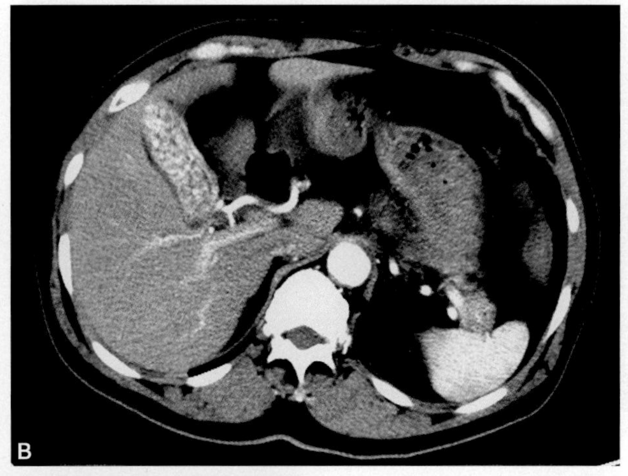

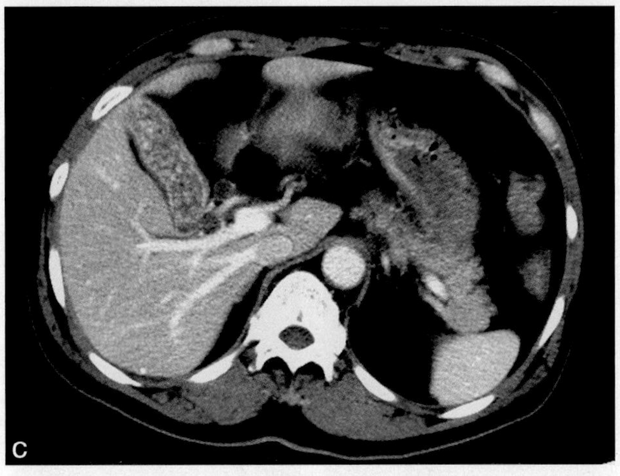

图 3-17　胆囊多发结石并慢性胆囊炎

A. 平扫示胆囊内多发高密度小结石影填充，胆囊壁毛糙增厚；B. 增强扫描动脉期结石未见明显强化；C. 增强扫描门静脉期仍未见明显强化

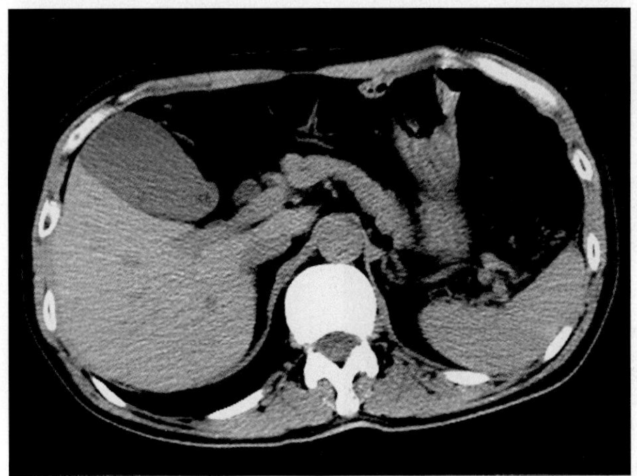

图 3-18　CT 平扫：在低密度胆汁背景下见等密度及更低密度结石影

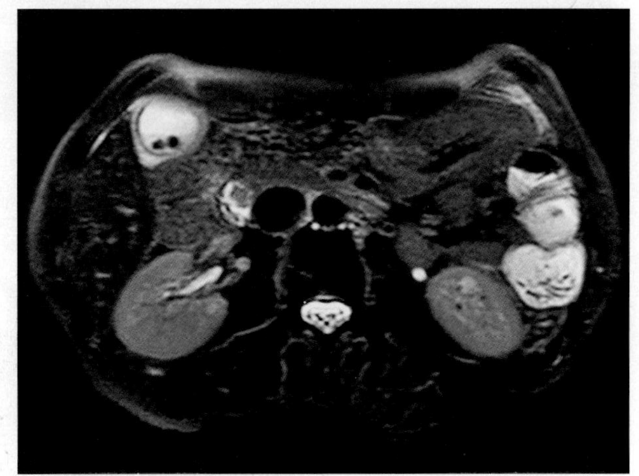

图 3-19　T2WI 像在高信号的胆汁背景下结石表现为明显低信号

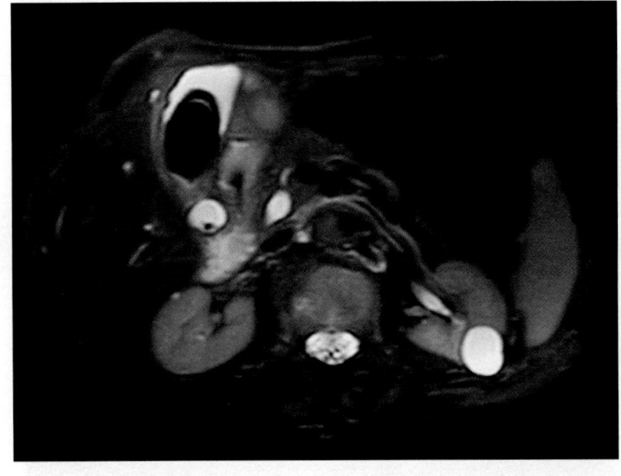

图 3-20 胆囊内短 T2 信号巨大结石几乎填满胆囊腔

30%，颈部少见，约占 10%。常见转移方式有直接侵犯邻近器官（主要是肝脏、胃、十二指肠、结肠肝曲也可受累）及沿丰富的淋巴管转移，少见有沿胆囊颈管直接扩散及穿透血管的血行转移，扩散方式与肿瘤的病理类型无关。胆囊癌恶性程度高，转移早，预后较差。

晚期改变表现为持续性上腹钝痛并伴有明显恶病质、黄疸、体重下降、腹水、胆囊管梗阻、胆囊增大或肿瘤局部转移至肝脏或邻近结构时，可在右上腹触及坚硬的包块。

影像学表现

【CT 表现】根据 CT 影像特点分为 3 种类型（图 3-21 至图 3-23）：

（1）厚壁型：占 20% ~30%，胆囊壁正常厚度一般小于 3mm，胆囊癌引起的胆囊壁增厚多大于 5mm，分为局限性、弥漫性两种。局限性增厚的病变是浸润性生长，表现为胆囊壁局限性、不规则或偏心性增厚，内缘凹凸不平；弥漫性增厚表现为大部分或全部胆囊壁不均匀增厚，少见均匀、内外壁光滑的增厚。增强扫描可见增厚的胆囊壁明显强化；周围可见不均匀低密度水肿带，肝实质受侵犯时，表现为邻近肝实质内的低密度灶。

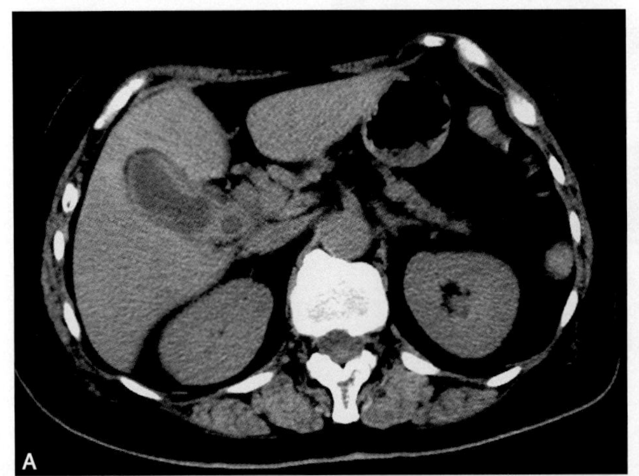

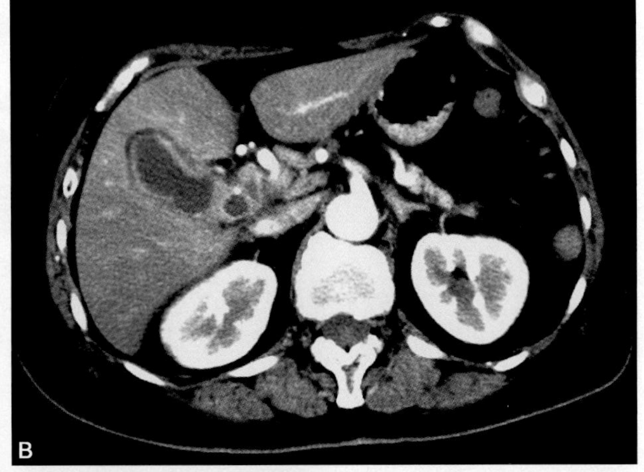

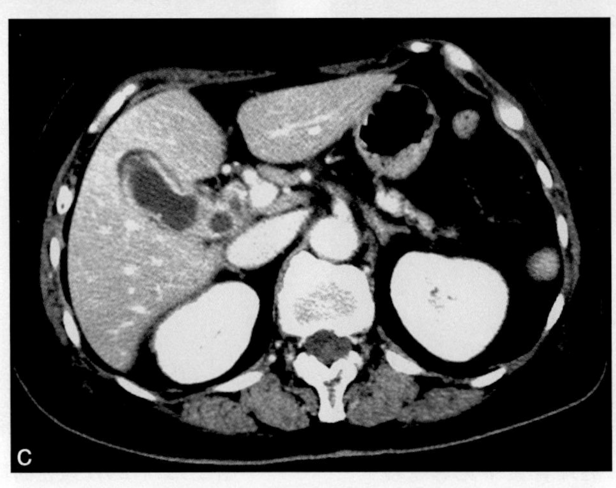

图 3-21 弥漫壁增厚型胆囊癌

A. 平扫示胆囊壁弥漫增厚，厚薄不一；B. 增强扫描动脉期胆囊壁明显强化；C. 增强扫描门静脉期强化程度未见下降，胆囊形态稍不规则

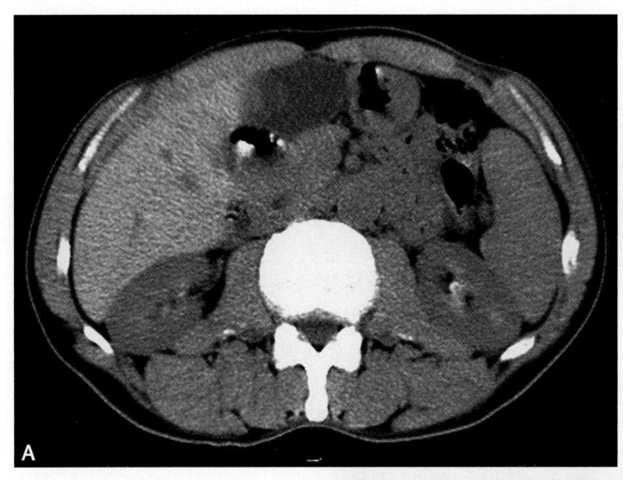

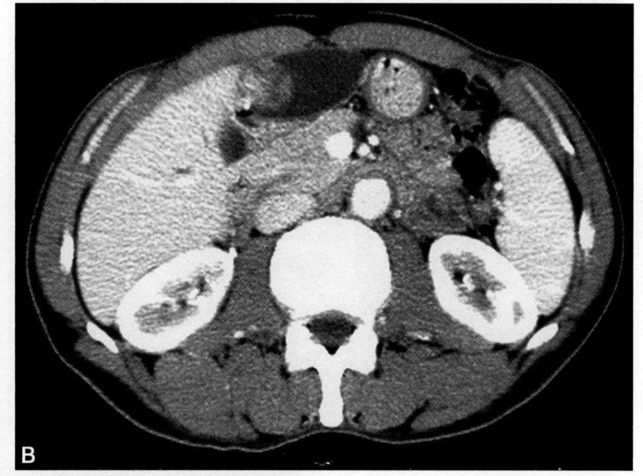

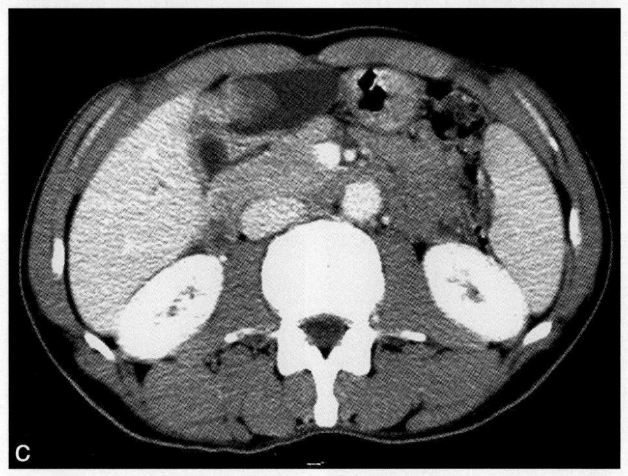

图 3-22 **结节型胆囊癌**

A. 平扫示结节样稍低密度肿块突向胆囊腔内；B. 增强扫描动脉期病灶明显强化；C. 增强扫描门静脉期病灶进一步不均匀强化

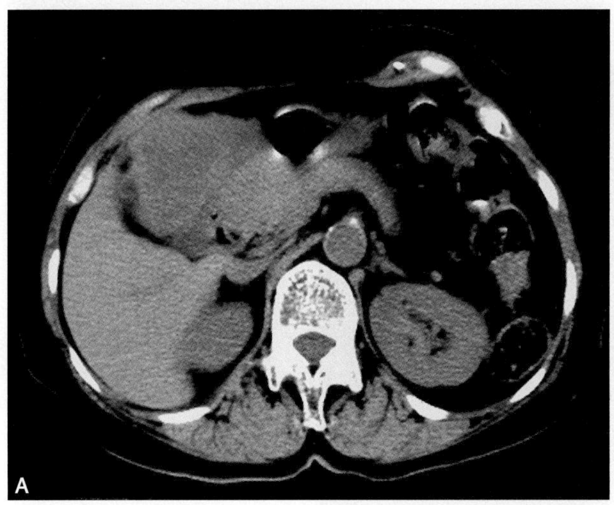

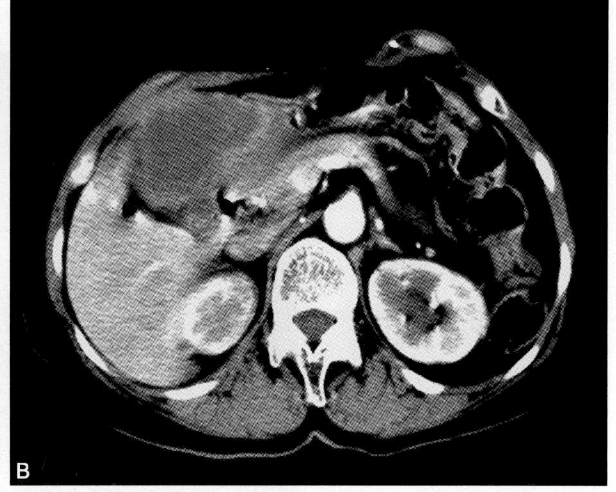

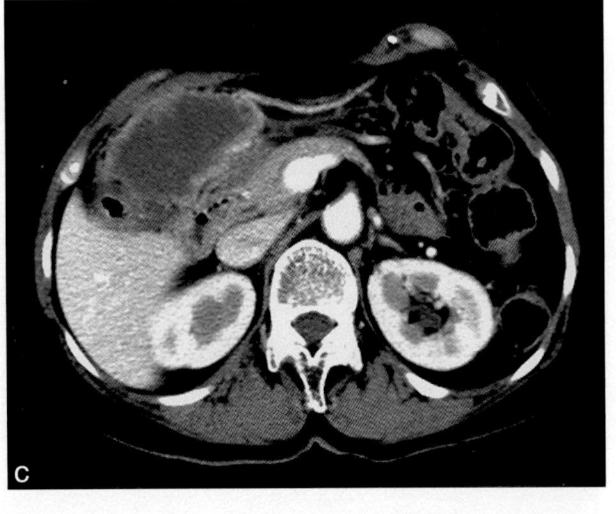

图 3-23 实变型胆囊癌

A. 平扫示胆囊正常形态消失,呈不均匀软组织密度影;B. 增强扫描动脉期肿块边缘明显强化,中央见无强化囊变坏死区;C. 增强扫描门静脉期肿块边缘强化更明显,且肿块边缘不规则,与周围结构分界欠清晰

(2) 结节型:占 15% ~25%,胆囊壁上结节性或菜花状肿块性病变突入腔内,增强扫描结节可见明显强化,肝实质受侵少见。

(3) 实变型:占 40% ~65%,表现为胆囊腔被肿瘤组织取代,平扫时其密度低于邻近肝实质,钙化常见,增强扫描时不均匀的周边强化,中心的坏死区不强化。

【MRI 表现】根据 MRI(图 3-24)的影像特点可分为两种类型,一种是正常的胆囊消失,在相当于胆囊的位置可见实性肿块;另一种是胆囊的轮廓存在,

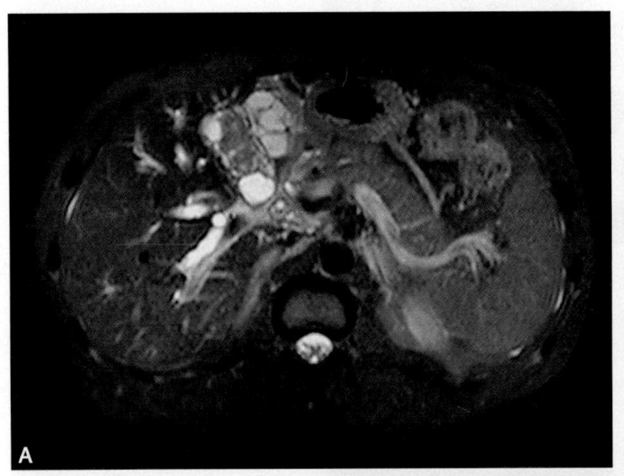

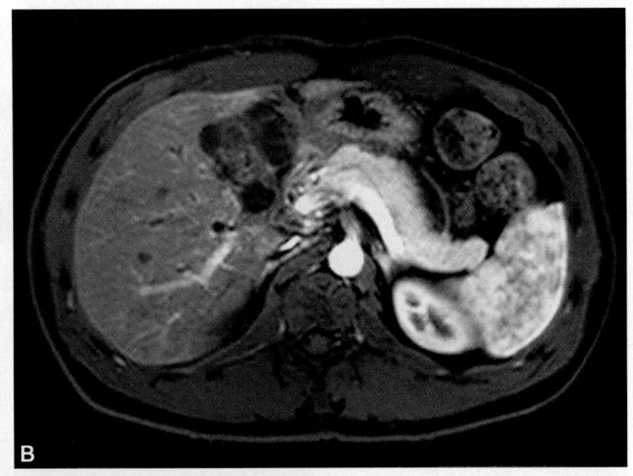

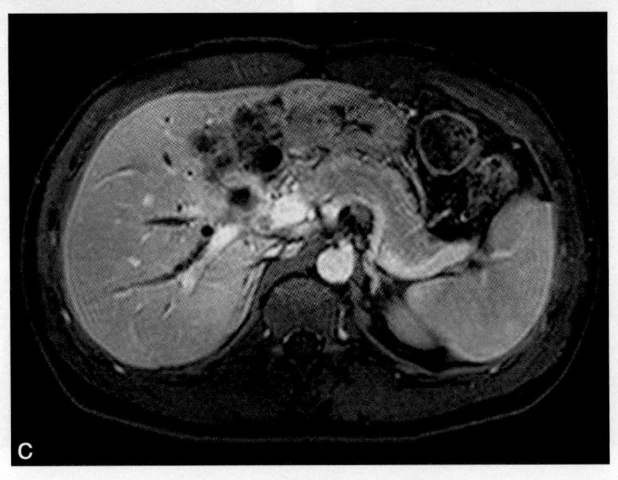

图 3-24 胆囊癌 MRI 表现

A. T2WI 像示胆囊正常形态消失,见多个类圆形长 T2 囊变坏死信号,中央见不规则及稍短 T2 信号;B. 增强扫描动脉期周围坏死区无明显强化,中央肿块实质部分见轻度强化;C. 增强扫描延迟期坏死区仍未见强化,实质部分强化程度较前增加

其内可见实性结节及肿块，亦可表现为胆囊壁的局限或弥漫性增厚，肿瘤组织在 T1WI 为较肝实质轻度或明显低的信号结构，在 T2WI 则为轻度或明显高的信号结构，且信号强度不均匀。注射 Gd-DTPA 后，呈中度或明显的不均匀强化。胆囊癌的其他 MRI 表现还有：①侵犯肝脏，85% 胆囊癌就诊时已侵犯肝脏或肝内转移，其信号表现与原发病灶相似；②65% ~95% 的胆囊癌合并胆石，可显示胆囊内或肿块内的无信号结石，并能发现 CT 平扫不能发现的等密度结石。当肿块很大，来源不清时，如能在肿块内发现结石，则可帮助确诊胆囊癌；③梗阻性胆囊扩张，是由于肿瘤直接侵犯胆管或肝门淋巴结转移压迫胆管所致；④淋巴结转移：主要是转移到肝门、胰头及腹主动脉周围淋巴管。如果肿瘤与周围组织间的脂肪层存在，常提示肿瘤未侵及周围组织。

【MRCP 表现】可见胆囊区肿块影，胆囊形态失常，胆囊腔不规则、变小，其内有充盈缺损，胆总管上段中断、近端胆管的明显扩张。

五、胆囊其他肿瘤

胆囊非上皮源性恶性肿瘤占原发性胆囊恶性肿瘤的 5% ~10%，主要包括：①来源于肌组织的平滑肌肉瘤；②来源于淋巴组织的淋巴瘤；③来源于纤维结缔组织的纤维肉瘤；④来源于脂肪组织的脂肪肉瘤；⑤来源于神经源性的神经纤维肉瘤；⑥来源于脉管源性的血管肉瘤；⑦来源于原始内分泌细胞的类癌；⑧其他少见的癌肉瘤、骨肉瘤等。

1. 胆囊平滑肌肉瘤　罕见，多发于女性及 50 岁以上中老年患者。常见于胆囊底部及体部，瘤体一般较大，常为浸润性生长，质地较硬。临床表现无特征性，常合并胆囊结石和胆囊炎；右上腹包块是常见体征，肿块表面不平，质地稍偏硬，有压痛，不活动。CT 表现为胆囊壁增厚，胆囊壁或胆囊内肿块，平扫时肿块密度低于邻近肝脏密度，增强扫描可见不均匀强化，常见胆石影像。

2. 胆囊横纹肌肉瘤　罕见，病理上分为胚胎型、混合胚胎型及泡状型。多发于 16 个月至 11 岁儿童，腹痛、黄疸、腹部包块是患者主要的临床表现。CT 表现为胆囊壁或胆囊内肿块，平扫时肿块密度低于邻近肝脏密度，其内可见更低密度坏死区，肝内胆管多见扩张，增强扫描可见肿块不均匀强化。

3. 原发性胆囊淋巴瘤　罕见，其病变局限于胆囊，无明显的胆囊周围淋巴结和肝脾肿大，不伴全身浅淋巴结肿大及纵隔增宽，无外周血象及骨髓改变。CT 检查表现为胆囊内肿物，边界清楚，包膜完整，多数不伴有胆结石及慢性胆囊炎。

4. 胆囊纤维肉瘤　罕见，多发于老年女性，肿瘤多位于胆囊底、体，少见于胆囊颈部。直径常为 2 ~10cm，CT 检查可见胆囊内低密度肿物。

5. 胆囊癌肉瘤、胆囊原发骨肉瘤、胆囊脂肪肉瘤、胆囊血管肉瘤　胆囊类癌极为少见。常形成巨大息肉状且伴有坏死。胆囊癌肉瘤病理特点为肿瘤由上皮和间叶组织 2 种成分组成，上皮成分大多为腺癌，间叶组织以横纹肌肉瘤多见，可伴有软骨和骨样组织及钙化，易浸润转移。CT 表现为胆囊内密度不均匀的实性团块，伴有不规则的钙化灶。胆囊原发性骨肉瘤好发于中老年，病理特点为肿瘤由明显异型的圆形或梭形细胞及骨和骨样组织构成，伴有大量软骨细胞样瘤巨细胞，为高度恶性肿瘤，预后极差。

以上各类肿瘤临床表现均缺乏特异性，术前影像诊断较为困难。

六、黄色肉芽肿性胆囊炎

黄色肉芽肿性胆囊炎（xanthogranulomatous cholecystitis，XGC）由 Mccoy 于 1976 年首先命名，多见于 60 ~70 岁的老年女性，可以出现右上腹痛、恶心、呕吐、黄疸和 Murphy 征阳性。其病理学特征为胆囊壁的炎症破坏区内有载脂巨噬细胞和炎症细胞聚集，并大量纤维组织的增生。在明显增厚的胆囊壁间，有多个或单个大小不一的黄色结节。

影像学表现

【CT 表现】为胆囊增大，胆囊壁不同程度弥漫性或局限性增厚，以弥漫性增厚居多，胆囊腔缩小，但不闭塞，增厚胆囊壁内单发或多发低密度结节，病理为富含脂质或胆固醇成分的黄色肉芽肿结节，CT 值 15 ~30HU，部分结节病灶内分隔，呈栅栏状改变（图 3-25）。

黄色肉芽肿性胆囊炎常合并胆囊结石和（或）胆总管结石，胆囊窝周围脂肪间隙模糊，与邻近组织器官分界不清，常无淋巴结增大（图 3-26）。

增强后增厚的胆囊壁为轻、中度强化，而黄色结节无强化或轻微边缘性强化，黄色结节既可以位于壁间，也可以向黏膜下或浆膜面突出，有时壁内低密度结节数目多且相互靠近时，可以相互融合，使增厚的胆囊壁出现分隔状，有时壁间黄色结节可使肌层及黏膜（CT 密度呈较高密度线状）推向胆囊腔内（图 3-27）。

3

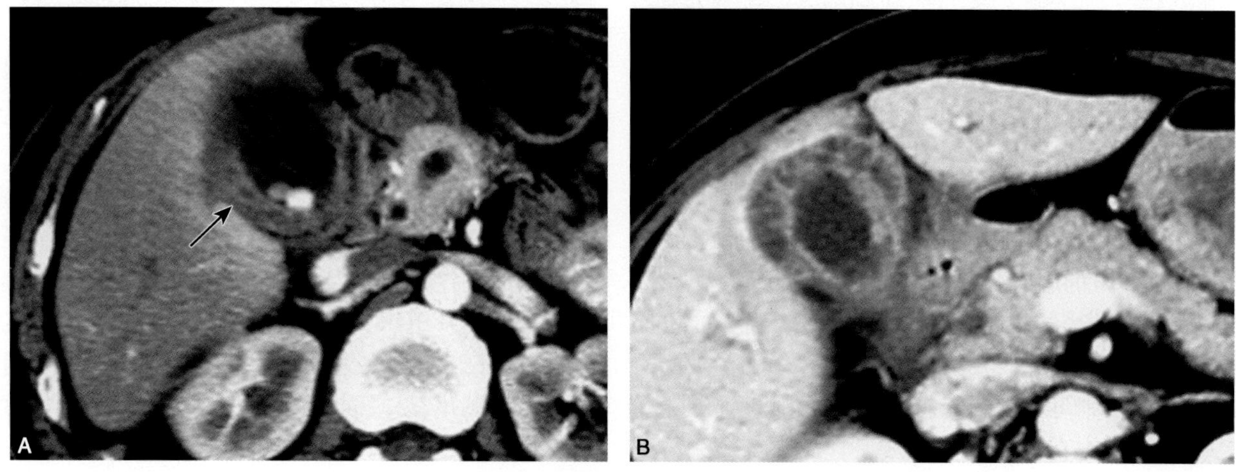

图 3-25 **黄色肉芽肿性胆囊炎**

A. 胆囊壁多发低密度结节；B. 局部呈栅栏样改变

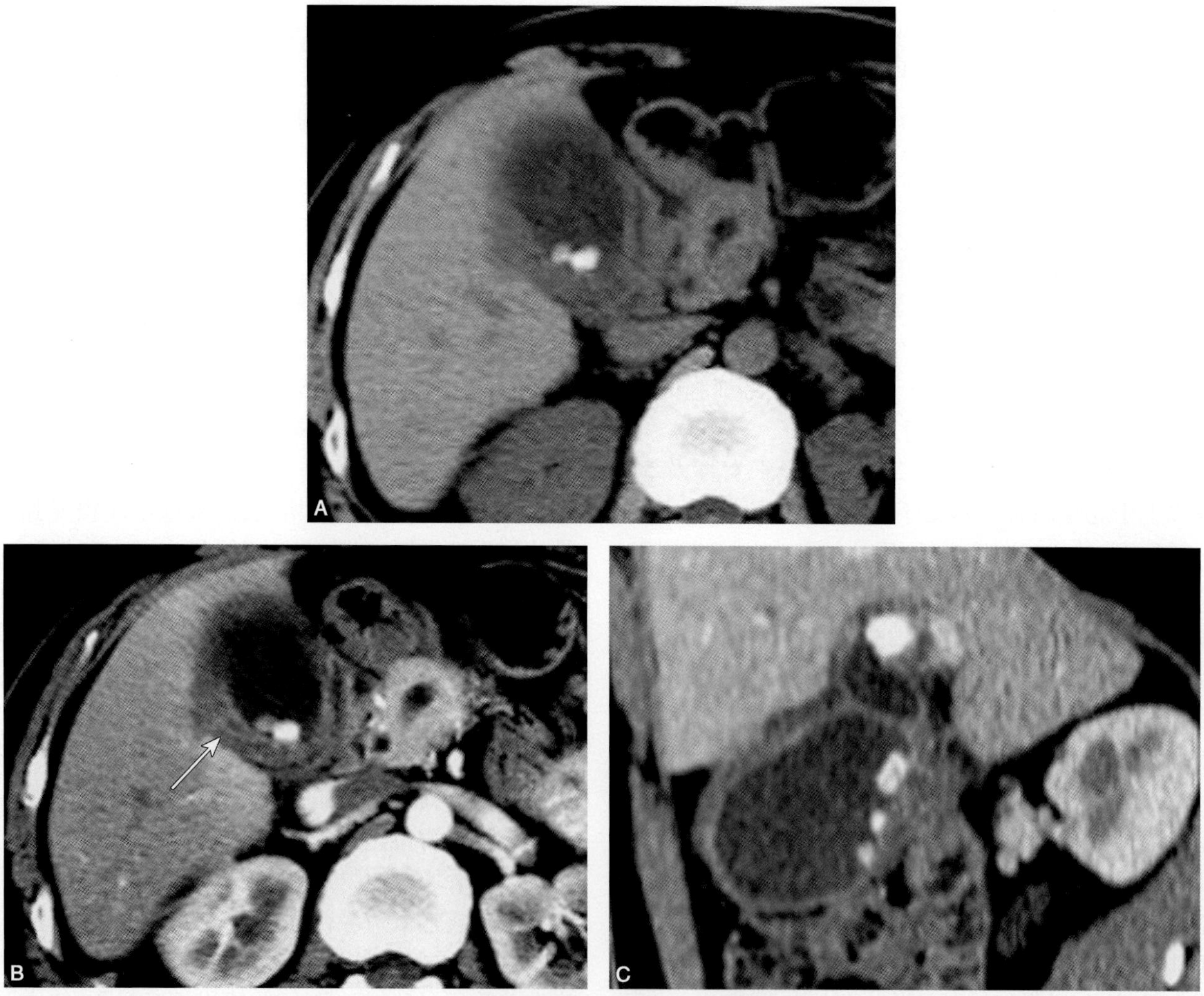

图 3-26 **黄色肉芽肿性胆囊炎合并胆囊结石**

A. 胆囊体部多发结石；B. 胆囊壁多发低密度结节；C. 胆囊窝脂肪间隙模糊

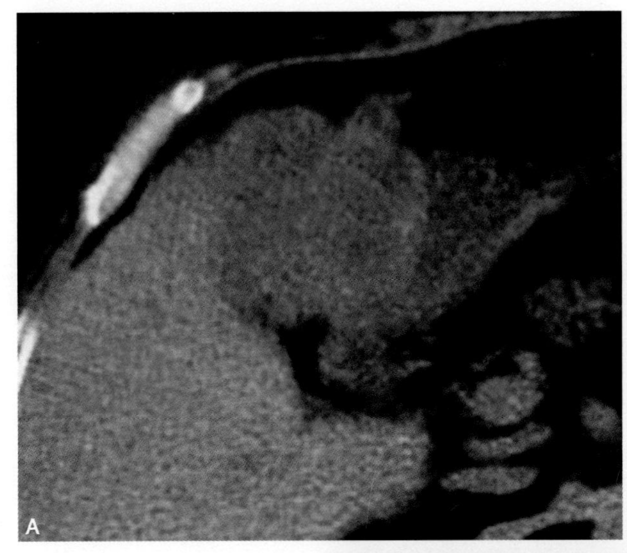

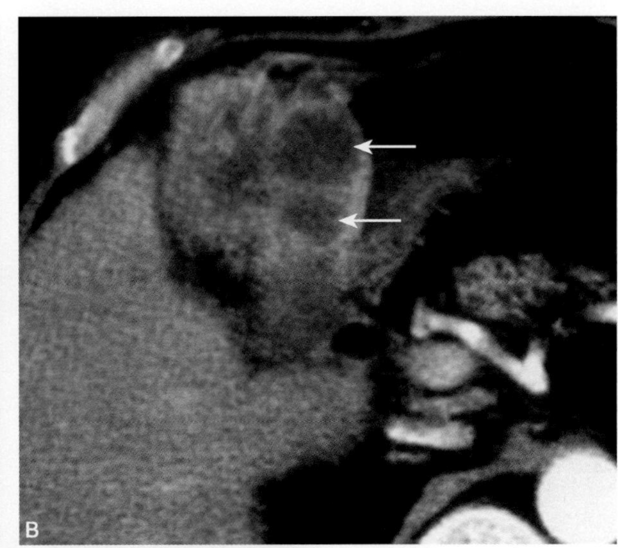

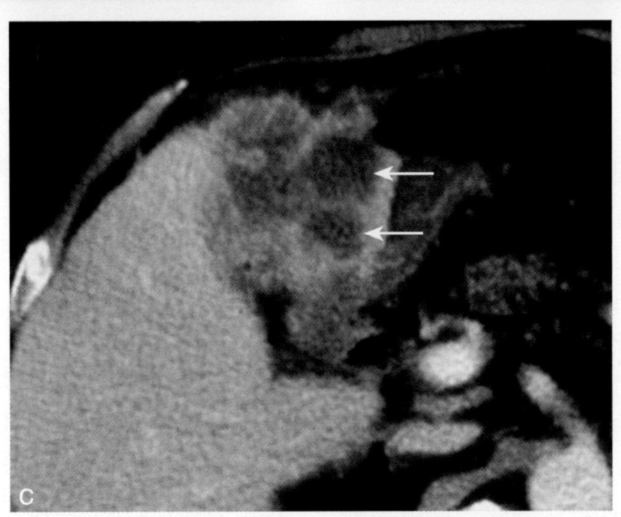

图 3-27 黄色肉芽肿性胆囊炎

A. 平扫胆囊形态不规则，见低密度结节影；B、C. 增强扫描胆囊壁呈分隔样，低密度结节部分相互融合

【MRI 表现】与 CT 类似，胆囊增大，胆囊壁不同程度增厚，增厚胆囊壁内结节，T1WI 呈稍低、等信号，T2WI 呈高信号。弥漫性增厚则胆囊黏膜层、浆膜层呈相对低信号，胆囊壁内结节呈高信号，典型者高信号结节间可见低信号分隔（图 3-28），增强扫描典型者表现为"夹心饼干"征：即胆囊浆膜面和黏膜面强化较明显，而肌层强化较弱（图 3-29）。

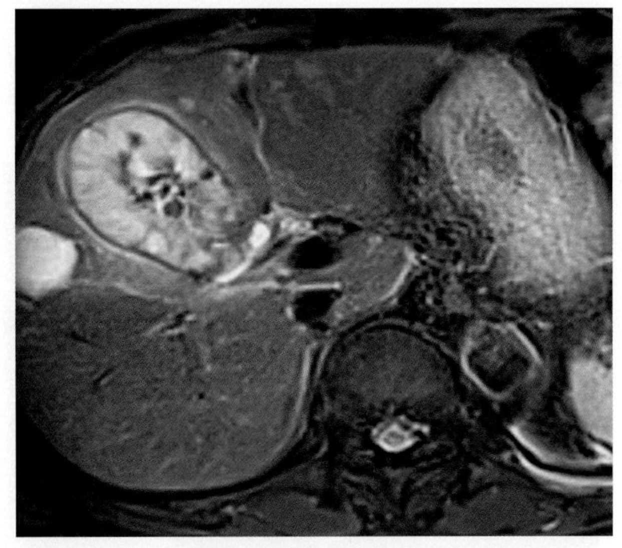

图 3-28 胆囊壁增厚，并见低信号分隔

七、胆囊腺肌增生症

胆囊腺肌增生症是胆囊壁黏膜上皮的一种非肿瘤性、非炎症性的良性病变，病因不明确；又称胆囊壁内憩室、壁内息肉、腺瘤、腺肌瘤病、囊腺瘤、增生性结节性胆囊炎、囊性胆囊炎等。多见于成年以上女性，可无特殊临床症状，或表现为类似胆囊炎或胆石症的症状。

影像学发现罗-阿窦是本病的特征影像。

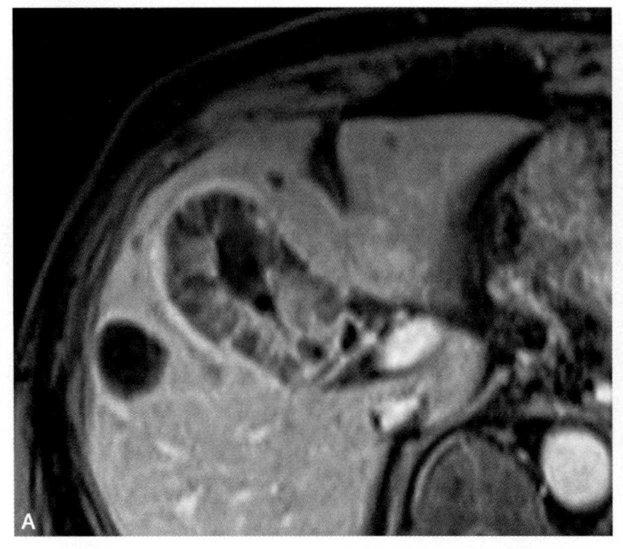
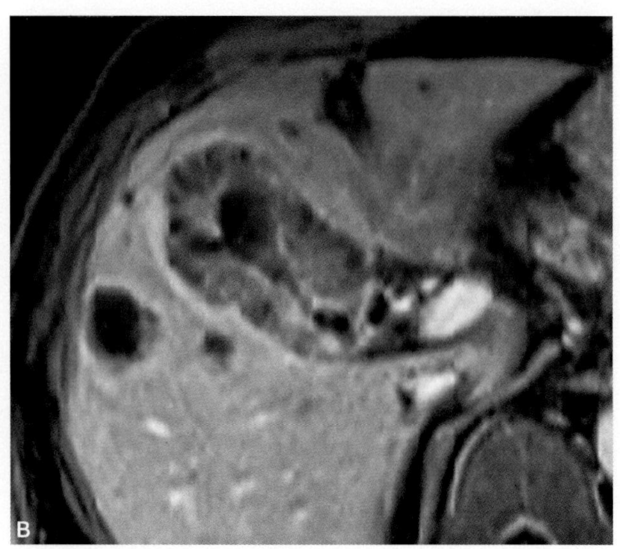

图 3-29 “夹心饼干”征

A. 胆囊内壁光滑,增强扫描胆囊黏膜表现为连续性强化,部分或有局部中断;B. 胆囊浆膜面和黏膜面强化较明显,而肌层强化较弱

【CT 表现】弥漫型常见胆囊壁弥漫性增厚,厚度 0.5～2.5cm,胆囊腔内面及外面(浆膜面)平滑,边界清楚,中心为水样低密度;局限型表现为胆囊底部局限性增厚,有如小帽状;增强扫描,动脉期表现为黏膜层及黏膜下区的强化,门脉期的强化扩展至肌层,延迟期胆囊壁强化范围扩大,黏膜层及黏膜下肌层仍显著强化,反映了胆囊腺肌病的黏膜及肌层明显肥大的特点。也可表现为动脉期胆囊壁不均匀强化,而门脉及延迟期均匀性持续强化。局限型则为胆囊底部的局限性胆囊壁增厚,如“小帽”,病变与正常的胆囊壁分界清晰,增强后的表现与弥漫型类似(图 3-30,图 3-31)。

【MRI 表现】MRI 表现与 CT 相似,可以显示胆囊壁的局限型或弥漫型增厚,在 T2WI 序列上可见胆囊壁肿块内或增厚的胆囊壁内 2～7mm 的类圆形高信号影,即为罗-阿窦典型影像,是诊断本病的关键征象。动态增强扫描,表现为增厚的胆囊壁内不强化的低或无信号灶(图 3-32)。

八、胆囊息肉和胆囊腺瘤

【CT 表现】薄层扫描并调整窗宽、窗位,有时可显示稍高密度小结节状隆起突向腔内,胆囊壁无浸润增厚,此与结节型胆囊癌之不同。增强动脉期强化不明显,门脉期和延迟扫描有强化(图 3-33)。变换体位检查充盈缺损与胆囊的位置关系不变,可与结石鉴别。胆囊息肉和胆囊腺瘤两者 CT 表现基本相同。胆囊息肉可为多发,大小多在 5～6mm 以内,胆囊腺瘤可呈菜花状或桑葚状,一般>7mm。胆囊腺瘤(图 3-34)与早期胆囊癌难以鉴别,一般认为直径>10mm者伴局部囊壁增厚应考虑恶变可能。

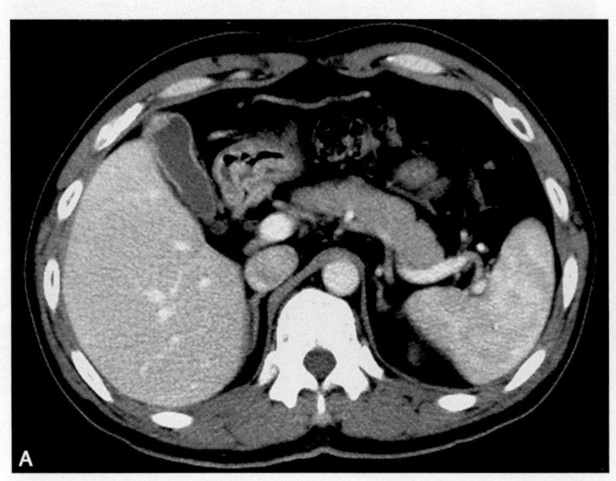
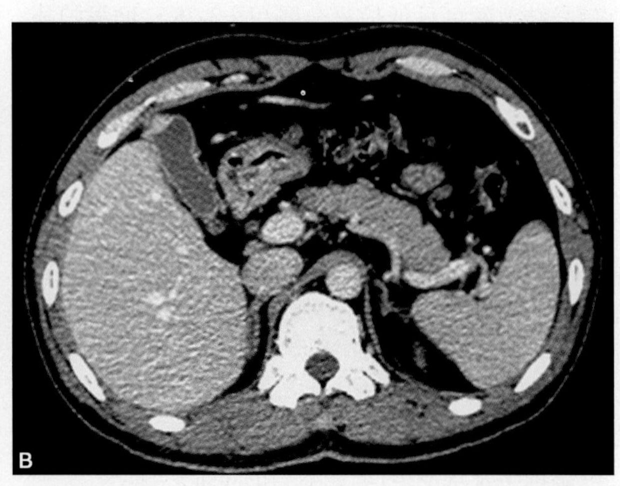

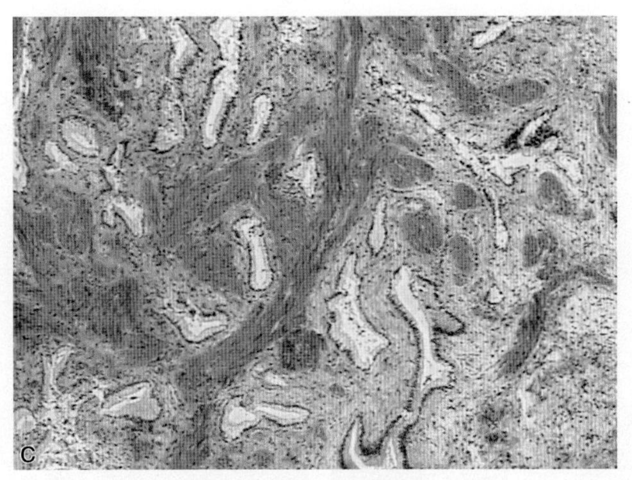

图 3-30 胆囊腺肌症

A. 胆囊底部增厚，局限性向外凸起，并有黏膜伸入；B. 胆囊底部增厚，局限性向外凸起，并有黏膜伸入；C. 胆囊黏膜上皮增生或萎缩，R-A 窦形成

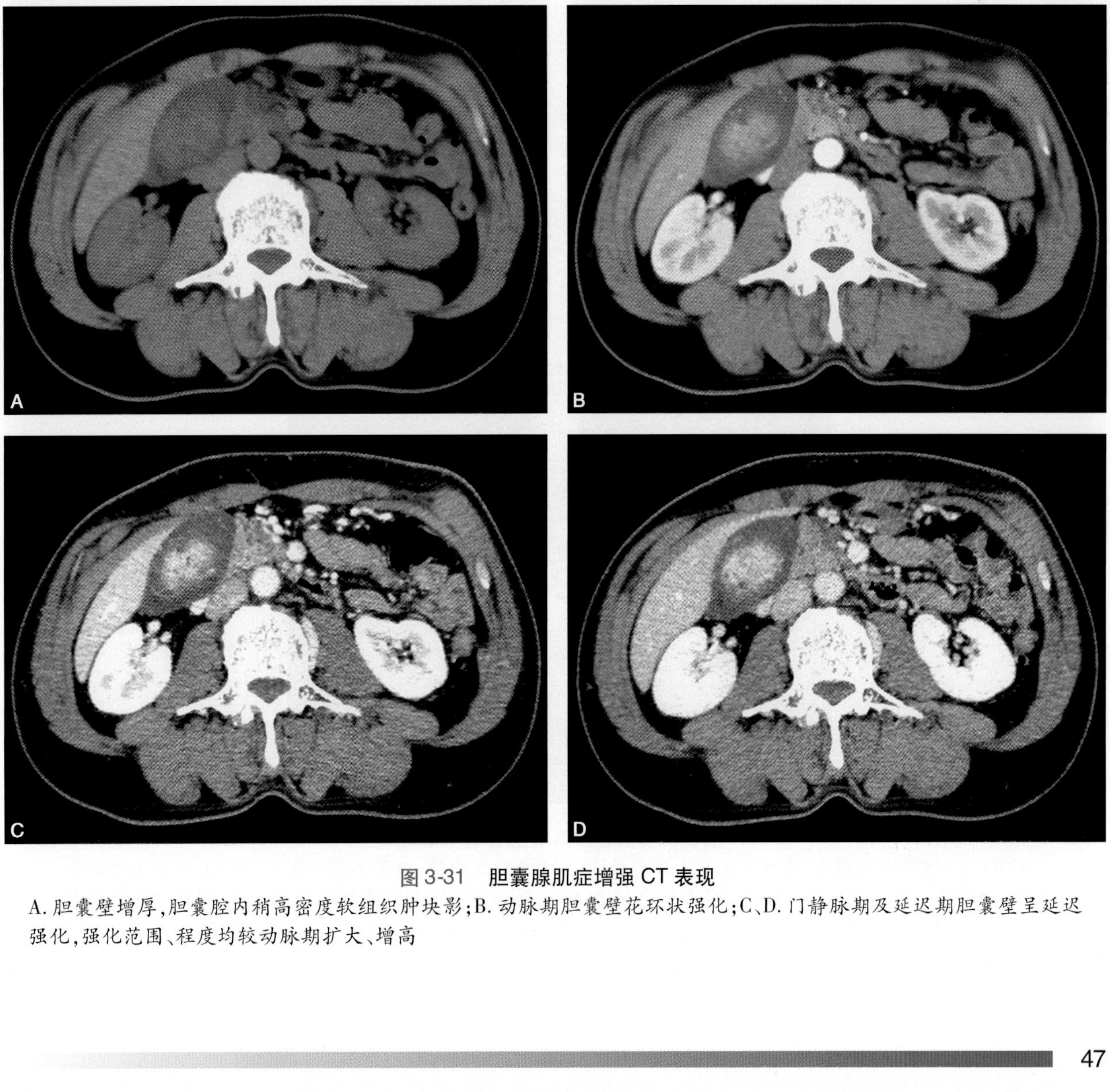

图 3-31 胆囊腺肌症增强 CT 表现

A. 胆囊壁增厚，胆囊腔内稍高密度软组织肿块影；B. 动脉期胆囊壁花环状强化；C、D. 门静脉期及延迟期胆囊壁呈延迟强化，强化范围、程度均较动脉期扩大、增高

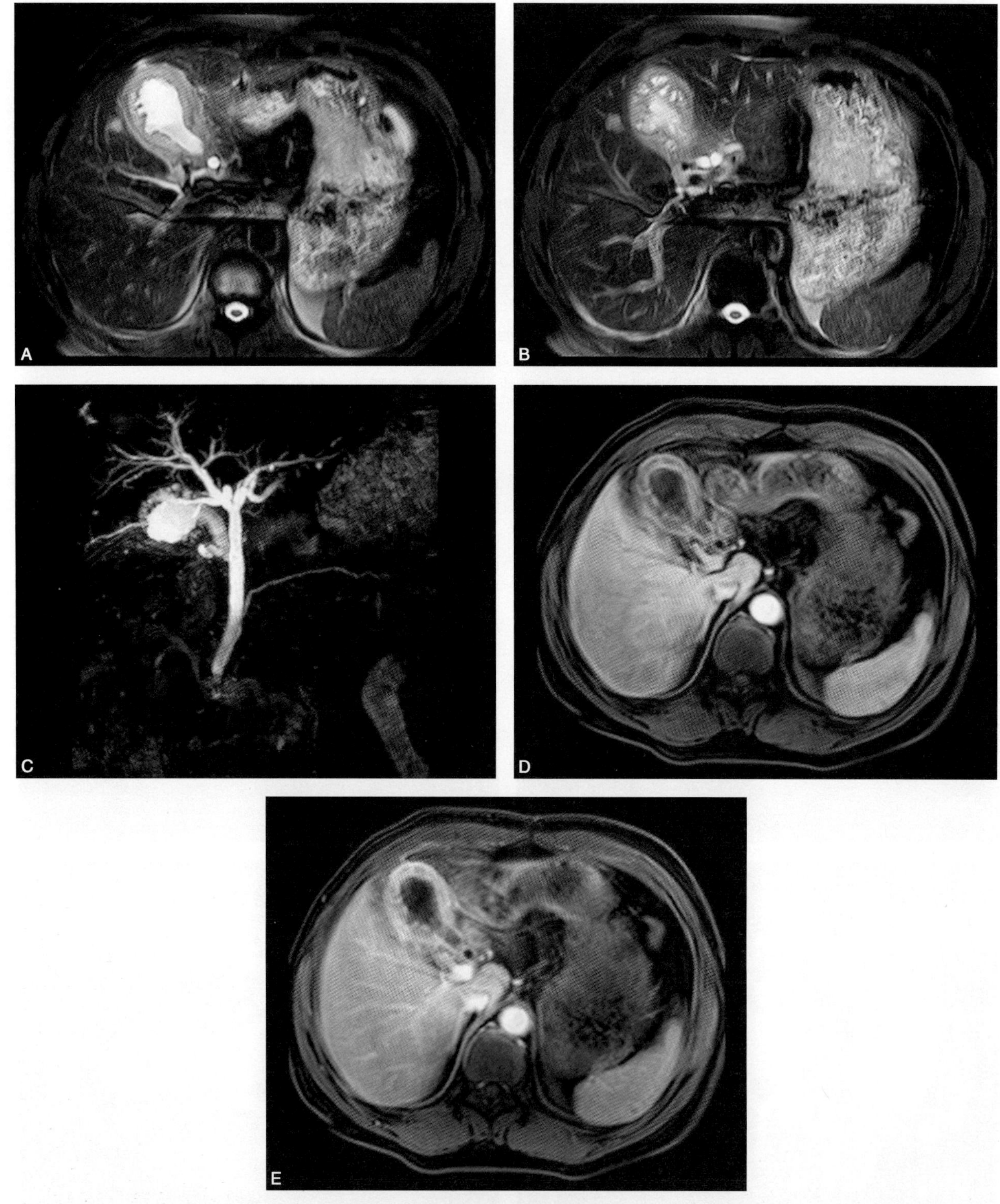

图 3-32　胆囊腺肌增生症 MRI 表现

A. T2WI 示胆囊壁弥漫增厚，内壁多发 R-A 窦形成；B. 胆囊壁弥漫增厚，内壁呈花环状；C. MRCP 示胆囊壁显示清晰，内壁不光整，多发小囊袋状高信号与腔内相通；D. 增强扫描动脉期胆囊壁轻度强化；E. 增强扫描平衡期胆囊壁延迟强化，胆囊腔缩小

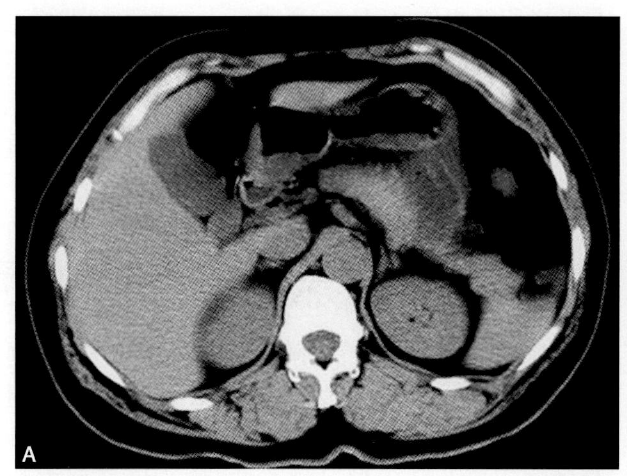

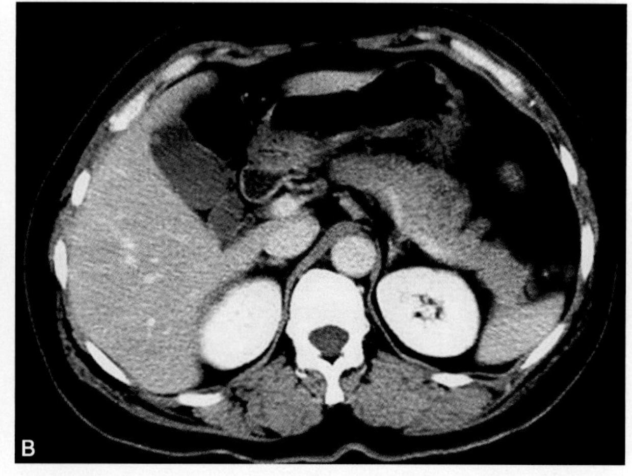

图 3-33 **胆囊息肉**

A. CT 平扫见胆囊腔内密度欠均匀，未见明确高密度或低密度充盈缺损；B. 增强扫描胆囊底部见类圆形强化影，有蒂样结构与囊壁相连

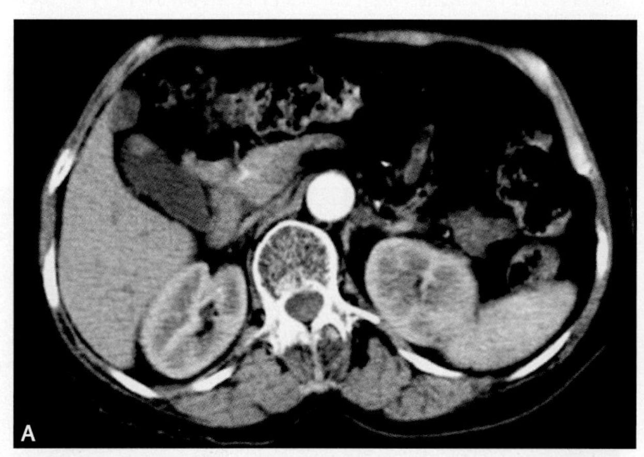

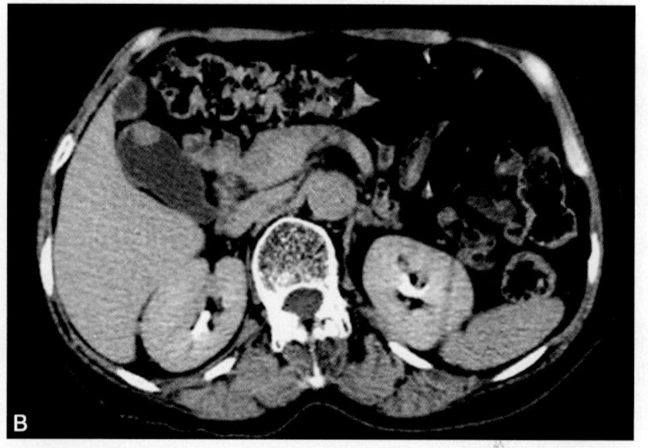

图 3-34 **胆囊腺瘤**

A. 增强扫描动脉期胆囊体近底部结节状隆起凸向腔内并明显强化；B. 延时扫描病灶仍有强化，结节邻近囊壁无增厚

九、胆囊扭转

当胆囊扭转（gallbladder torsion）180°以上时，便可发生出血性胆囊梗死。临床主要特点是持续性右上腹痛，解痉治疗后持续 8h 以上无缓解。

胆囊扭转发生的解剖学基础为游离胆囊，分 2 型：

Ⅰ型：为悬浮胆囊，胆囊靠胆囊管和胆囊动脉之间很短的系膜悬吊在腹腔内，易发生扭转，常见于幼儿。

Ⅱ型：胆囊虽借系膜位于胆囊的正常位置，但该系膜较长，也易发生扭转，特别是合并结石者。

胆囊一旦发生扭转，胆囊壁内易出血、水肿及增厚，胆囊增大、下垂并离开胆囊窝，而胆囊的短轴几乎是水平状，在胆囊颈部可见组织扭曲状；胆囊内血性内容物表现为胆囊内略高密度影；MRCP 及 MRI 轴位像可见胆囊管呈鸟嘴状阻断。如果胆囊扭转度数少于 180°为不完全性扭转，而大于 180°为完全性扭转。

十、牛奶样钙化胆汁和胆泥

（一）牛奶样钙化胆汁

牛奶样钙化胆汁（milkofcalciumbile）（钙化胆汁）表现为胆囊内胆汁含有较多的碳酸钙盐，表现为胆汁密度的增高，一般与胆囊管梗阻、合并感染有关，一旦胆汁的排泄出现障碍，就会引起胆汁浓缩，钙盐及胆固醇结晶的析出形成牛奶样钙化胆汁。CT 表现为胆囊内容物密度增高（CT 值 60～80HU），钙化胆汁充满整个胆囊，而不是胆囊壁弥漫性钙化。钙化胆汁比胆囊出血密度更高（比出血高 15～20HU），密度比较均匀（图 3-35）。

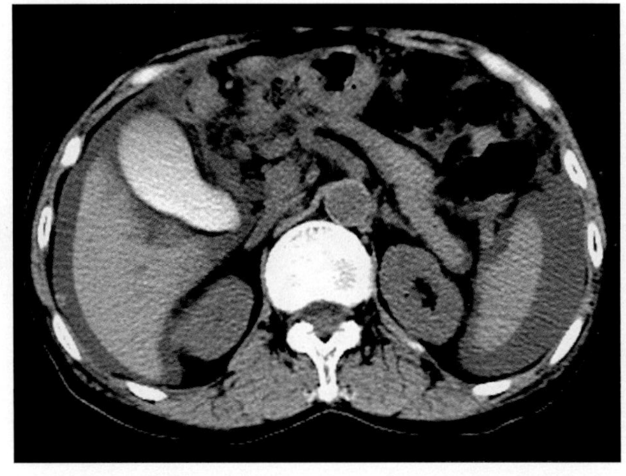

图 3-35 牛奶样钙化胆汁,CT 平扫示整个胆囊内密度明显增高

（二）胆泥

钙化胆汁进一步凝集即可形成胆泥(gallbladder sludge)沉积物。胆泥实质上是一种以胆色素颗粒为主、混有少量胆固醇结晶的特殊物质。超声上发现它可随着重力改变而发生位置变化,表现为无声影,内部无结构无血流信号等特征。但是圆球状可滚动胆泥与无声影结石可以发生混淆,与结石相比胆泥的滚动速度较慢,需数秒至数分钟,且滚动后形态可发生变化,而结石不然。胆泥的转归:它既可变成胆囊结石,也可完全消失。因此及时发现、及时治疗十分重要。超声是发现胆泥的首选方法,CT 及胆囊造影不能发现胆泥,MRI T2WI 对发现胆囊内疏松沉积物有帮助,但不容易与泥沙样结石鉴别。

十一、米利兹综合征

1948 年 Mirizzi 提出功能性胆管综合征或称胆总管狭窄综合征,是胆囊结石少见的并发症,指胆囊颈或胆囊管结石嵌顿同时并发炎症,压迫胆总管引起胆道的梗阻。米利兹综合征(Mirizzi 综合征)有四个特征:①胆囊管与胆总管或肝总管平行;②胆囊管及胆囊颈部嵌顿性结石;③胆囊明显增大;④肝总管阻塞,肝外胆管扩张可伴肝内胆管轻度扩张。本病实质上是一个或多个结石嵌顿在胆囊管或胆囊颈,引起慢性胆囊炎的反复发作,导致胆囊与肝总管的炎性粘连,引起狭窄梗阻。嵌顿胆石压迫胆囊壁过久时形成溃疡,进一步坏死形成胆囊胆总管瘘。

米利兹综合征的临床意义在于病理上胆囊管多萎缩,与胆总管粘连到一起,行规范化胆囊切除术时易并发胆管损伤(Calot 三角和肝十二指肠韧带严重粘连,解剖变异,术中易把扩张的胆总管误认为是胆囊而加以结扎切除,是胆道外科的棘手问题)。此外,米利兹综合征也是胆囊癌的高危因素,应引起重视。

【CT 表现】胆囊管水平以上胆道扩张,如结石阳性,可见胆囊管或胆囊颈内结石突入胆总管或肝总管,胆囊壁增厚并发胆囊周围脓肿。如果显示胆囊管内结石穿入胆总管内而胆囊萎缩,则更具特异性。而阴性结石仅显示肝门部以上胆道梗阻以及急性胆囊炎表现,胆囊增大。如能排除肿瘤压迫及肝门淋巴结影响,应高度怀疑本病可能。

【MRI 表现】MRCP 及 T2WI 可见胆囊颈或胆囊管内结石,充盈缺损,胆总管在胆囊水平有一弧形侧方压迹并狭窄,结石压迹边缘光滑,与胆囊癌的狭窄范围更广、边缘不规则不同。狭窄平面以上肝总管扩张,远侧胆总管内径正常(图 3-36)。

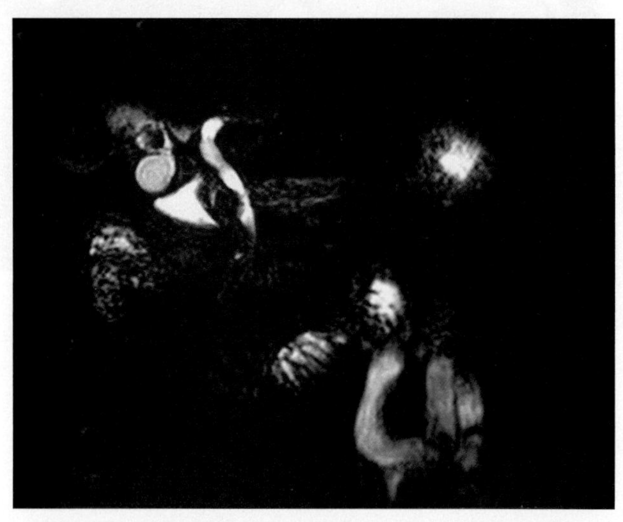

图 3-36 米利兹综合征 MRI 表现,MRCP 示胆囊颈部一较大短 T2 信号结石影并压迫肝总管

十二、胆囊切除术后综合征

胆囊切除术后综合征是指胆囊切除术后由于肝外胆管解剖及生理方面的紊乱而引起的右上腹痛,阻塞性黄疸及腹胀,恶心、呕吐等消化道症状。胆囊切除术后 10% ~15% 患者仍有不同程度的消化道症状。如果原有胆囊炎、胆结石症状在切除胆囊后依然存在,甚至加重,应考虑到胆囊切除术后综合征的可能。其中 90% 的病例可找到相关器质性疾患,如胆囊管过长、胆管残余结石、胆管狭窄(图 3-37、图 3-38、图 3-39)。

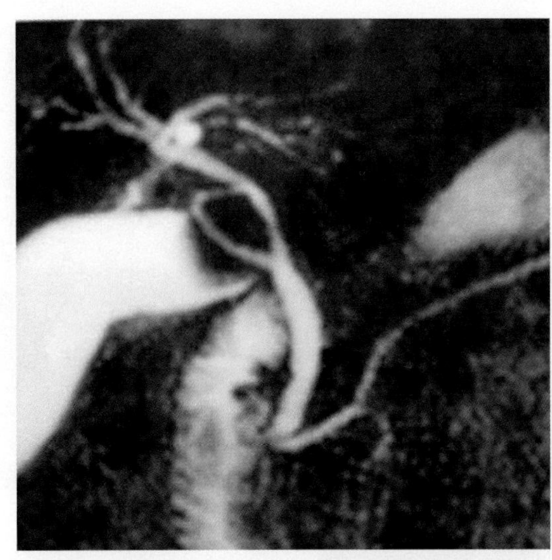

图 3-37　胆囊切除术后，胆囊管残端过长，低位汇入肝总管左侧壁，伴胆囊管残端内多发结石

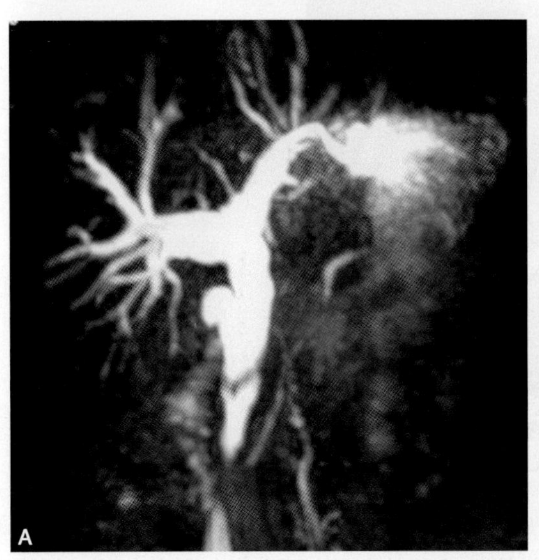

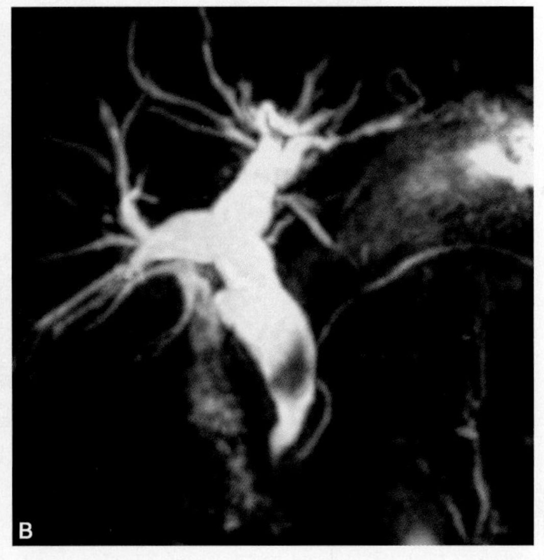

图 3-38　胆囊切除术后
A、B. 胆囊管过长，小胆囊伴结石

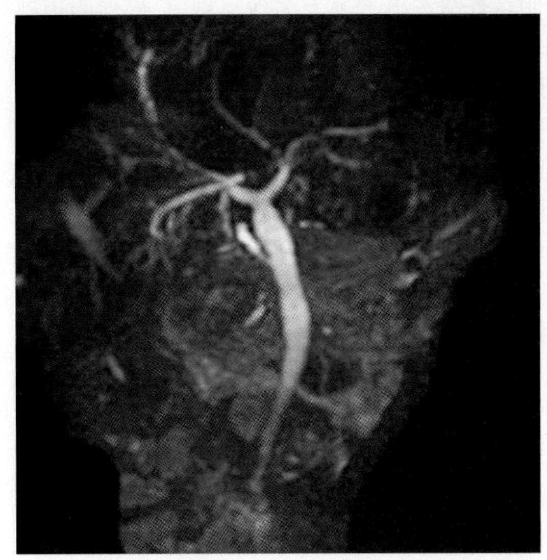

图 3-39　胆囊切除术后，胆囊管残留过长

（全显跃　漆振东　覃淑萍）

第三节　胆道常见病变

一、胆管结石

根据结石发生部位不同，胆管结石可以分为肝内胆管结石及肝外胆管结石，肝内胆管结石与胆道感染、胆汁淤滞、胆道寄生虫有关，结石多为胆色素混合性结石，形态多样，好发于左右肝管汇合部或左肝管内。结石引起胆管系统的梗阻和反复感染，最终导致胆管狭窄，扩张和肝脏的纤维化。

（一）肝胆管结石影像学表现

【CT 表现】肝内左、右肝管及其分支内出现类圆形、分支状影，与肝管走行一致，周围胆管扩张，结石边缘光滑，密度一般稍高于肝实质，而泥沙样结石可呈

3

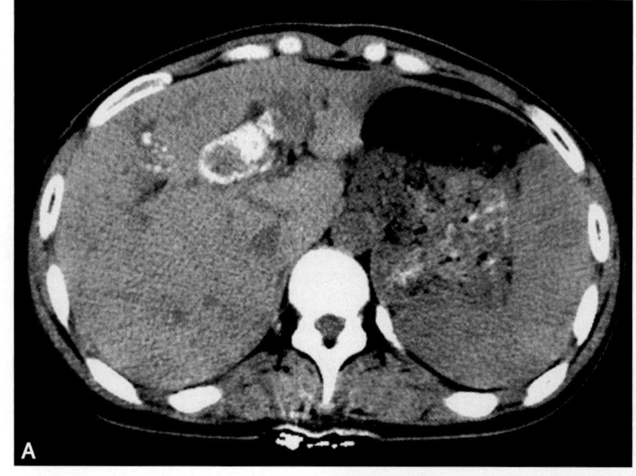

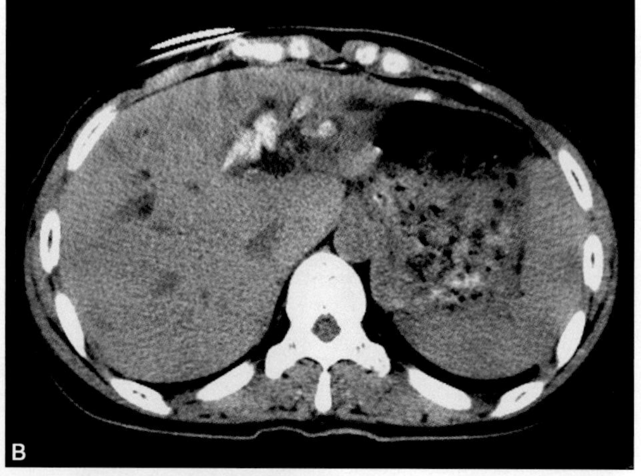

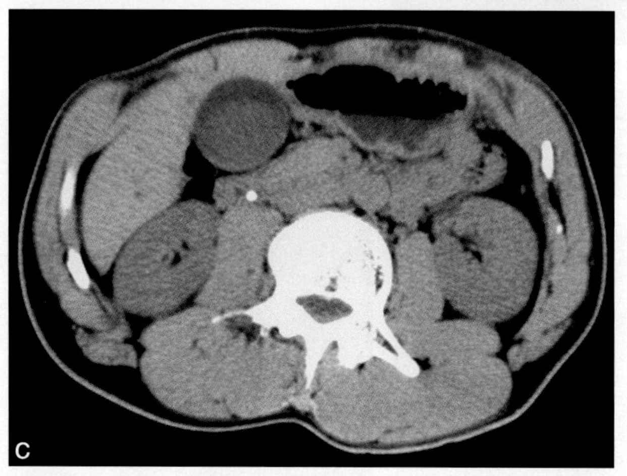

图 3-40 胆管结石

A. 肝门部胆管扩张并多发结石;B. 肝内胆管多发结石并积气;C. 胆总管下段结石

低密度,因此与扩张胆管内胆汁不易区分(图 3-40)。根据胆管结石的部位可分为以下类型:①弥漫型:结石自肝外胆管向上堆积,范围几乎可充满整个肝内胆管系统;②散在型:结石散在分布于肝内胆管分支内,其中以左右肝管汇合部较为多见;③区域型:通常发生于有梗阻或肝胆管狭窄的基础上,其肝胆管所属分支均充满结石,而伴随结石所在的胆管及其分支均有扩张。

增强扫描可见肝实质密度升高,结石的显示反而受到影响,但扩张的胆管则显示得更为清晰。

肝胆管结石可并发邻近肝叶萎缩和正常肝组织的代偿肥大,导致整个肝组织形态的失常。

【MRI 表现】T1WI 显示肝内结石呈略高、等信号或低信号,而 T2WI 及 MRCP 上为低或无信号,形态上呈管状形、圆形或不规则影,梗阻以上胆管扩张(图 3-41)。

(二) 肝外胆管结石影像表现

肝外胆管结石多位于胆总管中下段:①多来自胆囊结石或肝内胆管结石,主要表现为反复发作胆道梗阻及化脓性胆管炎,结石特点是多发或单发,形态、大小、性状与同存的胆囊结石及肝内胆管结石相似;②原发性肝外胆管结石:具有形态各异、质软、易碎、细沙状特点的以胆红素钙为主的色素性结石。

胆总管结石患者绝大多数都有急、慢性胆道感染史,胆汁细菌培养阳性率可达 80% ~90%,其中 85% 为大肠埃希菌。由于反复胆道感染,胆总管下段或乳头慢性炎症,管壁纤维组织增生,管腔狭窄,胆管和 Oddi 括约肌功能障碍等均影响到胆汁淤滞,利于结石形成,使梗阻→结石→梗阻互为因果致使结石增大或成串聚集。由于结石的可活动性,所以引起的梗阻多属不完全性,除非结石发生嵌顿。肝外胆管结石最典型的症状是绞痛、发热和黄疸,即 Charot 三联症。

(三) 胆总管结石的影像表现

【CT 表现】胆总管结石所致的梗阻,一般胆总管扩张的程度较轻,直径多在 8 ~10mm,肝内胆管仅轻度扩张,轴位像上扩张的胆总管表现为边界清楚、连续圆形的低密度环,自上而下逐渐变小,胆总管下端是结石最好发的部位,结石本身 CT 密度取决于含钙量的多少,可表现为高密度、软组织密度、混杂密度或等/低于胆汁密度。结石可充满整个管腔内,其

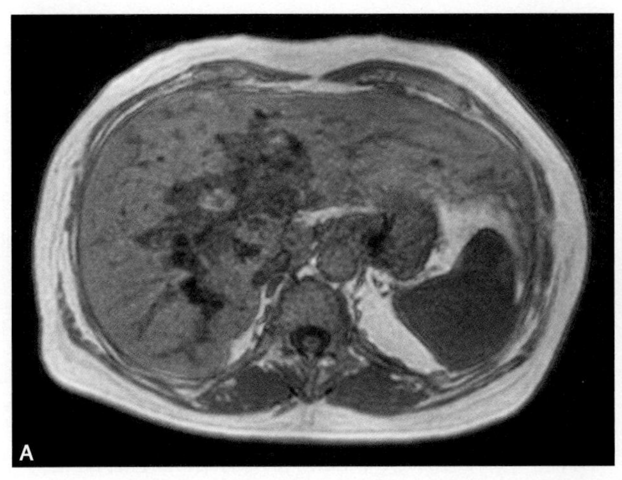
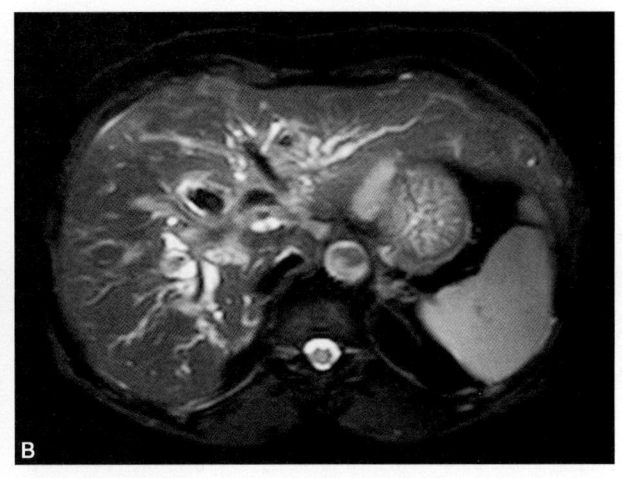

图 3-41　肝内胆管结石 T1WI、T2WI
A. T1WI 示肝左叶胆管明显扩张，呈迂曲管状；B. T2WI 扩张胆管内可见短 T2、短 T1 结节状结石影

周围有低密度胆汁环绕，形成靶征或"新月"征。

【MRI 表现】胆总管结石尽管成分不同，在重 T2WI 或 MRCP 上多呈低信号，表现为高信号的胆管内圆形、类圆形、不规则形充盈缺损，周围有高信号胆汁环绕（靶征），若结石嵌顿，则可见胆总管梗阻端弧面向上的杯口状充盈缺损（图 3-42）。

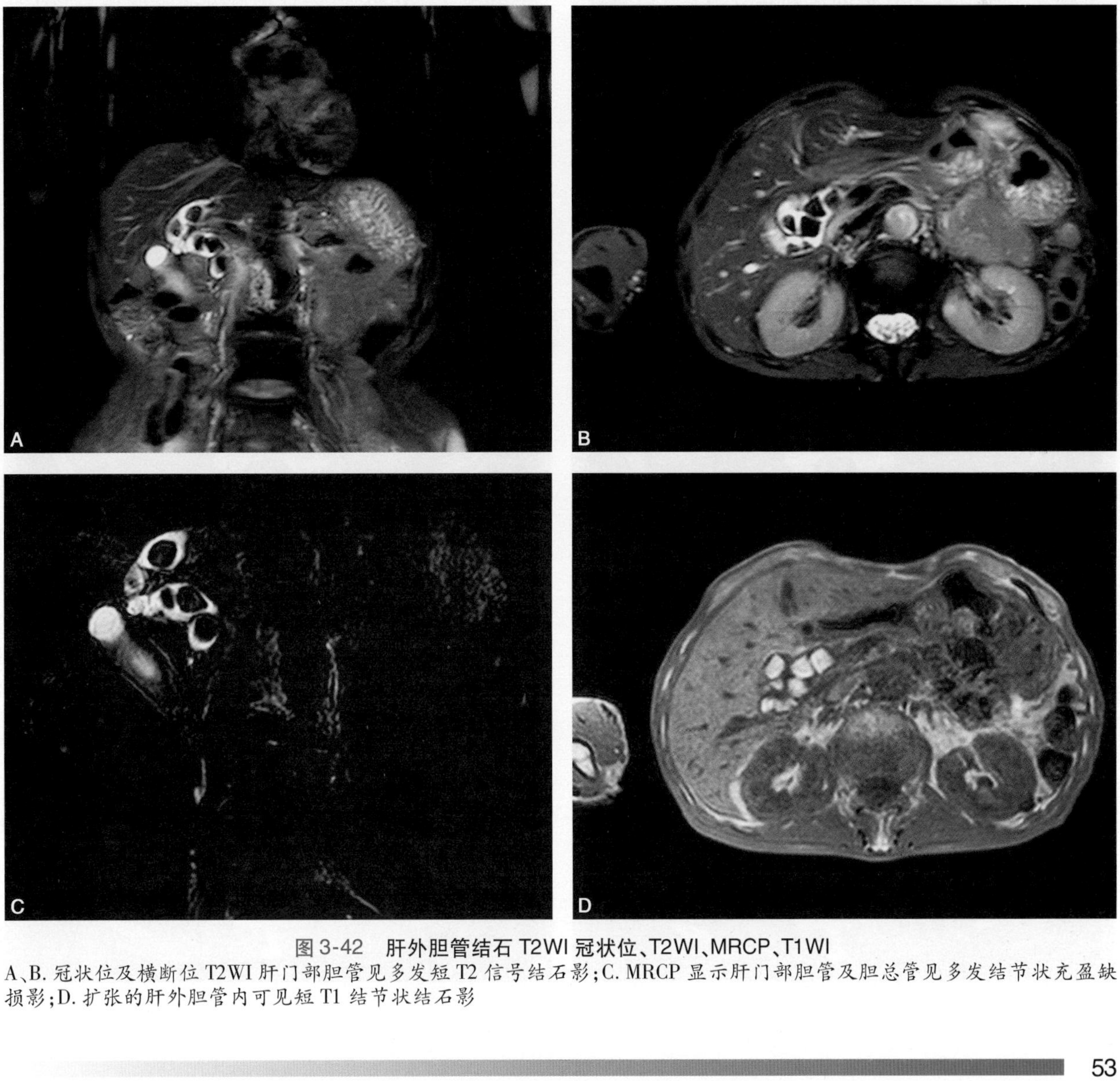

图 3-42　肝外胆管结石 T2WI 冠状位、T2WI、MRCP、T1WI
A、B. 冠状位及横断位 T2WI 肝门部胆管见多发短 T2 信号结石影；C. MRCP 显示肝门部胆管及胆总管见多发结节状充盈缺损影；D. 扩张的肝外胆管内可见短 T1 结节状结石影

3

二、化脓性胆管炎/急性胆管炎

本病的特点是肝内外胆管扩张，胆汁淤积和胆管腔内出现脓性胆汁，常并发于胆总管结石、寄生虫感染、内支架等所致的不完全性胆管阻塞。发热、寒战、右上腹疼痛为本病的特征性临床表现，患者常伴有黄疸和白细胞升高。如果病因不能及时去除或有效地胆管减压，可发生肝脓肿、膈下脓肿和感染性休克。

【CT 及 MRI 表现】①肝内外胆管高度扩张（胆总管直径大于 20mm）和管壁增厚，常伴胆囊增大；②扩张的胆管内可见结石影；③CT 显示胆汁内有密度升高，MRI 表现为胆管腔狭窄，胆管壁的增厚以及增强扫描早期大范围的管壁强化；④胆管化脓性炎症波及肝脏时，肝内可并发脓肿或肝实质炎症（图 3-43）。影像学上显示胆管梗阻并结合临床表现、诊断多可确立。在急性胆管炎的诊断建立以后，必须查明引起胆管炎的可能原因：结石性、肿瘤性或良性狭窄所致。

三、原发性硬化性胆管炎

原发性硬化性胆管炎（primary sclerosing cholangitis，PSC）是一种病因不明的以肝内、外胆管的慢性炎症和纤维化为特征的慢性胆汁淤积性肝病，又称纤维性胆管炎或闭塞性胆管炎。主要症状及体征为进行性加重的梗阻性黄疸、皮肤巩膜黄染及肝脾肿大。

【CT 表现】CT 对发现 PSC 比较理想，表现为肝内外胆管的狭窄和扩张，即狭窄远端的周围胆管呈孤立性、散在性、局限性的扩张，有时也可呈憩室状膨出，但 CT 在显示狭窄段胆管时存在一定的困难。增强扫描在肝动脉期及门脉期在一个或多个层面上可见节段性扩张胆管，特点是扩张的胆管不连续、散在分布，其分支较少，称为树枝修剪征（pruning）；扩张与狭窄的胆管也可交替呈串珠状，提示肝内胆管扩张呈跳跃式，进而间接反映肝内胆管的多发性狭窄。PSC 也可累及肝外胆管，表现出肝外胆管的狭窄与扩张，但程度一般较轻，胆管壁的厚度<5mm，胆总管的内径<4mm；累及胆囊时胆囊壁增厚，胆囊萎缩变小。

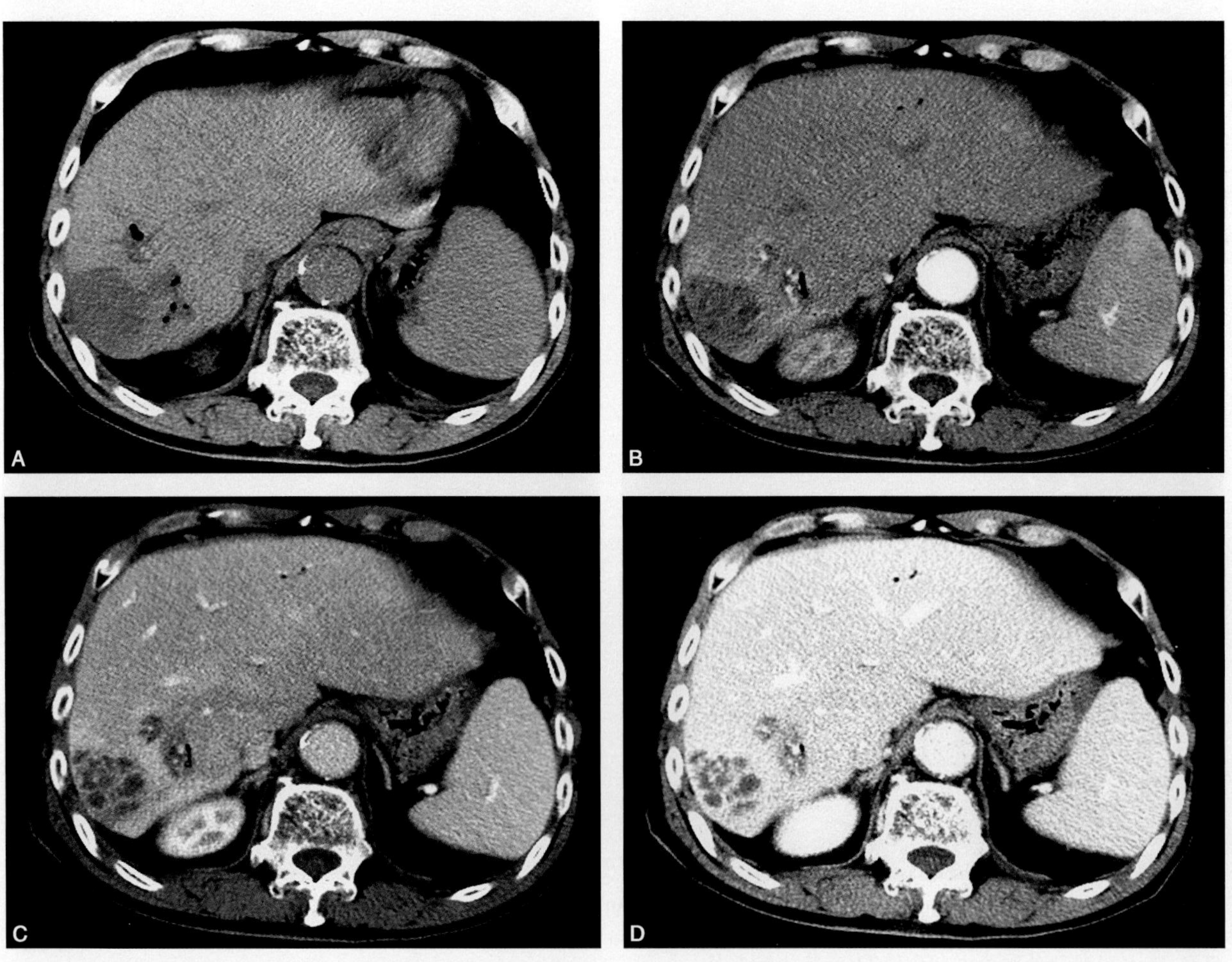

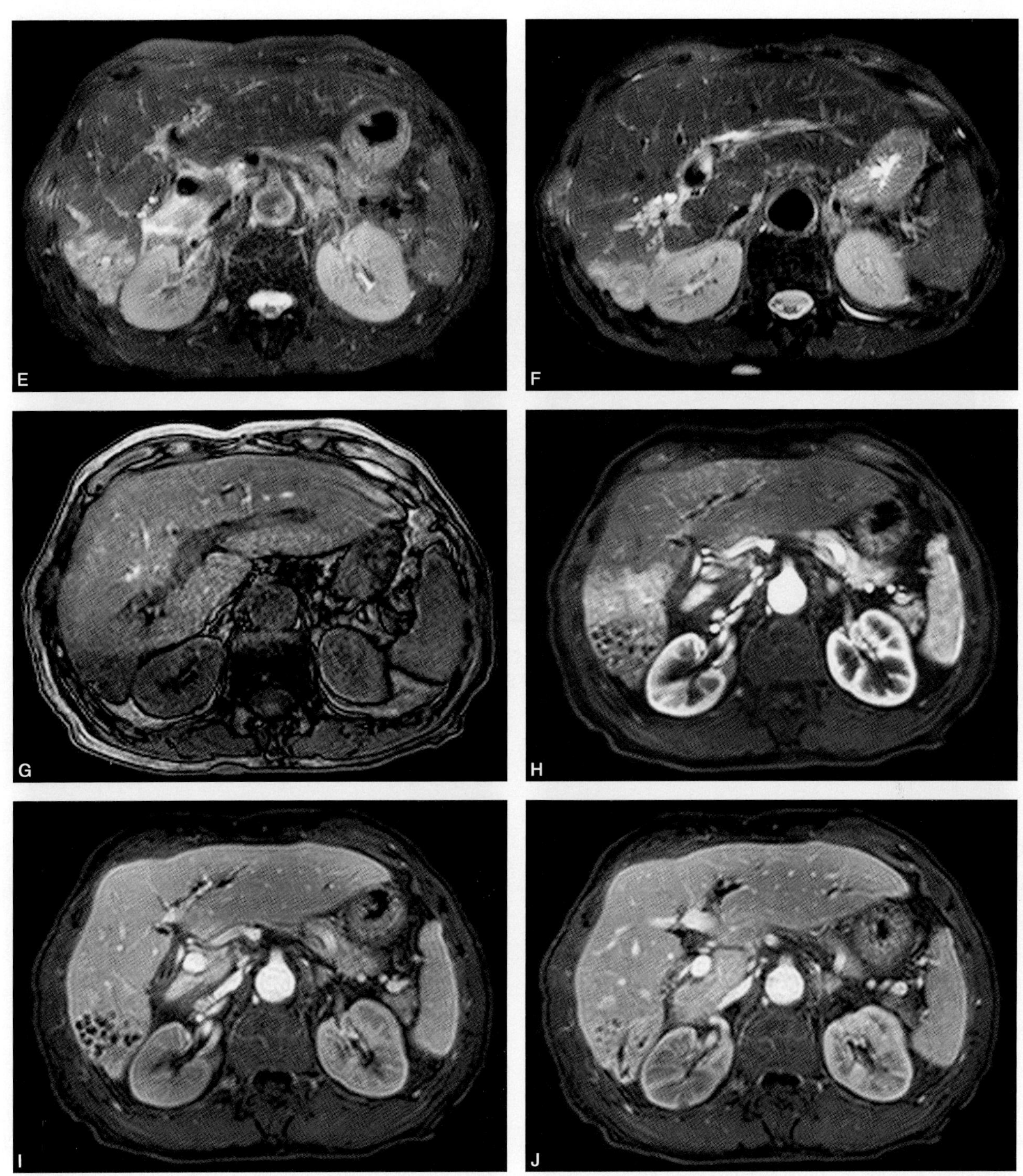

图 3-43 急性化脓性胆管炎伴肝脓肿 CT 及 MRI 表现

A. CT 平扫示肝右叶胆管扩张积气伴高密度结石影，结石远端肝实质内见类圆形低密度影；B ~ D. CT 增强扫描各期呈蜂窝状明显强化；E ~ F. MRI 平扫示肝右叶胆管扩张，内见多个短 T2、等 T1 结节状结石影；G ~ J. 增强扫描胆管壁增厚，远侧肝实质呈蜂窝状多发环状强化影另一种硬化性胆管炎累及肝内胆管的表现为在肝周边区散在的或节段性分布的小胆管扩张，但上述扩张胆管并不与肝门区较大的胆管直接连接；此外，54%硬化性胆管炎多合并肝内较大增生结节，此类肝硬化结节直径>3cm，一般出现在肝门区附近，故也称中心区增生结节，伴肝叶楔形萎缩和肝尾叶的代偿肥大，也有1/4硬化性胆管炎并发肝内弥漫型小结节性肝硬化。

【MRI表现】T2WI及MRCP可以显示肝内、外胆管的节段性、不连续的扩张和多发性狭窄，狭窄段胆管壁增厚，并有轻、中度扩张；胆管分支减少（图3-44）。合并肝硬化时，可见肝门周围区增生巨大结节，T1WI为等或低信号，T2WI为略高或等信号，也可表现为T2WI上较低的信号，增强扫描显示肝动脉期增生性结节边界不清，门脉期为等信号。PSC患者肝内还常见异常强化区，可能与肝实质继发性炎性反应有关。

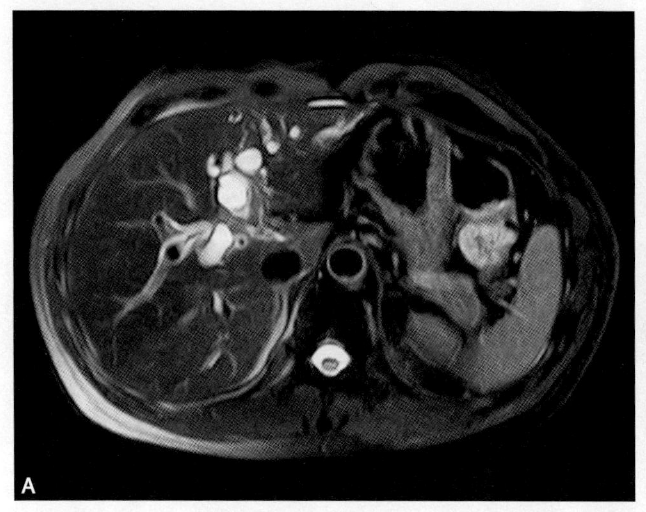

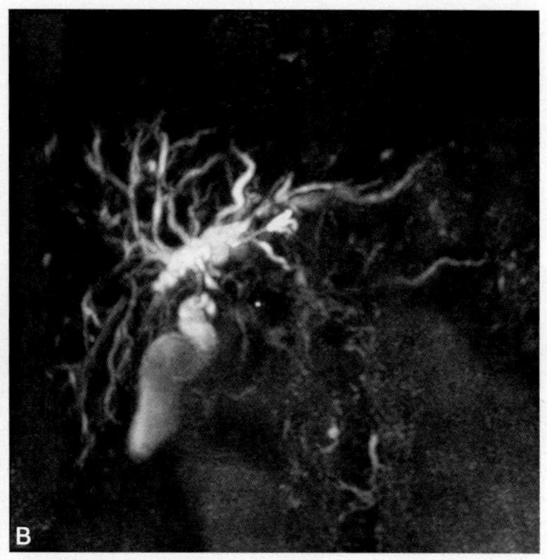

图3-44 原发性硬化性胆管炎
A. T2WI显示肝内、外胆管的节段性、不连续的扩张和多发性狭窄；B. MRCP示狭窄段胆管壁增厚，胆管分支减少

四、继发性硬化性胆管炎

多种原因如由结石、肿瘤等胆管远端阻塞所致的细菌性上升性胆管感染、缺血性胆管炎（胆管缺血，如肝动脉血栓形成等所造成的硬化性胆管炎）、肝动脉灌注化疗相关性胆管炎、胆管损伤（包括外科手术所致损伤）等都可以引起肝内、外胆管炎症和纤维化，并可殃及胆管周围组织，包括邻近的肝组织。它们所引起的胆道变化与原发性硬化性胆管炎（PSC）相仿，但因其继发于其他疾病，故称为继发性硬化性胆管炎（secondary sclerotic cholangitis，SSC）。SSC的临床表现在其原有的疾病基础上，出现所谓的硬化性胆管炎综合征，即出现胆管炎症和纤维化所引起的反复发热、腹痛和黄疸。

一些能发展为SSC的疾病，如AIDS病、胆道损伤（包括外科手术）、胆管盲管综合征等，常有明显病史、体征和实验室检查表现，并常在影像学监控下进行治疗，在尚未继发胆管炎时，并无胆管异常的影像学迹象。但出现黄疸、反复发热和右上腹痛等常见于SSC的临床症状，行影像学检查时又发现有SSC（与PSC相仿）的胆管炎征象，则可确定SSC诊断。如呈现为SSC以外的其他胆管异常表现时，则只能诊断为某原发疾病继发胆管疾病（非SSC），例如AIDS病患者无肝、胆受侵的表现，以后出现反复发热、黄疸及右上腹疼痛，行影像学检查（直接胆道造影或MRCP）发现多发肝内、外胆管局限性、节段性狭窄、伴狭窄近端胆管轻、中度扩张或不扩张；CT、MRI检查除发现肝内、外胆管扩张，特别是跳跃性扩张外，还发现汇管区和邻近肝实质增强前后的密度和信号强度变化，即发现类似PSC的影像学改变时，则可诊断为AIDS相关性胆管炎继发SSC。如果影像学检查仅显示胆总管下端狭窄和乳头肥大，则只能诊断为AIDS相关性胆管炎（而不是SSC）。

还有一些疾病，缺血性胆管炎和经肝动脉行肝内原发或转移癌灌注化疗所致胆管炎等，所发生的胆管炎本身就是硬化性胆管炎，影像学检查显示单发或多发肝内、外胆管狭窄伴狭窄以上胆管中、轻度扩张或不扩张，以及相应 CT、MRI 所见汇管区和邻近肝实质密度和信号强度改变时，就可诊断为 SSC（图 3-45）。例如结肠癌手术切除后，发现肝多发转移，经肝动脉氟尿嘧啶核苷输注治疗一段时间或数月后，临床上出现 SSC 症状，CT 增强扫描发现胆管

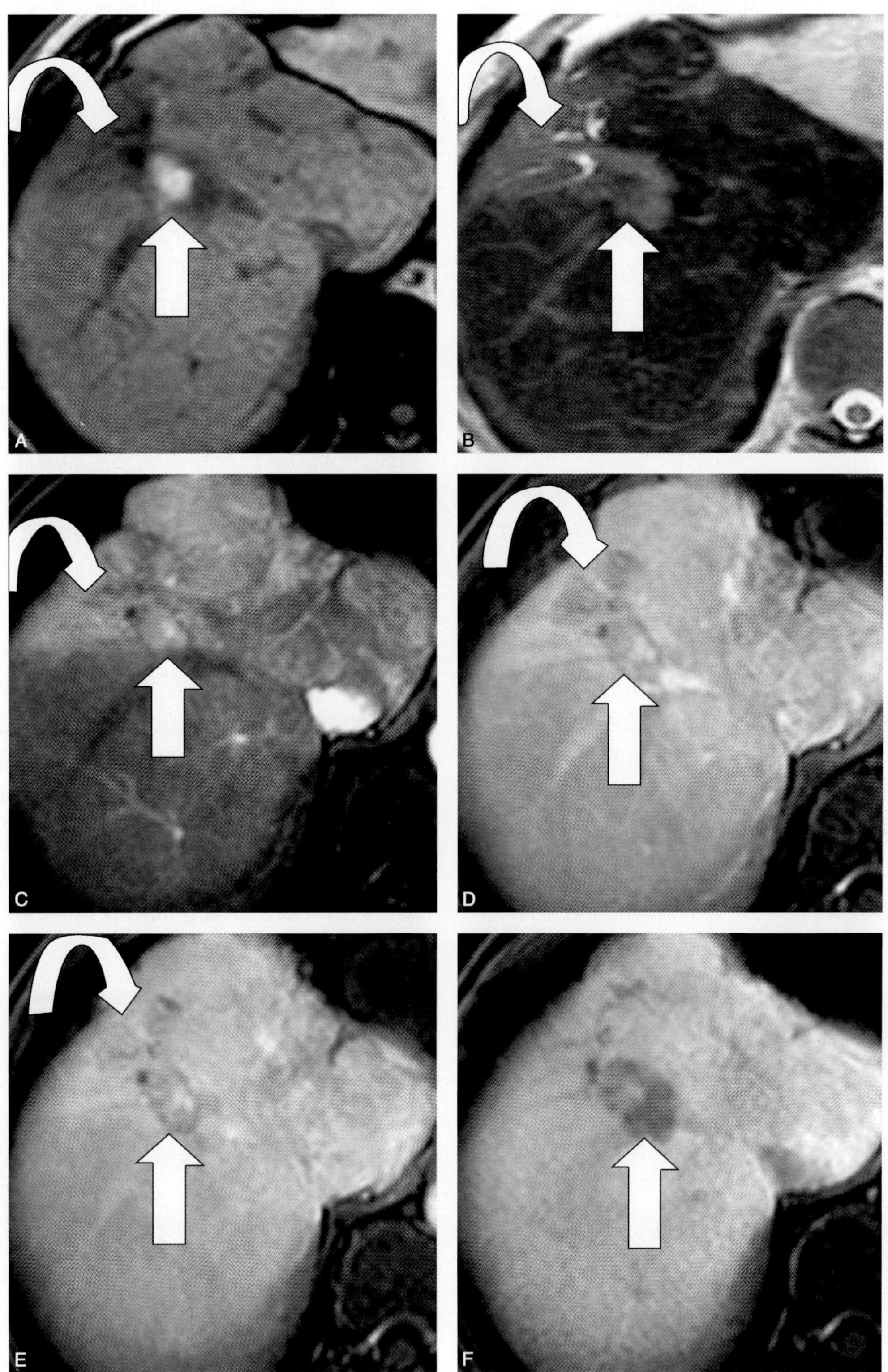

图 3-45 肝细胞癌动脉化疗栓塞术后继发硬化性胆管炎

A、B. T1WI、T2WI 平扫示肝右叶胆管节段性扩张，邻近肝实质见片状长 T1 长 T2 信号；C. 增强扫描动脉期邻近肝实质呈明显不均匀强化；D、E. 增强扫描门静脉期及延迟期强化程度下降；F. 肝胆特异期呈低信号改变

显示分布不均、扩张程度不一的(跳跃性)扩张,伴或不伴邻近汇管区和肝实质过度强化表现(特别是动脉期),直接胆管造影(或MRCP)显示类似PSC表现,即多发性、节段性肝内、外胆管狭窄以及狭窄近侧胆管有程度不一、但扩张较轻和壁厚且不规则等,即可诊断为肝动脉氟尿嘧啶核苷灌注所致SSC,也即肝动脉输注化疗相关性胆管炎。

3

五、复发性化脓性胆管炎

复发性化脓性胆管炎(recurrent pyogenic cholangitis,RSC)为胆管炎症(特别是化脓性感染性炎症)和胆管结石(特别是肝胆管结石)互为因果、恶性循环所致的一种肝胆疾病,以30~50岁为最常见,女性较多,男女比例为0.72∶14。一般患者都有多次反复发作病史,急性发作时,症状和体征与急性胆管炎者相仿。

【CT表现】(图3-46)CT平扫可清楚显示含钙质或其他重金属成分的结石,其CT值为20~160HU,平均为79HU,当结石的CT值大于肝实质时,或小于肝实质但为扩张胆管内的低密度胆汁所包围时,均能为CT所显示;等密度结石完全充盈肝内胆管,不但可使结石漏诊,甚至连扩张的胆管本身也难以识别。增强扫描可显示肝实质的变化和轻微的肝内胆管扩张、狭窄等。扩张的胆管分布常局限于肝内某一或几个肝段,以左叶、特别是左外叶较为多见,如弥漫性受侵,左叶常受侵更严重,少数患者仅出现于右叶胆管扩张。胆管的形态多种多样,可只累及肝中央部胆管,而突然不见周围胆管显示;也可表现为肝内胆管狭窄或结石梗阻较重,梗阻以上胆管呈囊状,囊内含结石或不含结石;或肝中央部胆管一处梗阻较为严重,其近端胆管及其周围均匀性扩张;有时周围胆管及其周围纤维化显著造成明显狭窄,肝中央部胆管与之相连处突然变细、变尖而呈箭头状。肝外胆管扩张者不在少数,但其中仅部分伴有结石。肝内胆管狭窄段常较短,不能为CT显示;如显示,较少能在同一层面上显示狭窄上游扩张的胆管与狭窄段相连;较多为从相邻层面上分别显示狭窄段及其上游胆管扩张、下游胆管扩张或不扩张,所以平面重建有利于狭窄段的显示。增强CT可见管壁增强。另外,RPC反复发作,受侵肝叶或肝段可发生萎缩,而未受侵或较轻部分可代偿性肥大,造成整个肝脏形态和大小比例变化,常见者为受侵的左叶萎缩,而右叶包括尾状叶肥大。增强成像,急性发作期可见肝段增强,强化多呈不均匀性,也可为均匀性,可能为急性炎性动脉充血和微脓肿形成等因素有关。

【MRI及MRCP表现】MRI和MRCP(图3-47)显示肝内胆管扩张常较明显,与肝内胆管扩张较轻不成比例;胆总管常只有扩张而无狭窄,结石近、远端均有扩张,无结石者也可扩张;肝外胆管的狭窄常位于左、右肝管与肝总管交界段,程度轻重不一,边缘可光整或毛糙。肝内胆管扩张的程度常呈段性或叶性分布,只有少数为弥漫性分布,最常见为肝左叶,特别是肝左外段,其次多见者为右后段。肝内胆管扩张常伴有狭窄或结石,造成狭窄严重时,阻塞近端胆管可以扩大如囊状。与CT所见相仿,周围胆管及其周围纤维化显著造成明显狭窄,肝中央部胆管与之相连处突然变细、变尖而呈箭头状。肝内胆管

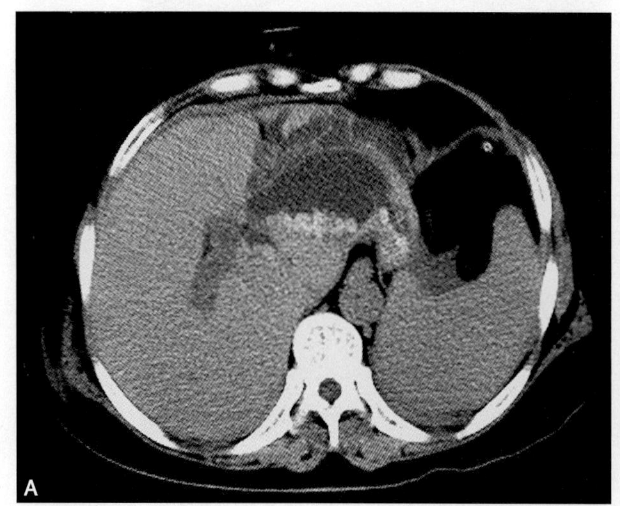

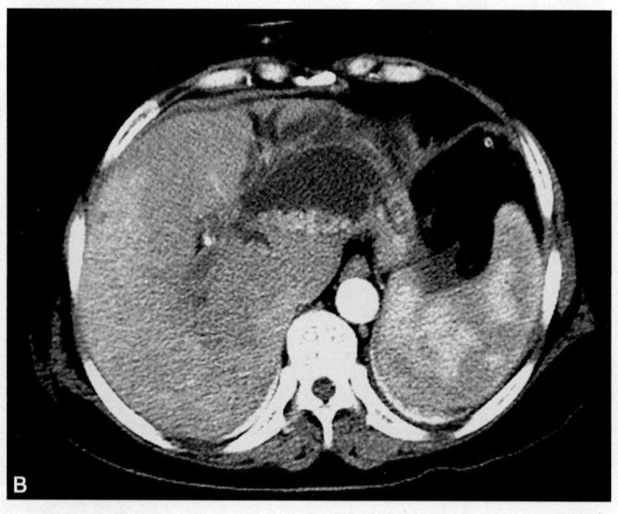

图3-46 复发性化脓性胆管炎CT

A.平扫示肝左外叶萎缩,肝内胆管扩张,其内见多发结石影;B.增强扫描部分管壁可见强化

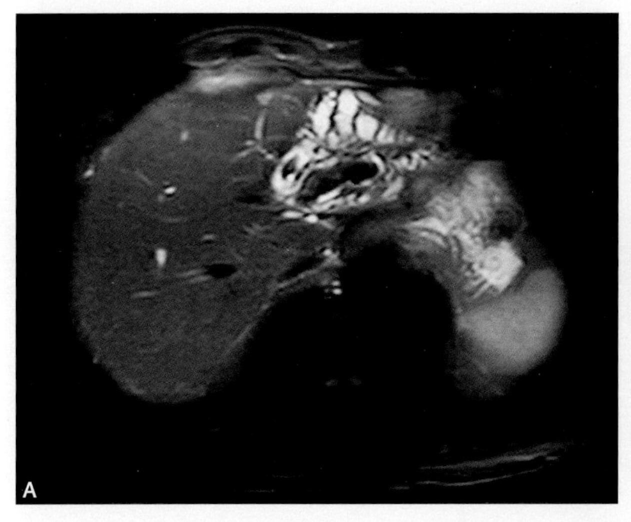

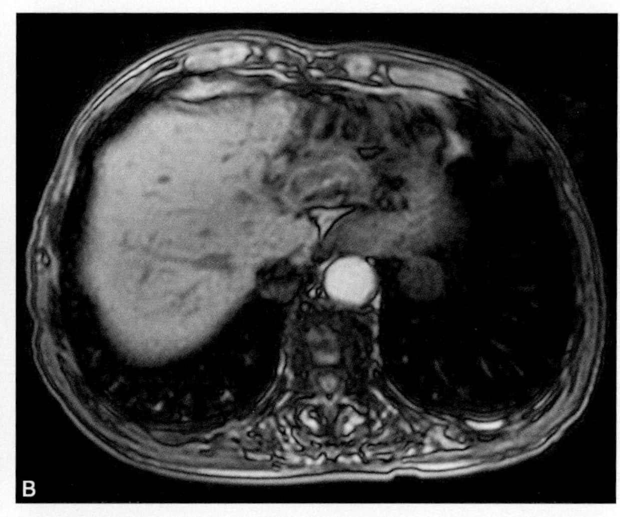

图 3-47 复发性化脓性胆管炎 MRI

A. 肝内胆管扩张,肝左外叶较为明显,内含多发短 T2 结石影;B. 管壁增厚,肝左外叶萎缩

狭窄段常较短,呈环状狭窄或短于 1cm 的向心性或偏心性狭窄。肝门部胆管狭窄较为多见,MRCP 常能满意显示。增强扫描 T1WI 可见胆管壁强化。

RPC 大多有肝内胆管结石,其中大部分还伴有肝外胆管结石。T2WI 和 MRCP 在胆管内高信号胆汁的对比下,呈现为多少不一、大小各异和形态多样的低信号充盈缺损。T1WI 特别是 TE 时间甚短情况下,大多数结石与肝脏信号程度相比为高或等信号;某些结石可呈现为"靶"状,即中央部分为低信号,周围呈高信号。

与 CT 相仿,MRI 也能显示晚期所见的肝叶、肝段萎缩,以及另外的肝叶、肝段肥大等造成的形态改变。萎缩肝叶或肝段的肝实质部分呈现为 T1WI 等信号、略低或略高信号,以及 T2WI 等或高信号,伴其内更高信号的肝内胆管相互靠拢、聚集,胆管内有时可见结石构成的低信号充盈缺损。注射对比剂可见萎缩肝叶及肝段强化。

MRI 增强后可见肝内胆管细胞癌、炎性假瘤、肝脓肿、胆汁瘤。炎性假瘤呈 T1WI 低信号,T2WI 高信号,增强后周边强化而中央部分多不强化,或见间隔少许强化。

六、肝外胆管癌

原发性胆管癌包括肝内胆管癌和肝外胆管癌(extrahepatic cholangiocarcinoma)。肝外胆管癌是指发生于肝外胆管(含左、右肝管主干至胆总管下端)恶性肿瘤的总称,不包括肝内胆管癌、胆管细胞性肝癌、胆囊癌、Vater 壶腹癌;起源于肝外胆管上皮,与肝细胞肝癌相比少见。发病年龄以 40~60 岁多见;男性高于女性。

【CT 表现】肝门部胆管癌因生长方式不同而具有不同的 CT 影像表现特点。肝门部胆管癌表现为肝内胆管扩张,而胆囊体积及肝外胆管管腔正常。MSCT 可提示胆管肿瘤的梗阻部位以及肿瘤对肝实质和门静脉浸润范围;平扫时仅表现为肝门部结构不清,肝内胆管明显扩张或左、右肝管中断、不能汇合。增强后显示局部胆管壁增厚及强化,有时表现为高于肝实质的树根状或不规则肿块;中心可见不强化的坏死区。结节型癌表现为左、右肝管扩张或肝总管内有结节状软组织阴影;增强后呈轻度或明显强化。25% 的病例有肿瘤内钙化现象。中、下段胆管癌表现为胆管壁增厚、胆管壁内充盈缺损以及大小不等软组织影,其上方的肝内、外胆管扩张。增强后可见局限性、偏心性或向心性胆管壁增厚或向腔内生长,可形成腔内充盈缺损(图 3-48)。另外,应结合患者有无肝吸虫病史进行综合考虑,肝吸虫在 CT 平扫时常为高密度影,具有特殊征象,易于鉴别。

【MRI 表现】分化好的腺癌在 T1WI 上的信号与肝实质的信号相似,而在 T2WI 上高于肝实质信号;硬腺癌含有大量纤维组织具有较短的 T2 弛豫时间,表现为比肝实质略低信号的结构。肝门型胆管癌:左叶或右叶或左、右叶肝内胆管呈树枝样显著扩张,肝外胆管无扩张,肝门区可见沿左或右叶或左右叶的不规则形肿块,在 T1WI 呈稍低信号,T2WI 上为中等高信号,可见因肿瘤性梗阻导致扩张的肝内胆管及肿瘤门静脉浸润引起的肝叶萎缩。注射 Gd-DTPA 后,动脉期和门脉期轻度或中度强化,延迟期

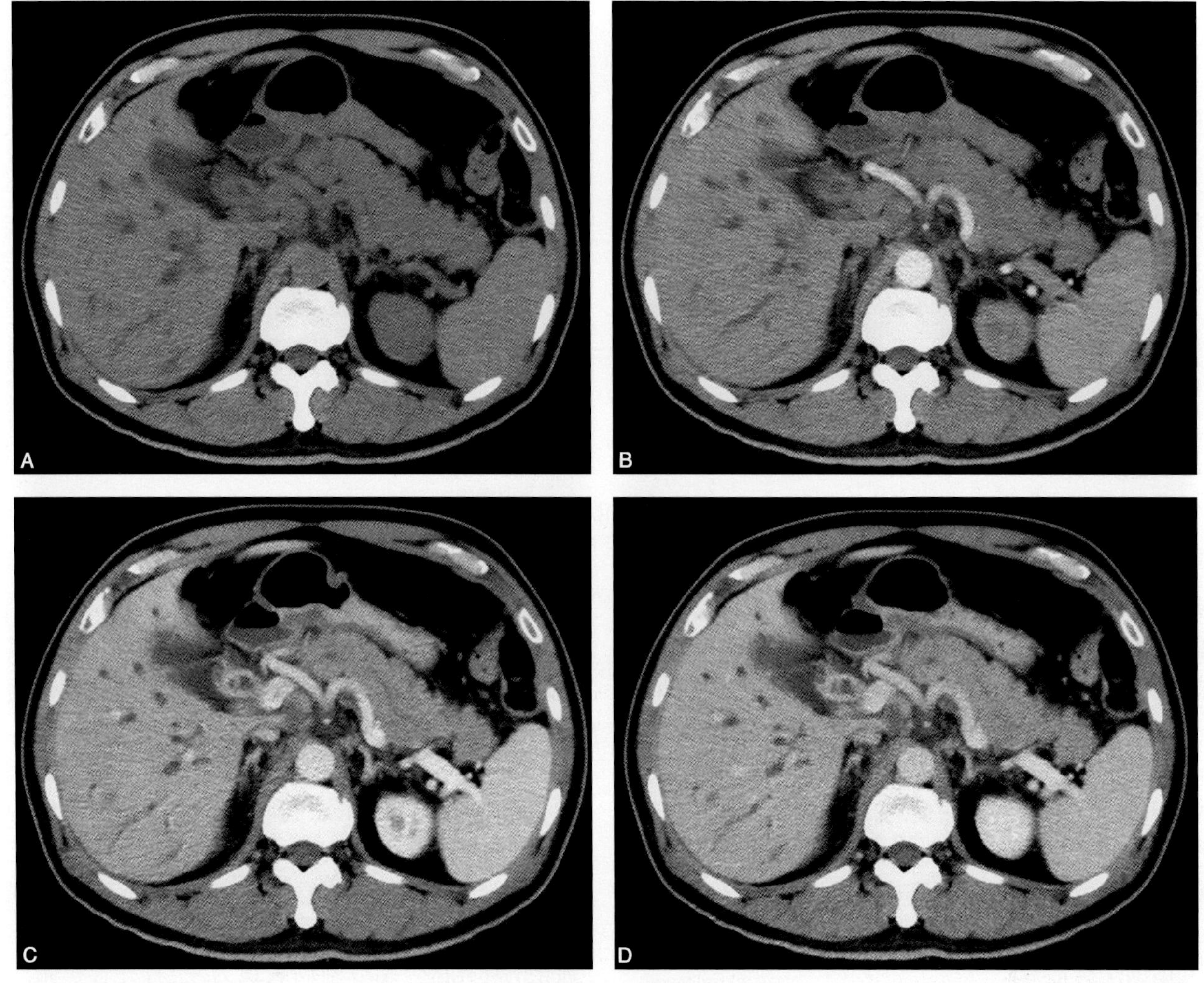

图 3-48 肝外型胆管癌 CT 表现

A. CT 平扫肝内胆管及梗阻近端胆管不同程度扩张；B ~ D. 梗阻端胆管壁不均匀增厚，增强扫描各期可见强化

中度或明显强化，冠状位增强扫描用于鉴别肿瘤腔内扩散及周围的血管与胆管区别。中、下段胆管癌：肝内胆管和梗阻近端胆管明显扩张，梗阻端呈显著狭窄或突然截断，胆管壁可表现为不规则增厚，偶尔呈乳头状结节或肿块，T1WI 呈稍低信号，T2WI 为等或稍高信号，注射 Gd-DTPA 后，动脉期和门脉期轻度强化或中度强化，延迟期轻度至中度强化（图 3-49）。

胆道梗阻是临床上很常见的疾病，确定梗阻的部位和原因是进一步治疗的首要前提，MRCP 在胆道梗阻定位和定性诊断中有很高的价值。MRCP 提供了良好的胆系整体图像，可以展示扩张胆管的形态、程度；MRCP 结合 MRI，能明显提高 MRI 诊断梗阻性黄疸的能力，使定性的准确性与有损伤的 PTC 或 ERCP 相近，能较好地诊断胆道结石、胆管癌等疾病；MRCP 在显示梗阻胆道的同时，可以观察胆囊有无结石、肿瘤，观察胰管扩张的形态，对确定梗阻的原因提供更多的信息。

【MRCP 表现】远端胆管癌主要表现为胆管节段性迂曲、中断，断端呈圆锥状、鼠尾状，病变范围短，胆管腔不规则狭窄；肝门胆管癌主要表现为肝门区胆管的空虚区，左右肝管在汇合前中断，肝内胆管多为中度或重度扩张呈软藤状，少见囊状，肝外胆管形态正常。总之，MRCP 可以良好地显示各型胆管癌胆管的扩张程度、范围和梗阻的形态特点。

PTC 能清晰显示梗阻部位、胆管受累范围以及梗阻部位上游胆管的形态。对于高位胆管梗阻所导致的肝内胆管相互隔离，常需要通过多支胆管 PTC 才能对癌肿在胆管树的浸润范围作出全面的评估。ERCP 仅能对于肝门部胆管癌造成不全性胆管阻塞者显示出整个胆道受累状况，若为胆管完全阻塞则仅能显示梗阻部位以下胆管的状况，故对肝门部胆管癌的诊断及可切除性判断价值有限。由于 PTC 和 ERCP 均是有创性检查，有导致出血和（或）诱发

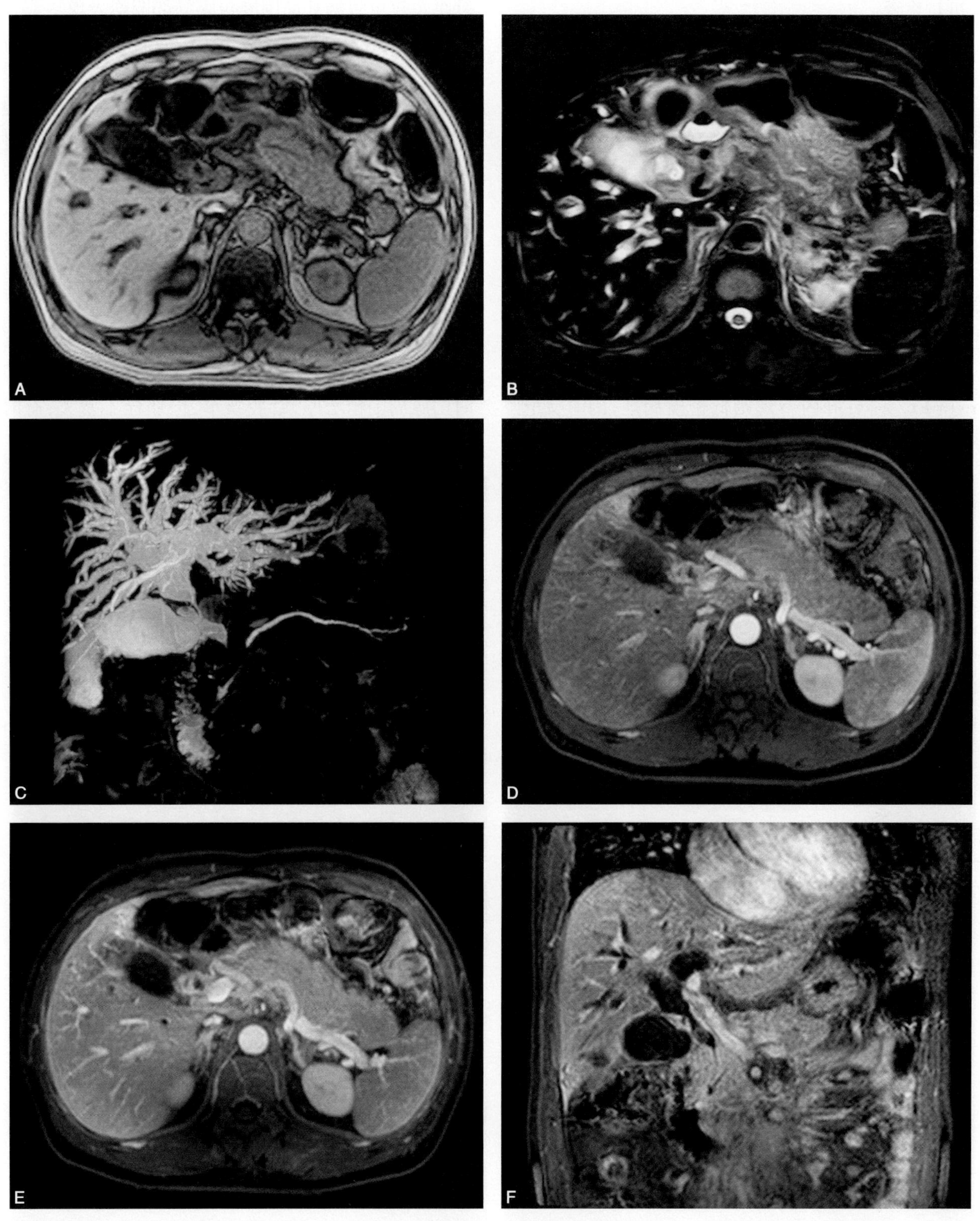

图 3-49 肝外型胆管癌 MRI 表现

A、B. T1WI 及 T2WI 示肝内胆管明显扩张；C. MRCP 示肝内胆管不同程度扩张，梗阻端明显狭窄；D ~ F. 增强扫描各期示梗阻处胆管壁不规则增厚，增强扫描可见强化

胆道感染的风险，不推荐作为常规检查手段，而对MRCP显示不清、不宜行MRCP检查的患者，如有必要可行检查。

七、肝内胆管细胞癌

肝内胆管细胞癌（intrahepatic cholangiocarcinoma，ICC）发病率约占原发性肝癌的5%，其发生于肝内胆管的二级分支到末梢胆管，通常将其归为原发性肝癌的胆管细胞型，即周围型胆管细胞癌（peripheral cholangiocarcinoma，PCC）。

影像学表现：ICC以肿块型多见，无包膜，常包绕邻近血管、胆管，沿淋巴管浸润，肝门常见转移淋巴结。

【CT表现】（图3-50）

（1）平扫：肝内不规则低密度病灶，因其无包膜，故边界常模糊，侵犯胆管致肿块内可见扩张胆管影（瘤内胆管征），可合并胆管结石。病灶密度不均匀，多发小灶性液性密度坏死区，大片状坏死少见。纤维牵拉可致病灶周围肝包膜局部凹陷表现。

（2）增强扫描："慢进慢出"为ICC主要强化特点。一般认为，病灶早期强化程度取决于肿瘤组织与纤维组织含量的比值，而其渐进性及延迟性的强化方式则因为肿瘤内含有大量纤维组织，对比剂进入及流出纤维间质的速率慢。病灶边界多于增强后显示更清晰，病灶所在半肝于动脉期常见灌注增高，多呈楔形，可持续至门脉期，门脉期大部分病例为等密度，小部分仍见密度较正常肝实质稍高，这可能是门脉受压，肝动脉血流代偿增加所致。

通常认为ICC较少累及门静脉，有研究表明，ICC对门脉血管、神经及淋巴管均有侵犯，门脉受侵时门脉周围鞘增厚，管腔狭窄，但癌栓不常见，有时可见肝内呈段或叶分布的扇形低灌注区。

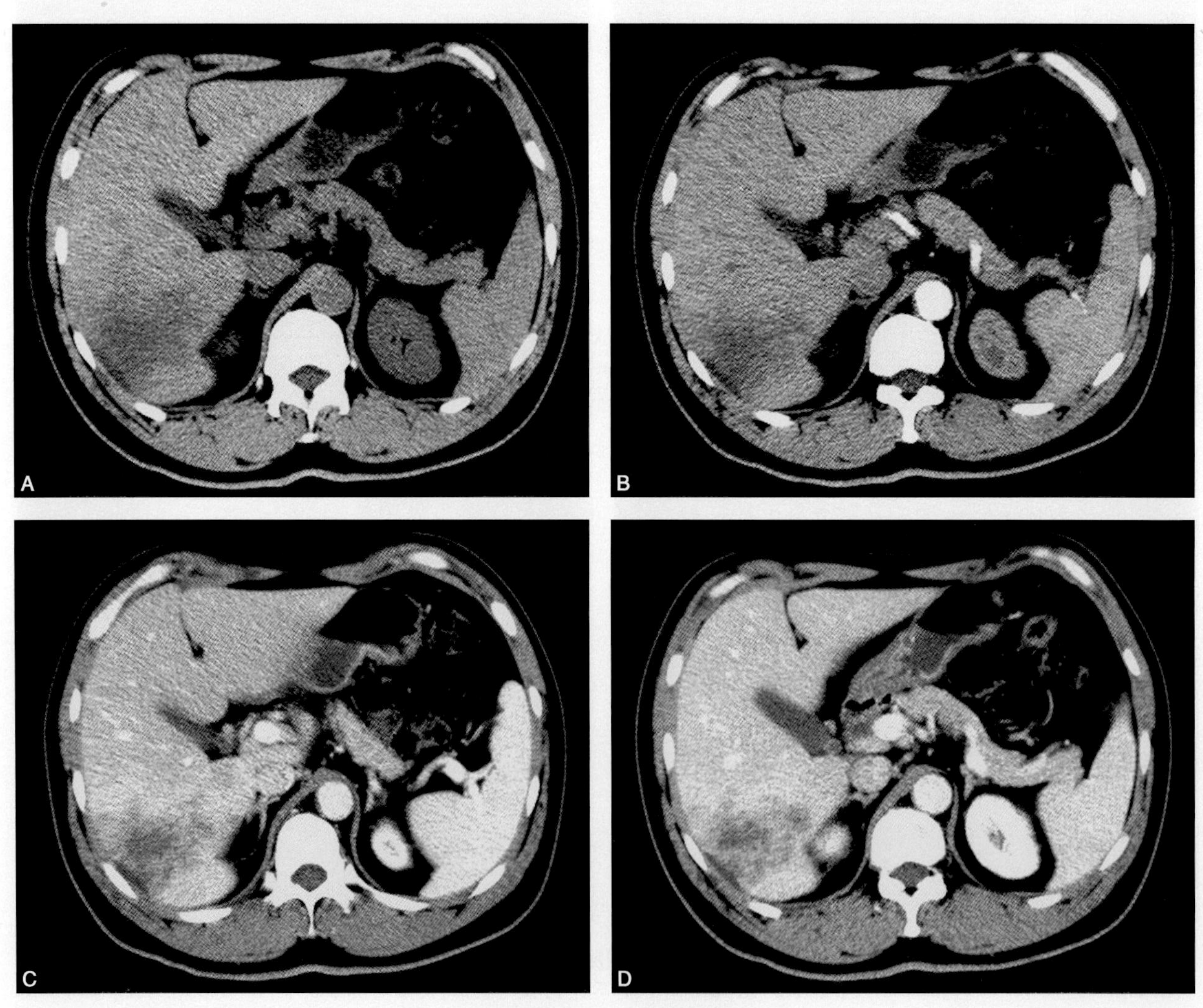

图3-50 肝内胆管细胞癌

A. CT平扫肝右叶见片状低密度影，其内密度不均匀，边界模糊，局部肝包膜向内凹陷；B. 增强扫描动脉期仅见轻微强化；C. 门脉期强化较动脉期增高，病灶内结构及边界相对变清，周围肝实质灌注增高；D. 延迟期病灶强化进一步增高

3

【MRI 表现】(图 3-51,图 3-52)

(1) 平扫:T1WI 呈低信号,T2WI 呈等、高信号,信号的强度与肿瘤内成分如纤维组织、黏液及坏死组织等的构成相关。纤维组织较多时,T2WI 上病灶实质呈等或低信号,相反信号较高。但 T2WI 上的低信号并不仅仅表示纤维组织成分,也可是凝固

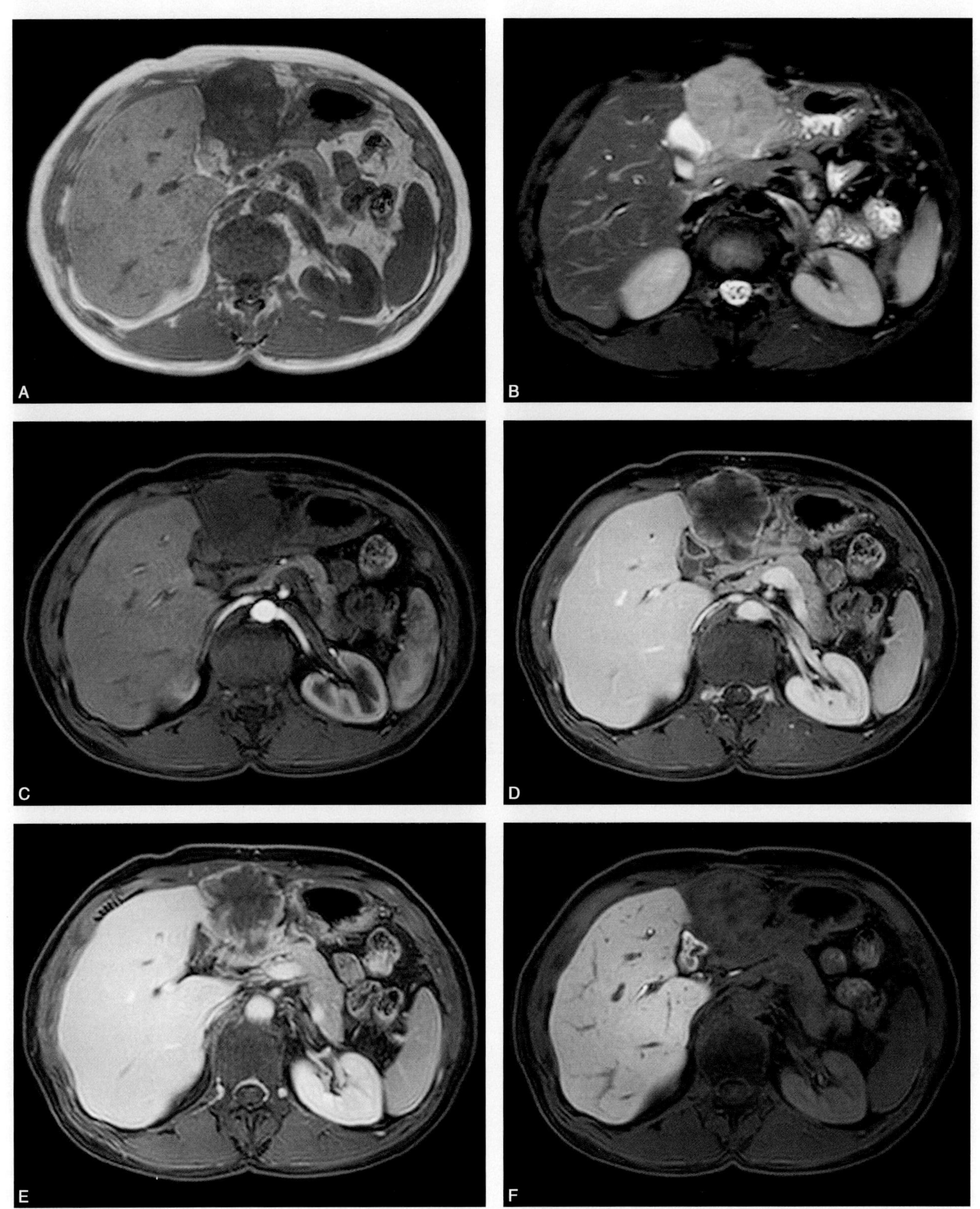

图 3-51 肝内胆管细胞癌 MRI 表现

A、B. T1WI 及 T2WI 示肝左叶见团状长 T1 长 T2 信号,边界尚清;C. 增强扫描动脉期病灶强化不明显;D. 增强扫描门静脉期病灶边缘呈花环样强化;E. 延迟期强化范围进一步增加;F. 肝胆特异期病灶呈低信号,病灶中央见稍高信号

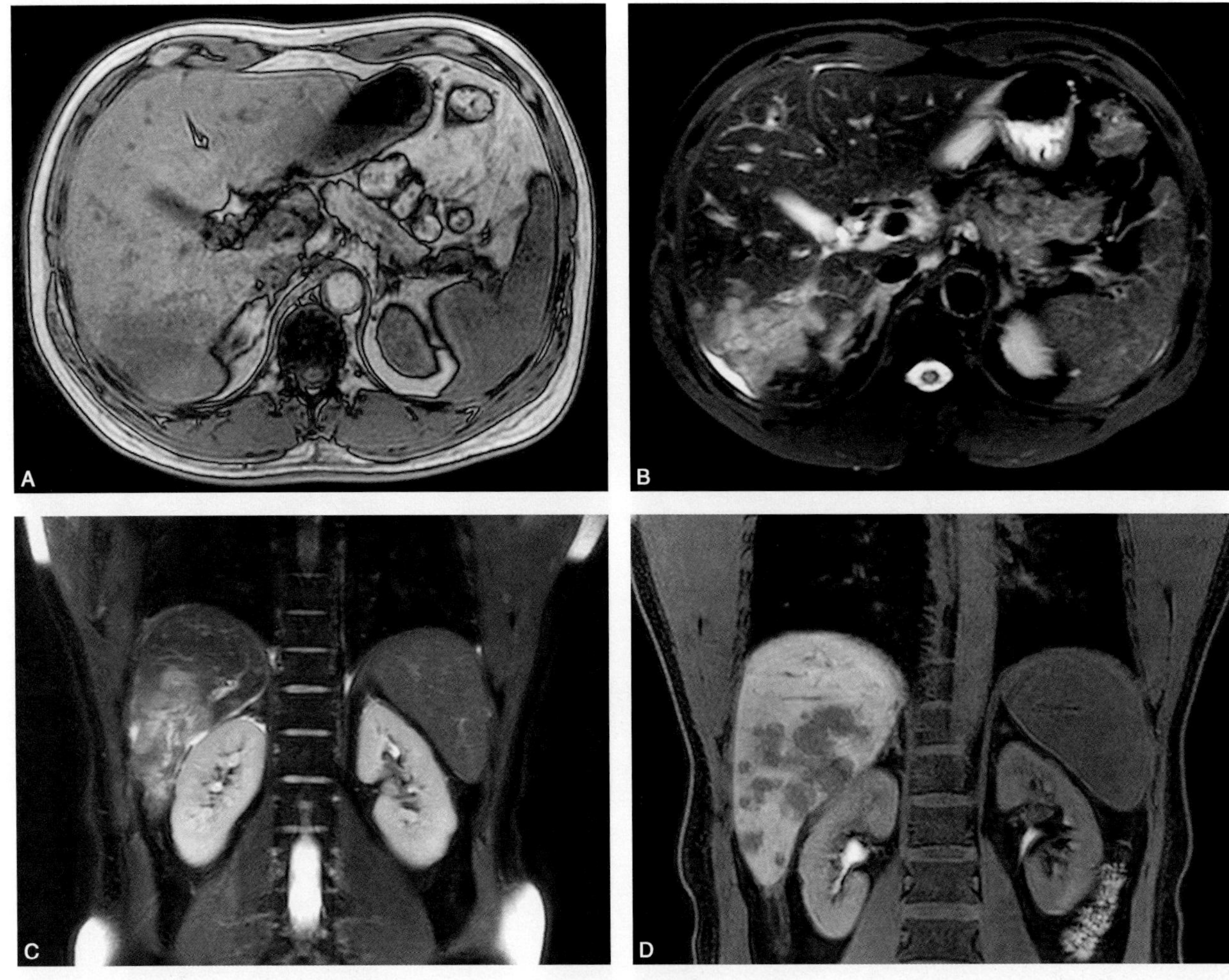

图 3-52 肝内胆管细胞癌 MRI 表现

A. 肝右叶片状稍长 T1 异常信号影，边界欠清，肝包膜局部凹陷；B. 肝右叶片状稍长 T2 异常信号影，肝内胆管明显扩张；C. T2WI冠状位可见病灶内多发扩张小胆管；D. 普美显增强扫描肝胆特异期冠状位示病灶整体对肝特异性对比剂不摄取为主，部分区域可见轻度强化，肝内另可见多发转移灶，显示较 T2WI 图像更清晰，有助于病灶性质判断

性坏死所致。病灶周缘无包膜影。纤维牵拉可致病灶周围肝包膜局部凹陷表现。

（2）增强扫描：典型表现与 CT 表现类似。当 ICC 含大量肿瘤细胞而仅有少量纤维成分时，动脉期也可见整个肿瘤明显强化，但强化仍持续至门脉期及延迟期。值得一提的是，当应用肝细胞特异性对比剂时，病灶绝大部分无摄取，其内可见散在少许条带状、小斑片状稍高信号灶（代表延迟强化，并不是摄取），此征象较具特征性。

（3）MRCP：能无创显示肝内胆管树的全貌，肿瘤阻塞部位和范围，但其清晰度通常不如直接胆道造影。可显示瘤内胆管扩张及近端胆管狭窄改变，也可显示肝门区淋巴结转移对肝外胆管侵犯压迫情况。

【特殊表现】

（1）黏液型胆管癌因分泌大量黏液形成大片糊状水样低密度区，病灶内亦可见扩张胆管，此时 MRI 平扫上 T2WI 信号呈明显高信号。极少数 ICC 破坏胆管并见瘤内胆汁湖形成。

（2）ICC 可合并肝内感染发生，特别是合并肝脓肿时，肝脓肿的临床表现及影像学表现极易掩盖 ICC 的征象，导致漏诊、误诊。当脓肿壁内缘不光滑，有小壁结节或周围水肿带样低密度与肝脓肿常规改变不相称时，应警惕肝脓肿合并 ICC 可能。

（3）增强扫描的显示中，ICC 还有以下几种特殊类型的强化方式：①无强化型，病灶通常边界相对清晰，周边常伴异常灌注区，邻近胆管扩张，病灶可能因其内为大片坏死灶，部分呈凝固性，故无明显强化；②环形强化型，特别是当病灶周缘的强化灶呈薄环状时需注意与 HCC 的假包膜区分。ICC 周缘的环形强化通常门脉期及延迟期范围较动脉期有所增大，而 HCC 的假包膜通常边界相对锐利，呈持续窄环状低密度或延迟强化灶；③动脉期强化，门脉期强化减低型，此类ICC癌组织坏死及纤维成分少，瘤细胞相对丰富，肿瘤周缘无假包膜（图3-53）。

八、壶腹周围癌

壶腹部位于十二指肠降部中段的内侧壁，是十

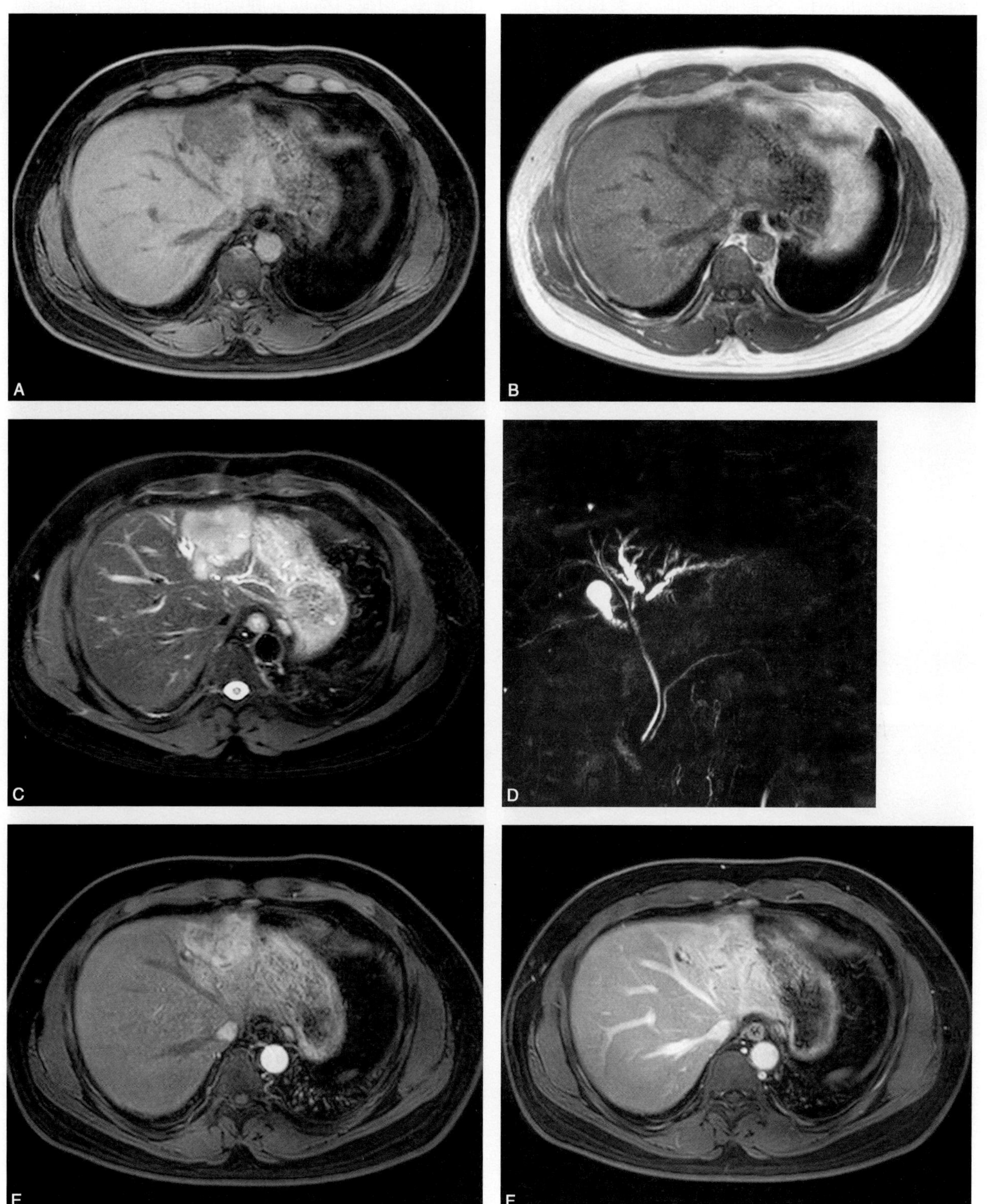

图3-53 肝左叶胆管细胞癌MRI表现

A、B. 肝左叶类圆形长T1异常信号影；T1WI OP、IP信号无明显变化；C. T2WI病灶呈高信号，病灶内可见扩张小胆管影；D. MRCP示局部肝内胆管截断，远端肝内胆管轻度扩张；E. 增强扫描动脉期可见病灶不均匀强化；F. 门脉期强化较动脉期减弱

3

二指肠乳头的膨隆部分。壶腹周围有环形平滑肌组成 Oddi 括约肌。壶腹区包括 Vater 壶腹、Oddi 括约肌、胆总管远端、十二指肠乳头和胰头。因其处于各结构密切相邻的部位，各种肿瘤的临床表现均以进行性梗阻性黄疸为共同特征，治疗原则相仿，故统称为壶腹周围癌（carcinoma of periampullary region）。

临床症状有梗阻性黄疸引起的各种表现，包括皮肤、巩膜黄染、皮肤瘙痒、陶土色大便，尿色深黄，食欲减退等，随着病变发展，还可出现体重减轻、贫血等。壶腹周围癌可由于癌肿坏死出血，可引起大便潜血阳性。

影像学表现：壶腹周围癌的影像学表现主要包括壶腹区结节，梗阻点近端胆管的广泛扩张及主胰管的扩张。具体表现如下：

【CT 表现】胆总管下段的狭窄、截断及胆管壁的增厚，增强扫描可见肿物强化。十二指肠降部癌通常可见十二指肠壁增厚、僵硬，乳头癌表现为乳头增大及突向肠腔的肿物。

【MRI 表现】T1WI 上胆总管远端等、低信号结节，T2WI 上呈等、稍高信号为主，增强扫描以延迟强化多见。MRCP 见胆总管远端呈锥状或鼠尾状狭窄，同时主胰管扩张，二者并行，即“双管征”，是判断肿物位置的重要征象。源图可见胆总管末端充盈缺损（图 3-54）。

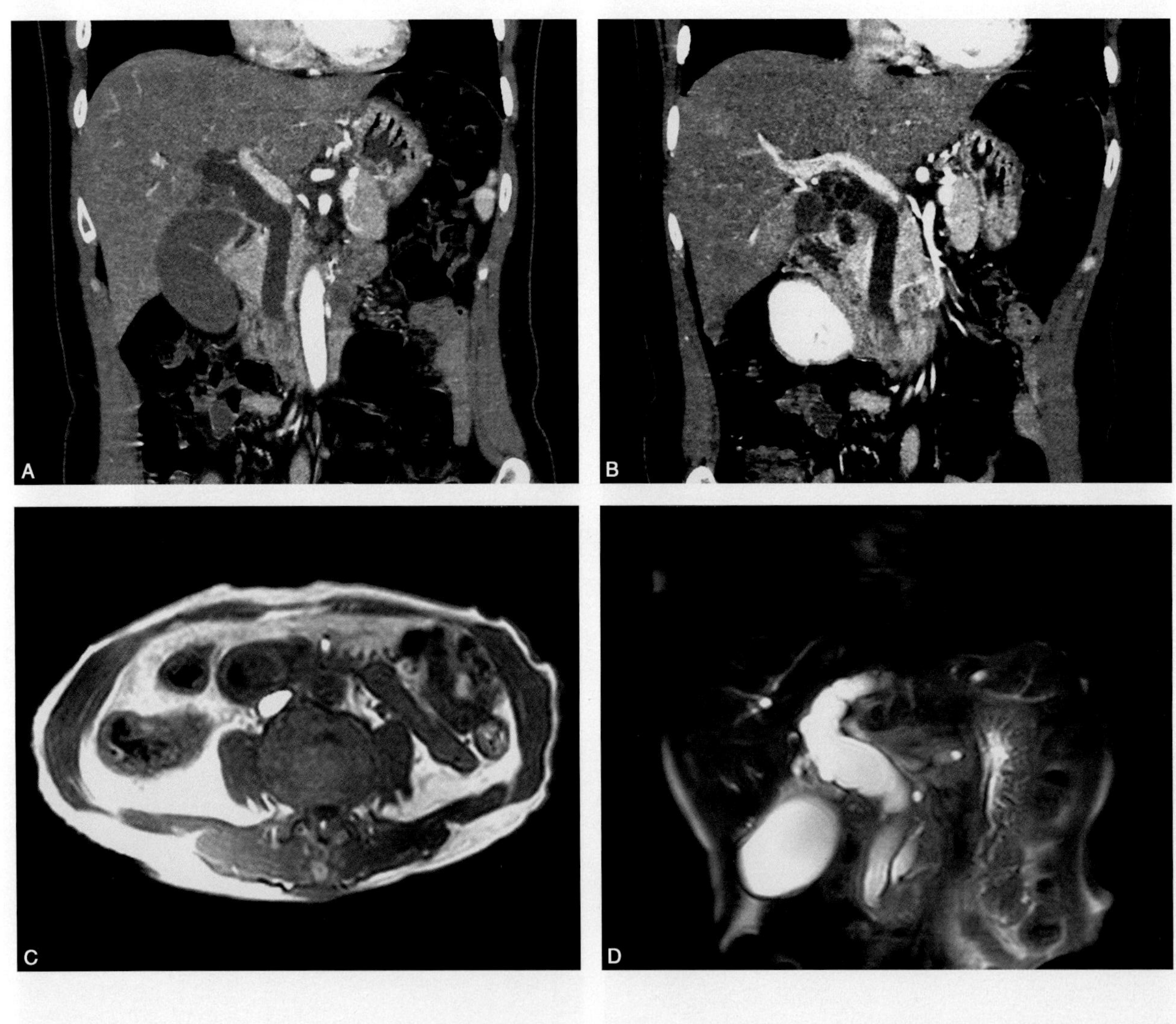

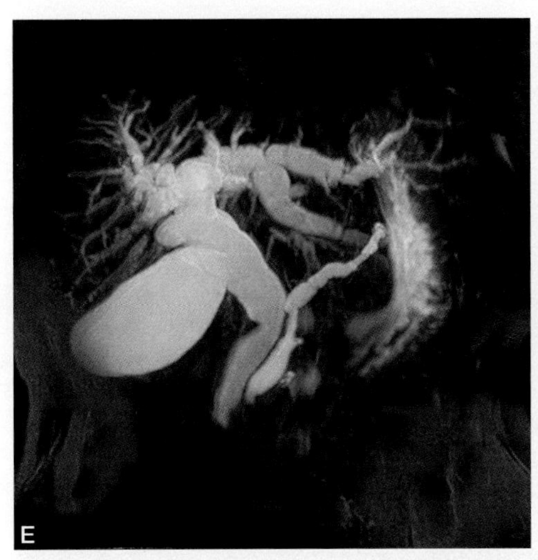

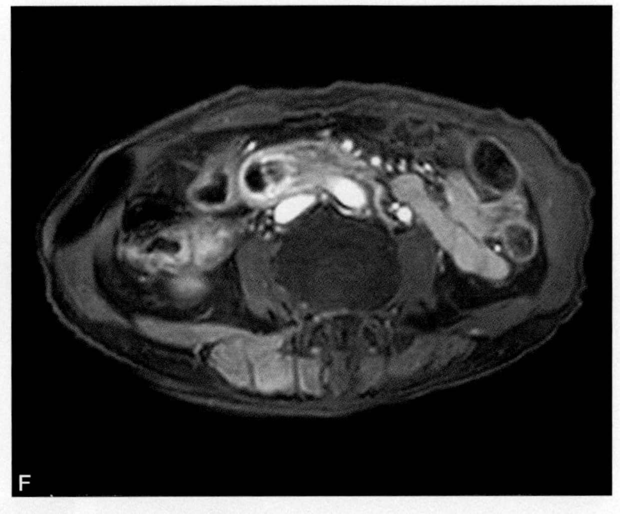

图 3-54 壶腹部癌 CT 及 MRI 表现

A. CT 增强扫描动脉期 MPR，壶腹部见软组织密度结节影，病灶强化欠均匀，其上胆管明显扩张；B. 门脉期示病灶进一步强化，扫及肝内及邻近腹腔内可见多发转移灶；C. T1WI 图像上，病灶呈低信号结节影；D. T2WI 冠状位病灶呈稍低信号结节状影，可见胆总管下段变尖、变窄，主胰管亦明显扩张；E. MRCP 示胆总管、肝内胆管“软藤状”扩张，胰管亦明显扩张；F. 增强扫描病灶不均匀强化，邻近胆管壁增厚、强化

（全显跃 黄晶晶 覃淑萍）

九、混合型肝癌

混合型肝细胞-胆管细胞癌（combined hepatocellular-cholangiocarcinoma，cHCC-CC）是原发性肝癌的一种罕见类型，占原发性肝脏肿瘤的 1.1%～6.3%，病理组织学特征是肿瘤内同时存在肝细胞癌及胆管细胞癌的成分，发病机制不明确，术前诊断困难，预后差。临床症状主要是上腹部疼痛、不适，无特异性的症状，与肝细胞癌、胆管细胞癌的临床症状存在重叠。好发于成年男性。国内 cHCC-CC 患者常伴乙型肝炎及肝硬化，CA199、AFP 均会出现不同程度升高。

影像学表现：混合型肝癌的影像学表现缺乏特异性，其影像学特征取决于肝细胞癌和胆管细胞癌的构成比例，两种成分各自表现其特征性影像学特征，即肝细胞癌成分以“快进快出”强化方式为主，胆管细胞癌成分以“持续强化”为主。其中 MRI 的诊断准确率高于 CT。

【MRI 表现】T1WI 低信号，T2WI 检查中肿瘤呈现信号较高，信号不均匀，呈现镶嵌征象，弥散加权成像（DWI）高信号，对其注射肝细胞特异性对比剂（钆塞酸二钠）予以增强扫描，动脉期显著强化，门脉期及延迟期廓清呈低号，呈“快进快出”的强化方式，并可见假包膜强化，肝胆特异期中央出现明显高信号，外周低信号（靶征）。两种成分于肝胆特异期能更显著地表达各自的组织学特征。cHCC-CC 中胆管细胞癌的比例越高，则纤维间质越丰富，肝胆特异期出现靶征越明显。靶征对于正确诊断 cHCC-CC 具有重要的诊断意义（图 3-55，图 3-56）。

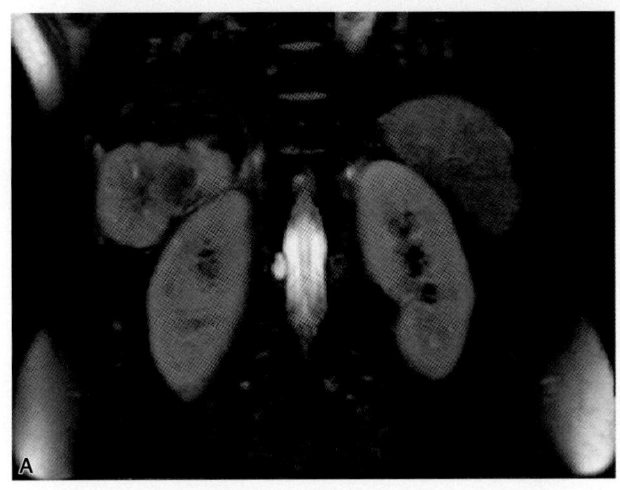

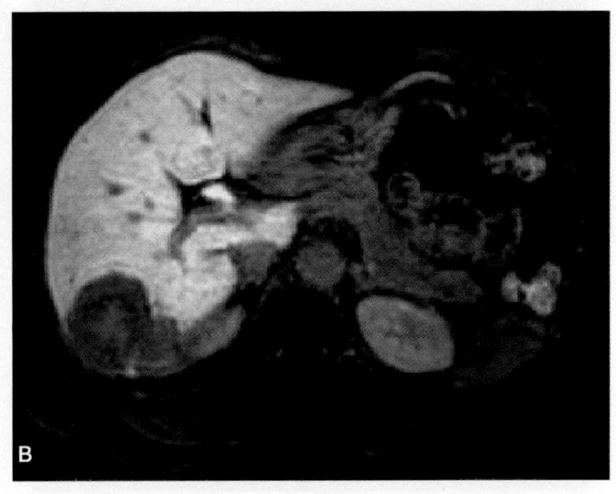

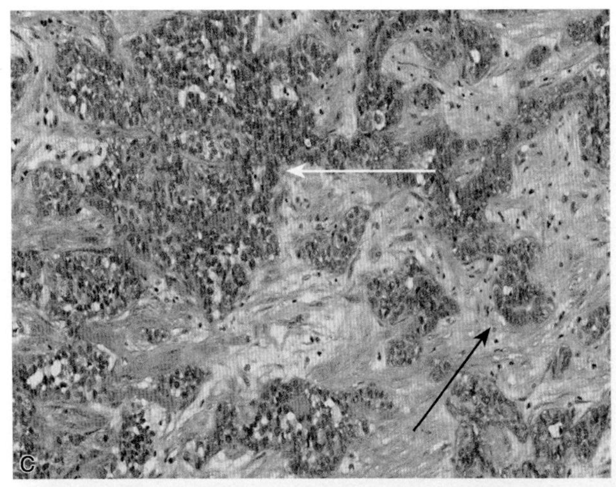

图 3-55 混合型肝癌 MRI 表现
A. 肝右后叶病灶内见斑片状短 T2 信号；B. 该部分于肝胆特异期延迟强化；C. 瘤组织由巢状分布的肝细胞癌（白箭）和腺管样分布的胆管细胞癌（黑箭）组成

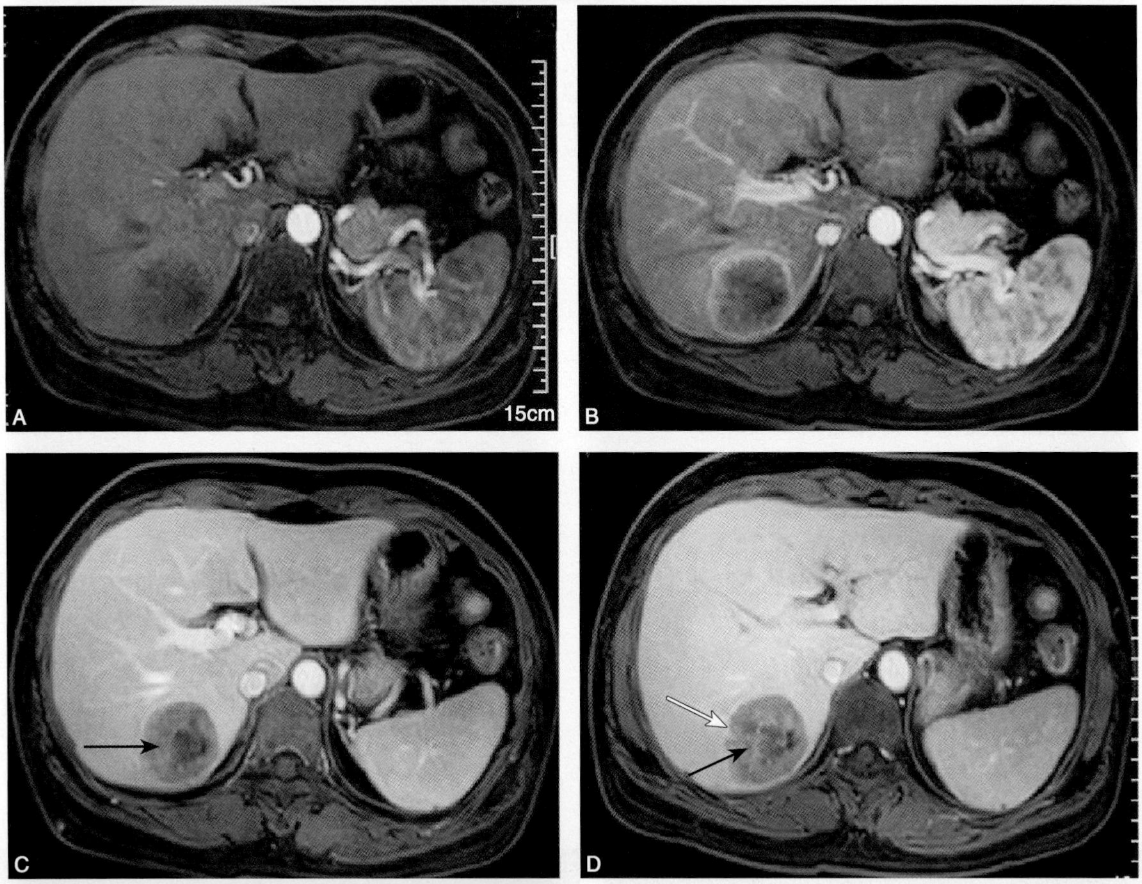

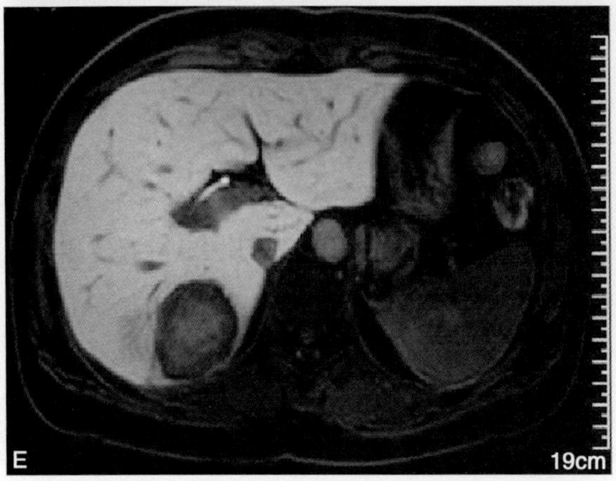

图 3-56 肝右后叶混合型肝癌
A. 增强扫描示肝右后叶上段病灶动脉早期强化不明显；B. 动脉晚期外周明显强化；C. 门静脉期及平衡期中央延迟强化，外周强化廓清；D. 平衡期伴假包膜征（白箭）；E. 肝胆特异期中央强化较前更明显，外周未摄取钆塞酸二钠呈更低信号，形成靶征

3

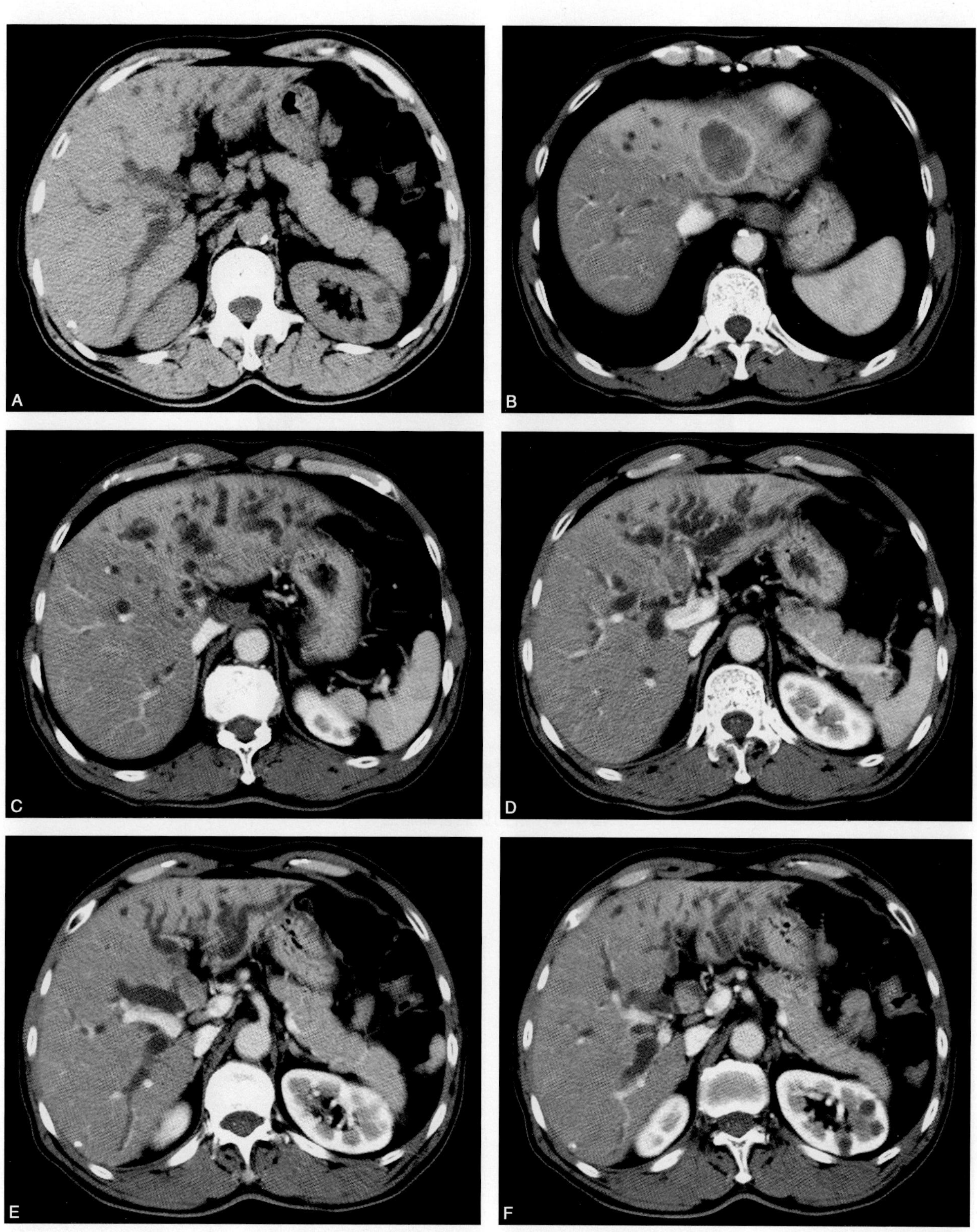

图 3-62 肝左叶肝细胞肝癌侵犯肝门部胆管的 CT 表现

A. CT 平扫示肝内胆管扩张，肝门部左右肝管汇合处可见不规则团块状软组织肿块；B. CT 增强扫描示肝左叶原发灶，内部强化欠均匀，边缘环形强化；C. CT 增强扫描示肝内胆管扩张，以肝左叶为著；D. CT 增强扫描示肝内胆管扩张呈软藤状，以肝左叶为著；E、F. CT 增强扫描示肝内胆管扩张呈软藤状，肝门部左右肝管汇合处可见不规则明显强化团块状软组织肿块

3

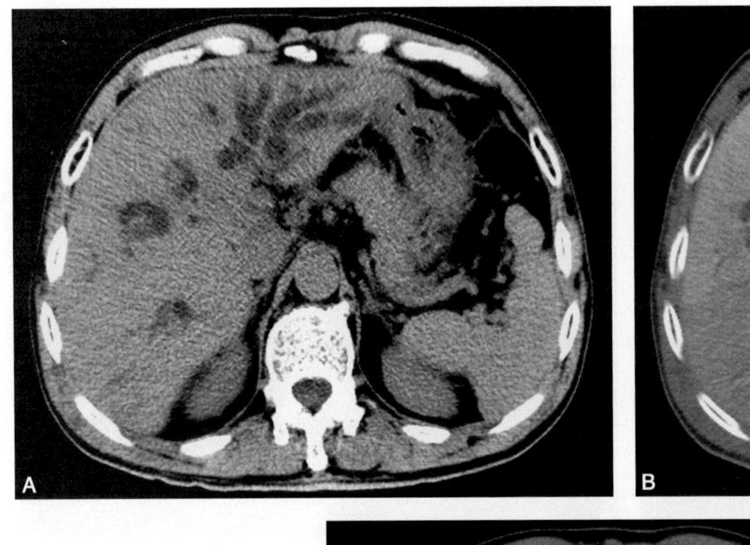
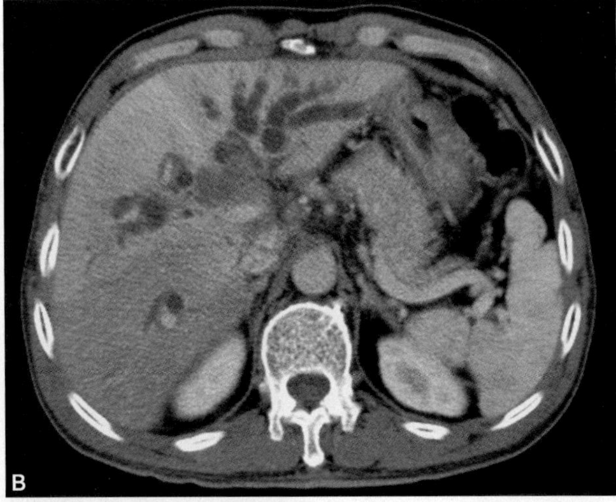
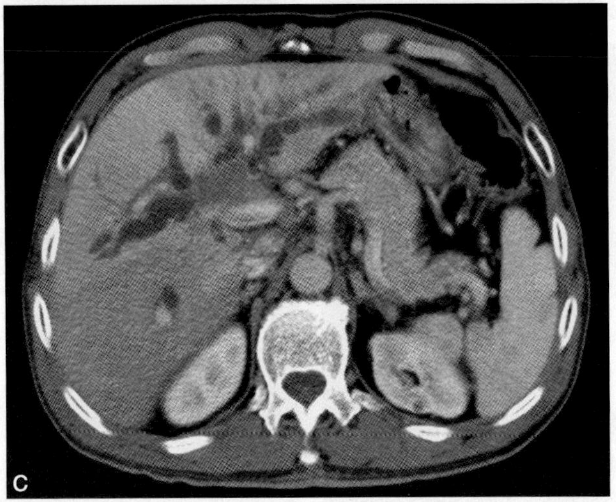

图3-63 肝门区胆管细胞癌

A. CT平扫示肝内胆管扩张；B、C. CT增强扫描示肝门部不规则软组织肿块影，边界欠清，增强扫描强化程度低于肝实质，肝内胆管扩张呈软藤状，以肝左叶为著

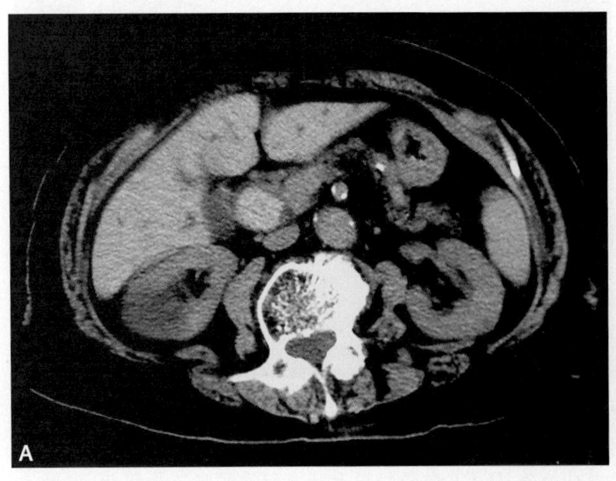
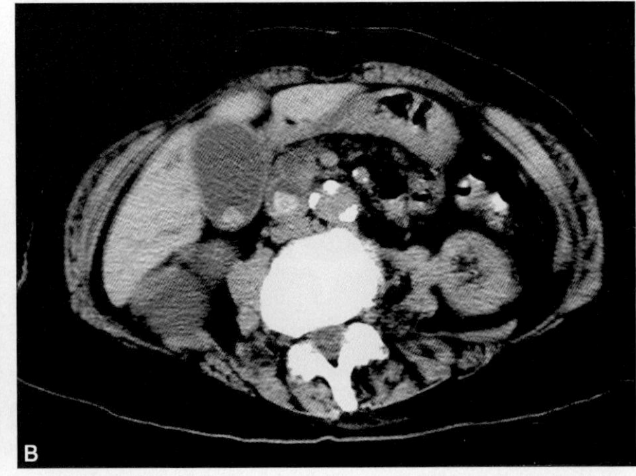

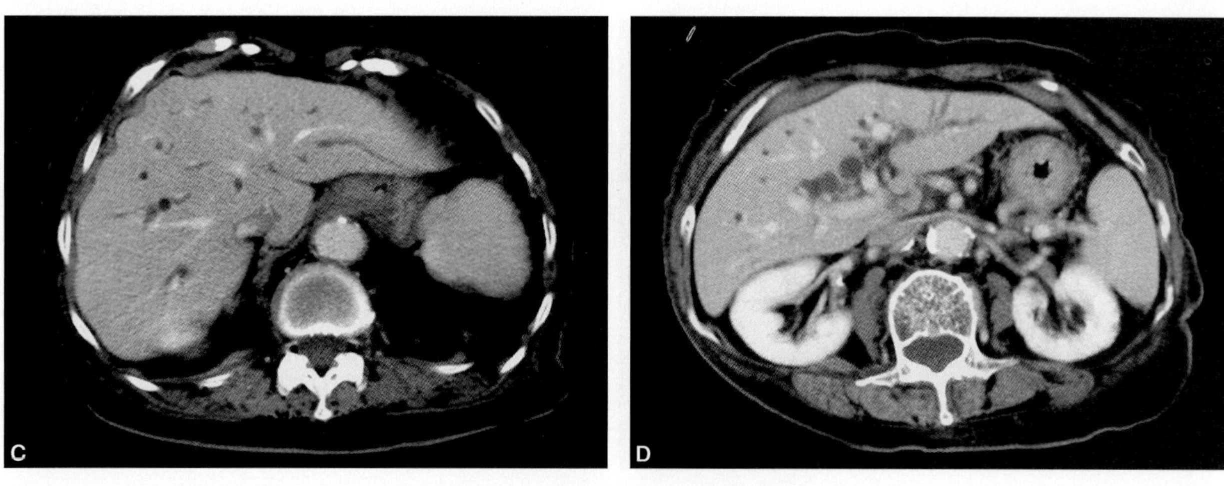

图 3-64 胰腺上段梗阻的 CT 表现

A. CT 平扫示胆总管胰腺上段内一枚较大类圆形高密度结石;B. 不同层面 CT 平扫示胆总管胰腺上段内结石,肝外胆管扩张,胆囊增大,胆囊结石;C. CT 增强扫描示肝内胆管明显扩张;D. 不同层面 CT 增强扫描示肝内胆管明显扩张

A
B
C
D

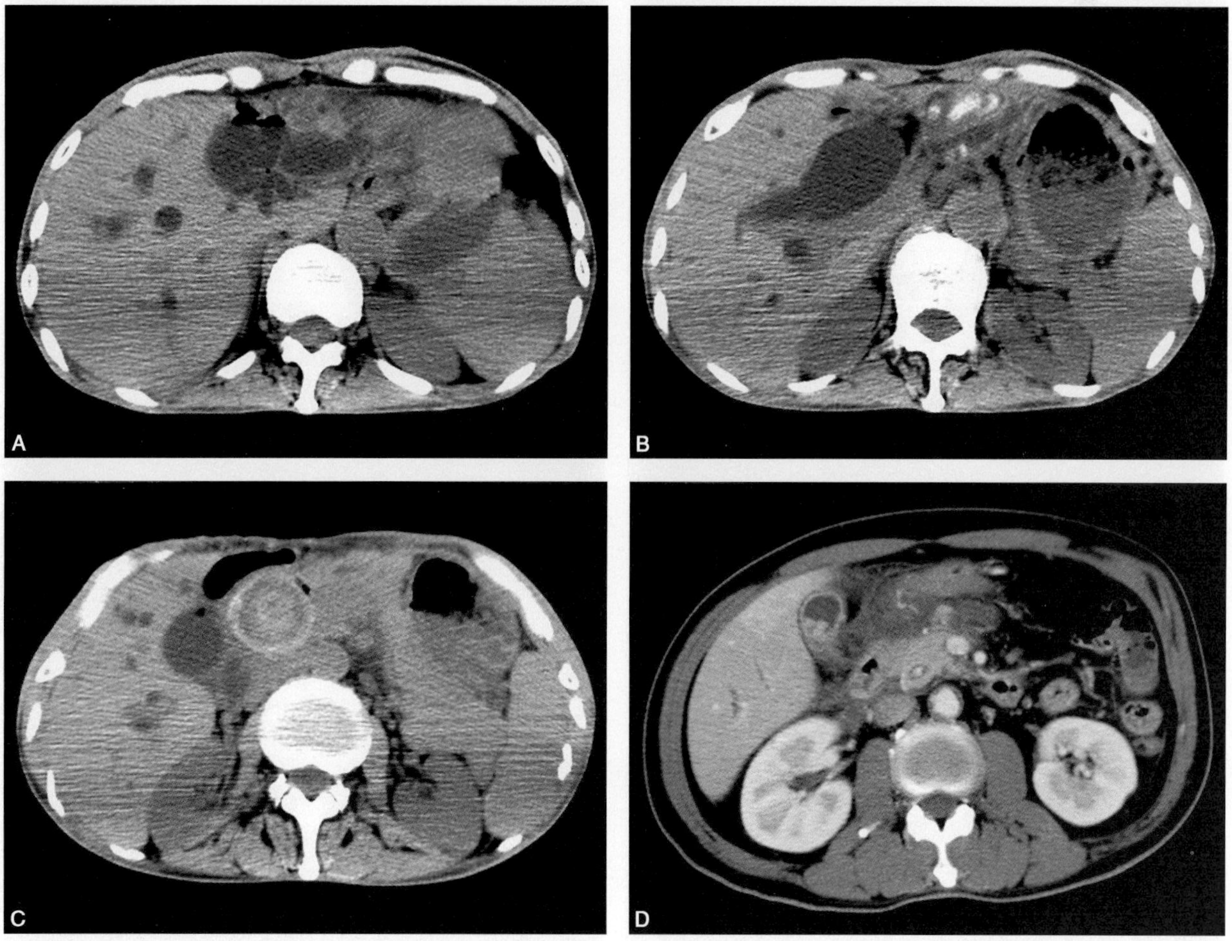

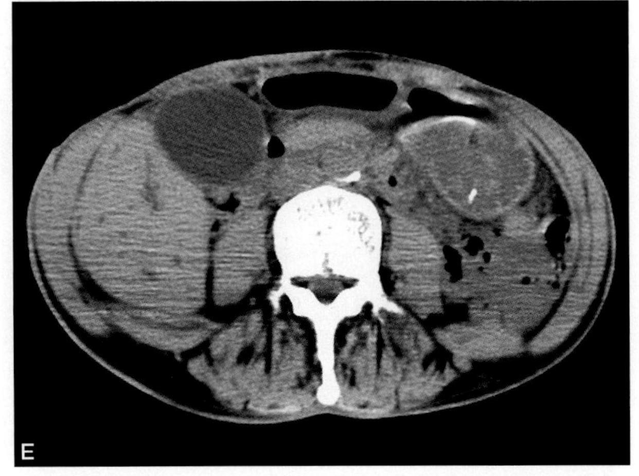

图 3-65　胰腺段梗阻的 CT 表现

A. CT 平扫示肝内胆管明显扩张；B. 不同层面 CT 平扫示肝内胆管明显扩张；C. CT 平扫示胆总管胰腺段一枚同心圆状高密度结石，其以上肝内外胆管扩张；D. 不同层面 CT 平扫示胆总管胰腺段内结石影，其以上肝内外胆管扩张；E. 梗阻水平位于胆囊管开口以下，胆囊体积增大

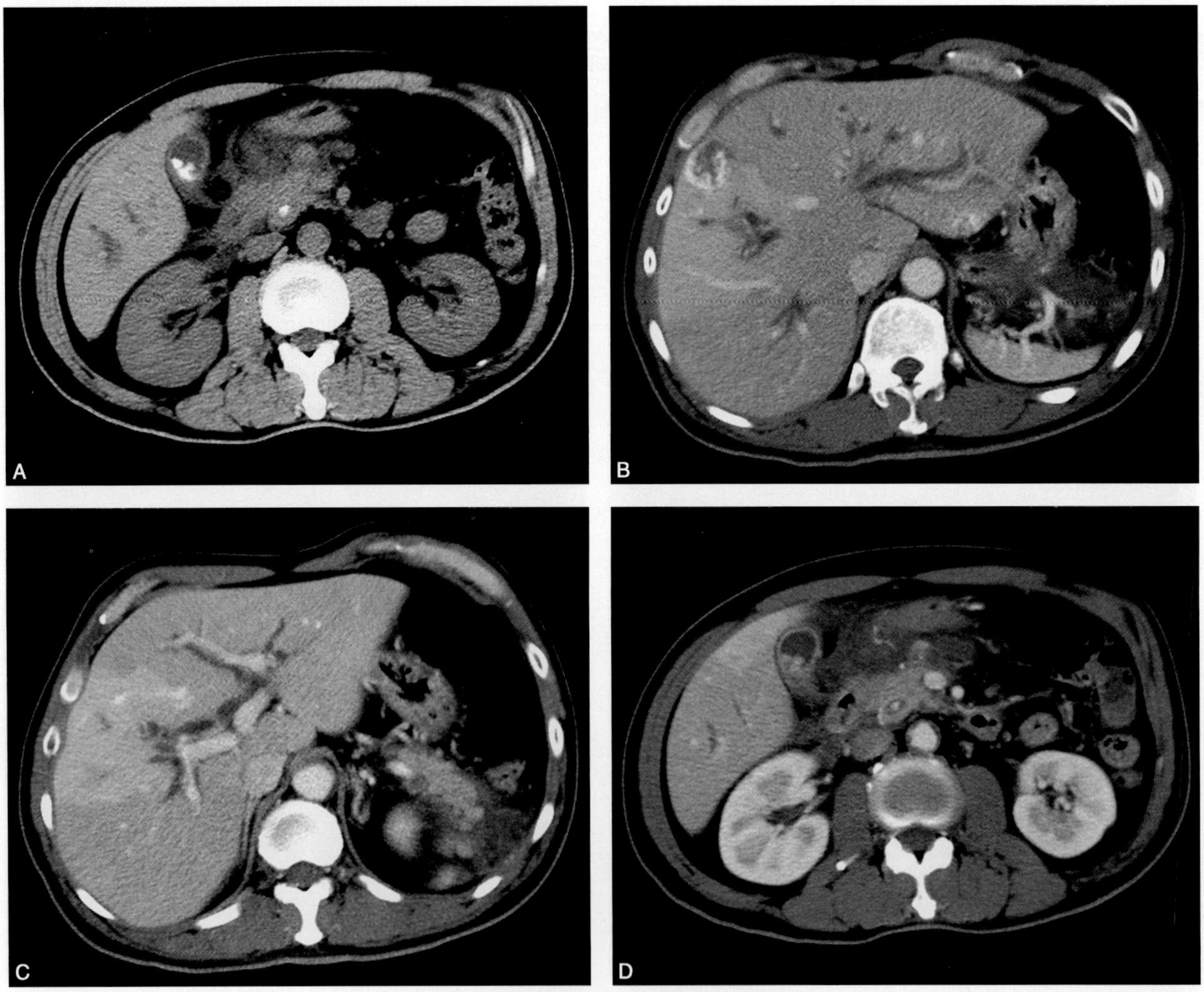

图 3-66　胆总管胰腺段结石的 CT 表现

A. CT 平扫示胆总管胰腺段内一枚高密度小结石，合并胆囊结石，胆囊炎（胆囊壁增厚）；B、C. CT 增强扫描示肝内胆管呈枯枝状扩张；D. CT 增强扫描示胆总管胰腺段结石，胆总管扩张，胆囊结石，胆囊壁增厚，强化

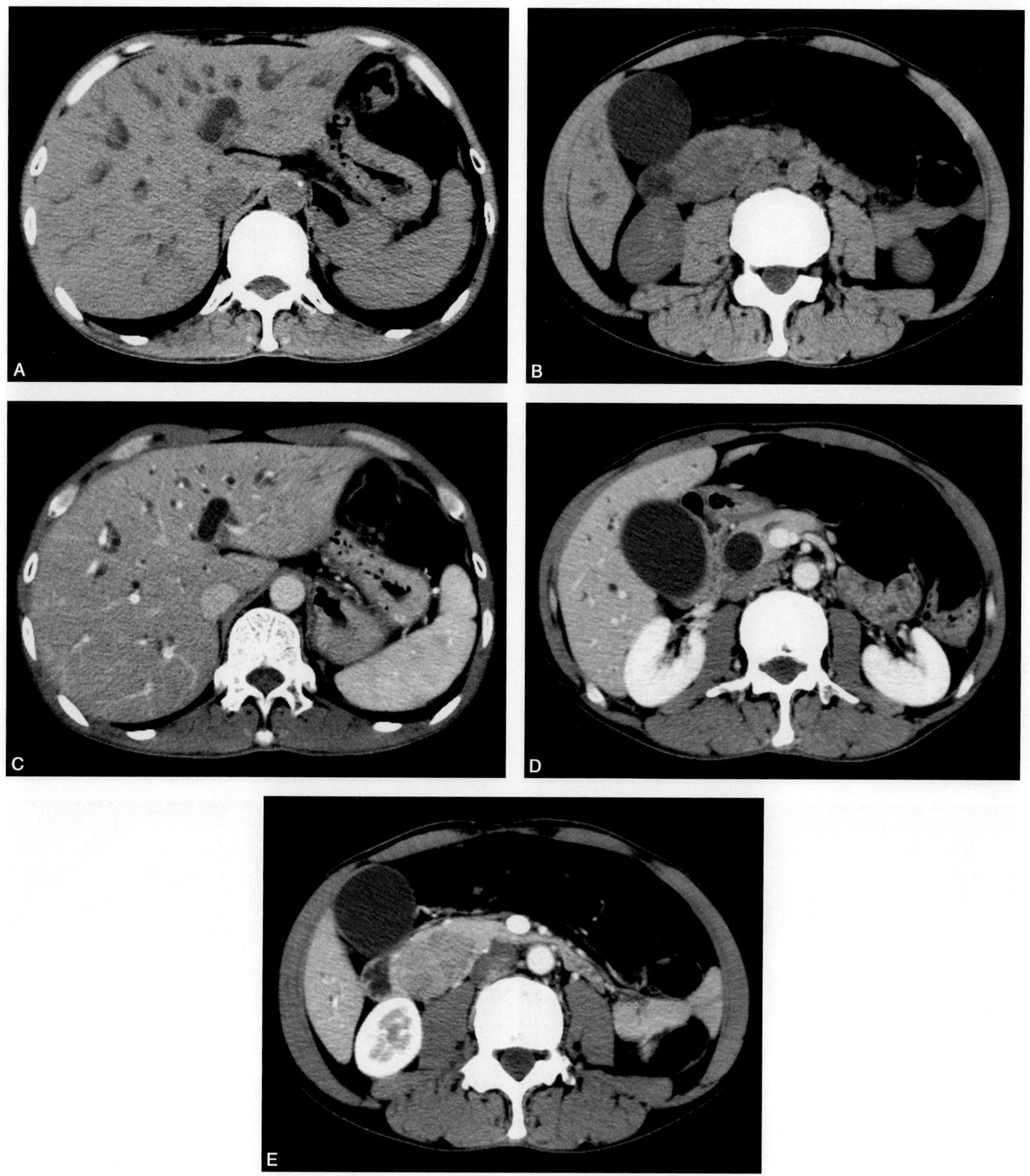

图 3-67 胆总管下段-十二指肠壶腹占位

A. CT 平扫示肝内胆管扩张；B. CT 平扫示胆囊增大，胆总管下段见一较大软组织肿块影；C、D. CT增强扫描示肝内胆管扩张，胆囊体积增大，胰管轻度扩张；E. CT 增强扫描示胆总管下段类椭圆形软组织肿块影不均匀明显强化

3

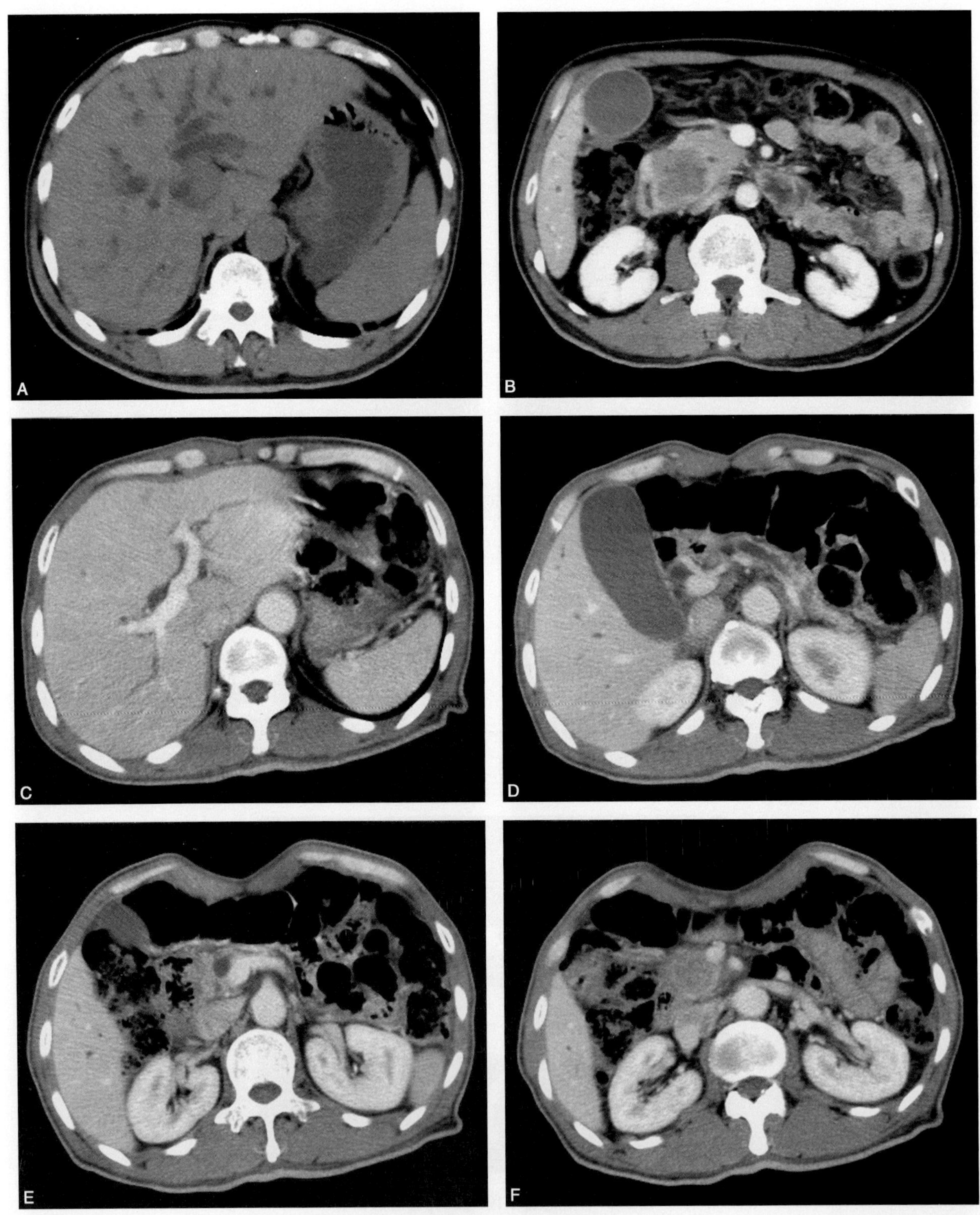

图3-68 壶腹段梗阻(胰头癌)CT表现

A. CT平扫示肝内胆管扩张;B. CT平扫示胰头肿大,可见一类圆形等密度肿块影;C. CT增强扫描示肝内胆管扩张;D. CT增强扫描示胆囊肿大,肝内外胆囊轻度扩张,胰管扩张;E. 肝内外胆囊轻度扩张,胰管扩张;F. CT增强扫描示胰头部见类圆形软组织肿块影强化,边界欠清

度为主；而当胆管扩张呈软藤状、中重度扩张时，多为恶性肿瘤所致。梗阻部位越高（越靠近肝门部）为恶性肿瘤的可能性越大；梗阻发生在胰腺段和壶腹段时，肿瘤与结石均可出现。

（一）扩张肝内胆管的程度和形态

1. 扩张肝内胆管的程度　①轻度：扩张肝内胆管仅位于近肝门区内带，肝内胆管直径达5mm，胆管走行仍较平直；②中度：扩张肝内胆管达肝实质中带，5mm<肝内胆管直径≤9mm；③重度：扩张肝内胆管达肝实质外带，肝内胆管直径>9mm，大部分肝管走向比较迂曲。

2. 肝外胆管梗阻程度　轻度肝外胆管扩张时，肝外胆管仍保持细长的“纺锤状”，即基本保持肝外胆管两端直径略小于中间段的特征。肝外胆管的直径在8～10mm之间。肝外胆管轮廓清楚但断面上不饱满。

中度肝外胆管扩张：介于轻、重度肝外胆管扩张之间。

重度肝外胆管扩张：肝外胆管失去细长“纺锤状”特征，肝外胆管断面上有饱满感，肝外胆管的直径≥15mm。

3. 扩张肝内胆管的形态　①枯枝状（图3-69）：仅于肝门附近见少数胆管显影呈细条状，由近及远逐渐变细；②残根状：肝内胆管近端扩张较显著，而远端突然变细；③软藤状（图3-70）：肝内胆管从肝门向肝脏周围扩张，走行迂曲。

（二）扩张肝外胆管末端变化

1. 扩张肝外胆管突然中断或不规则变细　CT图像上，扩张肝外胆管变细或消失，当出现这一现象，未见梗阻端阳性结石影时，高度提示恶性梗阻；并有梗阻端肿块者或管壁不规则增厚>4mm时均为恶性，具有鉴别诊断意义（图3-71、图3-72）；MRCP

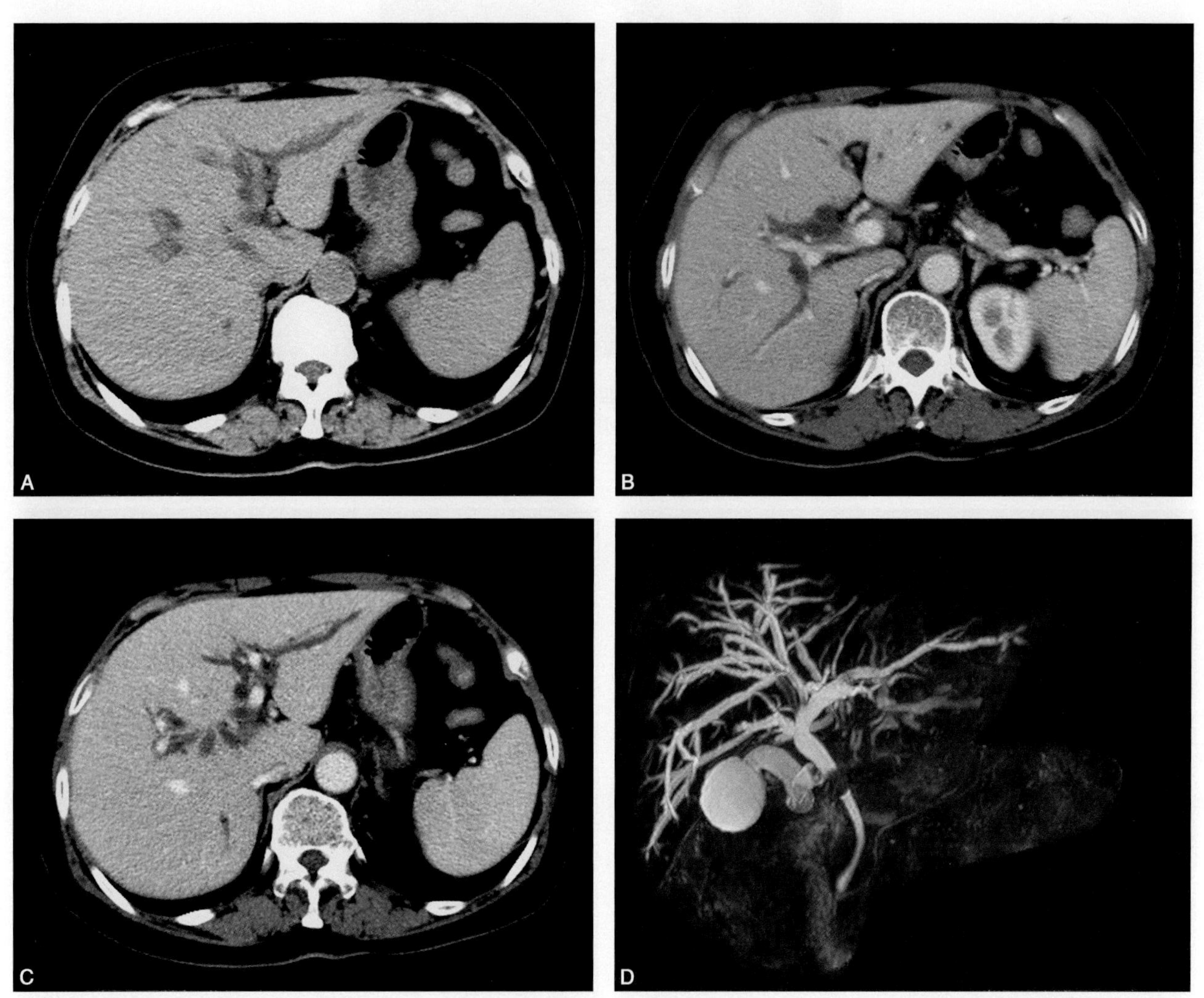

图3-69　肝内胆管枯枝状扩张

A. CT平扫示肝内胆管枯枝状扩张；B、C. CT增强扫描示肝内胆管枯枝状扩张；D. MRCP示肝内胆管枯枝状扩张，胆总管中上段可见一类圆形充盈缺损（胆总管结石）

3

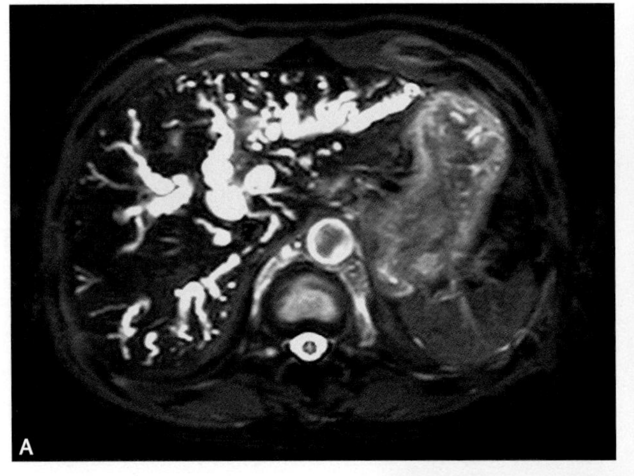

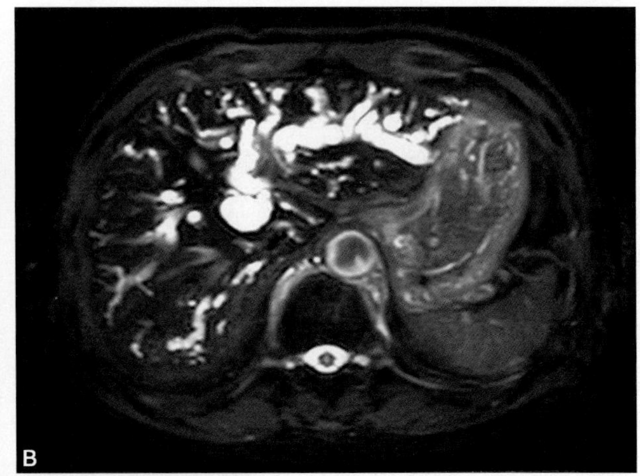

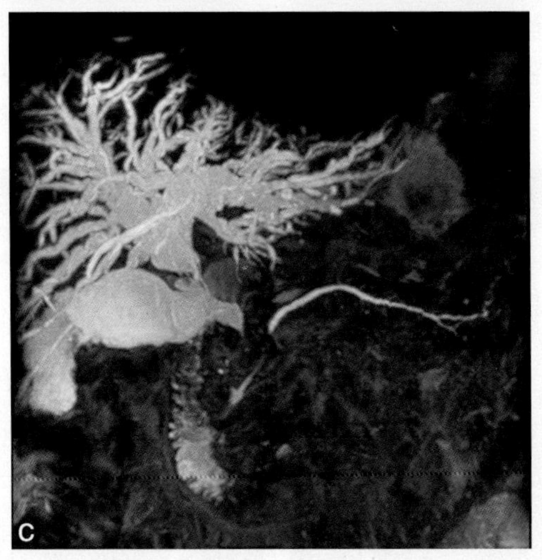

图 3-70 **肝内胆管软藤状扩张**

A、B. T2WI 示肝内胆管软藤状扩张；C. MRCP 示肝内胆管软藤状扩张，胆囊肿大

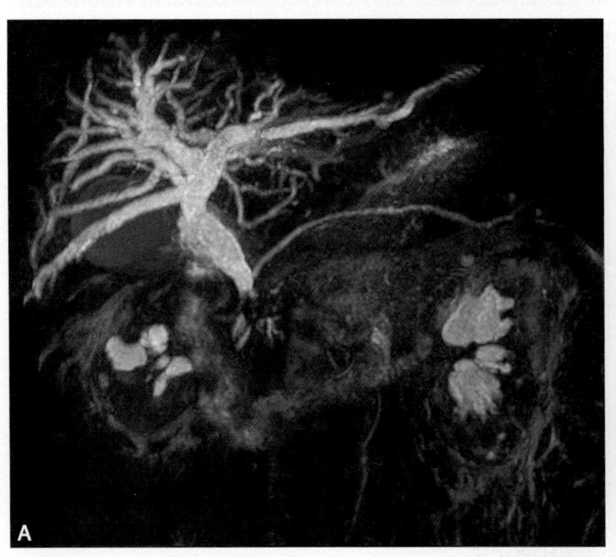

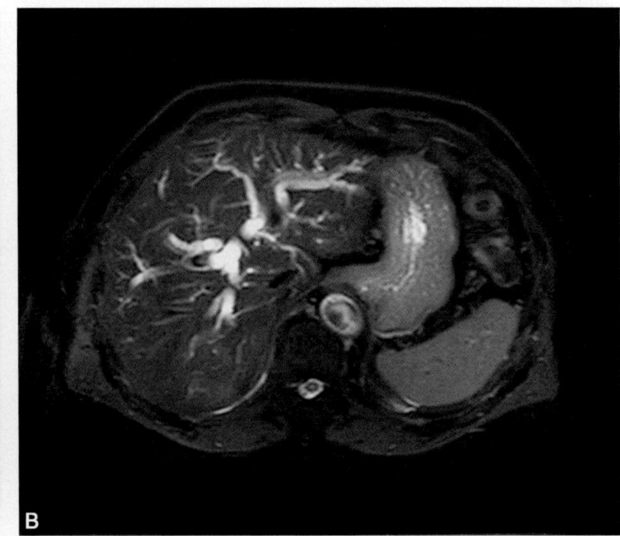

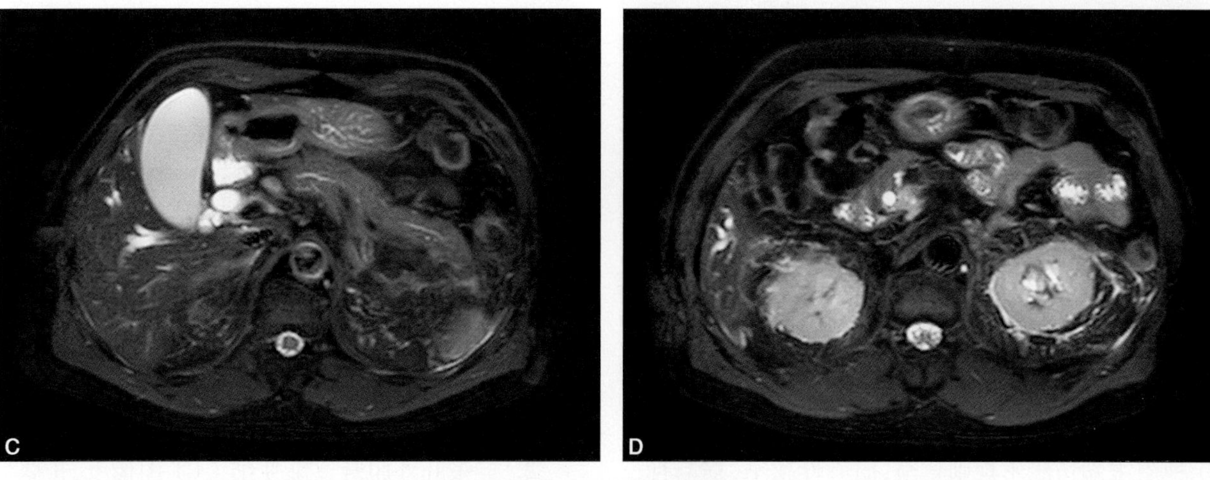

图 3-71 胰头导管腺癌

A. MRCP 示胆总管胰腺段突然截断，肝内外胆管扩张；B. T2WI 示肝内胆管扩张；C. T2WI 示胆囊肿大，胆总管上段扩张；D. 梗阻末端未见结石

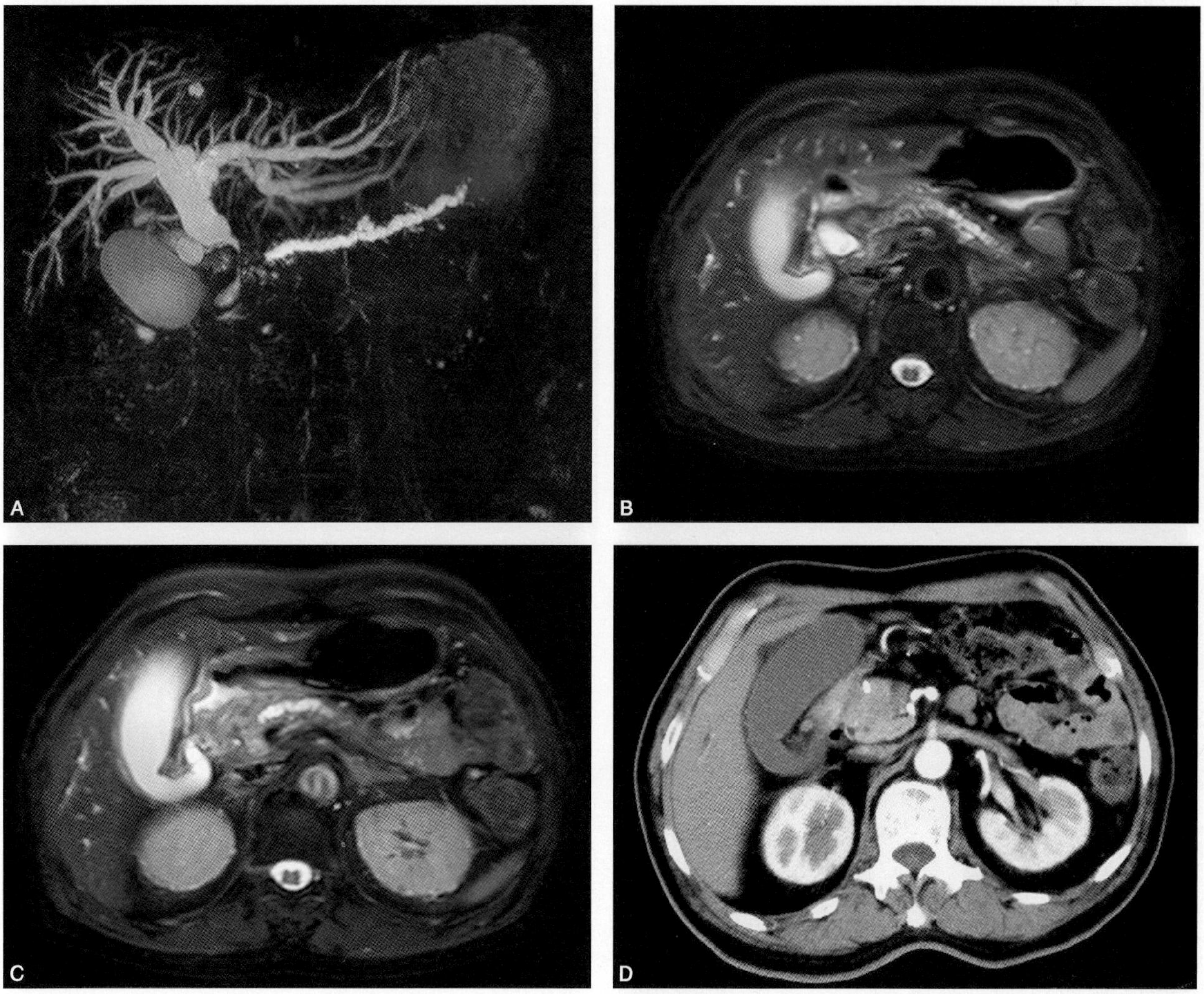

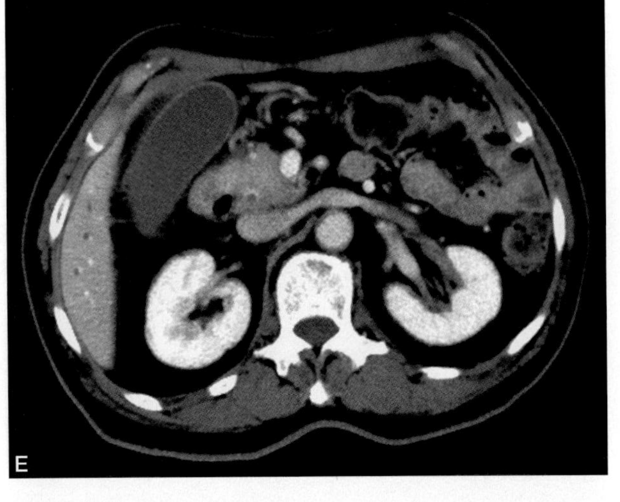

图 3-72 壶腹部腺癌侵犯胰头
A. MRCP 示胆总管下段不规则狭窄、变细，可见不规则充盈缺损，肝内外胆管扩张，胆囊增大；B、C. T2WI 示胆囊增大，胆总管扩张，胆总管下段突然变细；D. CT 增强扫描示胰头肿大，增强扫描强化欠均匀，见小片状低强化区；E. 不同层面 CT 增强扫描示胰头部肿物

显示梗阻末端边缘不规则狭窄，向心性狭窄，横断性狭窄多为恶性狭窄，而偏心性或杯口状狭窄除见于胆管癌外，易见于结石（图 3-73），此时增强扫描有无强化及管壁增厚成为鉴别点，结石无强化，而胆管癌在梗阻端多有不同程度强化。

2. 扩张肝外胆管逐渐变细　CT 图像上，扩张胆管由大变小逐渐过渡，范围在 3cm 以上时。此为良性梗阻的特征（图 3-74），如炎症。

3. 梗阻端肿块　梗阻端出现肿块多为恶性肿瘤，少数为慢性胰腺炎。前者多伴有肿块内坏死、胰

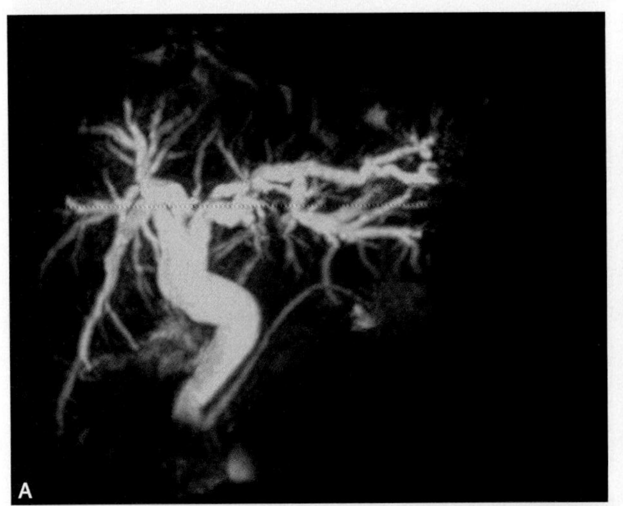

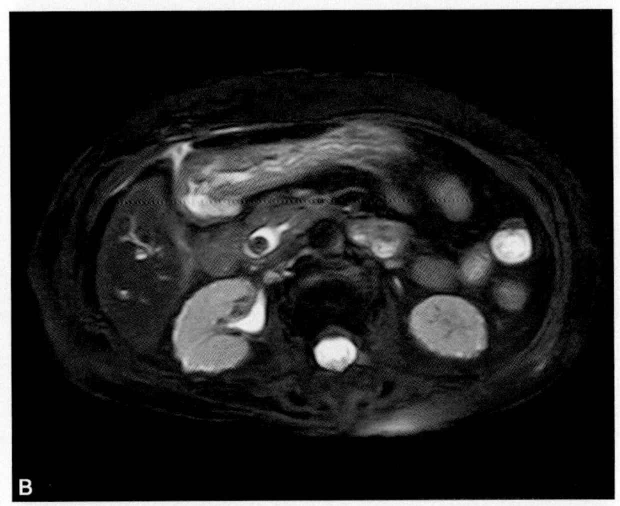

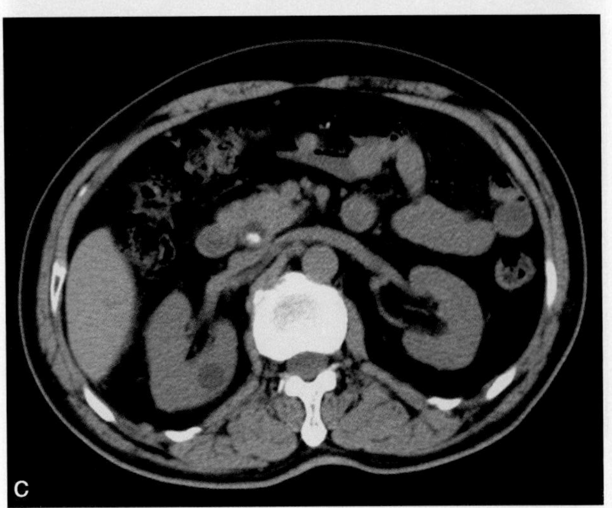

图 3-73 胆总管下段结石 CT 及 MRI 表现
A. MRCP 示胆总管下段突然截断，其以上肝内外胆管扩张；B. T2WI 示梗阻末端一枚短 T2 信号结石影；C. 示靶征（高密度结石位于充满低密度胆汁的扩张的胆总管中）

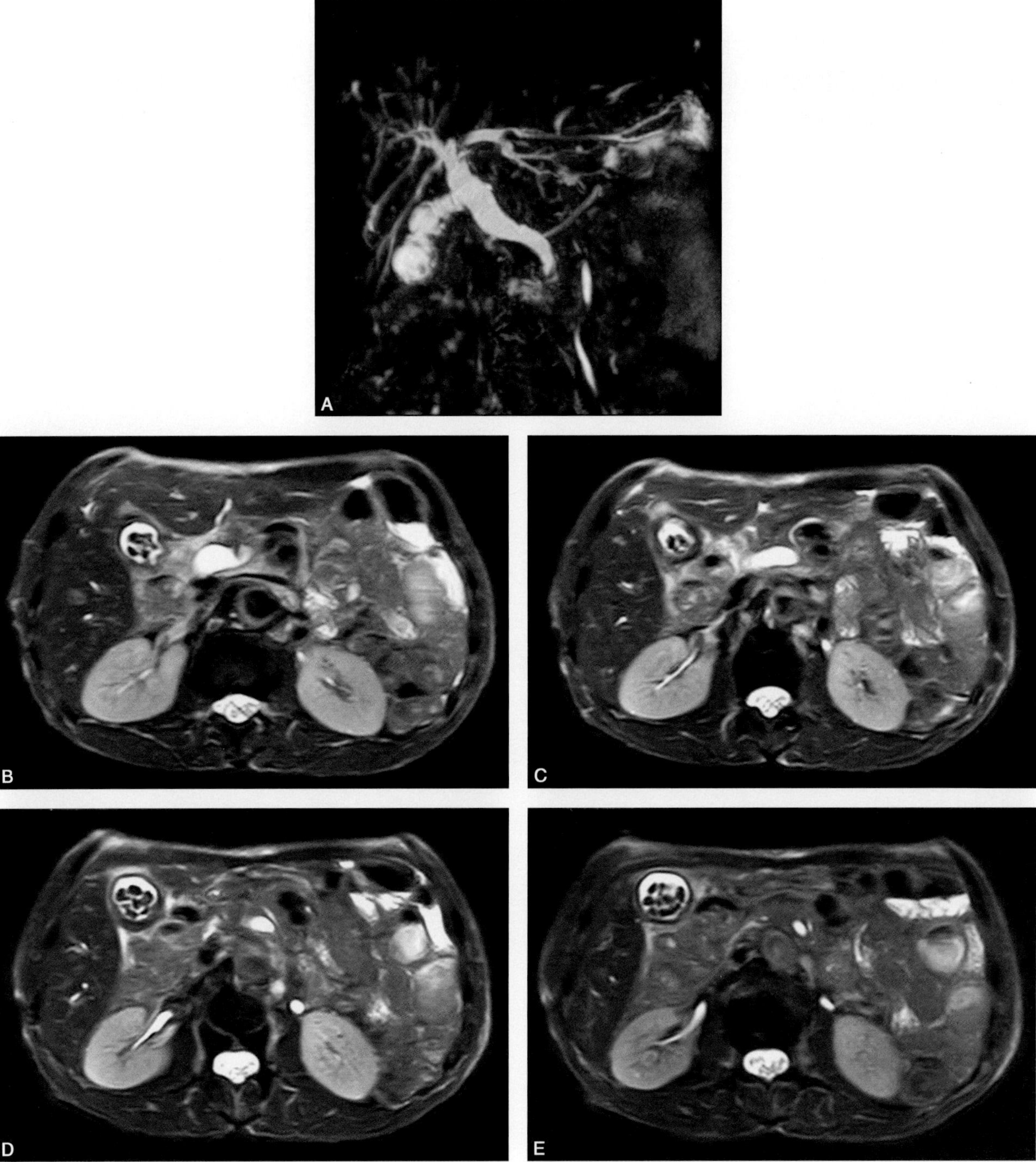

图 3-74　胆管炎

A. MRCP 示胆总管上段扩张胰腺段开始逐渐变细呈鸟嘴状，肝内胆管轻度扩张，肝内胆管、胆囊内可见结石；B. T2WI 示胆总管胆总管上段扩张；C. T2WI 示胆总管中段开始变细；D、E. T2WI 示胆总管中下段逐渐变细

周脂肪间隙模糊，后者伴有胰腺钙化、胰管串珠状改变。

四、梗阻性黄疸 CT 和 MRI 分析注意要点

（一）早期梗阻

一般胆管阻塞后，需经一定时间才会出现胆管的扩张。因此临床上出现黄疸体征及相应的生化改变时，尚未形成 CT 及 MRI 可见的胆管扩张，应注意随访观察。根据文献报道，梗阻性黄疸发生 2 周以后，影像学上均可显示胆管扩张。

（二）合并弥漫性肝硬化等肝病的胆管梗阻

弥漫性肝硬化、肝癌等因肝脏炎症、组织纤维化或肿瘤组织肝内广泛的浸润可造成肝内胆管扩张受阻。因此，当合并肝外胆管阻塞时，CT 及 MRI 并不显示肝内胆管的明显扩张，特别是在疾病的早期，此阶段判断黄疸是否为梗阻性往往比较困难。

（全显跃　韩丽莹）

第四章

腹部医学 CT 图像三维可视化简介

第一节　概　述

一、腹部医学 CT 图像三维可视化的基本流程

由于腹部医学 CT 图像的三维可视化是一个新的研究领域，它自身的特点决定不能应用传统的基于光强度的光学图像的处理方法来研究，因此，必须提出新的、有针对性的理论和方法来进行研究。本章介绍具有我国独立自主知识产权的腹部医学 CT 图像三维可视化系统（MI-3DVS）的研制、流程及其特征。

4

医学 CT 序列图像的三维可视化的研究内容包括：医学 CT 数据获取、数据预处理、医学图像分割、三维可视化。其基本的处理流程如图 4-1 所示：

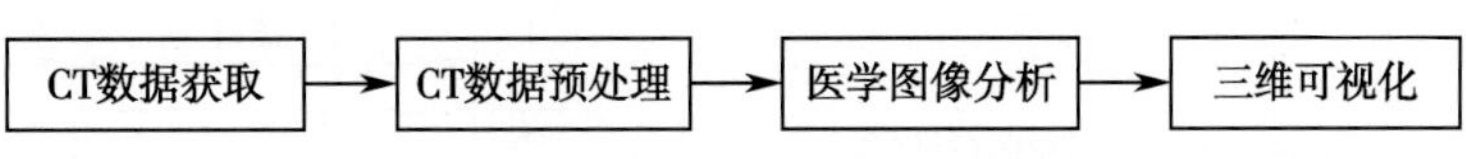

图 4-1　CT 数据三维重建及可视化流程图

二、腹部医学 CT 图像三维可视化设计的基本技术

（一）腹部医学 CT 数据的获取

医学 CT 数据的获取不同于一般光学图像数据的获取。目前，医学 CT 数据是通过射线层析成像技术来获取的。因此，要对 CT 数据进行富有成效的后处理工作，必须能够取得高质量的 CT 数据。

（二）数据预处理技术

医学图像与普通图像比较，本质上具有模糊性和不均匀的特点，因而需要图像预处理技术对 CT 数据进行各种预处理，以期得到较好的显示效果，突出目标区域，进而为下一步的分割做好准备工作。针对 CT 图像，常做的预处理有调节灰度窗、增强、图像格式转化等。

（三）医学图像分割

医学图像结构复杂，不同组织及其各组织之间具有灰度上的含糊性和不确定性。某些人体组织或者器官之间的边界人眼很难区分。为弥补医学图像的这些弱点，准确地分辨医学图像中的正常组织结构和异常组织结构，需要对医学图像进行分割。在医学应用中，图像分割具有重要的特殊意义。图像分割是提取影像图像中特殊组织的定量信息不可缺少的手段，在可视化实现中，图像分割也起着关键的作用。

常用的分割方法有：基于阈值的图像分割、交互式图像分割、基于活动轮廓或者形变模型的分割等。针对不同的医学图像和待分割的图像特点，可以选择不同的分割方法。

（四）医学图像的三维可视化技术

三维可视化实现中有两种绘制技术：表面绘制和直接体绘制。

面绘制方法首先从三维数据场抽取出物体轮廓的值，然后根据该值从三维数据场构造出中间几何图元（如曲面、平面等），再由传统的计算机图形学技术实现画图绘制。这类算法的典型代表为移动立方体方法（marching cubes）。这种方法可以产生比较清晰的等值面图像，图像进行旋转变换时不需要重新遍历体数据，而且可以利用现有的图形硬件实现绘制功能，使图像生成及变换速度快。但是该方法构造出的可视化图形不能反映整个原始数据场的全貌及细节，不能处理模糊边界的情况，只能提供物体的一个薄的外壳。另外，随着体数据规模的越来越大，产生数目巨大的中间几何图元，需要很大的内存空间，绘制速度也很慢。

体绘制方法不需要构造中间几何图元，把体数据直接投射到图像平面，以得到体数据的全貌及细节。典型的此类方法是光线投射法（ray casting），该方法特别适合于像云雾、流体、大脑软组织、气体等

无固定形状的体数据集的图像生成，可以产生高质量的、有真实感的图像。缺点是每生成一幅图像都要重新遍历体数据，十分费时。

三、腹部医学图像三维可视化系统的组成

腹部医学图像三维可视化系统分成三个部分，分别是：①腹部医疗中心数据库；②医学图像处理中心；③计算机仿真手术平台（图 4-2）。

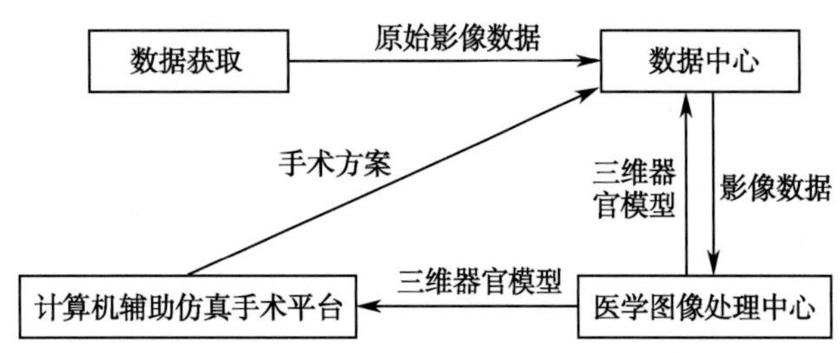

图 4-2 腹部医学图像三维可视化系统的运作示意图

四、腹部医学图像三维可视化系统的优势

1. 系统数据来源于当前先进的 64 层螺旋 CT；

2. 图像数据处理与仿真手术间通过 STL 文件紧密联系起来；

3. 虚拟仿真手术是基于具有二次开发权的 PHANTOM 力反馈设备，能真正形成力学触觉反馈；

4. 图像储存中心可以对患者数据进行数据挖掘和模式识别的研究。

第二节 图像配准、分割及三维重建

一、图像配准

图像配准，是指对于一幅图像寻求一种或一系列空间变换，使它与另一幅图像上的对应点达到空间位置上的一致。图像配准的主要目的是去除或者抑制待配准图像和参考图像之间几何上的不一致，包括平移、旋转和形变等。它是图像分析和处理的关键步骤，是图像对比、数据融合、变化分析和目标识别的必要前提。

由于本篇章研究采用患者三期 CT 扫描数据（静脉期、门静脉期和动脉期），虽然扫描的层数相同，但是扫描顺序不同，为此需要对三期数据进行图像配准，才能达到最终肝脏及其内部管道的完全一致的融合。

现有的图像匹配算法可分为两类：基于图像几何特征的匹配和基于像素灰度值的匹配。在充分利用 CT 影像数据特点的基础之上，再结合目前已有的模板匹配算法，提出一种基于 CT 图像相似性的三期肝脏数据的配准算法，有效地实现了三期肝脏数据的配准及融合。

（一）模板匹配算法

所谓模板匹配，是根据已知的图像模块（模板图）在另一幅图像（搜索图）中寻找相应或相近模块的过程，即先给定一幅图像，然后在另外一幅图像中查到这幅图像，如果找到，则匹配成功；否则，若在被搜索的图中有待搜索的模板，且同模板有一样的尺寸和方向，则可以通过相关函数的计算来找到模版图及其在被搜索图中的坐标位置。简言之，就是在被搜索图中找出与模板图像最相近的子图及其位置（图 4-3）。

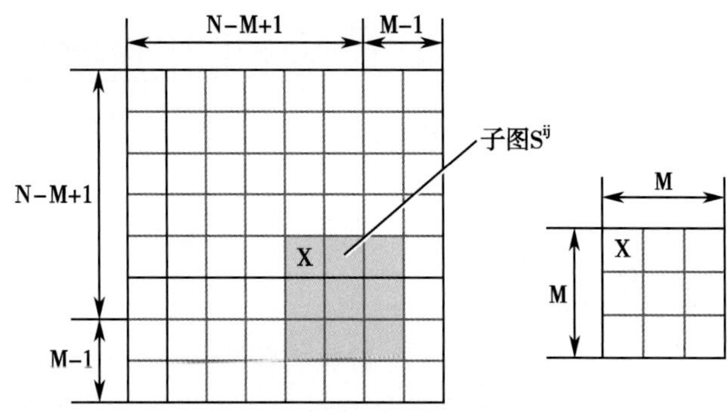

图 4-3 搜索图（a）及模板（b）

设模板 T 在被搜索图 S 上平移，模板覆盖下的搜索子图叫做子图 $S^{i,j}$，i，j 是此子图左上角像素点在 S 中的坐标，定义为参考点。图中 i 和 j 的取值范围是：$1 \leqslant i,j \leqslant N-M+1$；衡量模板 T 和子图 $S^{i,j}$ 的相似程度的相关函数可以通过下面的相似性度量得出：

设：

$$D(i,j)=\sum_{m=1}^{M}\sum_{n=1}^{M}[S^{i,j}(m,n)-T(m,n)]^2 \quad (1)$$

展开上面第一个式子得：

$$D(i,j)=\sum_{m=1}^{M}\sum_{n=1}^{M}[S^{i,j}(m,n)]^2-2\sum_{m=1}^{M}\sum_{n=1}^{M}S^{i,j}(m,n)\times T(m,n)+\sum_{m=1}^{M}\sum_{n=1}^{M}[T(m,n)]^2 \quad (2)$$

式中，右边第 3 项表示模板总能量，是一个与（i，j）无关的常数；第 1 项是模板覆盖下的待匹配子

图的能量，它随(i,j)的位置而缓慢地改变；第2项表示的是模板和子图的互相关系，随(i,j)的改变而改变。当T和$S^{i,j}$匹配时此项取值最大。因此可以定义相关函数为：

$$R(i,j)=\frac{\sum_{m=1}^{M}\sum_{n=1}^{M}S^{i,j}(m,n)\times T(m,n)}{\sum_{m=1}^{M}\sum_{n=1}^{M}[S^{i,j}(m,n)]^2} \tag{3}$$

归一化为：

$$R=\frac{\sum_{m=1}^{M}\sum_{n=1}^{M}S^{i,j}(m,n)\times T(m,n)}{\sqrt{\{\sum_{m=1}^{M}\sum_{n=1}^{M}[S^{i,j}(m,n)]^2\}}\sqrt{\{\sum_{m=1}^{M}\sum_{n=1}^{M}[T(m,n)]^2\}}} \tag{4}$$

当模板和搜索子图一致时，有R(i,j)=1，否则R(i,j)<1。显然R(i,j)越大，模板T和子图$S^{i,j}$就越相似。

（二）配准步骤

步骤1：导入动脉期CT图片（共396张）到系统中，随机取一张作为模板（图4-4）。

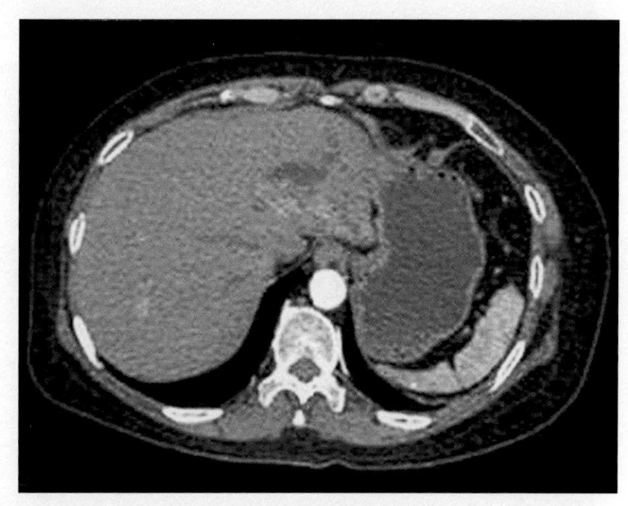

图4-4　**动脉期图像**

步骤2：调用模板匹配算法，用步骤1中的模板跟静脉期和门静脉期的所有图片（每期都是396张图片）进行匹配，得到的相似性曲线（图4-5）。

从步骤2的两幅曲线图可以看出，在静脉期中与模板最相似的是第297张图片，而在门静脉期中与模板最相似的是第101张图片。由人的生理结构及CT扫描要求决定，如果静脉期所有图片与模板相匹配，相似值最大的应该也是第101张左右，而实验结果是第297张。可以肯定静脉期图像的扫描顺序和动脉期及门静脉期图像的扫描顺序是相反的。

步骤3：对三期肝脏图像进行三维重建，如下图4-6所示：

二、图像分割

（一）医学图像分割常用方法的主要类型

1. 基于像素的方法　这种方法仅仅考虑图像中像素本身，而没有利用图像中其他信息，比如空间位置信息、纹理信息等，因此这种方法一般用于图像

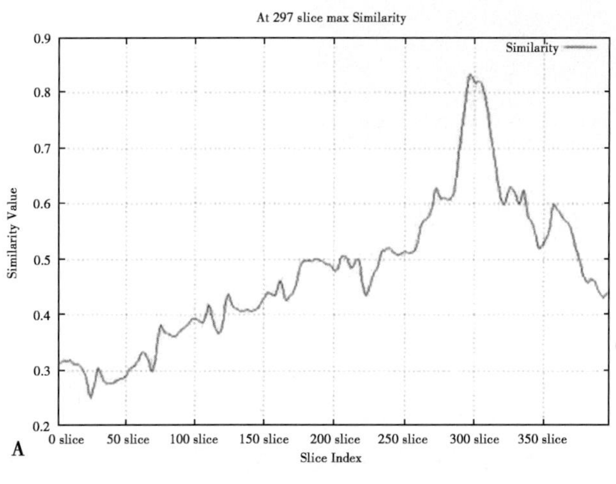

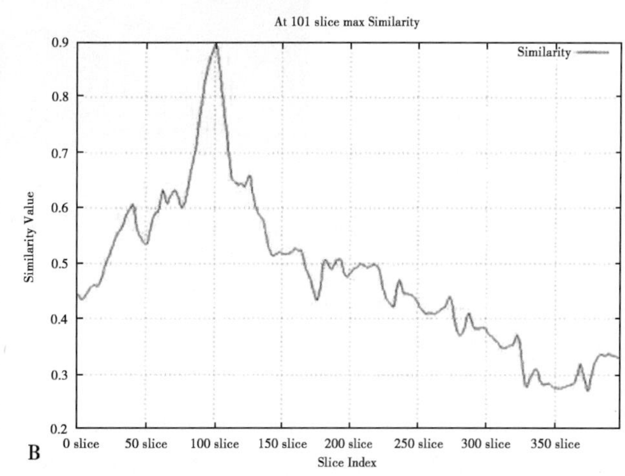

图4-5　**匹配相似性曲线图**

A. 模板与静脉期匹配；B. 模板与门静脉期匹配

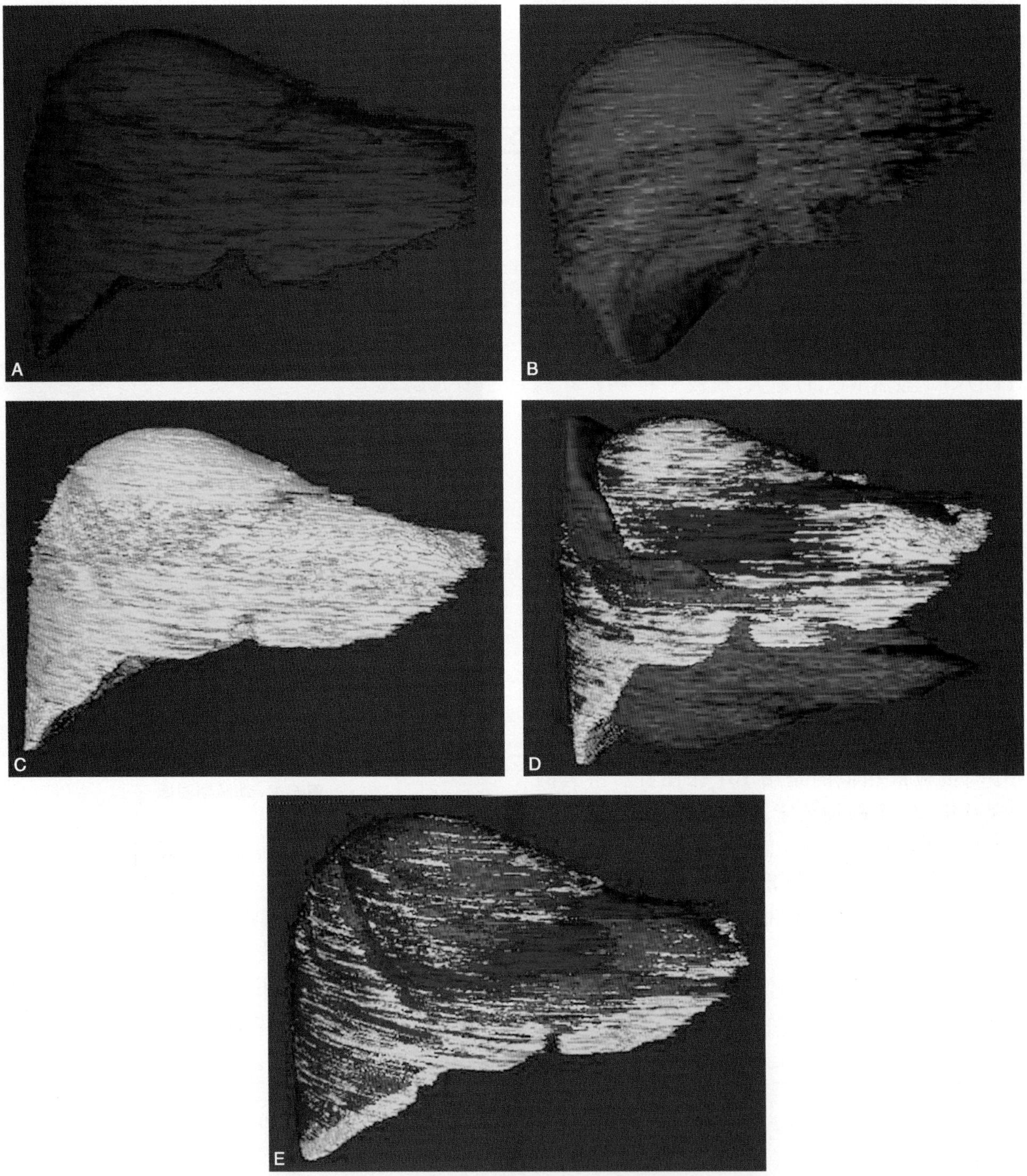

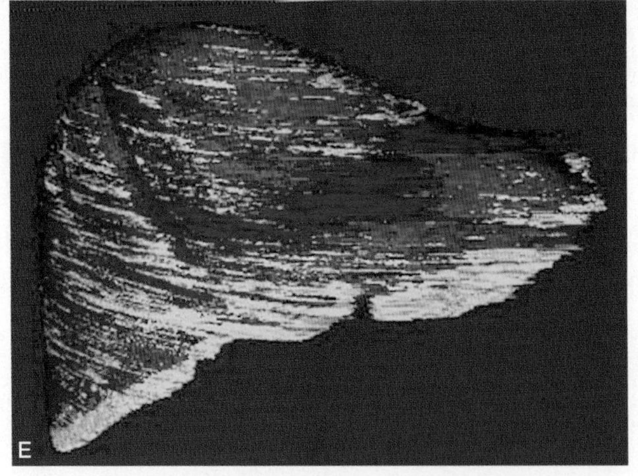

图 4-6 三期肝脏图像进行三维重建

A. 动脉期肝脏；B. 静脉期肝脏；C. 门静脉肝脏；D. 配准前结果；E. 配准后结果

的前期预处理。

2. 基于区域的方法 这类方法除了利用像素本身信息外，还同时考虑到像素之间的空间位置关系，分割结果是连通的，是一种局部的分割方法。

3. 基于边界的方法 此类方法可以说是最早的研究方法，主要是利用边缘上的像素灰度值的变化往往比较剧烈这一特点来试图解决图像分割的问题。

4. 基于模型的方法 这类方法是目前该领域研究的一个热点问题。主要是利用人工参与或者先验知识来指导图像的分割。

5. 多种算法相结合 把各种算法的优点结合起来以达到对图像比较准确的分割。

人体腹部主要脏器有肝、胆、脾、胃、脊椎、大血管等。设计者针对腹部脏器组织多，图像纹理结构复杂、灰度差别小、边缘不明显等特点，再结合相邻CT图像之间种种相似性特征，提出一种新的三维自适应区域生长分割算法，把肝、胆、脾、胰等器官及各种管道和组织从CT序列图像中准确、快速、自动地提取出来。

（二）CT序列图像的相似性特征

为了更好地指导下一层切片的分割，就要充分利用相邻切片之间的相似性特征。图4-9是一组连续的肝脏CT序列图像，从图可以看出，当相邻层间距很小时（目前64层螺旋CT机扫描层非常薄，一般可以精确到0.5mm），肝脏CT序列图像的目标区域之间有以下几个特征（图4-7）：

1. 相邻层肝脏形状变化很小，也就是说相邻层的肝脏边界具有形状相似性；
2. 每一层肝区的平均灰度基本相似；
3. 每一层肝区在图像中的位置相对稳定；
4. 相邻层的肝脏面积相近；
5. 每一层肝区的灰度分布具有一致性。

因此，除了第一层外，其他各层都可以把上一层的分割结果作为初始化轮廓值。

（三）序列化分割模型

实现序列化分割，要充分利用基于模型分割方法的优点，目前常用的主要有三种方案：

1. 将前面图像的分割结果作为其后续图像的先验知识，即轮廓初值；
2. 将序列图像分成若干组，每组共用一个人工的初始化轮廓；
3. 三维空间分割，把序列图像看成是体素的集合。

（四）自适应区域生长算法

区域生长的基本思想是将具有相似性质的像素集合起来构成区域。首先在待分割的目标区域中选择一个种子点作为生长的起始点，然后在种子点的领域中搜索那些与种子点的相似特征度满足指定生长准则的像素，并与种子点所在区域合并。此时将新合并的像素作为新的种子点，继续以上搜索和合并过程，直到没有可以合并的像素为止。

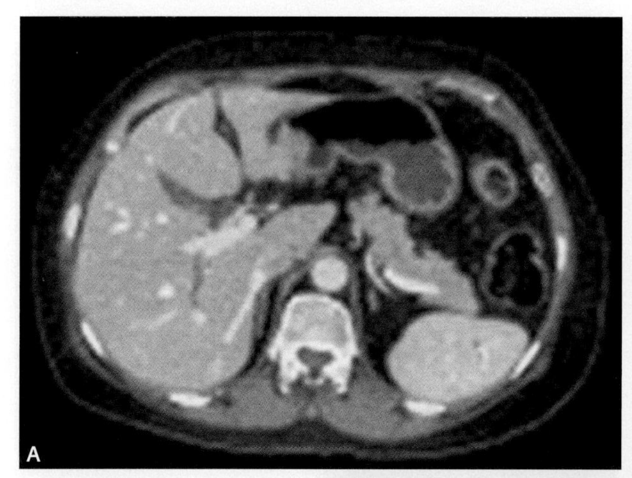

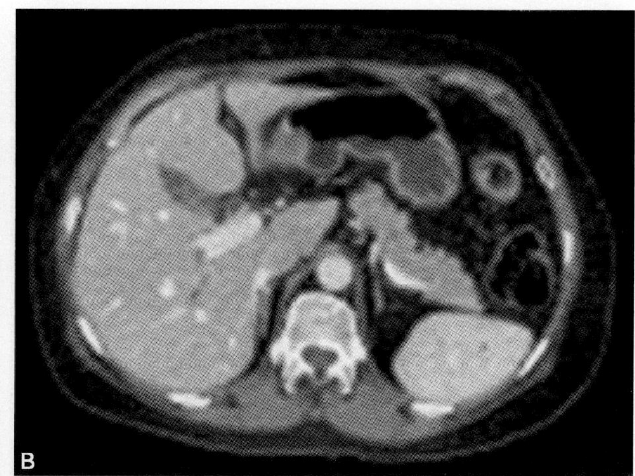

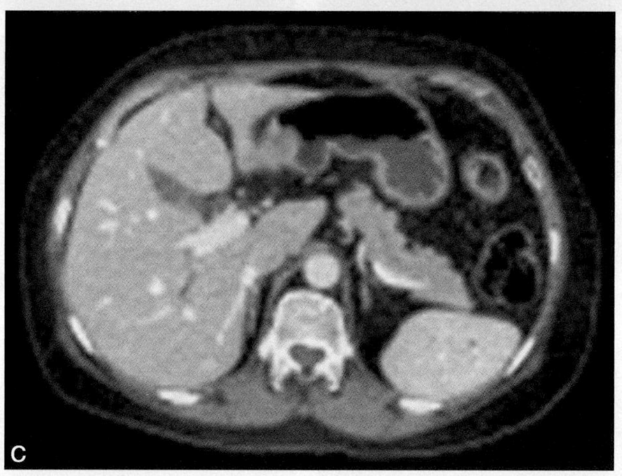

图4-7　相邻CT图像
A. 第一层；B. 第二层；C. 第三层

区域生长算法有两个关键的问题:其一,初始种子点的选择。种子点在选择的时候必须满足一定的条件,即能够代表该感兴趣区域的特征,很多区域生长算法最终分割的结果对此点有很大的依赖性。其二,相似性判断准则。也就是判断其他相邻点能否加入到感兴趣区域的条件,一般都是基于相邻像素灰度相似性,比如平均灰度,另外也有些是基于统计参数的。

4

针对这两个问题,设计者提出一种自适应的区域生长分割模型:其一,种子点的选择采用种子点的 3×3 邻域作为初始种子区域代替传统算法的单个种子点,这样可以适当避免种子点的误选和噪声的影响;其二,提出新的相似性判断准则,基于局部平均灰度和局部平均梯度的相似性准则,如式(5)所示。

$$\mu_x^{[t]} - \alpha.\overline{\|\nabla\|_x^{[t]}} < I(y) < \mu_x^{[t]} + \beta.\overline{\|\nabla\|_x^{[t]}} \quad (5)$$

其中,$\mu_x^{[t]}$ 为与种子点相邻区域内的像素平均灰度值,$\overline{\|\nabla\|_x^{[t]}}$ 与种子点相邻区域内的像素平均梯度,表示像素点 $I(y)$ 的灰度值,α 和 β 为可人工调节的常量系数。从公式(5)可以看出,我们的相似性判断准则完全是自适应的,允许像素点 y 的灰度值与局部均值之间有一定变化的强度,而这个变化强度是基于局部梯度的一个函数,如果变化超出了这个范围,则像素点就会被认为是异常值,即该像素不属于同类区域,而被淘汰。

(五) 肝脏及其管道的分割实验

针对肝脏的序列图像分割,采用第一种序列化分割模型,即将前面图像的分割结果作为后续图像的先验知识,即轮廓初值,分割结果如图 4-8 所示。

实验结果表明:使用自适应区域生长分割算法,可以得到更加准确的分割结果,其一:肝脏内部空洞明显有所减少;其二:肝脏边缘轮廓更加平滑,接近肝脏真实轮廓。

对于肝脏内部各种管道的分割,采用第三种序列化分割模型,即基于体素的三维自适应区域生长算法,分割结果如图 4-9、4-10 所示。

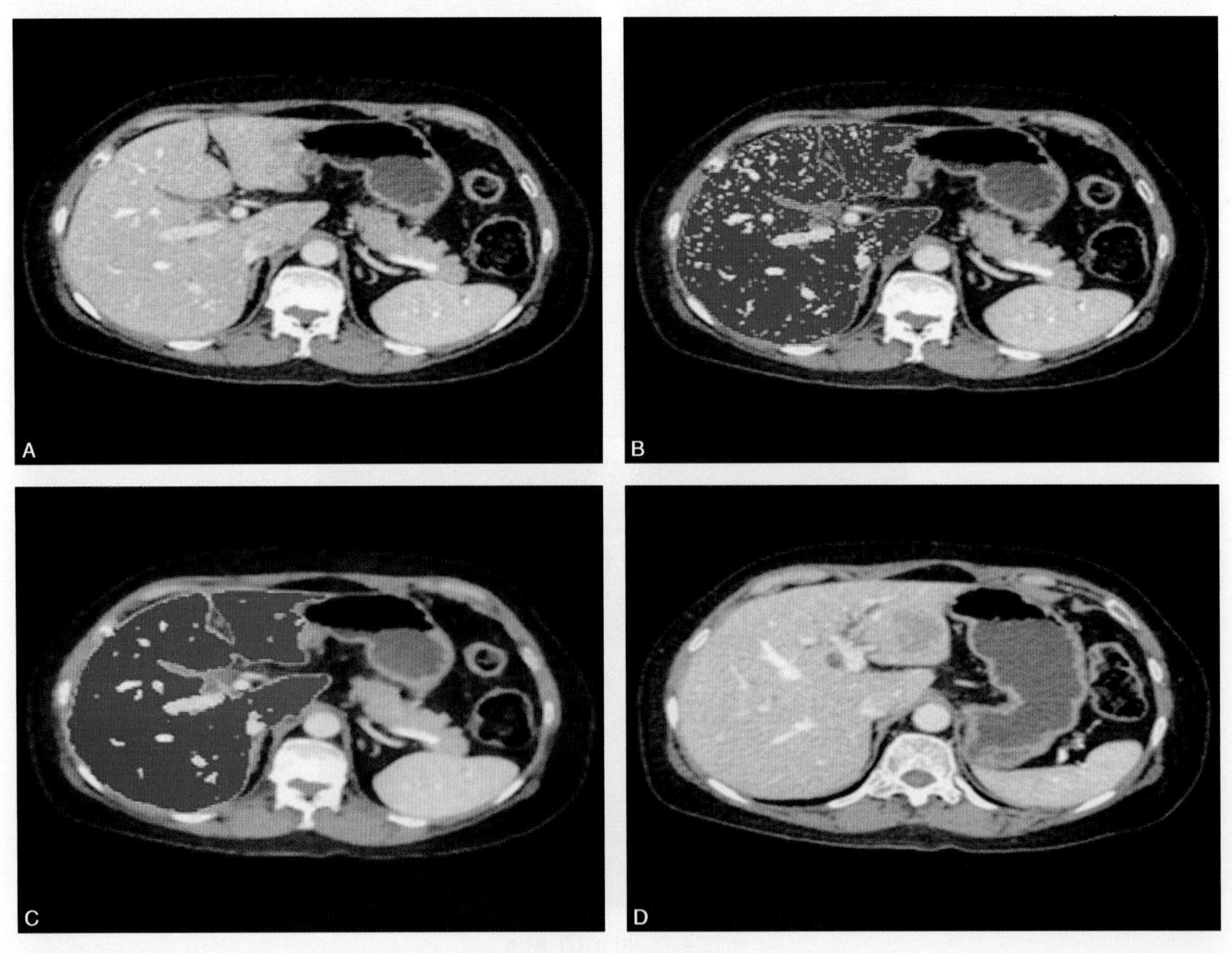

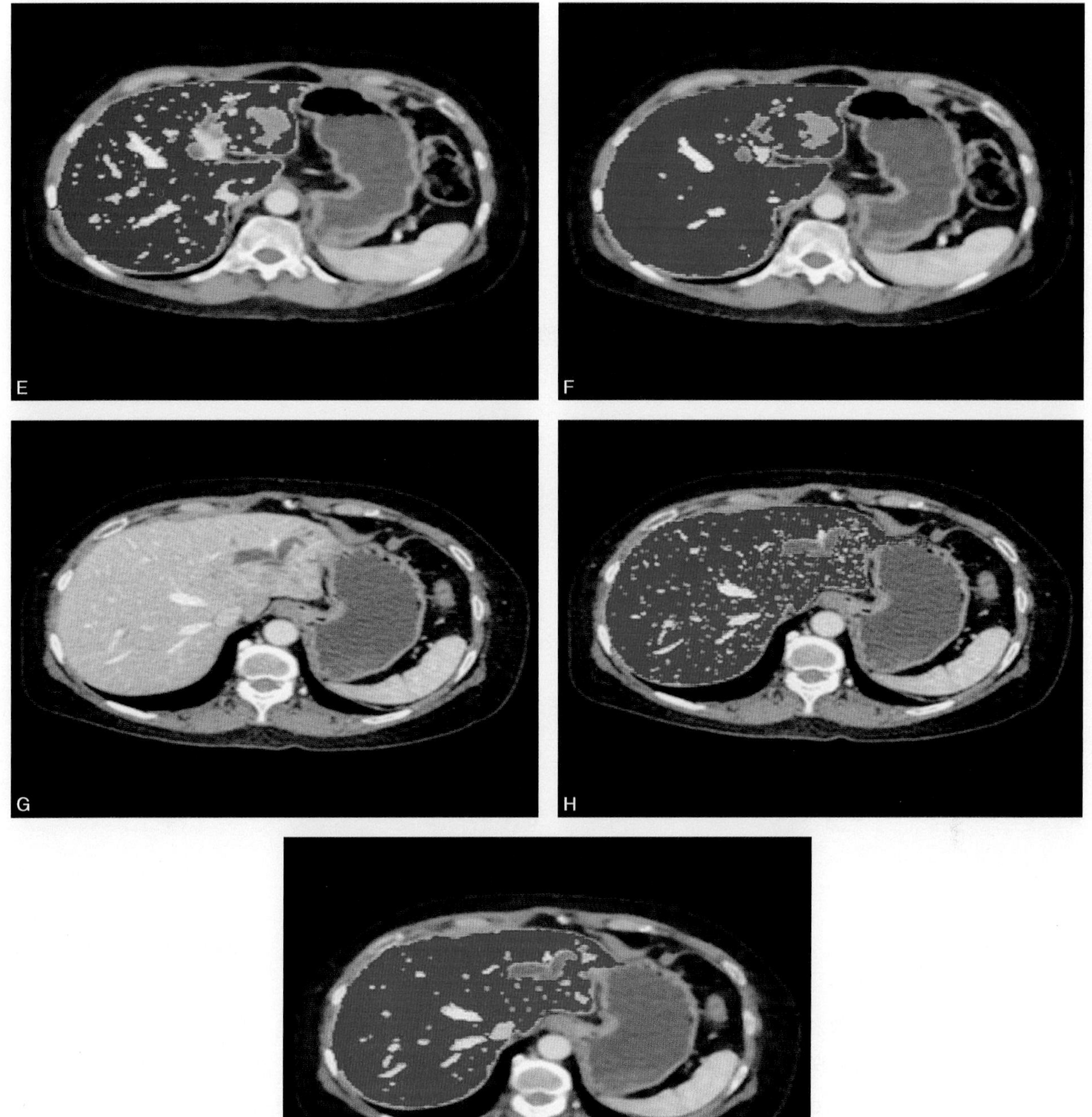

图 4-8 **分割实验**

A. 第 164 层 CT 图像；B. 传统算法分割；C. 自适应算法分割；D. 第 195 层 CT 图像；E. 传统算法分割；F. 自适应算法分割；G. 第 164 层 CT 图；H. 传统算法分割；I. 自适应算法分割

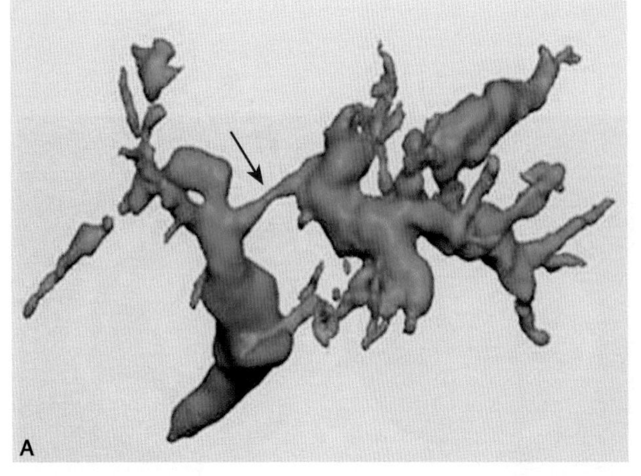

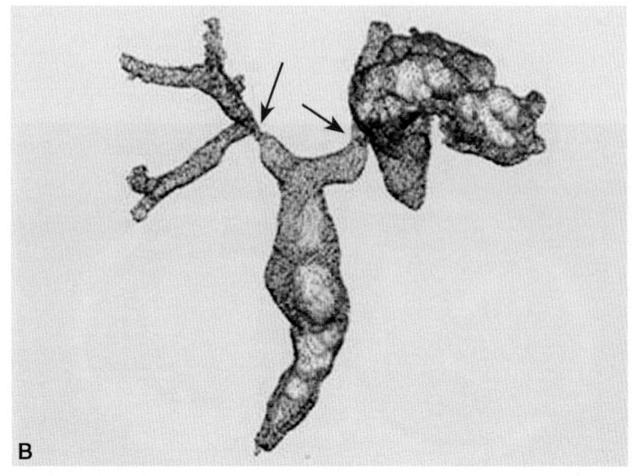

图 4-9 **扩张的胆管及结石**

红色箭头为胆管狭窄部位，A. 扩张的胆管；B. 结石

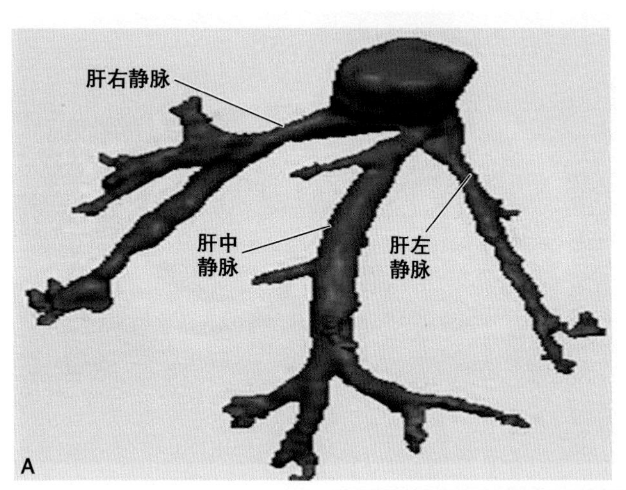

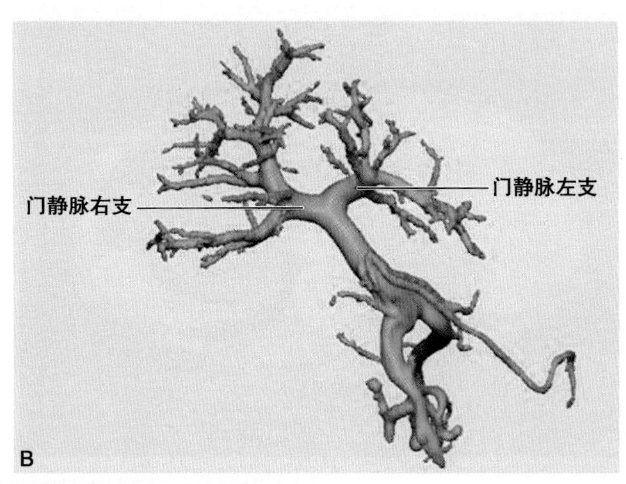

图 4-10 **三维图像**

A. 肝静脉；B. 门静脉

三、图像三维重建

通过各种传感器，计算机可以获取外部世界中物体的某种信息，称之为采样数据，重建的任务就是要从获取的采样数据中恢复物体的三维结构，即物体的原型。医学图像的三维重建方法分为表面重建与体积重建两大类。其中表面重建是采用曲面造型技术，生成空间数据场等值面的曲面表示，再利用面光照模型来绘制图像。而体绘制是采用体绘制光照模型直接从三维数据集中绘制三维物体。表面重建可以快速有效地绘制三维物体的表面，但丢失了内部结构信息，体积重建计算复杂，重建速度较慢，但它能自然真实地显示三维对象的表面及其丰富的内部结构，并能方便地进行平面剪切与立方体切割，观察物体的内部结构与实现用户交互。因此，对于结构复杂的临床医学图像，一般用体积重建方法来显示三维对象。

（一）可视化工具包 VTK 简介

VTK 是美国 Kitware 公司开发的一套 C++类库，是一个开放源码、免费使用的软件包。VTK 最初设计是为了医疗领域的应用，现在已经广泛应用于三维计算机图形学，图像处理和可视化等领域。它支持一系列可视化算法和许多高级建模技术，并且已经集成了许多的可视化算法，像 MC 算法、光线投射法等。

VTK 构造在 C++语言之上，包括三维计算机图形学、图像处理和可视化三大部分功能。它不仅基于 C++类库，还支持脚本语言 TCL/TK，Java 语言，Python。VTK 能够支持和处理多种格式的数据，如有规则/无规则点阵（point sets），图像（image），体元数据(volume)等。VTK 提供了丰富、灵活的用于读取各种数据格式的文件及其相互转化的类,如从类 vtkImageReader 继承而来的各种用于读取图像的类,vtkBMPReader,vtkPNGReader 等,也可以扩展基类 vtkImageReader、vtklmagewriter 等,以增加读写其他格式图像的类,如 vtkDicomReader,vtkDicomWriter 等对 DICOM3.0 标准的医学图像进行读写操作的类。VTK 将众多的、常用的图形操作以及图像处理算法封装成不同的类,非常易于理解和使用,包含了众多优秀的图像处理和图形生成算法,在科学研究和工程领域得到了广泛的采用,已成为一种流行的图像应用软件开发平台。在图像处理与可视化方面,尤其是医学图像处理方面,具有其他软件无法比拟的优点,主要表现在以下几个方面:

1. 具有强大的三维图形功能。VTK 既支持基于体素的体绘制,又保留了传统的面绘制,从而在极大地改善可视化效果的同时又可以充分利用现有的图形库和图形硬件;

2. VTK 的体系结构使其具有非常好的流(streaming)和高速缓存(caching)的能力,在处理大量的数据时不必考虑内存资源的限制。

3. 具有平台和底层图形绘制库的无关性,能够支持多种着色如 OpenGL 等。

4. VTK 具有设备无关性使其代码具有良好的可移植性,具有多种程序语言之间的代码转换功能,可以在 Windows 系统或 Unix 系统中运行。

5. VTK 中定义了许多宏,这些宏极大地简化了编程工作并且加强了一致的对象行为。

6. VTK 具有更丰富的数据类型,支持对多种数据类型进行处理,封装了目前许多优秀的三维数据场可视化算法和数字图像处理算法,可以方便地对数据集进行各种变换和操作。

7. VTK 最引人注目的特点就是源码公开,便于用户对工具集本身进行改进和扩展,可以从 http://www.vtk.org 免费获取和使用。

VTK 采用管道机制,可视化管道模型由数据对象(data object)和处理对象(process object)组成,VTK 中类的应用即采用这种管道机制,来实现数据的可视化处理。

在管道机制中,vtkSource 是数据输入的总类,是整个可视化流程开始定义的具体行为和接口,可以将各种输入的数据保存在该类或者其子类中。vtk-Filter 作用就是将输入的数据转换成适合某种算法的数据类型,实现不同数据类型之间的转换,也可以将各种不同的数据对象同时输入到一个 vtkFilter 中转换成另外的数据对象。vtkMapper 作用是对经过 vtkFilter 转换后的数据对象进行映射,指定其对应的数据映射过程。vtkhctor 作用是将绘制场景中的一个实体对象表达出来。vtkRender 类通过设定适合的光照,视口,原点等信息,将绘制场景中的 vtkActor 渲染出来。

(二)表面重建法三维几何建模

采用 MC 面绘制算法,可以把腹部各种器官及组织的三维重构出来,并且把这些模型以文件的形式保存起来,为后续的仿真手术提供三维模型数据;采用基于光线投射法的体绘制算法对腹部脏器进行三维重构,可再现各种器官内部丰富的解剖结构,以及各种器官之间的三维空间信息,为医疗诊断提供了强大的帮助,如图 4-11 所示。

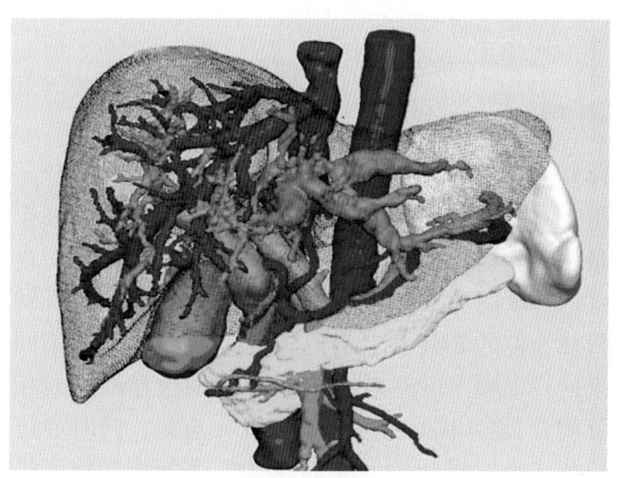

图 4-11 腹部脏器面绘制效果

(三)体积重建法三维几何建模

用 VTK 中的光线投射法对分辨率为 512×512×390×8 位的没有经过分割处理的腹部 CT 图像数据进行了试验,其绘制效果比较理想,如图 4-12 所示。两张体绘制的结果可以比较清楚地看出整个三维数据场的全局情况,尤其对腹部的肝区显示比较清晰,这样反过来可以对肝脏的分割提供一个指导。

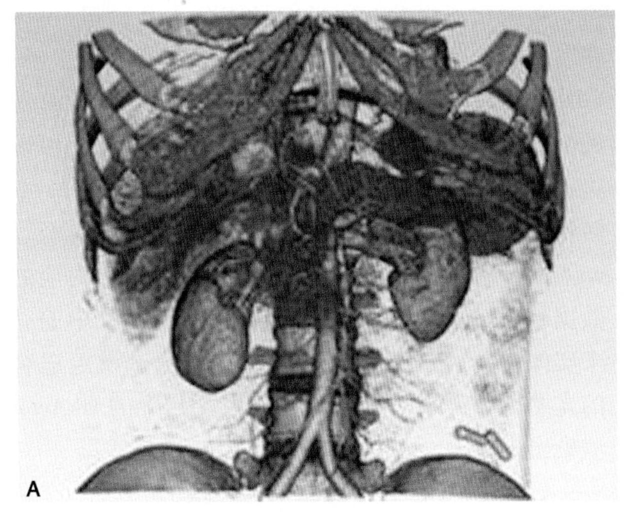

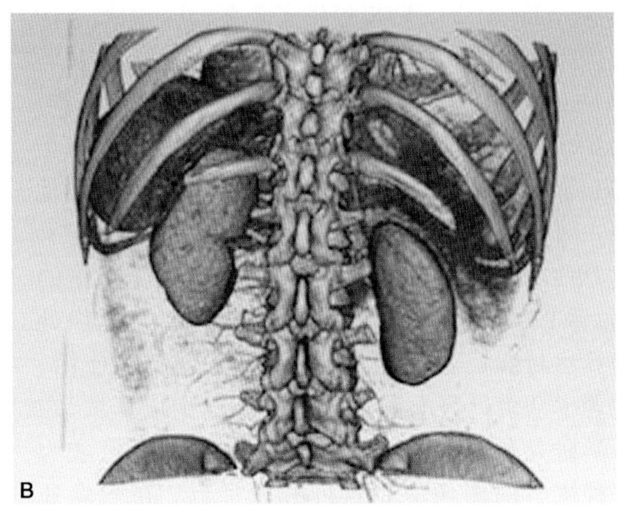

图4-12 腹部脏器体绘制效果
A.腹面;B.背面

第三节 三维可视化系统图像的实现

一、系统功能简介

系统功能模块如图4-13所示:

二、CT序列图片导入模块

将该模块中,输入的是BMP格式的文件(图4-14)。医院提供的是符合DICOM标准的CT图片,由于CT图片格式相对复杂,为减少软件开发工作量,利用其自身所带软件将CT图片转换为BMP格式的灰度图片。在转换过程中由12位的CT图片转换成8位的BMP图片会造成信息丢失,考虑到不同期的扫描顺序可能不同,为保证三期重建结果能相互吻合,输入模块中加入倒叙读入功能。同时亦可以指定坐标原点、片间距离等属性,系统图像输入界面如图4-14所示。

在导入序列图像以后,主要利用VTK中的vtk-StructuredPointS类将数据保存起来。该类类似于一个三维数组,可以快速访问数组中的任意一位置的像素值,这就为显示体数据中的矢状面,冠状面,横断面提供了方便。下面给出了在VTK中读入序列BMP图像的伪代码。

```
long intnOffset1;//片间偏移
long int nOffset2;//片内偏移
VtkDoubleArray * pBMPScalars=NULL;
vtkBMPReader * pBMPReader = vtkBMPReader::New();//创建1个BMP的Reader,用于读取BMP图片
VtkDoubleArray * pScalars = vtkDoubleArray::New();
vtkStructuredPoints * pStructuredPoints = vtkStructuredPoints::New();//创建一个vtkStructuredPoints
```

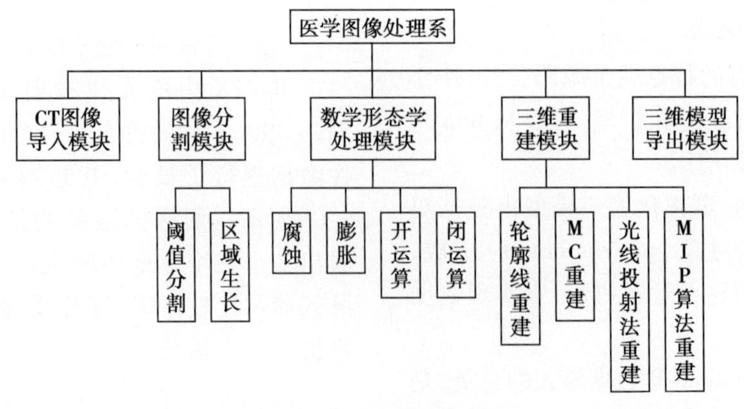

图4-13 系统功能模块

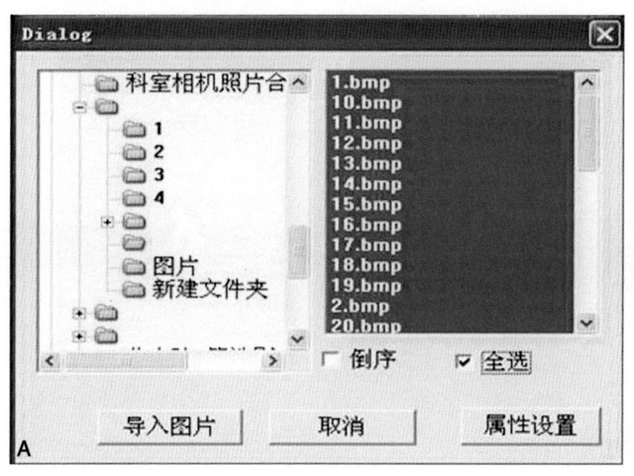

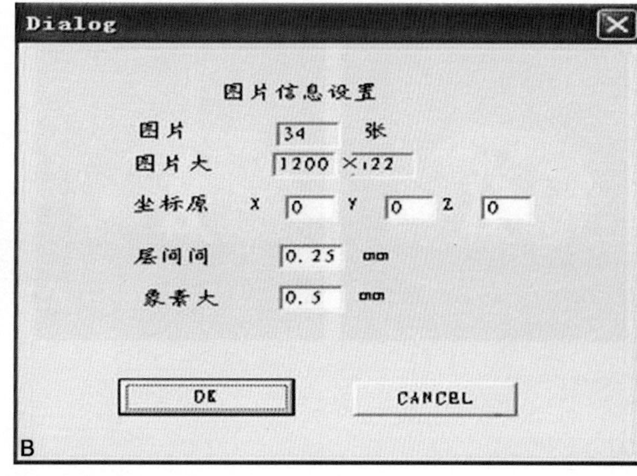

图 4-14　**图像导入界面**

A. CT 图片转换；B. 图片信息设置

类，用于存储 BMP 图片像素信息

m _ pStructuredPoints-> SetDimensions (nDatax, nDatay, nDataz)；//指定其维数，其中 nDatax, nDatay, nDataz 分别表示图片宽度、高度和层数

m_pStructuredPoints->SetOrigin(0,0,0)；//指定原点

m_pStructuredPoints->SetSpacing(1,1,1)；//指定 x, y, z 三方向比例

pScalars->Allocate(nDatax * nDatay * nDataz)；//分配空间

pScalars->SetNumberOfComponents(1)；

pScalars->SetNumberOfTuples(nDatax * nDatay * nDataz)；

for(intnStart=0;nStart<nDataz;nStart++)

{

pBMPReader->SetFileName (nStart filename)；//指定文件名，nStart filename 是指第 nStart 张的文件名

pBMPReader->Update()；//读取数据

pBMPScalars(vtkDoubleArray *) pBMPReader->GetOutput0->GetPointD

ata()->GetScalars0；

nOffset1 =nStart * nDatax * nDatay；//片间距离

for(inti=0;i<nDatay;i++)//对任何一张图片都必须进行计算以便将其转换成 m__pStructuredPoints 格式的数据

for(int j=0. j<nDatax;j++)

{

intnOffset=i 枣 nDatax+j；

nOffset2 =nOffsetl+nOffset；//记录的是位置信息

doublenScalar = pBMPScalars-> GetComponent (nOffset,0)；

pScalars->InsertValue(nOffset2, nScalar)；//在指定位置插入灰度信息

}

}

m_pStructuredPoints->GetPointData0->SetScalars(pScalars)；

pScalars->Delete()；

pBMPReader->Delete()；

三、医学图像分割模块

主要包含了区域生长算法和阈值分割算法，区域生长算法重点考虑种子点的选取以及针对不同组织采用不同的序列图像分割方法。用 vtkStructrued-Points 类来保存分割结果，这样分割后即可以进行三维重建。但应注意经过多次分割后内存中存在多个分割结果，根据实际情况应将已分割的不需要的体数据及时释放。区域生长和阈值分割的界面如图 4-15 所示。

下面给出进行四邻域区域生长的伪代码。

intnDx[ ] = {0,1,0,-1}；//四邻域

intnDy[ ] = {-1,0,1,0j；

//定义队列，存储坐标 X 和 Y

Int * pnGrowQueX =new int[nDatax * nDatay]；

Int * pnGrowQueY =new int[nDatax * nDatay]；//nDatax 和 nDatay 分别表示图片宽和高

//定义队列的起点和终点，当 Start = End，表示队列中只有一个点

int Start=0, End=0；

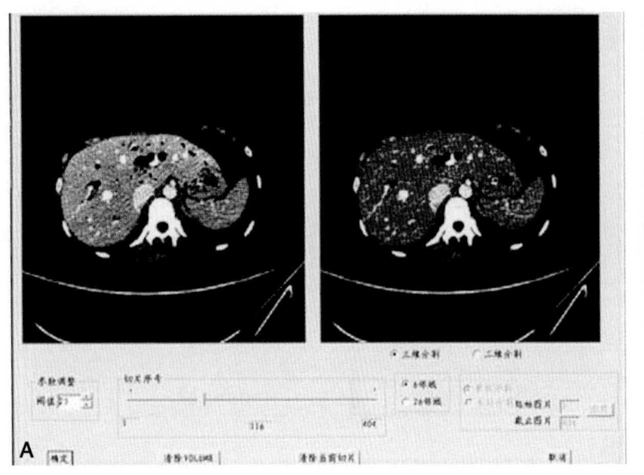

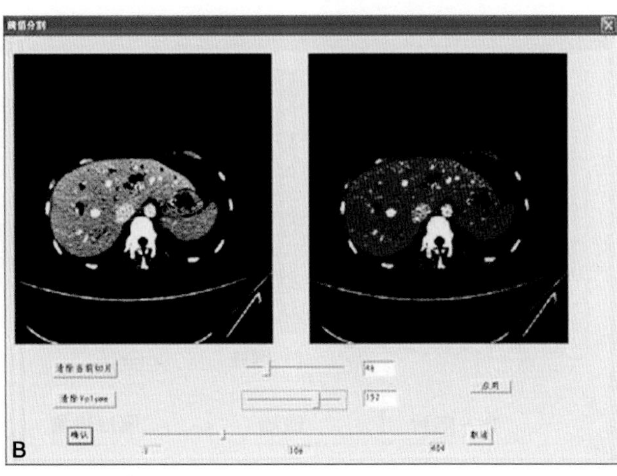

图 4-15 **分割界面**

A. 区域生长算法界面;B. 阈值分割算法界面

```
//把种子点的坐标压队列头部
pnGrowQueX[End]=seed_X;
pnGrowQueY[End]=seed_Y;
while(Start<=End)//这个 while 循环用于进行区域生长
{
CurrX=pnGrowQueX[Start];
CurrY =pnGrowQueY[Start];
for(k=0;k<4;k++)//对当前点的 4 领域进行遍历
{
XX=CurrX+nDx[k];
YY=CurrY+nDy[k];
If((X) >=0&&xx<nDatax)&&(yy>=0&&yy<nDatay))//确保数据不会越界 {
CurrentCord=YY * nDatax+xx:
//分别获取源图像和目标图像对应位置上的像素值
CurrentResultValue = pResultScalars-> GetValue(CurrentCord);
CurrentSourceValue = ) pSourceScalars-> GetValue(CurrentCord);
//预先将目标图像标识为 backcolor,当符合区域符合条件时
if((CurrentResultValue==backcolor)&&
(nSeedVal-CurrentSourceValue)<=Threshold))
{
//队列尾部的指针后移一位,加入一个点
End++;
nTotalPixelVal+=CurrentSourceValue;
pnGrowQueX[End]=xx;
pnGrowQueY[End]=yy;
pResultScalars-> SetValue ( CurrentCord, forecolor);//把像素(xx,yy)置成 forecolor,表示该点要合并
nSeedVal=nTotalPixelVal/(End+1);//前已分割区域灰度均值
}
Start++;
} //while
delete[]pnGrowQueX:
delete[]pnGrowQueY:
```

四、医学图像三维重建模块

在该模块中,利用 VTK 提供的函数,分别实现了轮廓线,MC 算法,最大密度投影算法和光线投射法。在该模块中,对重建的模型可以进行缩放,旋转,更改颜色,调节显示三个切面,调节透明度,切割组织等操作。具体操作界面如图 4-16 所示。

采用轮廓线和移动立方体方法进行面绘制方法时,主要涉及两个函数:VtkContour Filter 和 vtkMarchingCubes。其中 vtkContourFilter 是轮廓线函数,而 vtkMarching Cubes 是移动立方体函数。对于未分割图片,关键在于设置等值面的值,等值面为不同值时,重建的组织也不相同。利用 MC 方法重建的具体步骤为:

1. 利用 VTK 中的 vtkBMPReader 类读取序列 BMP 图片,并将其信息保存在 vtkStructuredPoints 类中;

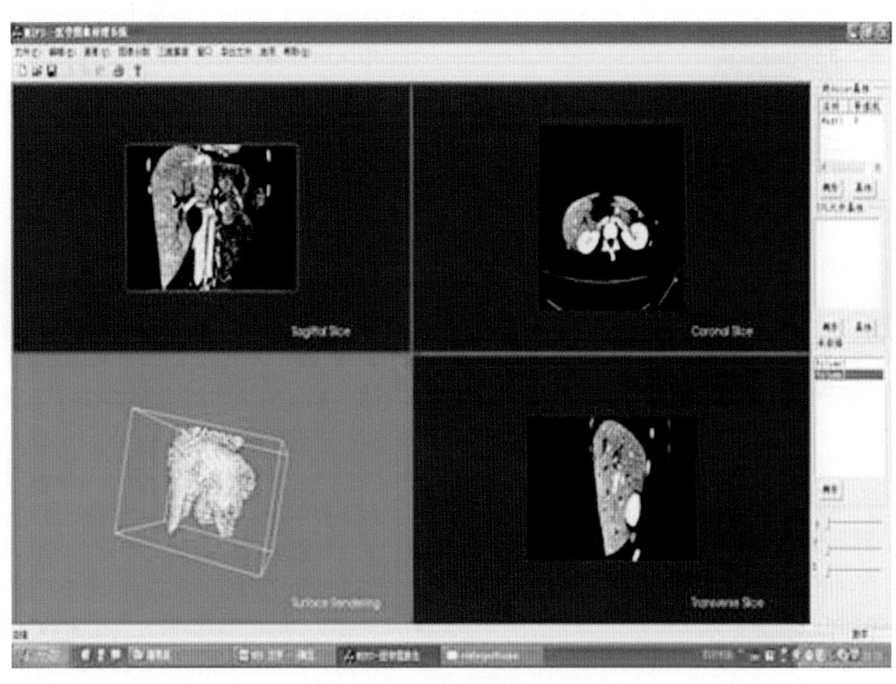

图 4-16　**重建界面**

2. 利用 vtkMarchingCubes 类设定等值面的值，提取出感兴趣的轮廓；

3. 调用 vtkPolyDataMapper 函数，将经过各种 vtkMarchingCubes 处理后的数据映射为几何数据；

4. 定义 vtkActor，指定场景光照、视角、焦点等信息，并用 vtkRender 类将绘制场景中的实体渲染出来。

在体绘制算法中，采用了最大密度投影算法和光线合成算法，主要涉及 vtkVolumeRayCastMIPFunction 和 vtkVolumeRayCastCompositeFunction 函数。采用这两种算法实现的效果差别较大。对于光线合成算法，效果好坏关键在于如何设置好映射函数，即如何设置好灰度到透明度和颜色值之间的映射关系。在 VTK 中该算法主要涉及了三个类 vtkVolumeRayCastCompositeFunction，vkt piecewise Function，vtkColorTransferFunction，其中 vtkVolumeRayCastCompositeFunction 是定义一个光线合成函数，vtkPiecewiseFunction 是用分段的方式定义 CT 值到透明度值之间的映射关系，vtkColorTransferFunction 是定义 CT 值与颜色值之间的变换函数。使用光线投射法的具体步骤为：

1. 用 VTK 中的 vtkBMPReader 类读取序列 BMP 图片，并将其信息保存在 vtkStructuredPoints 类中；

2. 设置其 CT 值到透明度和颜色值的映射，主要用到 vtkPiecewiseFunction 类和 vtkColorTransferFunction 类；

3. 使用 vtkVolumeRayCastMapper 类实现数据的映射；

4. 定义 vtkVolumeActor，指定场景光照、视角、焦点等信息，并用 vtkRender 类将绘制场景中的实体渲染出来。

五、三维模型导出模块

MI-3DVS 将图像分割与三维重建集成起来构成一个简易的三维可视化系统。该系统基本满足腹部数据可视化的要求，例如可实现肝脏、血管和脾脏等组织的三维可视化，该模块主要是实现三维模型的保存，方便以后直接读入三维模型而不用重新再分割重建即可查看各组织。保存的格式包括 STL、PLY、OBJ。同时该模块也实现了保存体数据任意图像数据的功能。但对于一些复杂管道，例如胃肠道等组织，本系统目前仍无法很好地将其分割开来（资源 4-1、资源 4-2）。

资源 4-1　**腹部医学三维可视化系统（PPT）**

资源 4-2 腹部医学三维可视化系统(视频)

(鲍苏苏 彭丰平)

【参考文献】

1. 廖其光,鲍苏苏,潘家辉,等.基于 VTK 肝脏三维模型可视化研究与实现.计算机与数字工程,2008,36(2):102-104.
2. 彭丰平,鲍苏苏.基于分割的肝癌三维可视化研究与实现.计算机与数字工程,2008,36(7):131-133.
3. 彭丰平,鲍苏苏.肝脏虚拟手术中的关键技术研究与实现.现代计算机(专业版),2008,(5):10-13.
4. Meinzer HP,Thorn M,CE Cárdenas. Computerized planning of liver surgery-an overview. Computers Graphics,2002,26(4):569-576.
5. Ko S,Murakami G,Kanamura T,et al. Cantlie's Pane in Major Variations of the Primary Portal Vein Ramification at the Porta Hepatis:cutting Experiment Using Cadaveric Livers. World J Surg,2004,(28):13-18.
6. 郭圣文.集成化三维虚拟手术系统的设计.中国医学影像技术,2006,22(12):1894-1897.
7. 邢英杰,张少华,刘小兵.虚拟手术系统技术现状.计算机工程与应用,2004,40(7):145.
8. Xu Q,Bao S,Peng F,et al. Research on modified ivewire interaction segmentation algorithm. J Computat Inform Syst,2007,3(1):117-123.
9. Alhichri HS,Kamel M. Virtual circles:a new set of features for fast image registration. Pattern Recognit Letters,2003,24:1181-1190.
10. 陈昱,庄天戈.医学影像中的图像配准和融合技术研究.中国医疗器械杂志,1999,23(4):202-205.
11. Likar B,Pemus F. A hierarchical approach to elastic registration based on mutual information. Image Vision Computing,2001,19(1-2):33-44.
12. 王博.多模态医学图像配准方法研究.哈尔滨工业大学,2006.
13. 罗钟铉,刘成明.灰度图像匹配的快速算法.计算机辅助设计与图形学学报,2005,17(5):966-970.
14. 吴锋,钱宗才,杭洽时,等.基于互信息和模拟退火算法的多模态医学图像配准.第四军医大学学报,2003,23(1):76-78.
15. 马广彬,章文毅,陈甫.图像几何畸变精校正研究.计算机工程与应用,2007,43(9):45-48.
16. 王爱民,沈兰荪.图像分割研究综述.测控技术,2000,19(5):1-16.
17. 罗希平,田捷,林瑶.一种基于主动轮廓模型的医学图像序列分割算法.软件学报,2002,13(6):1050-1058.
18. 田捷,包尚联.周明全医学影像处理与分析.北京:北京电子工业出版社,2003.
19. 章毓晋.图像分割.北京:科学出版社,2001.
20. 赵明昌,田捷,薛健,等.医学影像处理与分析开发包 MITK 的设计与实现.软件学报,2005,16(4):485-495.
21. Banerjee PP,Luciano CJ,Rizzi S. Virtual reality simulations. Anesthesiol Clin,2007,25(2):337-348.
22. 李恺,谭立文,刘正津,等.数字化人体肝脏可视化与虚拟肝段切除.医用生物力学,2006,21(3):187-191.
23. 邢英杰,张少华,刘小兵.虚拟手术系统技术现状.计算机工程与应用,2004,40(7):145.
24. 汪凯斌,张怡,奚玮,等.基于小波变换的活动轮廓分割技术.弹箭与制导学报,2007,27(2):317-319.

第五章

3D 打印技术及其在肝胆胰外科的应用

第一节 概 述

19 世纪末美国有人研究出了地貌成形技术，形成了利用“层叠成形”的方法去制作地形图的构想，这是 3D 打印技术设想的来源之一。真正的 3D 打印技术，学界一般认为开端于 20 世纪 80 年代的美国和日本。1977 年，美国的 Swainson 提出了可以通过激光选择性照射光敏聚合物的方法来直接制造立体模型产品。1979 年，日本的中川威雄利用“层叠成形”的薄膜技术方法加工出实用的工具模具。1981 年，美国的 HideoKodama 首次提出了一套功能感光聚合物快速成型系统的设计方案。1986 年，3DSystems 公司成立，开发出里程碑式的标准模板库（standard template library，STL）文件，并于 1988 年成功研制出世界首台商用 3D 打印机 SLA-250。Scott Crump 也于 1988 年发明了另一种 3D 打印技术熔融层积成型技术（Fused Deposition Modeling，FDM），并创建了 Stratasys 公司，于 1992 年研制出第一台 FDM 技术的 3D 打印机。

在传统加工制造技术工艺中，主要是利用力学、热学、压强等原理来实行加工制造。一般将产品的技术加工过程分为冷去除加工和热变形加工两大类，通常是利用切割、磨削、腐蚀、熔融等方法，去除多余部分，得到零部件形状，再以拼装、组合、焊接等方法加工制造成最终产品。以 3D 打印技术、快速成形制造技术（RPM）为代表的“增材制造技术”，是 20 世纪 80 年代发展起来的“集成型”高技术，依赖于计算机技术、数控技术、激光技术、CAD/CAM 技术、新材料技术等高技术群，与传统的去除成形法、受迫成形法加工制造零件相比，3D 打印技术工艺过程不对材料进行切割加工，因而也就不会产生工艺废料。传统制造工艺的加工周期一般都比较长，受限于刀具、模具形状，不能制造出复杂曲面的、异形深孔的特殊零件；而 3D 打印技术等“增材制造技术”弥补了上述制造技术的缺点，显示出“绿色技术”的优越特性。

一、3D 打印技术原理及相关概念

3D 打印技术，又称快速成型技术，是一种以数字模型文件为基础，运用粉末状金属或塑料等黏合材料通过逐层堆叠累积的方式制造三维实体的先进技术，其核心是数字化、智能化制造与材料科学的结合。3D 打印技术主要通过计算机控制，采用分层加工、叠加成型的方式来“制造”产品。与传统的加工制造技术有本质的不同。3D 打印开创了制造业的崭新时代，被英国 The Economist 杂志誉为第三次工业革命的重要标志之一。

（一）3D 打印技术原理及流程

1. 3D 打印技术原理 3D 打印是快速成型装置利用纸层叠和光固化等技术，将设计产品分为若干薄层进行“印刷”，其工作原理类似喷墨打印机。首先通过计算机三维建模软件绘制模型数据，然后将模型数据转化为 3D 打印能读的 G 代码文件，再导入专业打印机进行打印。打印以粉末状金属或塑料等可黏合材料为原料，在设定好的成型区域内先喷涂一层黏合剂，再喷涂一层成型材料，如金属或树脂粉末，二者黏合后迅速凝固成一个薄层，这样反复交替、层层叠加，最终把计算机设计好的模型“打印”成实物。

2. 3D 打印工作流程 通过 3D 打印技术获得一件实物需要经过四个阶段：建立三维模型、分层切割、三维模型成型和加工处理。

（1）建立三维模型：建立三维模型的方法主要有两种：一是应用 AutoCAD、3Dmax、Blender 等三维建模软件直接建立三维数字化模型；二是应用 Polhemus、3DCamega、Z Corp 等 3D 扫描仪获取对象的三维数据，数据经处理，生成数字化三维模型。

（2）分层切割：3D 打印机不能直接进行 3D 打印，在打印 3D 模型时，需要将三维数字模型分切为相应的二维图形信息，对二维图形信息进行打印。其中分割形成薄片的厚度由打印材料的属性和打印机的规格决定。

(3) 三维模型成型:三维模型成型的方式有两种:一种是使用3D打印机将打印材料和特殊胶水按照不同的二维图形信息,层层打印并叠加形成三维物体;一种是使用高能激光,熔化合金等材料,层层熔结形成三维物理模型。

(4) 加工处理:打印完成以后的模型表面会存在残留材料或出现毛刺、表面粗糙等问题,需要人工清理掉多余的材料粉末,并针对毛刺和粗糙的表面需要打磨处理;然后在3D物理模型上涂上增强硬度的胶水,以增加实物强度;最后进行上色处理得到成品。

(二) 3D打印技术的主要类型

目前,3D打印技术主要包括FDM、光固化成型(Stereolithography,SLA)、选择性激光烧结(Selected Laser Sintering,SLS)、直接金属粉末激光烧结技术(DMLS)、迭层实体制造(laminated object manufacturing,LOM)、电子束熔融技术(EBM)和三维喷印(three dimensional inkjet printing,3DP)等。

1. FDM 该技术把丝状的热熔性材料(ABS树脂、尼龙、蜡等)加热熔化到半流体态,在计算机的控制下,根据截面轮廓信息,喷头将半流态的材料挤压出来,凝固后形成轮廓状的薄层,逐层堆积成形产品。使用此类技术的代表性企业是Stratasys公司。

2. SLA 该技术以光敏树脂为打印材料,通过计算机控制紫外激光的运动,沿着零件各分层截面对液体光敏树脂逐点扫描,被扫描的光敏树脂薄层产生聚合而固化,逐层堆积成形产品。使用材料一般为液态光敏树脂,代表性企业是3DSystems公司。

3. SLS 在激光照射下,粉末状材料烧结。在计算机控制下按照界面轮廓信息,进行有选择的烧结,堆积成形产品零件。使用材料可以是金属粉末、陶瓷粉末、热塑塑料等。代表性企业是3DSystems公司、EOS公司等。

4. DMLS 在基材表面添加熔覆材料,利用高能激光使之与基材表面层一起熔凝,形成添料熔覆层。此项技术以合金金属为材料。代表性企业为EOS公司、MT公司等。

5. LOM 将热熔胶涂到材料表面,然后热压片材,使其黏结;然后用激光器切割零件截面轮廓。纸张、塑料薄膜、铝箔等可作为材料。代表性企业有Helisys公司、Kinergy公司等。

6. EBM 在高温下逐层融化金属粉末,快速成型金属零件。一般以钛合金为材料,代表性企业为Arcam AB公司。

7. 3DP 一种利用微滴喷射技术的打印技术,通过喷射黏结剂将成型材料黏结,周而复始地送粉、铺粉和喷射黏结剂,最终完成一个三维粉体的黏结,从而生产制成品。逐层喷涂成型材料,直至所需模型完成。一般以彩色石膏为材料,代表性企业为3DSystems公司。

(三) 医学3D物理模型打印的技术要求

只有高质量的原始CT影像图像,高逼真度的三维重建图像模型,才可获取高精度、高保真的3D打印物理模型,故肝胆胰外科疾病的3D物理模型打印有以下三方面的技术要求。

1. 采集高质量薄层CT影像DICOM数据 原始影像数据采集参数、造影剂质量和剂量、注药速度等,以及各种软件模块功能均可影响CT数据的质量。因此需要临床医师与影像科医师及技师一起,优化各种参数,采集高质量薄层CT图像数据(薄层DICOM数据通常是指层厚0.625~1.5mm),也就是获得对比度良好(即信躁比佳)的CT数据,在构建三维图像模型中十分关键。CT数据的质量直接影响后续肝胆胰三维可视化3D图像模型的准确性。

2. 构建高保真的三维可视化图像模型 CT值是图像的基础,三维重建处理技术,不可避免地存在原始数据信息的丢失,导致三维重建结果存在一定程度的失真。三维可视化技术经过对原始DICOM数据的预处理、图像分割、面绘制和体绘制重建等技术进行三维重建的,由于是对原始二维图像的二次处理,将可能存在一定程度的图像失真;减少图像失真度办法的重要环节是,需要熟练操作三维重建软件且具备一定阅片经验的肝胆胰腺外科医师进行阅片分析后再构建三维可视化模型,才可能将三维重建失真度降至最低,获得高保真的三维可视化图像模型,基于这样三维重建的3D打印模型才可能忠实于CT原始影像资料。

3. 具备可获取高逼真度三维重建的三维重建软件 三维重建软件的性能影响重建的逼真度。三维可视化技术涉及图像数据预处理、分割、配准、三维重建和可视化显示多个步骤,涉及计算机图像和图形处理的多种算法或方法。上述各个不同步骤的处理或计算,均可能会造成原始数据信息的丢失,从而影响三维重建的精细度。因此,优化各种重建方法的算法,提高三维重建的逼真性,才能满足3D打印物理模型的高保真需求。

(四) 医学3D物理打印的优势与局限性

1. 3D打印优势 打印精度高、生产周期短、满足个性化需求、节省材料等。

2. 3D 打印技术局限性 3D 打印特殊精密仪器受限、打印使用材料范围有限以及打印,模型尺寸大小仍受限。

医学 3D 物理模型,特别是肝胆胰 3D 物理模型 3D 打印还存在以下不足:

(1) CT 图像质量影响 3D 打印模型质量:3D 打印是基于二维 CT 影像数据 3D 重建后处理的数据打印,因此影像图像(DICOM 数据)的信息失真将导致 3D 重建的信息丢失,进而影响直接导致 3D 打印准备阶段时的信息丢失等,以上三种情况均可导致 3D 打印物理模型有可能出现不同程度的失真。

(2) 3D 打印机及材料影响 3D 打印模型质量:3D 打印机的性能影响 3D 打印物理模型质量;打印材料的类型、质地、材料特性等同样影响着 3D 物理模型的性能、透明度、组织弹性和稳定性。

(3) 3D 打印费用昂贵及耗时:Igami 等认为打印一个约为实际肝脏大小 70% 的物理模型,需花费约 18 小时和 5 万日元,如果打印一个同实际肝脏大小一样的 3D 物理模型需耗时 36h 和 11 万日元,打印后还需 2~3 天的后续操作处理才能完成肝脏模型的制作。Zein 等指出打印一个肝脏 3D 模型需要 25~40 小时。Kuroda 等指出 3D 打印肝脏 3D 模型需耗时 40~50 小时及 1 天后处理,打印的材料费用在 500~800 美元。打印的耗时、高费用、后处理的耗时长等因素,也是限制其在肝胆胰外科中不能常规应用的重要原因,而只是适合部分经过筛选的患者,不适合于急诊患者。

(五) 3D 打印技术应用举例

随着 3D 打印技术的发展,一些具有划时代性质的 3D 产品已经在工业制造、文化艺术、航空航天和生物工程等领域相继问世。2010 年 11 月,世界上第一辆 3D 打印汽车"Urbee"问世;2011 年 8 月,世界上第一架 3D 打印飞机由南安普顿大学的工程师开发完成;2012 年 11 月,苏格兰科学家利用人体细胞首次用 3D 打印机打印出人体肝脏组织;2013 年 10 月,全球首次拍卖一款名为"ONO"的 3D 打印艺术品,11 月,美国得克萨斯州奥斯汀的 3D 打印公司"固体概念"(solid concepts)设计制造出一支 3D 打印金属手枪。在我国,由北京航空航天大学和沈阳飞机设计研究所等单位研制生产的钛合金大型整体主承力构件荣获 2012 年度"国家技术发明一等奖",使我国成为目前世界上唯一实现该构件成功装机工程应用的国家。这些高科技产品推动了 3D 打印技术的发展,使其进入一个新的时代。

二、3D 打印技术在医学领域的应用

随着 3D 打印技术的发展和成熟,这一新兴的科技开始进入医学领域,在临床修复治疗、医学模型制造、组织器官再生和药物研发试验等领域得到了较广泛应用。

(一) 临床修复治疗

利用 3D 打印技术制作的医疗植入物能够更好地融入人体,改善对患者的治疗效果。2014 年 3 月,解放军第四军医大学第一附属医院(西京医院)对 3 名骨肿瘤患者实施 3D 打印钛合金假体植入手术治疗,对他们不同部位的骨骼缺损进行修复,均取得良好疗效。其中,3D 打印的钛合金肩胛骨假体和锁骨假体临床应用为全球首例,骨盆假体临床应用为亚洲首例。同年 8 月,北京大学第三医院骨科完成世界首例应用 3D 打印技术人工定制的枢椎椎体,为一位 12 岁的患者实施寰枢椎恶性肿瘤治疗,为肿瘤切除后颈椎结构重建技术开辟出一条崭新途径。

(二) 医学模型制造

医学模型在基础医学和临床试验教学中的用途十分广泛,用量也大,但是用传统方法制作医学模型程序复杂、周期长,同时由于部分模型的原材料多为石膏等,在使用过程中极易损坏。近年来,采用尸体进行医学解剖教学越来越饱受伦理争论和社会争议,3D 打印技术的进步,基于 MSCT 对人体不同部位扫描获取 DICOM 数据后,通过 3D 重建软件重建转化为 STL、VRML 或 PLY 等文件格式,采用 3D 打印机可进行对人体器官任何解剖部位(如上肢、手、冠脉血管、气管等)打印物理模型,能提供比 2D 图像更多的信息,可用于解剖教学、医疗实验模型等用品,不仅避免了上述问题的出现,同时还可以根据实际需要对一些特殊模型实现个性化制造。

(三) 组织器官再生

人体组织器官替代物一直是临床医学上的一个难题,很多终末期(肿瘤)患者为此而丧失生命。随着科学技术的发展,3D 打印人体器官已经成为可能。2013 年,美国军方资助的 3D 打印皮肤和肾脏研究取得突破。德国研究人员也利用 3D 打印技术制作出柔韧的人造血管,这种血管可与人体组织融合,不但不会发生排异,而且还可以生长出类似肌肉的组织。这些成功案例表明,解决当前和今后人造器官短缺所面临的困难成为可能。

(四) 药物测试研发

现阶段,大部分的药物测试主要是通过实验动

物来完成，其药理作用难以得到准确反馈。利用3D技术打印的人体肝脏、肾脏和特定细胞组织用于新药测试后，不仅可以真实模拟人体对药物的反应，得到准确的测试效果，而且很大程度上可降低新药的研发成本。2013年Organovo公司利用3D打印技术打印出深度为0.5mm、宽度为4mm的微型肝脏。生物打印机逐层打印肝脏细胞和血管内壁细胞，大约打印了20层。该微型肝脏具备真实肝脏的多项功能，它能够产生蛋白质、胆固醇和解毒酶，并将盐和药物运送至全身各处。目前，3D打印肝脏细胞模型在药物研制如药物毒理学、新药物研发等方面逐渐凸显其重要性。尽管很多问题有待进一步去验证和接受，但伴随着3D打印技术在生物打印领域的提高，未来3D打印在肝脏等组织工程方面将发挥重大作用。

第二节　肝胆胰外科疾病3D打印技术的特殊性和要求

肝胆胰外科疾病的3D物理模型打印基本步骤：上腹部薄层DICOM数据获取，3D数字化准备，3D物理模型打印和3D打印后处理（图5-1）。

一、上腹部薄层DICOM数据获取

通过MDCT进行上腹部肝、胆、胰、脾和腹腔血管等增强薄层扫描或上腹部MRI增强薄层扫描，获取0.625～1.5mm DICOM平扫期、动脉期、门静脉期和静脉期四期数据，并存盘。

二、3D数字化准备

将薄层CT图像数据经过图像工作站处理后，导入三维可视化（3D）软件系统（如MI-3DVS，中国；Mevis，德国；或MIMICS，Materialise，比利时）进行程序分割、重建（三维重建前仔细、精确阅读和分析CT图像，对保证三维图像模型重建的准确性有重要意义），通过3D软件系统对DICOM数据进行分析、融合、计算、分割、渲染等，将肝脏、胆道、血管、病灶等目标的形态、空间分布等进行描述和解释，并获取肝内脉管和病灶的3D图像模型，并以STL格式文件保存，或以其他文件格式保存，如VRML、PLY等，用于3D打印准备。STL格式文件获取后，采用Magics软件（Materialise公司）进一步处理完成，目的：①评估源于CT图像分期精确时间或交互位置脉管和胆管的精确性，以便获得不叠加的几何图形；②进行血管和胆管结构中空化；③将肝内胆道及血管"蒙版"（Mesh-Type，STL）按基于外科预切除平面进行拆分为移植物和保留元件。

三、肝胆胰外科疾病物理模型的3D打印

将感兴趣的、需要打印的3D图像模型STL格式文件导入对应的3D打印软件建模处理后，发送至3D打印机（如Connex 350 3D printer，Stratasys；或3D Printer，AGILISTA-3100，Keyence Co.；Spectrum Z™ 510 3D Printer，Z Corporation）进行打印肝内外胆道及血管和病灶的3D物理模型（图5-2～图5-5）。肝实质可采用如Tango或Vero透明材料，或果冻蜡；肝

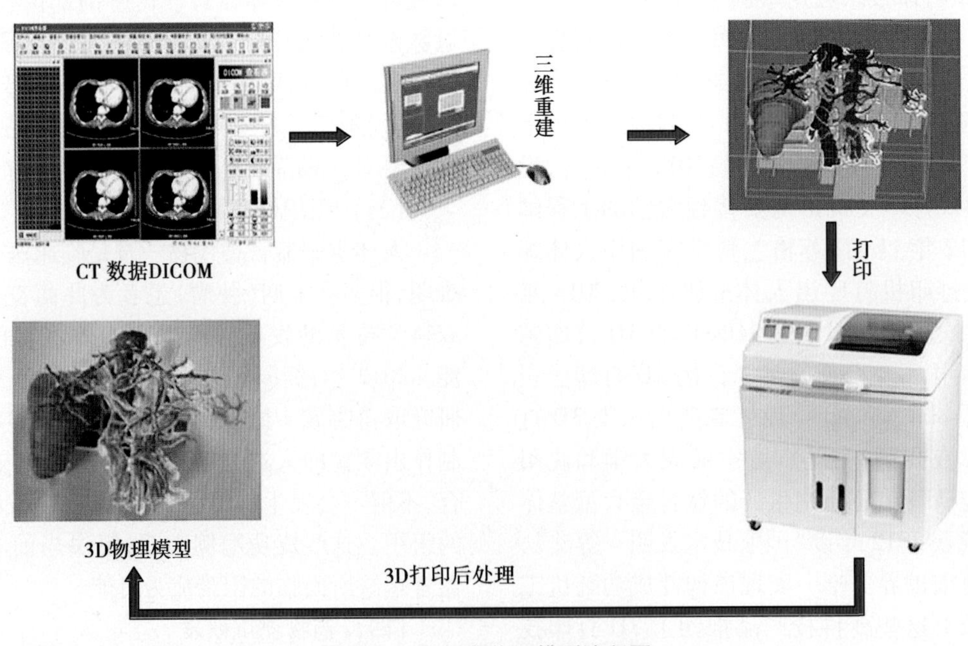

图5-1　3D打印物理模型流程图

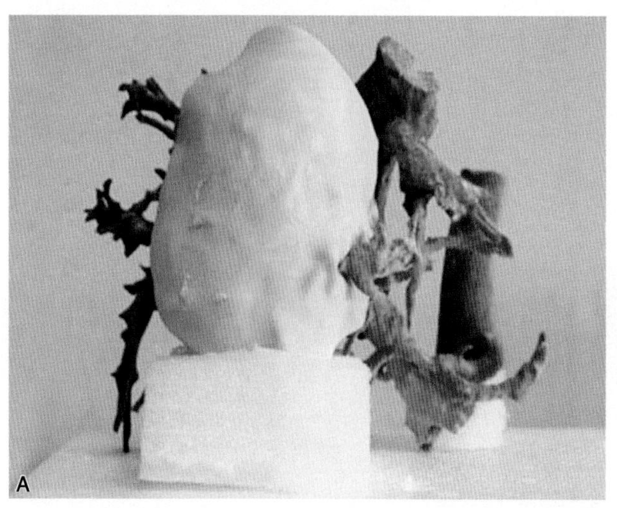

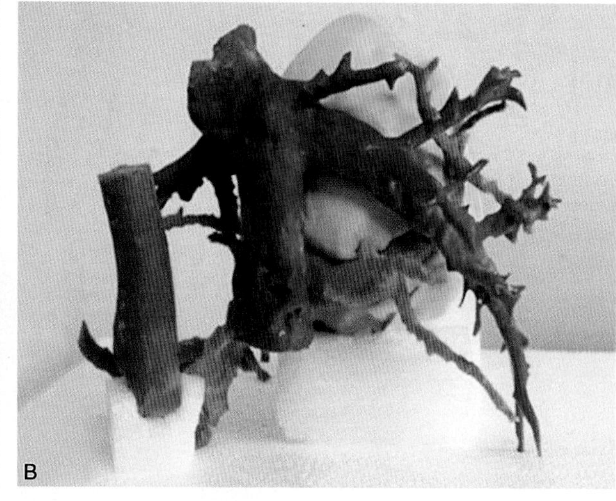

图5-2 中央型肝癌肝内脉管及肿瘤3D打印模型

A. 正面观;B. 背面观

注:深蓝色为肝静脉系统、粉红色为门脉系统、红色为腹腔动脉系统

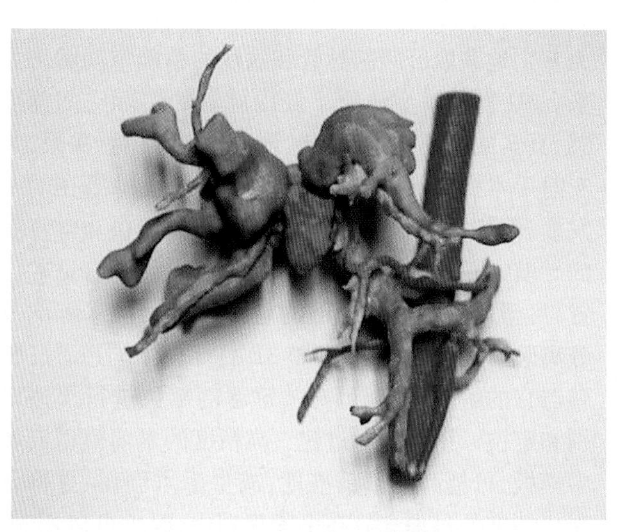

图5-3 肝门部胆管癌的3D打印模型正面观

注:绿色为肝内扩张胆管系统、橘黄色为肝门部肿瘤、深蓝色为门脉系统、红色为腹腔动脉系统

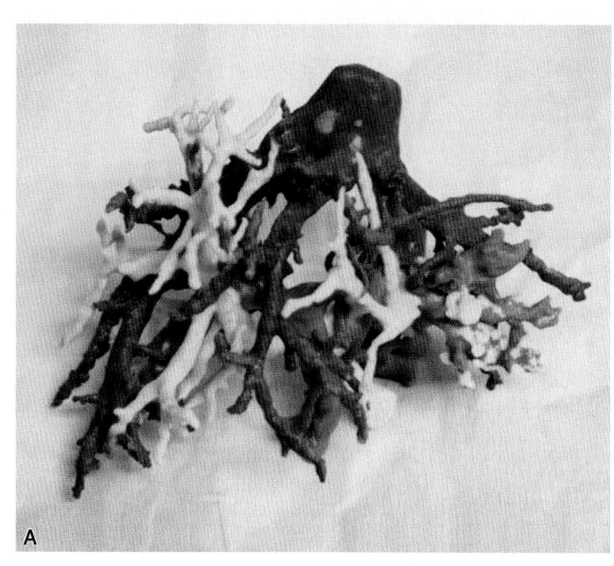

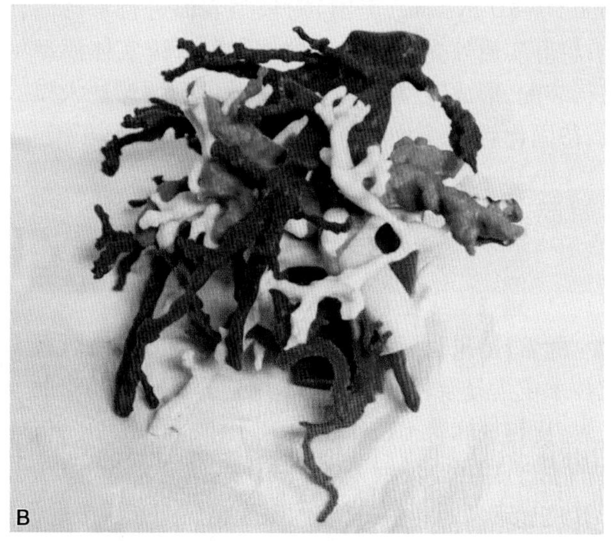

图5-4 肝胆管结石3D打印模型正面观

A. 左肝内结石3D打印模型;B. 左右肝管结石3D打印模型

注:红色为腹腔动脉系统、深蓝色为肝静脉系统、绿色为扩张胆管、浅蓝色为门静脉系统、白色为肝胆管结石

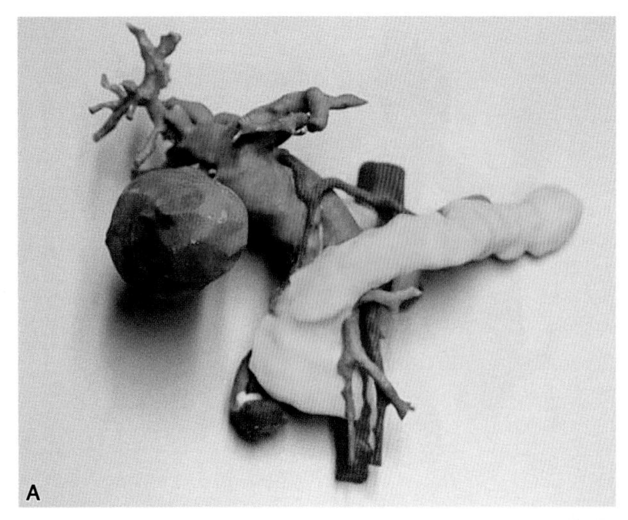

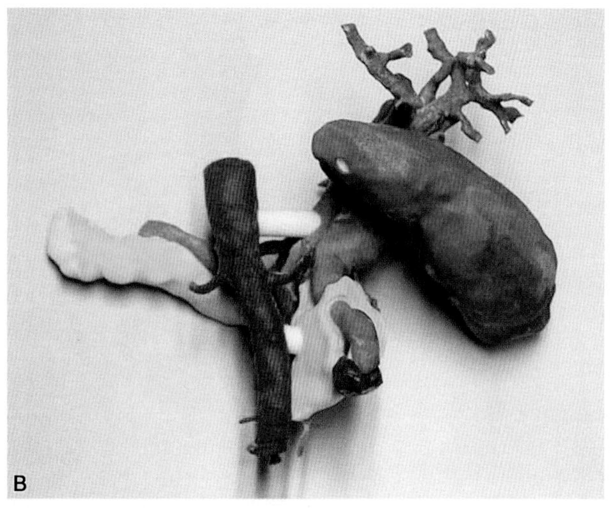

图 5-5 壶腹部肿瘤 3D 打印物理模型

A. 正面观；B. 背面观

注：深褐色为壶腹部肿瘤、深蓝色为门静脉系统、绿色为扩张胆管系统、红色为腹腔动脉系统

静脉结构采用 Tango 黑色或 Vero 蓝色，其他脉管可采用 Tango 或 Vero 透明材料混合；也可采用 ZP 150 粉末打印等。

四、3D 打印后处理

肝胆胰疾病的 3D 打印物理模型后处理，主要涉及支撑材料和脉管的再处理。比如 Connex 350 3D 打印后处理需清除支撑材料，脉管采用水枪注射彩色染料染色优化处理，并对肝脏表面进行涂层等优化处理，可获得可视化的肝内胆管和血管结构；如 Spectrum Z™ 510 3D 打印肝内外胆道及血管、病灶完成后，除去实体模型表面粉末后，采用固化胶水 Z bond 90（3D Systems，美国）对模型表面进行渗透固化；将肝实质外壳模具实体模型与肝管道实体模型进行装配，形成铸型模具，将液体状的透明蜡注入模具，待固化后，去除外壳即可获得透明 3D 物理模型。

第三节 3D 打印在复杂性肝胆胰外科中的应用

随着计算机技术发展，3D 重建图像的三维可视化技术成为复杂性肝胆胰手术规划的一个重要辅助工具，比传统影像 CT、MRI 的 2D 图像更具优势。但基于患者 MDCT 数据重建的 3D 图像通常是在 2D 计算机显示器观看的，真实的深度感反而是有限的，不同医师对脉管和肝肿瘤空间解剖关系理解还是有差别的。基于三维可视化的 3D 图像的 3D 物理打印突破了该瓶颈。通过对 3D 物理模型观察，医师可无差别地获取肝胆胰脉管和病灶的精确空间解剖关系。3D 物理模型还原了肝内脉管的实际空间深度感，真实立体反映了肝内脉管精确空间位置关系，为实时手术提供更详细的信息，可减少手术潜在的并发症；而且，可为肝胆胰手术关键步骤提供非常直观的导航，通过将 3D 物理模型摆放在一个最合适的位置，可帮助特定区域解剖的定位；再者，手术解剖及分离脏器过程中，同步调整 3D 打印模型同患者肝胆胰器官的解剖位置，可对关键解剖部位进行快速识别和定位。该技术通过建立高精度的术前模型或术中模板，可提高手术精准度，减少手术创伤，更符合现代精准外科理念。在手术规划中，医生可以用 3D 实体模型评估病情，制定手术方案和模拟手术；同时将 3D 打印模型应用于实时指导手术操作，使手术更加精确和安全。而且，在医患沟通方面，3D 打印模型可以更直观，使患者及其亲属更直观地了解病情和手术方案及风险，为医患沟通搭建更好的桥梁，增加医患信任感。

一、3D 打印在肝脏外科的应用

1. 3D 打印在复杂肝切除术的应用　目前，对复杂性肝脏肿瘤的定义尚有不同的理解。较为认同的是指波及肝门的中央型肝癌；在肝脏内部存在肝动脉、门静脉、肝静脉变异；肿瘤巨大压迫导致肝内脉管严重变形；伴有下腔静脉甚至右心房癌栓的肝脏恶性肿瘤；需要行极量肝切除术的肝脏巨大良性或恶性肿瘤；涉及肝脏第Ⅰ段、第Ⅷ段等而需要行复杂性肝切除术。由于肝脏具有复杂的脉管结构且具有一定的变异。在肝外科手术，了解肝脏脉管的变异可减少复杂肝切除术术中、术后并发症的发生。术前肝脏肿瘤与肝脏脉管的精准定位对确保手术安全是非常必要的。进行肝脏 3D 物理模型打印，可真实展现肿瘤的部位、大小、形态，全方位观察肿瘤和脉管关系；真实还原器官在体内的特征，术中可提供直观实时间接导航，能对关键部位快速识别和定位。可使复杂肝切除手术解剖更清晰、手术更精准可控。临床上，采用的 Couinaud 肝段划分法是离体肝铸型的研究结果，人群符合率仅为 20% ~30%。将三维可视化技术应用到肝脏分段的研究中，可根据个体化患者的血流拓扑关系进行个体化肝段划分，每一个功能区域的肝段都是由独立的门静脉供血和肝静脉回流所决定的；对常规和异常分布的肝段进行准确划分，有助于更直观、准确地反映肿瘤病灶空间位置，对复杂性肝脏肿瘤需要行肝切除术患者，基于肝静脉及门脉脉管的拓扑流域的 3D 打印肝分段，更有助于规划实施手术（图 5-6）。Igami 等采用肝脏 3D 打印辅助肝脏切除术，说明肝脏 3D 打印模型对指导实时肝切除术是非常有帮助的。该作者认为，通过基于患者 MDCT 数据重建的 3D 图像通常在二维（2D）显示器显示，不同医师对脉管和肝肿瘤空间解剖关系理解还是有差别的，但通过对基于 3D 图像打印的 3D 物理模型观察，医师可无差别的地辨认脉管和肝肿瘤的空间解剖关系。进行位于（特殊部位）右膈顶下的肝段Ⅶ、Ⅷ切除术，需进行完全游离右肝脏韧带并解剖该肝段的深部脉管结构才能完成该肝段切除术，对于这样的复杂肝切除术，3D 打印有助于手术的顺利完成。3D 打印肝脏模型用于肝肿瘤的解剖性肝切除术是对手术非常有帮助的，原因在于 3D 模型有助于肝脏深部脉管结构关键部位的定位，从而有助于肝脏手术的顺利进行。Shintaro 等认为肝脏血管与肿瘤关系是肝脏解剖性肝切除术中最重要的空间毗邻关系，该研究采用简化 3D 打印模型（打印肝癌病灶及周围血管）对一个肝 S7 段肝癌术中实时指导解剖性切除术手术，通过 3D 打印模型术中导航找到肝 S7 段格里森蒂，顺利完成肝 SⅦ段解剖性肝切除术；对侵犯肝中静脉的肝 SⅣ/SⅧ段肝癌，通过简化 3D 打印模型术中实时导航手术，成功完成了解剖性肝 SⅣ及肝右前区腹侧部根治性切除术。该研究说明，仅仅打印肝脏血管及肿瘤病灶，对于指导解剖性肝切除术是有效的，并指出这样的 3D 打印模型是有助于所有肝外科手术的。方驰华教授团队将三维可视化肝脏 3D 打印技术应用于 22 例施行复杂型肝癌切除术患者的术前规划和术中指导，结果显示 3D 打印模型可以立体显示肝脏肿瘤和肝内脉管的空间关系，帮助界定肝预切除面，确保实际手术的精确操作。Fang 等采用三维可视化、3D 打印物理模型用于术前规划、评估肝脏体积、3D 打印物理模型实时指导伴有血管变异的肝右叶巨块型肝肿瘤手术获得成功。该案例如按常规手术进行右半肝切除（理论上，残肝体积 40.76%），但因血管变异（肝 SⅣ段门脉血管变异，其源自于门脉右前支），常规右半肝切除手术则导致肝 SⅣ段（缺血）无门脉供血，即实际相当于右三肝切除术，即术后残肝体积不足（残肝体积 21.37%）。采用 3D 可视化、3D 打印

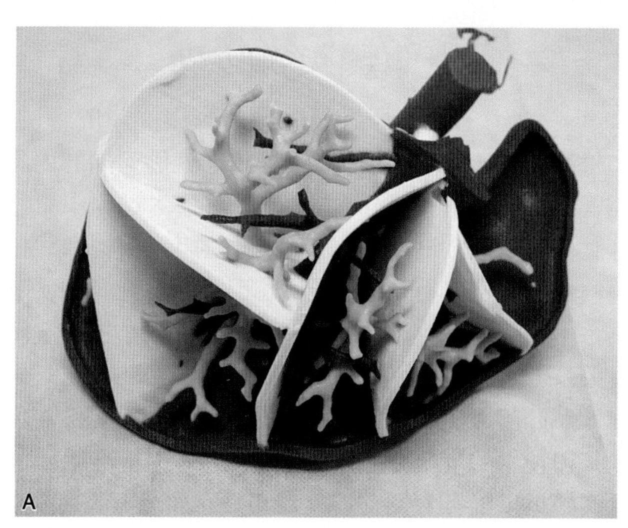

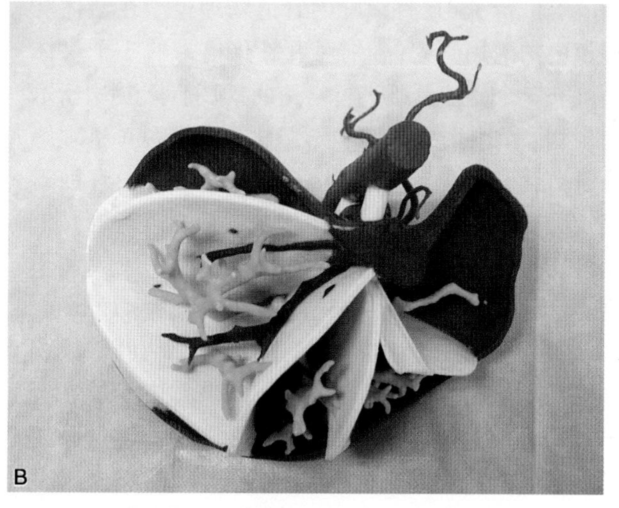

图 5-6　**基于肝静脉及门脉拓扑流域的三维可视化肝分段**

A. 正面观；B. 膈面观

注：红色为腹腔动脉系统、深蓝色为肝静脉系统、浅蓝色为门静脉系统、绛红色为肝腹侧面

模型通过术前科学规划，术中3D打印导航手术，进行缩小右半肝肝切除术，保留了肝S4门脉供血，手术获得成功，患者术后恢复顺利。该个案研究表明，肝脏3D打印辅助伴有门脉血管变异的巨块型肝肿瘤手术，可提高手术成功率和降低手术风险，是一种安全、有效的方法（图5-7）。

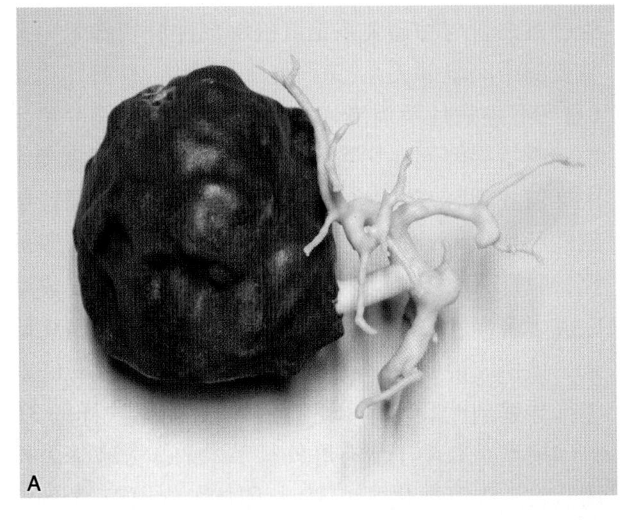

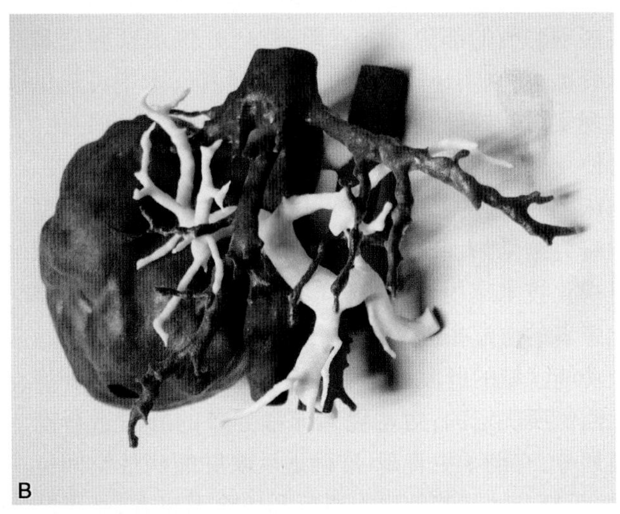

图5-7 **复杂型肝癌的3D打印模型正面观**
注：红色为腹腔动脉系统、深蓝色为肝静脉系统、浅蓝色为门静脉系统

2. 3D打印在肝移植的应用 许多严重的肝胆系统疾病到了终末期出现肝衰竭，肝移植可能成为唯一的治疗选择，如原发性硬化性胆管炎、胆管癌、弥漫性肝内胆管结石、终末期胆病、儿童先天性胆道疾病等。随着移植外科的发展，器械条件的改善，以及肝移植技术的成熟，严重的肝胆系统疾病患者将会更多地接受肝脏移植治疗。而肝脏脉管系统的复杂性给肝移植带来了挑战，采用三维可视化，3D打印技术能多维度、立体观察肝内脉管及胆道结构，术前即可全方位熟悉供体及受体的肝脏脉管解剖。Zein等进行了3D打印肝内管道物理模型在活体肝移植中的应用研究，分别对肝脏移植术的3个供体肝脏和3个受体肝脏进行半透明3D打印，并用于术前规划、术中间接导航手术。3D物理模型对于理解肝脏血管和胆管空间解剖关系非常有帮助，有助于缩短肝脏手术时间和减少手术并发症。进行肝脏模型与切除的相应实体肝脏对比，平均3D模型（长度、宽度、高度）偏差<4mm，脉管直径偏差<1.3mm。Ikegami等认为在活体肝移植中，准确评估肝脏体积和准确划定切除平面非常重要，如果高估了供肝者体积，将可能导致术后发生“小肝综合征”；当肝切除术中偏离预切除平面，可能导致切除的移植物小于预期要移植的供肝，或损伤供肝者剩余肝脏组织将可能增加其术后并发症。由于肝脏不透明，肝脏内部血管和胆管均不可见，3D打印的透明肝脏模型可使上述难题在手术中迎刃而解。不仅如此，在小儿肝移植中，肝脏3D打印还可减少潜在供者肝脏组织的损失；通过打印受体的腹腔，可进行评估移植物是否适合该腹腔，从而减少小儿肝移植中的“大肝综合征”，并可减少该综合征所导致的血管并发症（如门静脉血栓形成、肝动脉血栓形成和肝静脉狭窄等）的发生，从而改善预后。伴随着医学3D打印技术的进步，基于3D打印肝脏模型可精确评估肝体积和进行可视化肝脏精确解剖定位，更有助于小儿活体肝移植手术。

二、3D打印在胆道疾病的应用

1. 3D打印在胆管癌外科的应用 一般来说，根治性肝切除术是目前治愈胆道恶性肿瘤如肝内胆管癌、肝门部胆管癌的主要方法。手术过程中对肝脏血管结构（肝静脉和门静脉树）、胆管结构和肿瘤病灶精确定位是非常重要的。因为手术规划和实时手术切除过程均非常依赖这些重要解剖结构的空间关系。

肝门部胆管癌的诊治是胆道外科的难点。3D打印技术的应用为手术科学规划、术中精准手术的实施提供了有力的支持。对患肝门部胆管癌、需要进行右半肝切除/扩大右半肝切除、肝动脉或门静脉部分切除、血管重建的患者，在三维可视化研究和分析的基础上行三维可视化肝脏3D打印（图5-8），通

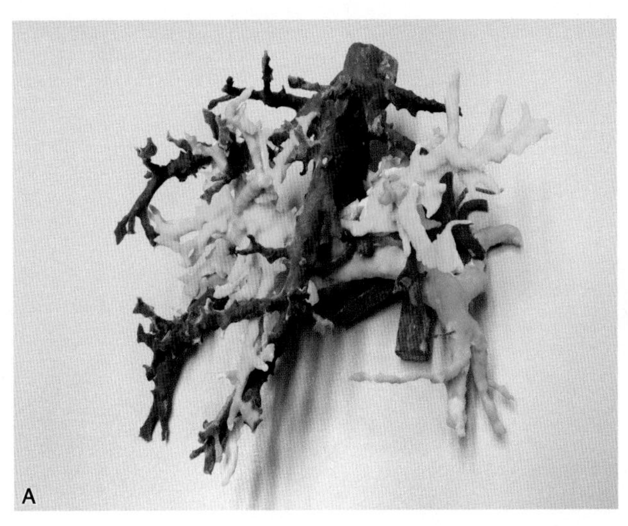

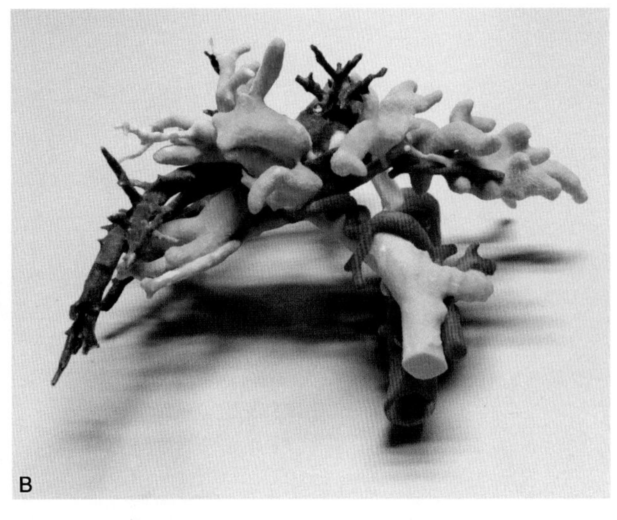

图 5-8　肝门部胆管癌 3D 打印模型正面观

注：红色为腹腔动脉系统、深蓝色为肝静脉系统、浅蓝色为门静脉系统、黄色及绿色为扩张胆管、棕褐色为肝门部胆管肿瘤

过对 3D 打印模型全方位、多角度观察肝脏血管和胆管树的解剖走行与变异，肿瘤病灶的位置、大小及其与重要脉管结构的关系，辨析肝门部胆管癌的 Bismuth-Corlette 分型，能系统反映肿瘤在胆管系统的解剖定位，分析肿瘤对周围结构（特别是脉管结果）浸润情况，有利于术前判断肿瘤的可切除性，对选择个体化手术方法也是非常有帮助的。3D 打印技术于术中指导精准手术切除，可有助精准肝门部胆管癌的解剖性肝切除术或围肝门切除术，可减少手术时间、术后并发症发生率。

2. 3D 打印在复杂性肝胆管结石外科的应用　随着影像技术的进步、普及以及肝胆手术技巧的提高，肝胆管结石的整体诊治获得了较大的提高，术后残余结石率明显降低。但是，对于复杂性肝胆管结石，其诊治仍一直是胆道外科的难点与热点问题，也仍是肝胆外科医师需要处理的棘手课题。对于复杂性肝胆管结石目前尚未有一个统一的概念。梁力建等认为复杂性肝胆管结石主要包括以下类型：①胆管结石经 1 次或以上胆道手术，但结石残留、复发或反复胆管炎发作需再次手术；②过去完成的不适当的胆道手术如各种胆肠吻合需要再次手术；③结石分布于两侧肝叶；④结石合并高位胆道狭窄或 Caroli 病；⑤结石合并胆汁性肝硬化、门静脉高压症；⑥结石合并胆管肿瘤。

由于患者得不到准确的诊断和合理的治疗，导致反复多次手术，最终可导致胆汁性肝硬化、终末期胆病，或合并胆管癌的发生，严重影响患者的生活质量、生存期。对复杂型肝胆管结石患者，通过 3D 打印技术可直观显示结石部位、胆管走行及变异，能清晰显示血管与胆管的解剖关系，有助于分析采用何种具体术式治疗更为科学。3D 打印肝内管道模型可从多角度观察肝内解剖、病灶与肝内血管和（或）胆管之间的空间关系，确保手术的可行性、精准性、可控性。肝脏 3D 打印模型如实展示结石与肝脏脉管的空间关系，将 3D 打印模型带入手术室，在 3D 打印模型实时间接导航下进行手术操作，有助于手术的顺利进行。

郑春雷等研究显示，复杂肝胆管结石病 42 例中，24 例行 3D 打印技术辅助外科手术治疗，28 例行常规的 CT 影像学资料辅助外科治疗，前者在手术时间、术中出血量及即刻结石残留率、最终残留率、并发症发生率均优于后者，说明 3D 打印技术辅助复杂肝胆管结石手术治疗可以提高手术的完成时间、减少出血量，同时减少并发症的发生率，加快患者的康复。方驰华教授团队近年来将三维可视化 3D 图像模型、三维可视化 3D 物理打印应用于肝胆管结石的临床诊治，构建肝胆管结石 3D 诊治平台，实现了肝胆管结石病的解剖数字化、诊断程序化和手术可视微创化。其重要的优势有：①对于复杂的胆道结构可有助于快速精确定位结石、减少重复操作。如对于弥漫性肝胆管结石行胆道硬镜碎石取石术，可高效碎石，提高单次手术取净结石率；②进行肝切除术时，利于确定手术切除平面，间接导航重要脉管的分离和肝胆管结石、病变胆管等病灶的整体切除，减少/避免重要解剖结构的损伤，降低手术风险，减少手术并发症，改善预后。方驰华教授团队等采用 3D 打印模型指导复杂肝胆管结石手术，取得了良好的近期疗效（图 5-9）。

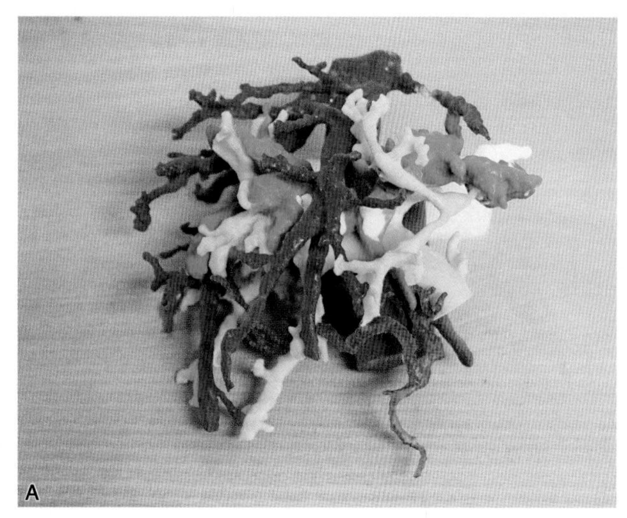

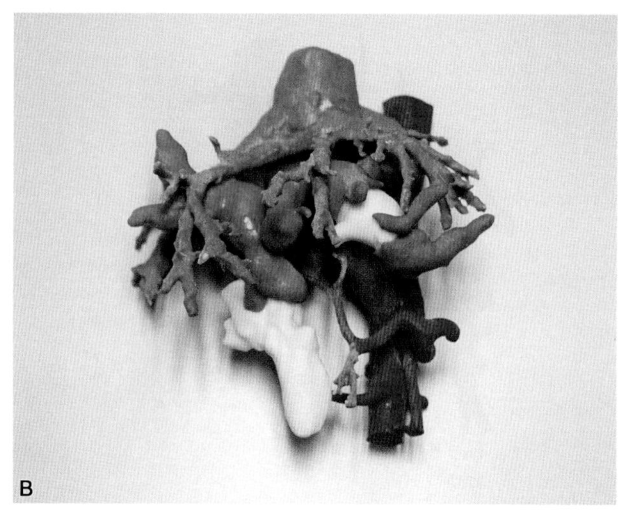

图 5-9 复杂性肝胆管结石的 3D 打印模型正面观

注:红色为腹腔动脉系统、深蓝色为肝静脉系统、绿色为扩张胆管、浅蓝色为门静脉系统、白色为肝胆管结石

三、3D 打印在胰腺外科的应用

胰腺癌是消化系统难治性恶性肿瘤,起病隐匿,早期诊断困难,进展迅速,预后不佳,5 年生存率≤6%。胰腺外科手术是现代外科学的手术难点,其困难之处不仅因为胰腺本身的结构特点,更因为胰腺与周围结构,如十二指肠、胆总管、门静脉及肠系膜上动、静脉、腹腔干动脉等相互间复杂紧密的结构关系。因此在术前准确分析患者的正常解剖及变异,准确评估手术的可行性及科学规划手术方案,以达到制定并实施精准手术治疗尤显至关重要。

通过胰腺 3D 打印技术,如实立体展现胰腺肿瘤和胰周血管及其他结构之间的关系,让术者明确、直观了解关键手术部位的解剖情况,精确施行外科手术,从而缩短手术时间、减少术中出血量和降低术后并发症的发生率。通过 3D 打印技术,术前术者对胰腺 3D 物理模型的分析将有助于对患者病情进一步的掌握,也有助于患者及其亲属了解病变的复杂性以及手术的危险性,同时术者可在近似真实的模拟环境中进行术前规划及术后结果预判,从而为患者制订合理的手术方案。3D 打印技术可为临床实际手术提供准确的数据和丰富的信息,减少手术过程中的出血,缩短手术时间,减少并发症,降低风险。

胰头癌三维可视化技术可为术前准确诊断、可切除性评估和个体化手术方案规划提供决策。胰腺 3D 打印可实现三维可视化图像向三维可视化物理模型的跨越式转变,更好地指导复杂性胰头癌精准手术。胰腺 3D 物理模型打印:对于肿瘤与门静脉、肠系膜上静脉和肠系膜上动脉关系密切的复杂性胰腺和壶腹部肿瘤病例,在获取三维可视化数据后,进行三维可视化胰腺 3D 打印,通过术中间接导航,更好地辅助术者手术操作的顺利实施。项楠博士等对复杂胰头及壶腹周围肿瘤病例进行三维可视化 3D 物理模型打印模型,通过对 3D 打印模型观察,对肿瘤的形态和部位,胆管、胰管梗阻的部位和扩张程度,胰腺形态改变,肿瘤与周围大血管的空间关系做出准确系统全面的诊断,有助于评估肿瘤可切除性,确定手术切除平面;并将胰腺 3D 打印模型带入手术室与术中手术实时比对分析,通过不断调整胰腺 3D 打印模型至最佳的解剖位置,提供直观的间接导航,指导关键手术步骤,同样印证了胰腺 3D 打印技术可精确定位病灶,快速识别关键解剖部位,有助于胰腺复杂手术的顺利完成(图 5-10、图 5-11)。3D 打印技术应用胰腺癌的术前规划、术中间接导航手术,安全性高,减少手术中意外损伤,有助于降低胰腺癌手术的术后相关并发症,进而术后恢复更好,也契合肝胆胰外科的快速康复理念。

胰腺 3D 打印模型能够较好辅助胰腺癌手术术前评估及规划,有助于提高胰腺癌手术的安全性。但胰腺 3D 打印技术作为一种较新的技术手段应用于临床,还需要大量临床数据及进一步的大样本随机对照研究来验证其效果。

四、展望

随着生物材料的研发、3D 打印技术的不断进步和完善,肝胆胰外科疾病的 3D 物理模型打印的效率将大大提高,同时费用也会更低,而其他人体 3D 物理模型也都可获得高保真快捷的打印,可广泛应用

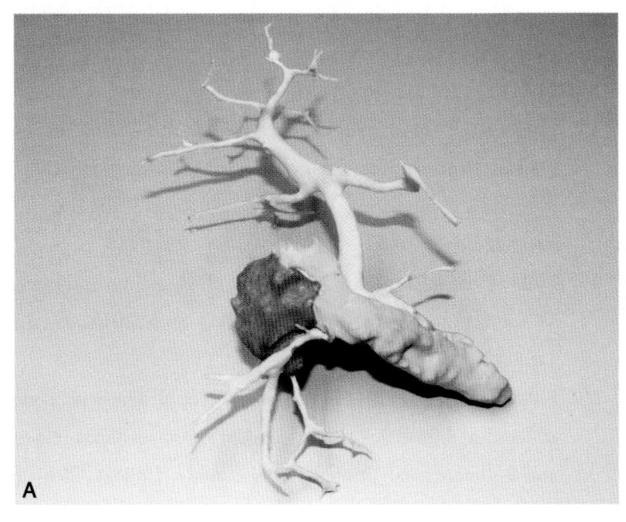
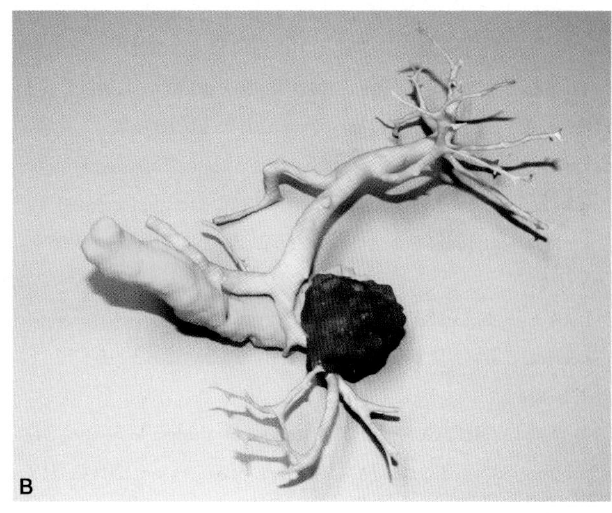

图 5-10 胰腺肿瘤的 3D 打印物理模型
A. 正面观；B. 背面观
注：棕褐色为胰头肿瘤、浅蓝色为门静脉系统

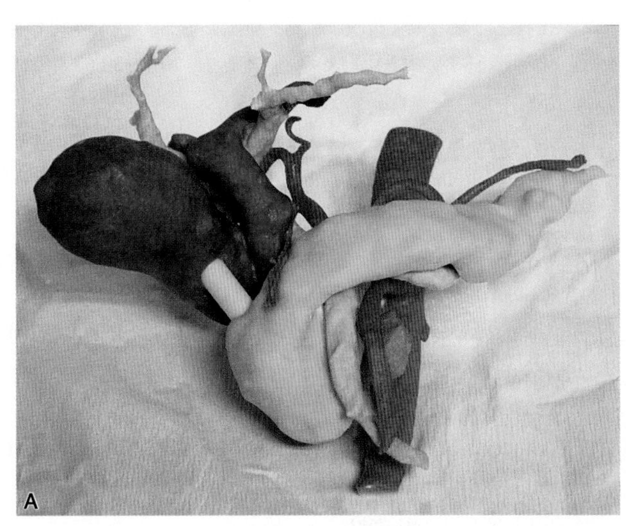
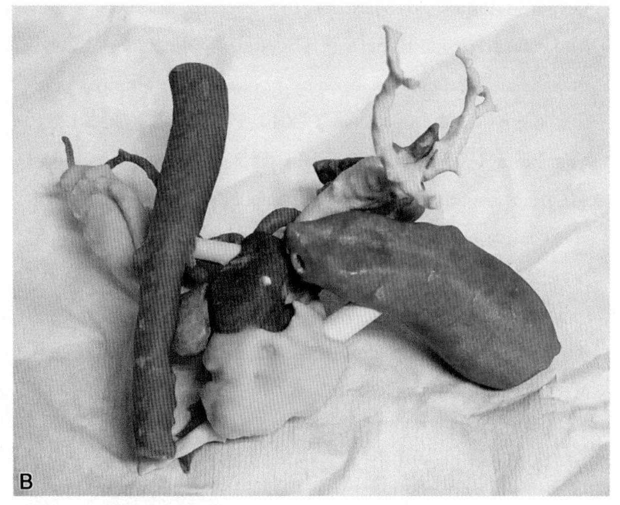

图 5-11 壶腹部肿瘤的 3D 打印物理模型
A. 正面观；B. 背面观
注：灰色为壶腹部肿瘤、棕褐色为肿大淋巴结、浅蓝色为门静脉系统、绿色为扩张胆管系统、红色为腹腔动脉系统、白色为固定支架

于临床医学，并可能应用于新的研究领域。可针对老问题提供新颖的解决方案，为创新思想家提供了一个空白的画布来描绘现代外科的新画卷。3D 打印技术的革命已经触及了外科手术，未来可能有一天打印并移植整个器官会变得很平常。

著名机械人工程师 Lipson 非常乐观地指出，3D 打印将在医学领域兴起一次变革，伴随着人类基因图谱的绘制完成，个性化医学即将到来，3D 打印将在个性化打印方面扮演越来越重要的角色，从个性化营养调配到个性化假体装备、医学植入物制作和生物打印，到外科操作培训，甚至个体化患者的精确药物剂量需求的定制打印，而这个技术还可通过许多途径影响和渗透到临床医学诊治中去。

然而，目前 3D 打印技术在肝胆胰腺外科的应用依然是处在初级应用阶段，需要更多的探索来使它改变我们的肝胆胰外科领域的面貌。我们坚信，未来 3D 打印技术在肝胆胰应用会更加广泛，也将会不断地渗透、改变肝胆胰外科疾病的诊治模式，让更多的肝胆胰疾病患者获益，真正享受到科技发展带来的高品质生活。

（方驰华　方兆山）

【参考文献】

1. Rengier F, Mehndirattam A, Von Tengg-Kobligk H, et al. 3D

printing based on imaging data: review of medical applications. Int J Comput Ass Rad,2010,5(4):335-341.

2. Ventola CL. Medical applications for 3D printing: current and projected uses. J Clin Pharm Ther,2014,39(10):704.
3. Esses SJ, Berman P, Bloom AI, et al. Clinical applications of physical 3D models derived from MDCT data and created by rapid prototyping. Am J Roentgenol, 2011, 196(6): W683-W688.
4. Bose S, Vahabzadeh S, Bandyopadhyay A. Bone tissue engineering using 3D printing. Materials Today, 2013, 16(12): 496-504.
5. Michalski MH, Ross JS. The shape of things to come: 3D printing in medicine. JAMA-J Am Med Assoc, 2014, 312(21):2213-2214.
6. Fielding GA, Bandyopadhyay A, Bose S. Effects of silica and zinc oxide doping on mechanical and biological properties of 3D printed tricalcium phosphate tissue engineering scaffolds. Dental Materials,2012,28(2):113-122.
7. Anderson PJ, Yong R, Surman TL, et al. Application of threedimensional computed tomography in craniofacial clinical practice and research. Aust Dent J,2014,59(1Suppl):174-185.
8. Yamashita Y, Tsuijita E, Takeishi K, et al. Trends in surgical results of hepatic resection for hepatocellular carcinoma: 1000 consecutive cases over 20 years in a single institution. Am J Surg,2014,207(6):890-896.
9. Peltola SM, Melchels FP, Grijpma DW, et al. A review of rapid prototyping techniques for tissue engineering purposes. Ann Med,2008,40(4):268-280.
10. 李鉴轶. 3D 打印技术促进临床医学发展. 中国临床解剖学杂志,2014,32(3):241-242.
11. 周伟民,闵国全,李小丽. 3D 打印医学. 组织工程与重建外科杂志,2014,10(1):1-3.
12. Giannatsis J, Dedoussis V. Additive fabrication technologies applied to medicine and health care: a review. Int J Adv-Manuf Tech,2013,40(1-2):116-127.
13. Ikegami T, Maehara Y. Transplantation: 3D printing of the liver in living donor liver transplantation. Nat Rev Gastroenterol Hepatol,2013,10(12):697-698.
14. Igami T, Nakamura Y, Hirose T, et al. Application of a three dimensional print of a liver in hepatectomy for small tumors invisible by intraoperative ultrasonography: preliminary experience. World J Surg,2014,38(12):3163-3166.
15. 王镓垠,柴磊,刘利彪,等. 人体器官 3D 打印的最新进展. 机械工程学报,2014,50(23):119-124.
16. Dagon B, Baur C, Bettschart V. A framework for intraoperative update of 3D deformable models in liver surgery. Conf Proc IEEE Eng Med Biol Soc,2008,2008:3235-3238.
17. Takagi K, Nanashima A, Abo T, et al. Three-dimensional printing model of liver for operative simulation in perihilar-cholangiocholangiocarcinoma. Hepatogastroenterology, 2014, 61(136):2315-2316.
18. Takamoto T, Hashimoto T, Ogata S, et al. Planning of anatomical liver segmentectomy and subsegmentectomywith 3-dimensional simulation software. Am J Surg,2013,206(4): 530-538.
19. Kishi Y, Hasegawa K, Kaneko J, et al. Resection of segment Ⅷ for hepatocellular carcinoma. Br J Surg,2012,99(8): 1105-1112.
20. Silberstein JL, Maddox MM, Dorsey P, et al. Physical models of renal malignancies using standard cross-sectional imaging and 3-dimensional printers: a pilot study. Urology,2014,84(2):268-273.
21. Hespel A, Wilhite R, Hudson J. Invited review-applications for 3D printers in veterinary medicine. Vet Radiol Ultrasoun, 2014,55(4):347-358.
22. 孔祥雪,聂兰英,肖菊姣,等. 新型肝脏管道模型的数字化制造研究. 中国临床解剖学杂志,2014,32(3):256-258.
23. Mcmenamin PG, Quayle MR, Mchenry CR, et al. The production of anatomical teaching resources using three-dimensional (3D) printing technology. Anat Sci Educ, 2014, 7(6):479-486.
24. Preece D, Williams SB, Lam R, et al. "Let's Get Physical": Advantages of a physical model over 3D computer models and textbooks in learning imaging anatomy. Anat Sci Educ, 2013,6(4):216-224.
25. Ozbolat IT, Yu Y. Bioprinting toward organ fabrication: challenges and future trends. IEEE Trans Biomed Engineering, 2013,60(3):691-699.
26. Roth A, Singer T. The application of 3D cell models to support drug safety assessment: Opportunities & challenges. Adv Drug Deliver Rev,2014,69-70:179-189.
27. Zein NN, Hanouneh IA, Bishop PD, et al. Three-dimensional print of a liver for preoperative planning in living donor liver transplantation. Liver Transpl,2013,19(12):1304-1310.
28. Lipson H. New world of 3-D printing offers "completely new ways of thinking": Q&A with author, engineer, and 3-D printing expert HodLipson. IEEE Pulse,2013,4(6):12-14.
29. 叶建平,范应方,郭李云. 一种半自动的肝脏分段方法及三维可视化实现. 中国数字医学,2014,9(11):57-59.
30. 方驰华,方兆山,蔡伟,等. 肝胆管结石三维可视化诊治平台构建及临床价值研究. 中国实用外科杂志,2015,35(9):974-978.
31. 方兆山,刘星星. 3D 打印在肝脏外科应用的研究进展. 中国医学物理学杂志,2015,32(3):374-378.
32. 方驰华,方兆山,范应方,等. 三维可视化、3D 打印及 3D

腹腔镜在肝肿瘤外科诊治中的应用. 南方医科大学学报,2015,35(5):639-645.
33. 范应方,方驰华. 三维可视化技术在肝胆外科临床应用的争议与共识. 中国实用外科杂志,2018,38(2):137-141.
34. Cheon YK,Cho YD,Moon JH,et al. Evaluation of long-term results and recurrent factors after operative and nonoperative treatment for hepatolithiasis. Surgery,2009,146(5):843-853.
35. Kusano T,Isa TT,Muto Y,et al. Long-term results of hepaticojejunostomy for hepatolithiasis. Am Surg,2001,67(5):442-446.
36. 刘允怡,张绍祥,姜洪池,等. 复杂性肝脏肿瘤三维可视化精准诊治专家共识. 中国实用外科杂志,2017,37(1):53-59.
37. Xiang N,Fang C,Fan Y,et al. Application of liver three-dimensional printing in hepatectomy for complex massive hepatocarcinoma with rare variations of portal vein:preliminary experience. Int J Clin Exp Med,2015,8(10):18873-18878.
38. 刘允怡,张绍祥,姜洪池,等. 肝门部胆管癌三维可视化精准诊治专家共识. 中国实用外科杂志,2017,37(1):48-52.
39. Kuroda S,Kobayashi T,Ohdan H. 3D printing model of the intrahepatic vessels for navigation during anatomical resection of hepatocellular carcinomA. Int J Surg Case Rep,2017,41:219-222.
40. Oshiro Y,Mitani J,Okada T,et al. A novel three-dimensional print of liver vessels and tumors in hepatectomy. Surg Tod,2017,47(4):521-524.
41. 郑春雷,高红,鲍红光,等. 3D 打印技术在复杂肝胆管结石病中的应用价值. 系统医学,2017,2(6):52-54.
42. 刘允怡,张绍祥,姜洪池,等. 肝胆管结石三维可视化精准诊治专家共识. 中国实用外科杂志,2017,37(1):60-66.
43. 项楠. 胰头和壶腹周围肿瘤三维可视化诊治平台构建及临床应用研究. 南方医科大学,2016.
44. 黄蔚,陆健,陈克敏,等. 3D 打印共面模板在胰腺癌~(125)I 粒子植入治疗中的初步应用. 介入放射学杂志,2017,26(11):999-1003.
45. 中华医学会外科学分会胰腺外科学组,中国研究型医院学会胰腺疾病专业委员会,中华医学会数字医学分会,等. 胰头癌三维可视化精准诊治专家共识. 中华外科杂志,2017,55(12):881-886.

5

第六章

虚拟手术器械及仿真手术

第一节 概 述

现代胆道外科学的发展与科学技术的发展及其在医学上的应用密不可分的。近年来，随着计算机技术，以及 CT、MRI 等医学影像技术的不断发展，计算机技术已民越来越多地应用到现代医疗领域，但是，这些医学影像学设备只能提供人体内部的二维灰度图像，医生只能凭经验由多幅二维图像去估计病灶的大小及形状，结石的多少和部位，“构思”病灶与其周围组织结构的三维几何关系，这给胆道疾病的诊断和治疗带来了困难。另外，由于肝脏和胆道结构的复杂性和变异性，术中判明疾病区域的不明确，是引起手术大出血和术后并发症的关键问题。由于肝胆系统复杂的内部管道结构特点，肝胆外科学成为普通外科领域的难点与重点，还有很多未解决的问题。这些问题涉及肝胆临床解剖学的发展、医疗技术设备的更新、外科医师的手术技能的提高等多个方面。近年在医疗领域日益得到应用、研究和发展的虚拟现实技术（virtual reality，VR）可能是解决这些难题的技术手段之一。

VR 是指借助计算机技术和硬件设备，实现一种人们可以通过视、听、触、嗅等手段所感受的虚拟幻境。这里不仅包括硬件的配置问题，也包括软件与硬件的协调以及人机界面等技术内容。VR 具有沉浸性（immersion）、交互性（interaction）、构想性（imagination）（三个 I）等特征。

VR 是一门涉及众多学科的新的实用技术，它集先进的计算机技术、传感与测量技术、仿真技术、微电子技术于一体。在计算机技术中，它又特别依赖于计算机图形学、人工智能、网络技术、人机接口技术及计算机仿真技术。这些相关技术的发展带动了虚拟现实技术的进步，也推动了其在教育、医疗、娱乐、科技、工业制造、建筑和商业等一系列领域中的广泛应用。美国可视人计划（visible human project，VHP）的开发成功，为计算机图像处理和虚拟现实进入医学敞开了大门，对虚拟现实技术在医学领域里的应用和发展起到了推动作用。

虚拟手术器械是虚拟手术系统的重要组成部分，用户可以通过带有触觉和视觉反馈的虚拟外科手术器械进行各种手术操作练习和手术前的模拟。腹部外科手术中的手术器械种类繁多，如手术刀、电钩、缝合针、手术剪、血管钳等。手术中各种手术器械操作各异，有切割、切削、剪除、夹取以及缝合等。这些器械操作的各异性和复杂性都直接影响到虚拟手术系统的逼真度和实时性。

为了增加虚拟手术系统的“沉浸感”，还需要将图形显示和触觉显示结合起来，给操作者提供身临其境的操作感受。人在与外界环境交互时，主要通过视觉、触觉、听觉等感官通道感知环境特性，这些特性经过大脑的信息加工和处理，向手臂发出指令，实现对环境的操作。其中，最主要的方式是通过手感知和操作外界环境。而在实际的手术过程中，医生的判断和操作很大程度上也是依靠触觉进行的。触觉是接触、滑动、压觉等机械刺激的总称。力反馈就是一种重要的触觉通道，它可以使用户感知到物体的重量以及物体对于作用力的反抗作用。视觉反馈、触觉反馈以及三维空间感的紧密耦合可使操作者比较真实地感受到虚拟手术器械操作时器官组织产生的变化和反作用力。只有这样，虚拟手术系统才会具有实际意义。

国内仿真手术系统起步比较晚，对于带有力反馈的虚拟手术系统，特别是肝脏及其脏器等软组织的手术仿真研究的投入比较少。如中科院的 3D MED 系统，该系统缺乏力反馈的效应，仿真环境简单，未开发出手术器械，且操作过程复杂，临床外科医师必须具备扎实的计算机能力，才能操作 3D MED 系统。上海交通大学国家数字化制造技术中心研制了一种多功能虚拟手术器械，可实现手术刀、手术剪、手术钳等操作，但还不具备力反馈功能。只有将视觉反馈和触觉反馈两种感觉结合起来，才能真正增加操作者的沉浸感，达到虚拟手术的效用。

一、虚拟解剖学

人体解剖图谱一直是学习和识别人体特征结构的主要工具。传统的人体解剖学图谱大多是以3D形式描绘的插图或是一些实际解剖结构的图片。而应用虚拟现实技术将现代医学影像设备所获得的人体形态结构图像信息或“虚拟人”数字化数据集可视化,建立数字化3D解剖图谱,优点是一方面在空间上具有准确的定位,另一方面可以全方位观察、测量和研究解剖结构。Pflesser B 等利用 VHP 数据集研制的 VOXEL-MAN。方驰华等用 VCH-F1 肝脏数据进行虚拟肝脏胆道的研究,重建的三维肝脏模型不仅可以通过立体图像的放大、缩小和旋转来对目标进行全方位的观察,而且还可以为各种组织设置颜色和透明度,单独或组合显示肝脏各结构。

二、仿真手术

在计算机上虚拟的环境中,使用仿真手术器械(手术刀、止血钳等)在“虚拟人体或器官”上模拟手术过程进行手术,这就是“仿真外科手术”。类似的称呼有计算机辅助手术(computer assisted/aided surgery,CAS)和图像引导手术(image guided surgery,IGS)等。仿真外科手术是虚拟现实技术在医学领域中的重要应用,是近年来的研究热点。建立虚拟手术系统,首先需重建人体组织器官的三维几何模型,由几何模型加上生物、力学等方面的知识,构建其物理模型、动力学模型、变形模型、有限元模型等。

(一) VR 手术模拟系统应当具有一些基本特征

现实性(reality):能精确而详细地描述患者器官或病变的形状、位置以及形变。

实时性(real-time)):能实时地处理数据和显示结果。

精确性(accuracy):描述器官内部结构必须非常精确。

操作性(manipulation):在虚拟空间中模拟用手或其他医疗器械操纵器官如推、拉、压、切等。

感觉性(perception):能接受和处理某些反馈信息。

(二) 建立外科手术计算机模拟系统的意义

术前规划与演练:能够利用患者检查图像数据,制定手术规划并可不断地进行针对性练习,完善手术方案,确立最佳手术路径,减少手术对正常组织不必要的损伤,提高手术定位精度,提高手术的成功率,降低并发症。并可以得到根据专家经验建立的专家手术系统的指导,从而提高手术技能。

术中导航与监护:现在国内外已经有手术机器人(如伊索、达芬奇等)应用于临床,进行外科手术,尤其在精细手术的神经外科和心血管外科。利用X线装置、CT、MRI、DSA、CTA、MRA、PET 等手术前提供的图像信息和医用机器人,对手术中的实时图像进行配准、定位,引导外科手术(如射频消融、介入、血管栓塞等)的进行,这对于提高手术精度,减小手术损伤,提高手术成功率等具有十分重要的意义。

手术教学和训练:有了“虚拟手术”,医学生或医生可以不受时间和场地的限制学习手术,甚至实习手术过程,并可以得到根据专家经验建立的专家手术系统的指导,提高手术技能,缩短成长时间。

器官植供、受体匹配模型:虚拟手术能够帮助医生在进行器官移植(如肝脏移植,尤其是活体肝移植)手术前,通过影像资料三维重建,对其尺寸和形状进行精确测量,评估两者形态学方面的匹配度。

改善医患关系:大量的医患关系紧张是因为医患之间缺乏沟通、患者及家属对病情缺乏深入的了解而造成的。虚拟手术可以为医患关系搭起了一座桥梁。有了它们,医师可以很容易地向患者详细地介绍病情、手术治疗方案及演练手术过程,构建充分的相互理解、互相信任的良好医患关系。

降低手术费用:现代外科医疗检测系统造价昂贵,医疗成本也很高。由于虚拟手术不受手术设备的制约,因而能够减少手术探索的盲目性,减轻机体损伤程度,缩短患者的恢复周期,降低患者和医院的开支。

建造定制的修复拟合模型:虚拟手术能够设计植入器官(对人工假体的设计)。例如计算机能够帮助医生在进行髋骨更换手术前,通过非破坏性的三维成像对其尺寸和形状进行精确测量,定制髋骨,这样可以把因尺寸不合格而重新开刀的比例从30%降到5%。

远程干预:虚拟手术与远程干预将能够使手术室中的外科医师实时地获得远程专家的交互式会诊。交互工具可以使顾问医生把靶点投影于患者身上来帮助指导主刀外科医师的操作,或通过遥控帮助操纵仪器。这样使专家们技能的发挥不受空间距离的限制。

(三) 仿真外科手术的现状

现代外科学的飞速发展与现代科学技术手段在医学上的应用密不可分。Karl 等利用 VHP 数据重建人体模型,使用仿真的手术刀在重建的人体模型上操作，利用特殊的设备 PHANTOM 产生“真实”的视觉和触觉效果。Kockro RA 等开发的虚拟颅内可视和导航系统，利用患者术前所获得的影像检查资料（CT、MRI、MRA 等）三维重建所构造的虚拟环境来对脑瘤和颅内血管畸形的手术进行规划和模拟。Soler 等利用交互式可视化和虚拟切割工具，在 3D HCT（螺旋 CT）肝脏模型上按照用户制定的切割平面进行虚拟肝切除术；并由此设计具体手术力一案，明显改善了手术效果。

随着计算机技术和图像处理技术的不断进步，仿真现实技术是近年来发展很快的一个技术领域，在医学中的应用范围也日益广阔。虚拟仿真技术在胆道疾病的应用也越来越广，包括肝门部胆管癌、壶腹部肿瘤、肝外胆管结石胆囊切除、胆总管切开取石仿、个体化胆管结石胆囊切除、胆总管切开取石并左半肝切除等仿真手术。外科医师可以利用仿真外科手术来反复操练，熟悉手术过程，提高手术技能，缩短成长时间；也可以利用它来开展新手术和对已开展的手术温故知新、精益求精。

（鲍苏苏 潘家辉）

第二节 虚拟手术器械

仿真手术是利用各种医学影像数据，利用虚拟现实技术在计算机中建立一个模拟环境，医生借助虚拟环境中的信息进行手术计划、训练，以及实际手术过程中引导手术。虚拟手术过程中不仅需要手术刀具，还需要手术剪、止血钳、缝合线等手术器械进行手术仿真，采用美国 Sensable 公司的 PHANTOM 力反馈设备和 FreeForm 系统来提供优秀图形用户界面，并结合 PHANTOM 配套的三维交互式触觉环境开发包 GHOST SDK 开发各种虚拟手术器械。在导入重建后的 STL 模型文件，得到各部分三维物体，如胆道、动脉和静脉等，将它们结合起来，模拟手术的切割、缝合等操作。

一、几何建模

肝脏的几何模型是前期三维重建得到的，通过程序读取导入到虚拟手术平台中。STL 模型是以三角形集合来表示物体外轮廓形状的几何模型。在 GHOST SDK 的触觉框架中，通过编写程序把该模型转换为 GHOST SDK 要求的三角片网格模型。为了加快碰撞响应的计算速度和便于集成自己开发的计算力反馈算法，需要把三维模型的拓扑信息初始化，即把一些计算工作在程序初始化时完成，然后在虚拟手术器械的运动过程中直接调用所需的信息，建立索引三角网格。

在索引三角网格中，我们维护两个列表：顶点表与三角形表。在顶点表中，每个顶点包含一个 3D 位置，也可以包含附加数据，如几何属性（颜色、纹理信息）、物理属性（硬度、摩擦系数）等，便于交互仿真中实时提取。而在三角形表中，每个三角形由顶点列表的三个索引组成，并用顺时针方向列出顶点，另外还要预先计算表面的法向量。与三角形数组相比，采用索引三角网格有下列优势：①节省不少空间，其整数索引比三角形数组中的顶点重复率要小得多。②隐含了邻接的拓扑信息，边信息虽然没有直接存储，但可以通过搜索三角形表找出公共边。

在参考实际手术器械的基础上，我们结合 OpenGL 图形开发包和优秀的三维图形软件来进行手术器械几何建模。手术器械的构造不能通过 OpenGL 支持的基本图元简单拼凑而成，通过 3DMAX 的使用提高模型绘制的真实感。而读取其 3DS 文件的开销是比较大的，通过显示列表的调用，提高模型绘制的实时性。利用 3DMAX 的导出功能把模型存储为 3DS 格式；最后结合 OpenGL 图形开发包，编写程序把 3DS 格式模型生成为 OpenGL 显示列表的形式，以便执行时提高 OpenGL 程序的性能（图 6-1）。

二、运动建模

虚拟手术器械需要对重建的三维形体进行肝脏手术需要的各种操作（如：切、割、钳等）。虚拟手术器械仿真中的三维对象可以分为两类：一类是触觉接口的三维对象，如虚拟手术器械；另一类则是组成虚拟场景的普通三维对象，如腹部脏器及管道组织。对于后者，它们可以采用 OpenGL 几何变换函数进行平移和旋转等坐标变换。采用树层次结构来描述对象。肝脏及其内部管道模型的三角面片作为叶节点，指定其表面几何属性以及相对于父节点的方向与比例关系。而施加与父节点上的所有变换将自动影响其叶节点。所有对象的运动情况都以这种方式来约束与控制（图 6-2）。

而与虚拟手术器械对应的 PHANTOM 接口对象是一种特殊类型的三维对象。在伺服循环中，PHANTOM 设备的状态信息（如位置、方位等）可以通过回调函数来进行查询。PHANTOM 设备铁笔（stylus）的方位使用一个 4×4 齐次坐标变换矩阵来

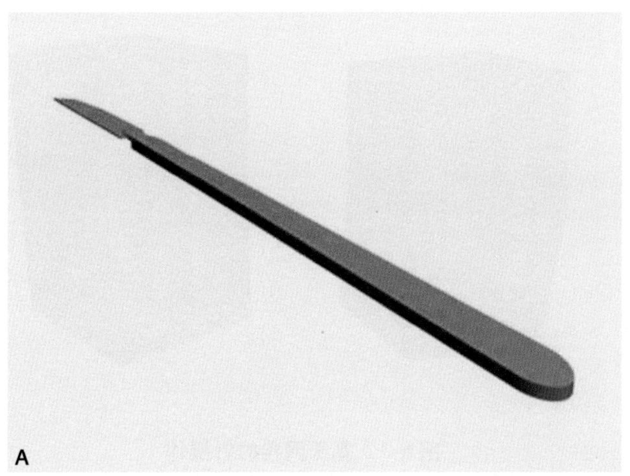

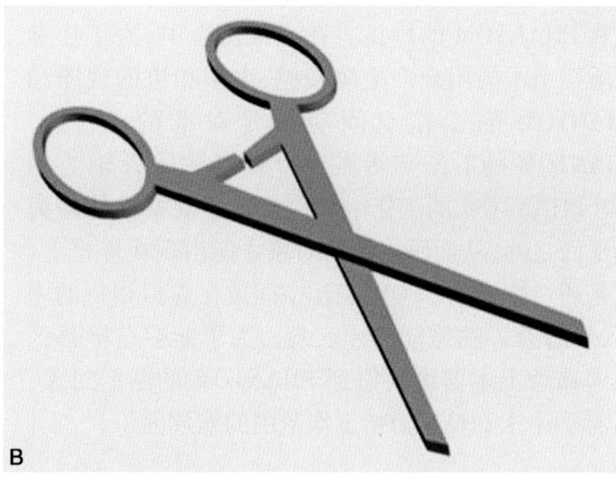

图 6-1　**利用 3D Studio MAX 制作的器械**
A. 手术刀；B. 手术剪

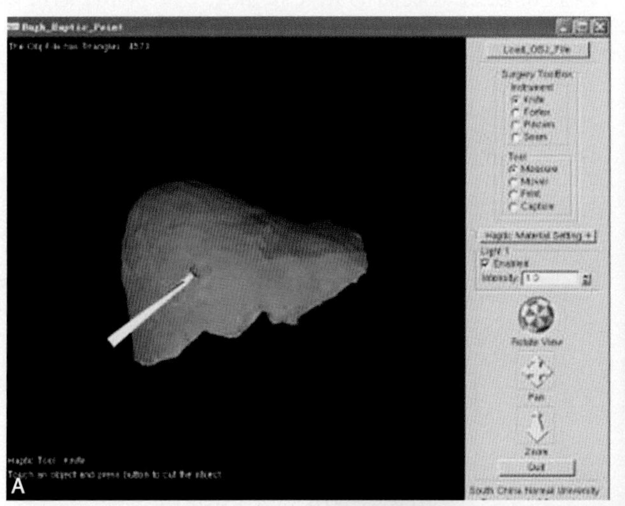

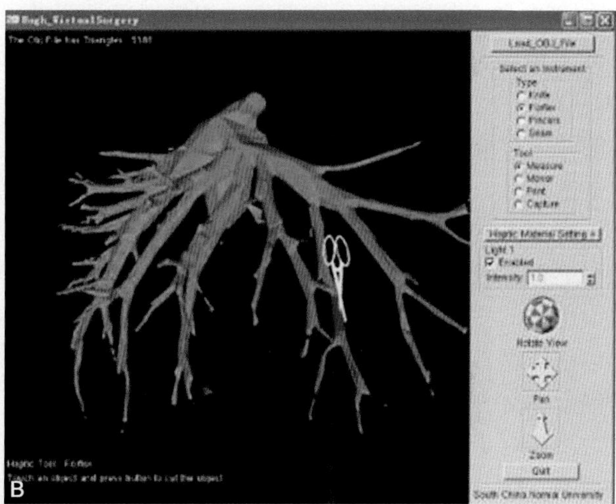

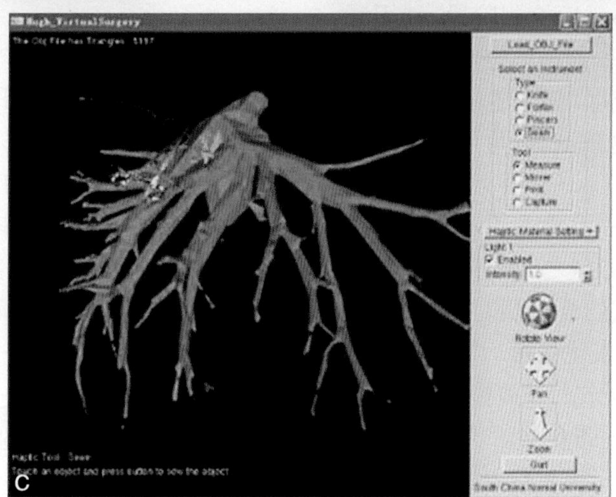

图 6-2　**运动建模**
A. 仿真肝脏；B. 肝静脉的切割；C. 肝静脉的缝扎

描述。

此外，虚拟手术器械的运动建模还需要进行图形和 PHANTOM 的校正。在三维仿真中，为了让参与虚拟手术的用户产生沉浸感，虚拟相机的视图和 PHANTOM 的工作空间应该是对准的。因此，PHANTOM 的工作空间需要以视景体的 Z 轴为中心。PHANTOM 的工作空间应该位于观察锥体的剪裁平面之间，从而感兴趣的对象才能出现在屏幕上。这是通过把 PHANTOM 工作空间放在虚拟相机的中心，然后沿 Z 轴移动它才实现。为了能够在屏幕区域内移动手术器械映射到 PHANTOM 的图形对象，还需要计算 PHANTOM 工作范围的缩放因子。

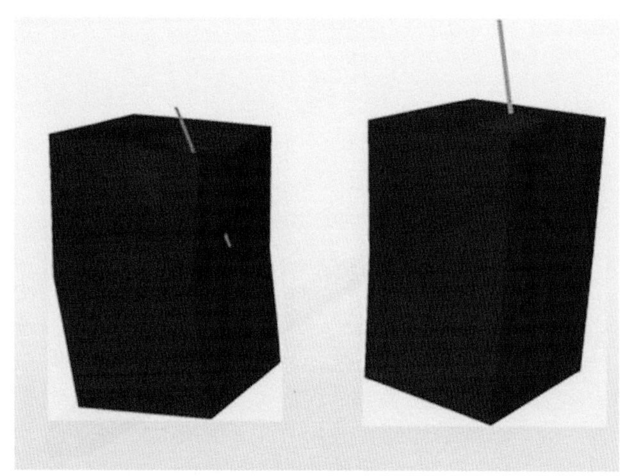

图 6-3 基于网格的针操作

三、物理建模

碰撞检测是虚拟手术的关键和基础问题之一。只有判定手术器械与人体组织发生了碰撞，才有必要实施切割、缝合等操作。由于器官组织模型通常要求尽可能精细，其三角面片个数一般高达 10 000 ~ 100 000。为了提高这类检测的效率，本文采用点与体的碰撞检测方法，即采用质点模型表示运动的虚拟手术器械，三角网格模型表示静止的器官组织。

虚拟手术器械（PHANTOM 操作杆）与虚拟物体只有笔尖一点相接触，并从该点通过操作杆把力反馈给用户的手。具体描述为：根据 PHANTOM 手柄的运动信息，判断该笔尖是否经过了场景中的物体。若确定相交，则可根据与物体的交点进一步计算反馈力。相对于触觉反馈的频率来说，手柄的移动通常很小，这意味着每一帧只需要检查一个相对小的空间区域即可。其中在精确碰撞检测阶段，利用开发包的内建算法可以得出手术器械的尖端是否发生了碰撞。对于具体的碰撞信息（如发生碰撞的三角片索引及其顶点等），则通过顶点/三角形碰撞的方法来简化计算。

在实际手术中，医生经常需要采用多种手术器械进行协同操作，所以手术器械之间的碰撞检测必不可少。由于各种手术器械的模型相对简单，而且手术器械在操作过程中均不发生变形。为了提高这类检测的真实感，本文利用开放的碰撞检测库 ColDet 来实现体与体的碰撞检测（图 6-3）。

当用户操纵手术器械与三维对象表面进行交互时，发生碰撞后应该能感受到反作用力。采用 PHANTOM 的质点-弹簧-阻尼器力反馈模型来进行肝脏物理仿真。软组织的表面附着有弹簧与阻尼器。在虚拟环境中，虚拟手术器械模型某顶点一旦与该表面发生碰撞，就会产生弹性形变。通过得到器械模型某顶点原始位置与新位置构成的矢量，可以获得软组织表面的相交接触点 SCP，同时也可以得到弹簧拉伸的长度，以此来计算面弹力（图 6-4）。

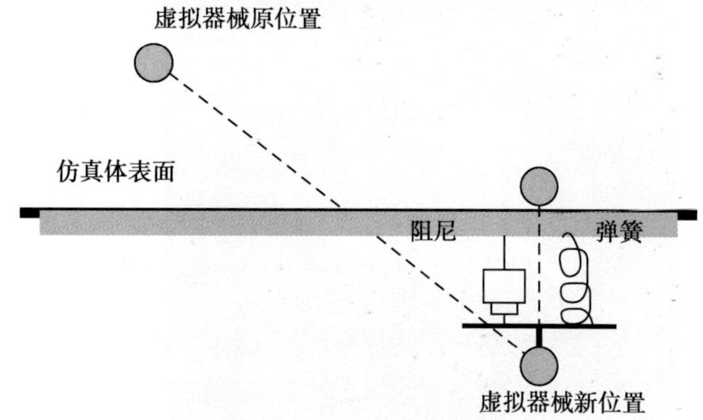

图 6-4 力反馈模型示意图

国外的虚拟手术系统价格昂贵。而国内没有专门针对腹部、胸部外科的医学图像处理及虚拟手术系统，也没有提供仿真环境。部分仿真系统不具备力反馈功能，不能提供逼真的手术仿真环境。此外，脏器及其手术软件的制作中涉及数据量和计算量巨大，现有的方法如何达到快速重建、任意切割、软组织变形和人机交互等软件编制和硬件配置等待完善。

（鲍苏苏 潘家辉）

第三节 仿真手术

随着计算机技术、图像处理技术、医学物理学科与医学的交叉融合和迅速发展，外科诊断与治疗的手段正在发生着很大的变化，近年来出现的计算机辅助手术系统，仿真外科手术系统等就是信息科学迅速发展并应用于医学领域产生的成果。所谓仿真外科手术就是应用虚拟人的研究成果，利用虚拟现实技术，在计算机上虚拟手术环境，使用仿真手术器械（手术刀、止血钳等）在"虚拟人体"上进行手术，外科医师可以通过这些先进的技术手段在术前、术中、术后对真实手术进行辅助支持，以使手术更安全、可靠、精确，创伤更小；目前仿真手术的研究主要集中在神经外科、整形外科和骨科等方面，尤其是术中导航，将虚拟现实和增强现实相结合，甚至结合手术机器人在临床成功应用的案例已不少。但应用于肝胆胰外科领域的临床报道尚少，仅限于肝脏手术的术前研究或评价，如 Marescaux J 等应用 VHP 的男性数据集的肝脏部分数据，使用有限元的方法重建肝脏和模拟肝脏的手术切面进行了研究；他认为肝脏的三维重建有助于肝脏解剖结构的认识，有可能实现肝脏手术的术前规划、训练和教学。Wigmore SJ 等利用螺旋 CT 动脉造影的肝脏图像三维重建，清晰地显示了肝静脉和门静脉，并回顾性地研究了 27 例肝脏手术患者，将肿瘤体积、总肝体积和功能肝体积与体重比较，发现功能肝体积与体重关系密切，并能很好地预测手术后肝功能衰竭危险发生的可能性。

目前肝脏手术仍是难度较大的手术之一，主要是因为该器官内部结构的复杂性和变异性，因此肝脏手术方案的确立常依赖于术者对肝内血管胆管树和病灶三维空间关系的精确把握，但由于解剖变异及畸形、肿瘤挤压浸润、以往实施过肝切除术等情况的存在均可造成肝内胆管血管树空间关系的改变，因而制定精确的手术计划往往十分困难。仅仅通过观察传统二维图像以达到准确确定肝内管道系统的变异类型、分支走向、病变体的位置、大小、几何形状及其与周围管道系统的空间关系是很难实现的，而且由于可见光不能穿透人体组织，医师的视觉及触觉也只能停留在人体结构暴露的表面，无法看到和感触尚未切开部分的内部结构，很难获得患者肝脏个体解剖结构的空间信息，缺乏对手术部位有关组织的定量描述，因而术中探查结合传统二维图像也不能完全满足肝脏外科的需要，这就决定了医师在制定肝脏手术计划时具有一定的盲目性，只能依靠经验进行，难免存在手术空间定位上的不准确性，更无法精确制定手术路径和规避手术风险，这无疑会显著影响手术质量、增加手术创伤和延长手术时间。同时由于二维图像无法精确计算肝脏体积，而我国 80% 的肝脏手术患者存在不同程度的肝硬化，因此保留足够的残肝体积与彻底切除病灶间往往让术者难以取舍。现代医学影像技术和计算机技术的迅速发展特别是三维图像可视化重建技术的出现为上述问题的解决提供了契机，三维图像可视化重建技术号称非损伤性的立体解剖技术，其原理是利用计算机图像处理技术对传统二维切片图像进行分析和处理，实现对人体器官、软组织和病变体的分割提取三维重建和显示，简化人大脑对二维图像的综合思维过程，以便更加直观、准确地显示肝脏及其管道系统和病灶的全方位立体信息等，三维图像可视化重建技术可辅助医师对病变体及其他感兴趣的区域进行定性甚至定量的分析，大大提高医疗诊断的准确性和可靠性，为手术方案设计提供准确的个体化解剖信息，因此比传统的二维断层图像具有更重要的临床应用价值。

另一方面，尽管肝脏三维数字化模型的出现极大地深化了肝胆胰外科医师对肝脏解剖结构，及病变与肝内管道、胰腺与胰周组织的空间位置关系等的理解，因此肝胆胰外科临床企盼能开发出一套适合临床需要的仿真手术综合系统，肝胆胰外科医师可以利用它来反复操练，熟悉手术过程，提高手术技能，缩短成长时间；也可以利用它来开展新手术和对已开展的手术温故知新、精益求精，减少手术的创伤，保留肝脏的功能，提高患者术后的生活质量。

可视化仿真手术系统要求目标对象模型、仿真手术器械必须同时具有高质量的、逼真的视觉图像和高分辨率、真实触觉反馈（力反馈）的实时交互。视觉反馈指通过显示器观察逼真的虚拟环境以及仿真体在交互设备的操作下实时变形，而触觉反馈（力反馈）指操纵者通过交互设备感知仿真体的物理学特性。逼真度是指仿真对象整体状态和行为的复现程度，可模拟系统仿真对象能力的大小。可视化仿真手术系统中，为了保证仿真过程的实时性，要求图形刷新频率不低于 30Hz，而力反馈刷新频率不低于 1000Hz。触觉反馈部分与用户之间是双向的信息交换，而视觉的反馈是单向的反馈。当用户对虚拟模型施加外力，数据被传向界面控制器，主控计算机调用图形绘制软件，改变虚拟环境并将位置和触觉反馈信息反馈给用户。任何虚拟现实系统都受到实时性和真实性的制约，这主要由其硬件结构和软件组成来决定。

一、硬件系统

硬件设备包括主计算机图形工作站、显示设备和力反馈设备 PHANTOM。主计算机主要完成仿真计算以及图形渲染等任务，其中仿真计算包括虚拟环境的显示、碰撞检测、力反馈计算以及触觉交互实现等。主计算机是一台内存为2G、处理器为Xeon5130 2.0 G＊2的图形工作站。显示设备主要完成操作者与虚拟环境之间的视觉反馈。力反馈设备PHANTOM是用户和仿真系统交互的重要工具。一方面,它把操作者操纵的“手术器械”(力反馈设备的操纵杆)的空间位置、运动方向等信息输入系统。另一方面,主计算机完成碰撞检测和力反馈计算后,再由它为操作者提供触觉反馈,让医生感知物体的细致特征以及物体对于作用力的反抗作用。采用SensAble公司开发的具有三维力反馈功能的PHANTOM的产品作为触感交互设备,型号为PHANTOM Desktop。PHANTOM产品在美国麻省理工大学开发,已经申请了多项专利。其中,PHANTOM Desktop以其一流的设计,为广大用户提供了逼真的三维力反馈功能。不仅如此,该设备的通用性设计,可以使其与一般的微型计算机兼容,在一些常用的操纵系统中即可工作。该交互设备区别于以往的触感设备,其便携式设计和紧凑的底座带来了使用时的灵活性,摆脱了传统设备体积庞大、骨架式机械结构、触感装置有噪声和操纵杆振动等弊端。在设计上,由于充分考虑了一般的工作应用环境,该型号设备通过扩展并口(EPP)与计算机相连接,同时配有一个通用110/220伏交流电源(图6-5)。

衡量一个触觉反馈装置好坏的公认标准是:低惯性、低滞后、高反向驱动能力、大作用力范围、高机械信号带宽,合适的工作空间。PHANTOM Desktop是一个关节坐标式6自由度力反馈操作手,可以向6个旋转方向发送指令信息,同时还可以将接触到X、Y、Z三个方向的力信息反馈。即用户可以通过PHANTOM端部的操纵杆或者手指套,感知和操纵虚拟环境中建立的三维仿真体,同时将触觉反馈信息给用户。其基本性能指标和重要参数见下表,完全能够满足腹部脏器虚拟手术的触觉交互需要。

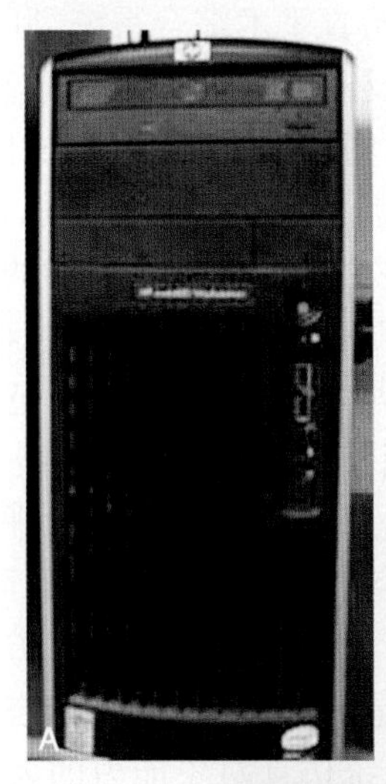

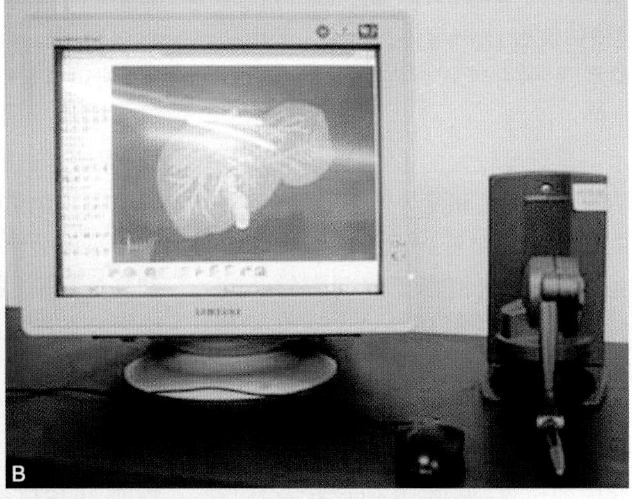

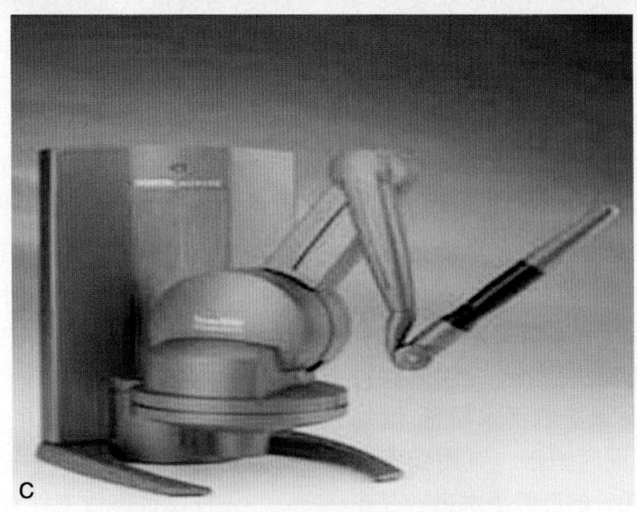

图6-5 可视化仿真手术硬件系统
A. 主计算机;B. 仿真系统的显示器;C. 力反馈设备PHANTOM

表 6-1 PHANTOM 基本性能指标和重要参数

分辨率	最大可施加力	刚度	力反馈	铁笔惯量	自由度
0.023mm	7.9N	3.16N/mm	x,y,z	45g	x,y,z,yaw,pitch,roll

二、软件系统

软件系统是可视化仿真手术系统的核心,通过软件系统实现可视化仿真手术所需要的各种模拟,并根据模拟结果为用户提供各种反馈。所有与视觉和触觉反馈相关的计算都由软件系统完成。通过使用与 PHANTOM 配套的触觉开发包,可以方便地建立虚拟的触觉环境(图 6-6)。软件开发环境为 Visual C++平台,涉及的虚拟环境设计语言和开发包主要有:OpenGL、GHOST SDK 和 OpenHaptic。

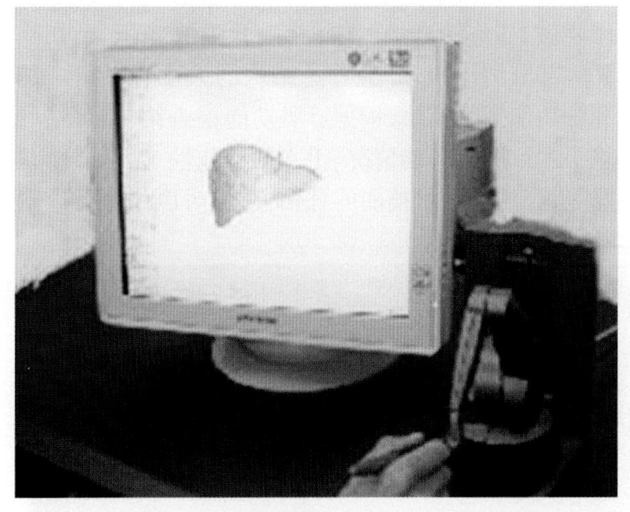

图 6-6 正在使用 PHANTOM 对肝脏切割

(一) FreeForm Modeling System

FreeForm Modeling System 是由美国 SensAble 公司开发的力反馈虚拟现实系统,该系统可以与 PHANTOM 配套使用。尽管 FreeForm 系统功能强大,并且经研究后能进行肝脏虚拟手术仿真模拟,但其仍有缺点:

1. 肝脏虚拟手术不仅需要手术刀具,还需要手术剪、血管钳、缝合线等手术器械进行手术仿真,这是目前 FreeForm 系统不能满足的。

2. FreeForm 不是原生的虚拟手术系统,扩展性不强,其界面与相关的功能还有待完善。根据这些情况,方驰华教授课题组采用自主开发的形式,构建虚拟现实软件系统。

(二) 开放图形库

在系统中设计了仿真度很高的虚拟手术器械,可以通过 PHANTOM 手柄操纵“虚拟器械”模拟肝脏切割等手术过程。可以对肝脏进行真实的切割、缝合等操作,产生实时的力反馈,在切割的同时感受到力的存在。开放图形库(open graphics library, OpenGL)被严格定义为“一种到图形硬件的软件接口”。从本质上说,它是一个完全可移植并且速度很快的 3D 图形和建模库。OpenGL 是使用专用图形处理硬件的软件接口,支持用户对于高质量三维对象的图形和图像操作。OpenGL 以函数或过程调用形式传送指令的方式设置模式,确定图元,且描述其他 OpenGL 操作。而用来创建图形的基础工作是组织物体在三维空间由顶点组成的有限个多边形。它由几百个过程与函数组成,开发者可以利用这些函数来建立三维模型和进行三维实时交互。大部分 OpenGL 系统要求图形硬件系统中至少包含一个帧缓存。OpenGL 的图形函数不要求开发者把三维物体模型数据写成固定的数据格式。这样开发者不但可以使用自己的数据,而且可以利用其他不同格式的数据源,如 3DS 格式的文件等。这种灵活性大大节省了开发的时间,提高了软件的开发效益。

(三) 触觉开发包

GHOST SDK(general haptics open software toolkit SDK)是一个面向对象的 C++工具包,用户可以根据自己的需要定义仿真体的几何形状、物理特性及触觉效果。而 OpenHaptic 是 GHOST SDK 的继任。它们都是面向 PHANTOM 力反馈设备的,其开发的程序效果较好。OpenHaptics 开发包由 OpenGL API 构建的,这对图形开发人员来说是非常熟悉的。利用 OpenHaptics 开发包,开发人员可以利用现有的 OpenGL 代码对特殊的几何应用进行开发,也可以通过 OpenHaptics 命令来设置材质触觉属性,例如:摩擦感和坚硬度等。其可扩展的架构允许开发者加入对新形状类型的支持功能。同时也可以整合其他库文件,例如:物理学/运动学、碰撞检测引擎。OpenHaptics 开发包支持的设备从低成本的 PHANTOM Omni 设备到更大型的 PHANTOM Premium 设备。软件开发人员可以在很广泛的领域利用 SensAbleOpenHaptics 开发包加入触觉和真 3D 导航特性。

可视化仿真手术系统即是将 MI-3DVS 腹部三

维重建软件重建的肝脏及其内部管道模型导入FreeForm Modeling System中，利用虚拟切割软件及力反馈设备PHANTOM操纵虚拟手术器械对肝脏模型进行切割，钳夹，缝合等操作。可视化仿真手术系统不仅是具有沉浸感、交互性和力反馈的卓越的肝脏仿真手术环境系统，而且肝胆胰外科领域其他脏器的各类手术也可轻松实现仿真研究，目前该系统正逐步实现商品化，并在临床上得到初步应用。

三、虚拟手术器械的开发应用举例

将上述重建好的模型导入美国Sensable公司的FreeForm系统中进行除噪、光滑、自动空间配准、配色等基础修饰处理。重建后的图像形态逼真，操作者可对多个模型进行组合、旋转、设定透明或不透明显示，或者隐藏任意脏器、血管进行观察。平滑后的模型更加具备可观察性，形态及空间解剖关系与真实人体逼真无异，能满足下一步辅助诊断和仿真手术的要求。

虚拟仿真手术是在虚拟手术器械仿真系统(软件著作权号105978)中实现的。虚拟手术器械仿真系统包括硬件系统和软件系统两部分。利用主工作站及力反馈设备等仿真手术硬件构建虚拟手术平台，使用GHOST SDK软件开发包进行了二次开发，制作出种类齐全的仿真手术器械(图6-7)，包括：手术刀、手术剪、止血钳、持针器、手术针、缝线、拉钩、胆道探子、皮钳、电刀、超声刀、引流管等。

四、肝脏虚拟仿真手术的意义

肝脏可视化仿真手术系统是利用自主开发的腹部医学图像三维系统(MI-3DVS)的基础上结合FreeForm Modeling System触觉式设计系统建立的肝切除手术虚拟环境系统，主要是针对肝脏肿瘤切除手术模拟等方面的功能需求，利用计算机等技术对二维医学影像数据进行分析和处理，提供具有真实感的医学图像和模拟手术过程和结果，并可为其他器官类似的切除手术进行模拟，如胆道、胰腺、脾脏等疾病。其成果只是一个初步的结果，还有许多工作要做，如添加测量模块，测量肝脏的体积、已切除肝脏部分的体积、肝脏管道结构的大小、长度；添加肝脏功能评估模块，根据肝脏功能检查结果，评估肝脏手术后肝脏功能情况、手术的危险性、生活质量状况等；添加对手术技能的评估模块，对医生进行虚拟

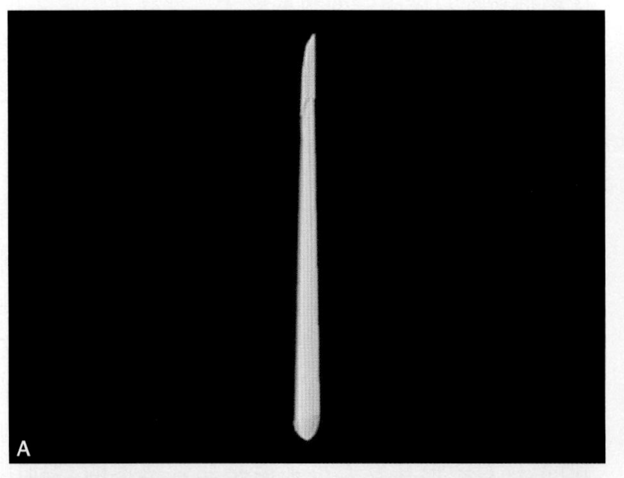

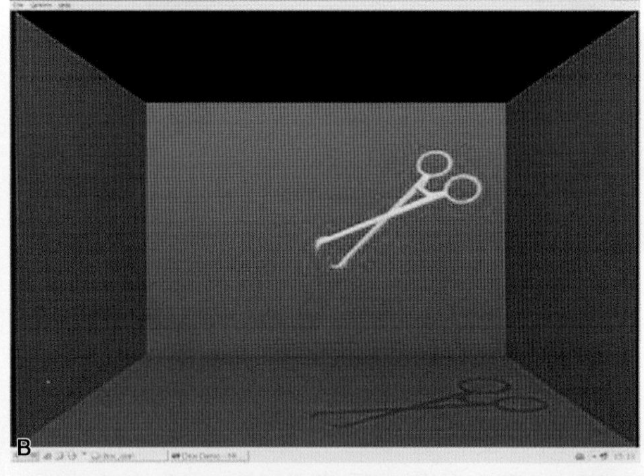

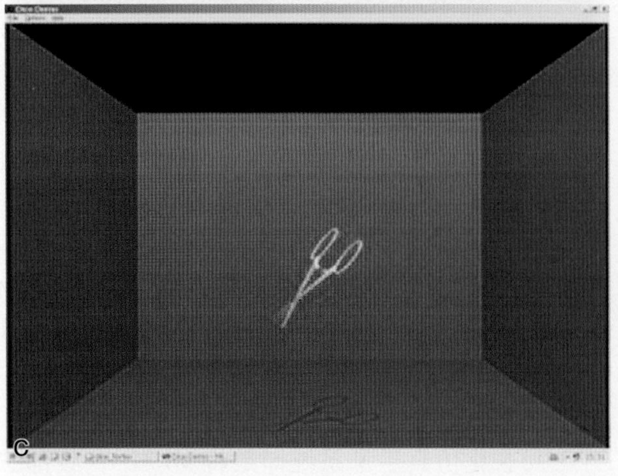

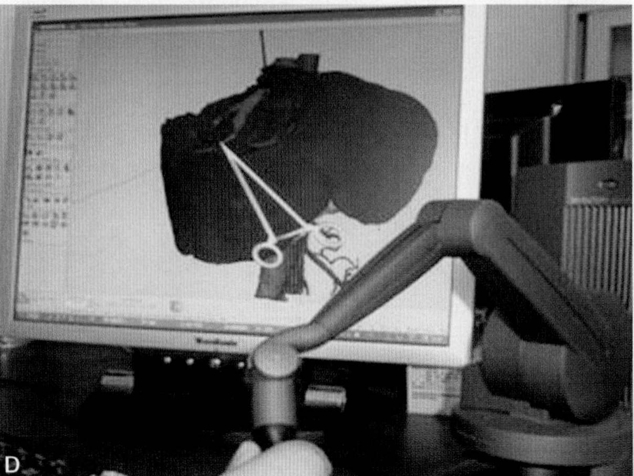

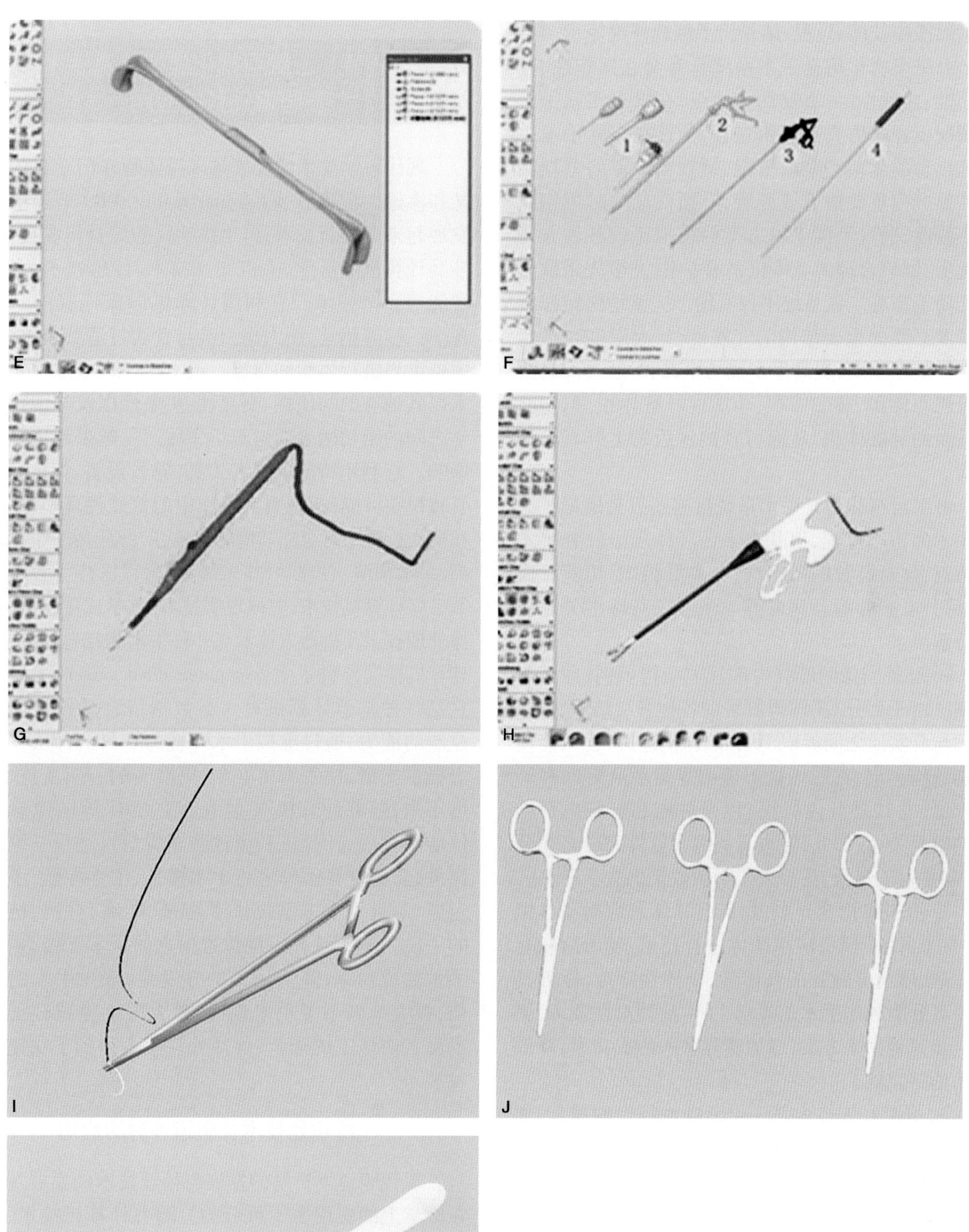

图 6-7 **仿真手术器械**

A. 仿真手术刀柄；B. 仿真取石钳；C. 仿真手术剪；D. 仿真持针器及缝合针线操作；E. 仿真开腹拉钩；F. 仿真腹腔镜器械；G. 仿真电刀；H. 仿真超声刀；I. 仿真手术缝针；J. 仿真组织钳；K. 仿真手术刀

手术的操作技能、过程、结果给予综合评价等。

肝脏可视化仿真手术系统具有交互操作性、可干预性、任意性、可重复性等优点，在没有实施手术的情况下预先仿真其切割过程，预计在实际手术中可能出现的复杂和险要情况，例如当设定的分割层面涉及肝内重要血管或胆管，有损伤危险时可相应调整修改，通过不同手术方案的模拟比较各种方案的优劣，制订合理的个体化手术方案，并事先采取必要的防范措施。该系统不仅有助于完整地保留残肝血管及必要的重要结构的完整性，最大限度减少术后并发症发生率，提高手术成功率，同时通过准确测定肝脏总体积、病变体积、功能性肝脏体积、拟切除和残余的肝脏体积，从而可预测术后发生肝衰竭的风险。

肝脏可视化仿真手术系统目前还只是模拟了肝脏手术的粗略过程，但基本上已经体现出肝脏手术的特点：预行肝脏的切除线；分离肝组织；切断肝血管；移开肝胆肿瘤及病肝等。当然还有许多关键技术待解决：

1. 肝脏图像的肝脏内部管道结构识别，即图像分割。由于部分CT图像肝脏的各种管道结构、肝胆肿瘤与肝实质之间界限不明显，即使造影，也只能使个别结构突出，其图像也不能明显显示所有四种肝脏管道（尤其是肝内胆管）以及肿瘤和肝脏内部结构的毗邻关系，如此，导致不能编制软件完全自动分割，需要人工干预，甚至人工干预效果仍然不理想。

2. 肝脏结构变异多，如何将具体的数据和虚拟的“标准肝脏”模型应用图像融合技术，变形后融合在一起，体现出肝脏的具体性、个体性特点，做到具体患者肝胆肿瘤手术前规划，手术前针对性训练，更进一步完善手术方案，增加实际手术的成功率，降低手术的并发症。

3. 肝脏在人体内是一个活动度较大的器官，如何将虚拟现实和增强现实相结合，也就是将患者的实际CT扫描数据建立的“虚拟肝脏”、患者人体和腹腔镜手术或手术机器人手术中的手术器械精确联系起来进行手术导航，引导手术进行，减少手术损伤，提高手术成功率，降低手术并发症等。

4. 如何在虚拟的手术中真实地再现实际手术中的情景和感觉。如血管损伤出血，软组织变形，分离不同的组织会有不同的感觉以及剪开不同的组织需要不同的力度等一系列力反馈问题，当然这也是一个高度仿真的技术问题，需待下一步的研究。

（鲍苏苏　潘家辉）

第四节　三维可视化虚拟仿真手术在胆道外科的应用

现代科学技术的发展越来越体现多门学科的交叉和渗透。虚拟现实（virtual reality，VR）是近年来发展起来的高新技术，属于跨学科的综合集成技术，涉及计算机图形学、人机交互技术、传感技术、人工智能等多个领域。它利用计算机形成逼真的三维视、听、嗅等感觉，使人作为参与者通过适当装置，与虚拟世界进行体验和交流。近10年来，虚拟现实技术以其独有的临境性、交互性、想象性以及与现代医学之间的密切融合而对医学领域产生越来越重要的影响。它利用特定的交互工具（输入设备，如传感手套和视频目镜）模拟真实操作中的软硬件环境，用户在操作过程中有身临其境的感觉，广泛应用于手术培训、手术预演、心理学、临床诊断、远程医疗等各个环节。将计算机技术、虚拟现实技术、医学成像技术、图像处理技术及机器人技术与外科手术相结合，形成了计算机辅助外科手术（computer aided surgery，CAS）。它是一种基于计算机对大量数据信息高速处理及控制的能力，通过虚拟手术环境为外科医师从技术上提供支援，使手术更安全、更准确的一门新技术。近年来，随着计算机X射线、CT、MRI等图像诊断仪器的发展，计算机利用这些图像信息进行三维图像重建，为外科医师进行手术模拟、手术导航、手术定位、制订手术方案提供了客观、准确、直观、科学的手段。基于这种三维位置信息的手术支援，提高手术的成功率，降低手术的并发症，减少手术的创伤，极大地减小了手术创面，最大限度地减轻了手术患者肉体上的痛苦，促使外科手术得到了快速的发展。

一、三维重建技术在胆道外科的应用

现代胆道外科学的发展与科学技术的发展及其在医学上的应用密不可分的。随着计算机技术、图像处理技术、医学物理学科与医学的交叉融合和飞速发展，外科诊断与治疗的手段与观念正在发生着很大的变化。近年来出现的计算机辅助手术系统，虚拟手术系统等就是在信息科学迅速发展并应用于医学领域产生的结果。外科医师通过这些先进的技术手段在术前、术中、术后对手术的辅助支持，使外科手术越来越安全、可靠、精确，创伤越来越小。肝脏内部极为复杂的管道系统及其生理和病理变异，

决定了肝胆外科手术的难度。以往影像学检查所提供的多为二维(two dimensions,2D)平面图像。无法显示肝内管道系统及其与肿瘤的三维(three dimensions,3D)空间关系,且不能准确计算肝脏体积。外科医师只能依靠形象和逻辑思维对肝内病灶及其相关的重要管道结构进行大致定位,以此作为制订手术计划的依据,对于复杂的肝脏外科手术具有一定的盲目性和不可靠性。在肝胆外科领域,1991 年 Soyer 等首次报道了利用 3D CTAP 成功地确定肝段与亚肝段解剖,同时显示门静脉主干、分支及其解剖变异,并进行肝转移性癌术前肝段定位的临床研究。结果显示 3D CTAP 的术前肝段定位精确度明显高于 2D(94%:78%)。2000 年 Soler 等利用交互式可视化和虚拟切割工具。在 3D HCT 肝脏模型上按照用户制定的切割平面进行虚拟肝切除术:并由此设计具体手术方案。明显改善了手术效果。Lamade W 于 2000 年运用半自动分割法重建了 VHP 肝脏外形,并进行肝内 4 套管道系统的二三维重建。然后与重建的肝脏进行整合,将整合的模型进行肝脏外科虚拟现实手术模拟的研究;Fasel 等利用 VHP 数据集重建了肝脏、胆囊、肝内静脉系统主支和肝内外胆道系统主支,运用该模型进行虚拟胆道内镜微创手术的模拟研究。其他学者陆续进行了肝胆系统图像的 3D 重建研究,主要有 HCT 胆道造影加 MRCP 技术结合显示肝内、外胆管走行及其病变情况。3D HCT 重建技术用于胆道疾病的诊断;2004 年,方驰华等通过肝脏管道灌注和铸型标本进行 CT、MRI 扫描的图像数据三维重建,得到肝脏和 4 套管道的三维立体模型,并可以进行虚拟肝切除的仿真手术研究。2005 年,李恺等采用数字化可视人体数据集对肝脏、胆囊外形及肝内管道系统主支结构进行计算机三维重建和立体显示研究。早期主要研究尸体的肝脏,通过运用肝内管道铸形技术,选择理想的填充剂,在保持肝脏正常解剖位置基础上,进行定位、灌注、包埋、冰冻、超薄断面铣削水平,获得了连续无缺损并对位精确的肝脏横断面数据集,通过计算机可对肝内各管道填充的不同颜色值阈进行自动识别,建立了肝内管道系统的三维数字化可视模型,准确地显示肝内管道复杂的空间结构及毗邻关系。近年来,研究正常肝脏的 64 排 CT 扫描数据进行三维重建及肝切除的虚拟手术取得很好的效果,但是由于正常人的肝内胆管不显影,无法进行三维重建研究。结合临床的实际情况,运用肝内外胆管结石患者的 CT 数据进行肝内外胆管的重建和虚拟手术的研究,有助于胆道外科难题的解决,推动胆道外科的发展。

二、个体化肝内外胆管结石仿真手术

胆石病是我国的常见病和多发病。据中华胆管外科学组 1992 年全国 7 省市 3911 例胆结石病例的调查结果显示,胆石病占同期普外住院患者的 11.53%。肝胆管结石即原发性肝内胆管结石,高发区的肝胆管结石在结石性胆道疾病中占 80% 以上。肝胆管结石具有病情复杂,术后残留结石率、复发率及并发症发生率较高,可诱发胆管癌等特点,而术后肝胆管结石残留是外科治疗的难题。曾有文献报道其发生率达 14% ~28%,占胆道再次手术的 33% ~59.5%。近年来随着胆道外科的发展,B 超、CT、MRCP、胆道镜及经十二指肠镜逆行胰胆管造影(ERCP)等检查手段的广泛应用,术后残留结石发生率明显降低。但术后出现残留或复发结石等原因而需要再次手术的还不少见。术前对结石部位、结石多少、胆道狭窄、囊肿形成等解剖异常有足够的了解是预防术后引起结石残留和复发的重要手段。如何在术前就将这些结石残留的隐患消除?除了熟悉病情、提高技术水平、完善设备条件等诸多因素外,我们试图采用一些新的技术手段应用到肝胆外科中以减少和消除这些隐患。

三、胆囊切除、胆总管切开取石、左半肝切除可视化仿真手术

在 FreeForm 中对上述模型按照真实的手术过程进行可视化仿真手术。在建立的仿真手术虚拟环境系统中,沉浸感强,交互性好。可以使用力反馈设备 PHANTOM 对立体模型进行随意的控制,包括放大、缩小、全方位旋转等;可以通过 PHANTOM 操纵“模拟手术刀”模拟胆囊切除、胆总管切开取石、留置 T 管的过程,对模型进行单一平面切割或随意地切割,并且在切割时实现了“力”的感觉,并且还可以通过调节切割对象的强度,感受切割时力反馈的大小。

仿真手术过程中:切除胆囊;切开肝总管;取净肝总管内的结石;留置 T 管;缝合胆总管。自下腔静脉左侧至胆囊切迹左侧切开肝脏;切开扩张的肝内胆管;取出裸露的结石;缝合近端胆管;切断肝静脉左支并缝合;切断肝静脉右支并缝合;整体切除左半肝;左半肝透明后可见其内的残余结石;余肝透明化后可见其内无残余结石;缝合肝脏断面等胆总管切开取石、左半肝切除的仿真手术。该仿真手术接近

实际操作，结果显示结石无残留，达到理想的手术效果。视频完全按照实际手术过程进行动作流畅、逼真、接近现实。

将肝脏和各管道模型导入 FreeForm Modeling System 中。为便于观察，分别给予互相差别明显的颜色渲染（图 6-8）。

结合肝脏表面模型部分透明，查看肝内管道结构的分布和走行有无异常变异（图 6-9）。

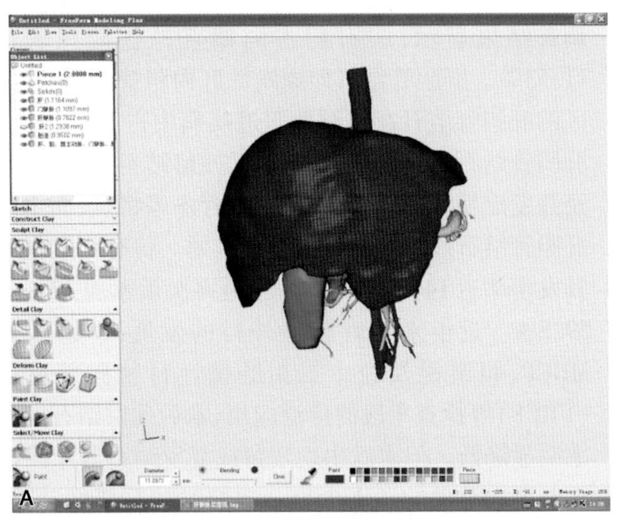
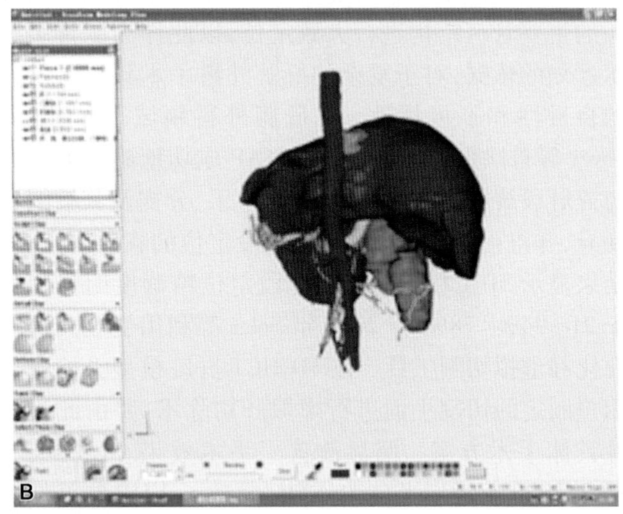

图 6-8　不同颜色渲染后
A. 前面观；B. 后面观

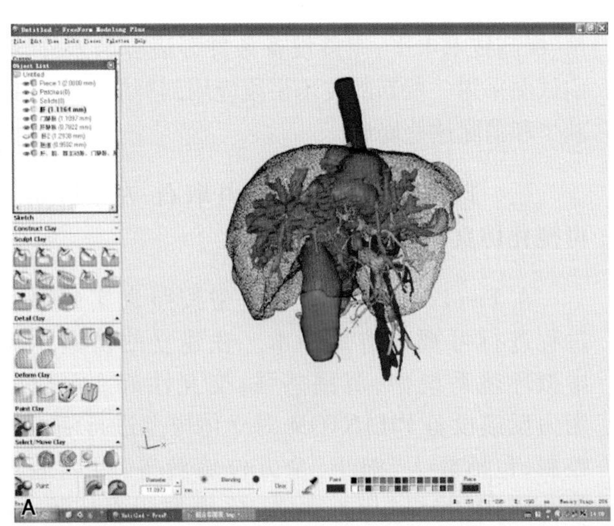
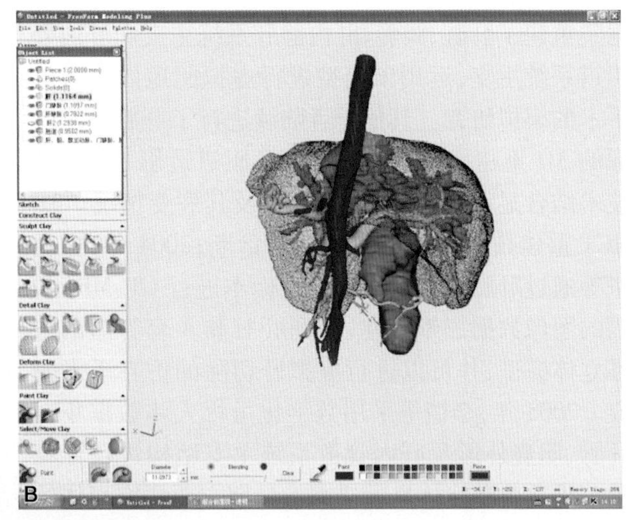

图 6-9　肝脏表面模型部分透明后
A. 前面观；B. 后面观

切除胆囊：激活胆囊模型，并定义其力反馈强度大小（图 6-10A）；使用 PHANTOM 操纵“手术刀”，按实际手术情况在胆囊颈部切断胆囊管（图 6-10B）；使用 PHANTOM 操纵“手术刀”，游离胆囊床（图 6-10C）；移除切除的胆囊（图 6-10D）。

胆总管切开取石：激活胆总管模型，并定义其力反馈强度的大小（图 6-11A）；使用 PHANTOM 操纵“手术刀”，在胆总管中部前面切开胆总管（图 6-11B）；激活取石钳（图 6-11C）；激活胆总管内结石并取出结石（图 6-11D）；

留置 T 管：激活 T 管模型并调整位置（图 6-12A）；将 T 管模型从胆总管切口处按胆管纵轴放入（图 6-12B）；使用 PHANTOM 操纵“缝合针”，将 T 管上下端的胆总管缝合（图 6-12C）通过旋转、肝脏表面、各种管道透明等方式从不同的方位观察情况，可见所有结石已取出，无残留，手术效果良好。

左半肝切除：激活肝脏模型并调整位置；自腔静脉左侧至胆囊切迹左侧连线切开肝实质；切开肝实

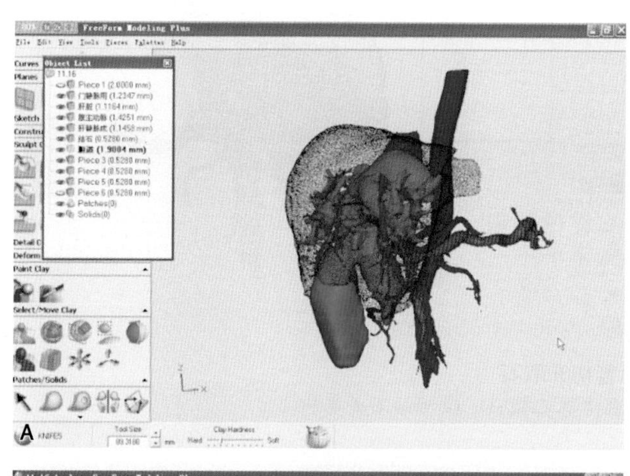

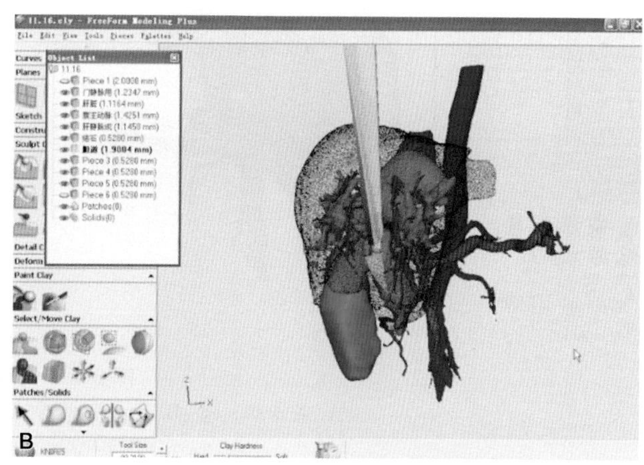

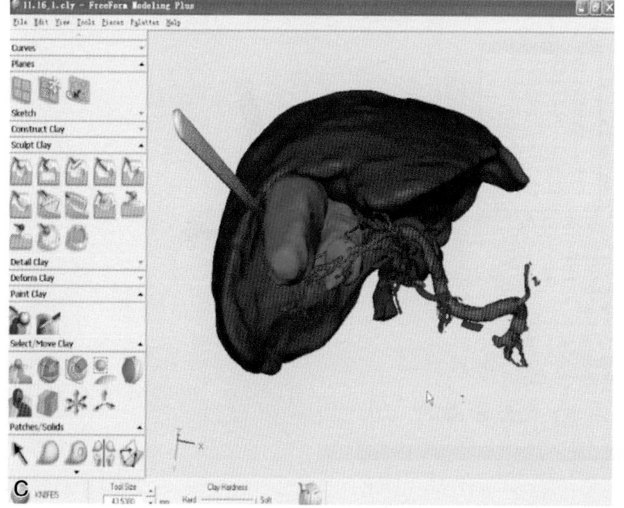

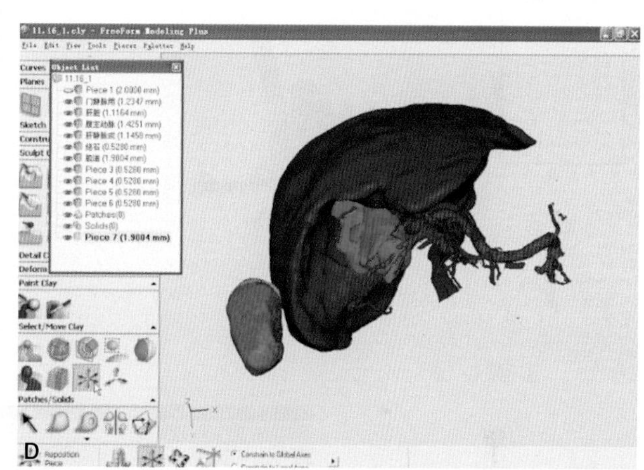

图 6-10 **切除胆囊**

A. 激活胆囊设置反馈强度；B. 切断胆囊颈；C. 游离胆囊；D. 移除胆囊

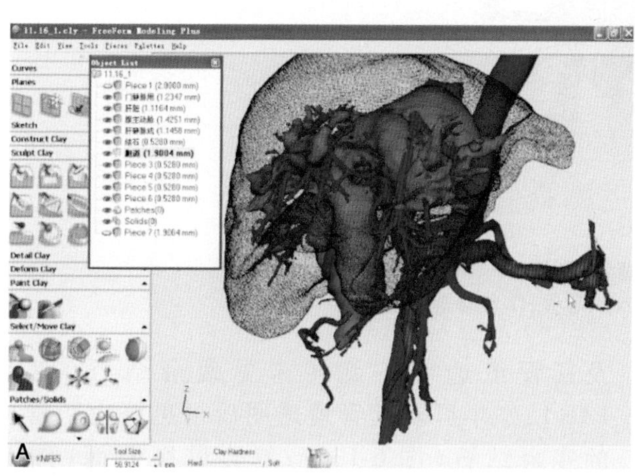

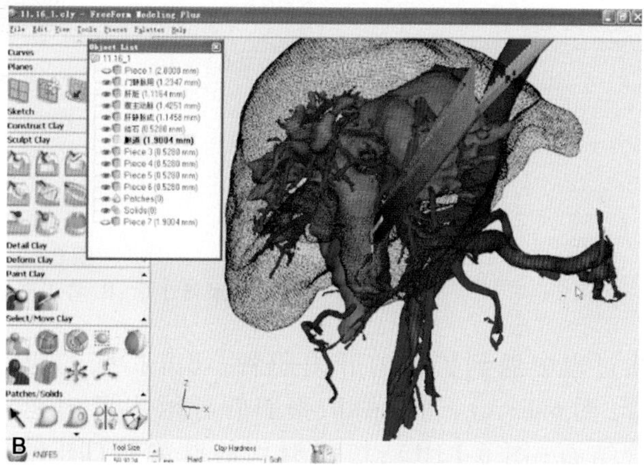

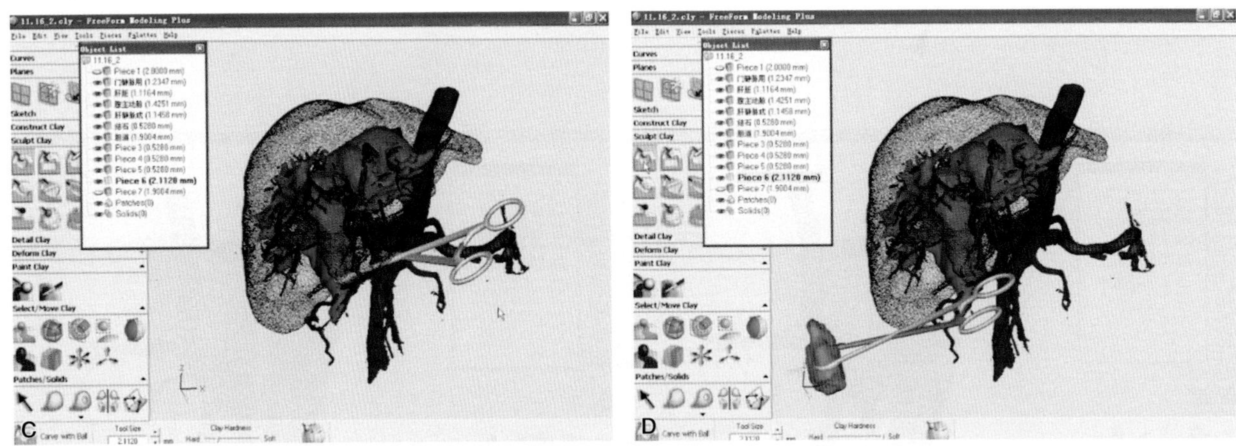

图 6-11 胆总管切开取石

A. 激活胆总管；B. 切开胆总管；C. 激活取石钳；D. 激活结石并取出

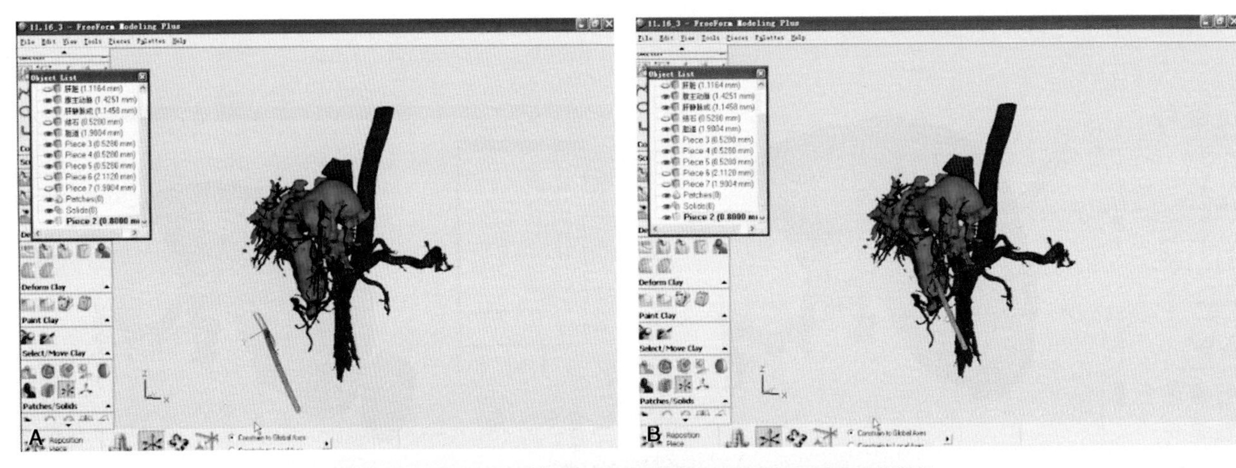

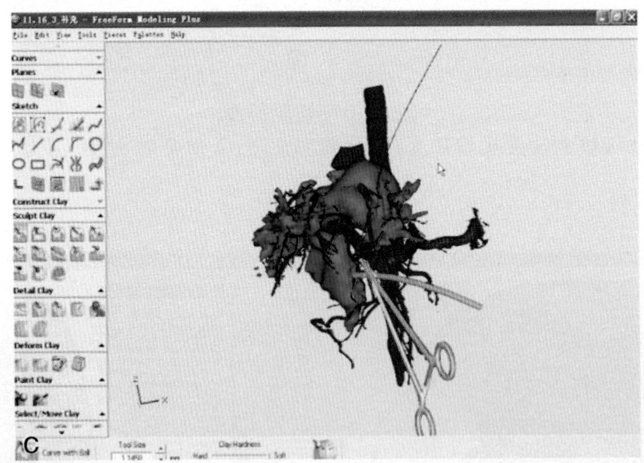

图 6-12 留置 T 管

A. 激活 T 管；B. 将 T 管放入胆总管；C. 缝合胆总管

质过程中遇到扩张的肝内胆管，切开扩张的胆管（图 6-13A）；切开的扩张胆管处取出肝内胆管结石（图 6-13B）；切断遇到的肝静脉（图 6-13C）；缝合肝静脉断端（图 6-13D）；继续切开肝实质（图 6-13E）；切断遇到的门静脉左支（图 6-13F）；缝合门静脉左支残端（图 6-13G）；右半肝及其管道透明并旋转未见残余结石（图 6-13H）；左半肝及其管道透明后可见肝内胆管内的残余结石（图 6-13I）；缝合肝脏断面（图 6-13J）；剩余的右半肝透明后再次旋转检查，未见残余结石（图 6-13K）。

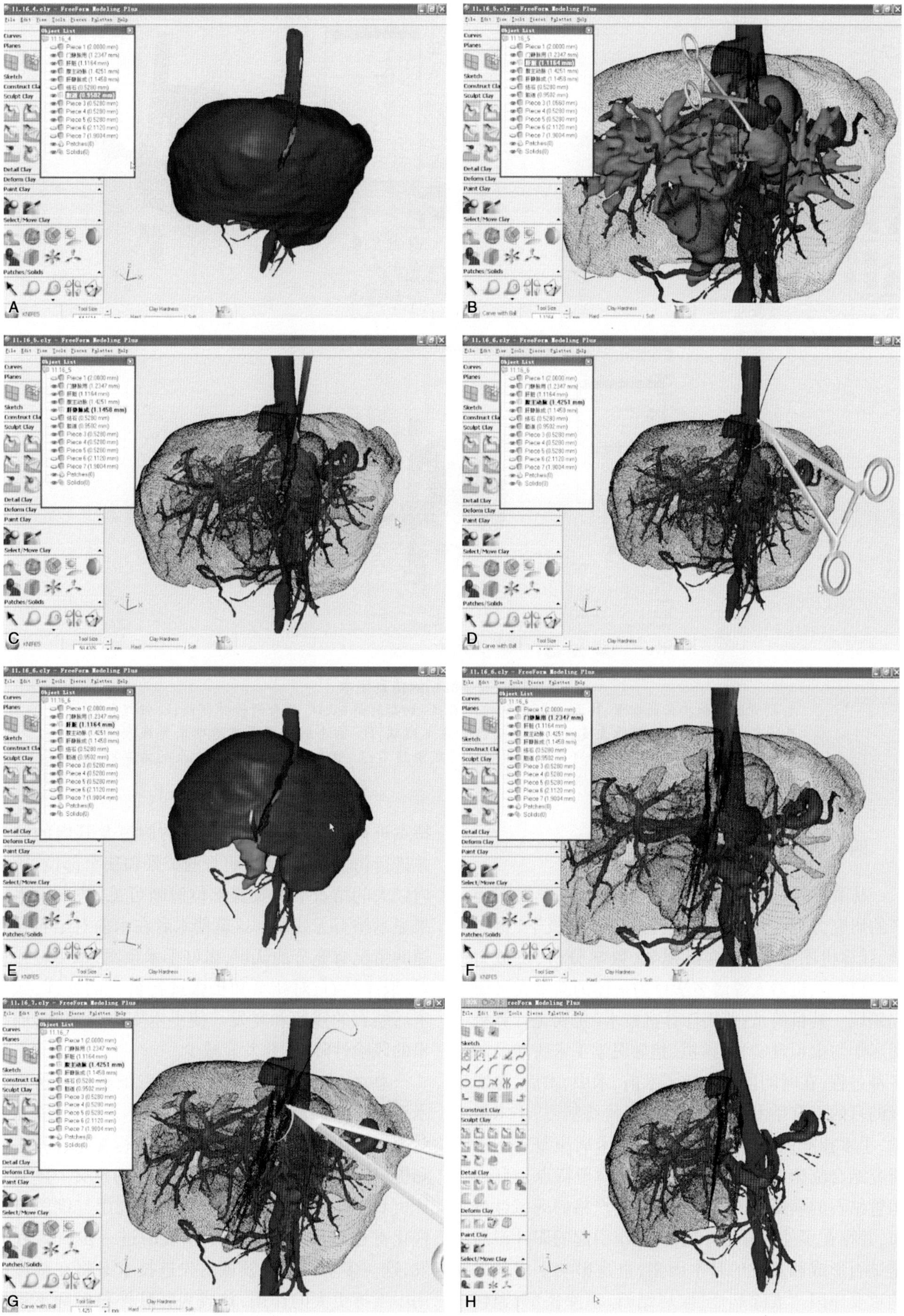

A B C D E F G H

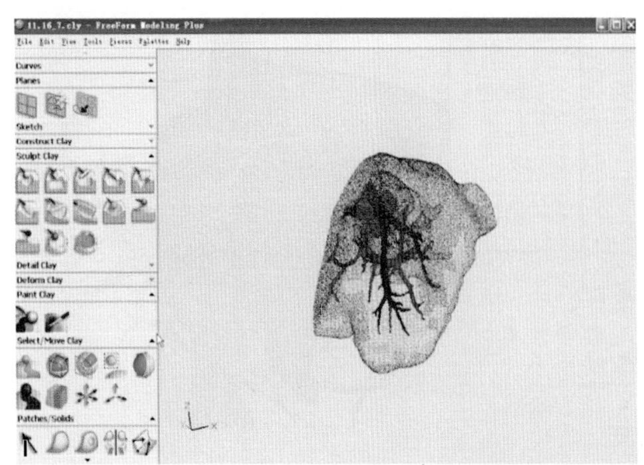

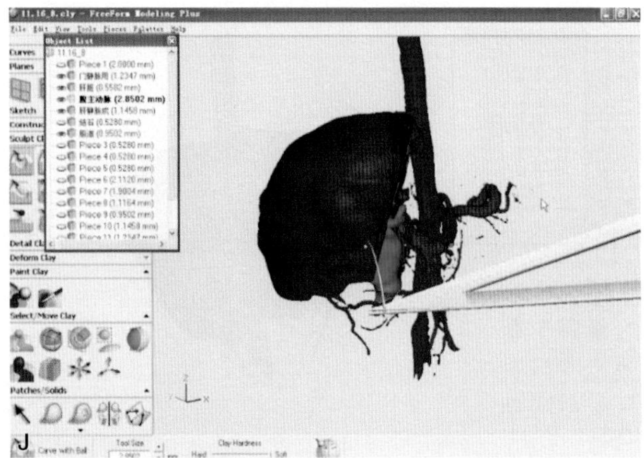

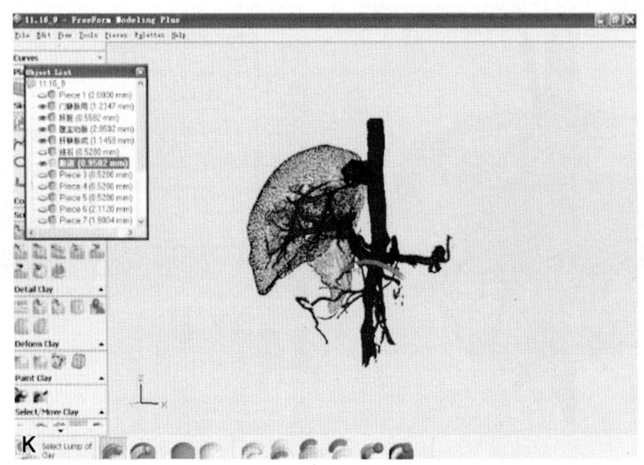

图 6-13 左半肝切除仿真手术

A. 切开肝脏和扩张的胆管;B. 取出肝内胆管结石;C. 切断肝静脉;D. 缝合肝静脉断端;E. 继续切开肝实质;F. 切断门静脉左支;G. 缝合门静脉左支残端;H. 右半肝及其管道透明未见残余结石;I. 左半肝及其管道透明后可见肝内胆管内的残余结石;J. 缝合肝脏断面;K. 剩余的右半肝透明后再次检查,未见残余结石

四、讨论

仿真手术(simulation surgery)作为正在发展起来的研究方向,是集医学、生物力学、机械学、材料学、计算机图形学、计算机视觉、数学分析、机械力学、材料学、机器人等诸多学科为一体的新型交叉研究领域。其目的是:使用计算机技术(主要是计算机图形学与虚拟现实)来模拟、指导医学手术所涉及的各种过程,在时间段上包括了术前、术中、术后,在实现的目的上有手术计划制定,手术排练演习,手术教学,手术技能训练,术中引导手术、术后康复等。本研究结合临床,肝胆管结石的临床病理特点是肝内胆管结石的病变范围沿着胆管树呈严格的区域性分布,并存在多处的肝胆管狭窄,狭窄引起的胆汁淤滞是结石形成和复发的基本因素,也是影响手术效果的重要原因。去除病灶,取尽结石,消除狭窄,通畅引流和防止胆道感染是治疗的关键。我们针对这一特点进行研究,重建患者扩张的胆道及其内的结石并进行仿真手术,结果胆管的扩张和狭窄部位、胆管内较大的结石个数及其部位清晰可见,仿真手术结果显示结石无残留。这就使术者在术前对结石及胆道的情况有充分的认识,做好手术预案,术中轻松应对,取净结石,对狭窄和扩张进行恰当的处理,减少术后结石的残留和复发。使手术安全性增加,而手术的风险性降低、并发症减少。

总之,术前进行相关脏器的三维重建及仿真手术对于术中选择最佳手术路径、减小手术损伤、减少对邻近组织损害、提高定位精度、执行复杂外科手术和提高手术成功率等具有十分重要的意义。随着计算机和医学技术手段的不断进步,医用三维图像可视化重建软件及虚拟手术系统的进一步研究和开发,这一多学科交叉领域的先进技术必将在临床应用中发挥更大的作用,并成为肝脏外科医师不可缺少的辅助工具。(资源 6-1、资源 6-2)

资源 6-1 虚拟手术器械及仿真手术(PPT)

资源 6-2 虚拟手术器械及仿真手术(视频)

(常旭 吴东波)

【参考文献】

1. Xu QZ, Bao SS, Peng FP. Research on modified live-wire interaction segmentation algorithm. Journal of Computational Information System, 2007, 3(1):117-123.
2. Chen YD, Bao SS, Peng FP. A Fuzzy Connectedness Segmentation of Image Sequences Based on 3D SeedPoints Selection. International Symposiumon Computer Science and Computational Technology, 2008, 3(2):372-376.
3. Xu QZ, Bao SS, Ma ZY, et al. Mx/G/1 Queue with Multiple Vacations. Stochastic Analysis and Applications, 2007, 25: 127-140.
4. Wu XP, Xu QZ. A new second order optimality conditions for the extremal problem under inclusion constraints. Applied Mathematics and Computation, 2008, 199(1):99-104.
5. Xu QZ, Ma ZY. Discrete time Geo=G=1 queue with Bernoulli gated service simulation system. Applied Mathematics and Computation, 2008, 204 :37-44.
6. Xu QZ, Wu XP. The characterizations of optimal solution set in programming problem under inclusion constrains. Applied Mathematics and Computation, 2008, 198:296-304.
7. 彭丰平,鲍苏苏. 肝脏虚拟手术中的关键技术研究与实现. 现代计算机下半月版,2008,(5):10-13.
8. 邢英杰,张少华,刘小兵. 虚拟手术系统技术现状. 计算机工程与应用,2004,40(7):145.
9. 潘家辉,鲍苏苏,朱志有,等. 支持力反馈的肝脏外科虚拟手术仿真系统. 计算机工程,2008,34(21):262-264.
10. 方驰华,黄燕鹏,鲁朝敏,等. 个体化仿真手术在肝血管瘤手术治疗中的应用价值. 中华实验外科杂志,2008,25(8):1068-1070.
11. 彭丰平,鲍苏苏. 肝脏虚拟手术中的关键技术研究与实现. 现代计算机,2008,(5):10-13.
12. 方驰华,唐云强,黄燕鹏,等. 胆总管结石可视化仿真手术研究. 中华消化外科杂志,2009,8(3):1-3.
13. 中华外科学会胆道外科学组. 我国胆石病十年来的变迁. 中华外科杂志,1995,33(11):652-658.
14. 孟翔凌,徐阿曼,高山城,等. 原发性肝内胆管胆固醇结石 29 例临床分析. 中华肝胆外科杂志,2004,(11):643-644.
15. 石景森,刘绍浩. 从胆石症构成变迁看治疗中的变迁. 西安医科大学报,1989,10(3):246.
16. 汪成为,高文,王行仁. 灵境(虚拟现实)技术的理论、实现及应用. 北京:清华大学出版社,1996.
17. 陈善广. 虚拟现实技术及其在航天医学工程领域的应用前景. 航天医学工程与工程,1996,9(2):140-146.
18. Merril G. Scanning the issue. Proceedings of the IEEE, 1998, 86(3):471-473.
19. Spitzer VM, AcKerman MJ, Scherzinger AL, et al. The visible human male: a technical report. J Am Med Inform Assoc, 1996, 3(2):118-130.
20. 秦笃烈. 可视人体、虚拟人体以及数字人体研究的国内外进展及应用[D]. 第 174 次香山科学会议:中国数字化虚拟人体的科技问题论文汇编(2001 年 11 月 5-7 日北京):20-29.
21. Pflesser B, Petersik A, Pommert A, et al. Exploring the visible human' s inner organs with the VOXEL-MAN 3D navigator. Stud Health Technol Inform, 2001, 81:379-385.
22. Hohne KH, Pflesser B, Pommert A, et al. A realistic model of human structure from the visible human datA. Methods Inf Med, 2001, 40(2):83-89.
23. 方驰华,周五一,黄立伟,等. 虚拟中国人女性一号肝脏图像三维重建和虚拟手术的切割. 中华外科杂志,2005,43(11):682-686.
24. Lange T, Indelicato DJ, Rosen JM. Virtual reality in surgical training. SurgOncol Clin N Am, 2000, 9(1):61-79.
25. 尹毅东. 谈医学虚拟手术的运用. 中国医学教育技术,2002,16(6):355-357.
26. 周祖文,潘静球. 虚拟现实技术对医学领域的贡献及评价. 医学文选,2004,3(5):690-692.
27. Lin WT, Robb RA. Dynamic volume texture mapping and model deformation for visually realistic surgical simulation. Stud Health Technol Inform, 1999, 62:198-204.
28. Reinig KD, Rush CG, Pelster HL, et al. Real-Time Visually and Haptically Accurate Surgical Simulation. Stud Health Technol Inform, 1996, 29:542-545.
29. Kockro RA, Serra L, Tseng-Tsai Y, et al. Planning and simulation of neurosurgery in a virtual reality environment. Neurosurgery, 2000, 46(1):118-135.
30. Soler L, Delingette H, Malandain G, et al. An automatic virtual patient reconstruction from CT-scans for hepatic surgical planning. Stud Health Technol Inform, 2000, 70:316-322.

31. 黄志强.肝内胆管结石外科治疗的进展. 中国实用外科杂志,2004,24(2):65-66.
32. 王德盛,窦科峰,高志清,等.复杂性肝内胆管结石的外科综合治疗.中华肝胆外科杂志,2004,10(4):273-273.
33. 徐鹏宇,鲍旭东,张林.正颌外科颅面三维虚拟手术系统的建立.中国医学影像技术,2003,19:1739-141.
34. Lamadé W, Vetter M, Hassenpflug P, et al. Navigation and image-guidedHBP surgery: a review and preview. J Hepatobiliary Pancreat Surg,2002,9:592-599.
35. Wan SY, Higgins WE. Symmetric region growing. Image Processing,2003,12(9):1007-1015.
36. Chang YL, Li XB. Adaptive image region-growing. IEEE2 IP,1994,3(6):868-872.
37. Adams R, Bischof L. Seeded region growing. IEEE Transactions on Pattern Analysis and Machine Intelligence,1994,16(6):641-647.
38. Mehnert A, Jackway P. An improved seeded region growing algorithm. Pattern Recognition Letters,1997,18(10):1065-1071.
39. Poh le R, Toennies KD. A new approach for model-based adaptive region growing in medical image analysis[C]. In: Proceedings of the 9th International Conference on Computer Analysis and Patterns, Warsaw,2001:238-246.
40. Höhne KH, Hanson WA. Interactive 3D segmentation of MRI and CT volumes using morphological operations. Comp. Assisted Tomogr,1992,16(2):285-294.

6

第七章

吲哚菁绿分子荧光影像技术在胆道外科中的应用

第一节 概 述

分子影像是医学影像技术与现代分子生物学相结合而产生的一门综合交叉学科，它主要是通过影像学技术和方法，在细胞以及分子水平上对活体状态下的生物进行定性和定量研究，是通过在细胞或亚细胞水平体现或鉴别体内不同病理生理过程的影像。较目前临床影像学从形态及结构层面研究人体影像，它更侧重于在生物化学和细胞内途径层面揭示疾病的发生和发展过程。光学分子影像是分子影像学的重要组成部分及有生力量，它具有灵敏度高、非侵入性、非接触、非电离辐射、特异性强等优势，它能够检测内源性或外源性介质在活体内或组织内发射出的光信号，将信号内所承载的体内微观生物化学过程的编码信息呈现给观察者。

近年来，随着分子荧光成像技术在外科手术中的应用领域不断扩展，吲哚菁绿(indoeyanine green，ICG)作为一种示踪剂或造影剂，也展示出巨大的应用前景。本章介绍近年来ICG分子荧光影像技术在胆道外科精准诊疗中的应用。

ICG是一种近红外荧光染料，可被波长750～810nm的外来光激发，发射波长850nm左右的近红外光。由于该波长几乎不被血红蛋白或水吸收，激发后的ICG聚集区域可发出穿透深度为5～10mm的荧光信号，并可被对红外光敏感且具有合适过滤器的摄像设备所侦测。ICG已经被美国食品及药品监督管理局和中国食品药品监督管理局批准应用于人体，其作为医学影像学介质在人体应用已经有50多年的历史。由于近红外光的组织穿透能力较其他波段的光更强，因而ICG具有了作为人体组织光学成像介质的重要条件。近年来，ICG分子荧光成像技术在外科手术中的应用领域不断扩展，但作为一种示踪剂或造影剂，自Ishizawa等首次报道ICG分子荧光成像技术指导肝细胞癌切除术以来，ICG分子荧光成像技术在肝胆外科手术中应用的探索也越来越多。

肝外胆道系统的先天性解剖变异比较多见，外科医师在对这些变异判断错误或处理不当可能导致灾难性胆管损伤。因此，术者在每次手术时都应想到胆道有解剖变异的可能，尤其对常见的解剖变异要有充分的认识和了解。近几年来，近红外线荧光成像技术逐渐进入人们的视野，ICG经静脉注射后，能被肝细胞选择性摄取，然后以游离形式排泄入胆汁，依次经各级胆管进入胆总管和胆囊，最后进入十二指肠而排出。在近红外线成像系统发出的激发光的作用下吸收近红外线后产生激发光，激发光信号被成像系统捕捉并经过处理后形成肝外胆管的荧光图像。手术医师可以及时掌握术中的情况，为手术操作提供实质性的指导和帮助。

目前胆道术前医学成像技术主要有MRCP、CT、直接胆道造影等，通过这些影像学技术，医生可以初步了解胆道的解剖及病理情况并决定手术方式。但是如果存在粘连、炎症、再次手术时，术中寻找辨认胆道预防胆道损伤会比较困难。术中胆道造影曾被认为是一种可靠的预防技术，但常规性术中胆道造影并未能获得以费效比分析为基础的证据支持。而选择性胆道造影的问题在于不仅缺乏明确的实施标准，而且当外科医师面对困难的局面准备实施胆道造影时，错误即胆管损伤可能已经发生。术中直接胆道造影还存在如下弊端：①属于有创检查，需要对胆囊管进行穿刺或经胆囊管断端注射造影剂；②操作复杂，需要专门放射科技术人员进行操作，且有射线暴露的危险；③碘剂有致过敏的风险。据统计在使用高渗性离子型造影剂的人群中4%～12%的患者会发生过敏样反应，严重过敏样反应的发生率达0.16%，低渗性非离子型造影剂，过敏样反应的发生率为1%～3%，严重反应的发生率为0.03%；④有致胆管损伤的风险，如胆囊管及胆总管炎症较重，插入导管时易撕裂胆囊管或穿破胆总管；⑤有一定的造影失败率。相比较而言，ICG 荧光显影优势尤为明显：①实时成像，成像质量清晰，分辨率高；②成像对实验动物或人的生理过程几乎无影响；③探测系统简单，成本较低，启动资金不高，日常消耗低；④由近红外光激发对实验动物、患者和医务人员均无放射性损伤；⑤操作简单、快捷，学习曲线短（资源 7-1）。

资源 7-1 分子影像技术在胆道外科的应用（PPT）

7

第二节 ICG 分子影像技术在防止腹腔镜胆囊切除术胆管损伤中的应用

近年来，腹腔镜胆囊切除术（LC）作为经典微创外科技术，以其创伤小、痛苦轻、住院时间短、疗效肯定等优点，已成为治疗胆囊良性疾病的首选手术方式。但在 LC 普及开展同时，胆管损伤的发生有增高的趋势，因而受到关注。统计显示，LC 手术发生胆管损伤的几率为 0.3% ~ 0.7%，这种损伤主要表现为胆道狭窄、胆漏、胆管横断或夹闭，除了手术开展初期学习曲线的因素以外，由于解剖不清楚而导致胆管损伤的比例为 71% ~97%。外科医师一直都在开发和引入可直接显示肝外胆管位置和走行的技术，以避免悲剧性错误的发生。术中胆道造影曾被认为是一种可靠的预防术中胆管损伤的技术手段，但由于实施起来有一定的限制，目前并未推荐常规使用。近年来，可实时显示肝外胆道系统的各种术中导航技术如 ICG 介导近红外荧光胆道显影在手术中应用逐渐广泛，利用 ICG 经胆道排泄并在胆道中显示的荧光特性，使胆管与正常组织形成光强对比，实时显示肝外胆管走行，可极大地提高手术安全性，避免发生术中胆管损伤。由于肝外胆道系统本身存在解剖变异，或因 Calot 三角区的局部病变，可改变胆道的正常解剖结构。常见的解剖变异包括胆囊管、右肝管、胆总管及胆囊动脉、右肝动脉等。85% 的胆道解剖变异都发生在胆囊三角区，解剖变异是腹腔镜胆囊切除术胆道损伤的危险因素之一。导致胆道外科医师误辨的原因主要有：①术者镜下解剖关系不熟悉，对 Calot 三角区的解剖辨认不仔细。②胆囊牵拉方法欠妥，过度牵引或牵引不足均可导致“三管”的关系发生改变，造成胆管误辨。如胆囊颈部结石嵌顿，胆总管较细，向上过度牵拉胆囊，使胆总管走行移位，易导致胆管损伤；③镜头旋转后，镜下解剖位置发生改变，导致误辨；④解剖及病理因素：存在先天性解剖变异或因 Calot 三角区反复炎症、粘连，使胆总管走行移位，解剖不清。因此，及时发现胆道解剖异常，正确辨明胆管之间的关系，是预防肝外胆道损伤的关键（图 7-1）。术前 MRCP 检查，术中胆道造影均能较好地显示胆道解剖结构，及时发现胆道变异。但 MRCP 虽

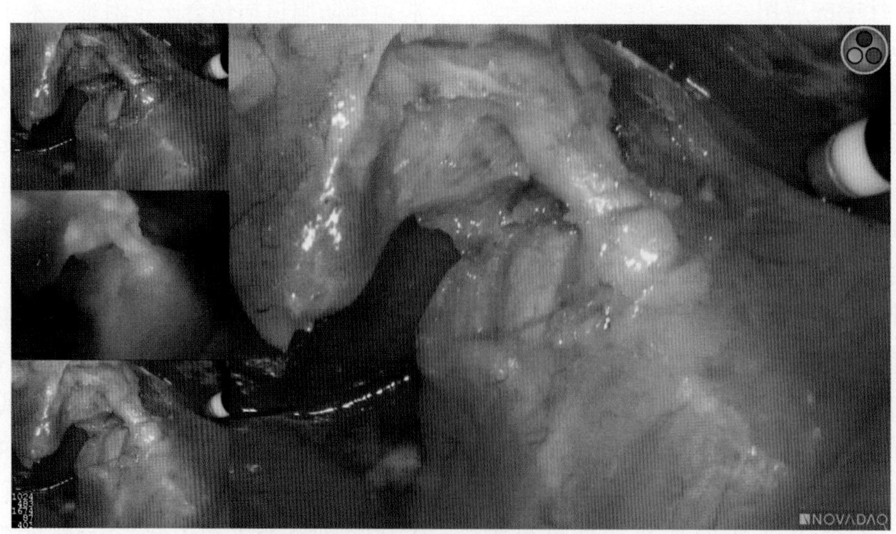

图 7-1 ICG 荧光胆道造影可见胆囊管、胆总管、肝总管。胆囊管从左侧汇入胆总管

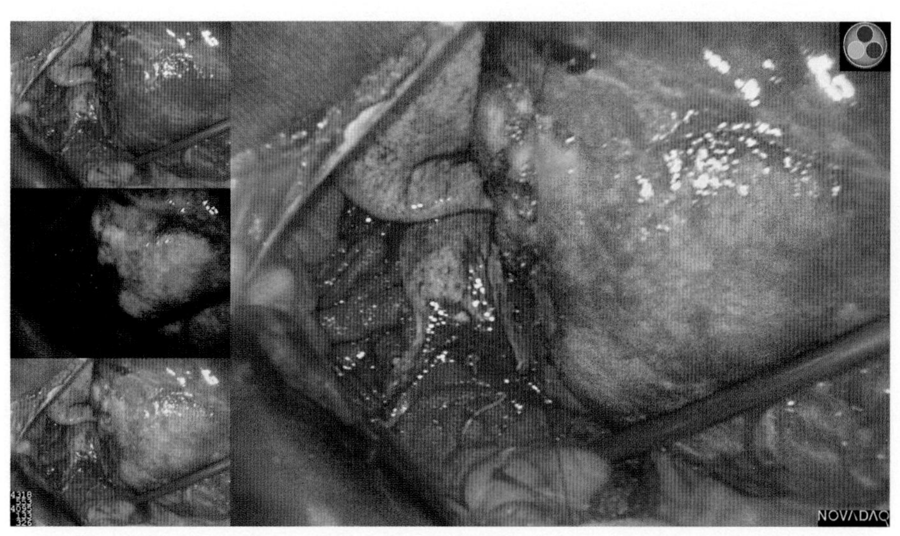

图 7-10 术中 ICG 胆管荧光成像在胆道手术中起到“导航”的作用，精准定位远端扩张胆管位置，指导精准切开肝实质取石

下生物体内细胞分子水平的病变状态，初步实现了细胞功能层面的边界界定。因此，ICG 分子荧光成像能通过独特的成像方式，可在术中实时定位肝脏肿瘤并协助肿瘤边界及肝切除范围的界定，具有一定的实用价值（资源 7-2、资源 7-3）。

资源 7-2 ICG 分子影像技术在胆管癌肿瘤边界界定的应用（视频）

资源 7-3 ICG 分子影像技术在防止腹腔镜胆囊切除术胆管损伤中的应用（视频）

六、ICG 分子影像技术在确定肝切除界限的临床应用

肝门部胆管癌以及部分肝胆管结石患者，需要行肝段/区切除时，术中 ICG 分子荧光影像技术可以清晰显示和确定肝切除断面，实时引导精准的肝实质离断。目前对于解剖性肝切除术，肝叶/段界限的区分常用的是 Glisson 蒂阻断法以及超声引导下门静脉穿刺染色法。而这两种方法都有一定的限制。首先，靛蓝溶液作为门静脉穿刺法常用的染色剂，在肝内停留时间较短，不能进行全程引导；其次，Glisson 蒂阻断法在凹凸不平的硬化肝脏表面以及有腹部手术史、覆盖纤维组织的肝脏表面上常难以获得清晰的肝叶/段界限；此外，在肝脏离断过程中肝实质内缺血界限远不如肝脏表面明显，不能起到很好的引导作用。2008 年 Aoki T 等首次把 ICG 分子荧光成像技术应用于术中肝叶/段的区分。这种技术随后通过使用稀释的 ICG 溶液作为荧光制剂以及更先进的荧光图像融合系统而得到进一步完善。目前术中使用 ICG 分子荧光成像标定肝叶/段可通过两种方法：①正显示法：结合术中 B 超及三维可视化模型对预切除肝脏对应的门静脉分支进行识别，使用细穿刺针抽取少量稀释 ICG 溶液注入目标门静脉分支并进行 ICG 分子荧光检测，显示的是预切除的肝叶/段。正显示法的荧光信号强烈，但相对负显示法而言，其技术难度较高。②负显示法：结合三维可视化模型分离并结扎预切除肝脏的门静脉血流，经外周静脉注射少量稀释的 ICG 溶液后进行 ICG 分子荧光探测，显示的是预保留的肝叶/段。负显示法通常适用于门静脉分支易于显露的肝段，其缺点在于 ICG 聚集的浓度不高，荧光信号较弱。由于正显示法需要对目标肝叶/段行细针穿刺后注射 ICG，一般适用于较少肝蒂（1 ~ 2 支）供应的肝段或亚肝段显影。负显示法适用于门静脉左右分支易于显露的肝段，常为较多肝蒂（≥3 支）供应的肝段或半肝显影。在临床应用过程中发现无论是正显示法或负显示法均有一定的失败率，常常发生于肝门部血管解剖变异的患者。对于目标肝段/肝蒂难以解剖易导致穿刺失败的患者，宜采用负显示法；而当目标肝段有较

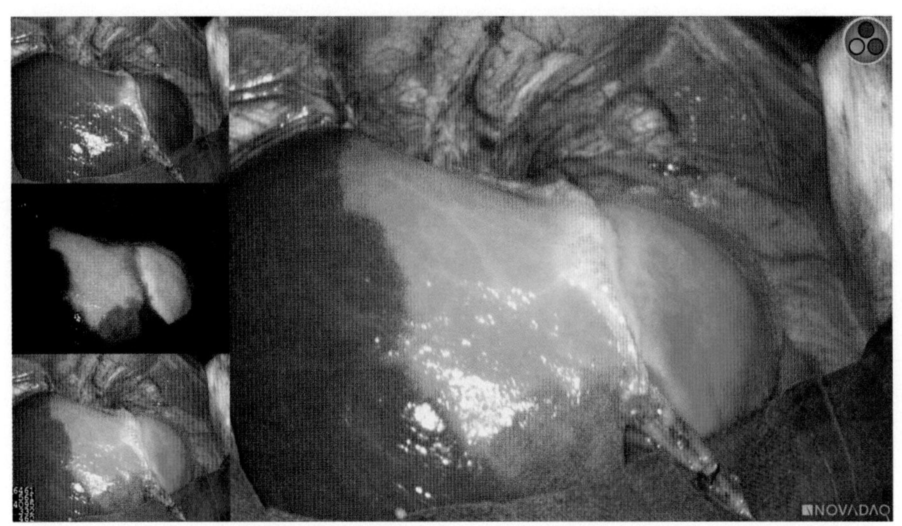

图 7-11　左侧肝内胆管癌，因左肝管受肿瘤侵犯导致左肝 ICG 排泄障碍，清晰显示左肝边界

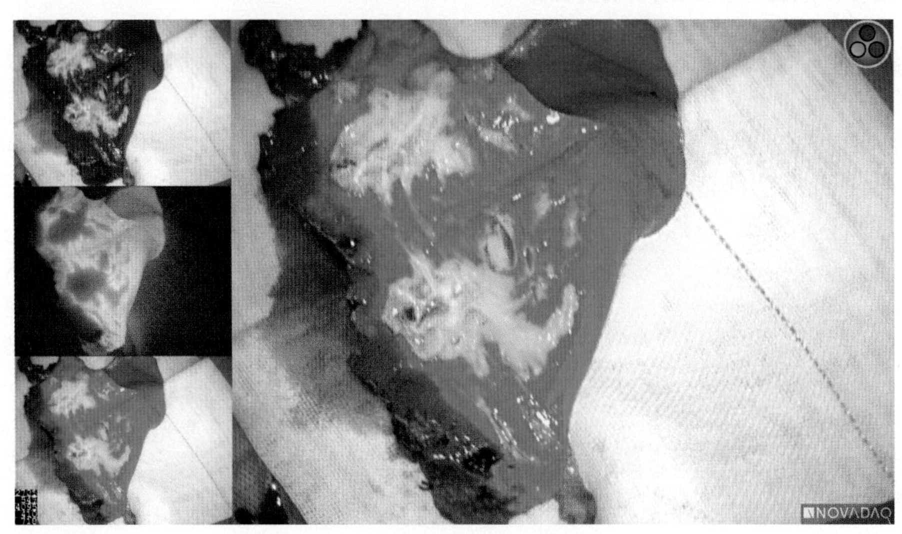

图 7-12　左半肝切除术后标本荧光显示肿瘤边界清晰可见

多肝蒂供应，未能将全部肝蒂阻断时，行负显示法容易造成染色失败，则宜采用正显示法。由于目前术前、术中均可以实现门静脉的 3D 显示，因此，术中可以结合超声以及三维可视化系统，准确了解肝门部血管变异情况，有助于门静脉穿刺及肝蒂的解剖，根据实际情况抉择采取适宜的显示方法，进一步提高 ICG 荧光显影的成功率。我们在临床应用过程中酌情分别采用负显示法和正显示法进行半肝界限的划分，均获得了良好的效果，实现了肝脏表面强烈的可视化分段效果以及肝脏实质的三维染色，而且与阻断相应门静脉和肝动脉后肝脏缺血范围一致。同时在手术过程中进行动态观察，根据肝实质的荧光界限对肝切除的方向作出调整和纠正，证实该方法具有较好的手术指导价值（图 7-11～图 7-14）。

七、ICG 分子影像技术在侦测和处治胆漏时的应用

近年来，由于手术技术和围术期工作的改进，胆道手术的安全性也在提高，术后死亡率有所降低。尽管术后并发症整体在下降，但是术后胆漏的发生率变化不大，有报道称胆漏发生率在 3.6%～33%，已经逐步成为胆道手术后的常见并发症。术后胆漏属严重外科并发症，常发生于肝管残端、肝断面。胆漏增加了围术期腹腔感染、脓毒血症、肝衰竭乃至多器官衰竭等风险，延长住院时间，甚至增加手术死亡率。减少胆漏的发生尤为重要。对胆漏的处理应重在预防和早期发现、及时处治，因此在结束手术前发现潜在胆漏非常重要。目前术中胆漏试验采取的方法通常是阻断胆总管后，经胆囊管或肝断面上开放

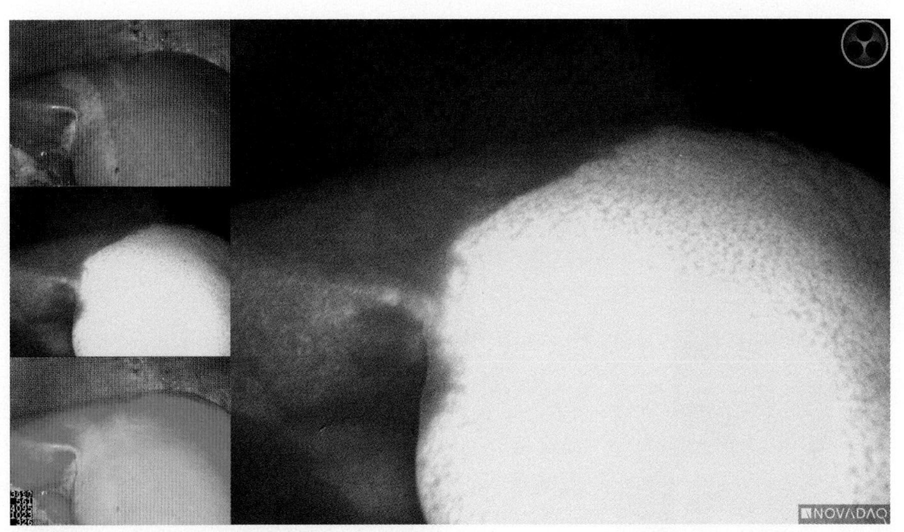

图 7-13　1 例需行右半肝切除肝门部胆管癌患者，负显示法清晰显示目标肝段，左右半肝界限清晰可见

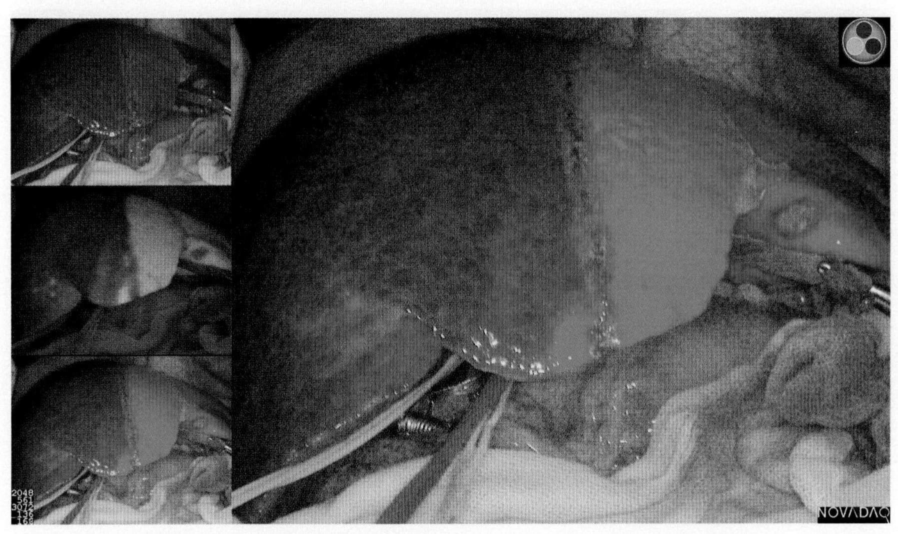

图 7-14　负显示法清晰显示左半肝，左右半肝界限清晰可见

的胆管注射生理盐水或亚甲蓝溶液，观察是否漏液或染色。注射生理盐水的优点包括低成本、无毒、可重复性；然而，水溶液的清亮使得少量胆汁的泄漏难以发现。注射亚甲蓝等染料由于与肝实质的对比度高，可更清晰地发现胆汁渗漏，但这些染料常可同时对周围肝脏组织进行着色，难以准确定位胆漏的位置。术中胆道造影术是检测胆漏的有效手段，但由于其辐射暴露及操作过程烦琐，并不作为首选的检测方式。随着 ICG 荧光技术在肝胆外科手术的应用逐渐广泛，术中运用 ICG 荧光分子成像技术检测肝断面微小胆管胆漏的有效性得以证实。ICG 分子荧光成像技术对肝切除术后胆漏的侦测主要基于其通过胆道系统排泄的生物学特性，经静脉注射 ICG 15 分钟后胆道开始排泄。因而采用的方法是在完成肝切除后临时阻断远端胆总管，经胆囊管或断面胆管注射 ICG，再进行荧光成像，实施肝断面胆漏的侦测，进而能在术中及时发现和处理胆漏。如下图所示，1 例Ⅲa 行肝门部胆管癌患者，行右半肝切除后，经胆管注射 ICG 后临时阻断胆管，肝外胆管显影，右肝断面未见荧光残留（图 7-15、图 7-16）。

八、ICG 分子影像技术在侦测和处治吻合口漏的应用

胆肠吻合常用于修复胆道损伤、肝外胆管病变切除后及治疗胆道结石的胆道重建。包括：肝外或肝门部胆管病变，包括肿瘤、先天性胆管囊性扩张症、炎性狭窄，病变胆管需切除后重建胆道引流者；医源性胆管损伤后不能行胆管局部修复者；晚期壶

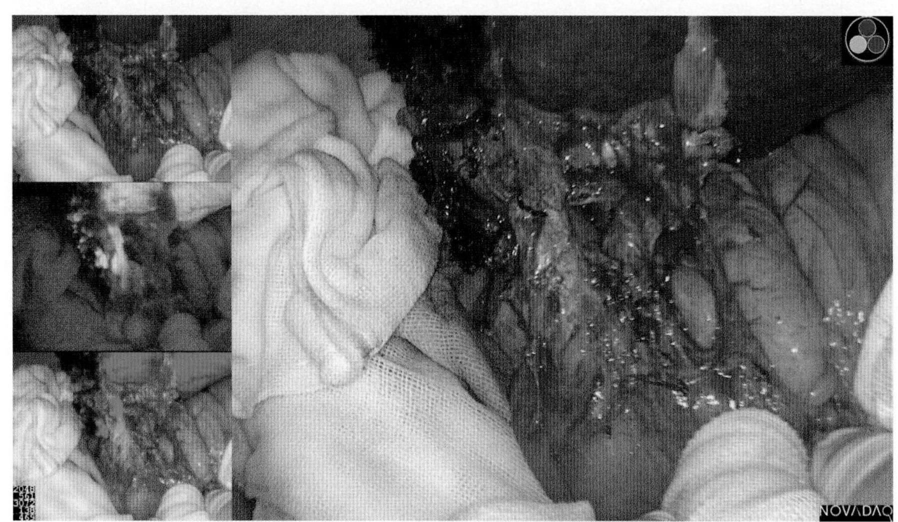

图 7-15　肝门部胆管癌经右半肝切除术后，右肝管断端未见胆汁漏

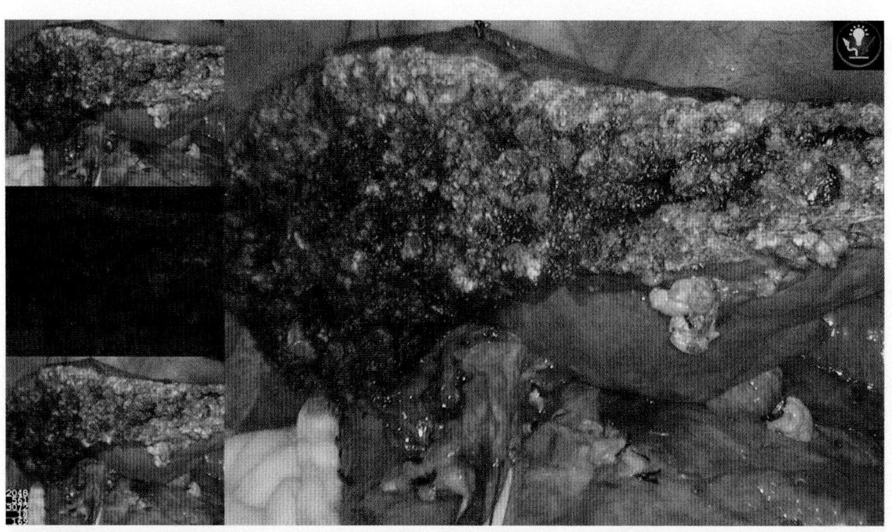

图 7-16　右半肝切除术后，残余肝断面未见荧光残留，提示无肝断面胆汁漏

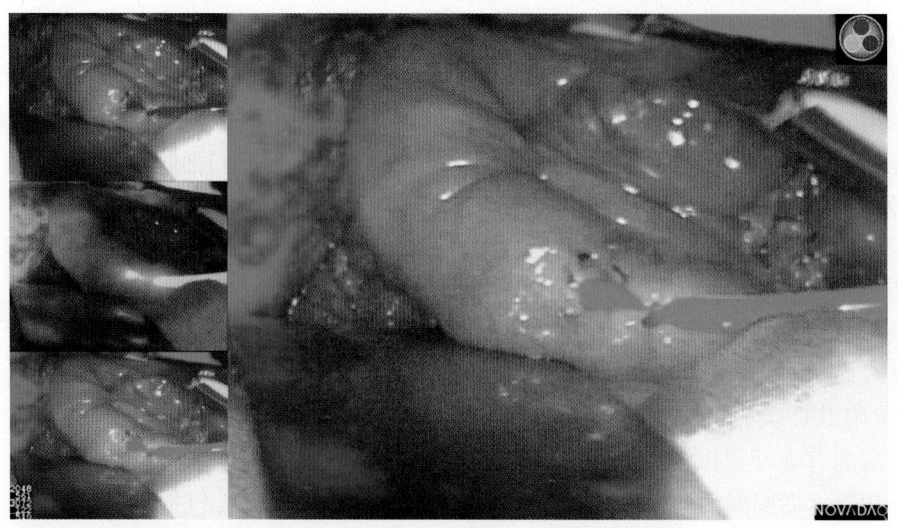

图 7-17　胆肠吻合术后留置右肝管支撑管。胆肠吻合口未见荧光显影，右肝管支撑管内可见胆汁及荧光，提示胆肠吻合口未见漏、右胆管引流通畅

腹周围癌,肿瘤不能切除,行姑息性减黄者;肝内胆管结石合并肝门部胆管狭窄,需切除狭窄胆管或切开整形者,而且要力保吻合口以上胆管无狭窄。而术中侦测胆肠吻合口是否存在有胆漏非常必要。由于ICG近红外分子荧光可从胆汁排泄,因而通过荧光显像,可以有效观察胆肠吻合口是否存在胆漏(图7-17、图7-18)。

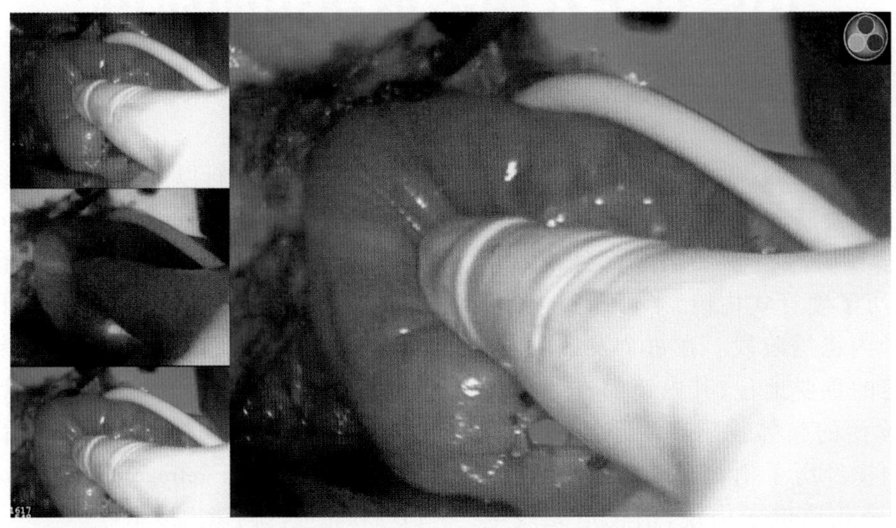

图7-18 胆肠吻合术后,吻合口未见明显荧光显影,提示胆肠吻合口无胆汁漏

(方驰华 祝文)

【参考文献】

1. Landsman ML, Kwant G, Mook GA, et al. Light-absorbing properties, stability, and spectral stabilization of indocyanine green. J Appl Physiol, 1976, 40:575-583.
2. Ishizawa T, Fukushima N, Shibahara J, et al. Real-time identification of liver cancers by using indocyanine green fluorescent imaging. Cancer, 2009, 115(11):2491-2504.
3. Morita Y, Sakaguehi T, Unno N, et al. Detection of hepatocellular carcinomas with near-infrared fluorescence imaging using indocyanine green: its usefulness and limitation. Int J Clin Oncol, 2013, 18(2):232-241.
4. Kawaguchi Y, Velayutham V, Fuks D, et al. Usefulness of Indocyanine Green-Fluorescence Imaging for Visualization of the Bile Duct During Laparoscopic Liver Resection. J Am Coll Surg, 2015, 221(6):e113-e117.
5. Nishino H, Hatano E, Seo S, et al. Real-time Navigation for Liver Surgery Using Projection Mapping With Indocyanine Green Fluorescence: Development of the Novel Medical Imaging Projection System. Ann Surg, 2018, 267(6):1134-1140.
6. Dip FD, Asbun D, Rosales-Velderrain A, et al. Cost analysis and effectiveness comparing the routine use of intraoperative fluorescent cholangiography with fluoroscopic cholangiogram in patients undergoing laparoscopic cholecystectomy. Surg Endosc, 2014, 28(6):1838-1843.
7. Pesce A, Piccolo G, La Greca G, et al. Utility of fluorescent cholangiography during laparoscopic cholecystectomy: A systematic review. World J Gastroenterol, 2015, 21(25):7877-7883.
8. Sinha S, Hofman D, Stoker DL, et al. Epidemiological study of provision of cholecystectomy in England from 2000 to 2009: retrospective analysis of Hospital Episode Statistics. Surg Endosc, 2013, 27(1):162-175.
9. Dolan JP, Diggs BS, Sheppard BC, et al. Ten-year trend in the national volume of bile duct injuries requiring operative repair. Surg Endosc, 2005, 19(7):967-973.
10. Pesce A, Piccolo G, La Greca G, et al. Utility of fluorescent cholangiography during laparoscopic cholecystectomy: A systematic review. World J Gastroenterol, 2015, 21(25):7877-7883.
11. Abbasoglu O, Tekant Y, Alper A, et al. Prevention and acute management of biliary injuries during laparoscopic cholecystectomy: Expert consensus statement. Ulus Cerrahi Derg, 2016, 32(4):300-305.
12. Pawa S, Al-Kawas FH. ERCP in the management of biliary complications after cholecystectomy. Curr Gastroenterol Rep, 2009, 11(2):160-166.
13. Way LW, Stewart L, Gantert W, et al. Causes and prevention of laparoscopic bile duct injuries: analysis of 252 cases from a human factors and cognitive psychology perspective. Ann Surg, 2003, 237(4):460-469.
14. Osayi SN, Wendling MR, Drosdeck JM, et al. Near-infrared fluorescent cholangiography facilitates identification of biliary anatomy during laparoscopic cholecystectomy. Surg Endosc, 2015, 29(2):368-375.

第八章

内镜技术在胆道外科中的应用

1804 年,德国人 Philip Bozzini 发明了一种以蜡烛为光源用于观察膀胱和直肠内部的器械,这是最早的内镜尝试。内镜发展至今已经有 200 多年的历史,经历了硬管式内镜、半可屈式内镜、纤维内镜和电子内镜等阶段。在每个发展阶段。由于人体消化道的重要地位,其内镜的进展往往对消化道疾病诊治的整体发展产生重要的促进作用。消化道内镜经历了消化道硬管氏内镜;消化道纤维内镜;消化道电子内镜;消化道无线电子内镜-胶囊内镜等阶段。消化道内镜经过不断的发展为临床医师提供准确的诊断依据,并且在诊断的基础上向治疗方向发展。经过了消化道内镜的主要 4 个发展阶段,目前临床常用的消化道内镜为光导纤维内镜和管道式电子内镜,两者具有较为稳定、准确的临床应用,但是这 2 种内镜使用时给患者带来的痛苦是显而易见的。胶囊内镜的出现解决了这一问题。由于发展的时间较短,胶囊内镜还有诸多技术问题需要解决,相信随着新世纪数字科学信息化技术、人工智能技术与微创外科的不断融合发展,在不远的将来,内镜机器人技术将成为消化道内镜的必然趋势。

8

一、十二指肠镜技术

纤维十二指肠镜技术是消化系内镜中发展较快的一种,在十二指肠疾病及胆胰疾病的诊治中占有十分重要的地位。专用的纤维十二指肠镜通常为侧视镜,便于观察球部和乳头,如 Olympus JF-B2 型。但当球部高度变形,幽门狭窄等情况出现时,可以通过更换接物镜头成为直视镜或斜视镜。十二指肠镜的镜身通常比胃镜要细,工作长度较长,为 1300~1600mm,因此可以插入十二指肠深部。其前端直径非常小,便于在十二指肠球部内反转观察。十二指肠镜身近远端的硬度不同,远端非常柔软,近端加强硬度,这样既满足了十二指肠镜要求柔软易弯的特点,又改善了前端跟随镜身的性能。经十二指肠镜可行以下手术操作:诊断性内镜逆行胰胆管造影(endoscopic retrograde cholangiopancreatography,ERCP)和治疗性 ERCP;治疗性 ERCP 包括内镜十二指肠乳头括约肌切开术(endoscopic sphencterotomy,EST);内镜胆道引流术(endoscopic biliary drainage,EBD);内镜鼻胆管引流术(endoscopic nose biliaty drainage,ENBD);经内镜胰管引流术(endoscopic retrograde pancreatodrainage,ERPD)和相应的内镜内瘘术等。

十二指肠镜检查的适应证有:①疑有十二指肠疾病其他检查未能诊断者;②鉴别十二指肠溃疡的良、恶性;③疑有胰腺及胆道疾病者可行经十二指肠镜逆行胰胆管造影。禁忌证有:①对检查不能配合,如神志不清或精神病患者;②严重的心肺疾病及脊柱畸形患者;③严重食管、贲门及幽门梗阻者;④急性胰腺炎、胆道感染、碘过敏不宜作 ERCP 者。

经十二指肠镜行 ERCP 是技术要求最高、风险最大的消化内镜操作,中国医师协会消化医师分会以国外有关指南为蓝本,结合我国实际制订了《内镜下逆行胰胆管造影操作指南(讨论稿)》。ERCP 检查及治疗适应证:①胆道梗阻引起的黄疸;②临床、实验室或影像学检查支持胰腺或胆道疾病;③症状或表现提示胰腺恶性肿瘤而直接的影像学结果模棱两可或正常;④原因不明的胰腺炎;⑤慢性胰腺炎或胰腺假囊肿的术前评价;⑥Oddi 括约肌测压;⑦由于胆总管结石、乳头狭窄、Oddi 括约肌功能不全、Sump 综合征、胆总管囊肿以及无手术适应证的壶腹癌需行内镜下乳头括约肌切开术;⑧良恶性狭窄、瘘管、术后胆瘘或大的胆总管结石的支架治疗;⑨胆管狭窄的气囊扩张鼻胆引流管放置;⑩胰腺假性囊肿引流;⑪胰管或胆管组织活检,shier 胰腺损伤的内镜治疗;⑫胰腺疾病的其他系列治疗。

ERCP 检查和治疗的非适应证包括:实验室或非侵袭性影像学检查未提示腹痛是由于胰胆疾病引起的。在这种情况下,有意义的发现可能性很小,而并发症的发生风险却很大。当考虑对这一类患者行 Oddi 括约肌测压时，才可进行 ERCP。胆囊切除术前的常规检查，术前 ERCP 只对胆管炎、胆管梗阻可能性很大或者临床及影像学研究提示胆管结石的患者才考虑应用。存在手术切除机会的胆管远端恶性梗阻为解决梗阻常规行 ERCP，但没有证据支持术前的胆管减压治疗可改善手术预后，却发现会引起术前及术后的并发症。在急性胆管炎或有严重瘙痒症状而手术可能会被推迟的患者可以手术前 ERCP 解决梗阻。

ERCP 检查和治疗可能发生的并发症：胰腺炎、十二指肠乳头括约肌切开术后出血、感染性并发症；胆管炎多见，也包括胆囊炎以及胰腺周围积液的感染；心肺不良反应，通常由于镇静药物引起；穿孔。应该告知患者，一旦出现并发症，可能会住院治疗。如果出现穿孔，可能需要外科修补。

ERCP 术后胰腺炎的发生率为 1% ~7%，有些情况下发生率会更高。内镜医师应该告知患者 ERCP 术后胰腺炎可能很严重，可导致住院时间延长、需要手术治疗甚至死亡。患者和操作的因素都会影响 ERCP 术后胰腺炎的发生率，在设计操作方案及签署知情同意时都应该考虑到。术后胆管炎发生率不超过 1%，而胆囊炎的发生率为 0.2% ~0.5%。出血是内镜下十二指肠乳头括约肌切开术最常见的并发症，发生率为 0.8% ~2.0%。单纯诊断性 ERCP 以及不行括约肌切开和经黏膜穿刺（比如单纯支架放置）者术后大出血的风险极少。增加出血并发症发生率的因素包括：合并凝血系统疾病、术前存在急性胆管炎、术后 3 天内应用抗凝治疗以及操作不熟练。可通过肾上腺素局部注射、冲洗及钛夹夹闭等方法进行处理。ERCP 术后穿孔的发生率为 0.3% ~0.6%。穿孔可由于插镜所致的食管、胃、十二指肠的机械穿孔，或者由于括约肌切开、导丝置入或者其他治疗操作所致。手术导致的解剖改变可增加穿孔的风险（比如既往 Billmth Ⅱ 手术患者经输入袢插镜）。穿孔往往需要手术处理。

二、胆道镜

1923 年，Bakes 发明了类似喉镜样“胆道镜”，术中观察胆总管下端成功，并在柏林外科学会上正式发表，此后该镜被公认为是胆道镜的最早形式。1930 年，Barlet 由胆囊瘘道插入膀胱镜窥视胆囊成功。1941 年，McLver 发表了与 WappLer 共同设计的硬性胆道镜（ACMI 生产）。此种胆道镜呈“L”型，长臂为 45cm，短臂为 7cm，直径为 0.5cm，并附有灌注系统及照相系统。但此镜只能观察不能治疗，故未能被后人重视。1965 年，美国医生 Shore 与 ACMI 公司研制成了光导纤维胆道镜，即软性胆道镜。此镜镜身长 50cm，末端可以弯曲，焦距可自由调节，成像清晰，使用较前十分方便。此镜不仅术中可以使用，而且也可经术后 T 管窦道进行胆道镜检查和治疗，无疑扩大了胆道镜的应用范围，故 Shore 纤维胆道镜是胆道镜发展史上的一个重要里程碑。1971 年，日本医科大学教授常冈健二组成纤维胆道镜开发委员会，町田制造所率先参加试制。十年后日本成为纤维胆道镜的主要甚至唯一的输出国，研制成了各种型号纤维胆道镜。中国应用纤维胆道镜技术始于 1978 年，北京医科大学第一临床医院在国内首先发表此项技术的临床应用。中国虽然起步较晚，但后来者居上，发明了著名的“彗星征”，在病例数量和技术水平方面都达到了世界先进水平。

胆道镜主要用于对胰胆管的内镜检查以及内镜手术。可分为：硬性胆道镜、软性胆道镜、纤维胆道镜、电子胆道镜图、直接胆道镜、胆道字母镜。按照胆道镜的应用技术分类，可分为：①术中胆道镜，常规术中胆道镜，腹腔镜下胆道镜，机器人下胆道镜；②术后胆道镜，经 T 形引流管窦道进入胆道；经胆肠吻合术后引流管窦道经空肠盲袢进入胆道；经胆囊造瘘引流管窦道进入胆道；③术前胆道镜，即经皮经肝胆道镜；④经口胆道镜，即经十二指肠镜胆道镜。

（一）术前应用

经皮经肝胆道镜（PTCS）是指先行经皮经肝胆道穿刺引流术（PTCD），继之进行 PTCD 窦道扩张术，待窦道被扩张到能容纳胆道镜进入胆道时，再进行纤维胆道镜检查和治疗（图 8-1，图 8-2）。

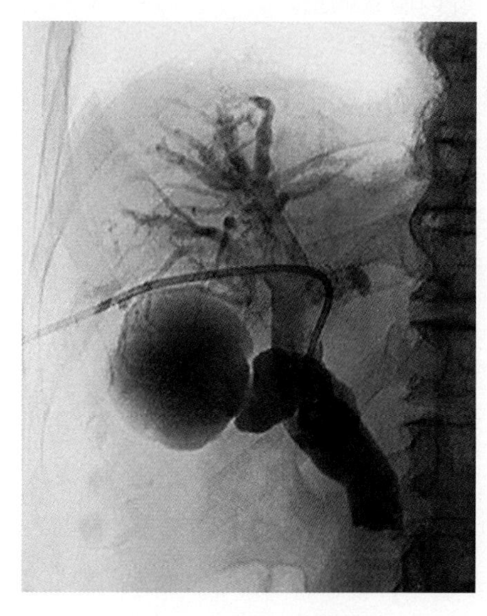

图 8-1 初次穿刺置管

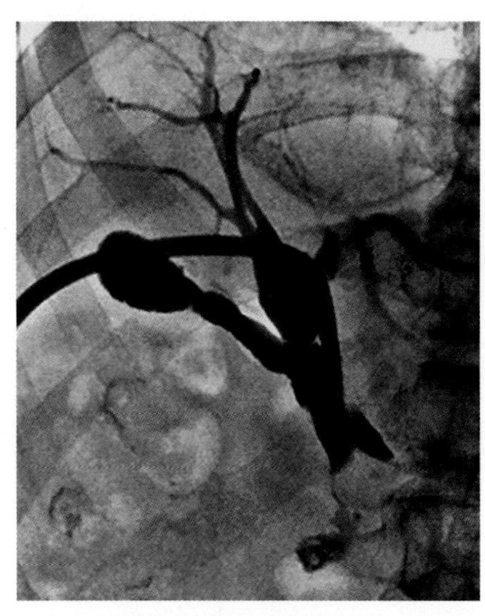

图 8-2 逐渐更换至较粗管径的 PTCD 管

【适应证】

1. 梗阻性黄疸 经 PTC、B 超、ERCP、CT 等检查后提示有肝胆管扩张而不能确诊者，病情危重者可先行 PTCD 胆道减压剖流，再做 PTCS 检查明确梗阻部位和原因。

2. 晚期胆管肿瘤 可用 PTCS 行姑息性置管扩张引流术治疗，或行肿瘤化疗和激光治疗，或置入放射性核素探头。

3. 复杂的肝内胆管结石 不能手术取净的病例可用 vrcs 进行取石。

4. 胆管结石患者年老不能耐受手术者 可用 PTCS 取石，或配合使用灌注溶石、振荡碎石等方法。

5. 胆管良性狭窄的扩张 如外伤性狭窄、胆肠吻合口狭窄。

6. 肝内胆管蛔虫。

7. 胆管畸形 特别是对老年或高危险梗阻性黄疸患者及晚期胆道肿瘤患者，对解除胆道梗阻，缓解胆道梗阻，缓解症状起了积极的作用，有时甚至成为治疗此种疾病的主要手段。

【禁忌证】

1. 肝内胆管不扩张者。

2. 出凝血机制障碍，血小板低于 8 万/mm^3 为禁忌。

3. 肝肾衰竭。

4. 肝脏病变，如伴肝硬化门脉高压、肝血管瘤等。

5. 心功能衰竭者。

6. 不合作者。

【并发症】

1. 胆道出血 多发生在出凝血功能异常的患者，在穿刺肝实质或扩张窦道时发生，也可因拉取较大结石时发生。

2. 胆漏或胆汁性腹膜炎 一般发生在穿刺或更换引流管过早或引流管脱落时。

3. 发热 为一过性，应保持引流管通畅，必要时使用抗生素。

4. 恶心、呕吐 一般发生在进行窦道扩张时或检查、取石过程中，注水过快刺激所致。

5. 心血管意外。

（二）术中应用

【适应证】

1. 术前胆道疾病诊断不明，疑有胆道占位性病变，需术中明确诊断，如胆管梗阻狭窄，需取活检，以便术式选择。

2. 术前与术中诊断不符。

3. 肝内胆管结石量不多，手术取石困难时，可用术中胆镜取石；可确诊胆石是否取净。

4. 胆囊造瘘取石，易遗漏胆管结石，可应用纤胆镜检查。

5. 腹腔镜下胆总管切开取石，可行术中胆镜检查取石。

【优点】

1. 降低胆道术后残余结石发生率。

2. 术中有助于对病变的确诊，为手术方式的选择提供依据。

【缺点】

1. 术中胆道镜操作不太方便，取石不如术后胆道镜容易掌握。

2. 使伤口显露的时间延长以及盐水和胆汁外溢易污染腹腔。

3. 腹腔镜胆总管切开取石使用纤维胆道镜时，易损伤胆道镜。

（三）术后应用

【适应证】

1. 已知或可疑胆道残余结石。

2. 胆道肿瘤或可疑胆道占位性病变，需取病理确诊。

3. 胆道晚期肿瘤，伴梗阻性黄疸需胆镜下治疗。

4. 胆道畸形或狭窄。

5. 胆道蛔虫。

6. 胆道出血。

7. 胆道异物。

8. 选择性胆管造影。

9. 硬化性胆管炎,是唯一可靠的诊断方法。

10. 胆道动力学研究。

【禁忌证】

1. 有明显出凝血功能异常者慎用。

2. 有严重心肺功能不全者慎用。

3. 胆道以外原因导致发热者应暂停胆道镜检查。

【并发症】

1. 发热　多为纤维胆道镜检查治疗术后引起,一般在38℃左右,且多为一过性。常因器械消毒不严、术者没有严格按无菌技术要求操作和滴注生理盐水冲洗胆道压力过高等所致。引流管内可见感染后混浊胆汁,通常只需持续开放胆道引流,发热常可消退,不需特殊处理。必要时静脉滴注抗生素。

2. 窦道穿孔　纤维胆道镜插入窦道后推镜前行时并未能进入胆道,而是进入一个无红色肉芽组织作为壁的"腔",光线较暗的腔隙,继续推镜可见呈粉红色的小肠段的外观,同时窦道流出的为淡红色的液体而没有带胆汁的液体流出,即可确认胆道镜是经穿孔的窦道进入到腹腔内。窦道穿孔常因术后纤维胆道镜检查治疗时间过早、胆道镜操作粗暴、未见窦道小孔就盲目进镜所致。因此,至少在术后6周方能行纤维胆道镜检查或取石,不能过早。若患者体弱康复慢可使窦道欠牢固,应适当推迟取石时间。否则窦道壁过薄,容易引起窦道穿孔。纤维胆道镜操作应当轻柔,切忌粗暴硬插,只有看见窦道小孔才能缓慢进镜,乃是避免窦道穿孔的重要保证。

3. 窦道断裂　在纤维胆道镜取石网套出较大的结石后,再重插胆道镜时未能找到窦道的小孔,使胆道镜不能插入胆道总是插入腹腔,视野内只见粉红色小肠段的外观。取石网套住较大结石拉出窦道过程中,术者用力过猛,助手没有用手压住窦道口周围的皮肤;另外,取石时间过早、患者年老体弱、窦道不够牢固等均可造成窦道断裂。取石时间不宜过早,当术者拉出较大的结石时,应叫助手用手压住窦道口周围的皮肤,防止拉断窦道。

4. 胆道出血　纤维胆道镜检查和取石时见胆管黏膜充血水肿、糜烂甚至发生溃疡,病变胆管有血块,可见淡红色的液体充满视野,冲洗干净后可见病变的胆管有出血,类似看到一条飘动的红绸带。可能原因为:胆管因结石存在而发生胆管炎,使胆管黏膜糜烂甚至发生溃疡,在套取较大结石拉出体外时,可发生不同程度的胆道出血;患者肝功能较差,有出凝血时间的明显异常。预防:纤维胆道镜操作轻柔,勿粗暴;注意应用抗菌素治疗和保护患者的肝功能,待患者胆道感染消退和肝功能正常时才取石;对绝大多数的胆道出血患者均不需做特殊处理,在500ml 生理盐水中加入肾上腺素 0.5ml 做胆道冲洗可止血。若不能止血,可经纤维胆道镜应用微波进行止血。

5. 胆道撕裂　纤维胆道镜见病变胆管开口处有裂痕,在胆道裂痕处有出血和血块。可能原因为:胆管开口狭窄,在取出狭窄后扩张的胆管内的较大结石时,操作粗暴和用力过猛,可引起胆管撕裂;有时忽略了在纤维胆道镜直视下边观察边推进的常规操作,而过分依赖 X 线透视下进行纤维胆道镜操作,也可发生胆管撕裂的严重并发症。预防:纤维胆道镜操作要轻柔,勿用力过猛,进镜时应边观察边推进;发生胆管撕裂应停止纤维胆道镜检查取石,灌注含肾上腺素的生理盐水(每 500ml 生理盐水加肾上腺素 0.5ml),以防胆道出血;重新放置 T 管引流,给予静注抗菌素数天,待 2 ~ 3 周后再行纤维胆道镜检查取石。

6. 腹泻　行纤维胆道镜检查取石后腹泻,水样便,无黏液无血。可能原因:进行纤维胆道镜检查取石时灌注生理盐水过多所致(超过 3000ml)。预防:进行纤维胆道镜检查取石时,灌注生理盐水每次不超过 3000ml;发生腹泻,无需特殊处理。

7. 急性胰腺炎　出现腹痛、发热、腹胀等症状,血、尿淀粉酶升高,程度多较轻,较为少见。可能原因:纤维胆道镜检查取石时,特别是在取嵌顿在乏特氏壶腹的结石时,可使局部发生损伤而引起炎症、水肿,胰液排出受阻,就可发生胰腺炎。预防:加强器械的消毒和无菌技术,灌注生理盐水压力不要过大,检查取石操作要轻柔;发生急性胰腺炎时,应保持 T 管引流通畅,加强抗菌素、止痛、解痉、抑制胰腺分泌等治疗,多可痊愈。

8. 恶心、呕吐　在纤维胆道镜检查治疗中出现恶心和呕吐的症状,术后也可发生。可能原因:多因纤维胆道镜检查刺激肝内胆管或扩张 Oddi 括约肌开口的刺激所致;滴注生理盐水的压力过高所致。预防:纤维胆道镜检查治疗操作应轻柔,滴注生理盐水压力不要过高;出现恶心、呕吐的症状时,可肌注甲氧氯普胺。

三、胶囊内镜

胶囊内镜(capsule endoscopy)又称无绳内镜(wireless endoscopy),是近年来以色列研发生产的高新技术产品，可在毫无痛苦的情况下获得整个小肠的影像学资料。胶囊内镜突出地表现在对原因不明消化道出血和小肠疾病具有诊断价值，因此不论在技术上还是在临床观念上均是一次重大变革。此外，由于操作简便、无任何并发症而无需住院等优点，无疑也是小肠疾病诊断史上的一大进步。胶囊内镜将取代沿用已久的推进式小肠镜在小肠疾病诊断中的应用，成为经胃镜、大肠镜检查阴性而疑有小肠疾患患者的首选诊断方法（表8-1）。

表8-1　胶囊内镜的适应证和禁忌证

适应证	禁忌证
不明原因消化道出血	绝对禁忌证
缺铁性贫血	有关肠梗阻的临床或影像学证据
克罗恩病	广泛和急性克罗恩病伴梗阻
小肠肿瘤	假性肠梗阻
非甾体类药所致肠病	相对禁忌证
门脉高压性肠病	心脏起搏器或其他植入电子医疗设备
腹腔疾病	吞咽困难
遗传性息肉病	有腹部及盆腔手术史
不明原因慢性腹痛	妊娠者
	广泛的肠道憩室病

胶囊内镜主要的并发症，是胶囊不能顺利通过肠道（即胶囊滞留）所带来的风险。胶囊在消化道里停留2周或以上定义为胶囊滞留，需要相关的药物、内镜或外科干涉。滞留的发生率与基础疾病相关，高风险疾病包括：克罗恩病、非甾体类抗炎药引起的肠道狭窄、放射性肠炎和小肠肿瘤。即使是正常的小肠，也不能完全避免滞留的发生。

四、腹腔镜

1991年4月，云南省曲靖第二人民医院荀祖武等在国内成功地独立施行首例腹腔镜胆囊切除术，标志着我国大陆腹腔镜外科发展进程的开端。腹腔镜技术最适宜治疗某些良性疾病以及早期肿瘤，比如对肝囊肿开窗、大肠肿瘤切除、食管裂孔疝修补胃折叠术、腹外疝修补、胃平滑肌瘤切除、消化道癌、胃肠穿孔修补、粘连性肠梗阻松解有独特的治疗效果，此外对于甲状腺、乳腺、下肢静脉曲张、各种原因导致的脾功能亢进的脾切除等疾病都可以进行微创治疗，效果显著。近年来，腹腔镜外科正在向更高的领域发展，手术的适应证不断扩大，延伸到各个系统的疾病治疗。

创伤越来越小是当今外科的发展方向，外科手术已经经历了从传统的开腹手术到微创的腹腔镜手术的过渡，如今又正从多孔腹腔镜手术向单孔手术发展，目前已经在临床开展的主要单孔手术是经脐单孔腹腔镜手术。经脐单孔腹腔镜技术（natural orifice transumbilical surgery，NOTUS）是经脐置入带有多个操作孔道的穿刺管，通过操作孔道置入手术器械完成手术操作，标本经脐孔取出。其手术切口位于脐部，因脐部皮肤皱褶可以遮盖切口，可达到令人满意的美容效果。在当今科技爆炸的年代，外科技术的飞跃所带来的单孔腹腔镜技术虽然尚处于探索阶段，但具有明确的优势：无瘢痕，加强了美容效果，同时切口减少使术后疼痛更加减轻，康复更快，戳孔疝和戳孔感染发生的几率降低。

五、超声内镜

超声内镜（endoscopic ultrasound，EUS）是将内镜和超声相结合的消化道检查技术，将微型高频超声探头安置在内镜顶端，当内镜插入体腔后，在内镜直接观察消化道黏膜病变的同时，可利用内镜下的超声行实时扫描，可以获得胃肠道层次结构的组织学特征及周围邻近脏器的超声图像，从而进一步提高了内镜和超声的诊断水平。采用纵轴超声内镜、环扫型超声内镜均可完成对胆道疾病的探查。纵轴超声内镜尤其适用于探查胆总管下段与末端及其与壶腹部结构之间的关系以及判断胰腺肿块的性质；而胆管内超声探查（intraductal ultrasonography，IDUS）则是在内镜逆行胆管造影（endoscopic retrograde cholangiography，ERC）基础上采用小探头超声来完成，对肝门部胆管病变的探查方面具有一定优势。纵轴超声内镜引导下的细针穿刺术（endoscopic ultrasound-guided fine needle aspiration，EUS-FNA）可用于获取胆道占位性病变的细胞和（或）组织病理学诊断，其诊断灵敏度及准确率均优于传统方法。谐波声学造影、超声弹性成像及超声三维立体成像等一系列新功能和新技术的应用将进一步提高EUS在胆道良、恶性疾病诊断中的作用。

在EUS下，胰腺恶性肿瘤表现为边界模糊的低回声区、散在钙化灶和液化区；肿瘤旁胰管受压或管壁回声中断或胰管内实性回声，肿瘤远端的胰管扩张；浸润邻近器官时，相邻器官浆膜层断裂；血管受浸润时管壁回声层中断；胆管受浸润时扩张的胆管中断，胰腺周围淋巴结肿大。

EUS-FNA 可以提供比较准确的病理及细胞学诊断，可避免采用诊断性腹腔镜等创伤性大的组织诊断手段。最新的线阵扫描超声内镜可以在实时超声引导下用 19～22G 穿刺针进行穿刺活检，更加快速和准确地获得细胞学诊断。除了可以获取细胞学标本外，使用内径较大的切割针还可获取组织学标本。临床观察试验表明，EUS-FNA 对胰腺实性肿物的诊断敏感性和特异性都很高，而且操作很安全，并发症发生率小于 1%。对于部分患者还可以通过超声内镜引导下的增强扫描或弹性成像以明确诊断。

（一）超声内镜引导下经十二指肠胆总管穿刺引流术

对于胰头恶性肿瘤继发胆道梗阻患者，ERCP 胆道支架置入是首选的内镜减黄方法，但如果 ERCP 插管失败，除了 PTCD 减黄外还可以考虑 EUS 引导下经十二指肠胆总管穿刺引流（图 8-3～图 8-5）。

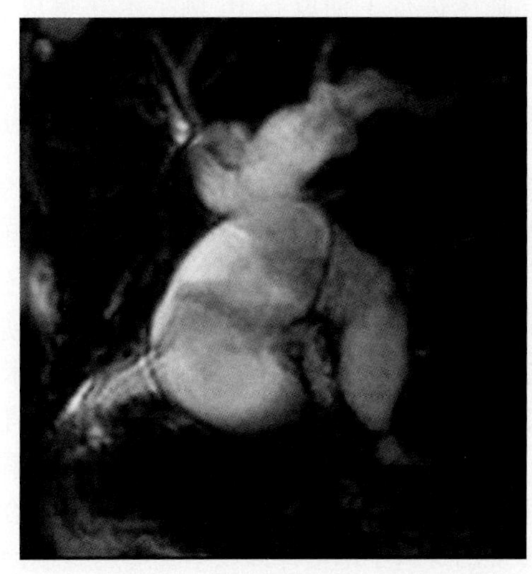

图 8-3 MRCP 提示扩张胆管

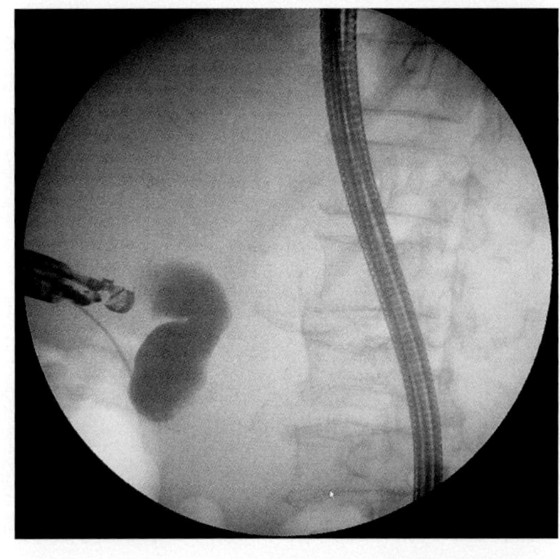

图 8-4 超声内镜引导下穿刺

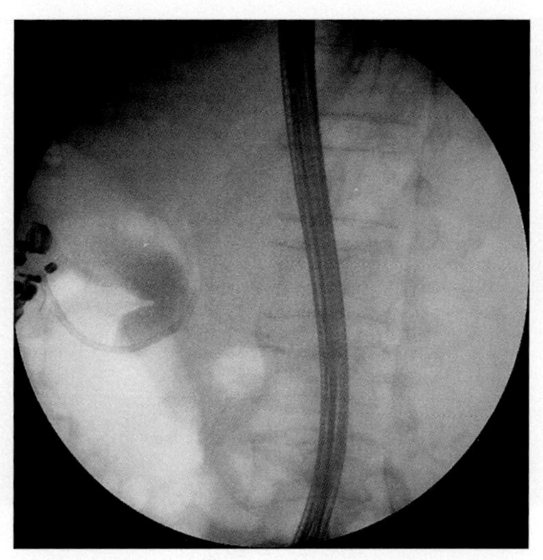

图 8-5 超声内镜引导下引流

（二）超声内镜引导下胰腺癌放射性粒子置入

碘 125 放射性粒子活度为 0.40～0.50mCi，半衰期 60.1d，γ 射线能量 27.35keV，组织穿透距离 1.7cm。利用放射性碘 125 粒子在肿瘤组织中高剂量照射足以杀死肿瘤细胞、治疗晚期胰腺癌。与经典的外科手术种植放射性粒子治疗胰腺癌相比，EUS 引导下放射性粒子种植能将粒子更加均匀、准确地植入肿瘤组织内，而且更加安全、并发症发生率更低。

六、三维可视化技术辅助内镜技术

2008 年，三维可视化系统清晰可见结石分布的位置、结石的形态大小数量之余，对胆管狭窄的空间位置及程度也有相当准确的显示，对肝胆管结石的分型诊断和手术指导具有重大意义。三维可视化系统与传统的内镜技术在胆道外科疾病，尤其是胆系结石方面的联合应用，充分发挥了精准诊疗、微创治疗的优势，有效地提高了治疗效果。

传统的经皮肝胆道镜取石方法（PTCS）：PTBD 1 周后扩窦道一次，2 周后分次扩到 16F 用纤维胆道镜取石。其方法扩窦道取石周期长、扩张次数多、术后易发生出血、胆汁漏、胆管炎、腹膜炎等并发症。有文献报道 PTCS 的术后并发症发生率为 8%。术前通过 MI-3DVS 可优化两种 PTCSL 手术的经皮肝胆道造瘘取石的时间：一种是在早期，动物实验研究结果证明：PTCD 术后 5～7 天经皮肝瘘道壁形成，壁内血管栓塞，纤维组织增生，瘘道周围肝面与胸腹壁有粘连，此时经皮肝扩张后造瘘碎石取石比较安全（图 8-6～图 8-9）。因肝内胆管结石多伴不同程度的梗阻，扩张的胆道内压力高，经引流胆汁，降低胆

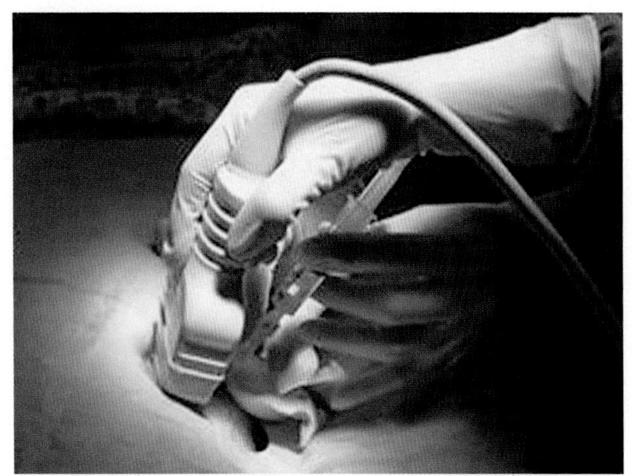

图 8-6 **B 超定位**

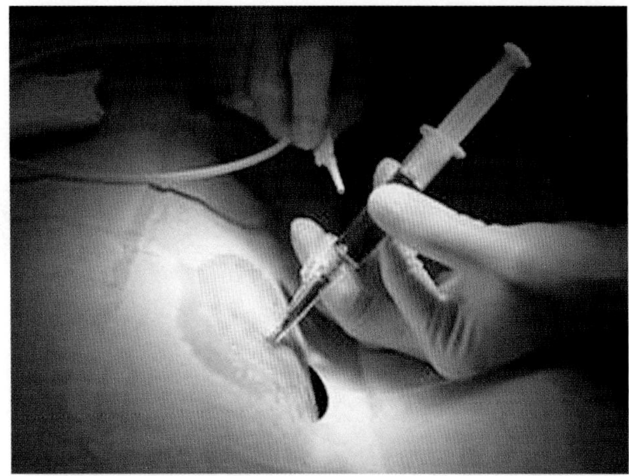

图 8-7 **穿刺扩张胆管，抽出胆汁**

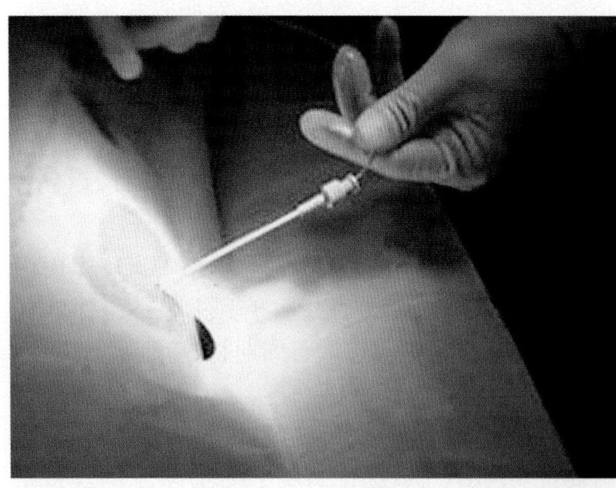

图 8-8 **扩张窦道**

道内压，减少细菌，减轻胆道内炎症，改善肝功能，使破坏的胆血屏障得到修复，此后才扩张瘘道碎石取石，可减少并发症发生。另一种通道时间建立是在此基础上，应用 MI-3DVS 仿真可视化手术系统，反

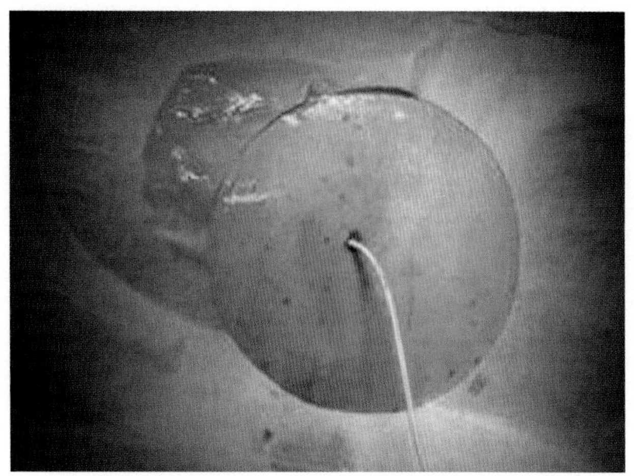

图 8-9 **放置 8F 引流管**

复模拟穿刺造瘘，避开胸腔、腹腔肠管、肝动脉、门静脉、肝静脉等重要血管，在有胆道手术史或无手术史的患者中进行模拟直接Ⅰ期经皮肝碎石、取石。分别指导临床进行Ⅰ期取石 16 例手术获得成功，23 例进行Ⅱ期取石获得成功。

七、多种内镜联合在诊疗肝胆胰疾病中的应用

多镜联合即利用腹腔镜、胆道镜、十二指肠镜等微创技术中的 2 种或 3 种同时或序贯诊疗胆道结石，可以弥补单一方法的局限性和不足，避开各自的缺点又集合各自的优点。随着对多镜联合微创治疗胆道结石的逐渐深入，目前，联合多种微创技术治疗胆道结石已日渐成熟，形成了基于腹腔镜、消化内镜、胆道镜等技术为基础的联合微创治疗体系。临床应用表明，多镜联合治疗胆道结石的微创治疗方法较传统的外科手术治疗以及单独应用微创治疗方法更具优势。

（一）腹腔镜联合胆道镜

腹腔镜联合胆道镜治疗胆道结石，术前准备、术中体位和腹壁操作孔的位置与常规腹腔镜胆囊切除术大致相同。一般先行腹腔镜胆囊切除，再行腹腔镜下胆道探查。胆囊管口径较粗者，可经胆囊管置入胆道镜行胆道探查，如胆囊管较细则分离、显露胆总管前壁，穿刺证实后，沿胆总管纵轴切开胆总管，也可经胆囊管残端切开胆总管，通常胆道镜由右腋前线孔进入近端胆管，由剑突下孔进入远端胆管，宜先取近端胆管结石，后取远端胆管结石。对肝内胆管仍残留结石但胆总管下端通畅者，留置 T 管引流，从右锁骨中线肋缘下戳孔引出，以备术后造影及取石。对于合并肝内胆管狭窄或十二指肠乳头狭窄的胆管结石，可行腹腔镜和胆道镜联合下球囊导管扩

张术,即术中靠近狭窄边切开肝总管,直视肝管开口,弯钳稍加扩张,放斑马导丝入肝内胆管一定深度,沿导丝引入球囊扩张肝管Ⅰ、Ⅱ级分支狭窄。对于十二指肠乳头狭窄者,可用导丝引导球囊进入十二指肠腔,将球囊回拉入胆管2cm,接压力泵,导管注水加压扩张。腹腔镜联合胆道镜适用于:胆总管结石直径>1.0cm的原发性和继发性胆管结石;胆总管结石直径>1.0cm、数量多以及伴少量肝内胆管结石而又无肝内胆管绝对狭窄、Oddi括约肌功能优良者;十二指肠憩室内、憩室旁乳头,行十二指肠内镜切开困难;Mirizzi综合征及老年患者、无法耐受多次内镜治疗的患者。

（二）腹腔镜联合十二指肠镜

腹腔镜联合十二指肠镜治疗胆道结石可同时也可序贯,两者孰优孰劣,目前意见不统一,大多数学者主张分2个阶段进行,尤其是对于合并胆源性胰腺炎、梗阻性胆管炎者。首先,经内镜逆行胰胆管造影(endoscopic retrograde cholangiopancreatography,ERCP)确定结石分布、数量、大小以及胆管病变,再行EST或内镜乳头球囊扩张术(endoscopic papillary balloon dilation,EPBD),结合网篮、球囊取净胆管结石。对直径<5mm的结石实施EPBD,再导入网篮取石或球囊排石,而不做EST,以避免乳头切开及其并发症,保留乳头完整性及括约肌功能。对直径1～2cm的结石,特别是乳头质地较硬、有炎性狭窄者,实施EST,切开方向控制在11～2点钟扇形范围内,以中切开为主,可保留括约肌压基础压的50%。对直径≥2cm的结石采用等离子液电或钬激光碎石后,再网篮取石或球囊排石。通常十二指肠镜下取净胆管结石,待胰腺炎、胆管炎明显减轻或消退后再行LC。这种联合应用方法适用于胆囊结石合并或怀疑合并胆总管结石或十二指肠乳头炎、十二指肠乳头狭窄及其导致的胆源性胰腺炎、梗阻性胆管炎患者。

（三）胆道镜联合十二指肠镜

胆道镜联合十二指肠镜主要适用于胆道术后结石复发后残留的患者,对于直径<0.7cm的圆形胆道残余结石,经T管窦道胆道镜下取石网篮取出,肝内胆管结石伴有结石远端胆管狭窄的患者,可经胆道镜探查,再用取石网篮、活检钳、胆道镜前端及气囊导管反复扩张取出。直径>0.7cm的结石或较大的不规则形结石硬性取出会导致窦道损伤,胆总管下端狭窄、结石嵌顿于胆总管下段者,单纯用胆道镜取石也较困难,这时可用胆道镜在直视下将结石推向胆总管十二指肠开口,再联合应用碎石及十二指肠镜术将结石取出。

（四）十二指肠镜、腹腔镜及胆道镜三镜联合

对于一镜以及双镜联合无法解决的复杂胆道结石,可以采用十二指肠镜、腹腔镜及胆道镜联合的方法。腹腔镜联合胆道镜与十二指肠镜一般也分2个阶段进行,先行ERCP,明确胆管结石大小、数量、分布情况,估计结石难以取出者,行ENBD或EST+ENBD,待患者情况好转后,行腹腔镜胆总管探查并胆道镜取石术。十二指肠镜下放置ENBD管是三镜联合胆道探查术的重要步骤,作用包括:改善患者的全身情况,胆道减压,术中作为胆总管切开的标志物;术后作为胆道支架,引流胆汁,降低胆道内压。因此,术中可不放置T管,能保持胆道的完整性和正常生理功能,术后可通过ENBD管行胆道造影观察有无结石残留。

多镜联合微创治疗的方法已经成为临床上治疗各种外科疾病的趋势,应用前景广阔。随着微创设备的改进与创新以及微创观念的更加普及,如机器人手术系统的应用极大地降低了腹腔镜下微创手术操作的难度,内镜设备的改进与更新及内镜联合其他影像学技术及治疗技术的联合应用等也极大地方便了胆道疾病的诊断与治疗,相信多镜联合将取得更多的进展,其适应证不断扩大使更多的胆道结石患者受益。

（汤朝晖）

【参考文献】

1. Renato C, Antonio M, Francesco T, et al. Cholecystocholedocholithiasis: a case-control study comparing the short-and long-term outcomes for a "laparoscopy-first" attitude with the outcome for sequential treatment. Surg Endosc, 2010, 24: 51-62.
2. Cotton PB, Garrow DA, Gallagher J, et al. Risk factors forcomplications after ERCP: a multivariate analysis of 11497 procedures over 12 years. Gastrointest Endosc, 2009, 70: 80-88.
3. 张天华,曾鹏飞. 腹腔镜联合胆道镜治疗胆囊结石合并胆总管结石. 中国内镜杂志, 2010, 16(3): 309-310.
4. 朱传荣,嵇武. 多镜联合治疗胆道结石的应用进展. 中国微创外科杂志, 2012, 12(11): 1045-1052.

8

第九章

肝外胆管血供三维可视化平台构建及临床应用

进入 21 世纪，随着分子生物学、分子遗传学、医学影像学、临床解剖学等相关科学的发展，胆道外科基础研究取得了令人瞩目的成果。有关肝移植术后缺血性胆道病变的防治、肝外胆管血供在胆道外科疾病发生和防治中的重要作用等问题也在不断涌现。肝移植术后的胆道并发症发生率可达 35%，是目前导致移植肝丧失功能，甚至患者死亡的主要原因之一。随着肝移植管道吻合方法的改进和技术的提高，技术原因造成的胆道并发症呈下降趋势，而缺血性胆道病变(ischemic-type biliary lesions，ITBL)则成为肝移植术后胆道并发症的主要类型。而在各种导致胆道缺血的诱因中，胆管血运的破坏是一个主要的原因。另外，肝外胆管出血、损伤性胆管狭窄和胆道吻合口瘘的发生均可能与胆管血供损伤有关，因此胆管血供越来越受到肝胆外科学界的重视。

第一节　肝外胆管血供研究的历史沿革和三维可视化平台构建的临床意义

一、肝外胆管血供研究的历史沿革

既往，国内外针对肝外胆管血供的研究主要在尸体及动物模型上进行。1948 年 Shapiro 针对胆总管受损所致狭窄与血供的关系，首先描述了供养胆总管、肝管的血管，引起临床与解剖学者的关注。1953 年，Park 等通过观察 58 例尸体标本，认识到胆道基本血供方式是来自十二指肠后或胰十二指肠上后动脉的 2～5 支分支沿胆总管上行，相互吻合，最终与肝右动脉和胆囊动脉的分支吻合，构成了胆管周围的丰富血管网。按照胆道的临床分段，其血供来源各有侧重，在肝门部，胆管及一、二级肝管主要由肝右动脉及胆囊动脉的分支供血，十二指肠后动脉和胰十二指肠上后动脉发出分支主要到胆总管的十二指肠上段大部及十二指肠后段和下段，肝固有动脉的分支并非主要营养胆道的血管。

Northover 等通过采用树脂血管铸型的方法，并用扫描电镜观察了胆道的血供，除了进一步证实 Park 的结论外，还发现了另外一条来自于肠系膜上动脉的重要的胆管血供来源，因其在门静脉后走行，称之为门静脉后动脉，分为Ⅰ型和Ⅱ型。上述营养动脉发出分支进入胆管前，沿胆管两侧彼此吻合形成两条边缘动脉，Northover 根据其解剖位置命名为 3 点和 9 点钟动脉。

我国学者采用手术显微镜解剖观测肝胆管的各支供血动脉，在测量它们的外径及血供比例后指出，肝外胆管的血液供应有其自身特征，一是上下交汇的轴向性血供，即上方(第一肝门处)的肝右动脉血液与下方的十二指肠后动脉、门静脉后动脉供血向十二指肠上段胆管处交汇，其中下方的供血约占 60%，上方占 38% 左右。由此产生肝外胆管血供的第二个特征，即肝外胆管各段的血供主要来源不同，血供状况也有较大差异，下段胆管、肝门部胆管壁内的血管丛较密集，而十二指肠上段胆管内的较稀疏。十二指肠上段胆管也是胆道手术操作的关键部位。

Cameron 通过实验证实，破坏豚鼠胆道的血供，是导致术后胆道狭窄的主要原因。Chung 在狗的胆道吻合口实验中发现，使狗的胆道吻合口边缘轻度供血不足(使血供下降约 10%)，吻合口狭窄的发生率极低，当结扎吻合口两侧的边缘动脉，使吻合口处血供降至正常的 30% 时，大部分吻合口发生了狭窄。

半个多世纪以来的有关胆管血供的研究证实，胆管受来自肝动脉、胆囊动脉、十二指肠后动脉、胰十二指肠上后动脉、肠系膜上动脉等富含高浓度氧的多重胆管周围动脉分支系统终末支相互吻合形成的胆管周围血管网络滋养，胆道两侧 3 点、9 点动脉弓是最主要的胆管血供分支，胆道血供的受损与胆道手术后胆管狭窄的发生密切相关。

二、基于亚毫米 CT 数据肝外胆管血供三维可视化研究的临床意义

尽管国内外学者利用尸体灌注标本较好显示了

正常人尸体肝外胆管血供来源及分布情况，证实了肝外胆管常见的主要供血动脉以及这些供血动脉在胆管周围的吻合与走向，然而，由于肝外胆管供血小动脉为腹腔各动脉的终末分支，腹腔各动脉的变异情况较多且复杂，尤其是肝动脉、胆囊动脉的高变异率，使得肝外胆管血供具有来源多、分布和变异情况复杂的特点；再加上尸体铸型标本的信息与活人体信息相比肯定存在变形失真之处，且在病理情况下肝外胆管血供可能存在变异，因而，深刻了解正常活人体及胆道病理情况下肝外胆管血供来源及分布的特点甚为重要，只有明确这些特征，才可能为临床胆道外科手术方案的合理选择及术后胆道并发症的预防提供确切的个体化形态学依据。因此，术前如何在活人体上获得肝外胆管血供的个体化三维立体显示是临床迫切需要解决的问题。

64 层螺旋 CT 采用 64×(0.4～0.625)mm 的探测器层列，是真正意义上的亚毫米 CT。亚毫米 CT 血管成像技术(sub-millimeter CT angiography，CTA)因其数据的快速采集和大范围覆盖以及各向同性的特点，从而可以获得高质量的三维重建影像，甚至可以与传统数字减影血管造影(digital subtraction angiography，DSA)相媲美，已成为入侵性最小的观察活人体血管解剖新技术。亚毫米 CT 和血管成像技术的临床应用及发展，使观察肝外胆管血供逐渐成为可能，但由于肝外胆管无独立供血动脉，为腹腔动脉终末支供血，管径细小，CT 本身自带的图像处理软件，无论是最大密度投影法(MIP)还是容积再现法(VR)基本对肝外胆管的供血小动脉无法分割提取、三维重建显示。同时由于胆道结构和生理功能的特殊性，CT 对显示胆管系统不敏感，在无创的情况下难以达到理想的胆管系统的成像。另外，CT 自带的三维重建功能在显示肝外胆管及其血供的三维立体解剖结构上还存在以下不足：①重建质量的差异：不能将动脉期、静脉期、门静脉期脏器重组同时配准；②交互性的差异：CT 机自带的三维重建必须由影像科医师操作，大大地限制了临床医师进行操作；③CT机自带的三维模型无法进行血管、胆管、其他脏器的任意组合、拆分、染色、透明化等显示及后续虚拟手术操作。

三维可视化技术的迅速发展使得活人体肝外胆管血供可视化成为可能，借助计算机图像处理技术进行三维立体重建的个体化肝外胆管及其血供，不仅可以解决尸体获取肝外胆管血供信息变形失真的缺点，而且可为临床外科操作提供更加真实准确的个体化解剖学指导，这对设计合理的手术模式、安全的施行手术有重要意义。

基于高质量亚毫米 CT 数据，通过具有自主知识产权的腹部医学图像三维可视化系统(MI-3DVS)成功构建了个体化肝外胆管及其供血动脉三维可视化模型。图 9-1 展示，1 例需行胆肠吻合术患者的肝外胆管血供 3D 模型清晰显示出胆囊动脉由肝右动脉发出后，主干紧贴肝总管右侧走行，成为供应胆管的部分 9 点钟动脉，然后在胆囊颈部发出胆囊动脉的前后分支，根据 3D 模型提供的信息，在切除胆囊时，术者紧贴胆囊颈部左侧离断胆囊动脉，且避免过多分离肝总管右侧壁的结缔组织，则保护了 9 点钟方向的动脉免受损伤。同时在 3D 模型中测得胆囊动脉主干发出前后支处至肝右动脉之间的距离(图 9-1)，用以指导术中供体离断胆管的位置，在保留肝外胆管长度同时最大限度地保留了肝总管的血供，由此避免了术后胆管血运破坏而导致的胆管缺血性病变发生。

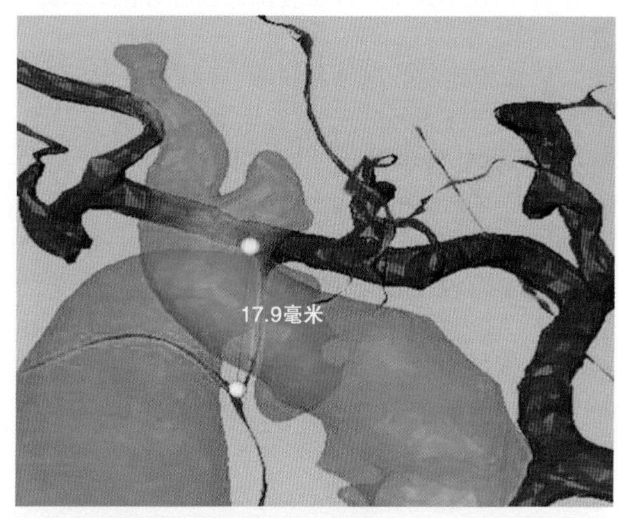

图 9-1　在 3D 模型中测量胆囊动脉主干发出前后支处与肝右动脉间的距离

在诊断和治疗肝外胆管出血时，也需针对胆道血供的解剖特点加以处理。3D 模型能够精确显示肝外胆管各部分及其血供分布，肝外胆管出血的部位，指导准确结扎相应胆管供血动脉。在做胆总管探查时，肝外胆管及其血供的 3D 模型可显示肝外胆管前壁有无横跨供血的动脉，避免胆管切开时损伤该动脉，导致术后出现胆管缺血型狭窄或胆漏等并发症。在行胆总管空肠吻合术时，3D 模型可以指导吻合口选择的部位，避免术后缺血性胆肠吻合口狭窄或胆漏。

综上，胆道血供三维可视化平台的构建，为胆道手术的安全实施、胆道血供的充分保护、缺血性胆病的有效防治开启了一条崭新的路径。

第二节 基于亚毫米 CT 数据的肝外胆管血供 3D 模型构建

一、肝外胆管血供亚毫米 CT 扫描

由于不同患者个体化的差异，传统经验值扫描（传统固定延迟时间法）难以获得高质量亚毫米 CT 数据。本研究采用的试验注射法（小剂量预试验法），先通过小剂量对比剂预注射及低 mA 同层扫描观察腹腔干动脉强化动态改变，通过时间密度曲线来确定动脉期强化峰值时间来确定显示动脉最佳扫描延迟时间，（个体化）所得的脉管系统显影良好，能够区分出微细结构的影像学特征，使得肝外胆管周围小动脉得以良好显影，较传统方法更能显影细小分支，由此满足了肝外胆管供血动脉分割、三维重建的要求。

9

从采集到的数据可见胰腺、脾脏和肝脏、胆道等腹部脏器轮廓清晰，断面血管造影剂充填良好，各种血管管道清晰。动脉期：肝外胆管周围动脉清楚显示（图 9-2），不仅包括肝总动脉、肝固有动脉、左右肝动脉、胃十二指肠动脉、肠系膜上动脉等管径较粗血管，还包括胆囊动脉、胰十二指肠上动脉、胰十二指肠下动脉等管径较细小血管。门静脉期：门静脉系统管道显示很好，几乎能达到门脉的四级分支以上门脉内造影剂充填良好，与肝实质分界清晰。

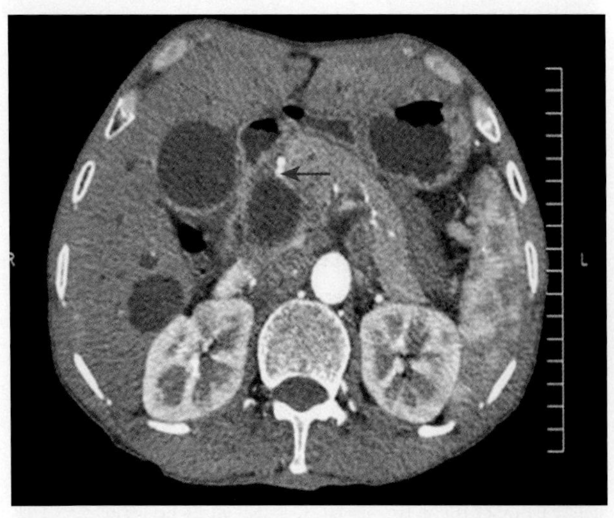

图 9-2 亚毫米 CT 图像，红色箭头所指为胆管周围动脉

二、基于体绘制交互分割新方法

图像分割技术是医学图像处理和分析中的关键技术。由于医学图像通常由感兴趣区和背景区构成，感兴趣区包含重要的诊断信息，并能为临床诊疗和病理学研究提供可靠的依据，也许它在整幅图像中所占的面积不大，但其错误描述的代价却非常高，而背景区域的信息较为次要，所以，从图像中把感兴趣区分离出来是医学图像分割的重点。传统的分割方法有很多，这些方法可以归为三大类：基于阈值的分割方法、基于边缘的分割方法和基于区域的分割方法。这些方法都是基于图像中相邻像素在像素值方面的两个性质：不连续性和相似性。区域内部的像素通常具有某种相似性，而在区域之间的边界上像素一般具有某种不连续性。目前分割方法大都采用区域生长法，即在 CT 断层图像上取种子点，给出一定的阈值，把阈值内和区域连续的序列图像素值分割出来，再进行面绘制三维重建。由于区域生长法在三维中限制不能间断，因此造成分割断裂。供给肝外胆管血液的动脉均为终末支血管，口径较小，如何将其从 CT 数据中提取分割是一难点。

分割后的医学图像三维重建的方法主要有两大类：一类是面绘制（surface rending）；另一类是体绘制（volume rending），体绘制由于直接研究光线通过体数据场与体素的相互关系，无需构造中间面，体素的许多细节信息得以保留，体绘制更能反应真实的人体结构，结果的保真性大为提高。从图像的质量上讲，体绘制要优于面绘制，但从交互性能和算法效率上讲，至少在目前的硬件平台上，面绘制要优于体绘制。由于体绘制算法运算量太大，即使利用高性能的计算机，难以满足实际应用中交互操作的需要。运用“基于体绘制交互的分割方法”，可解决上述问题。先进行体绘制重建，通过窗宽和窗位调节，得到最清晰所需组织的三维图像，直接在体绘制图像上取得三维种子点，进行区域生长，同时在体绘制图像上显示生长的过程，当生长停止时可以通过人机交互，在体绘制三维图像上进行修补。特别对于微细血管，通过局部放大，并对断续小血管进行连接，再进行分割，可以把局部小血管提取出来。本项目将使得组织分割，特别对血管分割更精细，达到与体绘制相同的分辨率水平。当用户满意当前分割结果时可以立即将当前的分割结果立即保存，并进行快速的三维面绘制重建，方便后续 3D 模型交互性操作。

基于体绘制交互的分割方法实现了先重建后分

割全新理念，使得分割过程变得“可见即可得”，达到了提高分割的准确性和完整性的目的。运用此方法对亚毫米CT断层图像中肝外胆管供血小动脉分割提取满意，为后续三维可视化模型的构建奠定了坚实基础，也为人体精细管道的分割提供了一种新的方法。

因此，基于体绘制交互的分割方法在精细血管分割提取中的优势在于：①种子点的选取直接在体绘制三维图像上，直观准确，对操作者的解剖知识要求低；②分割过程直观可控，用户可根据生长过程随时中断分割；③用户可对分割结果进行修补，连接分割没有连接的部分，重新指定分割种子点，继续分割，直到满意为止；④对微细部分采用放大，改变原来分割软件不能对微细部分进行分割的缺陷，充分利用影像设备获得的信息。

三、肝外胆管血供三维可视化模型构建及数字化分型

（一）肝外胆管血供三维可视化模型构建

使用基于体绘制交互分割算法对肝外胆管及其供血动脉进行三维重建，所构建的肝外胆管血供3D模型立体感强、能真实反映患者个体化的肝外胆管及供血动脉立体解剖结构。腹腔动脉3D模型可精确显示肝动脉的4到5级分支、胆囊动脉的2级分支（图9-3）、胰十二指肠动脉弓（图9-4）及门静脉后动脉（图9-5）；胆道3D模型可清晰显示肝内胆管、左右肝管、胆囊、肝总管、胆总管等胆道各部分及其扩张、狭窄、结石或肿瘤情况。同时还能对3D模型进行融合、拆分、放大、缩小、旋转、距离测量等全方

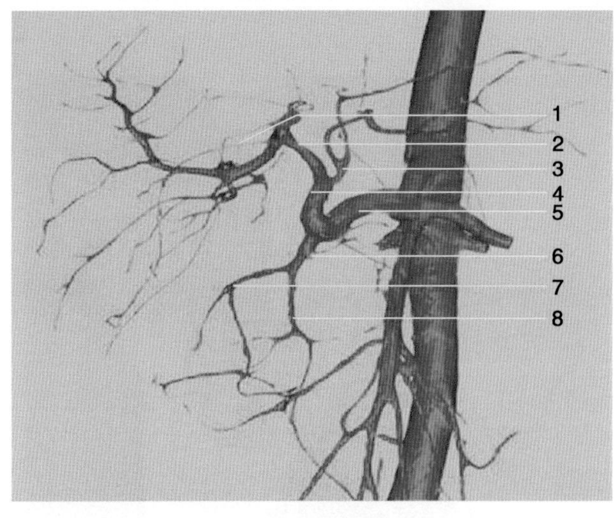

图9-3 肝动脉各级分支

1：胆囊动脉；2：肝右动脉；3：肝左动脉；4：肝固有动脉；5：肝总动脉；6：胃十二指肠动脉；7：胰十二指肠上后动脉；8：胰十二指肠上前动脉

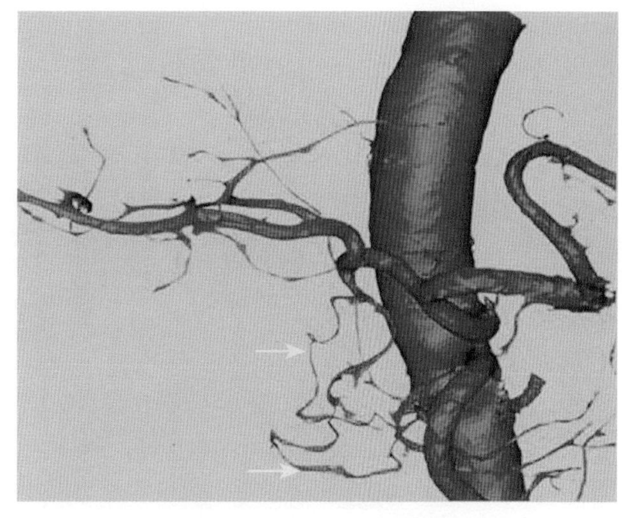

图9-4 胰十二指肠动脉弓

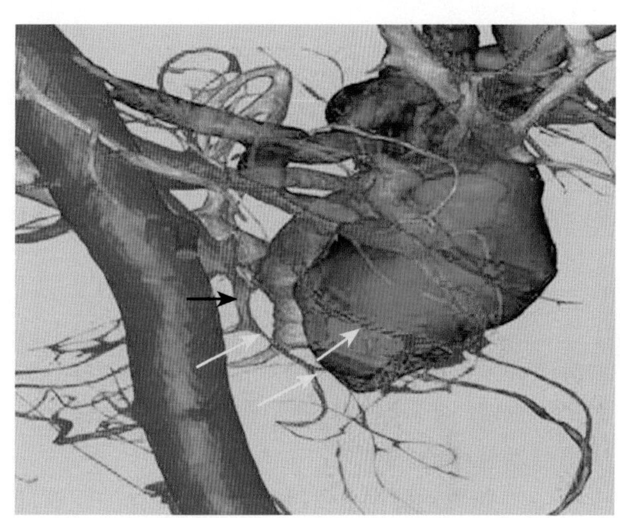

图9-5 黄色箭头门静脉后动脉（后面观）

位观察和操作，通过透明度和颜色设定来单独或组合显示各部分胆道及其血供结构。

（二）肝外胆管供血动脉的三维立体特征

根据胆囊管汇入肝外胆管位置将肝外胆管分成上、下段，观察、分析3D模型中的肝外胆管供血动脉的来源、走行、分布有如下特征：

1. 上段肝外胆管血供的3D特征

（1）肝右动脉供血：3D模型显示肝右动脉发自肝固有动脉后沿上段肝外胆管左后方上行，转向肝总管右后方入肝，沿途在胆管前方发出分支供应上段肝外胆管（图9-6）。

（2）胆囊动脉供血：3D模型显示胆囊动脉由肝右动脉发出后，主干紧贴肝总管右侧走行，成为供应上段肝外胆管的部分9点钟动脉，然后在胆囊颈部发出胆囊动脉的前后分支。

（3）肝左动脉供血：3D模型显示发自肝固有动

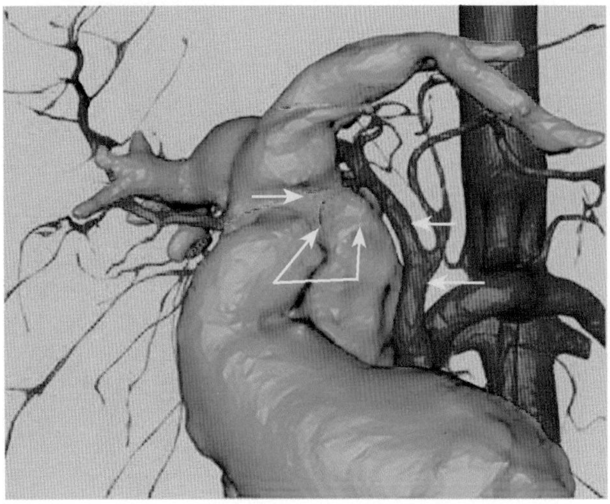

图 9-6 肝右动脉供血上段肝外胆管

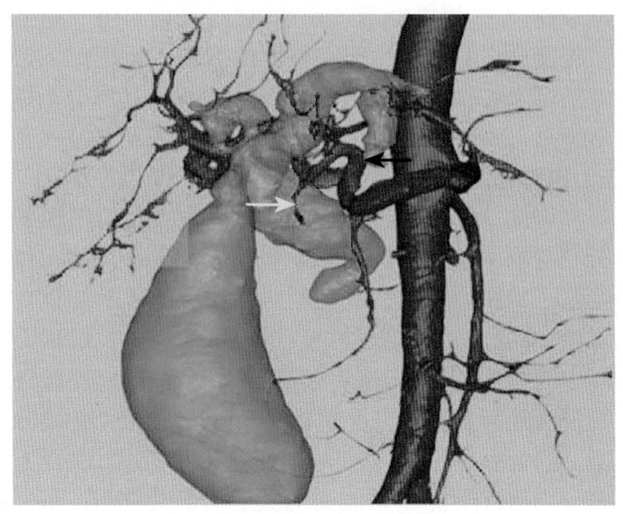

图 9-7 肝左动脉脉供血上段肝外胆管

脉的肝左动脉在胆管前方发出分支，成为上段肝外胆管供血动脉（图 9-7）。

（4）肝固有动脉供血：3D 模型显示肝固有动脉紧贴肝外胆管左侧壁走行，成为中上段肝外胆管供血动脉（图 9-8）。

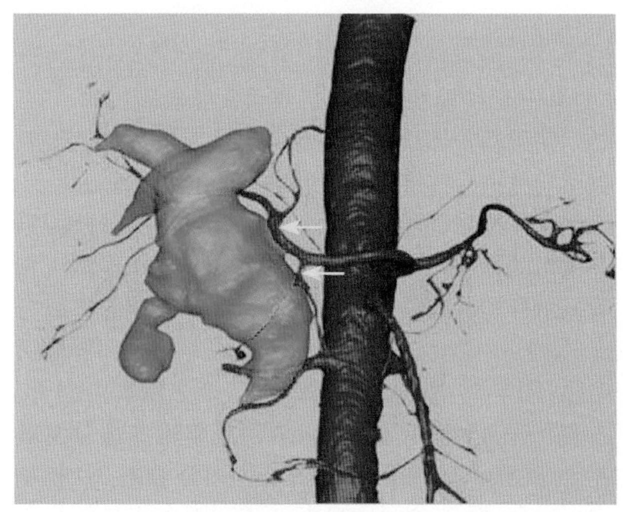

图 9-8 肝固有动脉供血上段肝外胆管

2. 下段肝外胆管血供的 3D 特征

（1）胰十二指肠上后动脉供血：3D 模型显示胰十二指肠上后动脉发自胃十二指肠动脉后，沿下段肝外胆管左上前方向右后下方走行成为下段肝外胆管供血动脉（图 9-9A），并在胆管后方形成胰十二指肠上后动脉弓（图 9-9B）。

（2）胆囊动脉供血：3D 模型显示变异的胆囊动脉发自胃十二指肠动脉，紧贴肝外胆管右侧壁上行，在胆囊管下方伴随胆囊管进入胆囊，形成上行的 9 点钟动脉，成为下段肝外胆管供血动脉。

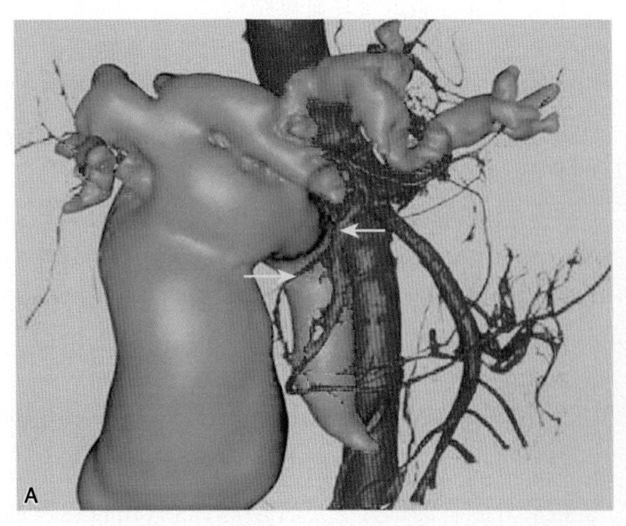

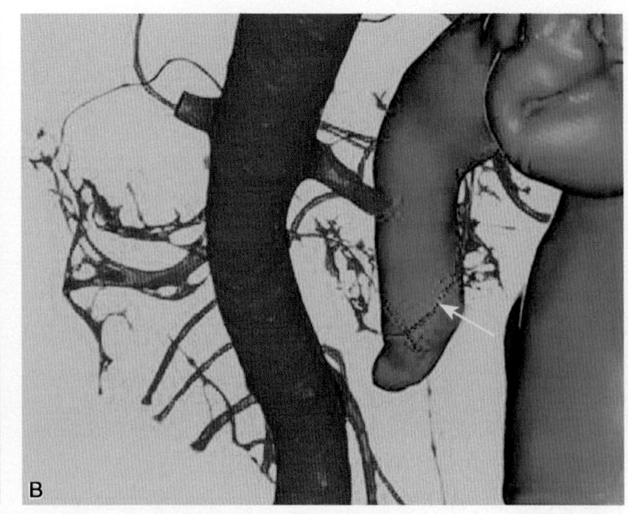

图 9-9 胰十二指肠上后动脉供血下段肝外胆管
A. 前面观；B. 后面观

（3）胃十二指肠动脉供血：3D 模型显示胃十二指肠动脉紧贴下段肝外胆管左侧壁下行，并在胆管前方紧贴胆管壁发出胰十二指肠上后动脉走行向胆管右后下方，共同成为下段肝外胆管供血动脉（图 9-10）。

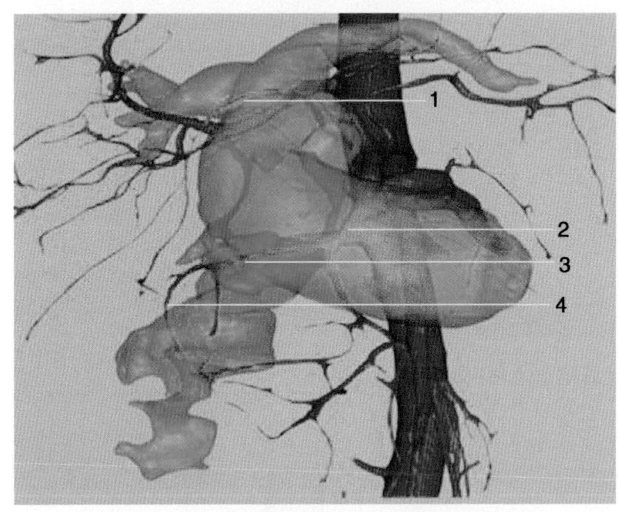

图 9-10　胃十二指肠动脉供血下段肝外胆管
1：胆囊动脉；2：胃十二指肠动脉；3：胰十二指肠上后动脉；4：胰十二指肠后动脉弓

（4）门静脉后动脉供血：门静脉后动脉发自肠系膜上动脉后沿门静脉和胰头后方向右侧走行，再向上紧贴胆管右后壁走行，与十二指肠后动脉合并后继续紧贴下段胆管背面右侧向上走行，主要成为下段肝外胆管的供血动脉（图 9-11）。

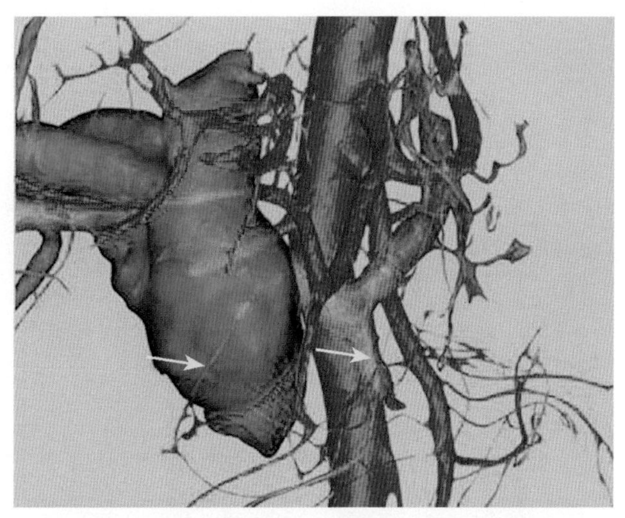

图 9-11　门静脉后动脉供血下段肝外胆管（黄色箭头为门静脉后动脉）

（三）肝外胆管血供的 3D 数字化分型

根据三维可视化模型中肝外胆管血供来源及分布的特点建立肝外胆管血供的数字化分型。

1. 上段肝外胆管血供分为Ⅰ、Ⅱ型

（1）Ⅰ型：肝右动脉供血型。根据是否联合其他动脉供血再分出 3 个亚型：①ⅠA 型：肝右动脉单独供血型（图 9-12）；②ⅠB 型：肝右动脉联合胆囊动脉供血型（图 9-13）；③ⅠC 型：肝右动脉联合肝固有动脉供血型（图 9-14）。

（2）Ⅱ型：肝左动脉联合胆囊动脉供血型（图 9-15）。

2. 下段肝外胆管血供分成Ⅰ、Ⅱ、Ⅲ型

（1）Ⅰ型：胰十二指肠上后动脉供血型。根据是否联合其他动脉供血分出 3 个亚型：①ⅠA 型：胰十二指肠上后动脉单独供血型（图 9-16）；②ⅠB 型：胰十二指肠上后动脉联合胃十二指肠动脉供血型（图 9-17）；③ⅠC 型：胰十二指肠上后动脉联合门静脉后动脉供血型（图 9-18）。

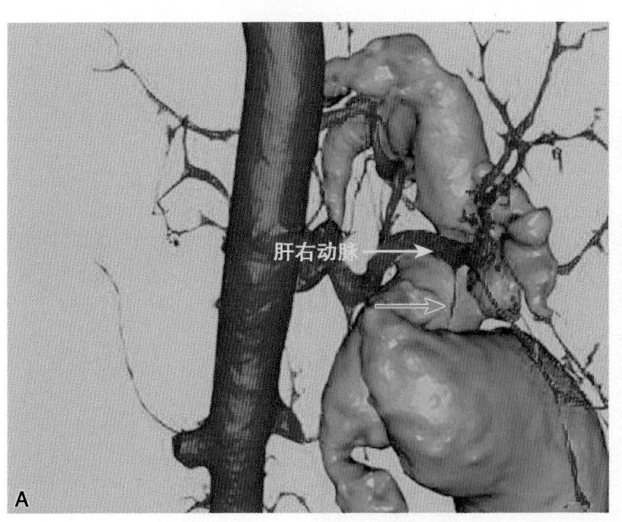

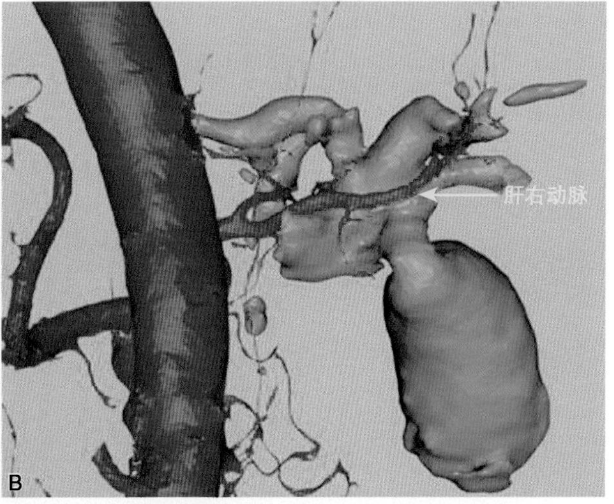

图 9-12　肝右动脉供血上段肝外胆管，蓝色箭头所指为与肝外胆管伴行的肝右动脉分支
A. 侧面，ⅠA 型；B. 背面，ⅠA 型

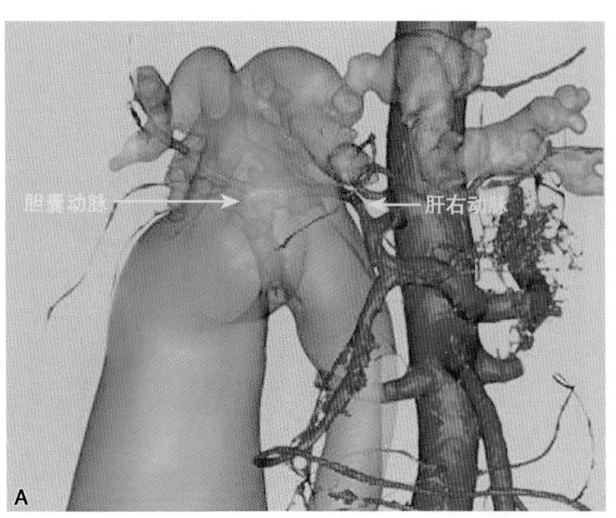

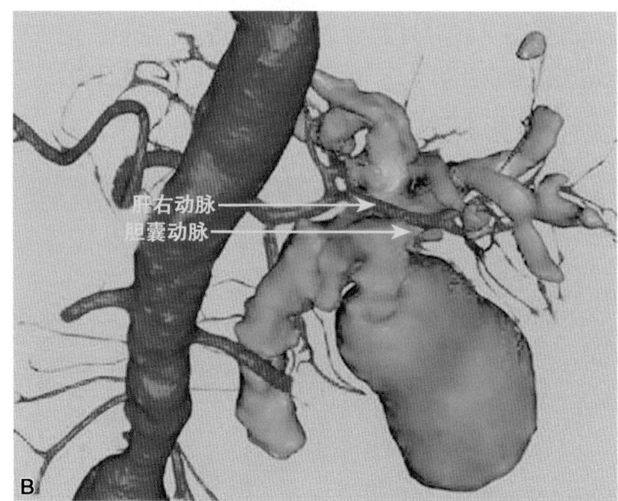

图 9-13 肝右动脉和胆囊动脉供血上段肝外胆管
A. 腹面，ⅠB 型；B. 背面，ⅠB 型

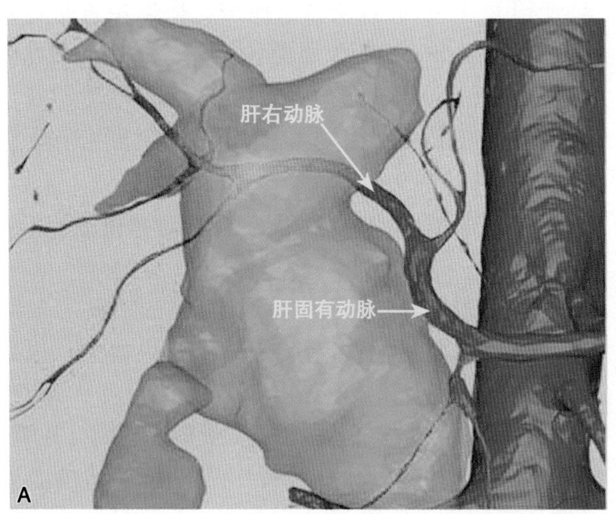

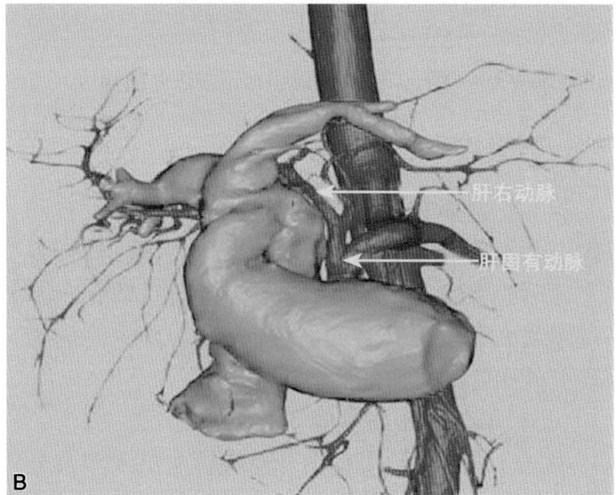

图 9-14 肝右动脉和肝固有动脉供血上段肝外胆管
A. 腹面，ⅠC 型；B. 侧面，ⅠC 型

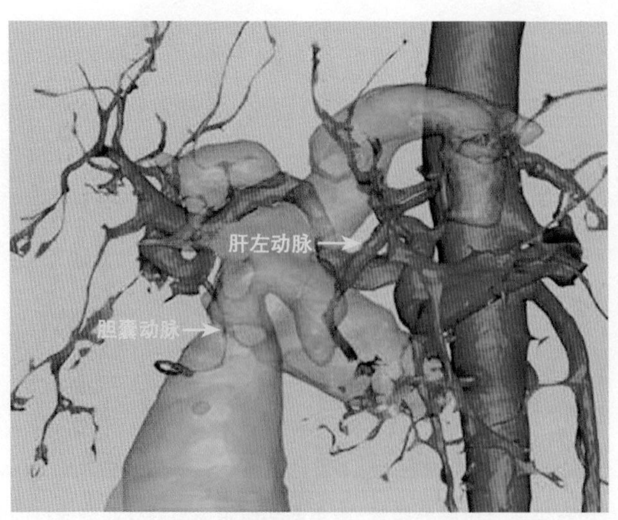

图 9-15 肝左动脉和胆囊动脉供血上段肝外胆管（Ⅱ型）

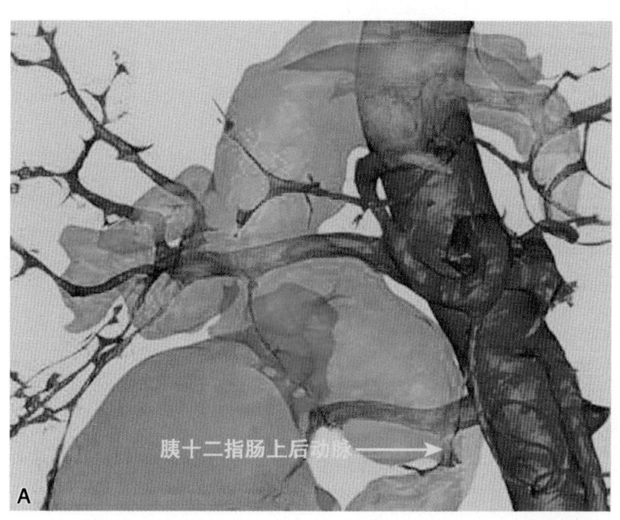

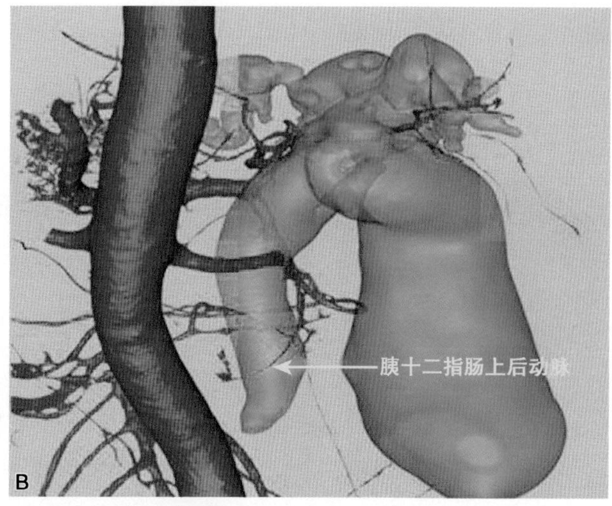

图 9-16 胰十二指肠上后动脉供血下段肝外胆管
A. 腹面，ⅠA 型；B. 侧面，ⅠA 型

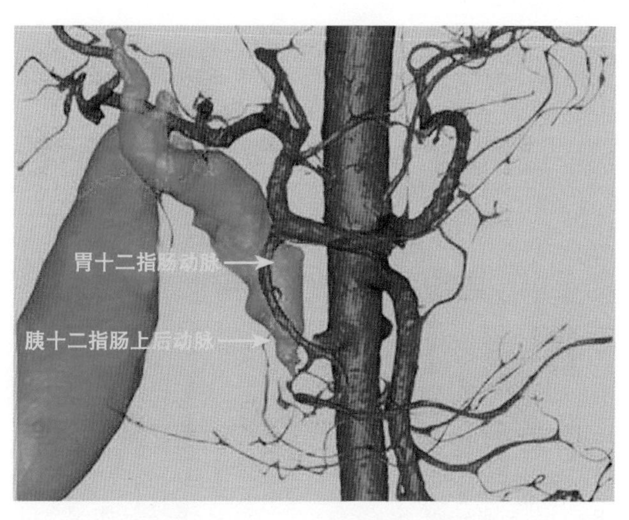

图 9-17 胰十二指肠上后动脉和胃十二指肠动脉供血下段肝外胆管（ⅠB 型）

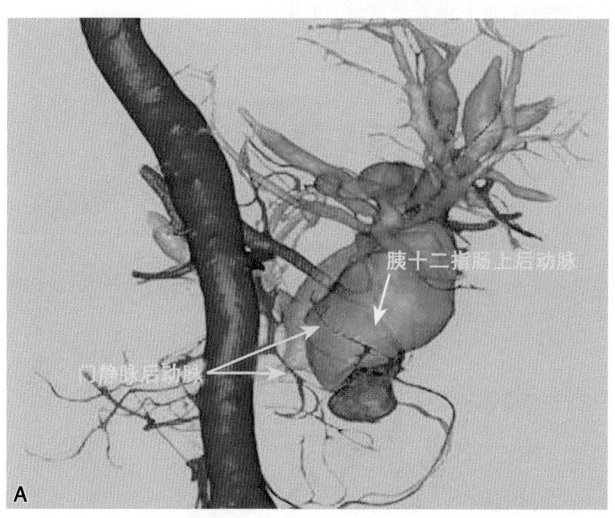

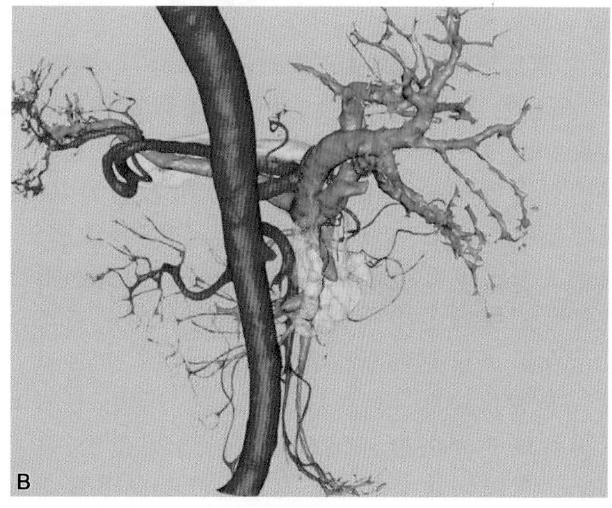

图 9-18 胰十二指肠上后动脉和门静脉后动脉供血下段肝外胆管
黄色箭头为门静脉后动脉，白色箭头为胰十二指肠上后动脉（ⅠC 型）

（2）Ⅱ型：胃十二指肠动脉及主要支供血型（胰十二指肠上后动脉除外）（图 9-19）。

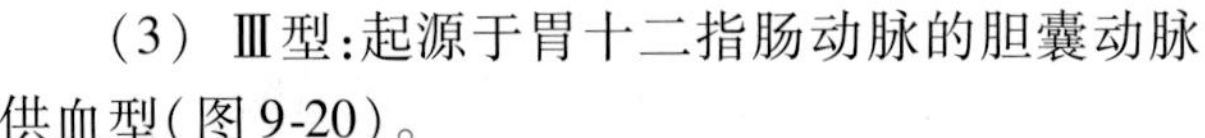

（3）Ⅲ型：起源于胃十二指肠动脉的胆囊动脉供血型（图 9-20）。

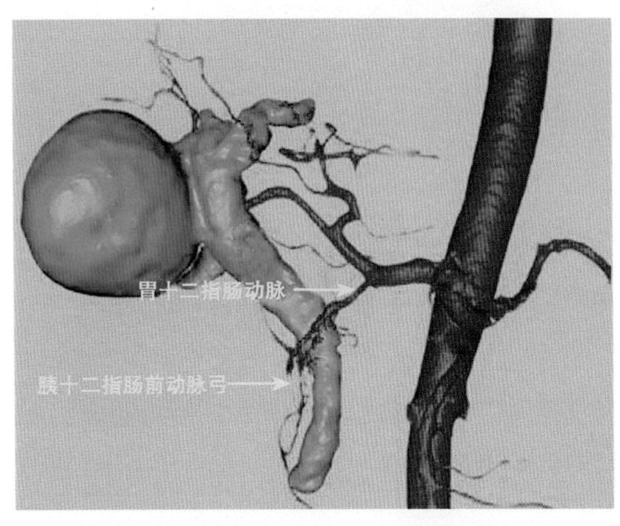

图 9-19　**胃十二指肠动脉和其分支胰十二指肠上前动脉供血下段肝外胆管，并形成胰十二指肠前动脉弓（Ⅱ型）**

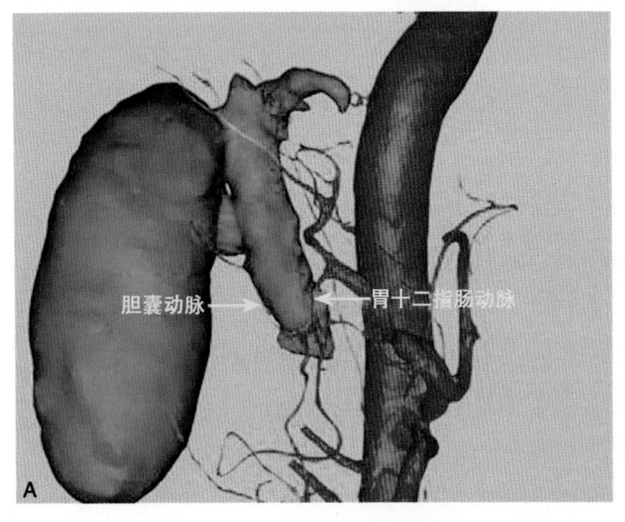

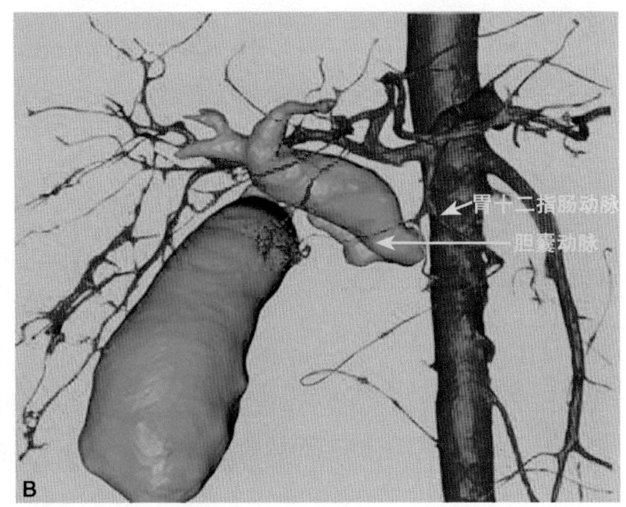

图 9-20　**起源于胃十二指肠动脉的胆囊动脉供血下段肝外胆管（Ⅲ型）**

（四）肝外胆管周围形成吻合动脉的 3D 模型

肝动脉变异发生率高，且肝右动脉为肝外胆管重要血供来源，术中对变异肝动脉的识别和保护有重要临床意义。例如肝外胆管血供 3D 模型显示变异肝右动脉起源于肠系膜上动脉，胰十二指肠上后动脉发出分支，紧贴胆总管、肝总管左侧缘向上走行，最后和该变异的肝右动脉汇合形成肝外胆管左侧边缘动脉（3 点钟动脉），全程供应肝外胆管（图 9-21）。运用 3D 技术辨析该变异的肝外供血动脉的意义在于：在胰十二指肠切除术前若未发现起源于肠系膜上动脉的变异肝右动脉，因肝十二指肠韧带内肝总动脉及分支似正常存在，术中探查时更容易被忽视，若不慎将其离断，术后除肝脏并发症

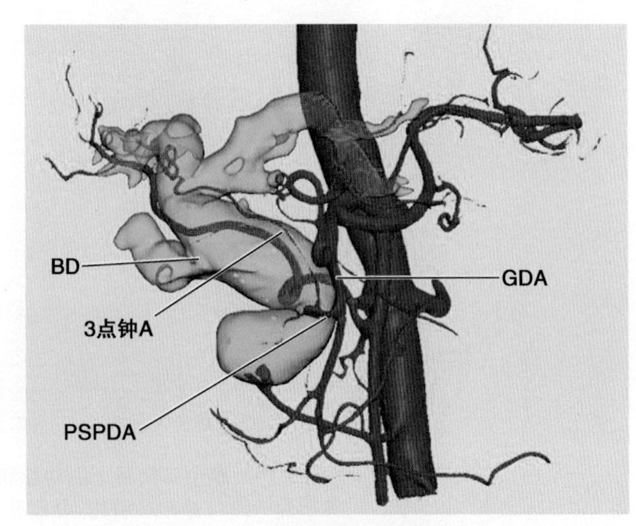

图 9-21　**肝外胆管周围形成的吻合动脉**

外,还会引起肝外胆管缺血,进而可能导致胆肠吻合口瘘的发生,因为在胃十二指肠动脉被离断后,肝右动脉即成为剩余肝外胆管的主要供血动脉。

第三节 肝外胆管血供三维可视化在肝外胆道梗阻性疾病中的应用

肝外胆管梗阻性疾病是肝胆外科常见疾病,包括胆管结石、胰头或壶腹周围肿瘤、胆总管下段炎性狭窄等,往往需要外科手术治疗,手术的方式包括胆总管切开探查、胆管空肠端-侧或侧-侧吻合术。虽然外科吻合技术在不断提高和改进,但术后胆泥淤积、胆道或胆肠吻合口狭窄、胆瘘等一直是胆道外科棘手的术后并发症。随着近年来肝移植的开展和对肝胆管营养血管的解剖和认识,人们注意到肝外胆管血供的破坏与这些并发症的发生密切相关。有学者通过探讨胆道血供与胆道狭窄及胆道吻合口瘘发生的病理关系发现,血供受阻所致局部缺血,可损伤胆道黏膜,使之易于为胆汁渗透,胆汁在管壁内作用于缺血组织而导致炎症、水肿和纤维化,使壁内毛细血管丛受压闭合,进一步加剧了局部缺血及管壁的纤维化。Cameron 和 Chung 都通过动物实验证实,胆道血运的破坏是导致术后胆道狭窄和胆漏的主要原因。肝外胆管切开探查术后部分患者发生迟发性胆管狭窄,与 T 管过粗、缝合过紧导致的局部压迫性缺血损伤有关,此已形成共识。

在肝外胆管血供3D 模型构建的基础上,熟悉肝外胆管梗阻性疾病患者肝外胆管血供来源、走行及分布特点,进行个体化术前规划和手术设计,可为临床胆道外科手术方案的合理选择提供个体化解剖学指导。

一、胆管梗阻性疾病的肝外胆管血供三维重建数字化分型

对41 例肝外胆管梗阻性疾病患者进行了肝外胆管血供三维可视化及数字化分型的研究工作。纳入标准是:肝外胆管扩张(直径大于 10mm);有胆道手术指征并行胆总管探查、胆肠吻合术等治疗。排除标准是:既往有腹部手术病史,肝外胆管及其邻近解剖结构改变者。

肝外胆管平均直径 24.3±5.1mm(16~34mm)。临床诊断:胆道结石(包括胆总管下端结石、肝内外胆管结石)15 例,胆总管下端炎性狭窄 5 例,胰头部或壶腹周围肿瘤 21 例。所有患者术前均行上腹部 64 层螺旋 CT 腹腔血管造影(CTA)扫描检查,并通过腹部医学图像三维可视化系统(MI-3DVS)进行肝外胆管血供及周围邻近脏器、血管三维重建。共采集 CT 平扫期、动脉期、门静脉期、静脉期 4 个时期的薄层(层厚 0.625mm)DICOM 格式图像 41 套,图像质量好,肝外胆管周围供血动脉显示清晰,胆道结石、胰腺及壶腹周围病变、腹腔各脏器和门静脉显示清晰。利用 M1-3DVS 所建立的肝外胆管血供 3D 模型可获得全维度旋转的动态影像,可任意缩放、任意组合显示,并可任意透明化或隐藏目标脏器模型,清楚显示肝外胆管血供的起源、走行、分布及变异情况,同时还可以立体显示胆道结石、肿瘤与周围脏器及血管的立体解剖关系。

(一) 肝外胆管血供分布特征

肝右动脉参与供血 35 例,占 85.4%;胰十二指肠上后动脉及其主要分支参与供血 30 例,占 73.2%;胆囊动脉参与供血 27 例,占 65.9%;肝固有动脉参与供血 12 例,占 29.3%;胃十二指肠及其主要分支参与供血 7 例,占 17.1%;肝左动脉参与供血 6 例,占 14.6%;门静脉后动脉参与供血 4 例,占 9.8%;其他动脉参与供血 1 例,占 2.4%(表 9-1)。由此可见,肝外胆管是多动脉形成网状血供。

表 9-1 数字化肝外胆管供血动脉出现率

动脉名	例数	出现率(%)
肝右动脉	35	85.4
胰十二指肠上后动脉及其分支	30	73.2
胆囊动脉	27	65.9
肝固有动脉	12	29.3
胃十二指肠动脉及其主要分支*	7	17.1
肝左动脉	6	14.6
门静脉后动脉(起自腹腔干)	2	4.9
门静脉后动脉(起自肠系膜上动脉)	2	4.9
其他动脉	1	2.4

* 不包括胰十二指肠上后动脉

(二) 肝外胆管血供 3D 数字化分型的应用

41 例中上段肝外胆管血供 IA 型 6 例(图 9-22),占 14.6%;IB 型 17 例(图 9-23),占 41.5%;IC 型 12 例(图 9-24),占 29.3%;Ⅱ型 6 例(图 9-25),占 14.6%(表 9-2)。

9

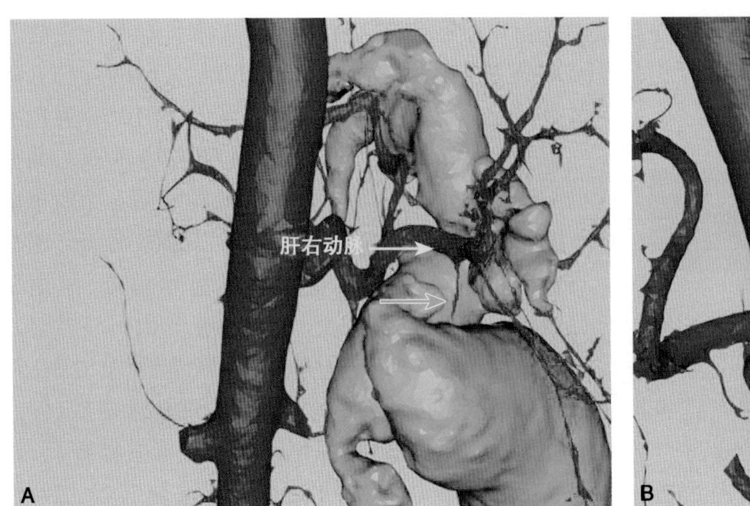

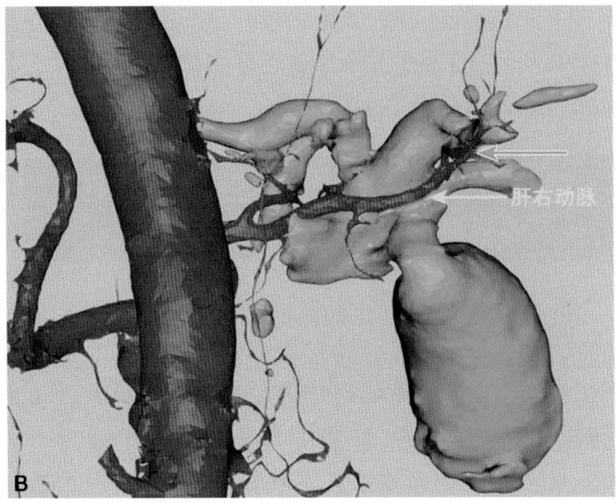

图 9-22　**上段肝外胆管血供ⅠA 型**

A. 肝右动脉供血上段肝外胆管，蓝色箭头所指为与肝外胆管伴行的肝右动脉分支；B. 肝右动脉供血上段肝外胆管，蓝色箭头所指为与肝外胆管伴行的肝右动脉分支

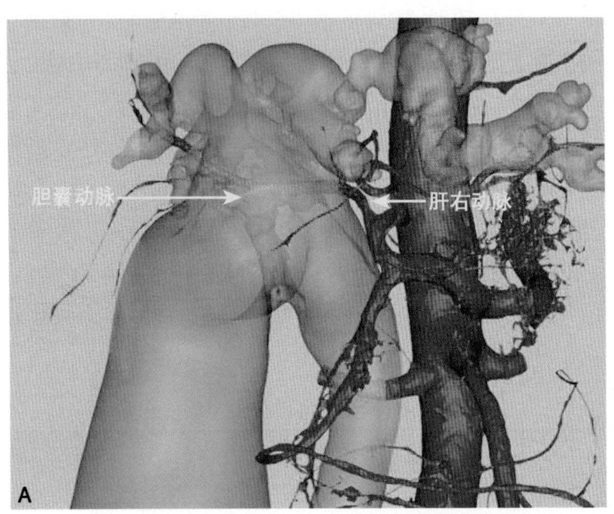

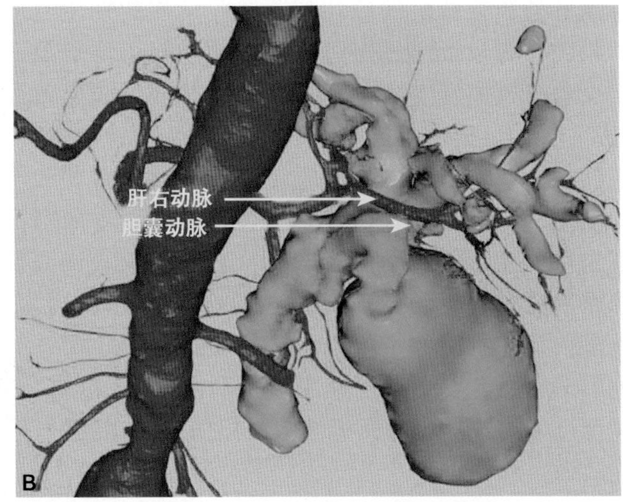

图 9-23　**上段肝外胆管血供ⅠB 型**

A. 肝右动脉和胆囊动脉供血上段肝外胆管；B. 肝右动脉和胆囊动脉供血上段肝外胆管

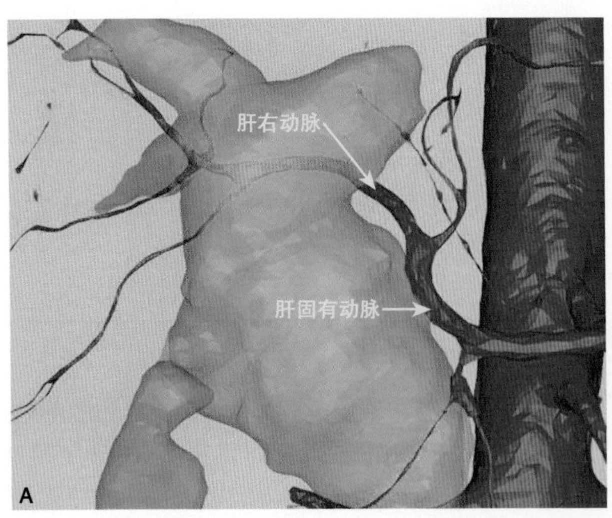

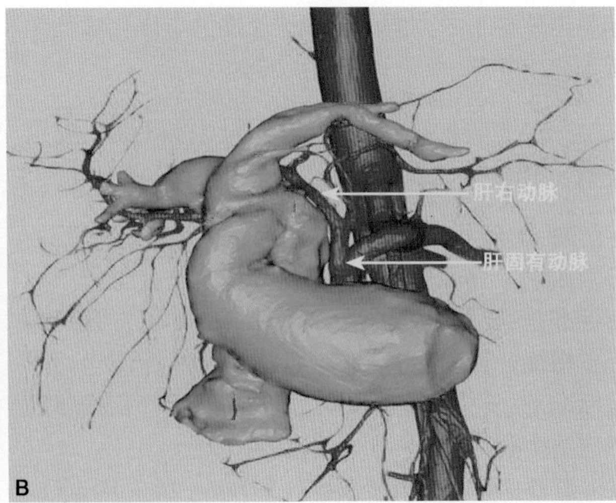

图 9-24　**上段肝外胆管血供ⅠC 型**

A. 肝右动脉和肝固有动脉供血上段肝外胆管；B. 肝右动脉和肝固有动脉供血上段肝外胆管

9

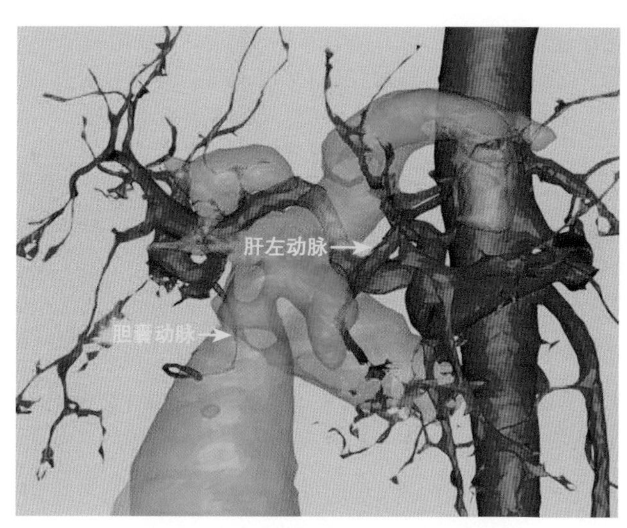

图 9-25　**上段肝外胆管血供Ⅱ型**
肝左动脉和胆囊动脉供血上段肝外胆管

表 9-2　41 例胆道梗阻患者上段肝外胆管血供数字化分型

分型	例数	比例(%)
ⅠA 型	6	14.6
ⅠB 型	17	41.5
ⅠC 型	12	29.3
Ⅱ型	6	14.6

下段肝外胆管血供ⅠA 型 13 例(图 9-26),占 31.7%;ⅠB 型 13 例(图 9-27),占 31.7%;ⅠC 型4 例(图 9-28),占 9.8%;Ⅱ型 7 例(图 9-29),占 17.0%;Ⅲ型 4 例(图 9-30),占 9.8%(表 9-3)。

表 9-3　41 例胆道梗阻患者下段肝外胆管血供数字化分型

分型	例数	比例(%)
ⅠA 型	13	31.7
ⅠB 型	13	31.7
ⅠC 型	4	9.8
Ⅱ型	7	17.0
Ⅲ型	4	9.8

二、基于肝外胆管血供 3D 模型的手术治疗分析

41 例均顺利行手术治疗,手术方式包括胆总管切开取石术 15 例(同时行左肝外叶切除术 3 例),胆管空肠端-侧吻合术 22 例(其中胰十二指肠切除术 20 例),胆管空肠侧-侧吻合术 3 例,1 例胰头部实性假乳头状瘤行保留十二指肠的胰头切除术。术中胆道手术方式与术前规划完全符合,符合率 100%。术中所见肝外胆管形态,肝外胆管血供走行情况、肝动脉变异情况,结石分布、肿瘤与血管毗邻关系均与术前 3D 模型相符(图 9-31)。

41 例患者中 3 例术后发生轻度胰漏,4 例发生肺部感染,2 例发生切口脂肪液化,经积极保守治疗后痊愈。全组无术中及术后胆道出血、术后胆瘘发生,全组患者随访 3-15 个月,无肝外胆管狭窄、胆肠吻合口狭窄发生(图 9-32)。

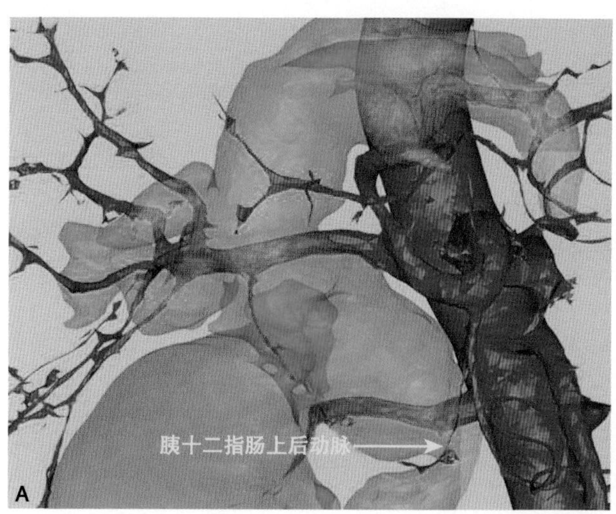

图 9-26　**下段肝外胆管血供ⅠA 型**
A. 胰十二指肠上后动脉供血下段肝外胆管;B. 胰十二指肠上后动脉供血下段肝外胆管

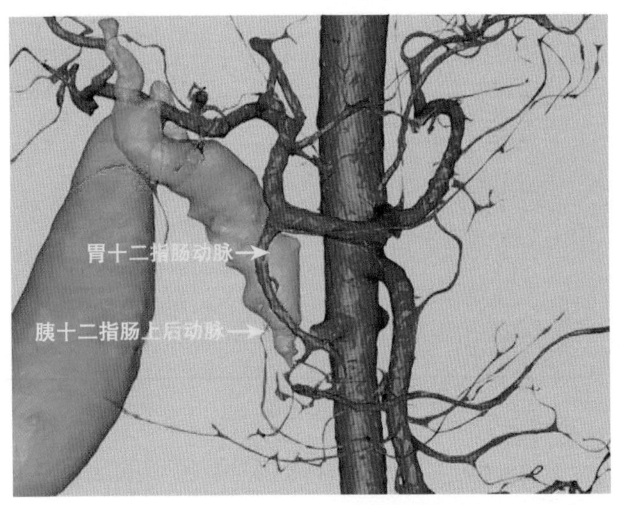

图 9-27　下段肝外胆管血供ⅠB 型
胰十二指肠上后动脉和胃十二指肠动脉供血下段肝外胆管

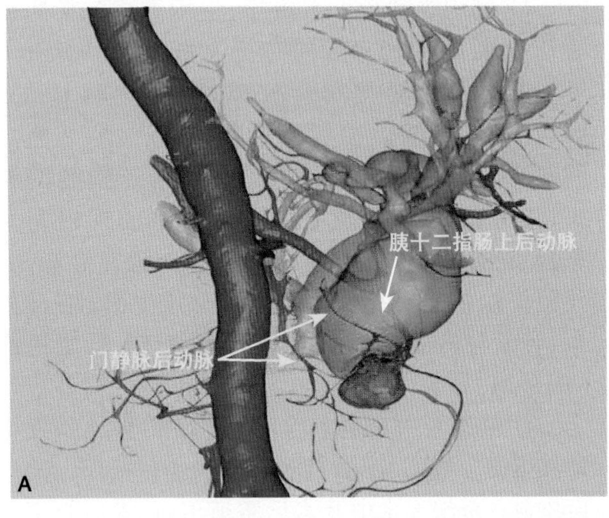

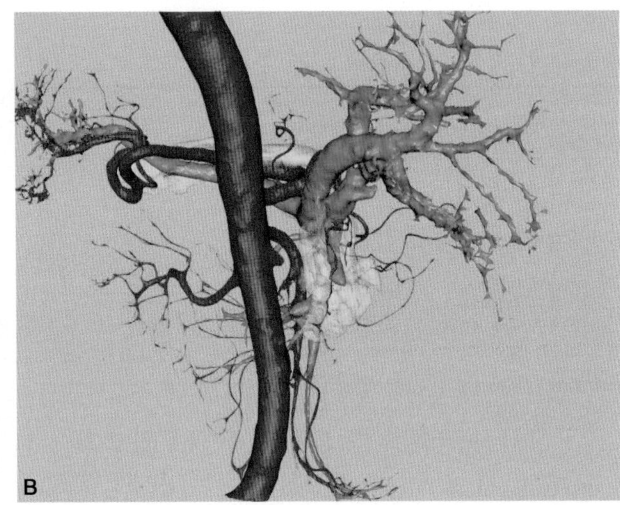

图 9-28　下段肝外胆管血供ⅠC 型
A. 胰十二指肠上后动脉和门静脉后动脉供血下段肝外胆管；B. 胰十二指肠上后动脉和门静脉后动脉供血下段肝外胆管
注：黄色箭头为门静脉后动脉，白色箭头为胰十二指肠上后动脉

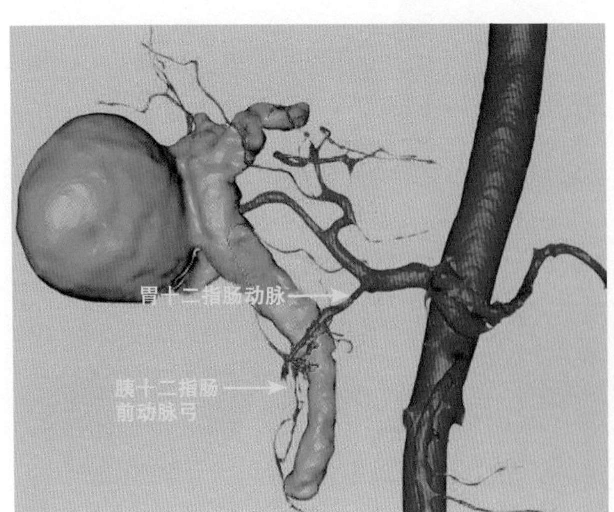

图 9-29　胃十二指肠动脉和其分支胰十二指肠上前动脉供血下段肝外胆管，并形成胰十二指肠前动脉弓

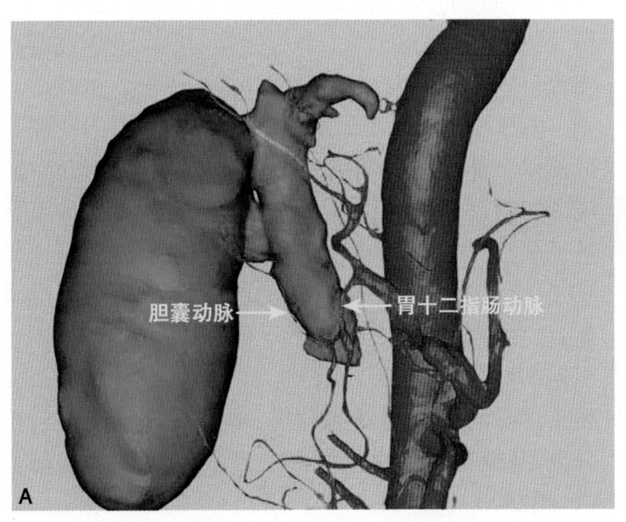

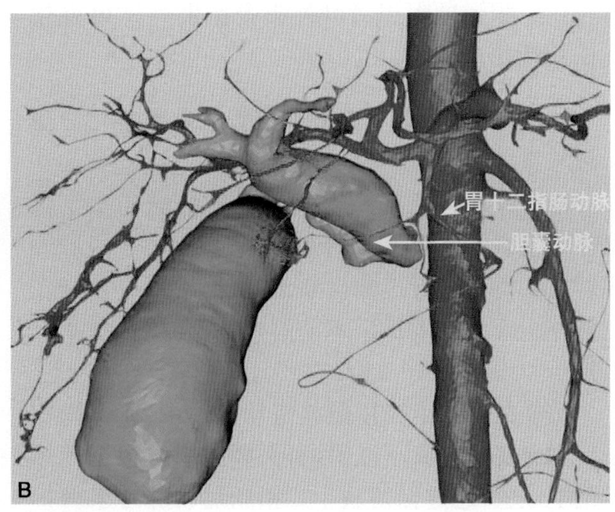

图 9-30 下段肝外胆管血供Ⅲ型

A. 起源于胃十二指肠动脉的胆囊动脉供血下段肝外胆管；B. 起源于胃十二指肠动脉的胆囊动脉供血下段肝外胆管

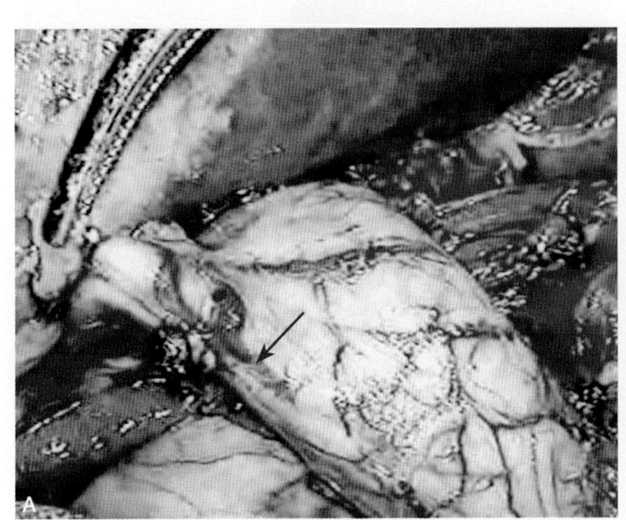

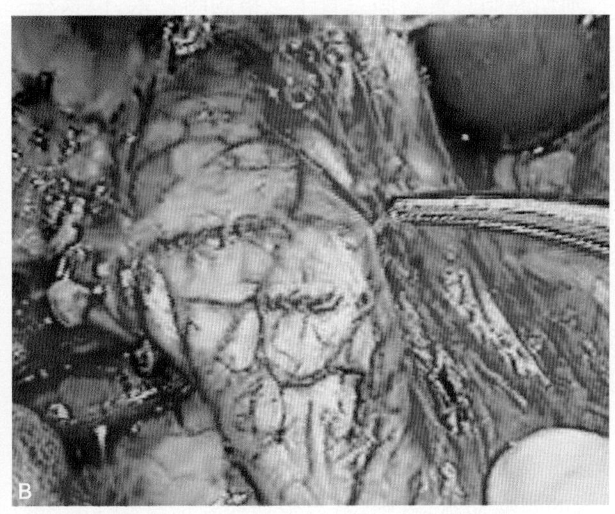

图 9-31 肝外胆管血供术中照片

A. 9 点钟动脉(蓝色箭头所指)表面血管网和胆管；B. 3 点钟动脉(血管钳所指)

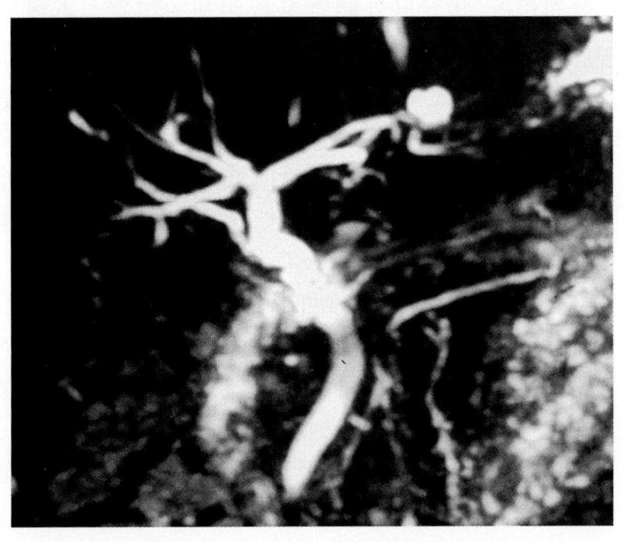

图 9-32 术后胆道造影和 MRCP 结果：典型病例三患者术后 1 年 MRCP 检查显示肝外胆管无狭窄

三、胆道梗阻患者肝外胆管血供三维可视化临床应用价值

（一）胆道梗阻患者肝外胆管血供数字化分型及临床意义

根据肝外胆管上下段血供分布特点进行数字化肝外胆管血供分型，有助于临床医师对上、下段肝外胆管血供类型进行正确诊断，并根据手术主要操作的肝外胆管部位进行手术前的评估，合理选择手术方式。

例如在保留十二指肠胰头切除术中，手术操作部位主要在胆总管下段，外科医师术中多根据尸体解剖学经验，通过保留胰十二指肠后动脉弓来保护十二指肠和下段肝外胆管血供。在完整切除病变后检查胆总管有无缺血发生，若发现胆总管血供欠佳时，则切断胆总管行胆总管十二指肠吻合术，但这样往往会遗漏术后的迟发性胆道缺血，增加术后胆瘘、胆道狭窄发生的几率。若术前能够进行肝外胆管血供数字化分型，可根据分型类型指导手术方式选择：下段肝外胆管血供分型为Ⅰ型时，则主要为胰十二指肠上后动脉供应胆管，术中需保留胰十二指肠后动脉弓；若为Ⅱ型，则主要为胃十二指肠动脉及胰十二指肠上前动脉供应胆管，此时往往提示胰十二指肠后动脉弓较细小，则需保留胰十二指肠前动脉弓以保证十二指肠和胆管血供；若为Ⅲ型，则说明存在起源于胃十二指肠动脉的胆囊动脉向右上走行供应胆管血液，在保留胰头动脉弓的同时还需避免破坏上行的胆囊动脉；否则，若只根据经验保留胰十二指肠后动脉弓，则可能引起术后胆管缺血性狭窄、胆瘘等并发症的发生。

一例行保留十二指肠的胰头切除术的患者，术前肝外胆管血供3D模型显示胆总管下段主要由胃十二指肠动脉和胰十二指肠上前动脉供血，并且形成胰十二指肠前动脉弓供给十二指肠血液，下段肝外胆管血供数字化分型为Ⅱ型，根据3D模型指导，术中成功保留胰十二指肠前动脉弓，术后无胆瘘、十二指肠瘘发生，随访1年，无胆管狭窄发生。

（二）肝外胆管血供三维可视化在肝外胆管梗阻性疾病手术决策中的应用价值

肝外胆管梗阻性疾病患者的胆管呈扩张改变，胆管需要的血液供给势必需要增加，胆管的供血动脉会随之以增粗管径和增多分支的代偿机制来满足增加胆管供血；再者，肝外胆管的主要血供-肝右动脉和胆囊动脉变异情况甚多；术前若不能认识到肝外胆管血供的来源及分布特点，术中则可能将其损伤，从而引起胆道出血，术后胆瘘、肝外胆管或胆肠吻合口狭窄等并发症的发生。

基于亚毫米CT数据的肝外胆管血供3D模型可提供个体化肝外胆管血供三维可视化分布特征，成为胆道外科医师了解活人体内部结构的“数字化透视眼”。本组一例胰头癌患者，术前肝外胆管血供3D模型清晰显示变异肝右动脉起源于肠系膜上动脉，并在走行过程中经过部分胰头部胰腺组织，术中根据3D模型的指导，在行胰十二指肠切除术中避免胰头切除时肝右动脉的损伤，将肝右动脉完整解剖分离，从而保留了右半肝和上段肝外胆管的动脉血供（图9-33）。

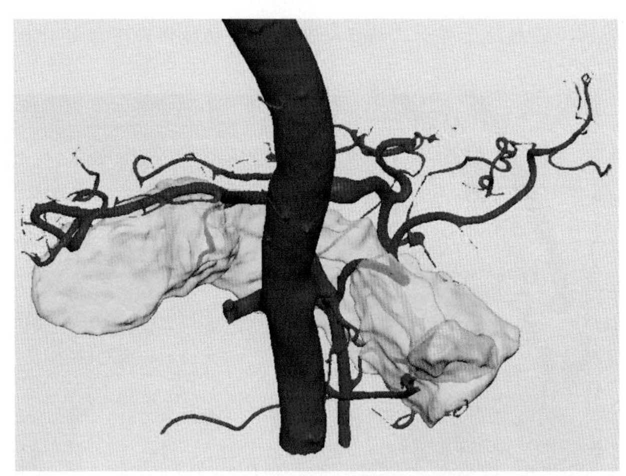

图9-33 变异肝动脉经过胰腺实质

肝外胆管切开探查术后发生胆瘘、胆管狭窄，与术中胆管前壁供血动脉损伤密切有关。肝外胆管血供3D模型可以在术前了解肝外胆管前壁供血动脉分布情况，指导肝外胆管纵行切开的位置。本研究1例胆总管下段结石患者，术前3D模型显示了肝右动脉和肝固有动脉发出较大分支供应肝外胆管前壁（图9-34），根据3D模型指导选择肝外胆管切口位置，避免术中切开肝外胆管时或术后缝合关闭肝外胆管时损伤前壁的供血动脉，从而避免了术后胆瘘或胆管迟发性狭窄等并发症的发生。

肝外胆管血供三维可视化模型可以协助决策胆肠吻合的方式和胆肠吻合口的位置选择。典型病例一（资源9-1）患者诊断为胆总管下段炎性狭窄，保守治疗及经内镜下十二指肠乳头切开治疗均无效，需通过胆肠吻合术通畅胆汁引流。术前肝外胆管血供3D模型提示：肝总管血供由胆囊动脉主干形成的9点钟动脉和肝右动脉共同供血，胆总管下段血供由

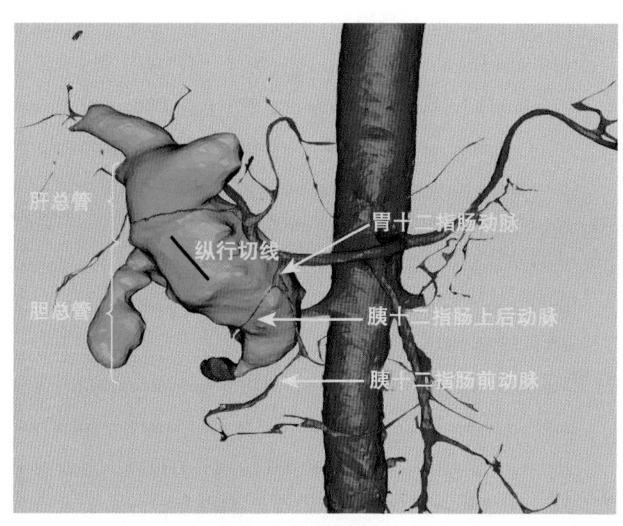

图 9-34　3D 模型提示肝右动脉及肝固有动脉在肝外胆管前壁发出粗大分支供应胆管血液，黑色标记线为胆总管切开位置，避免损伤胆管前壁血供

胰十二指肠上后动脉供血，而胆总管十二指肠上部未见明显动脉供血。根据上述特点，选择在胆管血供丰富的肝总管水平离断肝外胆管，行胆管空肠端-侧吻合术。典型病例二（资源 9-1）患者同样诊断为胆总管下段炎性狭窄，但个体化的 3D 模型提示此患者的肝外胆管血供存在变异情况，胆囊动脉起源于胃十二指肠动脉，紧贴肝外胆管右侧壁上行进入胆囊，形成上行供血 9 点钟动脉，此患者若采取肝外胆管横断、胆管空肠端-侧吻合术，则可能破坏 9 点钟动脉血供，因此术式选择为胆管空肠侧-侧吻合术。

供养肝外胆管的动脉在行程中与胆道伴行，肝外胆管结石嵌顿可能引起的胆管炎性溃疡，取石前若未能充分了解肝外胆管血供分布与结石的毗邻关系，盲目、暴力取石会引起肝外胆管出血，同时在肝外胆管出血时也无法针对个体化胆道血供的解剖特点进行精准、妥善止血处理。有报道胆总管后壁的大出血，即使行肝固有动脉及胃十二指肠动脉结扎也未能奏效，最后将胆管后壁血管作了上下较宽范围的缝扎才得以止血。这些事实提示，来自门静脉后动脉的血流，在胆道血供中起了重要作用。一例患者的肝外胆管 3D 模型清晰显示了起源于肠系膜上动脉的门静脉后动脉在胆管后方下端与胰十二指肠上后动脉汇合，并继续沿肝外胆管后壁上行供应胆管血液，在胆总管下端嵌顿结石处的胆管后壁形成了丰富的供血动脉网（图 9-35）。以此 3D 模型做指导，术中在胆道镜直视下轻柔取石，取石过程顺利；即使在取石术中发生了胆道出血，也可根据肝外胆管血供三维可视化模型来精确确定出血动脉，而不至于盲目试验性地结扎周围动脉，避免造成更大的机体损伤或并发症发生。

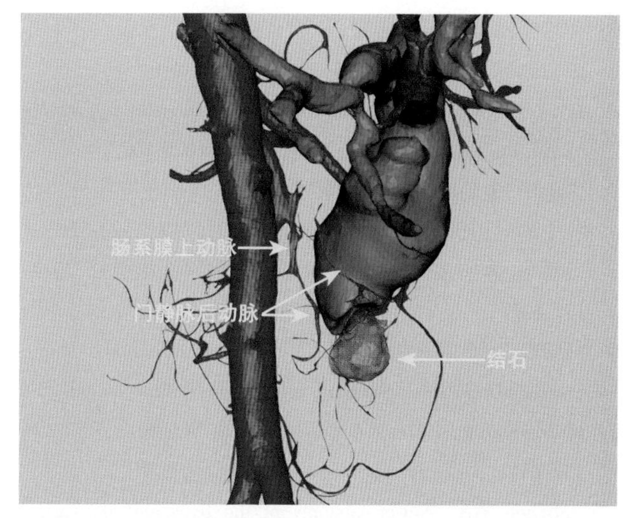

图 9-35　3D 模型提示门静脉后动脉紧贴胆总管后壁上行供应肝外胆管血液，嵌顿结石后方胆管壁可见丰富动脉交织成网（后面观）

附三维可视化技术在肝外胆道梗阻中的典型病例（资源 9-1、资源 9-2）

资源 9-1　肝外胆道梗阻的典型病例（PPT）

资源 9-2　三维可视化技术在肝外胆道梗阻血供中的应用典型病例——胰十二指肠切除术（视频）

（方驰华　杨剑　常旭）

【参考文献】

1. Maluccio M, Covey A. Recent progress in understanding, diagnosing, and treating hepatocellular carcinoma. CA Cancer J Clin, 2012, 62(6): 394-399.

2. Chen W, Zheng R, Baade PD, et al. Cancer statistics in China, 2015. CA Cancer J Clin, 2016.

3. Edge SB, Byrd DR, Compton CC, et al. AJCC Cancer Staging Manua. 7th ed. New York: Springer, 2010.

4. 国际肝胆胰学会中国分会,中华医学会外科学分会肝脏外科学组. 胆管癌诊断与治疗—外科专家共识. 临床肝胆病杂志,2015,31(1):12-16.

5. 中华人民共和国卫生部. 原发性肝癌诊疗规范(2011 年版). 临床肿瘤学杂志,2011,16(10):929-946.

6. Bruix J, Sherman M. Management of hepatocellular carcinoma: an update. Hepatology,2011,53(3):1020-1022.

7. 方驰华,鲁朝敏,黄燕鹏,等. 数字医学技术在肝癌外科治疗中的应用价值. 中华外科杂志,2009,47(7):523-526.

8. 方驰华. 数字化肝脏外科学. 北京:人民军医出版社,2014:139-162.

9. Mise Y, Tani K, Aoki T, et al. Virtual liver resection: computerassisted operation planning using a three-dimensional liver representation. J Hepatobiliary Pancreat Sci, 2013, 20(2):157-164.

10. Michels NA. Newer anatomy of the liver and its variant bloodsupply and collateral circulation. Am J Surg,1966,112(3):337-347.

11. Khamanarong K, Woraputtaporn W, Amarttayakong P, et al. Classification of portal vein tributaries in Thai cadavers including a new type V. Surg Radiol Anat,2016,38(6):735-739.

12. Nakao A, Kanzaki A, Fujii T, et al. Correlation between radiographic classification and pathological grade of portal vein wall invasion in pancreatic head cancer. Ann Surg, 2012, 255(1):103-108.

13. Kishi Y, Sugawara Y, Kaneko J, et al. Classification of portal vein anatomy for partial liver transplantation. Transplant Proc,2004,36(10):3075-3076.

14. Fang CH, You JH, Lau WY, et al. Anatomical Variations of Hepatic Veins: Three-Dimensional Computed Tomography Scans of 200 Subjects. World J Surg, 2012, 36(1):120-124.

15. van Kessel CS, van Leeuwen MS, van Hillegersberg R, et al. Patient tailored resection planning in patients undergoing liver surgery for colorectal liver metastases; how and why should you do it? J Gastrointest Surg,2013,17(10):1836-1849.

16. Hwang JW, Park KM, Kim SC, et al. Surgical impact of an inferior right hepatic vein on right anterior sectionectomy and right posterior sectionectomy. ANZ J Surg,2014,84(1-2):59-62.

17. Nakamura S, Tsuzuki T. Surgical anatomy of the hepatic veins and the inferior vena cava. Surg Gynecol Obstet, 1981,152(1):43-50.

18. Miao XY, Hu JX, Dai WD, et al. Null-margin mesohepatectomy for centrally located hepatocellular carcinoma in cirrhotic patients. Hepatogastroenterology,2011,58(106):575-582.

19. Chinburen J, Gillet M, Yamamoto M, et al. Impact of glissonean pedicle approach for centrally located hepatocellular carcinoma in mongolia. Int Surg,2015,100(2):268-274.

20. Ho CM, Wakabayashi G, Nitta H, et al. Total laparoscopic limited anatomical resection for centrally located hepatocellular carcinoma in cirrhotic liver. Surg Endosc, 2013, 27(5):1820-1825.

21. Yu W, Rong W, Wang L, et al. R1 hepatectomy with exposure of tumor surface for centrally located hepatocellular carcinoma. World J Surg,2014,38(7):1777-1785.

22. Zuo CH, Qiu XX, Ouyang YZ, et al. Mesohepatectomy for the treatment of patients with centrally located hepatocellular carcinoma. Mol Clin Oncol,2014,2(5):833-838.

23. Fang CH, Tao HS, Yang J, et al. Impact of three-dimensional reconstruction technique in the operation planning of centrally located hepatocellular carcinoma. J Am Coll Surg,2015, 220(1):28-37.

24. Huang G, Lau WY, Wang ZG, et al. Antiviral therapy improves postoperative survival in patients with hepatocellular carcinoma: a randomized controlled trial. Ann Surg, 2015, 261(1):56-66.

25. Peterhans M, vom Berg A, Dagon B, et al. A navigation system for open liver surgery: design, workflow and first clinical applications. Int J Med Robot,2011,7(1):7-16.

26. Gheza F. Multi-input simulation in surgical training: discussing the role of virtual reality. Ann Surg,2015,261(1):19.

27. Palter VN, Grantcharov TP. Individualized deliberate practice on a virtual reality simulator improves technical performance of surgical novices in the operating room: a randomized controlled trial. Ann Surg,2014,259(3):443-448.

28. Fang CH, Huang YP, Chen ML, et al. Digital medical technology based on 64-slice computed tomography in hepatic surgery. Chin Med J (Engl),2010,123(9):1149-1153.

29. Clavien PA, Petrowsky H, Deoliveira ML, et al. Strategies for safer liver surgery and partial liver transplantation. N Engl J Med,2007,356(15):1545-1559.

30. 董家鸿,郑树森,陈孝平,等. 肝切除术前肝脏储备功能评估的专家共识(2011 版). 中华消化外科杂志,2011,10(1):20-25.

31. Dhir M, Melin AA, Douaiher J, et al. A Review and Update of Treatment Options and Controversies in the Management of Hepatocellular Carcinoma. Ann Surg, 2016, 263(6):1112-1125.

32. Takemura N, Hasegawa K, Aoki T, et al. Surgical resection of

9

peritoneal or thoracoabdominal wall implants from hepatocellular carcinoma. Br J Surg,2014,101(8):1017-1022.

33. Yang T,Sun YF,Zhang J,et al. Partial hepatectomy for ruptured hepatocellular carcinoma. Br J Surg,2013,100(8):1071-1079.

34. 沈锋,张小峰.原发性肝癌肝切除术质量控制若干问题.中国实用外科杂志,2016,36(1):11-14.

35. 耿小平,刘付宝.遵循肝中静脉解剖学特点的精准半肝切除术.中国实用外科杂志,2010,30(8):717-718.

36. Cho A,Okazumi S,Miyazawa Y,et al. Proposal for a reclassification of liver based anatomy on portal ramifications. Am J Surg,2005,189(2):195-199.

37. 沈柏用,施源.肝脏分段解剖的新认识.世界华人消化杂志,2008,16(9):913-918.

38. 叶建平,范应方,郭李云.一种半自动的肝脏分段方法及三维可视化实现.中国数字医学,2014,(11):57-59,68.

39. 史政荣,严律南,李波,等.右半肝活体肝移植验证标准肝体积公式.中华普通外科杂志,2010,25(8):652-655.

40. Urata K,Kawasaki S,Matsunami H,et al. Calculation of child and adult standard liver volume for liver transplantation. Hepatology,1995,21(5):1317-1321.

41. 李富贵,严律南,李波,等.中国成人标准肝体积评估公式的临床研究.四川大学学报(医学版),2009,40(2):302-306.

42. Heinemann A,Wischhusen F,Puschel K,et al. Standard liver volume in the Caucasian population. Liver Transpl Surg,1999,5(5):366-368.

43. Vauthey JN,Abdalla EK,Doherty DA,et al. Body surface area and body weight predict total liver volume in Western adults. Liver Transpl,2002,8(3):233-240.

44. Park KM,Lee SG,Lee YJ,et al. Adult-to-adult living donor liver transplantation at Asian Medical Center,Seoul,Korea. Transplant Proc,1999,31(1-2):456-458.

45. Yoshizumi T,Gondolesi GE,Bodian CA,et al. A simple new formula to assess liver weight. Transplant Proc,2003,35(4):1415-1420.

46. Yoshizumi T,Taketomi A,Kayashima H,et al. Estimation of standard liver volume for Japanese adults. Transplant Proc,2008,40(5):1456-1460.

47. Chan SC,Liu CL,Lo CM,et al. Estimating liver weight of adults by body weight and gender. World J Gastroenterol,2006,12(14):2217-2222.

48. Suzuki K,Epstein ML,Kohlbrenner R,et al. Quantitative radiology:automated CT liver volumetry compared with interactive volumetry and manual volumetry. AJR Am J Roentgenol,2011,197(4):W706-W712.

49. Begin A,Martel G,Lapointe R,et al. Accuracy of preoperative automatic measurement of the liver volume by CT-scan combined to a 3D virtual surgical planning software(3DVSP). Surg Endosc,2014,28(12):3408-3412.

50. Faitot F,Faron M,Adam R,et al. Two-stage hepatectomy versus 1-stage resection combined with radiofrequency for bilobar colorectal metastases:a case-matched analysis of surgical and oncological outcomes. Ann Surg,2014,260(5):822-827,discussion 827-828.

51. 方驰华,陈智翔,范应方,等.个体化肝脏体积测量的新体系研究.中华外科杂志,2010,48(10):788-789.

52. 陈孝平.肝脏外科的发展历程与展望.中华消化外科杂志,2015,14(1):9-10.

53. Yamamoto K,Ishizawa T,Kokudo N. Laparoscopic hepatectomy under epidural anesthesia. Ann Surg,2014,260(2):e1.

54. Fang CH,Li XF,Li Z,et al. Application of a medical image processing system in liver transplantation. Hepatobiliary Pancreat Dis Int,2010,9(4):370-375.

55. 刘允怡,刘晓欣.对“联合肝脏离断和门静脉结扎的二步肝切除术”的述评.中华消化外科杂志,2013,12(7):481-484.

56. Li J,Kantas A,Ittrich H,et al. Avoid “All-Touch” by Hybrid ALPPS to Achieve Oncological Efficacy. Ann Surg,2016,263(1):e6-e7.

57. 周俭,王征,孙健,等.联合肝脏离断和门静脉结扎的二步肝切除术.中华消化外科杂志,2013,12(7):485-489.

58. 郑树国,李建伟,肖乐,等.全腹腔镜联合肝脏离断和门静脉结扎的二步肝切除术治疗肝硬化肝癌.中华消化外科杂志,2014,13(7):502-507.

59. Lau L,Christophi C,Muralidharan V. Laparoscopic Microwave Ablation and Portal Vein Ligation for Staged Hepatectomy (LAPS). Ann Surg,2015,261(2):43-45.

60. Schadde E,Ardiles V,Slankamenac K,et al. ALPPS Offers a Better Chance of Complete Resection in Patients with Primarily Unresectable Liver Tumors Compared with Conventional-Staged Hepatectomies:Results of a Multicenter Analysis. World J Surg,2014,38(6):1510-1519.

61. 蔡秀军,彭淑牖,虞洪,等.完全腹腔镜下行ALPPS治疗伴肝硬化的原发性肝癌可行性临床探讨.中国实用外科杂志,2014,34(7):637-640.

62. Igami T,Nakamura Y,Hirose T,et al. Application of a three-dimensional print of a liver in hepatectomy for small tumors invisible by intraoperative ultrasonography:preliminary experience. World J Surg,2014,38(12):3163-3166.

63. Xiang N,Fang CH,Fan YF,et al. Application of liver three-dimensional printing in hepatectomy for complex massive

hepatocarcinoma with rare variations of portal vein: preliminary experience. Int J Clin Exp Med, 2015, 8(10): 18873-18878.

64. 刘允怡,赖俊雄,刘晓欣. 手术切除在肝癌多学科综合治疗中的地位. 中国实用外科杂志,2014,34(8):677-680.

65. Hu MD, Jia LH, Liu HB, et al. Sorafenib in combination with transarterial chemoembolization for hepatocellular carcinoma: a meta-analysis. Eur Rev Med Pharmacol Sci, 2016, 20(1): 64-74.

66. Arizumi T, Ueshima K, Minami T, et al. Effectiveness of Sorafenib in Patients with Transcatheter Arterial Chemoembolization (TACE) Refractory and Intermediate-Stage Hepatocellular Carcinoma. Liver Cancer, 2015, 4(4): 253-262.

67. El-Serag HB. Hepatocellular carcinoma. N Engl J Med, 2011, 365(12): 1118-1127.

68. Iizuka N, Hamamoto Y, Oka M. Predicting individual outcomes in hepatocellular carcinoma. Lancet, 2004, 364(9448): 1837-1839.

69. 廖雯俊,毛一雷. 肝癌围手术期规范化管理. 中国实用外科杂志,2014,34(8):783-785.

70. Liu GY, Wang W, Jia WD, et al. Protective effect of S-adenosylmethionine on hepatic ischemia-reperfusion injury during hepatectomy in HCC patients with chronic HBV infection. World J Surg Oncol, 2014, 12: 27.

71. Yang H, Mao Y, Lu X, et al. The effects of urinary trypsin inhibitor on liver function and inflammatory factors in patients undergoing hepatectomy: a prospective, randomized, controlled clinical study. Am J Surg, 2011, 202(2): 151-157.

72. Heinrich S, Lang H. Primary liver tumors. Preoperative conditioning of the liver and perioperative management in extended liver resection. Chirurg, 2015, 86(2): 125-131.

73. Kitami M, Takase K, Murakami G, et al. Types and frequencies of biliary tract variations associated with a major portal venous anomaly: analysis with multi-detector row CT cholangiography. Radiology, 2006, 238(1): 156-166.

74. 陈育霞. CT、MRI、MRCP 对胆道梗阻的诊断价值. 实用放射学杂志,2004,20:802-804.

75. O'Malley ME, Boland GW, Wood BJ, et al. Adenocarcinoma of the head of the pancreas: determination of surgical unresectability with thin-section pancreatic-phase helical CT. AJR Am J Roentgenol, 1999, 173: 1513-1518.

76. Harvey RT, Miller WT Jr. Acute biliary disease: initial CT and follow-up US versus initial US and follow-up CT. Radiology, 1999, 213: 831-836.

77. Soto JA, Alvarez O, Munera F, et al. Diagnosing bile duct stones: comparison of unenhanced helical CT, oral contrastenhanced CT cholangiography, and MR cholangiography. AJR Am J Roentgenol, 2000, 175: 1127-1134.

78. Pickuth D, Spielmann RP. Detection of choledocholithiasis: comparison of unenhanced spiral CT, US, and ERCP. Hepatogastroenterology, 2000, 47: 1514-1517.

79. Pickuth D. Radiologic diagnosis of common bile duct stones. Abdom Imaging, 2000, 25: 618-621.

80. Jimenez Cuenca I, del Olmo Martinez L, Perez Homs M. Helical CT without contrast in choledocholithiasis diagnosis. Eur Radiol, 2001, 11: 197-201.

81. Loyer EM, David CL, Dubrow RA, Evans DB, Charnsangavej C. Vascular involvement in pancreatic adenocarcinoma: reassessment by thinsection CT. Abdom Imaging, 1996, 21: 202-206.

82. 王耀程,魏经国,白建军,等. 应用螺旋 CT 胆道造影诊断胆管阻塞的可靠性研究. 实用放射学杂志,2002,18(2):84-87.

83. Brugel M, Link TM, Rummeny EJ, et al. Assessment of vascular invasion in pancreatic head cancer with multislice spiral CT: value of multiplanar reconstructions. Eur Radiol, 2004, 14: 1188-1195.

84. Brugel M, Rummeny EJ, Dobritz M. Vascular invasion in pancreatic cancer: value of multislice helical CT. Abdom Imaging, 2004, 29: 239-245.

85. Vargas R, Nino-Murcia M, Trueblood W, et al. MDCT in Pancreatic adenocarcinoma: prediction of vascular invasion and resectability using a multiphasic technique with curved planar reformations. AJR Am J Roentgenol, 2004, 182: 419-412.

86. 方驰华,陈小伍,巨邦律. 磁共振血管造影和胰胆管造影在胰头癌外科中的价值. 中华外科杂志,2005,43(21):1379-1382.

87. 彭卫斌,陈国强,赵亮,等. 多层螺旋 CT 胆道成像技术的临床应用. 实用放射学杂志,2005,21(11):1166-1168.

88. Carbonell N, Pauwels A, Serfaty L, et al. Improved survival after variceal bleeding in patients with cirrhosis over the past two decades. Hepatology, 2004, 40(3): 652-659.

89. Krige JE, Shaw JM, Bornman PC. The evolving role of endoscopic treatment for bleeding esophageal varices. World J Surg, 2005, 29(18): 966-973.

90. Wright AS, Rikkers LF. Current management of portal hypertension. J Gastrointest Surg, 2005, 9(7): 992-1005.

91. Dib N, Oberti F, Cales P. Current management of the complications of portal hypertension: variceal bleeding and ascites. CMAJ, 2006, 174(10): 1433-1443.

92. Lubel JS, Angus PW. Modern management of portal hypertension. Internal Med J, 2005, 35(1): 45-49.

93. D'Amico G, Garea-Tsao G, Pagliarol L. Natural history and prognositic indicators of survival in cirrhosis: a systematic of 118 studies. J Hepatol, 2006, 44(1): 217-231.

94. Poynard T, Cales P, Pasta L, et al. Beta-adrenergic-antagonist drugs in the prevention of gastrointestinal bleeding in patients with cirrhosis and esophageal varices. N Engl J Med, 1991, 324(22): 1532-1538.

95. Merkel C, Marin R, Angeli P, et al. Beta blockers in the prevention of aggravation of esophageal varices in patients with cirrhosis and small varices: a placebo-controlled clinical trial. Hepatology, 2003, 38: 217A.

96. 张追阳，丁乙，倪才方，等. 阴性法螺旋 CT 胰胆管造影与直接胆胰管造影比较．中华放射学杂志，2002，36(7)：613-617.

下篇

各论

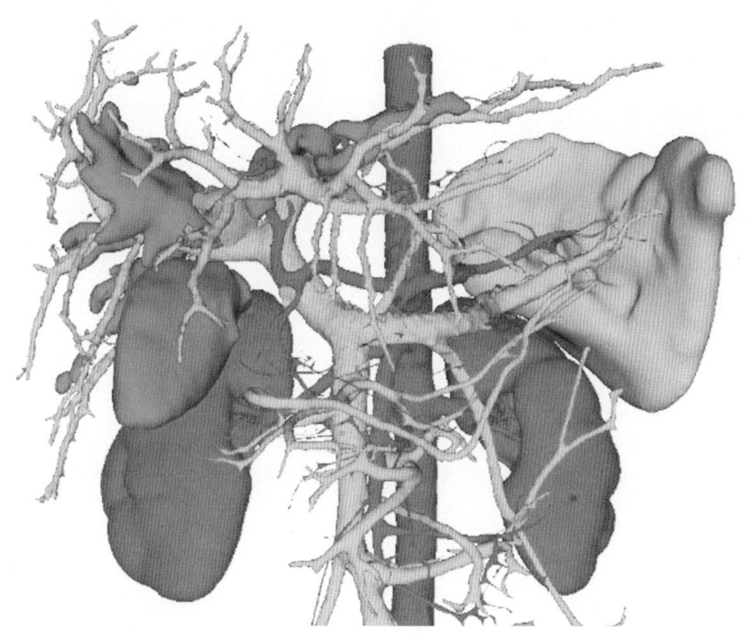

第十章

胆囊结石的数字化外科诊断治疗

第一节　概　　述

胆囊结石（cholecystolithiasis）主要为胆固醇结石或以胆固醇为主的混合性结石和黑色胆色素结石。主要见于成年人，发病率在 40 岁后随年龄增长而增高，女性多于男性。

胆囊结石的成因非常复杂，与多种因素相关。任何影响胆固醇与胆汁酸浓度比例改变和造成胆汁淤积的因素都能导致结石形成。如某些地区和种族的居民、女性激素、肥胖、妊娠、高脂肪饮食、长期肠外营养、糖尿病、高脂血症、肝硬化等。在我国，西北地区的胆囊结石发病率较高，可能与饮食习惯有关。

大多数患者可无症状，仅在体格检查、手术和尸体解剖时偶然发现，成为静止期胆囊结石，随着健康检查的普及，无症状胆囊结石的发现明显增多。胆囊结石的典型症状为胆绞痛，只有少数患者出现，其他常表现为急性或慢性胆囊炎。极少引起黄疸，即使黄疸也较轻。小结石可通过胆囊管进入并停留于胆总管内成为胆总管结石，可诱发胆源性胰腺炎。因结石压迫引起胆囊炎慢性穿孔、可造成 Mirizzi 综合征、胆囊十二指肠瘘或胆囊结肠瘘。结石和炎症的长期刺激可诱发胆囊癌。

影像学检查首选 B 超检查，其诊断胆囊结石准确率接近 100%；仅有 10% ~15% 的胆囊结石含有钙，腹部 X 线能确诊；CT、MRI 也可显示胆囊结石，但不作为常规检查。

随着数字医学技术的发展，三维可视化技术广泛应用于肝胆胰疾病的术前评估和术中引导外科医师辅助手术。对于有症状和（或）并发症的胆囊结石，首选腹腔镜胆囊切除治疗。术前通过三维可视化技术可以对胆囊结石进行更为准确的评估，指导外科医师实施更为精准的手术操作，减少手术并发症的发生。

第二节　三维可视化技术在胆囊结石诊治中的应用

目前，对于大部分病情简单，无解剖变异的胆囊结石患者，术前行腹部 B 超检查即可基本确诊。但对于一些复杂情况，如反复发作急性结石性胆囊炎、三角区严重粘连、解剖关系不清或变异，患者合并门静脉高压症等，肝门汇管区血管丰富、变异血管繁多等，医生需要根据术中探查所遇到的具体情况来实施胆囊切除术，对于手术潜在性风险缺乏预见性。尤其对于初学者，术前无法判断患者是否合并胆囊动脉变异、肝右动脉变异等个体化的解剖信息，术中可能发生医源性损伤。

近年来，随着数字医学的快速发展，三维可视化技术广泛应用于临床。术前利用 MI-3DVS 软件构建三维可视化模型，可以用三维立体的方式更加精确地显示人体腹腔实质脏器和腹腔血管的解剖结构特点以及彼此间的空间立体关系，帮助外科医师在术前更好地了解胆囊的形态，结石的分布、形态和大小，以及胆囊与周围器官、血管和组织的空间关系等情况，预见术中因解剖变异可能遇到的情况，并可借助仿真手术系统在术前进行手术规划，反复多次模拟手术，选择个体化的手术方式，提高手术的安全性及促进患者术后的恢复（资源 10-1 至资源 10-3）。

资源 10-1　三维可视化技术在胆囊结石诊治中的应用（PPT）

资源 10-2　三维可视化技术在胆囊结石诊治中的应用（视频 1）

资源 10-3 三维可视化技术在胆囊结石诊治中的应用(视频 2)

一、三维可视化方法

(一) 薄层 CT 数据采集

经 CT 四期扫描(平扫期、动脉期、肝静脉期、门静脉期)后,即获得活人体 CT 图像数据,在 CT 自带的 Mxview 工作站中,将层厚为 5mm 的图像数据再次处理,推薄层厚至 0. 625mm,格式为 DICOM(digital imaging and communications in medicine)3. 0,然后通过内部专线网络传输至制备三维立体成像的终端服务器存盘、导出,获得可用的薄层原始 CT 图像数据(图 10-1)。

(二) CT 图像分割

将 CT 数据导入 MI-3DVS 中,进行自动化图像分割(图 10-2)。

采用 MI-3DVS 分别对各期 CT 数据进行自动分割速度快、效果满意,分别得到胆囊、结石、肝脏、门静脉、肝动脉等提取出来的各组数据,少数不满意的分割可以通过调节阈值大小来修正,准备进行三维重建(图 10-3)。

(三) 三维重建

1. 血管三维重建方法

(1) 动脉三维重建:普通增强 CT 动脉期数据采用面绘制的方法完成数据分割和三维重建(图 10-4A);CTA 数据则采用体绘制重建,这种方法的优点是重建速度快,质量高。重建过程中因需要完成去骨等操作,可能在调整阈值的过程中导致一部分动脉终末分支无法重建,可采用局部血管面绘制重建的方式进行补充,然后采用组合的方式完整显示动脉系统三维重建效果。

(2) 门静脉系统三维重建:门静脉系统 CT 数据采用面绘制(区域生长法)的方法完成血管分割和重建(图 10-4B)。

2. 胆囊、结石、胆道的三维重建方法

(1) 合理选择重建的原始 CT 数据:选择动脉

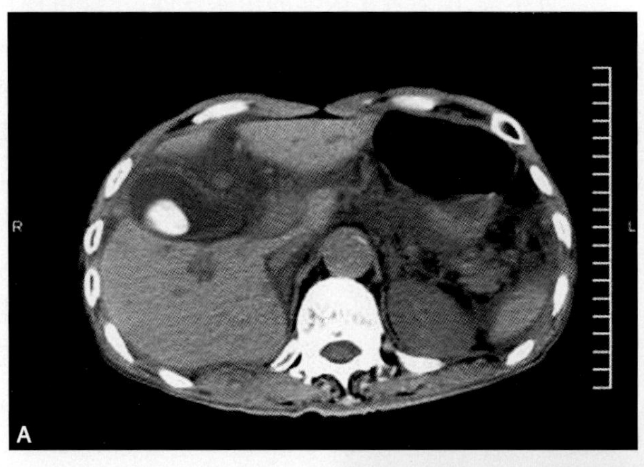

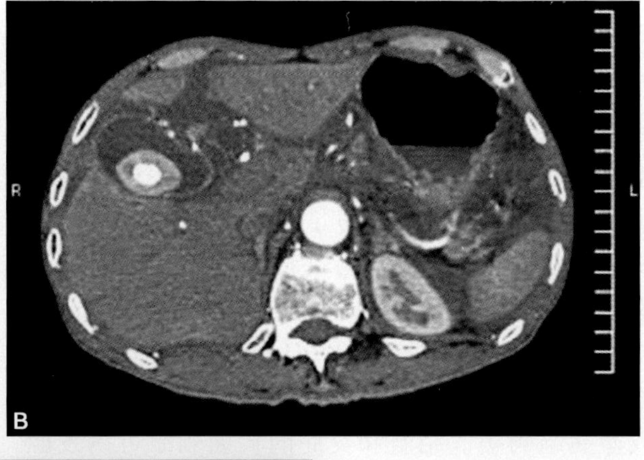

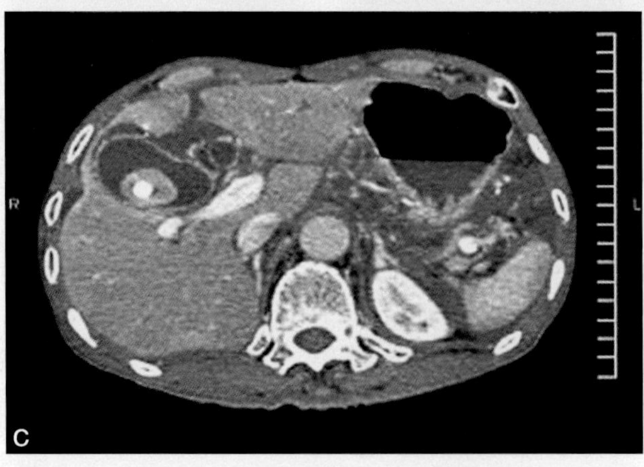

图 10-1 薄层原始 CT 图像数据

A. 平扫期;B. 动脉期;C. 门静脉期

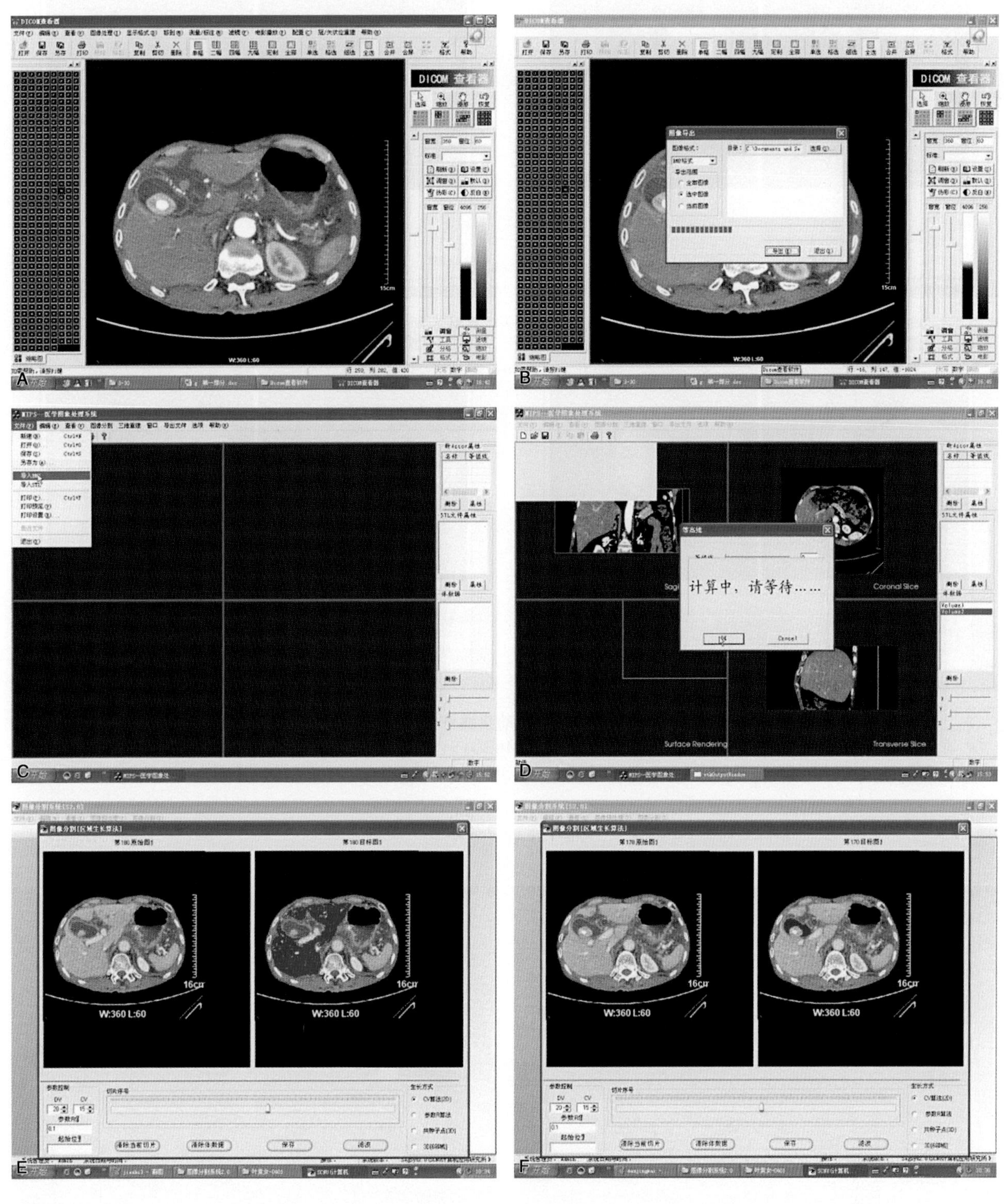

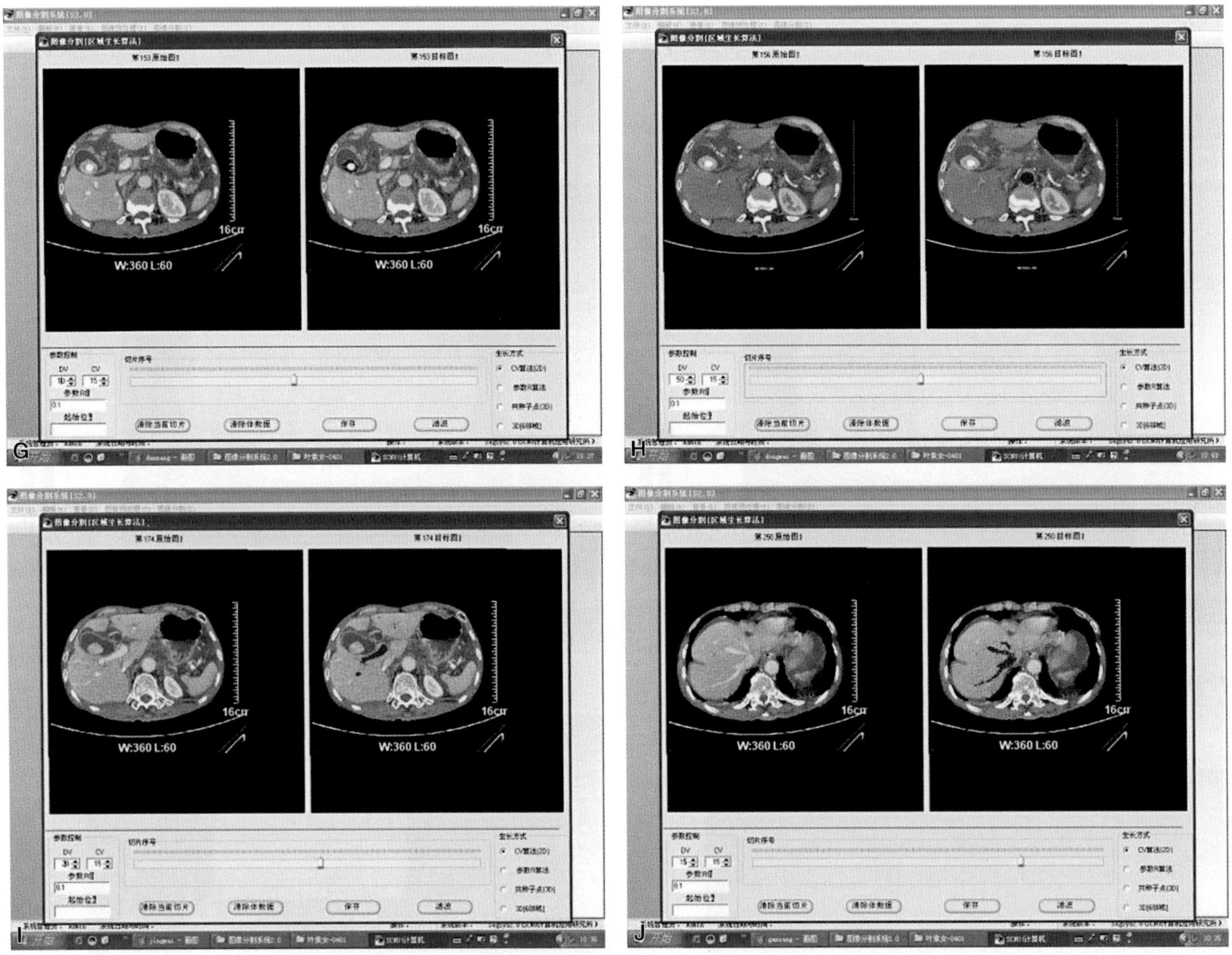

图 10-2 **自动化图像分割**

A. 在 DICOM 查看器阅读图片；B. 转换数据并保存；C. 在 MI-3DVS 导入数据准备分割；D. 在 MI-3DVS 进行三维重建；E. 肝脏分割；F. 胆囊分割；G. 结石分割；H. 动脉系统分割；I. 门静脉系统分割；J. 肝静脉系统分割

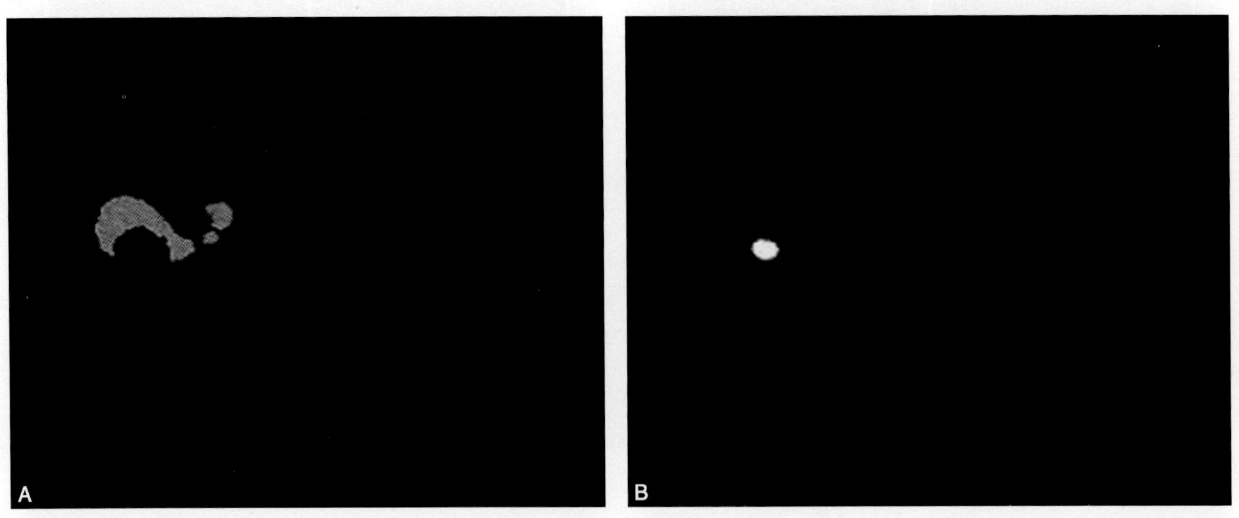

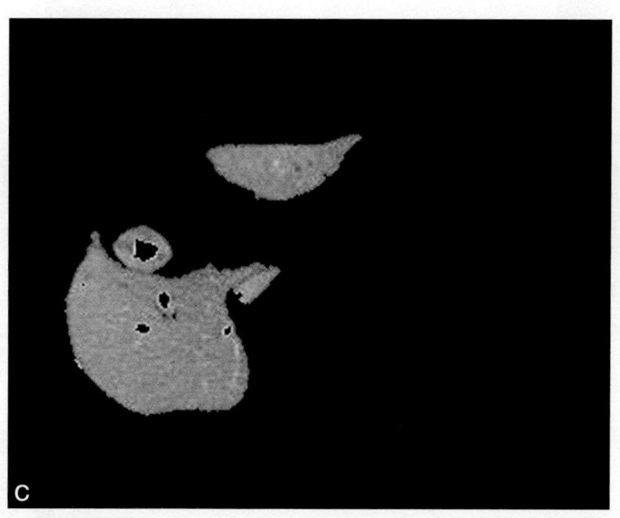

图 10-3 **图像分割**

A. 胆囊分割图像;B. 结石分割图像;C. 肝脏和胆囊结石分割图像

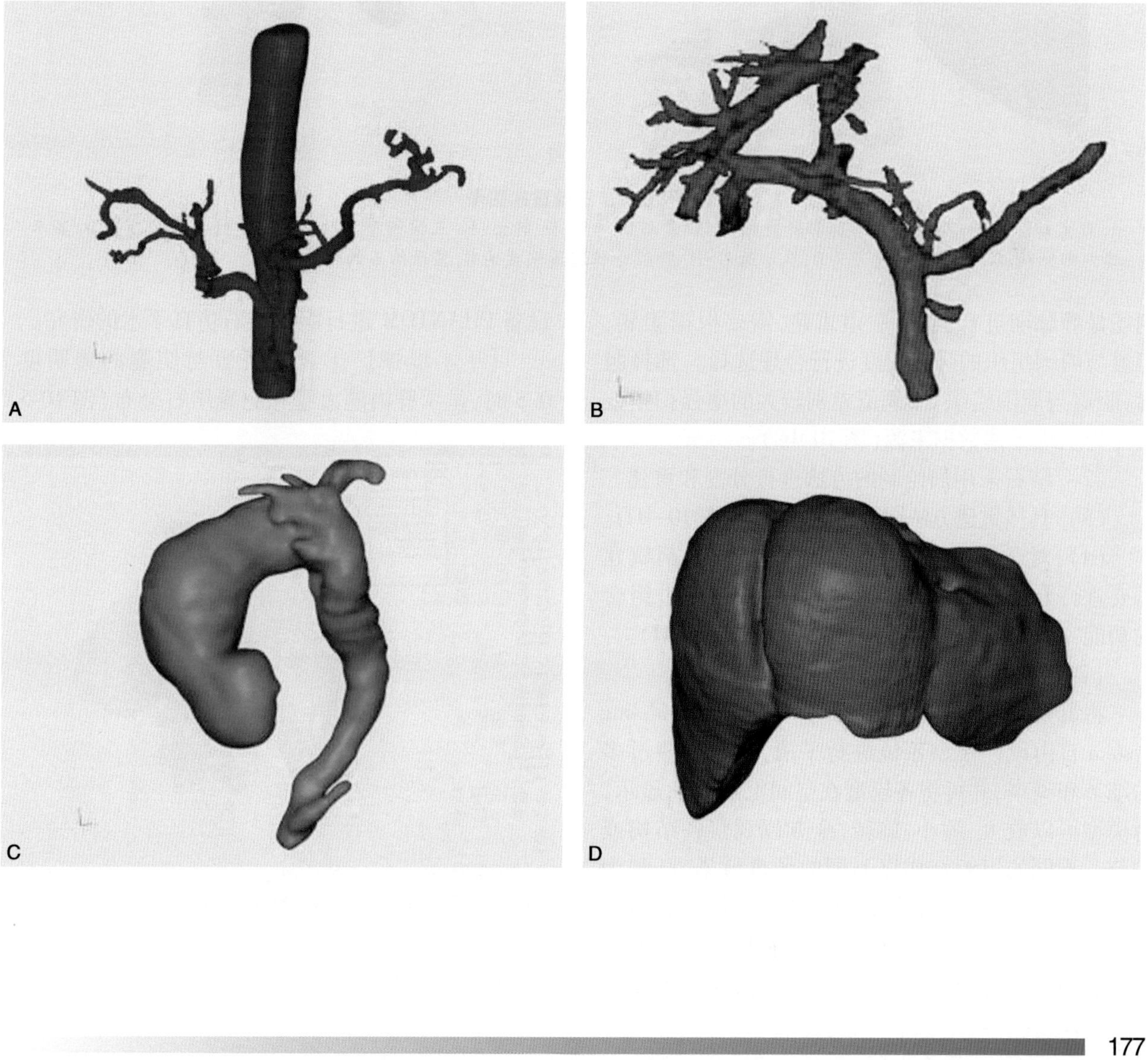

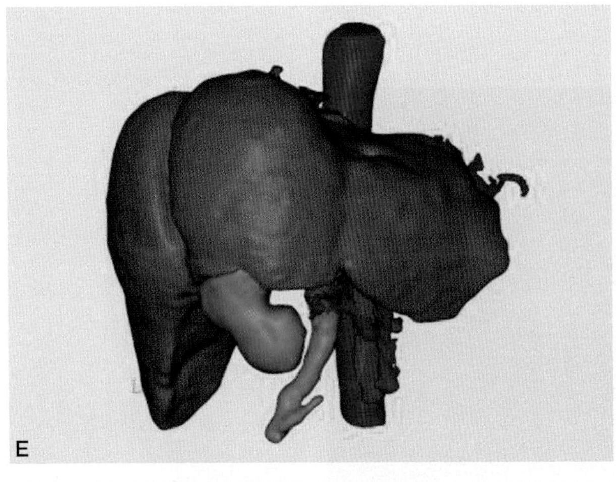

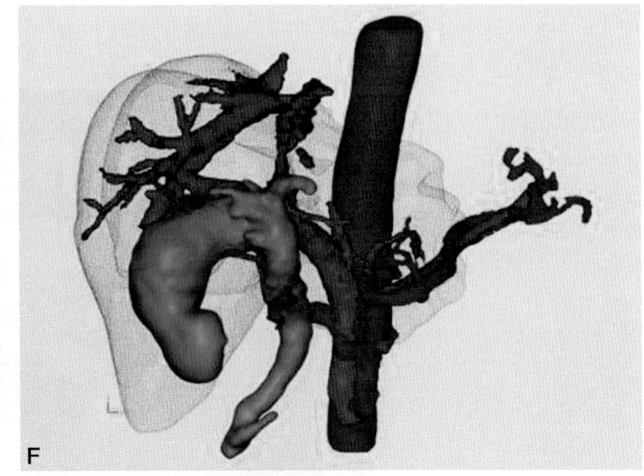

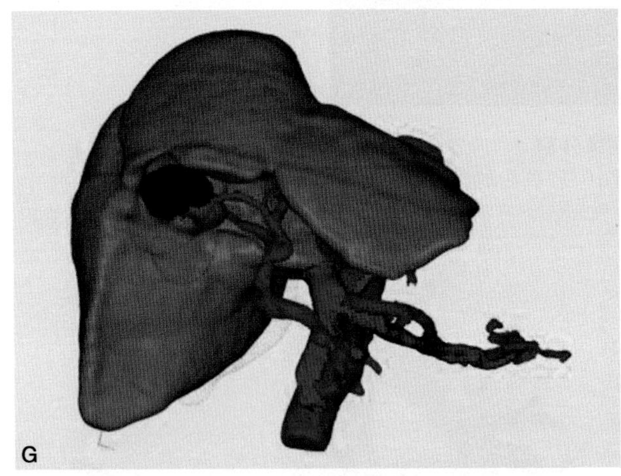

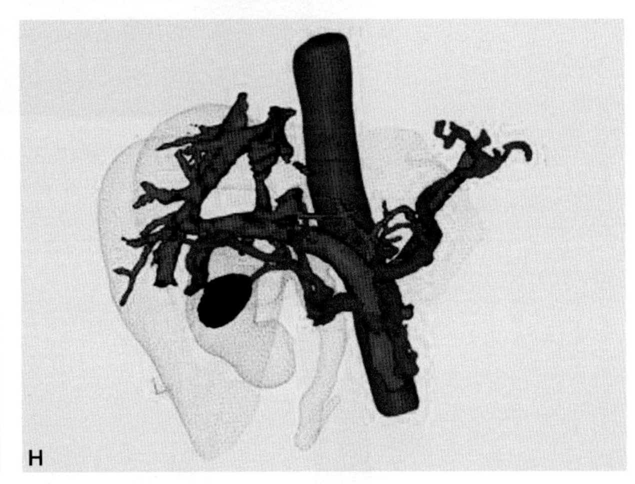

图 10-4 三维重建图像

A. 腹主动脉和肝动脉；B. 门静脉和肝静脉；C. 胆囊与胆总管；D. 肝脏；E. 三维模型整体观；F. 肝脏的透明度为 0，显示其内部结构；G. 胆道透明度设为 0，显示结石；H. 肝脏与胆道透明度为 0，显示结石的位置

期还是静脉期进行胆囊、胆道重建，需要根据胆囊、胆道与周围组织的强化程度进行合理选择。选择胆囊、胆道与周围组织 CT 阈值差别较大的增强扫描数据作为三维重建数据来源（图 10-4C）。

（2）结石采用面绘制的方法进行分割和重建。

（3）具体重建方法同肝脏重建方法（图 10-4D）。

（4）对于边界不清晰的胆囊图像的分割重建需要进行分步多次重建器官的方法，最后通过组合的功能完成完整的胆囊三维重建（图 10-4E ~ H）。

（四）可视化仿真手术

将肝胆的三维模型导入到 FreeForm Modeling System 自由设计模型系统进行平滑，去除一些过多的细节和噪声，并可将各模型在空间上组合和显示，对模型可以放大、缩小、旋转，全方位观察各结构或细节。不同的组织结构以不同的颜色渲染：肝脏为红褐色，胆道为绿色，胆管结石为黑色，动脉为红色，门静脉系统为紫色，肝静脉为蓝色，使胆囊结石的三维肝胆模型结构更加富有三维立体感，利用力反馈设备 PHANTOM 进行胆囊结石仿真手术的研究。

【手术步骤】①设置肝脏与胆囊的透明度为 0.5 时，显示肝内的血管和胆囊结石分布（图 10-5）；

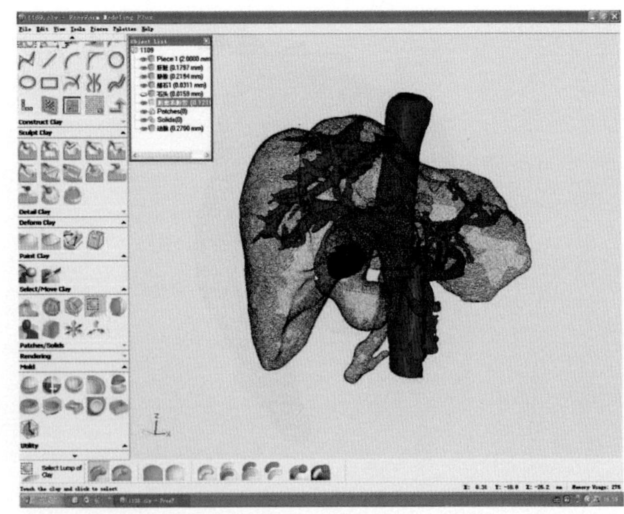

图 10-5 设置肝胆的透明度为 0.5 时，显示胆囊结石及血管的结构

②激活动脉系统，导入缝针进行缝合胆囊动脉（图 10-6），并切断胆囊动脉（图 10-7、图 10-8）；③激活胆囊，导入手术刀，显示切开胆囊床的过程（图 10-9、图 10-10）；④显示胆囊的切除线（图 10-11），以及取出胆囊（图 10-12）；⑤导入缝针，缝合胆囊管断端（图 10-13），显示胆囊管的缝线（图 10-14）。

二、三维可视化技术在胆囊结石中的应用价值

肝胆外科医师在实施胆囊切除术的过程中，经常会遇到术前传统影像学无法预见的困难，常见情况包括以下几种：①胆囊动脉来源、走行和数量的变异，增加术中胆囊动脉出血的风险；②变异的肝右动脉发自肠系膜上动脉，走行于肝外胆道的后方或右

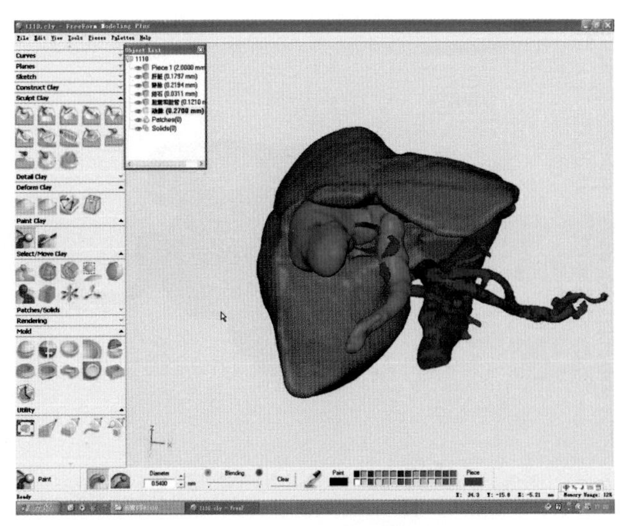

图 10-8　切断胆囊动脉

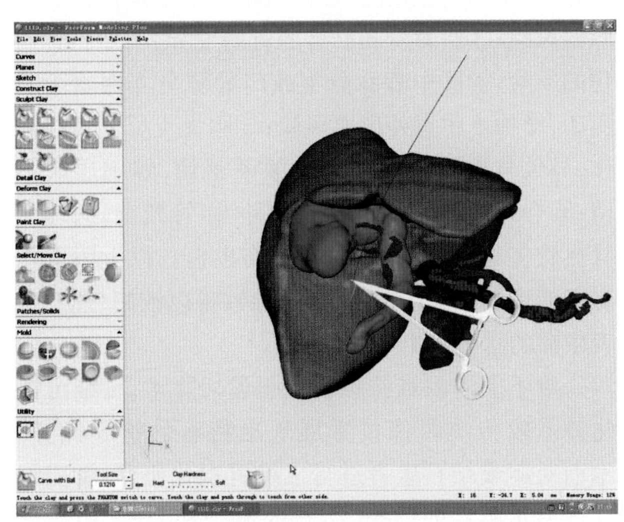

图 10-6　胆囊仿真切除，缝扎胆囊的动脉

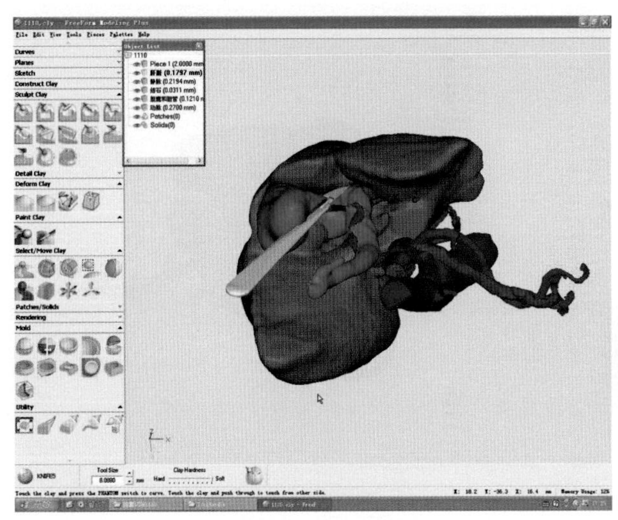

图 10-9　切开胆囊床

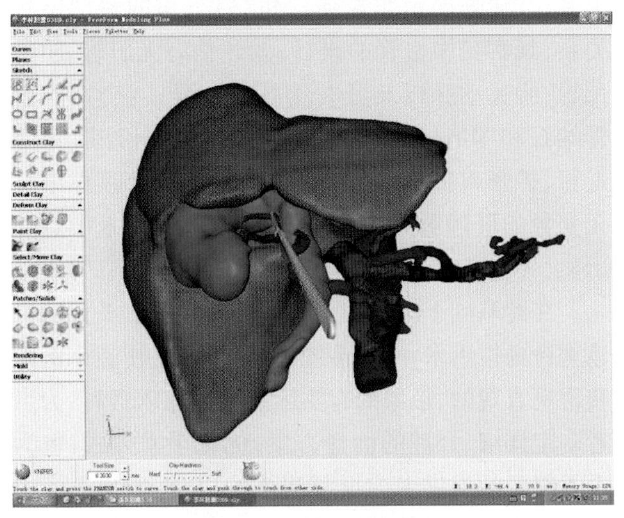

图 10-7　切割胆囊动脉

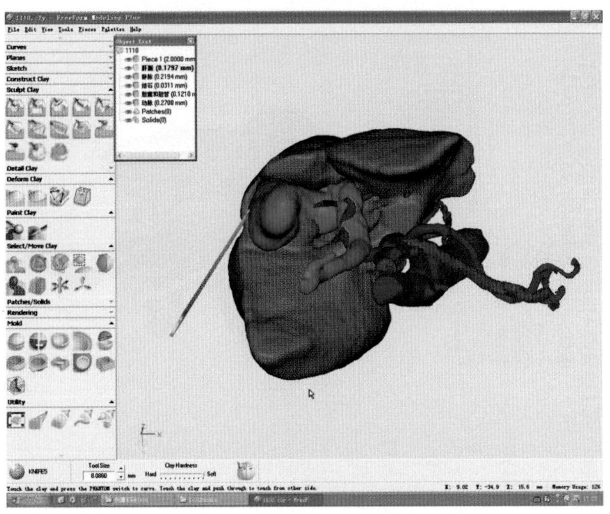

图 10-10　切开胆囊床的过程

10

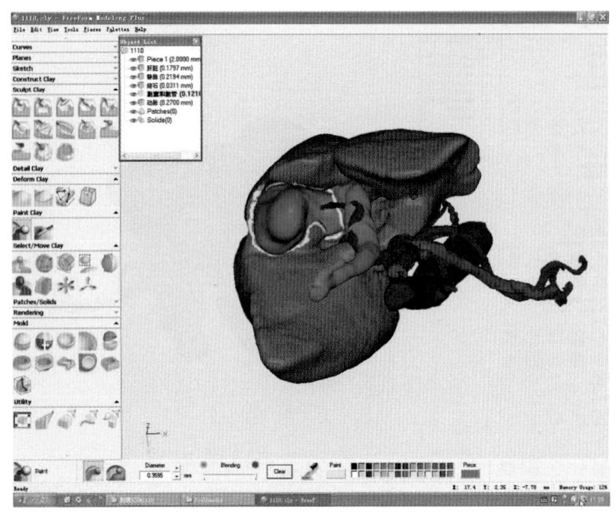

图 10-11 **胆囊的切除线**

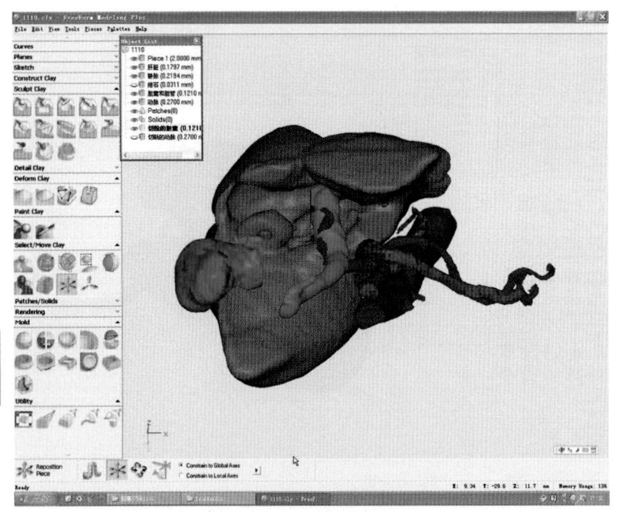

图 10-12 **取出胆囊**

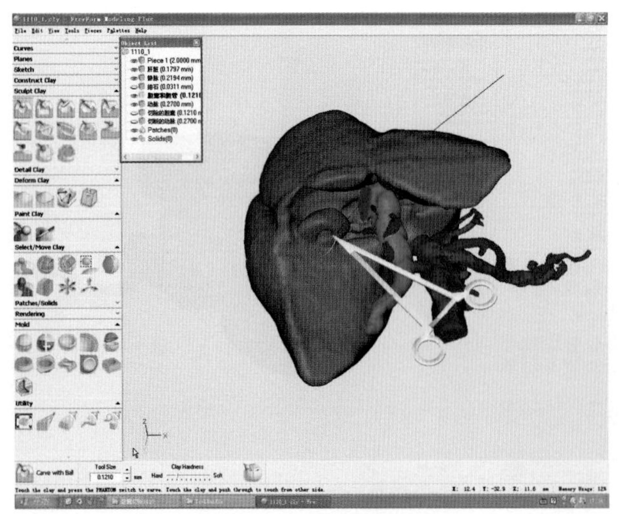

图 10-13 **缝合胆囊管**

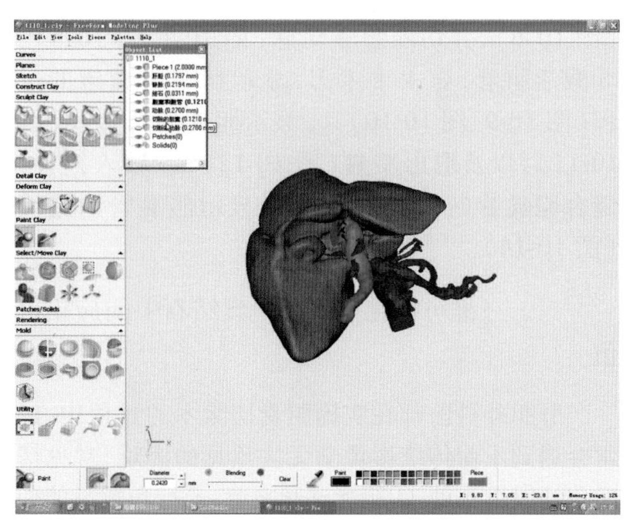

图 10-14 **胆囊管的缝线**

10

后方，经胆囊后三角进入肝脏，增加术中损伤肝右动脉的风险；③胆囊管和肝外胆管的变异，增加胆管损伤的风险；④肝中静脉分支或门静脉分支裸露于胆囊床，增加术中意外出血风险；⑤胆囊炎反复急性发作，导致与周围脏器和组织关系密切，解剖层次不清；⑥合并门静脉高压症，肝门区血管繁杂，病理变异血管多，曲张静脉壁薄易损伤出血。以上因素均有可能增加医源性损伤，甚至导致难以控制、危及患者生命的术中大出血。

对于上述困难的腹腔镜胆囊切除术，三维可视化技术较传统影像技术展现出特有的指导优势。术前对胆囊结石患者进行三维可视化研究：①三维立体显示胆囊的形态、结石的形态和分布、胆囊与周围脏器，尤其是与肝脏、肝总管和胆总管的解剖关系；②清晰展示胆囊前三角、后三角的解剖层次关系，观察其中血管的走行；③评估有无胆管、胆囊颈管、胆囊动脉以及肝右动脉的变异；④合并胆总管结石和 Mirizzi 综合征时，三维显示肝外胆管的走行、扩张或狭窄的程度；⑤个体化显示胆囊床有无变异的肝静脉分支或门静脉裸露，预防术中意外出血。

在此基础上，还可以应用三维可视化平台的构建进行虚拟手术，改变传统的诊疗手段，使临床医师获得更直观的、形象的有实际意义的临床资料，为患者制定详细、合理的治疗方案，优化手术方式，也为手术组医师提供术前反复演练的机会，增加手术中医师配合的熟练程度与理解，从而加快手术的进度，提高成功的几率，减少并发症，降低手术的风险，减少再手术的机会。手术的可视化还可以改变传统的医学教学模式，即不再是仅依靠碳素笔、手描线、解剖图谱学习手术的传统方法，而是依靠来自于患者真实的三维立体图像资料作为手术研究对象，为课堂的教学以及研究生、实习医生、进修生的手术教学提供真实直观的手术过程，增加动手的机会，提高学习效率，缩短学习曲线。

（项楠　何松盛）

【参考文献】

1. 方驰华，唐云强，鲁朝敏，等. 胆囊切开取石和胆囊切除术的可视化研究. 南方医科大学学报，2008，28(3)：356-359.
2. 窦瑞欣，薛敏娜，李国华. 基于 VTK 实现三维重建在胆囊管变异中的诊断价值. 山东大学学报（医学版），2017，55(07)：84-88.
3. 陈光彬，刘丹峰，刘昌阔，等. 三维技术在腹腔镜胆囊切除术的应用探讨. 中华腔镜外科杂志（电子版），2014，7(02)：93-95.
4. 郭艳光，吕毅，缪骥，等. 胆囊三维有限元力学模型的构建. 第二军医大学学报，2012，33(09)：974-977.
5. 曾宁，方驰华，杨剑，等. 3D 腹腔镜在复杂性胆囊切除术中的临床应用. 南方医科大学学报，2016，36(01)：145-147.
6. 范应方，项楠. 3D 腹腔镜胆囊切除术治疗胆囊结石 1 例并文献复习. 南方医科大学学报，2013，33(12)：1856-1857.
7. Prasad M N, Brown M S, Ni C, et al. Three-dimensional Mapping of Gallbladder Wall Thickness on Computed Tomography Using Laplace's Equation. Academic Radiology, 2008, 15(8)：1075-1081.
8. 杨剑，彭戈，方驰华，等. 肝外胆管供血动脉数字化三维重建图像与传统解剖学图像的比较. 中华解剖与临床杂志，2015，(3)：204-207.
9. 祝文，方驰华，方兆山，等. 三维可视化技术在肝胆管结石诊断和手术规划中的应用研究. 腹部外科，2014，(5)：325-329.

第十一章

肝外胆管结石的数字化外科诊断治疗

肝外胆管结石是我国常见的胆道外科疾病。结石阻塞胆总管可引起急性胆管炎，处理不及时会发生急性梗阻性化脓性胆管炎或称急性重症胆管炎，出现休克和意识障碍，死亡率较高，病情凶险。手术是治疗肝外胆管结石的主要手段，又是腹部外科中再次手术发生率最高的手术之一，曾有文献报道其发生率达 14% ~28%，占胆道再次手术的 33% ~59.5%。再次手术较首次手术更为复杂，手术范围更广。不仅增加患者的痛苦和经济负担，也易招致医疗纠纷。造成再手术的原因主要为胆管结石残留和(或)复发，以及各种原因引起的胆管损伤、狭窄。其原因除了病情、技术水平、设备条件等诸多因素的影响外，术前对结石部位、数量、胆道是否合并有狭窄、扩张及其程度等解剖异常以及血管的支配分布等缺乏足够的了解也是重要因素。

近年来，肝外胆管结石的数字化外科有所发展。彭卫斌等利用 MSCT 胆道仿真内镜诊断胆道结石，认为 CT 胆道仿真内镜可精确显示结石的三维动态，并可在三维空间的任意角度观察结石的大小、部位与超声、横轴位 CT 或手术所见一致。Fasel 等利用 VHP 数据集重建了肝脏、胆囊、肝内静脉系统主支和肝内外胆道系统主支，运用该模型进行仿真胆道内镜微创手术的模拟研究。其他学者陆续进行了肝胆系统图像的 3D 重建研究，主要有 HCT 胆道造影加 MRCP 技术结合显示肝内、外胆管走行及其病变情况。3D HCT 重建技术用于胆道疾病的诊断。方驰华等通过 64 排螺旋 CT 扫描所得的肝内外胆管结石数据进行三维可视化及仿真手术研究，可为临床优化手术方案，进行术前演练，提高手术的安全性，降低并发症，减少再手术的机会。数字化外科正在以惊人的速度不断发展并逐渐用于临床指导肝外胆管结石疾病诊断治疗。

第一节　肝外胆管结石三维重建

肝外胆管结石是指结石位于胆总管、肝总管、左肝管、右肝管的结石，其中胆总管结石占多数。B 超检查能敏感地发现肝内胆管扩张和腔内结石，同时又能显示肝实质内的病变，是肝胆管结石首选的检查手段。但 B 超检查不能显示胆道系统全貌，尤其是胆管狭窄情况，且检查结果易受检查者主观经验判断影响，有一定的误诊率，因此仅靠 B 超检查结果不能作为外科手术的依据。CT 检查可全面显示肝胆管结石分布、胆管和肝实质病变的系统图像，对肝胆管结石具有重要的诊断价值；系统地观察各层面 CT 照片，可获取肝内胆管系统的立体构象及肝内结石的立体分布情况。CT 与 B 超联合应用，一般能为手术方案的制订提供可靠的依据。MRCP 为无创的胆道影像诊断方法，可多方位显示肝内胆管树，结合原图像可准确判断肝内结石的分布、胆管系统和肝实质的病变，它兼具断层扫描及胆道成像的优点，对肝胆管结石的诊断价值优于 CT 和直接胆道显像方法。PTC 和 ERCP：能清晰显示胆管系统的全貌，为外科手术方案提供重要的依据。但 PTC 和 ERCP 不能显示胆管以外的病变，且均为有创的检查手段，并有可能引起一些严重并发症，其应用指征需严格掌握。

随着肝外胆管结石的数字化外科发展，目前可利用 64 排螺旋 CT 极高的时间和空间分辨率，用具有强大的数据处理能力的先进设备采集数据，建立三维立体的胆道模型，更有利于术前评估和优选手术方案(资源 11-1)。

资源 11-1　肝外胆管结石病例(PPT)

(一) 64 排螺旋 CT 胆总管结石扫描数据图像

具体方法同前文介绍。传统二维 CT 图像(图 11-1)。通过 DICOM 查看器转换成 BMP 格式，规格 415×303×32b，数据集大小 832MB(图 11-2)。肝脏轮廓清晰，断面管道造影剂充填良好，各种血管管道清晰，结石位于胆总管的下段约 1.5cm×1.5cm(图 11-1B，图 11-2D)。

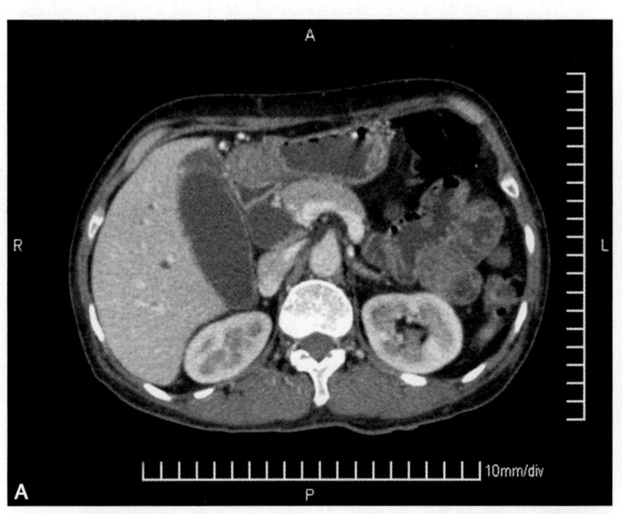

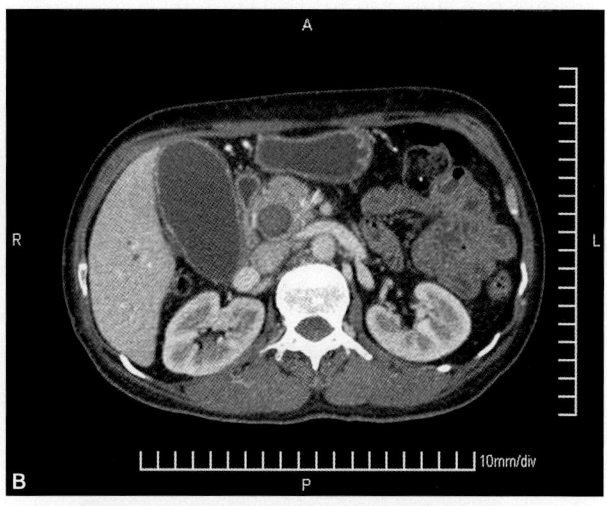

图 11-1　二维 CT 图像

A. 原始胆囊与胆总管扩张的 CT 图像；B. 胆总管下段结石的 CT 图像

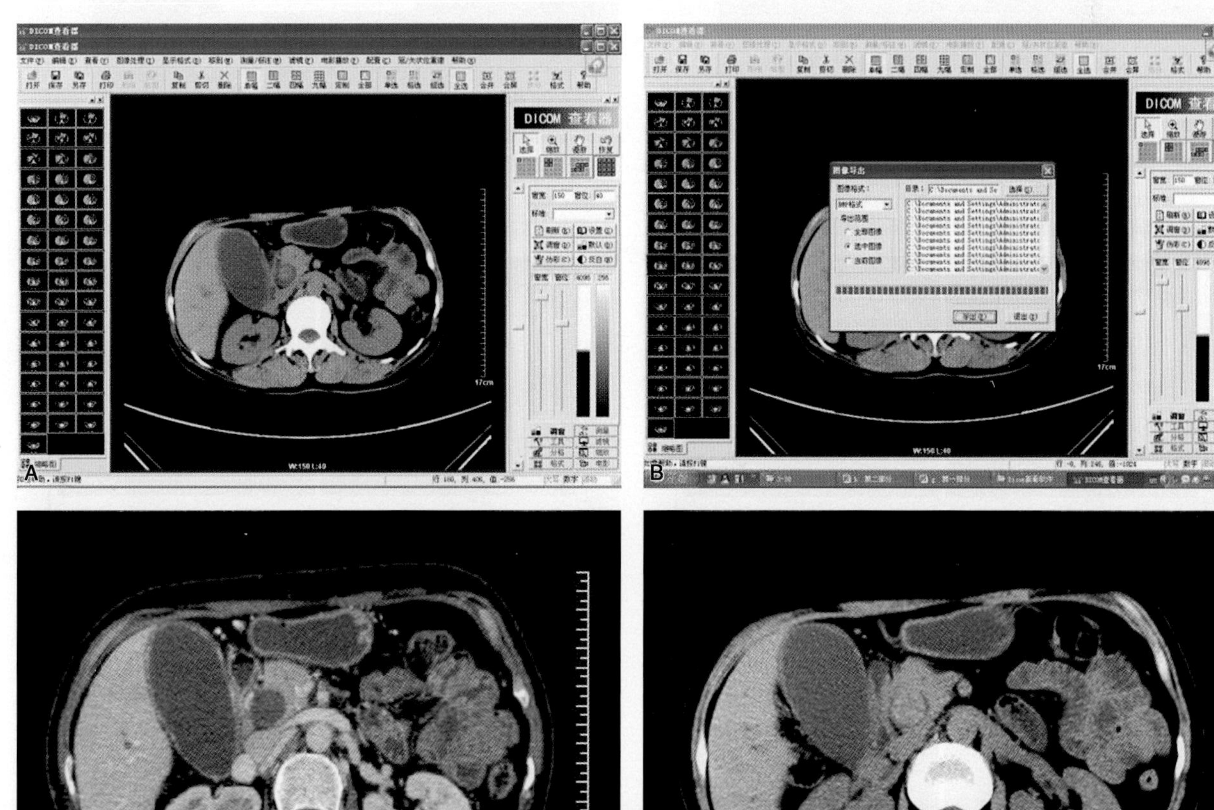

图 11-2　DICOM 查看及其转换成 BMP 格式的图像

A. DICOM 查看器阅读 CT 图像；B. 在 DICOM 查看器转换成 BMP 格式并保存；C. 胆总管扩张的 BMP 图像；D. 胆总管下段结石 BMP 图像

（二）图像配准

具体方法同前文介绍(图 11-2A,B)。

（三）图像分割与三维重建

将含胆总管结石的 BMP 数据导入医学图像处理系统一次性完成图像的自动分割与三维重建(图 11-3)。导入 FreeForm Modeling System 对模型进一步地加工,经平滑、去除层次感和噪声后,可得到各系统形态逼真、立体感强的三维模型。动脉系统见腹主动脉及其各个分支均清楚显示,肝动脉及左肝动脉、右肝动脉以及下属分支亦能清楚显示(图 11-4A);静脉系统可见肝静脉右支与中肝静脉主干显示良好,肝静脉的下属分支正常情况下亦能清楚显示,由于本例为左肝内胆管结石合并肝外胆管结石,肝左叶萎缩,故模型仅能肉眼辨认至右肝三级肝静脉,而未见左肝静脉,与原始图像的左肝萎缩相符(图 11-4C);门静脉系统管道显示很好,几乎能达到门脉的五级分支以上,同时见脾静脉(图 11-4B);肝胆系统模型与原结构一致,胆道透明度为 25 时,可见结石(图 11-4D,E)。

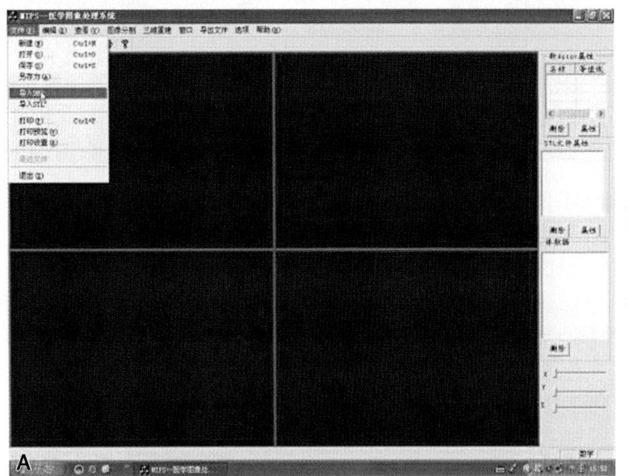

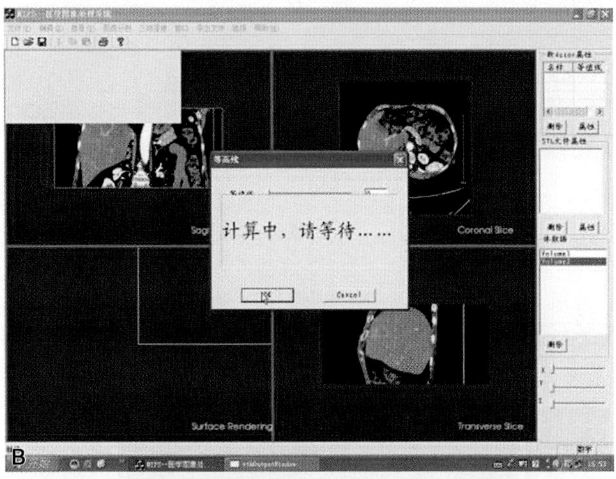

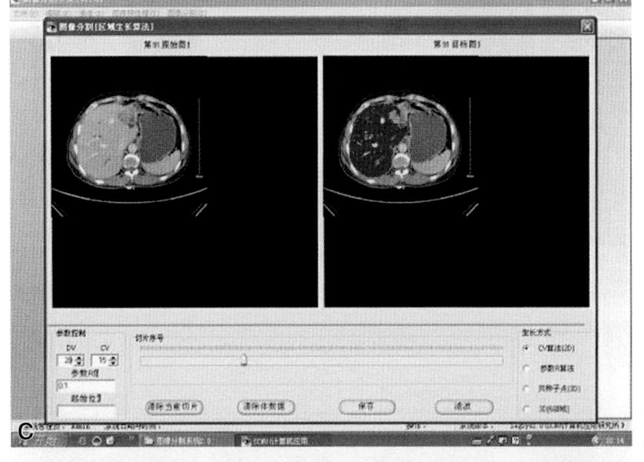

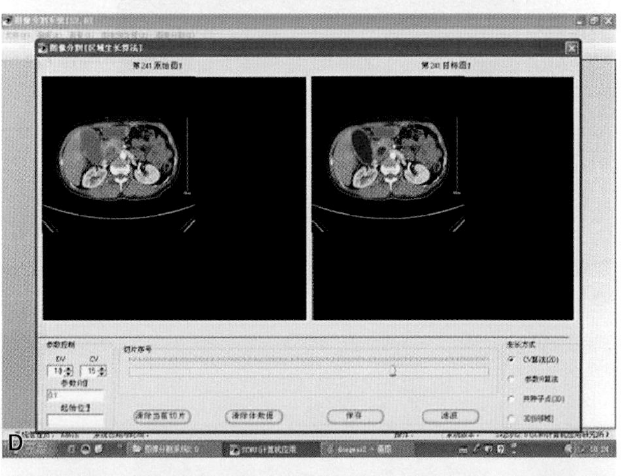

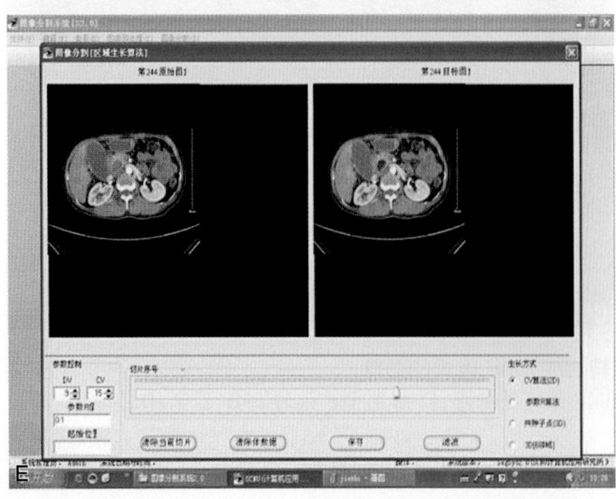

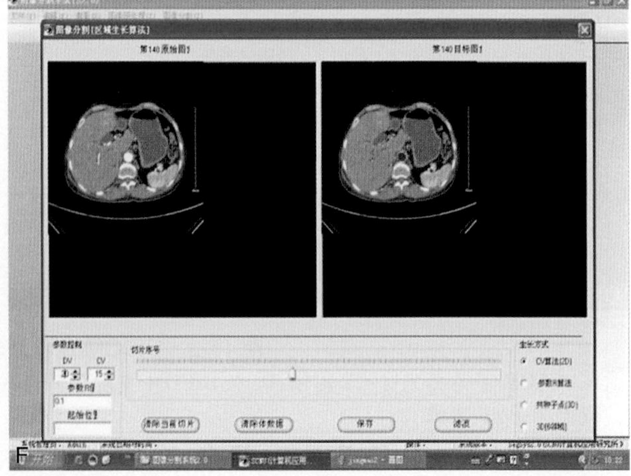

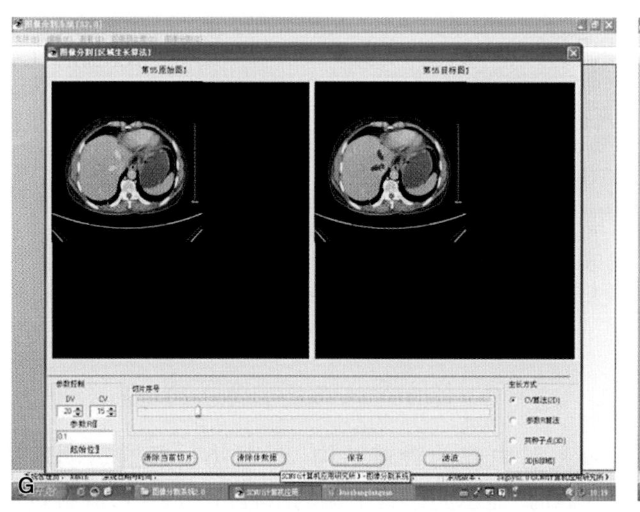

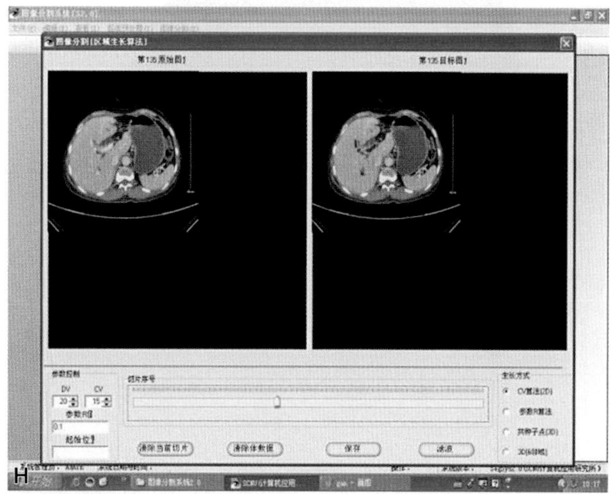

图 11-3　**图像分割与三维重建**

A. 在 MIPS 导入 BMP 数据准备分割;B. 在 MIPS 进行三维重建;C. 肝脏的分割;D. 胆囊与胆总管的分割;E. 胆总管结石的分割;F. 动脉系统的分割;G. 肝静脉的分割;H. 门静脉的分割

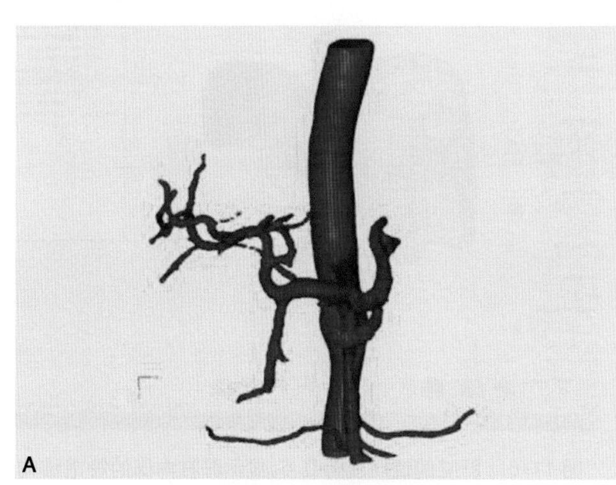

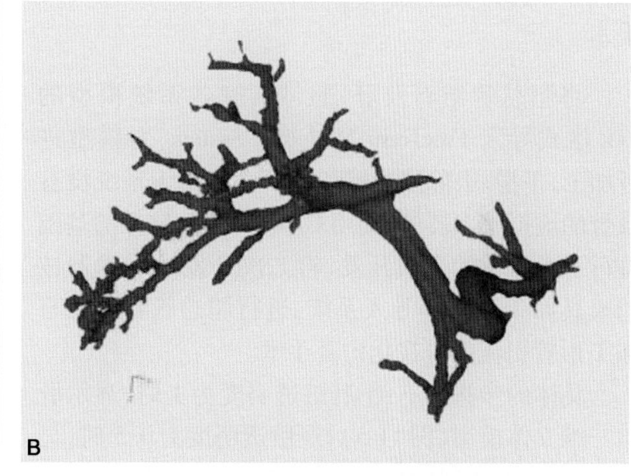

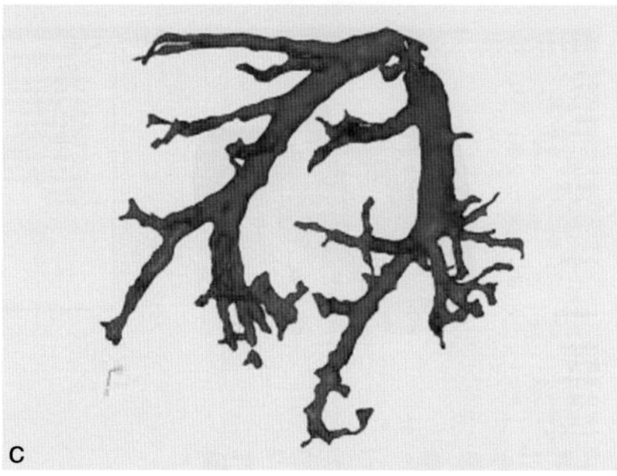

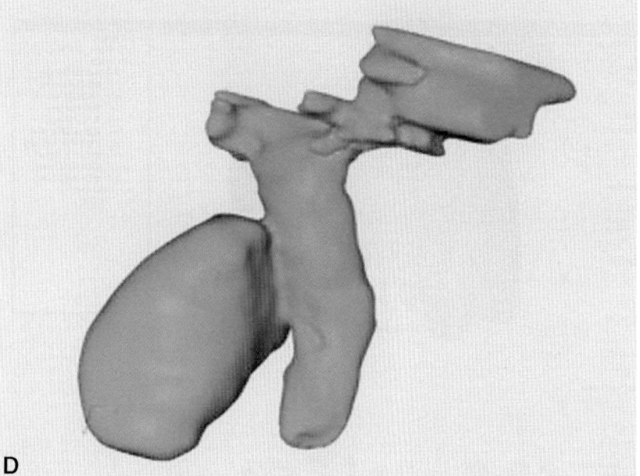

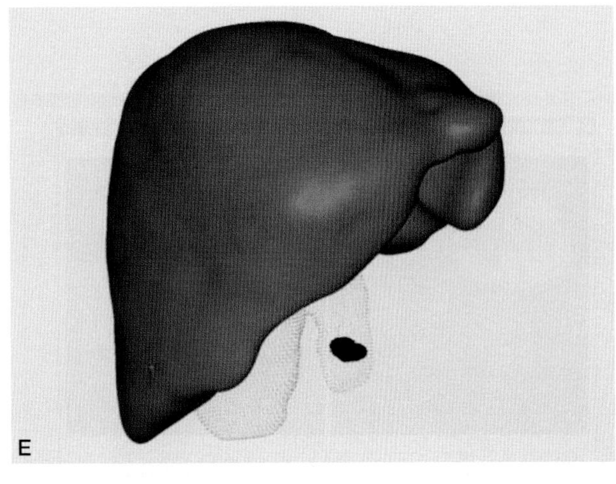

图 11-4　三维重建效果

A. 重建的动脉系统；B. 重建的门静脉系统；C. 重建的肝静脉；D. 重建的胆道系统；E. 重建的肝胆、胆管透明度为 25，可见结石

第二节　肝外胆管结石仿真手术

如上文所述，利用 64 排螺旋 CT 进行胆道系统的可视化研究，建立三维立体的胆道模型，可同时进行可视化仿真手术，使术前的评估和手术方案选择更合理。

一、虚拟手术器械的二次开发与可视化仿真手术

将胆总管结石及肝、胆、胰、脾各系统模型的 STL 格式导入 FreeForm Modeling System，对模型进行加工，平滑、去除层次感和噪声。但由于系统没有自带的虚拟手术器械，利用 GHOST SDK 软件的基础进行手术器械的二次开发，将二次开发的手术器械的模具如 T 形管等导入系统，进行胆总管切开取石和 T 形管引流的可视化仿真手术。

具体的步骤如下：①肝脏透明度为 1 时，显示肝胆三维立体模型（图 11-5），肝脏透明度为 0.5 时，显示肝脏内部的管道结构（图 11-6），肝胆透明度为 0.5 时，显示胆总管下端的结石（图 11-7），肝脏透明度为 1 而胆道透明度为 0.5 时，可见胆总管下端的黑色结石（图 11-8）；②激活胆道系统，导入虚拟手术刀，切割胆总管下端（图 11-9）；③导入取石钳，进

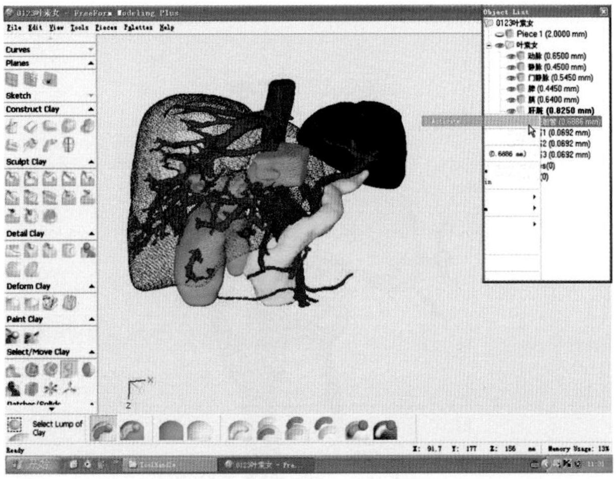

图 11-6　肝脏的透明度为 0.5，显示肝脏内部的管道结构

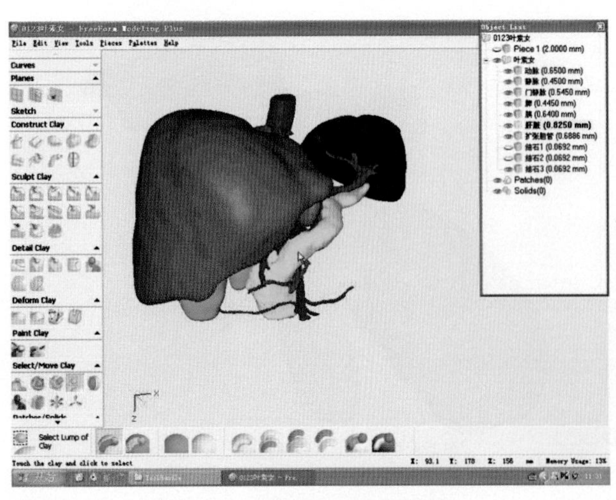

图 11-5　重建的肝胆胰脾模型

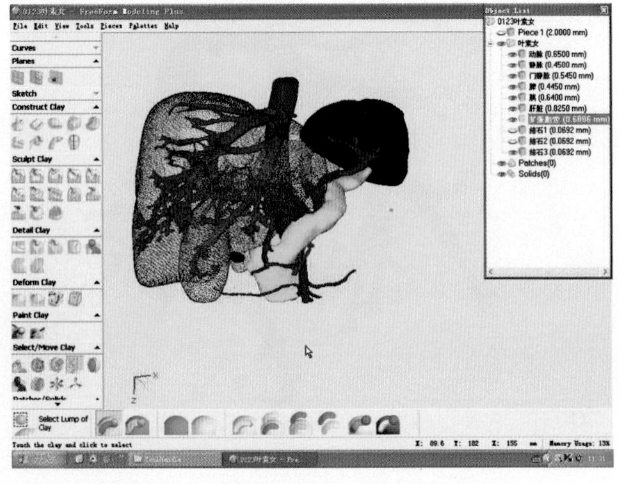

图 11-7　肝胆透明度为 0.5 时，显示结石

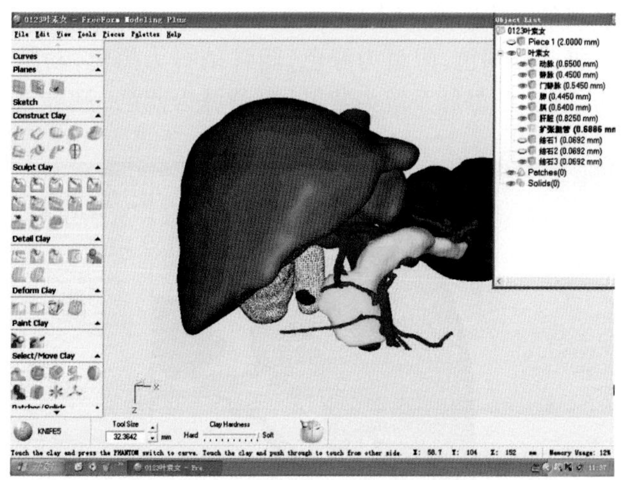

图 11-8　胆道透明度为 0.5，肝脏透明度为 1 时，显示胆总管下段结石

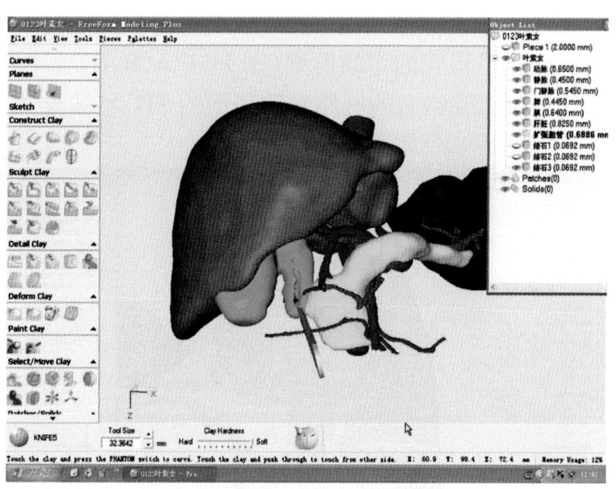

图 11-9　激活胆道系统，导入虚拟手术刀，切开胆总管

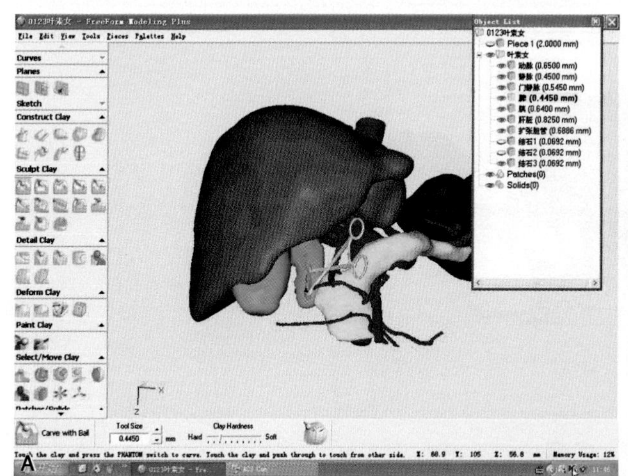

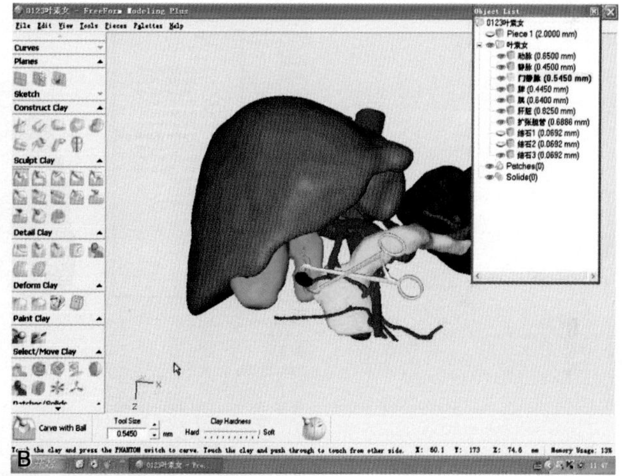

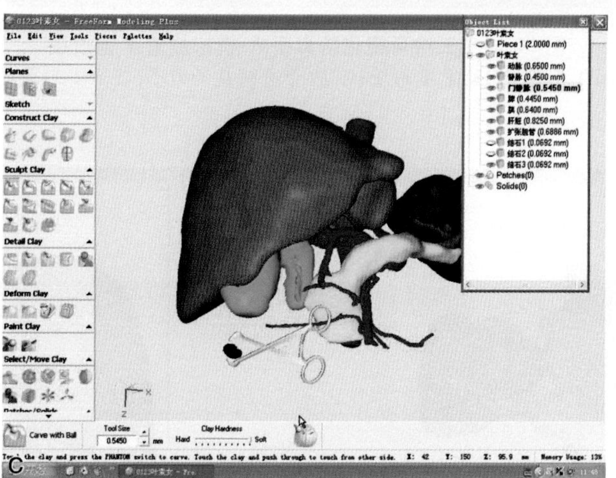

图 11-10　三维可视化仿真手术-模拟取石过程

A. 导入取石钳，进行取石；B. 取石过程；C. 取出结石

行胆总管下端取石的过程(图11-10A,B,C);④导入T形管并放入胆总管下端的过程(图11-11A,B,C);⑤导入缝针、缝线与线结,进行胆总管的切口的缝合过程以及T形管固定的模型(图11-12A,B,C)。

将胆总管结石的肝胆胰脾模型的STL格式导入FreeForm Modeling System,对模型可以进行放大、缩小、旋转地全方位观察,可见模型的内部结构忠实于原来的二维图像,不同的系统予以不同的颜色渲染,肝脏为红褐色,胆道为绿色,胆管结石为黑色,动脉为红色,门静脉系统为紫色,肝静脉为蓝色,胰腺为

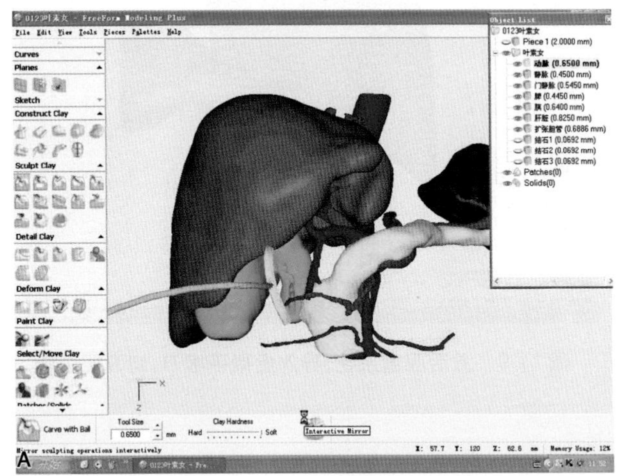

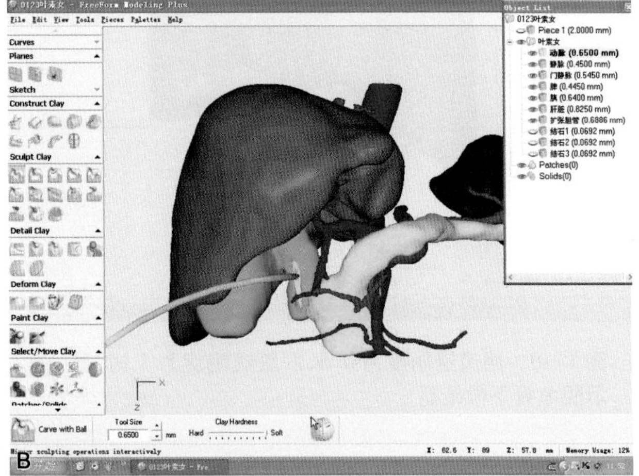

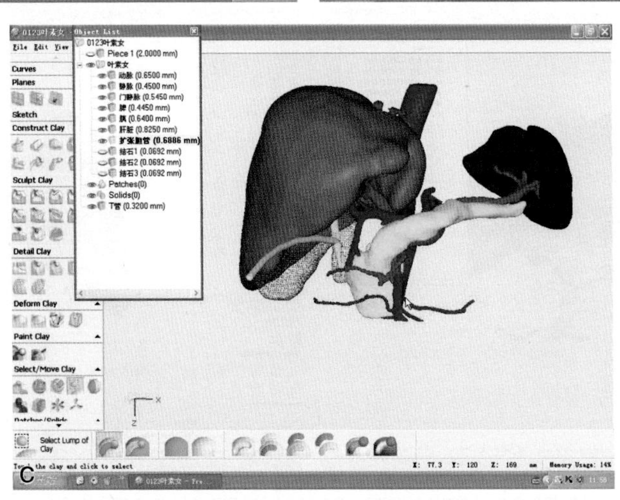

图11-11 三维可视化仿真手术-模拟放置T管过程
A. 导入T形管;B. 放置T形管;C. 胆管透明度为0.5,显示T形管的位置

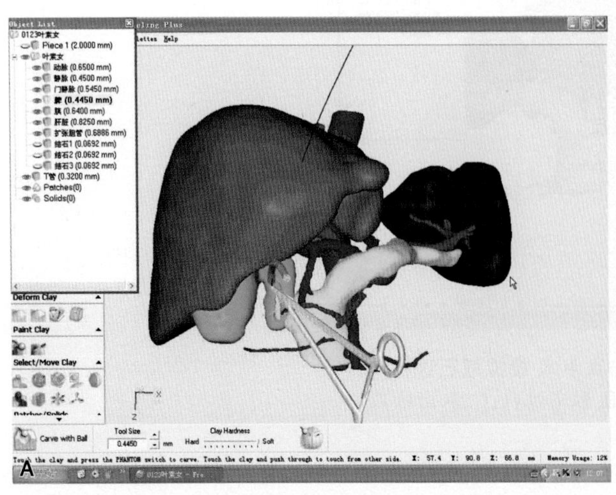

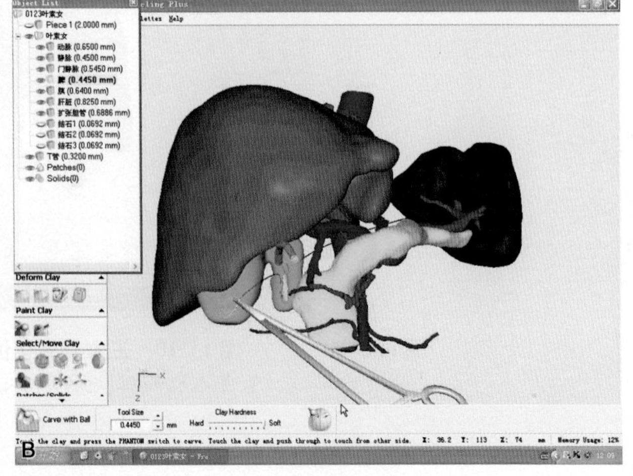

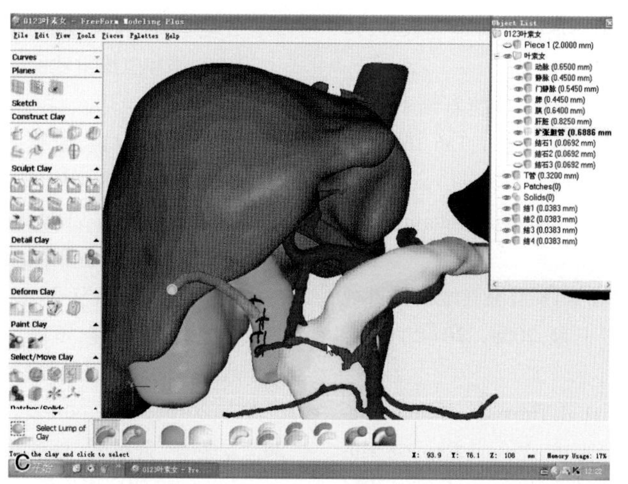

图 11-12 三维可视化仿真手术-模拟缝合胆管、固定 T 管过程
A. 导入缝针,进行缝合胆总管;B. 缝合胆总管;C. 胆总管切口的缝线

黄色,脾脏为紫红色,肝胆胰脾三维模型结构更加富有立体感,形态逼真,通过对肝胆设置不同的透明度可显示其内部的管道结构和结石的位置(图 11-5 至图 11-8)。二次开发的虚拟手术器械 T 形管与真实的相似,操纵力反馈设备 PHANToM 能完成胆总管切开取石和 T 形管引流的可视化仿真手术(图 11-9 至图 11-12)。

二、三维可视化技术在胆总管结石治疗中的意义

随着 MSCT 和 MRI 等影像学技术的不断进步,人们对肝胆疾病引起的肝胆系统内部结构改变的认识也不断深入。近年来,计算机技术和图像处理技术的发展,使肝胆的可视化研究也取得一定的成果。但与临床的需要还相差很远。现在国内外整体数字化虚拟人体数据集以及使用灌注肝脏标本对肝脏内部管道结构的研究很多,或者采用医学影像设备 CT、MRI、3DCT 等和仪器自带的工作站进行脏器的重建工作,但都存在一些缺点。64 排螺旋 CT 肝内外胆管结石扫描数据集是清晰的亚毫米数据,可在计算机的辅助下进行三维可视化立体成像。

计算机辅助外科(computer aided surgery,CAS)是一种基于计算机对大量数据信息的高速处理及控制能力,通过虚拟手术环境为外科医师从技术上提供支援,使手术更安全、更准确的一门新技术。近年来,随着 CT、MRI 等图像诊断仪的发展,使计算机虚拟现实技术在医学中的应用得到了飞速的发展。虚拟手术是利用各种医学影像数据,利用虚拟现实技术在计算机中建立一个模拟环境,医生借助虚拟环境中的信息进行手术计划、训练,以及实际手术过程中引导手术的新兴学科。

在建立虚拟的胆道结石的手术系统后,利用胆道结石的患者术前获得的 CT 影像信息,通过 MIPS 系统进行自动的图像分割与三维重建技术,快速地建立三维模型,在计算机建立的虚拟的环境中设计手术过程,进刀的部位,角度,提高手术的成功率。另外,由于手术教学训练 80% 的失误是人为因素引起的,所以手术训练极其重要。年轻医生可在虚拟手术系统上观察专家手术过程,也可重复练习。虚拟手术使得手术培训的时间大为缩短,同时减少了对昂贵的实验对象的需求。由于虚拟手术系统可为操作者提供一个极具真实感和沉浸感的训练环境,力反馈绘制算法能够制造很好的临场感,所以训练过程与真实情况几乎一致,尤其是能够获得在实际手术中的手感,开拓出医疗教学的新模式,有助于解决临床医学的培训、教育的困难。

(唐云强 常旭)

【参考文献】

1. 姚向庆,陈燕凌. 原发性肝内胆管结石的治疗进展. 医学综述,2007,13(8):583-584.
2. 黄志强. 当今胆道外科的发展与方向. 中华外科杂志,2006,44(23):1585-1586.
3. 陈水平,余新,邵江华,等. 原发性胆管结石手术引流方式的分析及其再认识. 世界华人消化杂志,2009,17(19):2005-2009.
4. 黄志强. 胆道外科手术学(第 2 版). 北京:人民卫生出版社,2010:129-141.
5. 秦明放,赵宏志,王庆,等. 微创治疗肝外胆管结石阶梯性方案研究. 中国实用外科杂志,2004,24(2):88-90.
6. 范应方,方驰华,朱新勇,等. 64 层螺旋 CT 胆道三维成像

对肝胆管结石病的诊断价值. 中华消化外科杂志,2007,6(6):428-432.

7. 中华医学会外科学分会胆道外科学组. 肝胆管结石病诊断治疗指南. 中华消化外科杂志,2007,6(2):156-160.
8. Xu Q,Bao S,Peng F,et al. Research on modified ivewire interaction segmentation algorithm. J Computat Inform Syst,2007,3(1):117-123.
9. 廖其光,鲍苏苏,潘家辉,等. 基于 VTK 肝脏三维模型可视化研究与实现. 计算机与数字工程,2008,220(2):102-104.
10. ZM Zhou,CH Fang,LW Huang,et al. Three-dimensional Reconstruction of Pancreas Based on the Virtual Chinese Human-Female No. 1. Postgraduate Medical Journal,2006,82;392-396.
11. 周五一,方驰华,黄立伟,等. 肝脏管道灌注后数字化虚拟肝脏及其手术. 第四军医大学学报,2006,27(8):712-716.
12. 方驰华,周五一,虞春堂,等. 肝脏管道系统灌注后薄层 CT 扫描和三维重建的研究. 中华外科杂志,2004,42(9):562-565.
13. 朱新勇,方驰华,鲍苏苏,等. 基于 64 排螺旋 CT 扫描数据的肝脏图像分割和三维重建. 南方医科大学学报,2008,28(3):345-347.
14. 方驰华,杨剑,范应方. 肝脏仿真手术的研究. 中华外科杂志,2007,45(11):753-755.
15. 范应方,方驰华,项楠,等. 三维可视化技术在中段胰腺切除术的临床应用. 中华实验外科杂志,2010,27(9):1338-1340.
16. Fang CH,Li XF,Li Z,et al. Application of a medical image processing system in liver transplantation. Hepatobiliary Pancreat Dis Int,2010,9(4):346-351.
17. Fang CH,Huang YP,Chen ML,et al. Digital medical technology based on 64-slice computed tomography in hepatic surgery. Chin Med J (Engl),2010,123(9):1149-1153.
18. 冉瑞图. 发展中国特色的胆道外科. 中华肝胆外科杂志,2000,6(3):163-165.
19. 赵振美,树伟,林祥涛,等. 国人肝段的再认识. 解剖学杂志,2008,31(3):400-403.
20. 钟世镇. 现代临床解剖学的回顾与展望. 解剖学报,1999,30(2):97-99.
21. 范应方,方驰华,朱新勇,等. 64 层螺旋 CT 胆道三维成像对肝胆管结石病的诊断价值. 中华消化外科杂志,2007,6(6):428-432.
22. 方驰华,周五一,钟世镇. 虚拟人研究现状及展望. 中华外科杂志,2004,42(15):953-955.
23. 方驰华,周五一,黄立伟,等. 虚拟中国人女性一号肝脏图像三维重建和虚拟手术的切割. 中华外科杂志,2005,43(11):748-752.
24. 方驰华,周五一,虞春堂,等. 肝脏管道系统灌注后薄层 CT 扫描和三维重建的研究. 中华外科杂志,2004,42(9):562-565.
25. 方驰华,钟世镇,原林,等. 数字化虚拟肝脏图像三维重建的初步研究. 中华外科杂志,2004,42(2):94-96.
26. 方驰华,范应方,朱新勇,等. 64 层螺旋 CT 胰胆管和腹腔血管三维成像在胆胰疾病中的应用. 中华消化外科杂志,2008,7(1):31-34.
27. 方驰华,陈智翔,范应方,等. 腹部医学图像三维可视化系统辅助肝胆管结石诊治决策的价值. 中国实用外科杂志,2010,30(1):40-43.
28. 方驰华,黄燕鹏,鲁朝敏,等. 数字医学技术在肝胆管结石诊治中的应用价值. 中华外科杂志,2009,47(12):909-911.
29. Ti TK,Wong CW,Yuen RY,et al. The chemical composition of gallstones: its relevance to surgeons in southeast AsiA. Ann Acad Med Singapore,1996,25(2):255-258.
30. Cetta F. The classification of biliary calculi and the clicico-therapeutic implications. Ann Ital Chir,1998,69(6):701-708.
31. Nakayama F. Hepatolithiasis: Classification of hepatolithiasis and its statistical distribution in Japan. Nippon Rinsho,1987,5(7):560-563.
32. 何小东,贵勇,张振寰,等. 肝内胆管结石和狭窄的外科治疗. 肝胆外科杂志,2000,8(5):327-328.
33. 中华医学会外科学分会胆道外科学组. 肝内胆管结石病诊断治疗指南. 中华消化外科杂志,2007,6(2):156-161.
34. 方驰华,常旭,鲁朝敏,等. 肝内外胆管结石 64 排 CT 数据三维重建及其临床意义. 南方医科大学学报,2008,28(3):370-372.
35. 方驰华,黄燕鹏. 数字医学技术在肝胆外科中的临床应用现况. 岭南外科杂志,2008,8(5):333-335.
36. 沈柏用,施源. 肝脏分段解剖的新认识. 世界华人消化杂志,2008,16 (9):913-918.
37. 范应方,方驰华,朱新勇,等. 64 层螺旋 CT 胆道三维成像对肝胆管结石病的诊断价值. 中华消化外科杂志,2007,6(6):428-432.
38. 方驰华,钟世镇,吴坤成,等. 适用于 CT 薄层扫描和三维重建肝脏管道系统的灌注和铸型的建模研究. 第四军医大学学报,2003,24(22):2076-2080.
39. 方驰华,周五一,虞春堂,等. 肝脏管道系统灌注后薄层 CT 扫描和三维重建的研究. 中华外科杂志,2004,42(9):562-565.
40. 张学文,杨永生,张丹. 肝内胆管结石分型及治疗方法选择. 中国实用外科杂志,2009,29(9):790-792.
41. 周宁新,张效东. 肝内胆管结石外科治疗的方法与选择. 肝胆外科杂志,2007,15(6):401-403.
42. 陈燕凌,朱金海,韩圣华,等. 解剖式肝段切除治疗左肝

11

胆管结石-保肝手术的探讨. 中国现代普通外科进展,2009,12(2):93-96.

43. 董家鸿,杨世忠. 精准肝切除的技术特征与临床应用. 中国实用外科杂志,2010,30(8):638-640.

44. Kim HC,Park SH,Park SI,et al. Three-dimensional reconstructed images using multidetector computed tomography in evaluation of the biliary tract. Abdom Imaging,2004,29(4):472-478.

45. 陈亚进. 肝胆管结石病多次手术原因及决策. 中国实用外科杂志,2012,32(1):57-59.

46. Sakpal SV,Babel N,Chamberlain RS. Surgical management of hepatolithiasis. HPB (Oxford),2009,11(3):194-202.

47. Vetrone G,Ercolani G,Grazi GL,et al. Surgical therapy for hepatolithiasis:a Western experience. J Am Coll Surg,2006,202(2):306-312.

48. 窦科峰,刘正才. 肝胆管结石术后残留结石的原因及其对策. 腹部外科,2007,20(6):588-589.

49. 黄志强. 手术后胆管残石的过去、现状与对策. 中国实用外科杂志,2000,20(9):515-516.

50. 黄志强. 肝内胆管结石治疗演变和发展. 中国实用外科杂志,2015,35(5):537-539.

51. Fang CH,Xie AW,Chen ML,et al. Application of a visible simulation surgery technique in preoperation planning for intrahepatic calculi. World J Surg,2010,34(2):327-335.

52. Xie A,Fang C,Huang Y,et al. Application of three-dimensional reconstruction and visible simulation technique in reoperation of hepatolithiasis. J Gastroenterol Hepatol,2013,28(2):248-254.

53. Fang CH,Liu J,Fan YF,et al. Outcomes of hepatectomy for hepatolithiasis based on 3-dimensional reconstruction technique. J Am Coll Surg,2013,217(2):280-288.

54. 范应方,方驰华,游锦华,等. 医学图像三维可视化系统在肝胆管结石病诊断与治疗中的应用. 中华消化外科杂志,2011,10(4):271-273.

55. 范应方,方驰华,陈建新,等. 三维可视化技术在精准肝胆管结石诊治中的应用. 南方医科大学学报,2011,31(6):949-954.

56. 方驰华,陈建新. 数字医学技术在肝胆管结石病诊断和治疗中的应用. 中华消化外科杂志,2012,11(2):104-107.

57. Uenishi T,Hamba H,Takemura S,et al. Outcomes of hepatic resection for hepatolithiasis. Am J Surg,2009,198(2):199-202.

58. Mori T,Sugiyama M,Atomi Y. Management of intrahepatic stones. Best Practice & Research Clinical Gastroenterology,2006,20(6):1117-1137.

59. 方驰华,项楠. 数字化微创技术在肝胆胰外科的应用. 中国微创外科杂志,2011(01):15-19.

60. 范应方. 数字医学技术对降低肝胆管结石残石率和复发率的价值及评价. 中国实用外科杂志,2013(01):38-42.

61. 方驰华,陈建新,范应方,等. 基于三维技术的保护性肝切除治疗肝胆管结石. 南方医科大学学报,2012(06):835-839.

62. 范应方,方驰华,项楠,等. 数字化微创技术在肝胆管结石诊治中的应用研究. 中国普外基础与临床杂志,2011(07):688-693.

63. 黄志强. 微创外科-不断发展的技术与理念. 中国实用外科杂志,2010(03):161-163.

64. Lai E C,Ngai T C,Yang G P,et al. Laparoscopic approach of surgical treatment for primary hepatolithiasis:a cohort study. Am J Surg,2010,199(5):716-721.

65. Tu J F,Jiang F Z,Zhu H L,et al. Laparoscopic vs open left hepatectomy for hepatolithiasis. World J Gastroenterol,2010,16(22):2818-2823.

66. Yoon Y S,Han H S,Shin S H,et al. Laparoscopic treatment for intrahepatic duct stones in the era of laparoscopy:laparoscopic intrahepatic duct exploration and laparoscopic hepatectomy. Ann Surg,2009,249(2):286-291.

67. 黄志强. 3D 时代的肝胆胰外科:从“阿童木”到“阿凡达”. 中华腔镜外科杂志(电子版),2010,3(3):218-220.

第十二章

肝胆管结石的数字化外科诊断与治疗

第一节 概 述

肝胆管结石(hepatolithiasis)特指始发于肝内胆管系统的结石,其可单独存在,也可与肝外胆管结石并存。我国高发,是一种多阶段、进展缓慢、后果严重、治疗困难的尚未消失的常见胆道疾病。当肝胆系统受到弥漫性结石梗阻和反复胆管炎所致的进行性损害时,可引起胆汁性肝硬化及门静脉高压症、胆管癌、肝功能衰竭等严重的并发症,最终进入胆病终末期,成为肝胆外科和肝脏移植中最为棘手的难题,是我国良性胆道疾病死亡的重要原因。

中国工程院黄志强院士自20世纪50年代起即开始组织国内专家从多个角度开展了对诊治肝胆管结石的攻坚之战。通过对大量病例的临床和病理学研究,认识到肝内胆管结石病是一种严格的肝内节段性病变,在病变范围内,肝组织呈纤维化、萎缩和功能丧失等相应的病理学改变。为此于1958年首次提出并实施以规则性肝切除术治疗肝胆管结石,继而总结出"解除梗阻、去除病灶、通畅引流"的十二字治疗原则,为肝胆管结石的外科治疗奠定了基础。1983年,中华医学会外科学分会胆道外科学组成立并确定了肝胆管结石的定义、命名、诊断标准、急性梗阻型化脓性胆管炎的诊断标准、结石部位标记标准等。20世纪80、90年代,在当时信息技术还比较落后的情况下,组织了两次全国胆石病临床流行病学调查,根据西南医院357例肝切除术及术后随访等资料,分析肝胆管结石与狭窄在再次胆道手术中的意义,首次提出遗留肝内结石、肝胆管狭窄是我国肝胆管结石外科治疗失败、再次胆道手术的最常见和主要原因,并可由此引起增生-萎缩复合征,进一步增加胆道外科再手术的困难和危险,由此创新发展了肝门部胆管整形胆肠吻合的各种术式。此后,随着肝脏外科技术和医疗设备的不断改进,肝切除术治疗肝胆管结石有了重大的发展。对肝胆管血流灌注尤其是微循环灌注、胆道出血的原因和控制、终末期胆病的外科治疗等方面的研究也逐步深入进行。对肝胆管结石等胆道良性疾病外科治疗的原理和方法的系统研究,肝叶切除和高位胆管狭窄修复等系列手术方式的创用,使肝胆管结石的疗效得到显著改善。对肝胆管结石诊治的发展起到了巨大的引领和推动作用。黄志强院士团队因此在21世纪开年之年荣获国家科技进步一等奖。2007年,中华医学会外科学分会胆道外科学组组织制定并发布《肝胆管结石病诊断治疗指南》,2013年,中国医师协会外科医师分会微创外科医师专业委员会组织制定并发布《腹腔镜治疗肝胆管结石病的专家共识》,进一步促进了全国范围内肝胆管结石的规范化诊治工作。

尽管如此,由于理论和技术上的局限性,使得肝胆管结石的外科诊治在相当一些单位仍处于"缓解症状"状态,其主要原因,虽然肝胆管结石的影像学评估有了很大的发展,但仍存在一定的不足。B超、CT、MRI等检查对肝胆管结石的诊断各有其特点和优势,但也有其不足之处(详见本章第一节)。B超虽能发现扩张胆道及结石,因受影响因素较多,图像质量差,难以显示胆管狭窄部位,不能进行细致的定位诊断。CT和MRI可全面显示肝胆管结石分布、胆管系统扩张以及肝实质的病变情况,但二者图像均为二维断层黑白图像,一般难以直接显示胆道狭窄部位,也不能发现密度与肝实质相似的结石,需有经验的专科医师连续观察各期CT图片才能形成完整的立体映像。ERCP、PTC等侵入性直接胆道显像检查有诱发急性胆管炎等并发症的风险,且不能观察狭窄胆管段以上肝内胆管和胆管以外肝内的病理改变、各脉管之间的相互关系,对肝胆管结石病情的分析判断需与其他检查方法配合使用,已非首选。特别是上述各种方法都是二维图像,没有实现客观的可视化三维立体成像,术前难以精准了解定位活体肝脏需切除的含狭窄肝胆管病变肝组织断面及其与周围血管的毗邻关系。过去对肝内血管与胆管之间相互关系的了解,主要是通过对尸解标本的血管铸型研究获得的，它虽然可代表基本情况，但毕竟源于尸体，不能完全真实反映出活体的个性化特征。术者对病情的定位判断和手术规划的设计均是经过对各组织器官的空间位置感性知识的综合思维主观构想来制定的，具有很大的模糊性和不确定性。而对复杂性肝胆管结石尤其是有高位胆管狭窄、或(和)合并萎缩增生综合征者，在拟定规则性肝切除术的手术方案时，能否准确把握胆管系统、门静脉、肝动脉、肝静脉是否有变异，其与肝内结石病灶、狭窄胆管之间的解剖关系，对制定精准方案有决定性的意义。

由此可见，术前对肝胆管结石肝内复杂病情高度不确定性的认识、评估不足，限制了根治性治疗措施的有效实施。正如董家鸿院士所述："由于过去理论和技术的局限，对于累及肝内胆管和肝实质的复杂良性病变与胆道恶性肿瘤，难以彻底清除病灶，因而无法达到"治愈疾病"的目的，外科疗效只能停留在"缓解症状"水平上，"肝内胆管病变的手术处理则遗留为腹部外科领域跨越世纪的难题。"

21 世纪，世界进入到了一个崭新的数字化技术迅猛发展的生物智能信息时代。外科学、解剖学、影像学与计算机技术、数字化信息工程学技术等相互融汇贯通，巧妙结合，肝胆管结石的三维可视化技术应运而生。近十年来，多家单位的临床实践，已经充分证实了三维可视化技术在帮助外科医师真正实现"治愈目的"的肝胆管结石精准诊疗方面所具有的独特、优越的技术指导和支撑作用。2017 年 1 月，由中华医学会数字医学分会、中国研究型医院学会数字医学临床外科专业委员会联合组织专家制定的《肝胆管结石三维可视化精准诊疗专家共识》正式发布，标志着其已经成为一种基本成熟的、在我国可推广应用、规范开展的先进医学科学技术。本章重点介绍三维可视化技术在肝胆管结石精准诊疗中的应用问题。

(卢绮萍)

第二节 肝胆管结石术前影像检查评估

合理手术方式的制定需要精确的术前诊断，肝胆管结石术前治疗规划的依据主要包括影像学诊断、肝脏生理储备功能评估以及患者全身状态的判断。其中影像学的诊断最为关键，直接关系到手术方案的制订和手术效果的好坏。

目前对肝胆管结石的诊断有实用价值的影像学技术主要有 B 超、CT、MRI、ERCP、PTC、术后胆道引流管造影、胆道镜等，但这些检查均有自身的优点和局限性，单一的检查常难以获得全面的诊断，往往需要一种以上的影像学检查联合应用相互印证才能达到正确诊断的目的。

一、影像学检查

超声检查对发现肝胆管结石有重要的诊断价值。B 超无创、价廉且可多次重复，对肝胆管结石诊断的敏感性高达 95.9%，是肝胆管结石诊断的首选方法，适用于结石的筛查。肝胆管结石在 B 超探查时表现为高回声，后方有声影，并可发现结石远端胆管扩张。肝内管道系统的钙化也具有结石样的影像表现，所以一般在结石远端的胆管有扩张时才能作出肝胆管结石的诊断。B 超对肝胆管结石引起的肝脓肿、肝内胆管癌等也有较好的定位诊断价值，但后者不及 CT 增强和磁共振扫描。B 超对肝胆管结石脱落至肝总管、胆总管有较大的诊断价值。主要缺点是不能有效地提供胆管树的整体影像，不如 CT 和 MR 图像直观，特别是对胆道狭窄部位和肝胆管结石引起的肝实质的病变(主要是肝叶纤维化)的敏感性较低，只有 49.2%，对胆管狭窄病变的敏感性只有 3.9%，且与操作者的技术水平有一定的关系。因此虽在一般情况下可作为首选的初选检查，但在决定行外科手术治疗前仍需要做其他影像学检查确切了解病情。

CT 对肝胆管结石诊断的敏感性与准确度均高于 B 超。CT 能显示出肝门的位置、胆管扩张及肝脏肥大、萎缩的变化，系统地观察各个层面，可以了解结石在肝内胆管分布的情况以及肝实质的病变。CT 平扫能显示出高密度结石，表现为肝内胆管走行区条索状、类圆形、结节状的高密度影，其 CT 值根据结石的成分不同、含钙量的多少而不同，一般来说高含钙量的结石 CT 值高，能清楚显示结石影，而等密度、低密度的结石，因含钙量少 CT 难以显示。CT 平扫对诊断肝胆管结石的并发症如肝脓肿、肝内胆管细胞癌等有一定的限度。二者均表现为均匀或不均匀的低密度灶。CT 增强扫描可以作为诊断肝胆管结石及其并发症时 CT 平扫的补充，可进一步观察结石位置，邻近管壁是否增厚，远端胆管有无扩张，后者可表现为与增强的门静脉并行的条状分枝状低密度影，称为"轨道征"。等密度的结石表现为在扩张的肝内胆管中无强化的条状、斑点状的等密度影，远端胆管轻度扩张，一般CT仍难以显示，需薄层CT增强扫描反复观察，认真测量比对平扫与增强CT的CT值有无增加、病变有无强化，方能诊断。特别由于胆管内低压特征，胆汁稀少或经血管途径进入的造影剂难以直接显示胆管，二维CT图像在结石部位与胆管狭窄部位的空间诊断方面，始终是难以突破的瓶颈，一般难以直接显示胆道狭窄部位，因而不能完全准确涵盖结石分布、定位，胆管狭窄的定位以及胆管树的显示。CT图像后处理工作站也可进行胆道三维重建，但获得的三维重建图像也仅是某一血管期的图像，且提供给临床医师的仅为三维图像的二维平片，并非真正意义上的三维立体图形，难以将三期血管与肝脏及胆管树的立体解剖关系同时显现。CT增强对肝胆管结石并发的肝脓肿的诊断可观察到典型的"蜂房征"，分隔强化在动脉期最明显，门静脉期、延迟期强化程度下降；周围的炎症充血改变表现为动脉期大片状强化，门静脉期减弱，延迟期与肝密度强化，亦可出现多种不典型表现难以确诊。并发胆管细胞癌可出现各种实性、囊性、囊实性病变；往往伴有远端肝内胆管可扩张及肝门淋巴结肿大，但常无特异性，需结合其他检查评估。

MRI平扫T1加权和T2加权可以显示肝胆管结石，多为条状、类圆形、结节状低信号或无信号影。根据结石成分不同，T1加权可为低信号、等信号或高信号影，含钙多的结石信号值较低。MRI平扫还可以观察结石远端胆管扩张的形态等，表现为条状长T1、长T2信号影。MRI平扫也能确诊肝总管结石及胆总管结石。MRI结合MRCP最大的优势在于可以多方位显示肝内胆管树，准确判断肝内结石分布、胆管系统狭窄与扩张的部位和范围以及肝实质病变。MRI的局限在于，其空间分辨率不及CT，在T2加权图像上，胆汁的信号为长信号，小结石的异常信号易被"淹没"，因此MRI对结石显示不如CT和B超清晰，难以发现较小的结石，对狭细胆管的显示不如胆管直接造影清晰准确；CT和MRCP胆道系统三维截图，并非真正意义上的三维立体图像，且难以同时显现胆道系统与肝脏和肝内其他管道，尤其是门静脉系统的立体解剖，使得术者难以获取整体直观的解剖学信息。MRI增强扫描时虽然动脉、门静脉及肝实质分别在各期强化，但结石并无强化，此时无强化的胆管结石往往难以观察，因此，其意义最主要是用于肝胆管结石并发症的检查诊断。例如，MRI的动态增强扫描可以获得多个动脉期、静脉期、延迟期的图像，肝胆管结石并发的肝脓肿的"蜂房征"、肉芽肿的壁及其周围的充血水肿，可在某一个动脉期更清楚地被显示，并发的实性胆管癌的内部结构与"蜂房征"完全不同，表现为延迟强化的不规则肿块，实性病灶部分之间有囊性成分存在，可与之鉴别

ERCP、PTC等侵入性直接胆道显像检查对肝内胆管结石有明确的诊断及治疗价值，但其有诱发急性胆管炎等并发症的可能性，现已非首选。

二、其他辅助检查

胆道测压可以了解胆汁排泄是否正常。对于某一分支肝内胆管结石，胆道测压的临床意义不大。但对左右肝管接近肝门部位的结石伴胆管狭窄，可发现因胆汁排泄不良引起的胆管扩张、胆汁潴留，胆道压力增高等现象。现在已有电子胆道测压仪精确的测量胆管内的压力，应根据病情选择使用。

核素扫描常用核素^{99m}Te，静脉注入后经单核-吞噬细胞系统摄取后，排泄入胆道。扫描时可分层、定点，获得三维图像，显示与邻近结构的关系，对诊断提供较好的依据。但对肝内胆管结石的诊断不理想。

选择性腹腔动脉造影可观察动脉血管是否存在移位、受压、中断和异常血管影。对于鉴别诊断肝胆管癌、胆囊癌效果好，但对肝内胆管结石的诊断不理想。而且动脉造影要求一定的设备，操作烦琐，技术条件要求高，不作为肝内胆管结石的首选方法。

综上，对肝胆管结石的诊断，各种影像学检查均有其优势和局限性，因此，对于复杂的肝胆管结石病例，常需结合各种检查方式综合评估，方能得到较为客观的诊断结果，用于制定外科治疗策略。

（刘允怡　方驰华）

第三节　高质量亚毫米CT数据采集

以肝脏、胆道三维可视化和3D打印技术为代表的数字医学技术的出现，为肝胆管结石的术前精准评估提供了新的方法。

三维可视化技术是基于多排CT增强薄层扫描数据而建立的。对于经B超诊断为肝胆管结石、拟准备建立三维可视化模型的患者，采用薄层CT扫描技术采集上腹部CT强化的图像数据。平扫期、动脉期、门静脉期、肝静脉期四期CT图像数据的质量直接影响后续肝胆管结石三维可视化模型的准确性。

一、采集设备

64 排螺旋 CT-PHILIPS Brilliance 64 层，或 256 层、320 层 CT。高压注射器采用 MEDRAD 双筒高压注射器(美国)。图像后处理工作站为 PHILIPS Brilliance 64 层螺旋 CT 自带的 Mxview 工作站。扫描参数：管电压 120kV、管电流 300mAs、每旋转 1 周时间为 0.5 秒、螺距(pitch)0.984、层厚 5mm。

二、扫描前准备

患者检查前 20 ~ 30 分钟口服清水 500 ~ 1000ml，扫描开始前再口服清水 500ml，以充盈胃肠道(作为阴性对比剂)，并训练患者呼吸，最大限度地控制呼吸运动产生的伪影。

三、平扫

亚毫米状态下高分辨力容积扫描，常规平扫时患者取仰卧位，头足方向，扫描范围由膈顶至肝脏下缘，扫描条件 120kV、300mAs；采用 0.625×64 排探测器组合，以层厚 5mm、间隔 5mm，螺距(pitch)0.984，球管旋转一周时间 0.5 秒，扫描视野 40 ~ 50cm，矩阵 512×512。开始常规上腹部平扫。

四、动态 CT 增强扫描

平扫完成后，经肘静脉注射对比剂(应用套管针)，使用双筒 CT 高压注射器，注射速率 5ml/s，所用对比剂为高浓度非离子型碘帕醇 370(370mgI/ml)或碘普罗胺 370(370mgI/ml)，剂量 1.5ml/kg 体重，对比剂注射完毕后以生理盐水 50ml 冲管，扫描技术条件同平扫，动脉期在注射后扫描延迟时间 20 ~ 25 秒，静脉期注射后扫描延迟时间 50 ~ 55 秒。扫描完成后，应用增强原始数据进行 0.67mm 的薄层重建，间隔 0.33mm，并将图像数据传至 Mxview 工作站。

五、CT 薄层扫描数据的采集

在 Mxview 诊断工作站上，利用光盘刻录全部的数据，其中包括肝脏、胆管结石的平扫期、动脉期、门静脉期、肝静脉期数据，格式为 DICOM3.0。

(方驰华　刘军)

第四节　肝胆管结石三维可视化模型建立

将薄层 CT 数据经过图像工作站处理，导入三维可视化立体成像软件系统进行程序分割、重建。通过调节肝脏透明度，同时显示肝脏和肝动脉、肝静脉、门静脉的一级、二级、三级分支等结构；显示狭窄胆道和一级至四级扩张胆管；显示结石大小、形态、分布。通过对模型的旋转观察，清晰地了解各管道结构之间的空间位置关系。

一、图像配准

调整各期图像扫描顺序、起始处和结束处一致。通过 DICOM 查看器阅读原始的 CT 图片，进行配准，并转换成 BMP 格式，保存在新建的文件夹中(图 12-1)。在腹部医学三维可视化系统软件中，采用自适应的区域生长算法对肝脏进行序列分割和三维动态区域生长法对肝脏管道系统的自动分割，速度快，准确性好，克服了手工分割的缺点。分割的数据通过采用面绘制的移动立方体算法能快速地进行肝脏及其管道的三维重建，有利于开展可视化仿真手术研究。

二、图像的自动分割与三维重建

将患者的 BMP 数据导入腹部医学三维可视化系统，用同第二部分的方法进行自动分割与三维重建，最后得到患者三维模型以 STL 格式输出(图 12-2)；将含有肝胆管结石及肝脏各系统的模型的 STL 格式导入 FreeForm Modeling System 对模型进行加工，平滑、去除层次感和噪声，得到各系统的三维模型(图 12-3)和配准后的肝胆模型(图 12-4)。腹主动脉及其各个分支均清楚显示，肝动脉及左肝动脉、右肝动脉以及下属分支均能清楚显示(图 12-3A)。肝静脉期：再无肝脏萎缩、胆管癌等情况下，肝静脉主干显示良好，正常情况下肝静脉的属支能清楚显示，由于本例肝左外叶萎缩、变形致左肝静脉已变异，可能显示不清(图 12-3C)。门静脉期：门静脉主干及五级以上分支均显示很好，并可见脾静脉与肠系膜上静脉(图 12-3B)，重建的胆道系统见左肝外叶的胆管扩张(图 12-3D)，胆道的透明度设为 25 时可见左肝内胆管结石(图 12-3E)，肝脏外形轮廓清晰，可见左肝外叶萎缩、变形(图 12-3F)。

上述方法为既往进行三维重建的步骤，现在使用的是经过优化的腹部医学图像三维可视化系统，在进行三维重建时软件可以直接读取患者原始的 DICOM 数据(不需要进行格式转换)，然后进行自动配准和各系统的重建，极大地提高了工作效率。

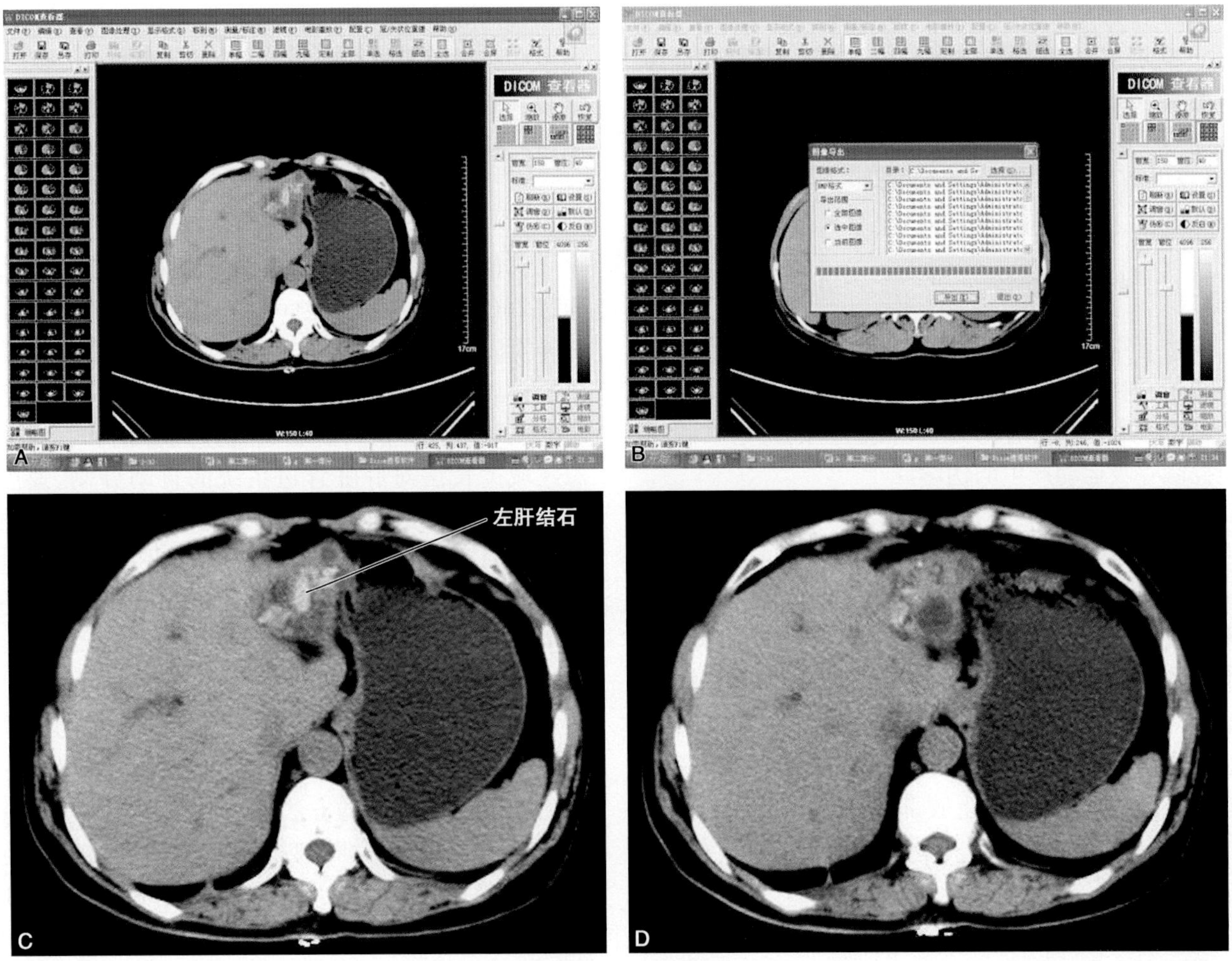

左肝结石

图 12-1 **图像配准**

A. DICOM 查看器阅读 CT 图像；B. 在 DICOM 查看器转换成 BMP 格式并保存；C. 左肝内胆管结石伴萎缩的 BMP 图片；D. 左肝内胆管扩张与结石的 BMP 图片

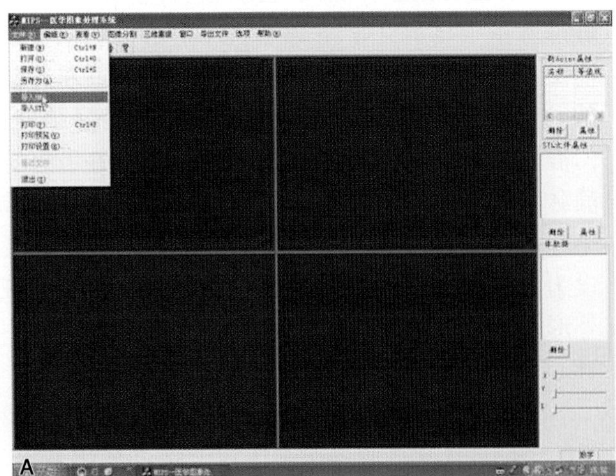

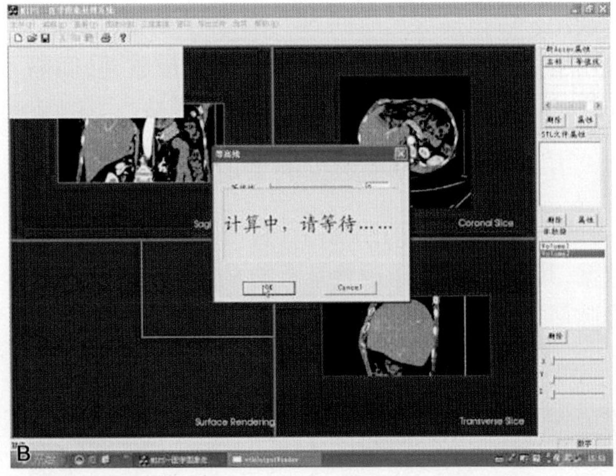

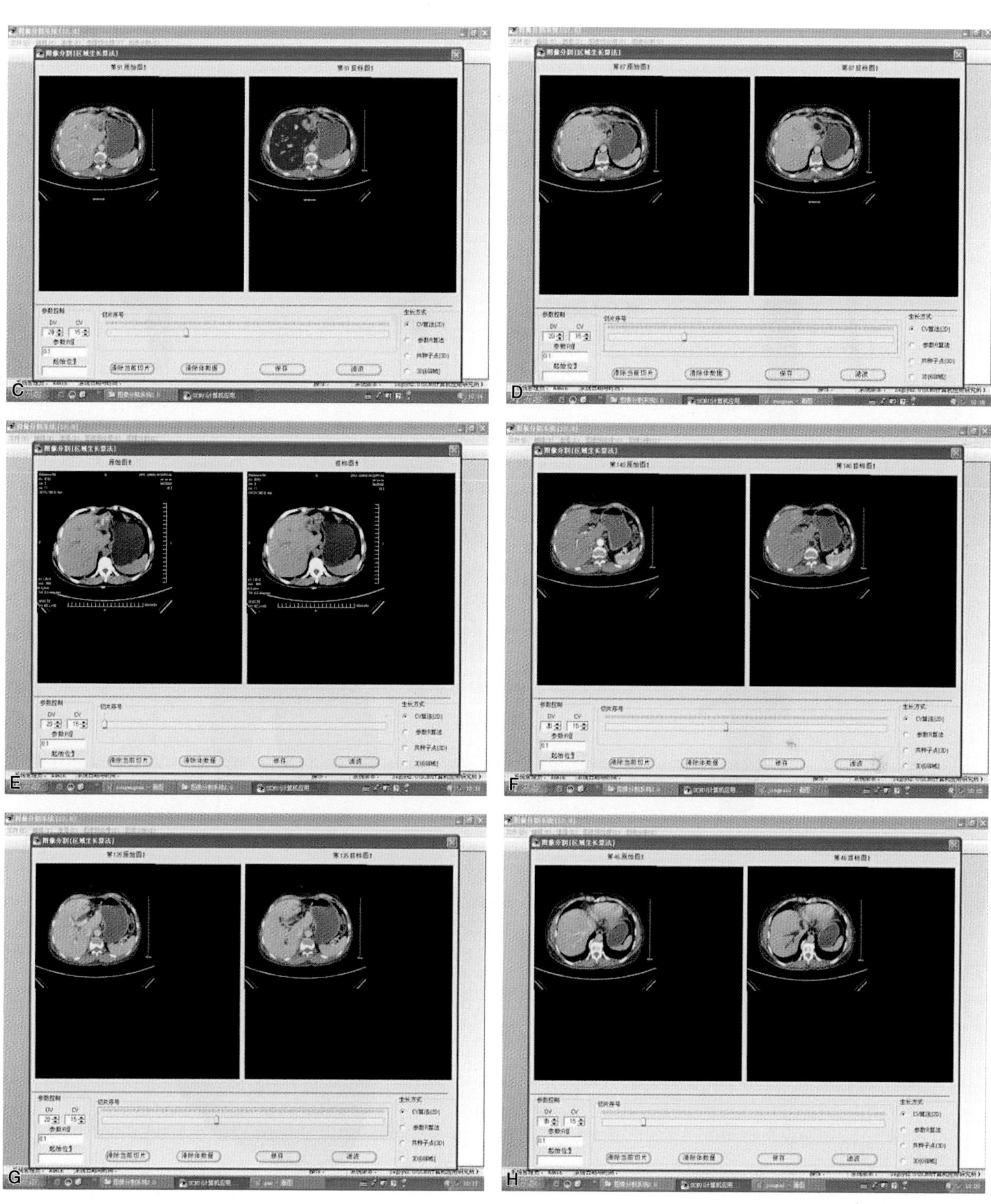

图 12-2　**图像的自动分割**

A. 在腹部医学三维可视化系统导入 BMP 数据准备分割；B. 在腹部医学三维可视化系统进行三维重建；C. 肝脏的分割；D. 左肝内胆管扩张的分割；E. 左肝内胆管结石的分割；F. 动脉系统的分割；G. 门静脉系统的分割；H. 肝静脉和下腔静脉系统的分割

12

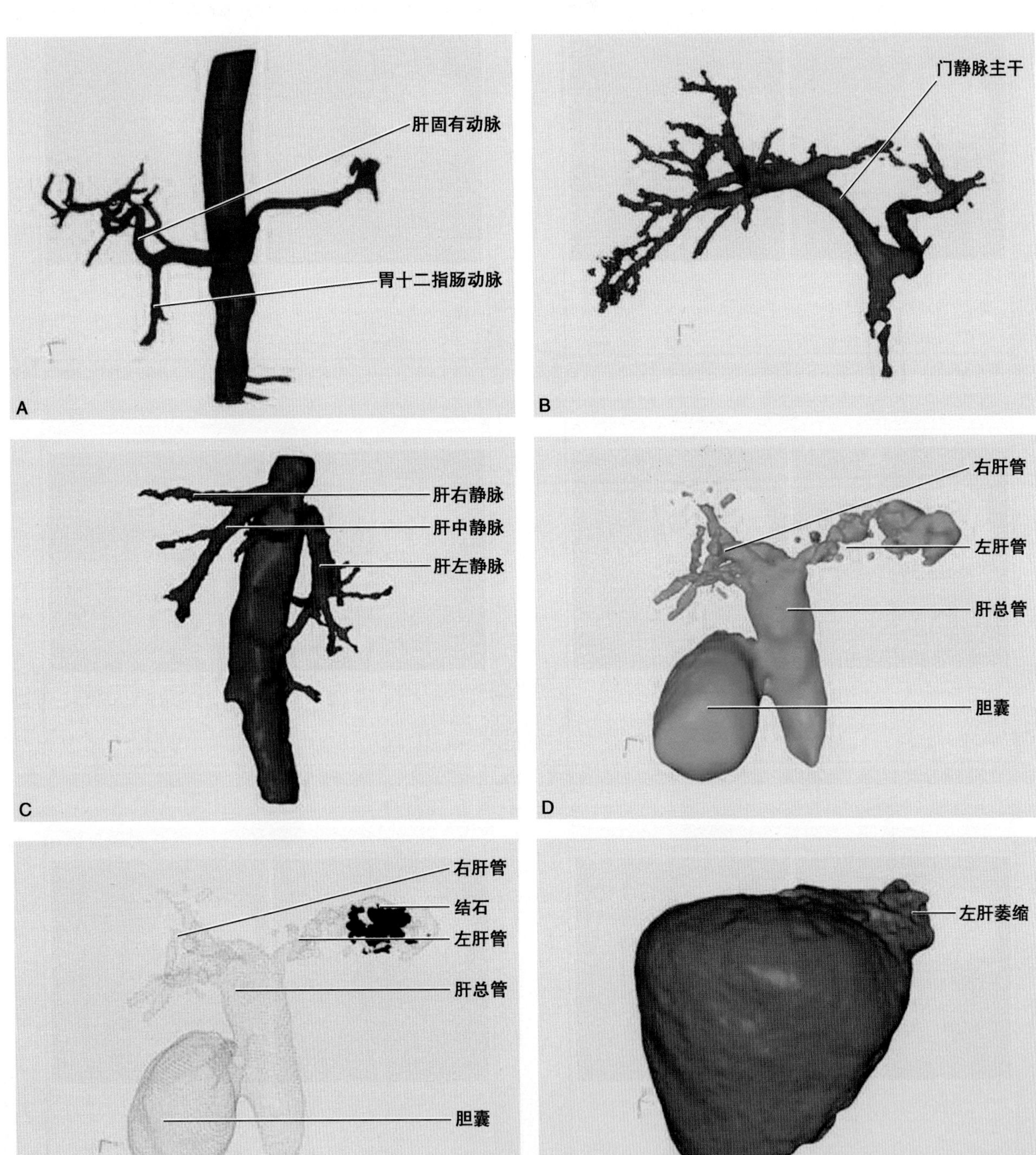
肝固有动脉
胃十二指肠动脉
A
门静脉主干
B
肝右静脉
肝中静脉
肝左静脉
C
右肝管
左肝管
肝总管
胆囊
D
右肝管
结石
左肝管
肝总管
胆囊
E
左肝萎缩
F

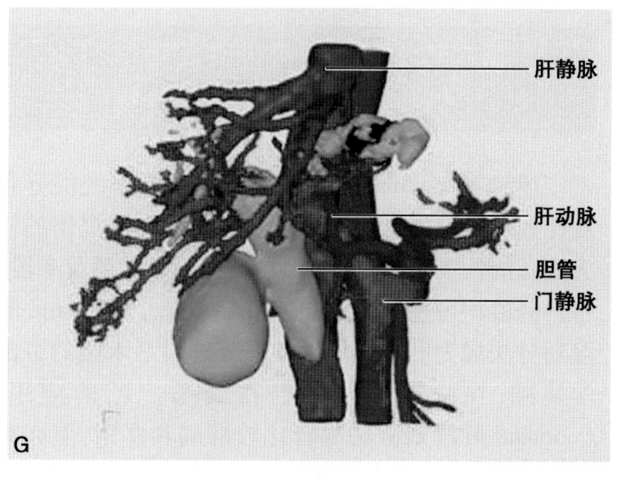

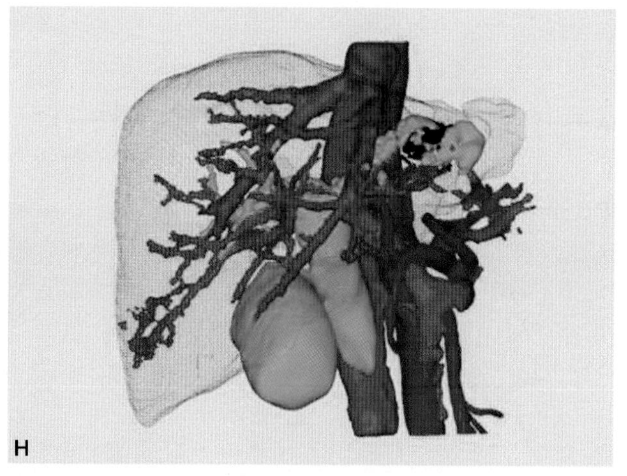

图 12-3 各系统的三维模型

A. 重建后的动脉系统；B. 重建后的门静脉系统；C. 重建后的肝静脉与下腔静脉；D. 重建后的胆道；E. 胆道系统的透明度为 0.5 时，见左外叶胆管的结石；F. 重建后的肝脏见左外叶萎缩；G. 肝的透明度为 0 时的三维模型；H. 肝的透明度为 0.5 时，显示内部结构的三维模型

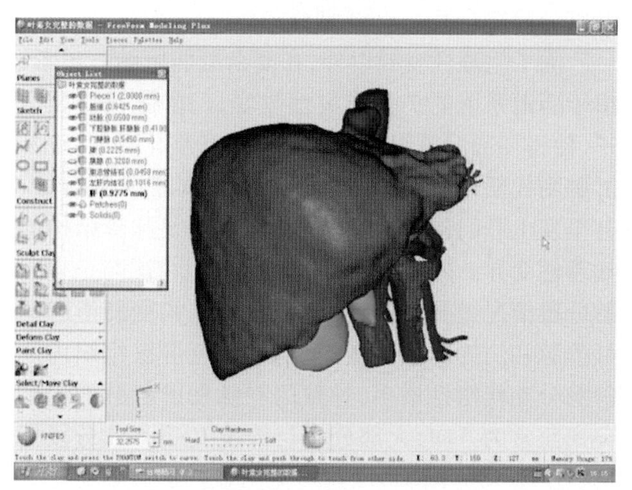

图 12-4 肝脏透明度为 1 的三维模型

（方驰华 刘军）

第五节 三维可视化脉管分型

根据获得的个体化肝脏、脉管、结石及腹腔血管和周围脏器的三维可视化图像，观察、分析肝脏、胆道、结石和肝内血管。对于没有肝脏萎缩、肥大或胆汁性肝硬化患者，三维可视化肝动脉分型、肝静脉分型（见十六章三节）；三维可视化门静脉分型可分为以下 5 型。

【门静脉分支分类】①正常型，门静脉主干在肝门处分为左支和右支（图 12-5）；②Ⅰ型变异，门静脉主干在肝门处呈三叉状直接分为左支、右前支和右后支（图 12-6）；③Ⅱ型变异，门静脉主干先发出右后支，向上行分为右前支和左支（图 12-7）；④Ⅲ型变异：门静脉右支水平的分出前支和后支（图 12-8）；⑤其他变异，门静脉左支水平段缺如；特殊变异，门静脉左支来自于右前支（图 12-9）。

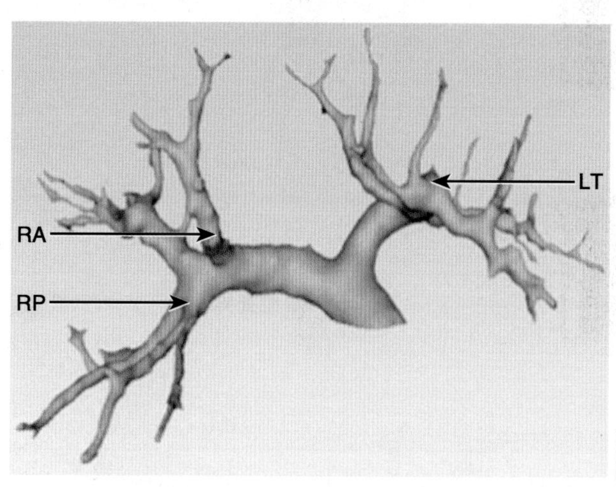

图 12-5 正常型

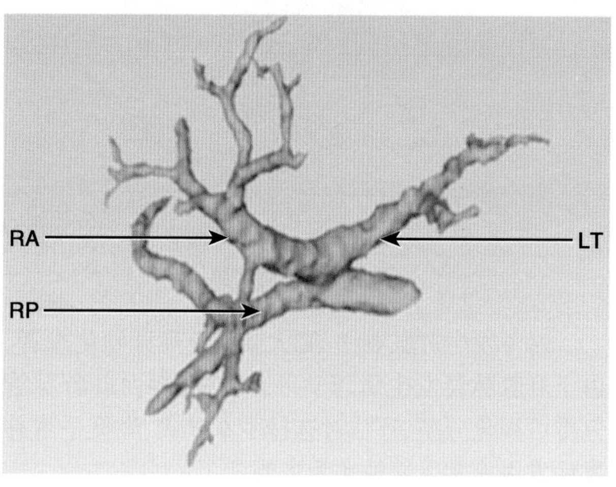

图 12-6 Ⅰ型变异

12

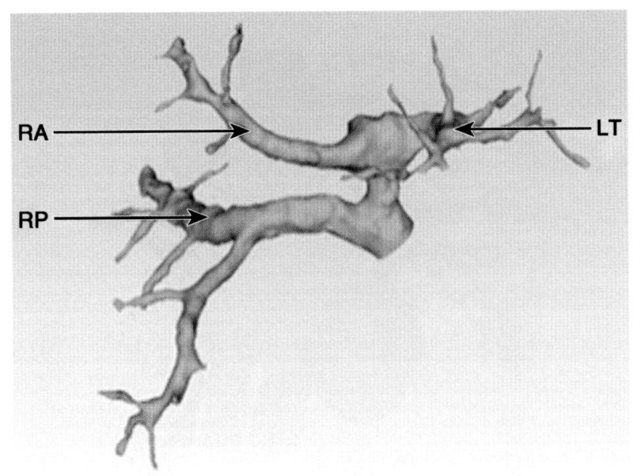

图 12-7 Ⅱ型变异

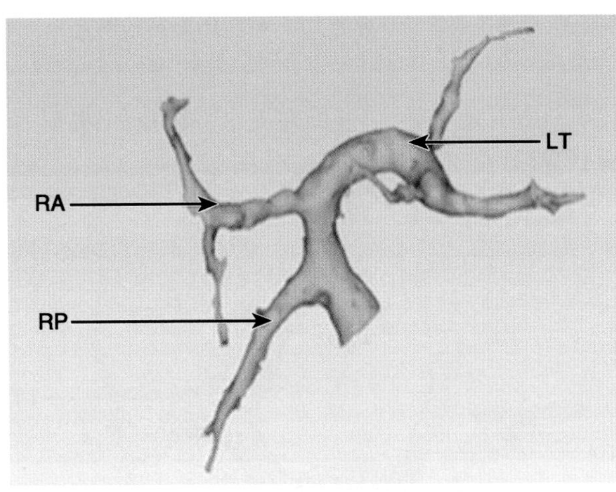

图 12-8 Ⅲ型变异

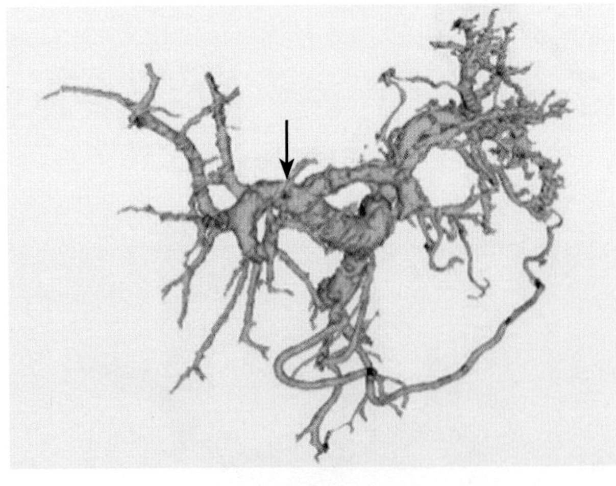

图 12-9 其他变异

对于发生肝脏萎缩、肥大或胆汁性肝硬化患者，由于肝脏脉管发生病理学形态改变，因而肝脏脉管三维可视化分型、评估对选择手术方式、降低手术并发症发生率和风险性尤为重要。

（刘允怡 方驰华）

第六节 三维可视化肝胆管结石个体化肝脏分段和体积计算

1954 年 Couinaud 根据肝脏 Glisson 系统的分布规律和肝静脉的走行，进行了肝段的划分，提出的较为完备的八段法，将肝分为左、右半肝，4 部及 8 段，每一肝段均可视为肝的功能解剖单位。Couinaud 肝段划分法成为肝脏影像学和肝脏外科手术学的解剖学基础，在临床实践中已得到了广泛的应用。Couinaud 肝段划分法尽管比较准确和实用，但亦有明显的缺陷，因为它是离体肝铸型的研究结果，其方位术语是对桌面而言的，因此不尽符合在体肝的实际情况。而且，随着影像学技术发展，越来越多的研究表明由于肝静脉和门静脉分支变异，仅部分人群肝脏分段符合 Couinaud 划分。

除了生理性变异以外，在复杂肝胆管结石患者，由于胆道系统的扩张或炎性改变，门静脉被挤压变形，使得局部肝脏组织营养缺乏而纤维化萎缩，正常肝脏则代偿性增生，导致肝脏出现萎缩肥大复合征，甚至发生肝门转位，出现多种肝组织及脉管结构的病理性变异。肝胆管结石的肝脏分段情况与正常肝脏分段情况差异较大，由于结石所致病变肝组织的肝静脉和门静脉系统受压变形，邻近肝脏组织内门静脉分支代偿性增多，导致门静脉和肝静脉的走行偏离正常的方向，大部分均与传统 Couinaud 分段偏离（图 12-10 ~ 图 12-17），可见明显的肝脏萎缩肥大或肝脏转位改变。这种情况，按照传统 Couinaud 分段方法进行手术切除，势必导致切缘的不确定性，从而影响治疗效果。因此肝胆管结石患者术前进行三

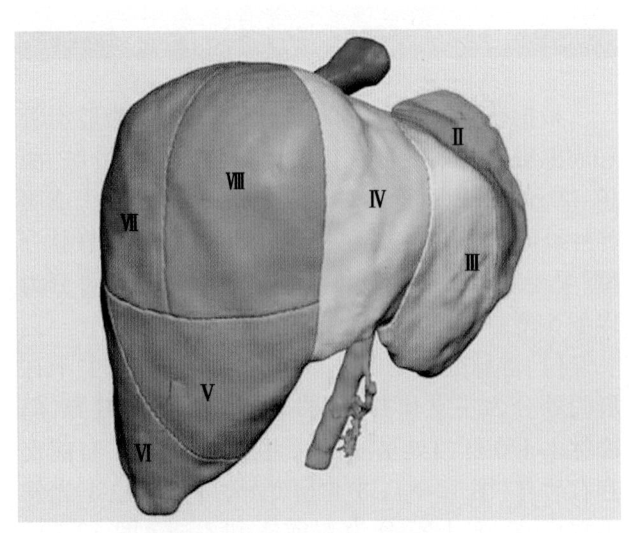

图 12-10 个体化分段

12

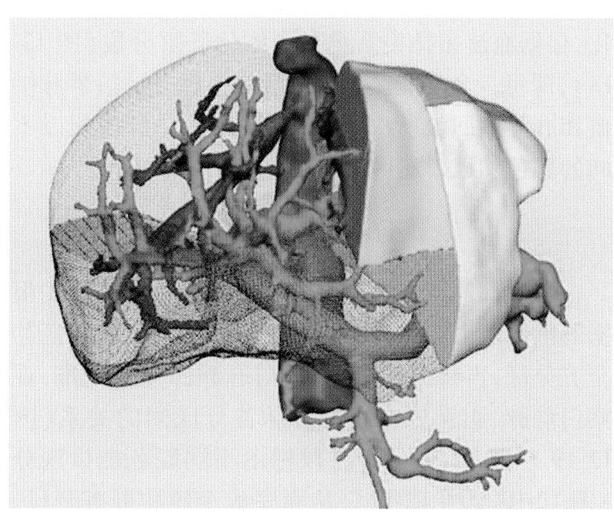

图 12-11　Ⅱ、Ⅲ、Ⅳ段着色

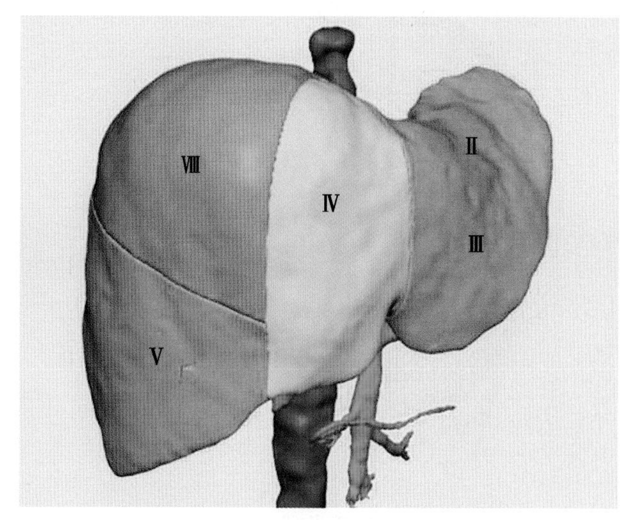

图 12-14　Ⅱ、Ⅲ、Ⅳ、Ⅴ、Ⅷ段

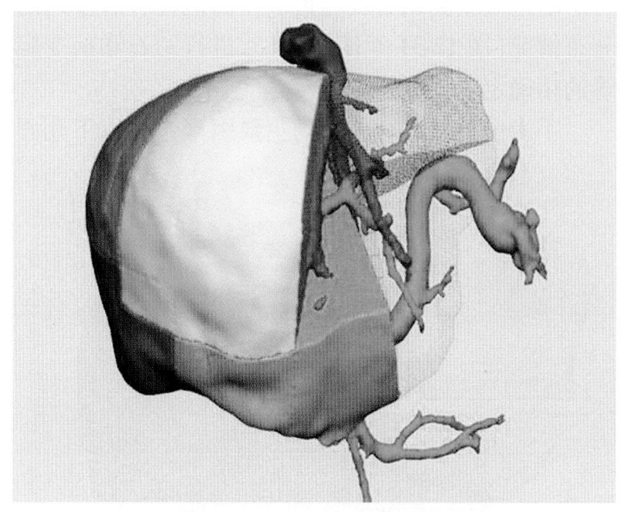

图 12-12　Ⅴ、Ⅵ、Ⅶ、Ⅷ段着色

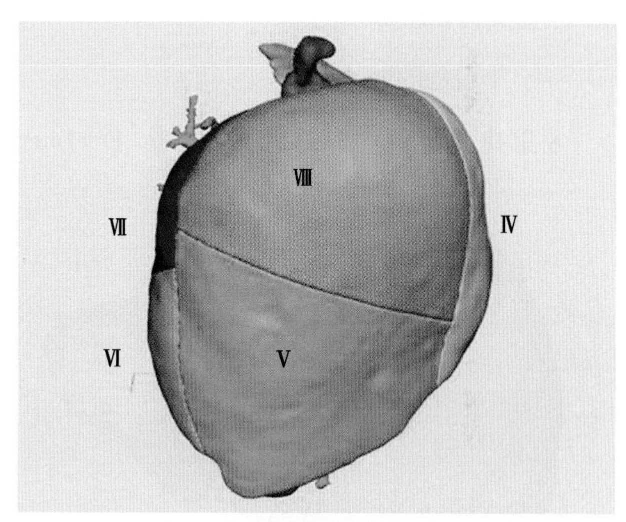

图 12-15　Ⅴ、Ⅷ段肥大，Ⅵ、Ⅶ段萎缩

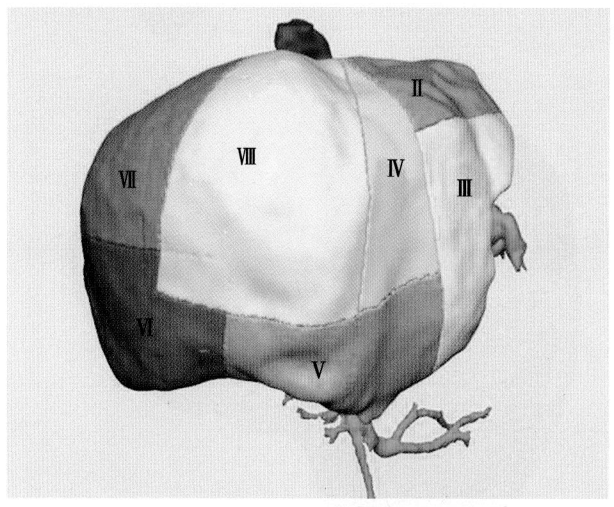

图 12-13　分段整体观

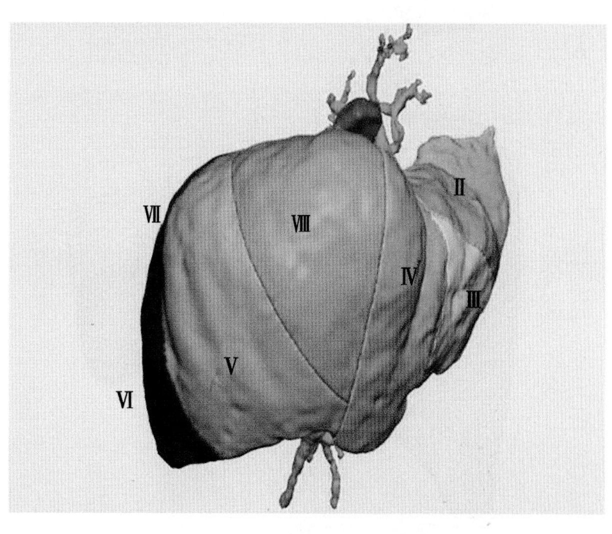

图 12-16　个体化分段整体观

12

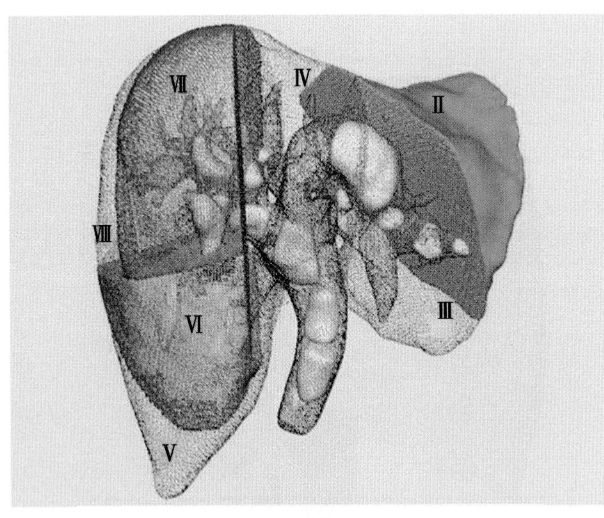

图 12-17 **结石位于Ⅲ、Ⅳ、Ⅴ、Ⅵ、Ⅶ、Ⅷ段**

维可视化个体化肝脏分段对其诊断和手术方式的制定具有重要指导意义。

一、半自动的肝脏分段

将重建获得的 STL 格式文件导入 FreeForm Modeling System 中，光滑去噪处理后，将肝脏半透明化，根据血流拓扑关系进行个体化肝脏分段(图 12-18)，即每一个功能区域的肝段均由独立的门静脉供血和肝静脉回流所决定，划分好的每一肝段配以不同的颜色加以对比区分。

二、肝胆管结石肝脏分段

经过门静脉和肝静脉的立体旋转观察，首先根据肝静脉的分支情况进行肝脏的三分区、四分区甚至五分区，再将门静脉、胆道与肝静脉进行配准，观察门静脉、胆管分支在肝静脉各分区间的关系(图 12-19 至图 12-30)，将各段标示不同颜色加以区分(图 12-10 至图 12-17)，从而完成个体化肝脏分段。将各段标示颜色隐去或不同程度透明化处理，将结石、胆道分别或同时显示，通过不同角度旋转观察，可清晰地观察到结石及胆道病变部位在各肝段内的分布情况(图 12-31 至图 12-36)，进行结石和病变胆管的精确定位诊断。

手术中需要综合考虑的主要因素包括以下几方

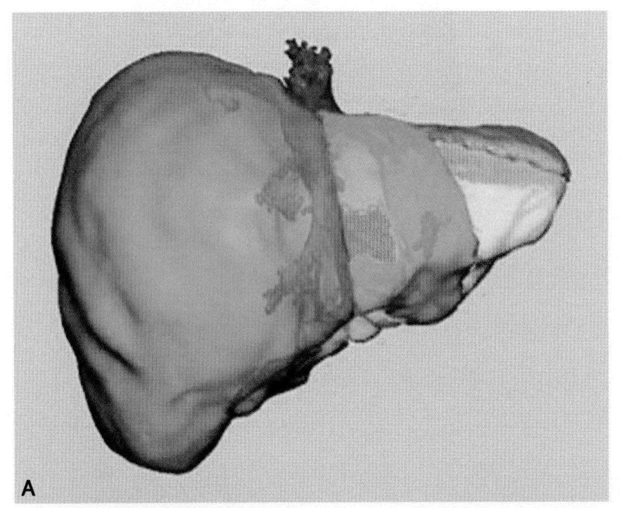

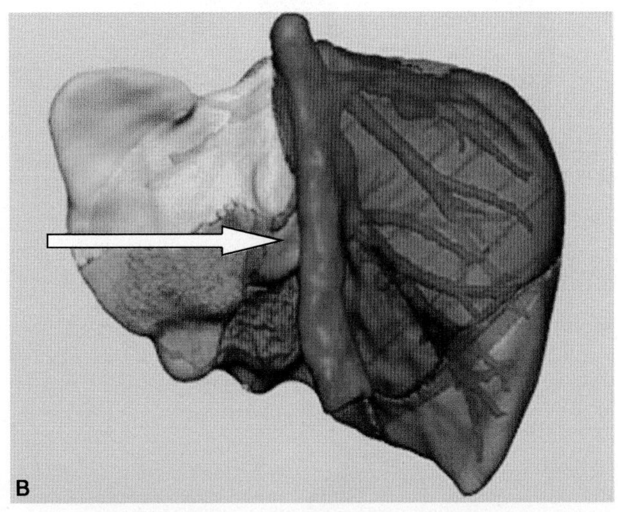

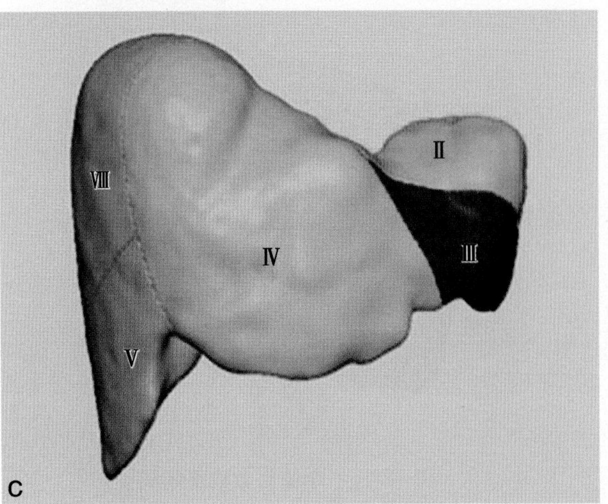

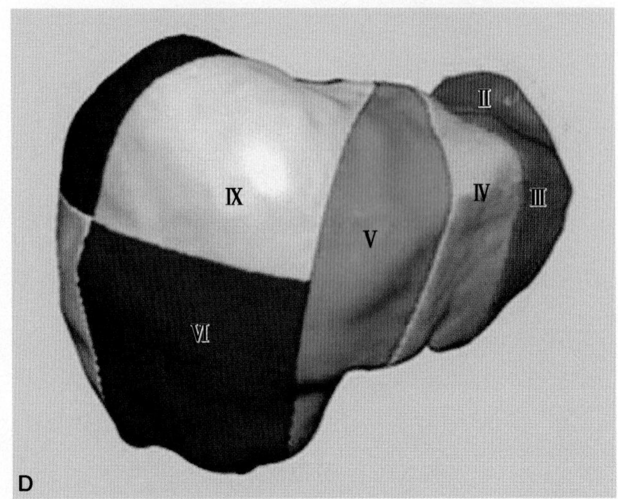

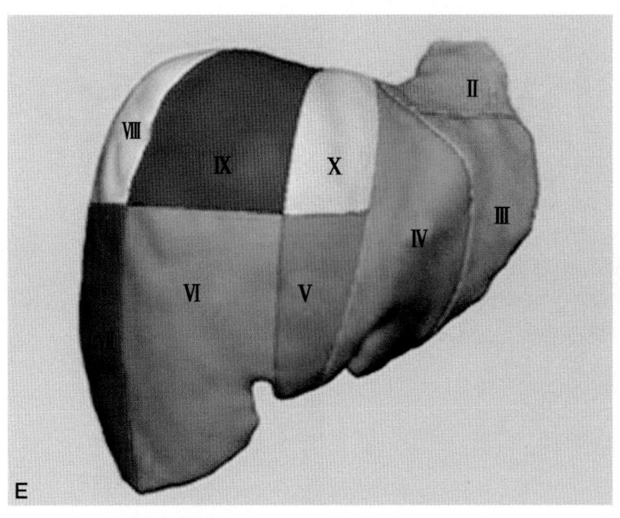

图 12-18 **个体化肝脏分段**

A. 肝脏个体化分段(5 段);B. 肝脏个体化分段(7 段);箭头示Ⅰ段;C. 肝脏个体化分段(8 段);D. 肝脏个体化分段(9 段);E. 肝脏个体化分段(10 段)

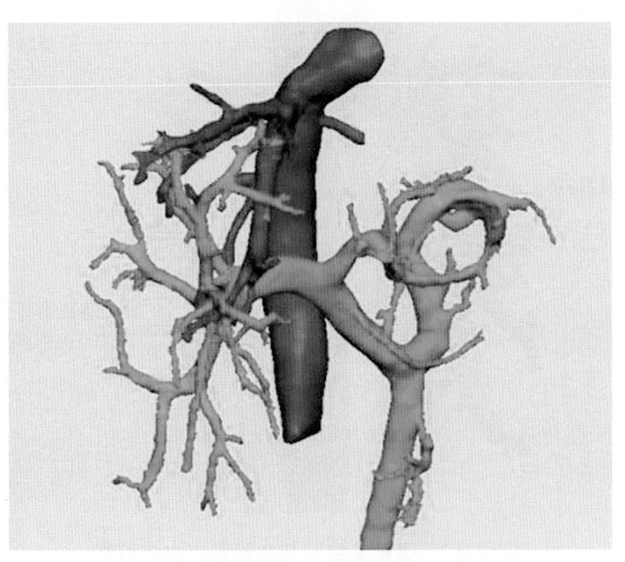

图 12-19 **门静脉在肝静脉四分区中的分布**

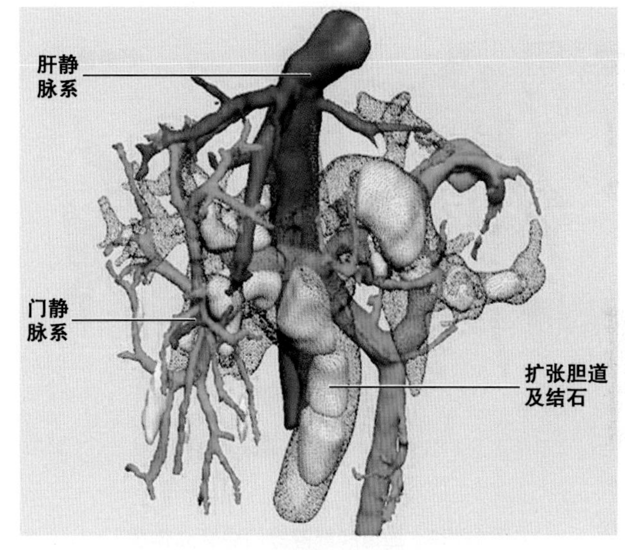

图 12-21 **胆道、门静脉和肝静脉解剖关系**

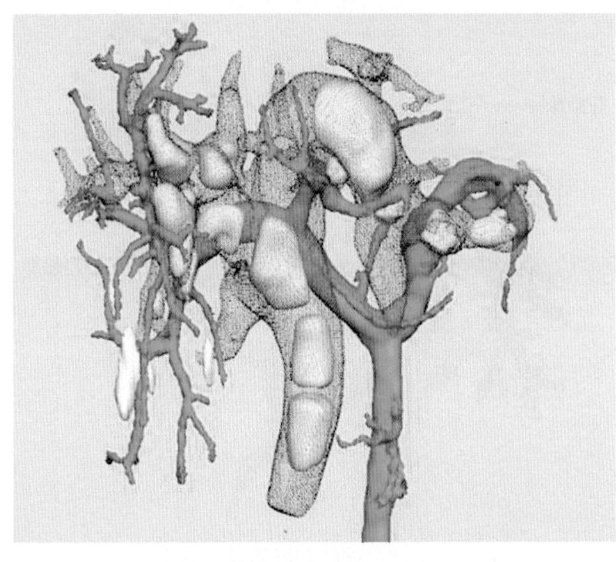

图 12-20 **门静脉与胆道配准后的空间解剖**

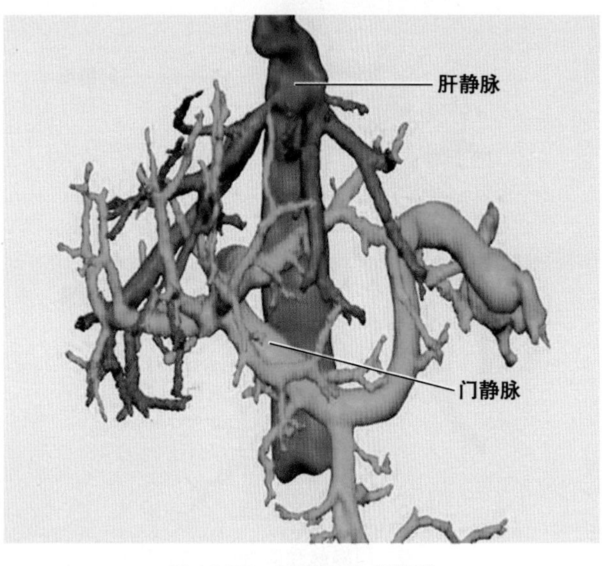

图 12-22 **肝静脉和门静脉**

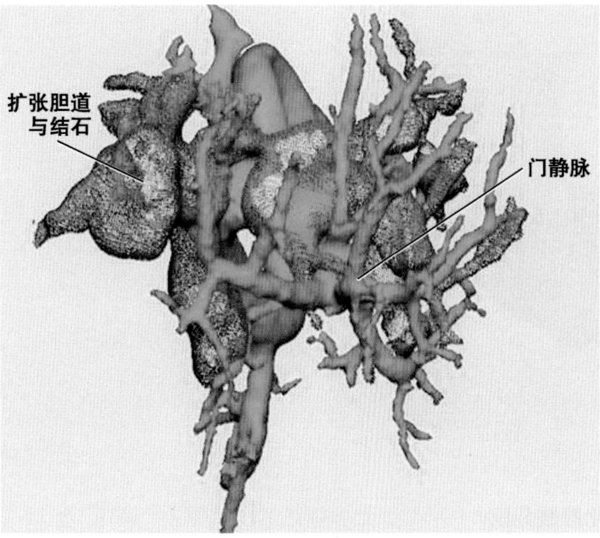

图 12-23 胆道和门静脉

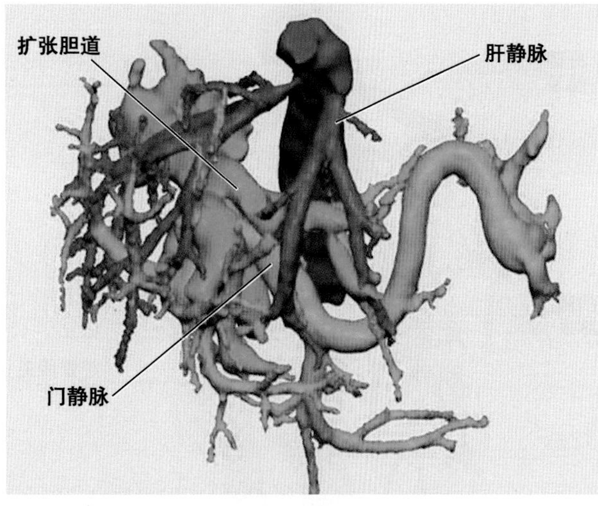

图 12-24 胆道和肝静脉门静脉立体观

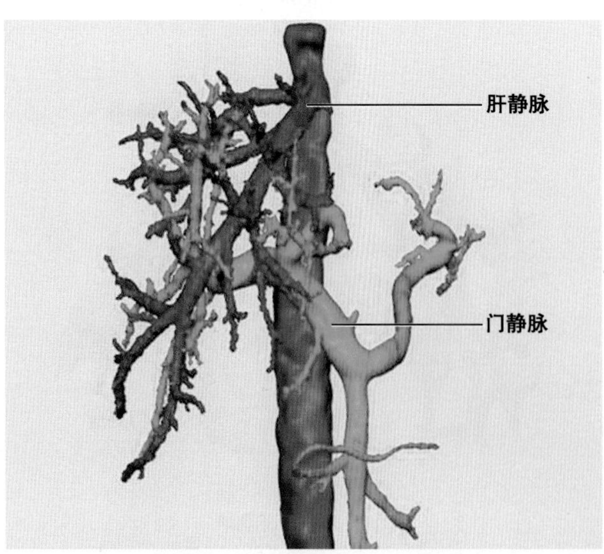

图 12-25 门静脉和肝静脉立体解剖

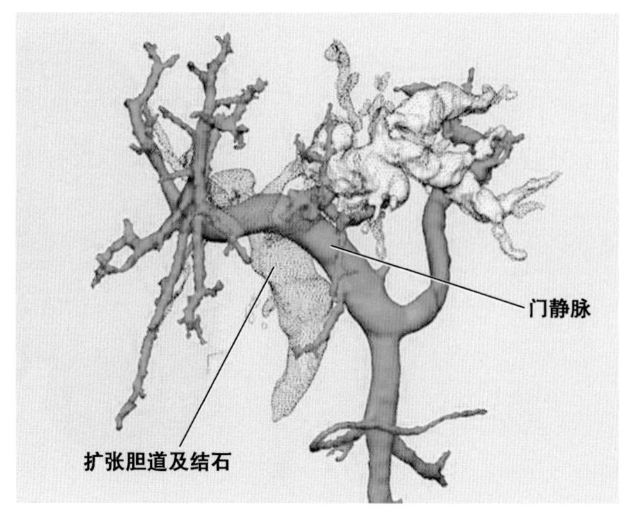

图 12-26 门静脉、胆管及结石立体解剖

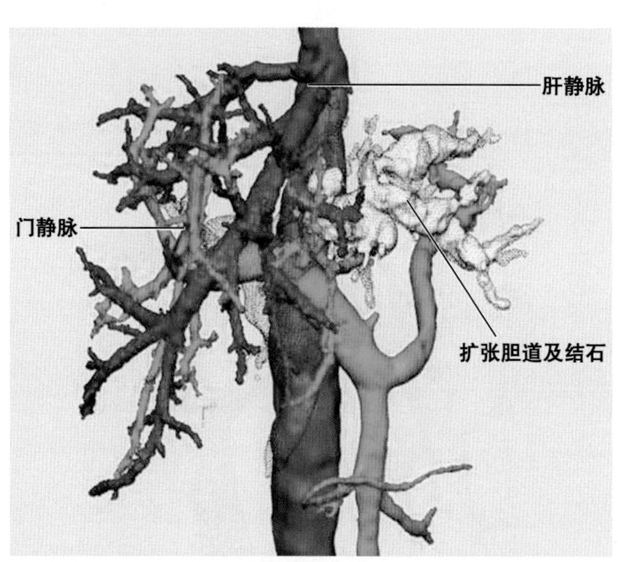

图 12-27 胆管及结石与血管系统立体解剖

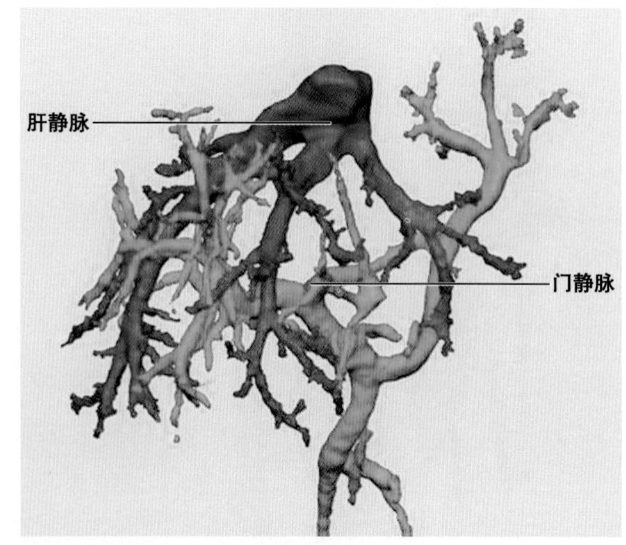

图 12-28 门静脉和肝静脉立体解剖

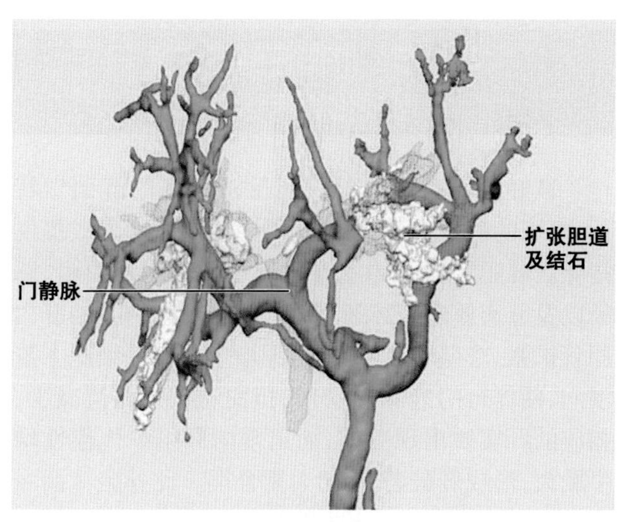

图 12-29 门静脉和胆道立体解剖

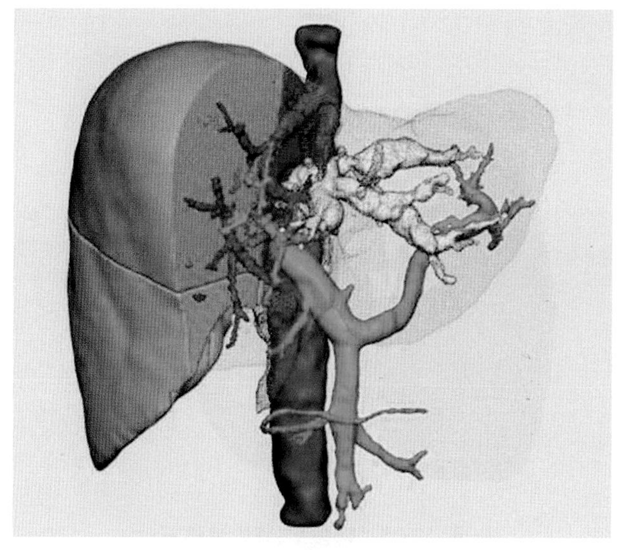

图 12-32 结石分布于Ⅱ、Ⅲ、Ⅳ段

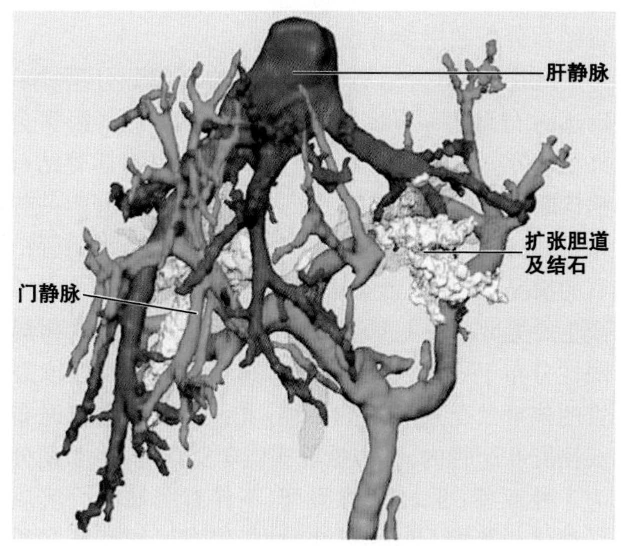

图 12-30 胆道和门静脉、肝静脉立体解剖

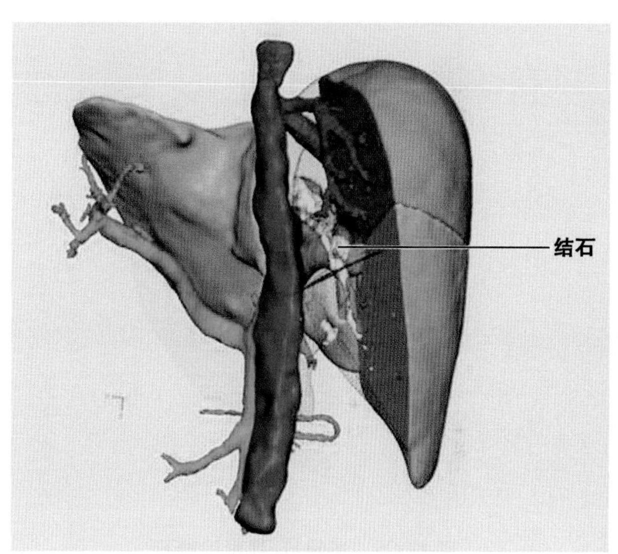

图 12-33 结石分布于Ⅵ、Ⅶ段

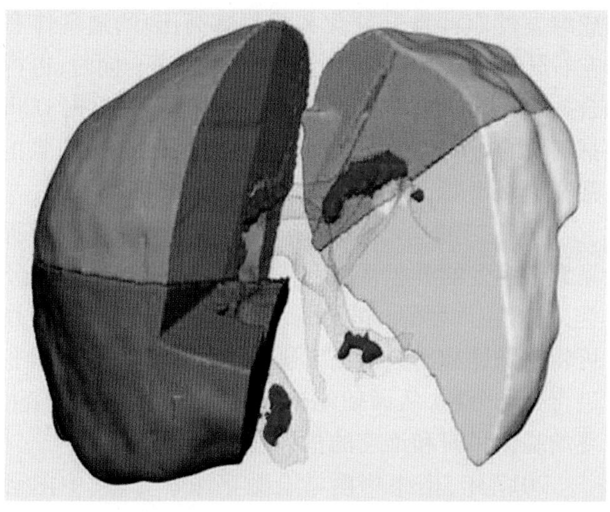

图 12-31 结石分布于Ⅱ、Ⅲ、Ⅳ、Ⅶ、Ⅷ

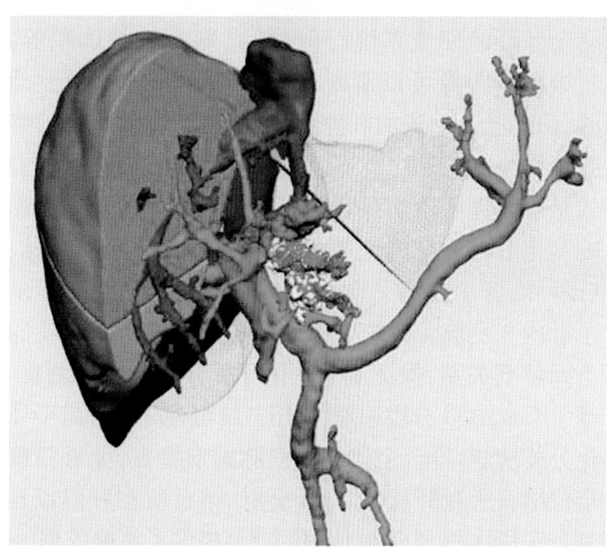

图 12-34 隐去Ⅱ段见结石

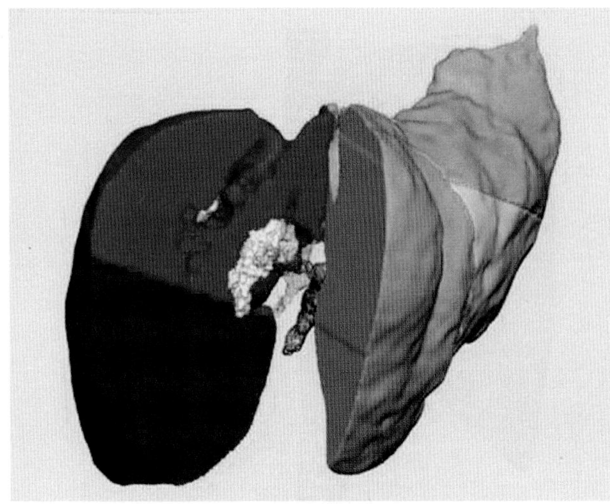

图 12-35 隐去Ⅴ、Ⅷ段见结石

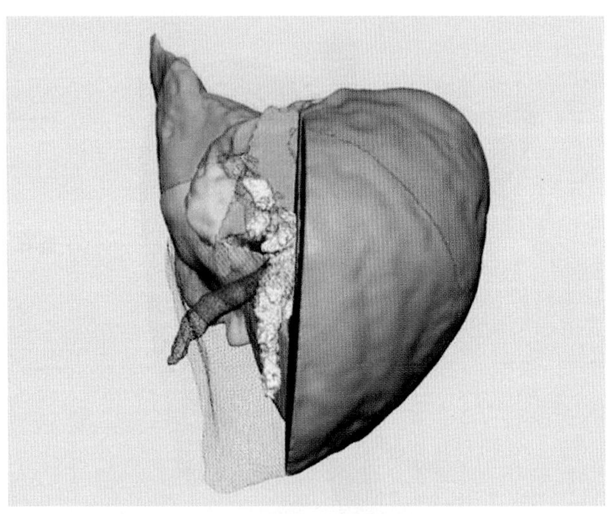

图 12-36 透明Ⅵ、Ⅶ段见结石

面：待切除部位的供血系统（肝动脉和门静脉）、待剩余肝脏的回流系统（肝静脉）、剩余肝脏体积等。三维重建图像可以清晰观察待切除部位的供血动脉、门静脉及回流的肝静脉，测量其与肝动脉和门静脉二级分支、三级分支之间的距离，从而决定手术方式是规则性肝段切除还是不规则性肝切除，有无影响剩余肝脏静脉回流等。三维重建图像对门静脉、肝静脉、肝动脉分支显示均达到三级以上，清晰显示了肝内 3 套脉管系统立体形态及其与待切除部位的空间解剖关系，保证了个体化肝脏分段和体积测量。基于 Couinaud 分段原理，采用三维可视化的肝脏个体化分段功能，符合个体化门静脉解剖特点，能够精确定位结石所在肝段，并计算全肝、结石所在肝段以及剩余肝段体积，为肝脏体积的评估提供了精确依据。

（范应方　蔡伟）

第七节　肝胆管结石三维可视化临床诊断

良好的疾病分型不仅能反映病变的解剖学特征、疾病的病理生理变化，最好还能为治疗方式提供指导。肝胆管结石的主要病理特征是胆道梗阻、感染以及肝实质的破坏和增生。由于产生结石的肝内胆管扩张、管壁增厚、纤维组织增生及炎性细胞大量浸润，使伴行门静脉支受压、扭曲、狭窄、血流减少、相应的肝实质出现萎缩，而正常的肝组织代偿性增生肥大，形成肝脏萎缩-肥大复合征。此外胆汁淤滞还可引起胆道感染、胆源性肝脓肿、急性化脓性胆管炎、膈下脓肿、胆管支气管瘘及胆道出血等并发症。上述病理变化及结石和病变胆管所在位置成为肝胆管结石分型的主要考虑因素。

既往，肝胆管结石分型有按结石成分分型、Nakayama 分型、Tsunoda 分型等。2007 年，中华医学会外科学分会胆道外科学组制定并发布了《肝胆管结石病诊断治疗指南》，在《指南》中根据结石在肝内的分布、相应肝管和肝脏的病变程度以及合并肝外胆管结石的情况，结合患者临床表现，将肝胆管结石分为 2 个主要类型，即：Ⅰ型：区域型，结石沿肝内胆管树局限性分布于一个或几个肝段内，常合并病变区段肝管的狭窄及受累肝段的萎缩；Ⅱ：弥漫型，结石遍布双侧肝叶胆管内，并根据肝实质病变情况，将Ⅱ型分为 3 种亚型：Ⅱa 型：弥漫型，不伴有明显的肝实质纤维化和萎缩；Ⅱb 型：弥漫型，伴有区域性肝实质纤维化和萎缩，通常合并萎缩肝脏区段主肝管的狭窄；Ⅱc 型：弥漫型，伴有肝实质广泛性纤维化而形成继发性胆汁性肝硬化和门静脉高压症，通常伴有左右肝管或汇合部以下胆管的严重狭窄。同时，再将合并有肝外胆管结石者设定为附加型，并根据 Oddi 括约肌的功能状况设立 3 个亚型：Ea：Oddi 括约肌正常；Eb：Oddi 括约肌松弛。Ec：Oddi 括约肌狭窄。

《指南》的这一分型，有助于临床医师将临床所见繁杂多变的肝胆管结石按照分型标准进行系统分类，根据各类型的相应治疗方案进行规范化诊治，并可将前瞻性和回顾性临床研究结果根据统一化标准进行归纳分析，从而使结论比较真实、客观，具有重要的临床科研和治疗的指导意义。

2017 年，由中华医学会数字医学分会、中国研究性医院学会临床外科数字医学专业委员会制定的《肝胆管结石三维可视化精准诊治专家共识》在《肝胆管结石病诊断治疗指南》的基础之上，结合肝胆管结石的三维可视化影像学特征，建立了一个数字化肝胆管结石的临床分型。

由于三维可视化技术构建的立体化模型中，肝内“胆管树”和“血管树”立体形态及相互关系、结石的大小及其在各肝胆管内的分布、胆管狭窄程度和范围、血管变异、肝脏有无萎缩等均可得到清楚显示，因而，三维可视化指导下的肝胆管结石数字化分型是根据各不同肝脏区段内肝胆管结石分布（location，简称L）、胆管狭窄（stenosis，简称S）、胆管扩张（distention，简称D）的具体位置以及是否合并肝萎缩（atroph，简称A）、肝硬化（cirrhosis，简称C）等因素综合评估而设立的。具体分型如图12-37至图12-44所示，例如图12-37：肝胆管结石 $L_{\text{Ⅱ、Ⅲ、Ⅵ、Ⅶ}}$，$S_{\text{左、右肝管}}$，$D_{\text{Ⅱ、Ⅲ、Ⅵ、Ⅶ}}$，C，表明该病例肝脏第Ⅱ、Ⅲ、Ⅵ、Ⅶ段结石，左右肝胆管狭窄，Ⅱ、Ⅲ、Ⅵ、Ⅶ段胆管扩张，并有肝硬化。

这一数字化分型简明扼要，方便实用，精准快捷，在对患者术前进行三维可视化评估后即可立即生成。它进一步规范了肝胆管结石三维可视化模型的建立，有助于临床医师快速建立对患者病情基本

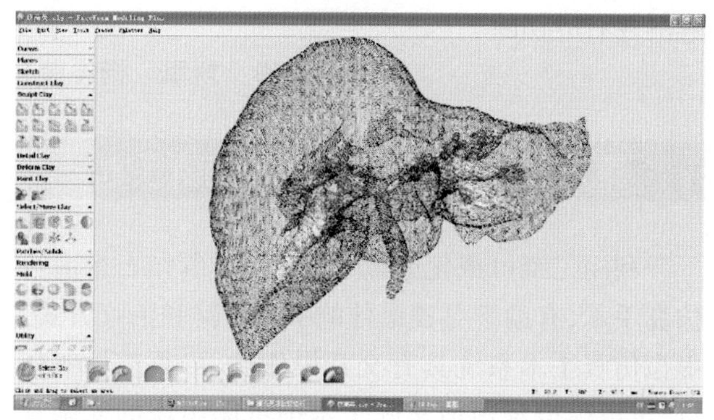

图12-37 肝胆管结石 $L_{\text{Ⅱ、Ⅲ、Ⅵ、Ⅶ}}$，$S_{\text{左、右肝管}}$，$D_{\text{Ⅱ、Ⅲ、Ⅵ、Ⅶ}}$，C

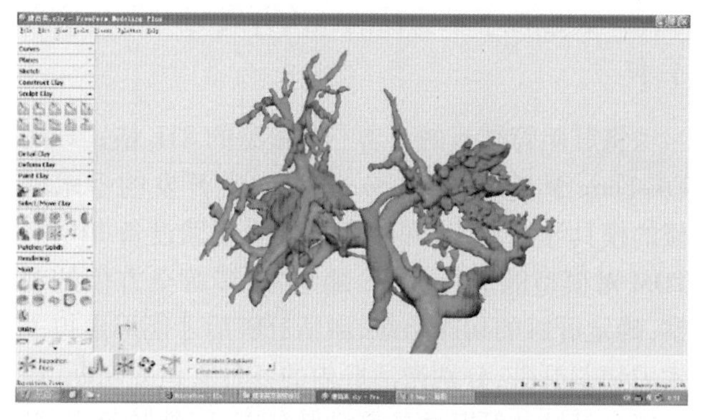

图12-38 肝胆管结石，观察门静脉与胆管的关系（正面观），$S_{\text{左、右肝管}}$，$D_{\text{Ⅱ、Ⅲ、Ⅵ、Ⅶ}}$

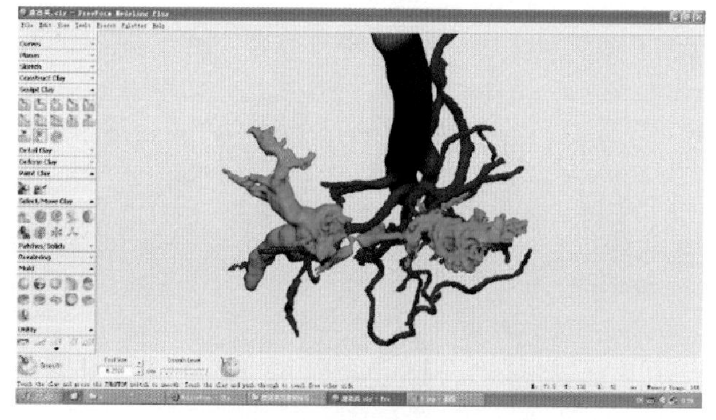

图12-39 肝胆管结石，观察肝动脉与胆管的关系（上面观），$S_{\text{右肝管、右前、右后}}$，$D_{\text{Ⅱ、Ⅲ、Ⅵ、Ⅶ}}$

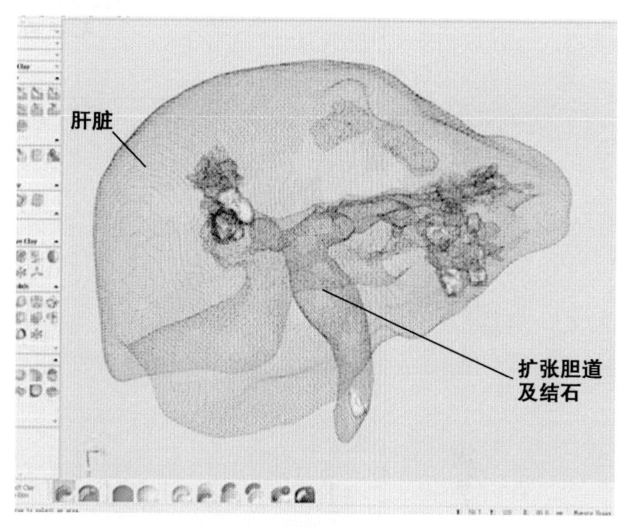

图12-40 肝胆管结石 $L_{\text{Ⅱ、Ⅲ、Ⅵ、Ⅶ}}$，$S_{\text{Ⅱ、Ⅲ、右、Ⅵ、Ⅶ}}$，$D_{\text{Ⅱ、Ⅲ、Ⅳ、Ⅵ、Ⅶ}}$，C

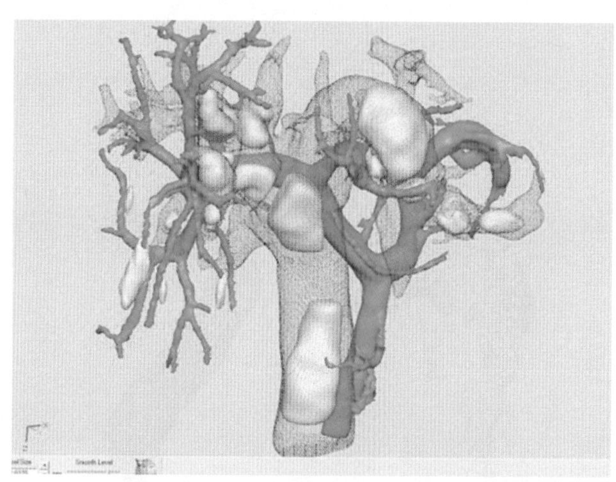

图12-41 肝胆管结石 $L_{\text{Ⅱ-Ⅷ}}$，S_0，$D_{\text{Ⅱ-Ⅷ}}$，C_0

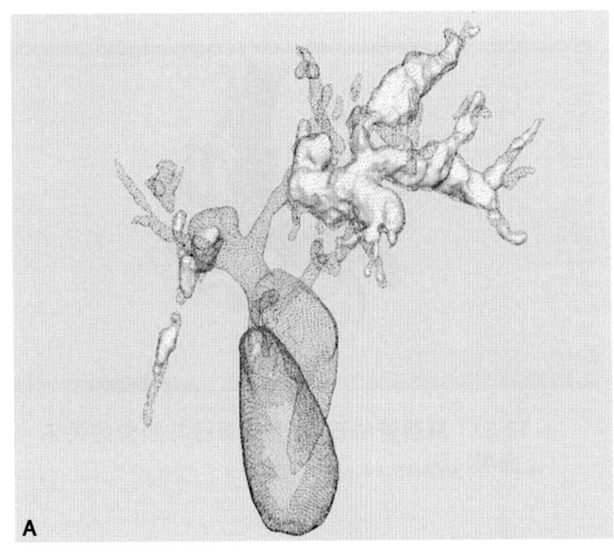

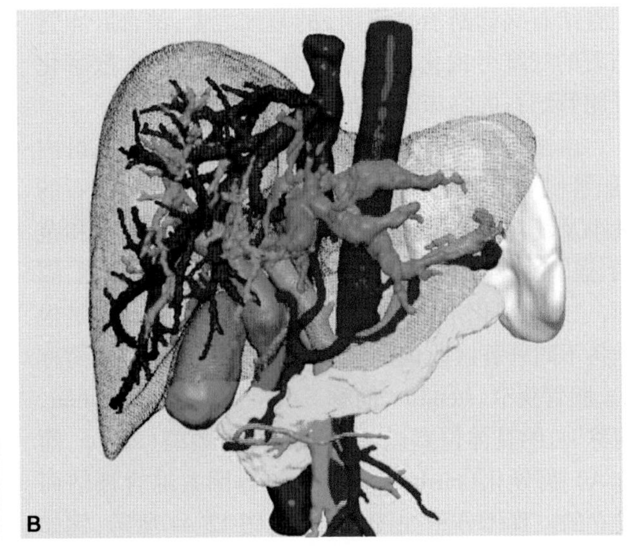

图 12-42　**肝胆管结石 $L_{Ⅱ、Ⅲ、Ⅳ、Ⅵ}$，$S_{左肝管}$，$D_{Ⅱ、Ⅲ、Ⅳ、Ⅵ、Ⅶ}$，C_0**
A. 正面观；B. 整体观

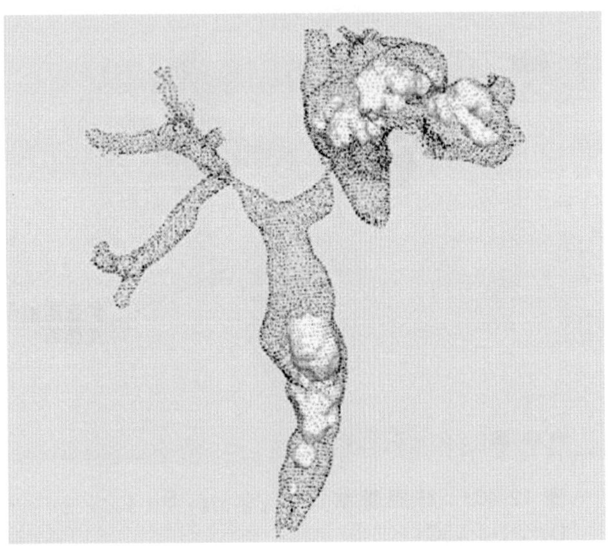

图 12-43　**肝胆管结石 $L_{Ⅱ、Ⅲ、Ⅳ}$，$S_{左、右肝管}$，$D_{Ⅱ、Ⅲ、Ⅳ、Ⅵ、Ⅶ}$，C_0**

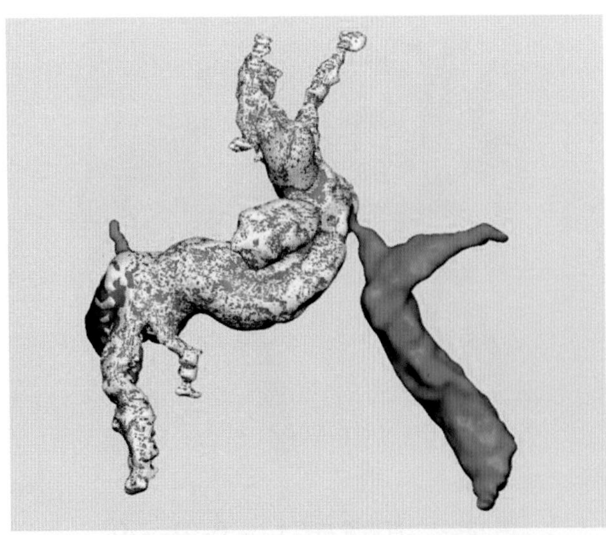

图 12-44　**肝胆管结石 $L_{Ⅴ、Ⅵ、Ⅶ、Ⅷ}$，$S_{右肝管}$，$D_{Ⅴ、Ⅵ、Ⅶ、Ⅷ}$，C_0**

概况的清晰明确的了解，从而正确理解和实施 2007 版《指南》的临床分型和治疗抉择，为肝内胆管结石的精准诊治提供了新的策略。例如图 12-44 可清楚显示，右肝Ⅴ、Ⅵ、Ⅶ、Ⅷ段肝胆管结石，伴右肝管狭窄，Ⅵ、Ⅶ段肝脏萎缩，可指导临床医师实行精准的解剖性右肝切除。

（方驰华　刘军　杨俊莹）

第八节　术前规划和虚拟仿真手术

利用三维可视化虚拟系统对肝胆管结石术前行仿真手术，有助于寻找最佳的手术入路和治疗方式。虚拟仿真手术系统具有交互操作性、可重复性等优点，可以模拟及预估实际手术中可能出现的复杂和险要情况。通过不同手术方案的模拟，比较其优劣，为患者制订合理的个体化手术方案。

一、虚拟手术器械的二次开发与可视化仿真手术

将肝胆管结石的患者三维模型的 STL 格式导入 FreeForm Modeling System，并将二次开发的手术器械的模具导入系统，利用系统的力反馈设备 PHANTOM 对模型能进行放大、缩小、旋转等全方位的观察，确定肝脏的切除路线，激活肝脏后才能用虚拟手术刀切割肝脏，分别激活肝内的各种管道并切断，最后缝合及结扎肝断面的肝动脉分支、门静脉分支、肝静脉分支以及胆管分支的断端，完成肝切除的可视化仿真手术。

二、肝胆管结石仿真肝切除术实例

（一）左肝肝胆管结石仿真肝切除术

1. 三维重建得到左肝胆管结石的肝胆三维模型，将其导入 FreeForm Modeling System，通过控制肝脏与胆道不同的透明度可观察、显示肝脏及其内部的所有管道结构：胆管、肝动脉、门静脉、肝静脉、腹主动脉和下腔静脉，与真实的结构相一致，特别是左肝外叶的胆管扩张、多发结石伴肝萎缩，结构清晰、位置准确，忠实于原二维图像（图 12-45A、B）。不同的组织结构以不同的颜色渲染：肝脏为红褐色，胆道为绿色，动脉系统为红色，门静脉系统为紫色，肝静脉与下腔静脉为蓝色，左肝胆管结石为黑色（图 12-45，图 12-46）。利用虚拟的手术刀能随意切割肝脏，有力反馈的感觉，整个手术过程交互性、沉浸性和可操作性好，有实时的体现。

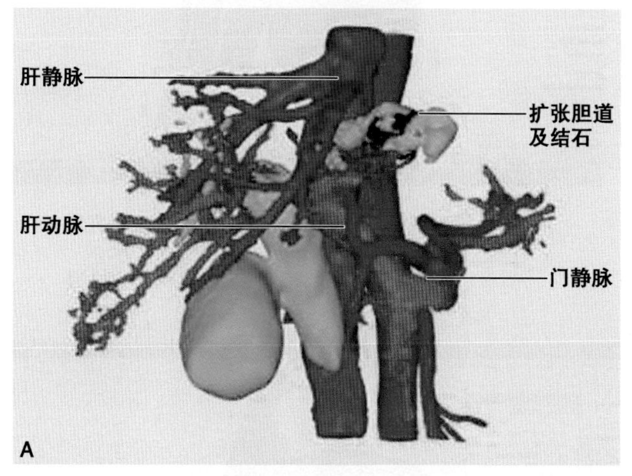

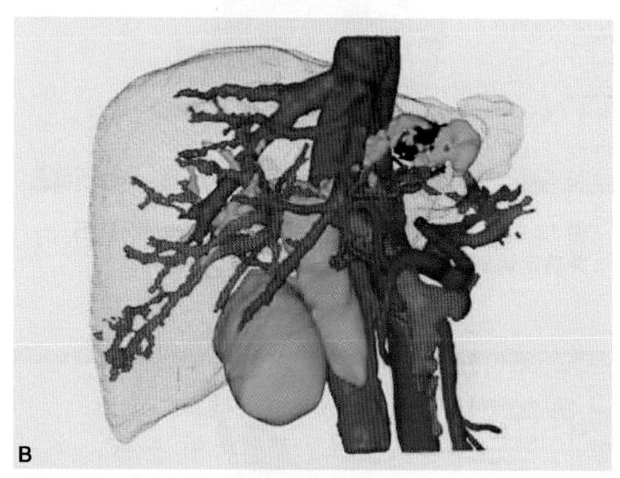

图 12-45　**不同透明度的肝脏三维模型**

A. 肝的透明度为 0 时的三维模型；B. 肝的透明度为 0.5 时，显示内部结构的三维模型

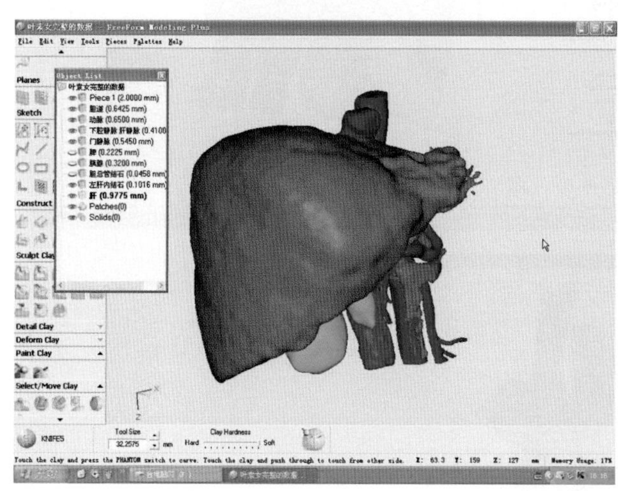

图 12-46　**肝脏透明度为 1 的三维模型**

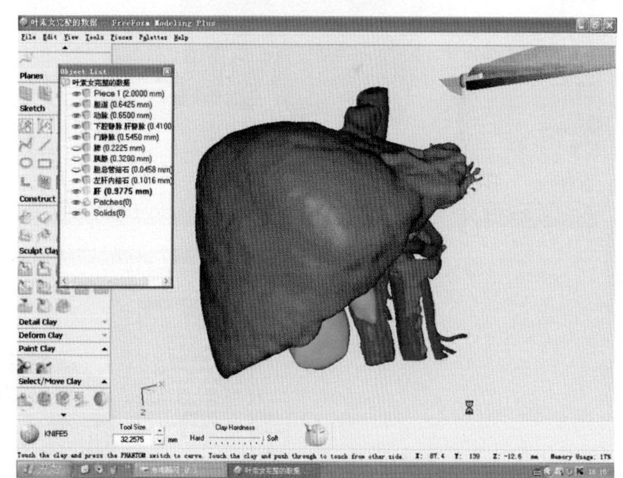

图 12-47　**导入虚拟手术刀并激活肝脏**

2. 具体的手术步骤

（1）导入虚拟的手术刀并激活肝脏（图 12-47）。

（2）设肝脏透明度为 0.5 时，显示左肝扩张胆管与结石，确定切肝的路线（图 12-48）。

（3）切割左肝的过程（图 12-49，图 12-50A，B，C）。

（4）激活左肝动脉并切断（图 12-51A，B）。

（5）激活门静脉的左支并切断（图 12-52A，B）。

（6）激活左肝管并切断（图 12-53A，B，C）。

（7）激活左肝、胆管、动静脉和结石（图 12-54）。

（8）移去左肝的过程，旋转观察，设左肝透明度为 0，显示结石（图 12-55A，B，C）。

（9）导入缝针、缝线、线结，分别缝合左肝动脉、门静脉左支、左肝管的断端（图 12-56A，B，C）。

（10）缝扎左肝管，左肝动脉，门静脉左支（图 12-57），观察放大的左肝断面（图 12-58）。

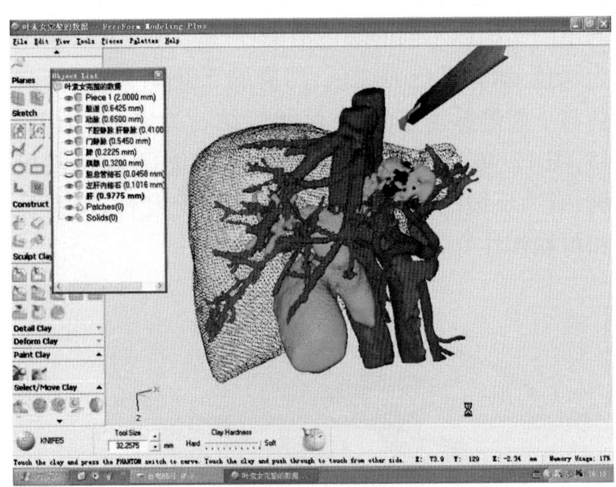

图 12-48 肝脏透明度 0.5 时，显示左肝胆管结石并确定切割左肝的路线

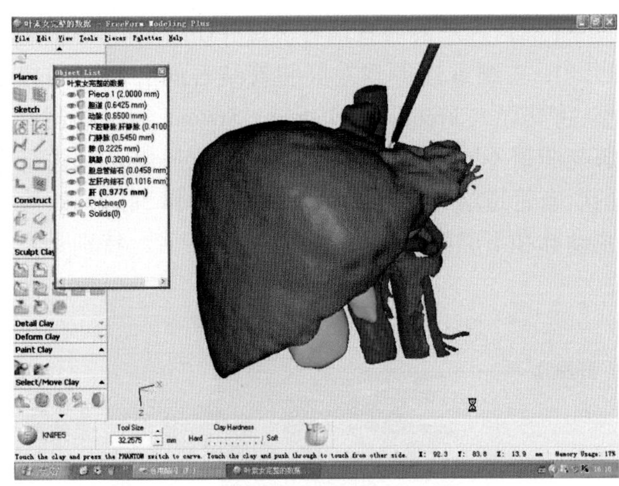

图 12-49 按确定的切割的路线，开始切割肝脏

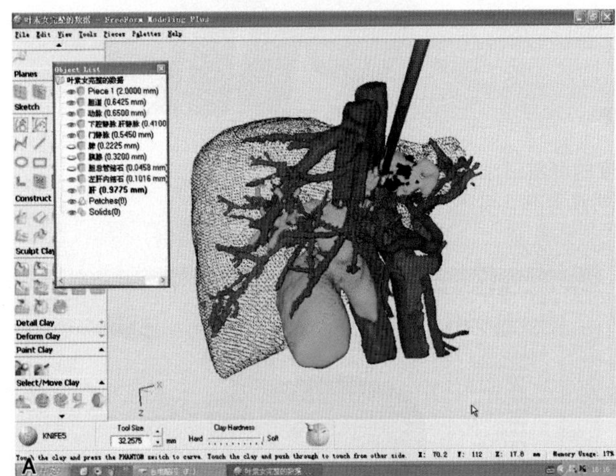

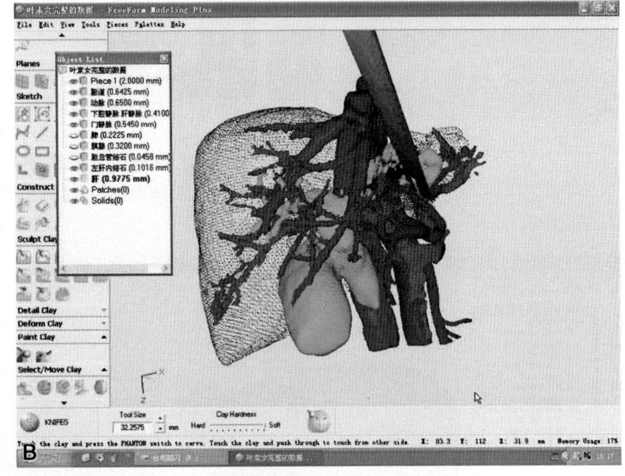

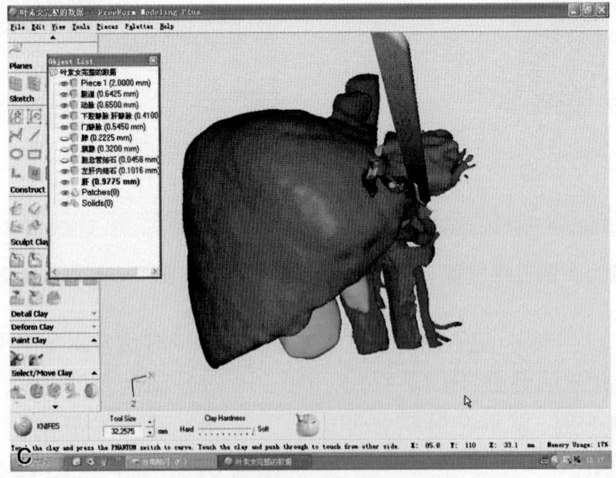

图 12-50

A. 肝脏透明度 0.5 时，切割的过程；B. 肝脏透明度 0.5 时，切割的过程；C. 肝脏透明度 1 时，切断左肝实质

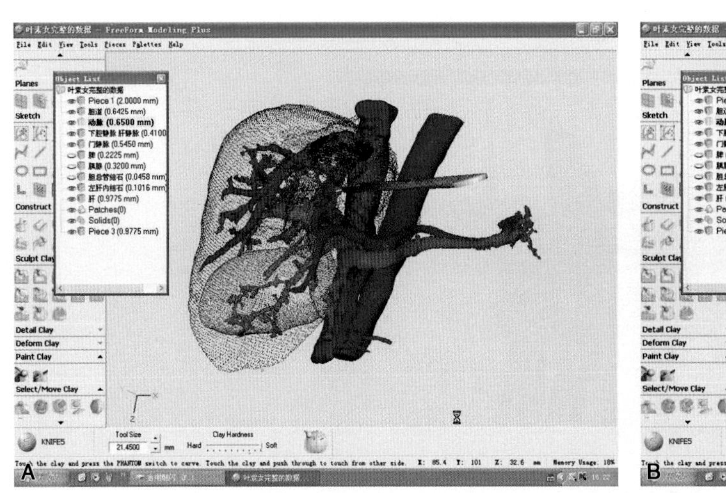

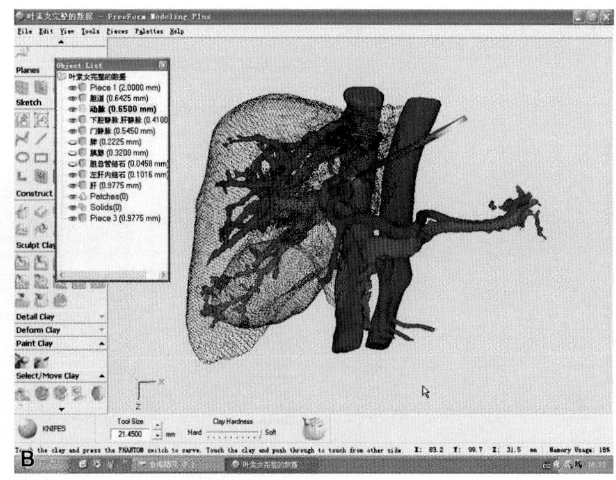

图 12-51

A. 肝脏透明度 0.5 时,激活肝动脉;B. 肝脏透明度 0.5 时,切断左肝动脉

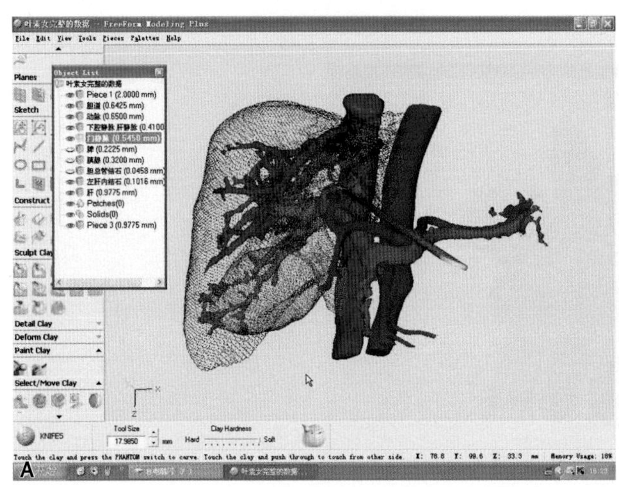

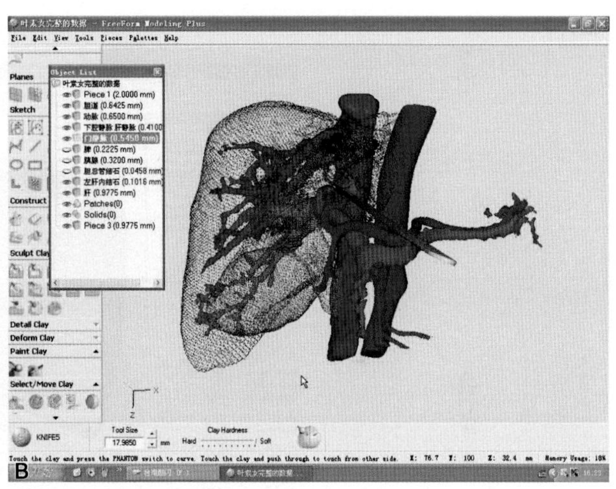

图 12-52

A. 激活门静脉的左支;B. 切断门静脉的左支

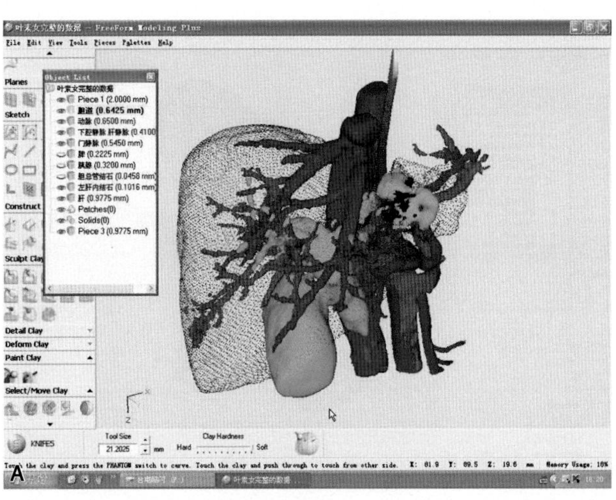

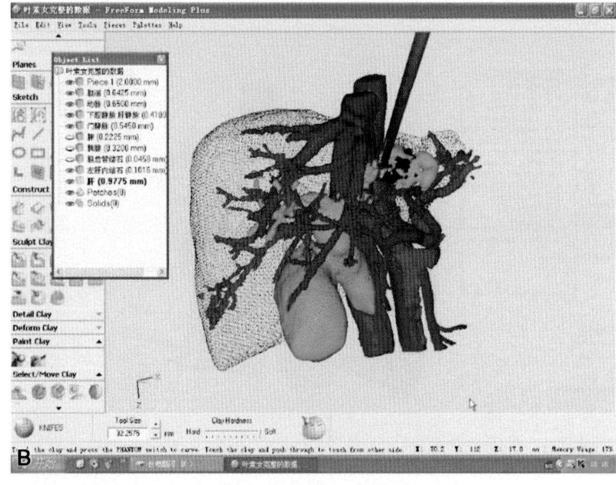

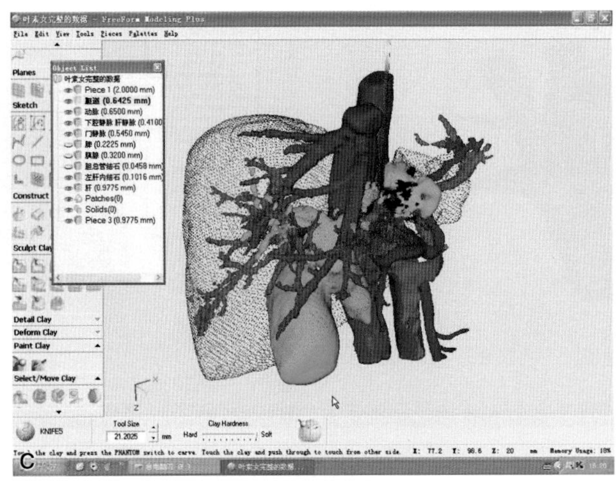

图 12-53
A. 激活左肝的胆管；B. 切割左肝管；C. 切断左肝管

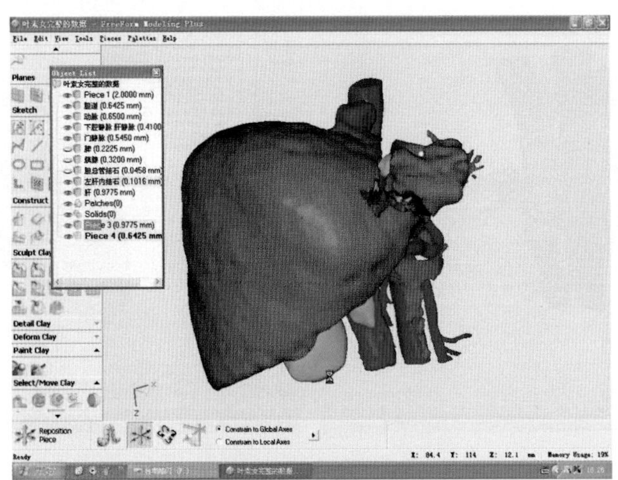

图 12-54 激活左肝、胆管、动静脉和结石

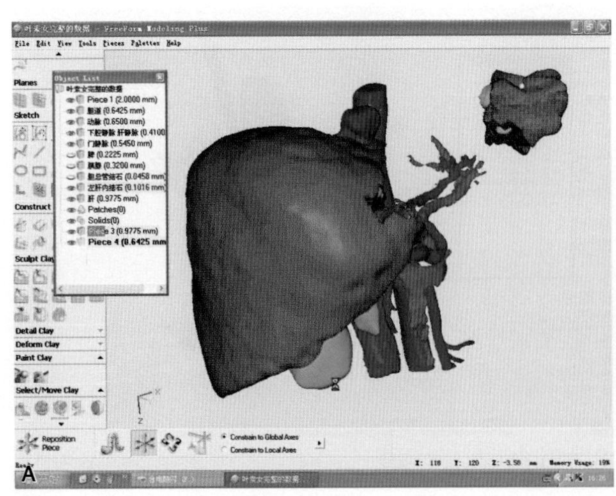

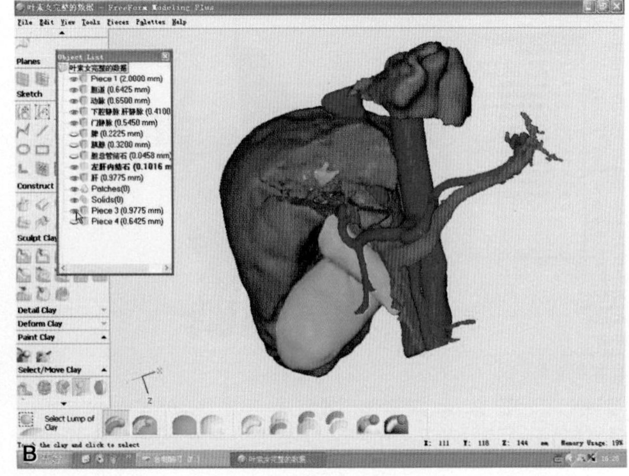

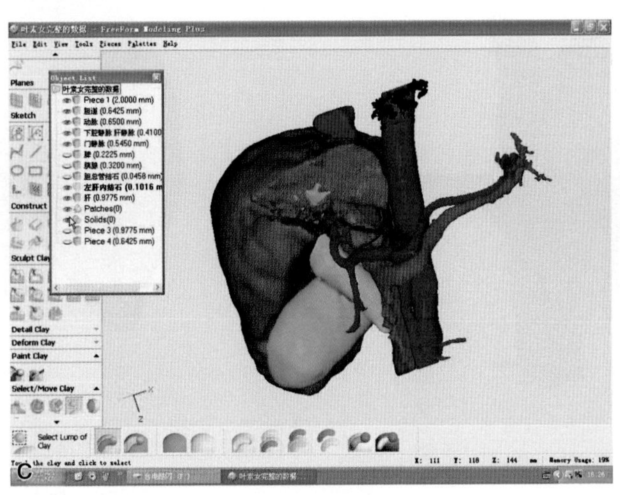

图 12-55

A. 移去左肝；B. 移去左肝，旋转观察；C. 设置移去左肝透明度为 0，见结石

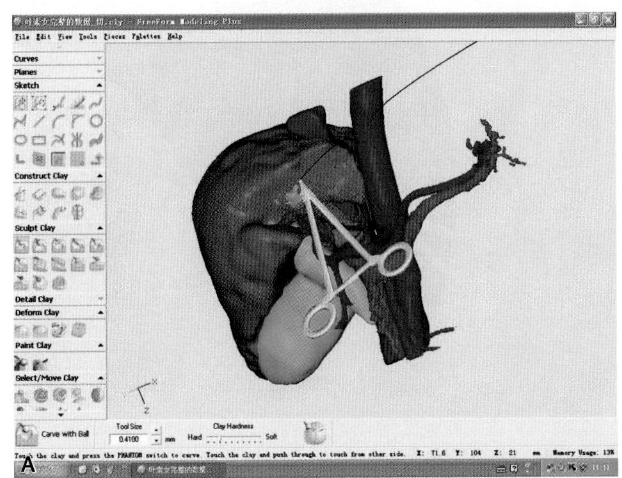

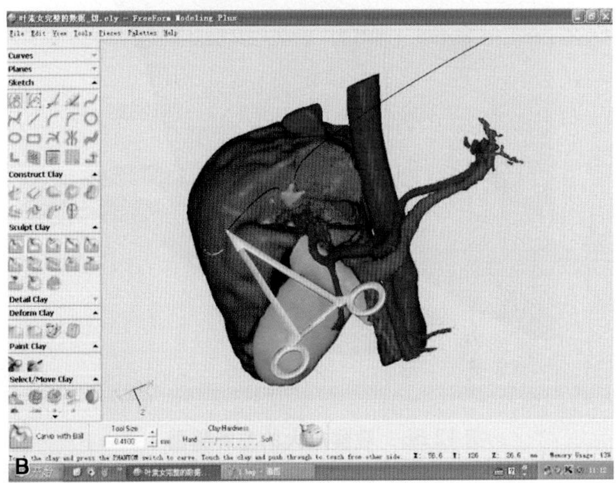

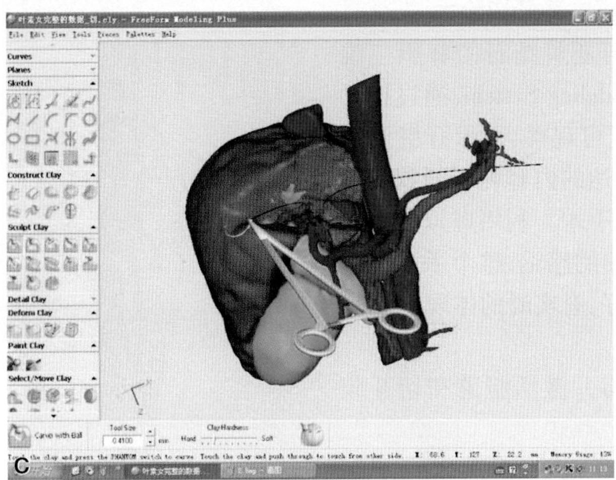

图 12-56

A. 在 FreeForm Model System 导入缝针；B. 缝合左肝管；C. 缝合左肝动脉和门静脉左支的断端

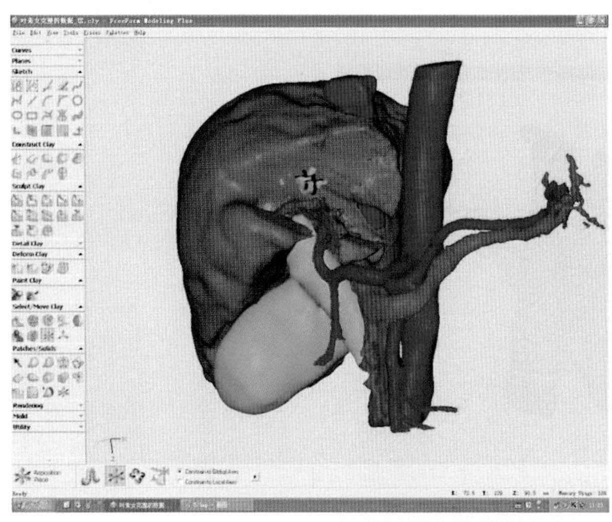

图 12-57 **缝扎左肝管，左肝动脉，门静脉左支**

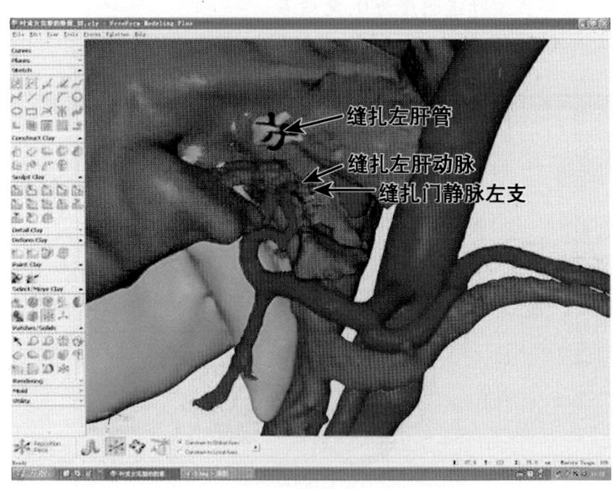

图 12-58 **观察放大的左肝断面**

（二）左右肝肝胆管结石仿真肝切除术

1. 三维重建得到左右肝胆管结石的肝胆三维模型，将其导入 FreeForm Modeling System，通过控制肝脏与胆道的不同的透明度可观察、显示肝脏及其内部的所有管道结构。其表达的内容和不同脉管赋予不同颜色同左肝切除仿真手术。利用虚拟的手术刀能随意切割肝脏，有力反馈的感觉，整个手术过程交互性、沉浸性和可操作性好，有实时的体现。

2. 具体的手术步骤

（1）导入虚拟的手术刀并激活胆道和切开胆总管（图 12-59）。

（2）胆总管切开取石（图 12-60）。

（3）设肝脏透明度为 0.5 时，显示左肝扩张胆管与结石，确定切肝的路线（图 12-61）。

（4）切割左肝的过程（图 12-62A、B，图 12-63A、B、C）。

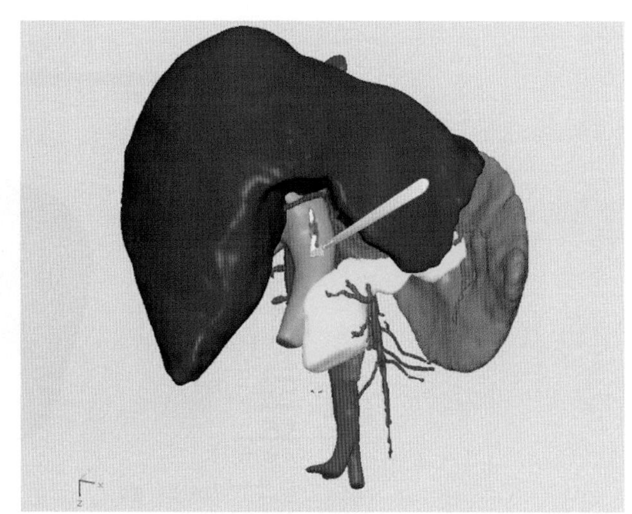
图 12-59 **导入虚拟手术刀并激活胆道**

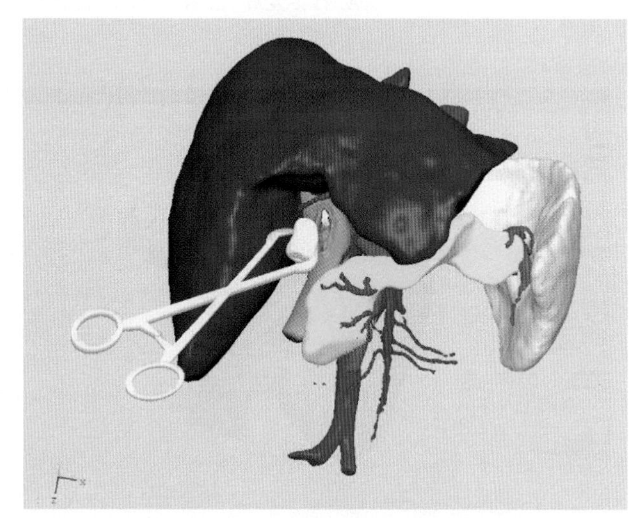
图 12-60 **取石钳取出胆管结石**

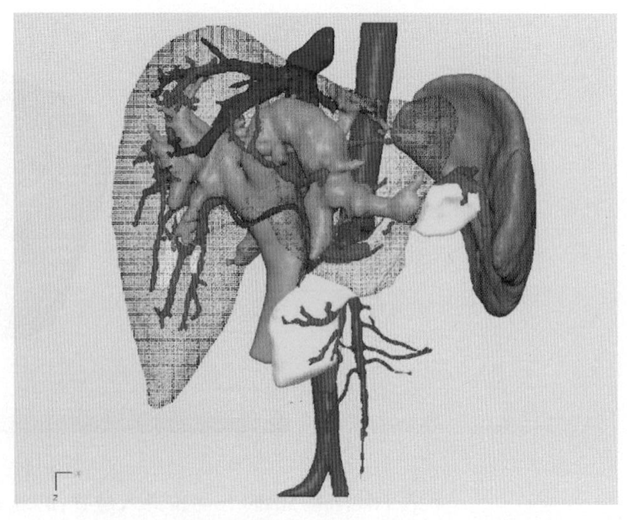
图 12-61 **肝脏透明度 0.5 时，显示左肝胆管结石并确定切割左肝的路线**

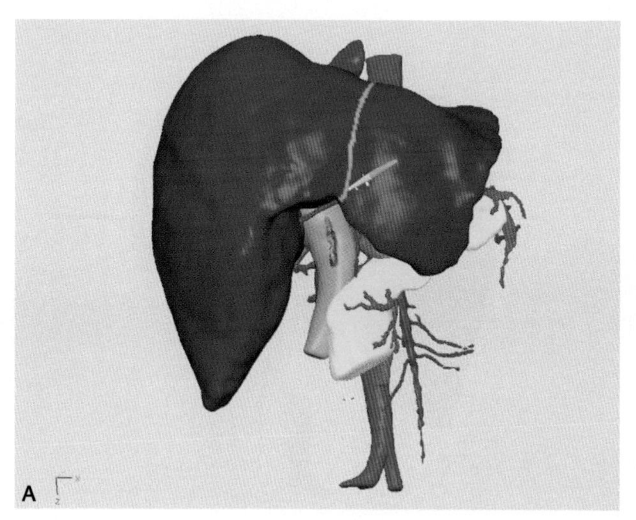

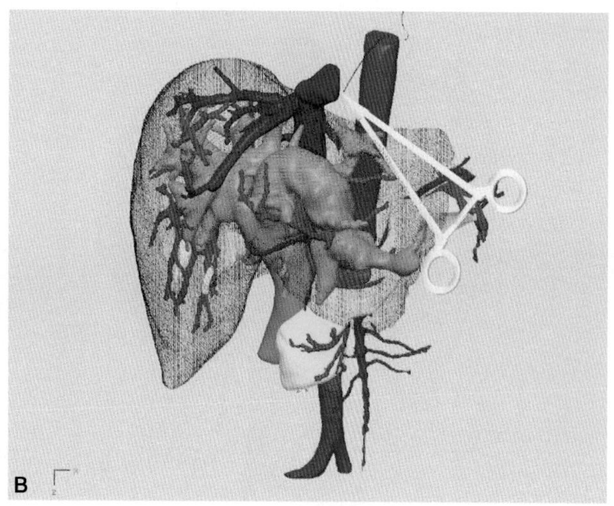

图 12-62
A. 按确定的切割的路线，开始切割肝脏；B. 肝脏透明度 0.5 时，缝扎肝左静脉

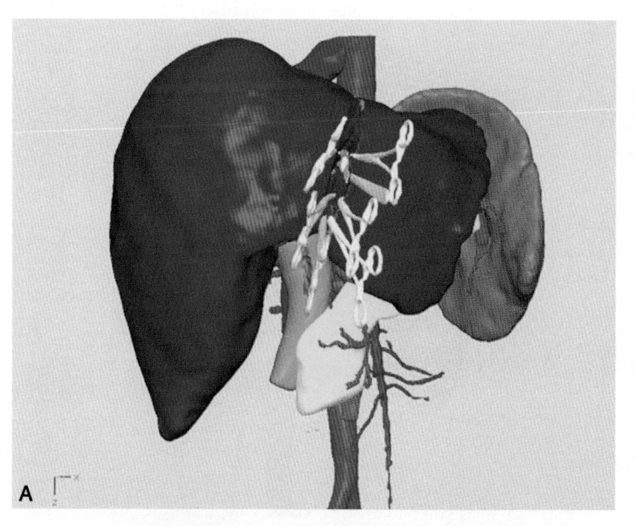

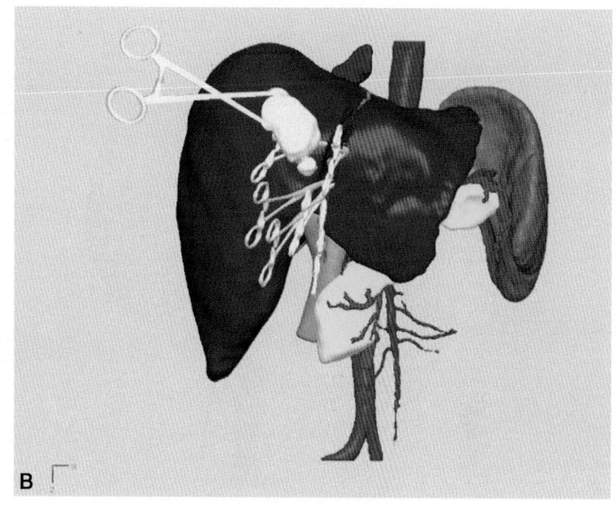

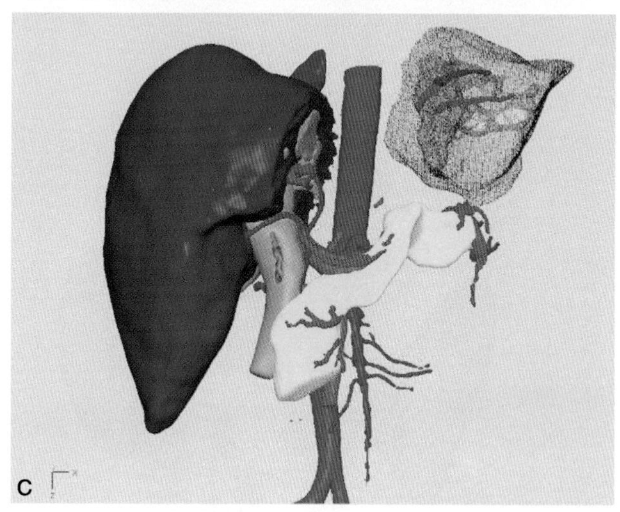

图 12-63
A. 肝脏透明度 1 时，切割的过程；B. 肝脏透明度 1 时，切开扩张胆管取石；C. 切除肝实质过程中，激活左肝动脉、门静脉左支和左肝管，切断左肝实质

（5） 导入缝针、缝线、线结，分别缝合左肝动脉、门静脉左支、左肝管的断端（图 12-64、65）。

（6） 右肝部分切除过程（图 12-66～图 12-70）。

（7） 胆肠吻合（图 12-71 至图 12-73）。

但由于目前各种三维可视化软件均不能仿真肝脏的生理功能，不能完全虚拟真实手术场景，如切割时伴随的组织出血、软组织的弹性变形、肝脏各种管道的实时血液循环、胆汁的流动等情景。因此，实现

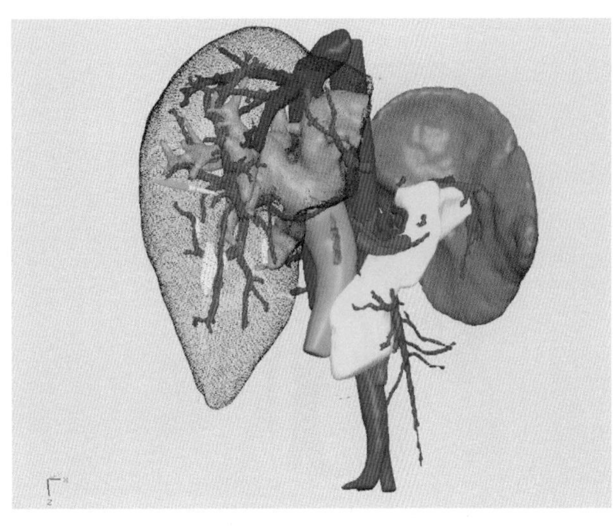

图 12-64 肝脏透明度为 0.5 时，观察左肝断面

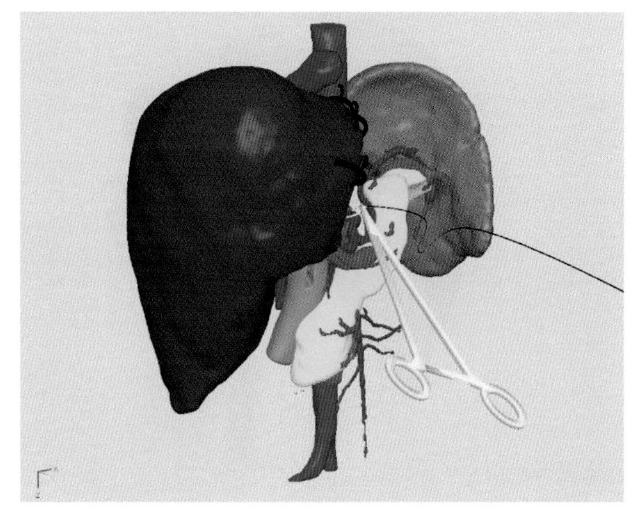

图 12-65 缝合左肝管、左肝动脉和门静脉左支断端，缝合肝脏创面

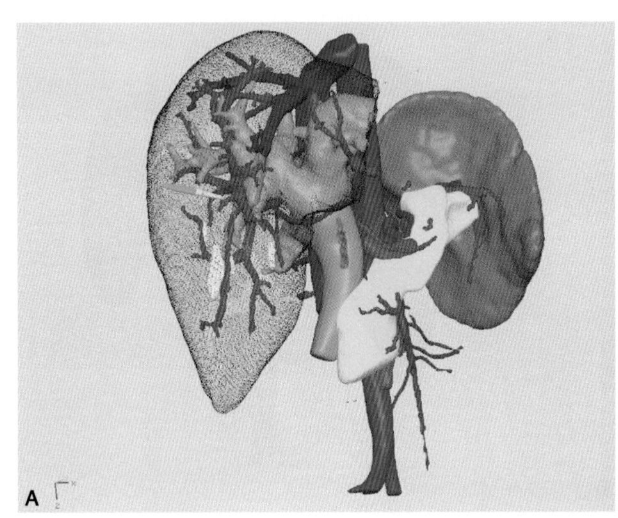

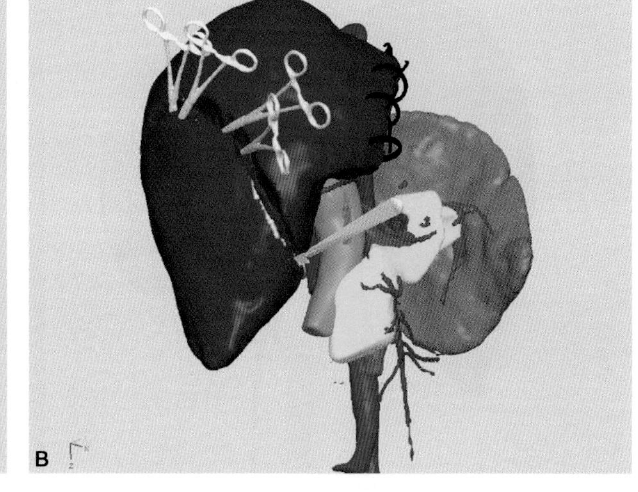

图 12-66

A. 肝脏透明度为 0.5 时，确定右肝切除线；B. 肝脏透明度为 1 时，切肝过程

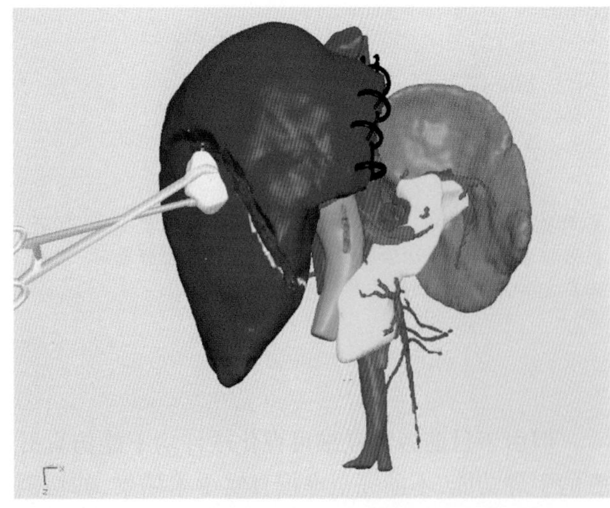

图 12-67 肝脏透明度 1 时，切开扩张胆管取石

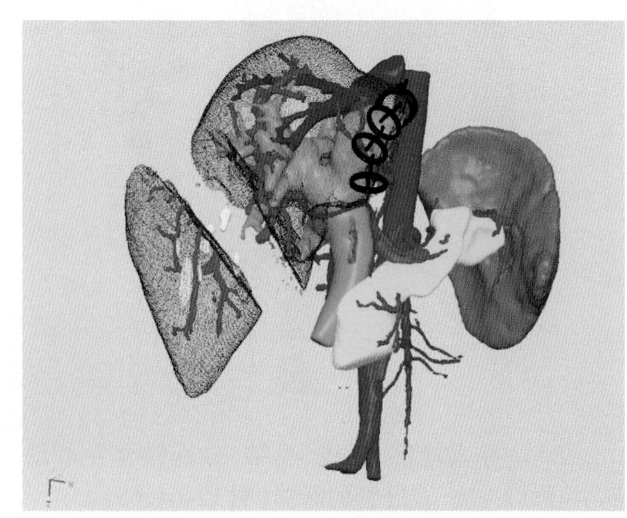

图 12-68 切除肝实质过程中，激活右肝动脉、门静脉右支、右肝静脉和右肝管，切断右肝实质

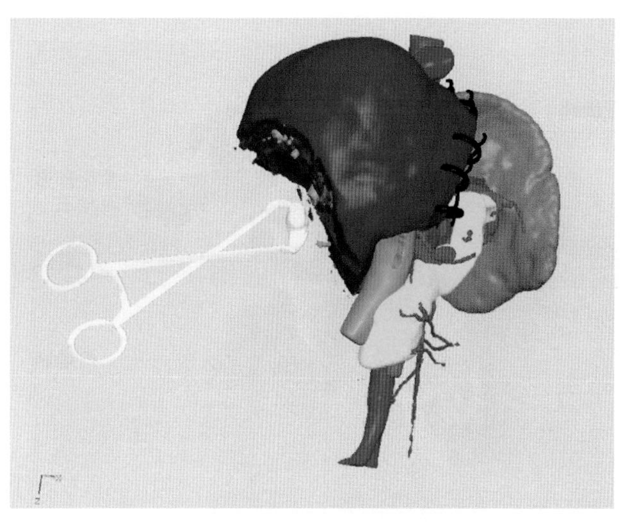

图 12-69 **经右肝断面取石**

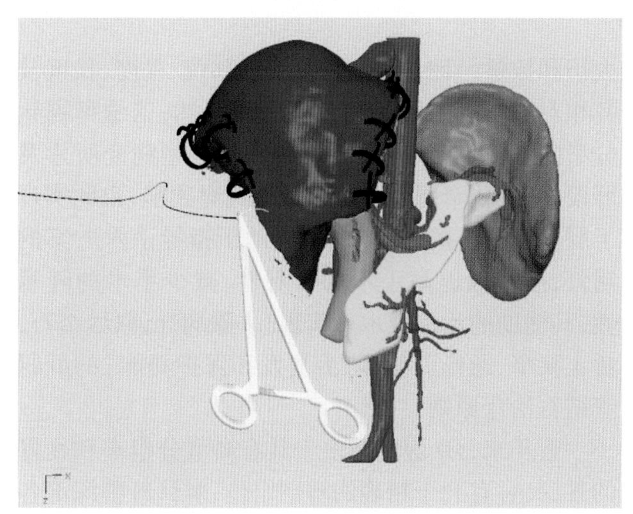

图 12-70 **缝合右肝管、右肝动脉和门静脉右支断端，缝合肝脏创面**

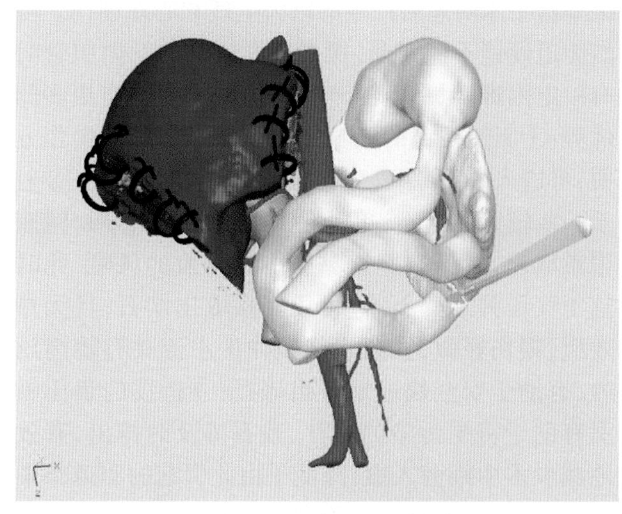

图 12-71 **切断空肠，备胆肠吻合**

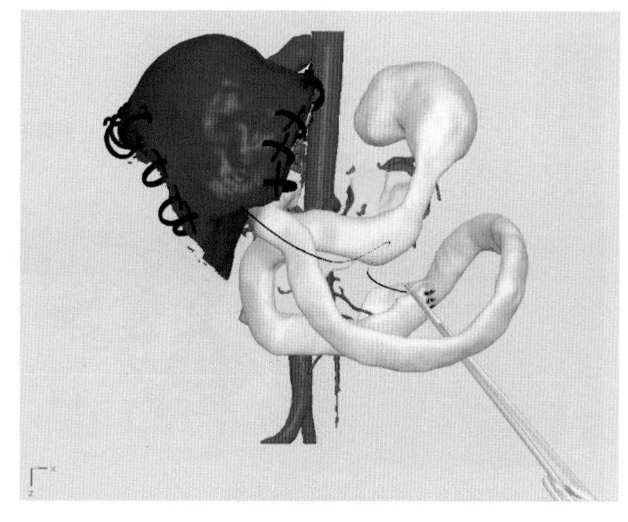

图 12-72 **肠肠吻合**

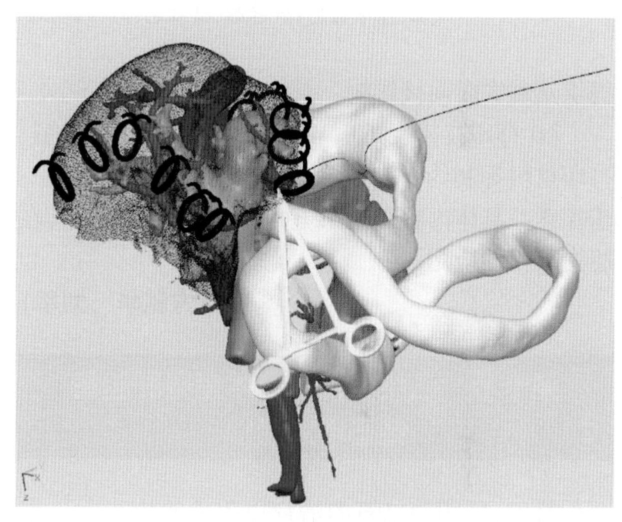

图 12-73 **胆肠吻合**

形态与功能的结合是未来可视化仿真手术系统优化方面的一个重要的研究方向。

（方驰华 刘军 张鹏）

第九节 三维可视化肝脏 3D 打印在复杂性肝胆管结石诊治中的应用

3D 打印技术主要是一种快速成型技术。其是以数字模型文件为基础，利用粉末状金属或塑料等可黏合材料。能够通过逐层打印的方式来构造物体的合成技术。

经过三维可视化软件重建后，肝脏 3D 打印可以真实还原器官在体内的特征，使人体肝脏在三维可视化的基础上进一步逼近现实（图 12-74），其优势包括：①可真实立体地通过物理模型展现结石的部位、大小、形态，全方位观察结石和脉管关系；②术中

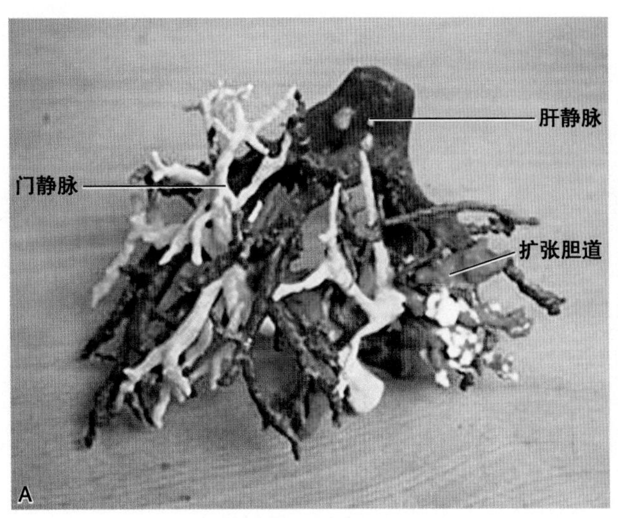

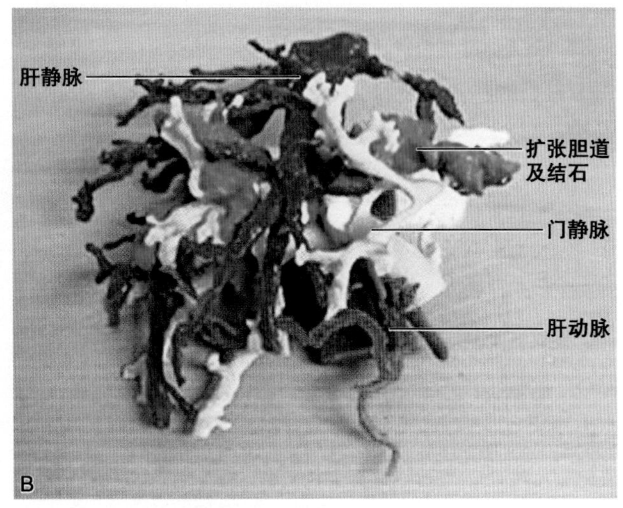

图 12-74　**复杂性肝胆管结石的 3D 打印模型**

注：①深蓝色：肝静脉；②红色：肝动脉；③浅蓝色：门静脉；④绿色：扩张胆管；⑤白色：结石

提供直观实时间接导航。

3D 打印技术受 CT、MRI 图片质量、打印类型、打印材料等制约，使其在临床大范围应用仍需进一步探索。具体内容详见第五章 3D 打印技术及其在胆道外科的应用。

（方驰华　刘军）

第十节　三维可视化技术指导肝胆管结石精准治疗

目前，肝胆管结石的治疗以手术治疗为主。由于结石分布位置广泛，胆管狭窄和扩张部位及程度不同，手术方式多样；同时，部分患者长期病变引起肝脏实质的萎缩、肥大等病理变化，或合并胆汁性肝硬化、门脉高压症、胆道感染、肝脓肿形成，甚至结石合并肝内胆管癌变等，进一步导致手术方案的复杂多变。基于上述复杂性原因，本节详细阐述三维可视化指导不同情况肝胆管结石的个体化治疗。

12

一、三维可视化辅助 3D 腹腔镜、胆道硬镜肝胆管结石靶向碎石术的价值和意义

结石在肝内有很强的节段性分布，一般认为只有切除病变含石的肝实质之后，才能彻底取尽结石、清除病灶。关于 B 超、CT、MRCP、ERCP 对肝胆管结石诊断价值及不足在本章第一节概述中已详细介绍。而由三维可视化模型可得到完全忠实于患者真实情况的肝胆管结石图像，能明确结石的空间位置、大小和数量，且对胆管走行、狭窄部位、程度、长度及其相对整个肝脏所处的位置一目了然；三维可视化分型能立体、清晰界定区域型和弥漫型病变所累及肝段，区分狭窄胆管为相对抑或绝对狭窄，由此实现了肝胆管结石的精确诊断，有助于指导手术方案的制订，极大地提高手术的针对性，减少手术的随意性，其辅助的治疗技术可实现“去除病灶，取尽结石，矫正狭窄，通畅引流，防治复发和保护功能”的肝胆管结石治疗原则。

近年来，3D 腹腔镜由于具有高清分辨率和良好的景深感，有利于精确的解剖定位、辨认肝脏深部各种管道结构，有助于手术精细操作的进行和术中出血的控制而广泛应用。3D 腹腔镜和胆道硬镜等微创技术的应用，通过微创小切口手术路径，改变了传统外科手术对患者产生的巨大生理和心理创伤。虽然胆道硬镜不能弯曲，探查角度较大的肝内胆管时有一定困难，但是相较于电子胆道镜，其具有更多的优势：①胆道硬镜的镜身更短、管径更细，其操作方便，可进入Ⅲ、Ⅳ胆管分支探查，取石范围更广；②对于一些较大的结石，单纯使用取石钳或 Cook 网篮很难取出，有撕裂胆道黏膜引起出血的风险，此时辅予气压弹道碎石术，可以轻松取出结石，且无热效应，损伤轻微；③胆道硬镜冲洗水流具有较高压力，有助于安全快速地排出碎石；④持续的负压吸引有助于将受污染的胆汁、残石等及时排出，有效地减少术中细菌入血，降低了由此引起的胆道感染等并发症，从而清除结石复发的内环境，在取尽结石的同时降低结石的高复发率；⑤价格相对便宜，

更易普及。

三维可视化引导下经3D腹腔镜胆道硬镜靶向碎石实现了精准手术的实施，降低术后残石率和复发率，三种技术的相互结合，进一步使微创技术的优势得到发挥：通过3D腹腔镜，从小切口获取腹腔高清的手术视野，使得操作更为精细，有利于减少局部损伤。经原有穿刺孔置入鞘管建立胆道硬镜进出的通道，方便快捷。胆道硬镜的应用克服了传统胆管探查的盲目性和局限性，结合三维可视化图像，可以快速、明确地靶向到达病变部位，同时联合多种取石方法实施手术，有利于彻底清除结石、反复取石和解除狭窄。在病理学层面上，胆道镜还有利于获取活体组织实施术中病理学检查从而更加快速准确地获取病理学信息，从而对其他病变情况也进行全面认识。在手术过程中，使用纱布填塞堵住胆总管下段，可以减少水及毒素的吸收，保证手术的安全性。

综上所述，三维可视化引导下经3D腹腔镜胆道硬镜靶向碎石术，为肝胆管结石的治疗提供了一种安全有效的途径，是肝胆管结石数字化微创外科治疗的一种重要方式。

二、三维可视化技术指导解剖性或规则性肝切除术

根据肝胆管结石是一种严格的肝内节段性病变的病理基础，黄志强院士于1958年首次提出应以规则性肝切除术治疗肝胆管结石，此后又用长达近半个世纪的肝胆管结石外科治疗临床实践证实，在“解除梗阻，去除病灶，通畅引流”的肝胆管结石治疗原则中，能真正达到“去除病灶”目的的规则性肝切除术是肝胆管结石各项治疗技术手段中最主要的、最核心的技术手段。

然而，复杂肝胆管结石患者的肝脏常常出现变形、转位，合并血管与胆管变异率很高，现有的影像检查均难以获得理想的门静脉和肝静脉形态，使得部分病例不能按照常规Couinaud分段，这为施行规则性肝切除术带来难题。由于三维可视化技术可清晰显示各种类型肝胆管结石患者肝脏门静脉和肝静脉及其与病变胆管、结石的相互关系，因此成为解剖性即规则性肝切除术坚实可靠的三维立体影像技术支撑。

【适应证】

1. 肝功能Child-Pugh A级，需行肝段/区切除术者。

2. 无论结石位于肝脏的何叶何段、只要存在肝萎缩或相应的叶段胆管狭窄者，应施行相应肝叶或肝段切除术。

3. 根据术中胆道镜检和Oddi括约肌功能决定是否进行胆管-空肠吻合术。

【禁忌证】有明显出、凝血功能障碍者；肝功能Child-Pugh C级；无法耐受全麻手术者。

【术前准备和影像评估】术前采集高质量肝脏、肝胆管结石CT图像数据，进行三维可视化评估、肝脏分段、体积计算。

【手术方式】

1. 气管插管全身复合麻醉。

2. 对于需行解剖性右半肝切除术（资源12-1、资源12-2、资源12-3）

资源12-1　ICG导航解剖性右半肝切除术（PPT）

资源12-2　肝胆管结石行解剖性右半肝切除术（视频）

资源12-3　ICG荧光导航解剖性右半肝切除、左肝管-空肠Roux-EN-Y吻合术（视频）

（1）解剖第一肝门，分别游离出右侧门静脉、右肝动脉，临时控制或结扎离断。

（2）游离肝脏周围各种韧带。

（3）胆总管探查。

（4）有条件单位，可以采用ICG分子荧光影像技术确定肝脏切线。

（5）其他步骤同右半肝切除术。

（6）采用ICG分子荧光影像技术检测左肝断面是否存在胆漏。

12

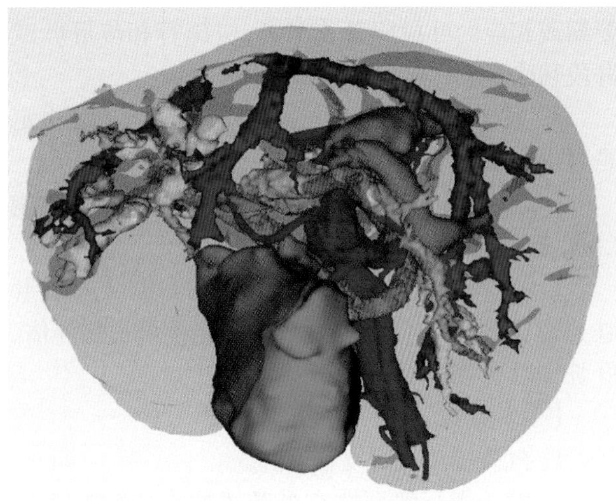

图 12-75 三维可视化显示：右肝胆管结石，右肝萎缩，左肝代偿性肥大，右肝动脉横断肝总管肝脏顺钟性转位。数字化诊断：$L_{V\sim VIII}$，$S_{右肝管}$，$D_{V\sim VIII}$，C_0

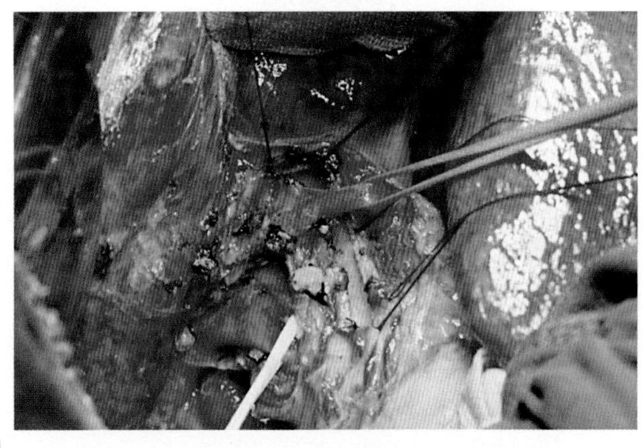

图 12-76 解剖第一肝门，右肝动脉横断肝总管

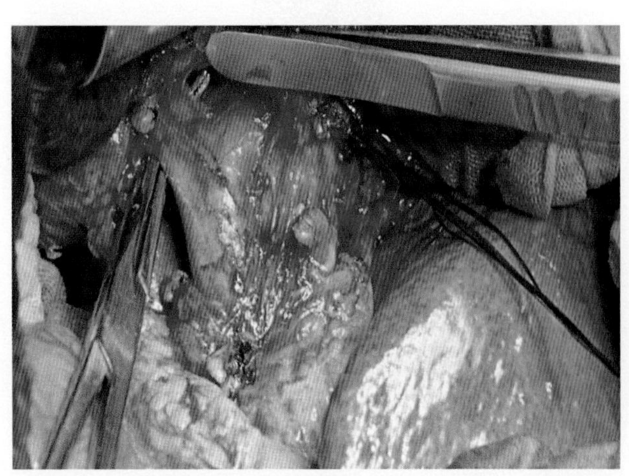

图 12-77 解剖门静脉右支并控制

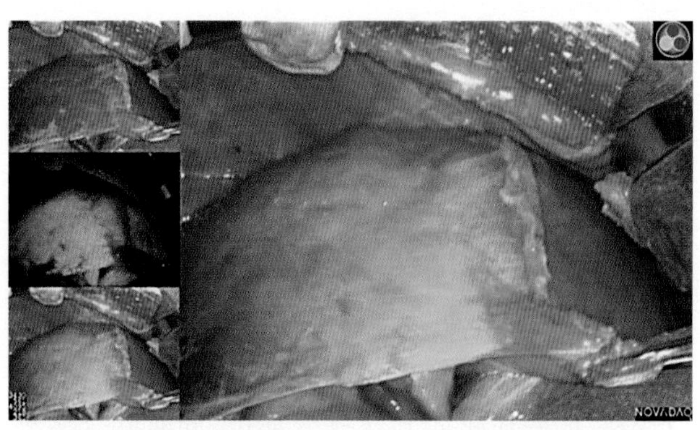

图 12-78 右肝萎缩，ICG 分子荧光影像清晰显示左、右半肝的分界线

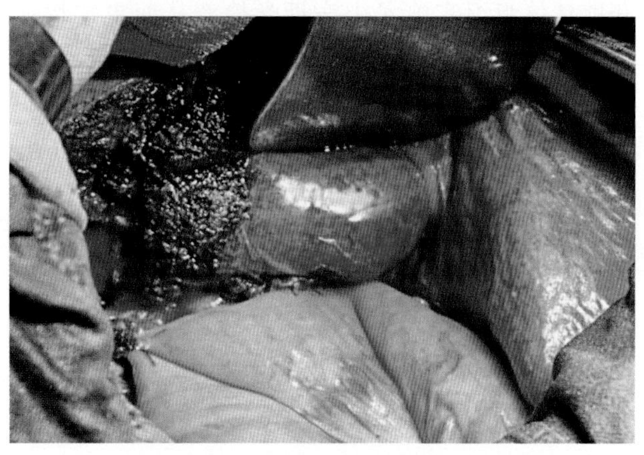

图 12-79 右半肝切除术、胆肠吻合术

3. 对于需行解剖性左半肝切除术（资源 12-4 至资源 12-8）

资源 12-4 ICG 导航解剖性左半肝切除术（PPT）

资源 12-5 肝胆管结石行解剖性左半肝切除术（术前三维）

资源 12-6 ICG 荧光导航解剖性左半肝切除、左肝管-空肠 Roux-EN-Y 吻合术（视频）

资源 12-7 ICG 导航 3D 腹腔镜解剖性左半肝切除术(PPT)

资源 12-8 ICG 导航 3D 腹腔镜解剖性左半肝切除+胆总管切开取石+T 管引流术(视频)

(1) 解剖第一肝门,分别游离出左侧门静脉、左肝动脉,临时控制或结扎离断。

(2) 游离肝脏周围各种韧带。

(3) 胆总管探查。

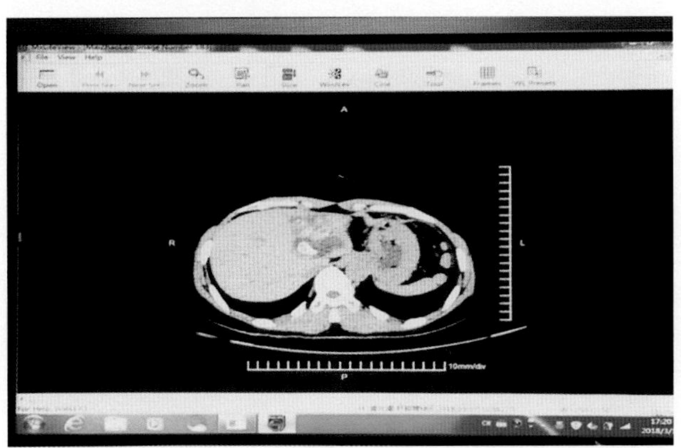

图 12-80 CT 显示左肝胆管结石

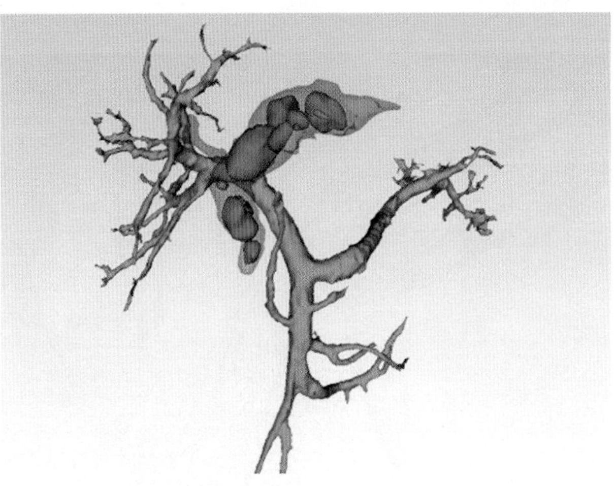

图 12-81 三维可视化显示:左肝胆管结石,邻近肝中静脉。数字化分型 $L_{Ⅱ、Ⅲ、Ⅳ}$,S_0,$D_{左肝管、Ⅱ、Ⅲ、Ⅳ}$,C_0

(4) 有条件单位,可以采用 ICG 分子荧光影像技术确定肝脏切线。

(5) 其他步骤同左半肝切除术。

(6) 采用 ICG 分子荧光影像技术检测右肝断面是否存在胆漏。

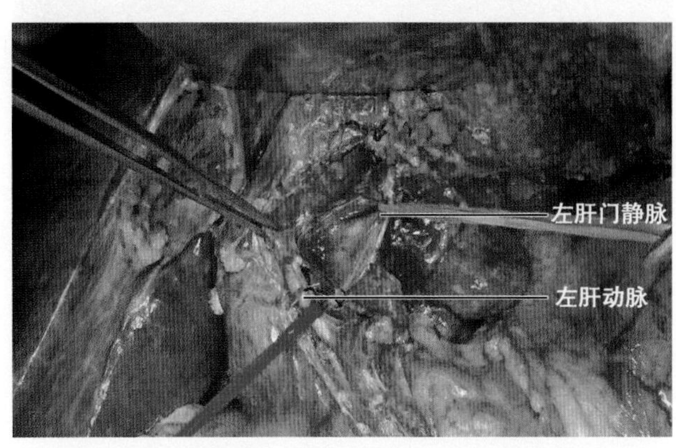

图 12-82 解剖第一肝门,解剖肝左动脉,左肝门静脉,并控制

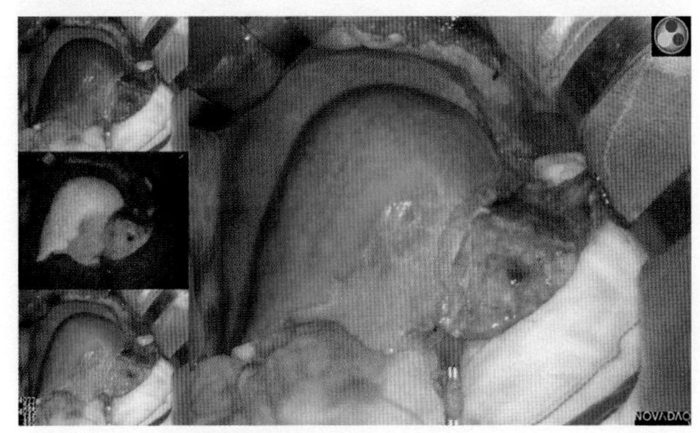

图 12-83 左肝重度萎缩,ICG 分子荧光影像清晰显示左、右半肝分界线

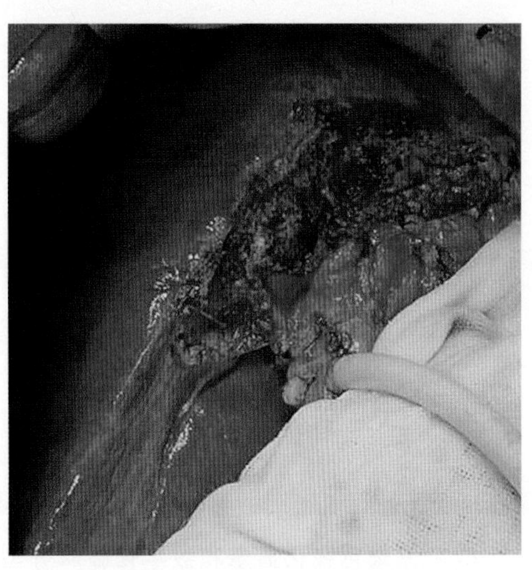

图 12-84 解剖性左半肝切除术

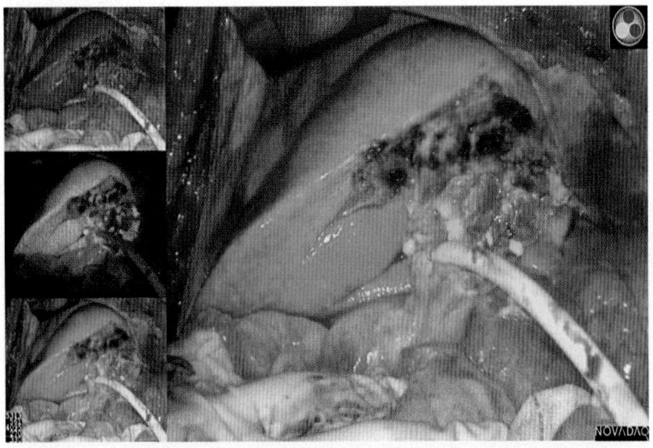

图 12-85　ICG 分子荧光影像检测右肝断面胆漏情况

4. 对于结石分布在Ⅱ、Ⅲ段，左肝管狭窄者，行规则性Ⅱ、Ⅲ段切除，左侧狭窄胆管整形。

（1）切除胆囊。

（2）胆总管切开取石。

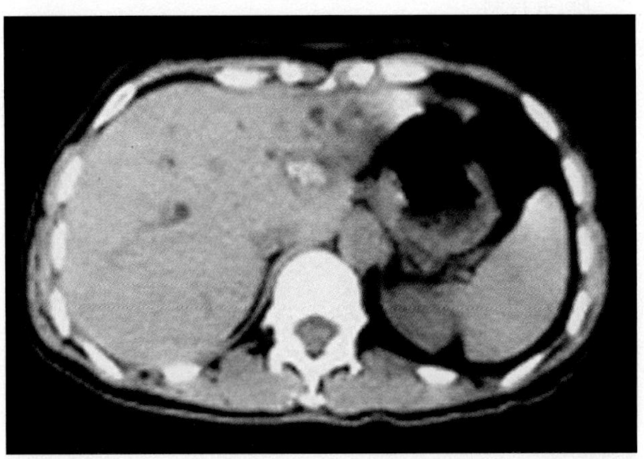

图 12-86　CT 显示结石主要分布在Ⅱ、Ⅲ段胆管，左肝外叶萎缩

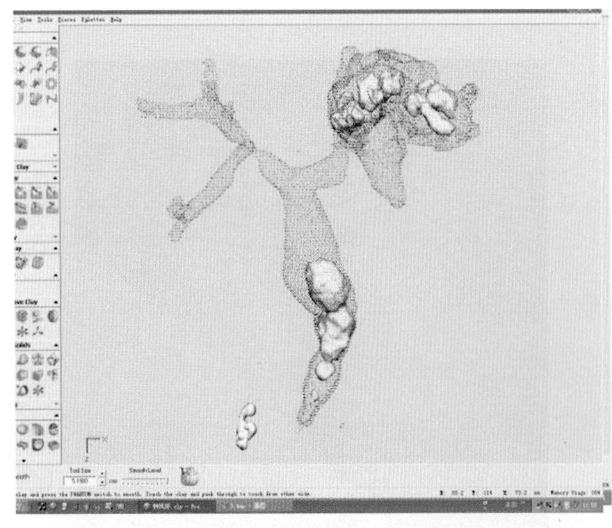

图 12-87　三维可视化显示和数字化临床分型：$L_{\text{Ⅱ、Ⅲ、Ⅳ}}$，$S_{\text{左、右肝管}}$，$D_{\text{Ⅱ、Ⅲ、Ⅳ、Ⅵ、Ⅶ}}$，C_0

（3）切除肝Ⅱ、Ⅲ段。

（4）肝断面胆管多点术中快速病理学检查。

（5）经Ⅳ段断面胆管取肝Ⅳ段结石。

（6）左肝胆管狭窄整形。

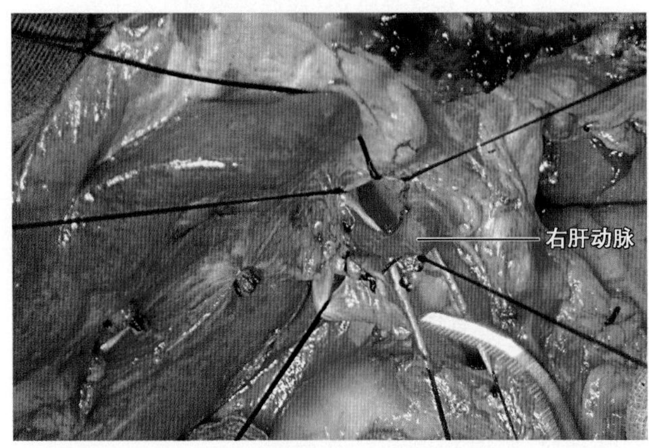

图 12-88　右肝动脉横跨肝总管，实际手术与三维可视化显示一致

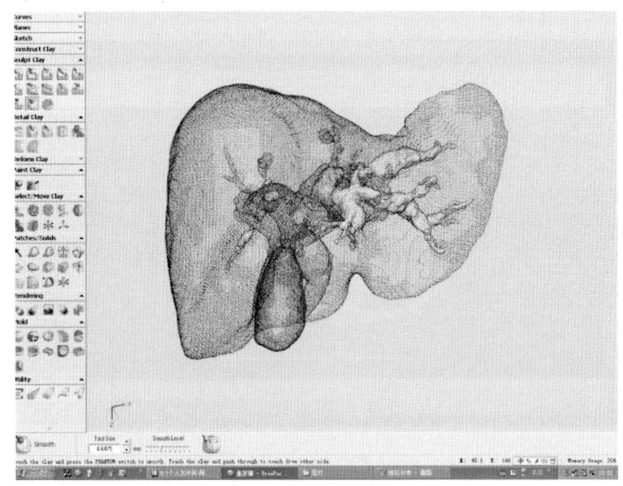

图 12-89　三维可视化显示结石位于Ⅱ、Ⅲ段；左肝管狭窄

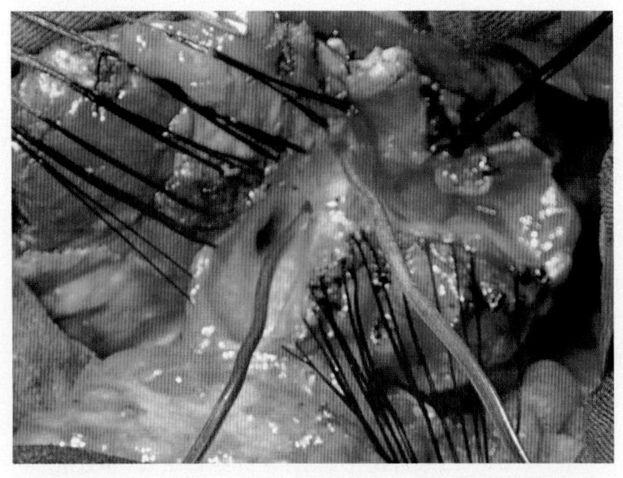

图 12-90　经Ⅳ段肝断面胆管取石，左肝管狭窄整形

（7）胆道镜（软镜/硬镜）探查Ⅳ段胆管和Oddi括约肌。

（8）胆肠吻合术：根据术中胆道镜检和Oddi括约肌功能决定。

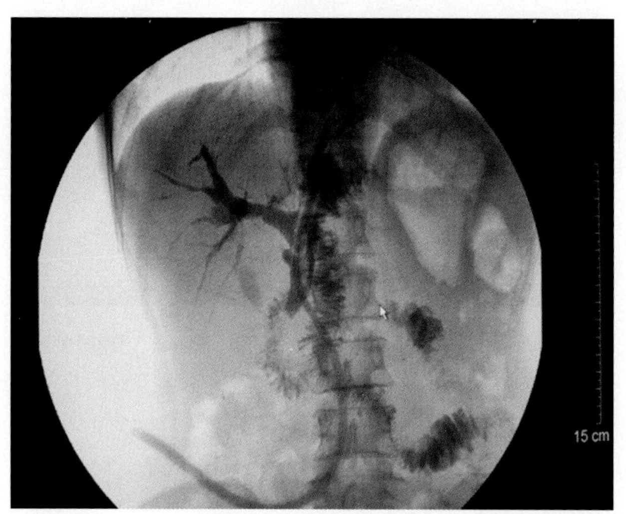

图12-91　术后直接胆道造影未见残留结石

三、三维可视化技术指导特殊情况下的肝切除术

对于结石弥漫分布在左、右肝脏，且年龄较大、或胆管炎反复发作、多次手术、全身一般情况差、剩余肝体积不足、肝脏储备功能不足等不能耐受大范围肝切除术的患者，难以用规则性肝切除术来“去除病灶”，特别是在技术力量相对薄弱的医院。如何使这部分患者尽量避免多次手术，力争一次手术获得根治性治疗是个难题。我们将手术策略与手术安全同步兼施，术前加强各项围术期处理增强患者的肝脏储备功能，改善其全身一般情况，在此基础上，应用三维可视化技术指导，采取将规则性肝切除术、不规则肝切除术与胆道软/硬镜取石碎石术相联合的方法综合治疗，以求达到既能实现治疗肝胆管结石的基本原则，又能最大限度地保留更多的残肝组织，让患者平安康复的目标。

病例一、二，对于结石弥漫分布在左右肝脏，由于各种原因不适宜实行规则性肝切除、肝段切除术者。

【禁忌证】有明显出、凝血功能障碍者；肝功能Child-Pugh C级；无法耐受全麻手术者。

【术前准备和影像评估】同前。

【手术方式】

病例一

1. 肝胆总管结石，$L_{Ⅱ\sim Ⅷ}$，$S_{左}$，$D_{Ⅳ、Ⅴ、Ⅷ}$，$A_{Ⅱ、Ⅲ、Ⅵ、Ⅶ}$。行Ⅱ、Ⅲ段切除和Ⅳ段部分切除，经Ⅳ段扩张胆管取石、左侧狭窄胆管整形。Ⅵ、Ⅶ段萎缩肝切除，经肝断面扩张胆管、肝总管，或联合硬道镜对Ⅴ、Ⅷ段胆管进行取石（资源12-9、资源12-10、资源12-11）。

资源12-9　肝胆管结石行左肝外叶切除、右肝部分切除术（PPT）

资源12-10　肝胆管结石行左肝外叶切除、右肝部分切除术术前三维（视频）

资源12-11　肝胆管结石行左肝外叶切除、右肝部分切除术（手术视频）

（1）此类患者往往有2~3次，甚至更多次胆道手术史，肝门部粘连严重。因此，首先要沿着右肝脏面找到肝门部胆管，有时需要行肝方叶部分切除，或肝正中裂劈开，才能找到肝门部上方扩张的胆管。

（2）胆管切开取石。

（3）切除肝Ⅱ、Ⅲ段。

（4）左肝断面胆管多点术中快速病理学检查。

（5）经Ⅳ段断面胆管取石。

（6）左肝胆管狭窄患者需进行狭窄整形。

（7）右肝萎缩段/区切除。

（8）右肝断面胆管多点术中快速病理学检查。

（9）经右肝断面和肝门部胆管贯通、取石。

（10）右肝狭窄胆管整形患者需进行狭窄整形。

（11）胆道镜（软镜/硬镜）探查Ⅳ段胆管、右肝管及肝外胆管和Oddi括约肌。

（12）胆肠吻合术。

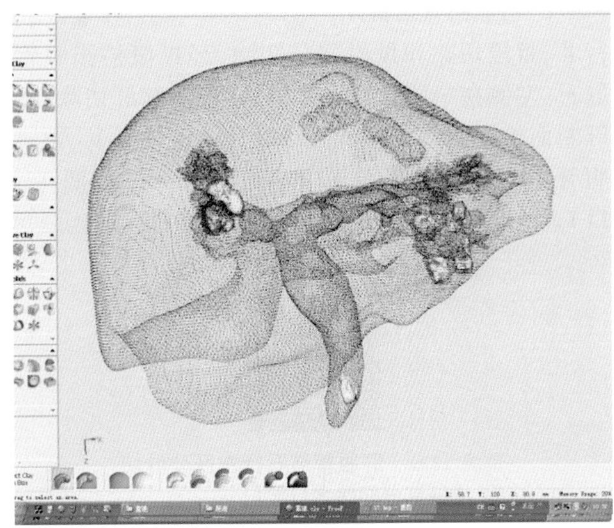

图 12-92　三维可视化显示结石分布在Ⅱ、Ⅲ段，部分在Ⅳ段肝胆管，左肝外叶萎缩，Ⅳ段肝组织无萎缩；结石分布Ⅵ、Ⅶ段肝胆管伴有肝萎缩。此种情况规则性Ⅱ、Ⅲ段肝切除、不规则性Ⅵ、Ⅶ段肝切除。对术后残肝组织功能有重要价值。其个体化的手术决策充分展示了三维可视化的优势

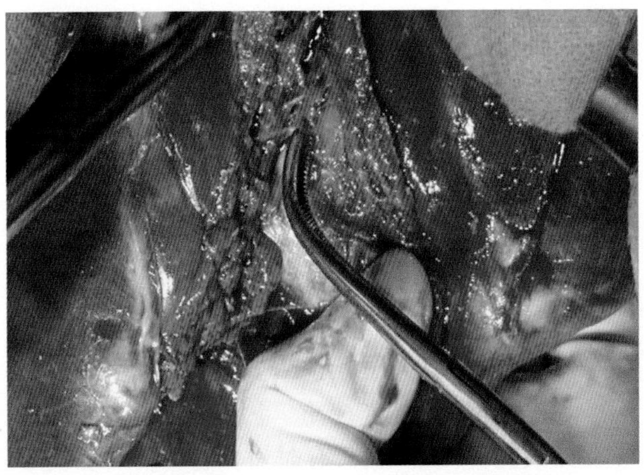

图 12-93　规则性Ⅱ、Ⅲ段肝切除

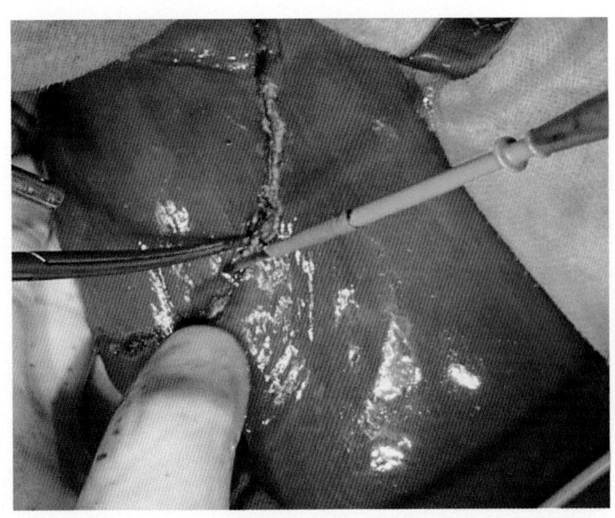

图 12-94　不规则性Ⅵ、Ⅶ段肝切除

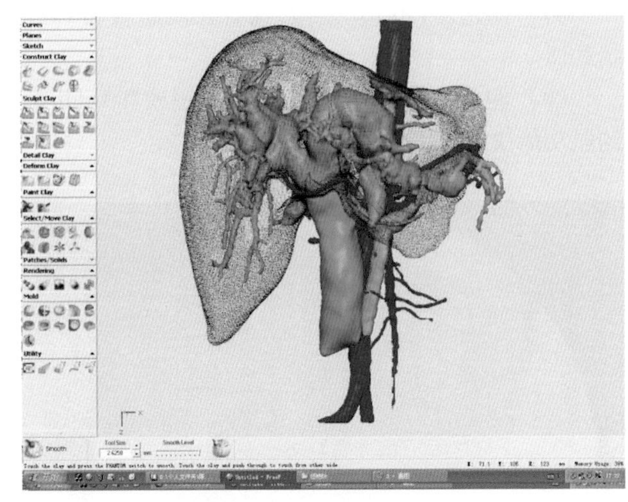

图 12-95　三维可视化显示扩张胆管与肝动脉、门静脉关系

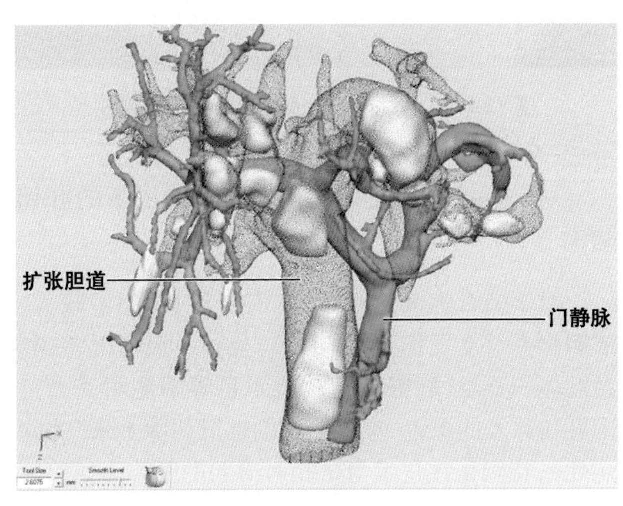

图 12-96　三维可视化显示结石大小、形态、分布与门静脉关系，数字化分型：$L_{Ⅱ-Ⅷ}$，S_0，$D_{Ⅱ-Ⅷ}$，C_0

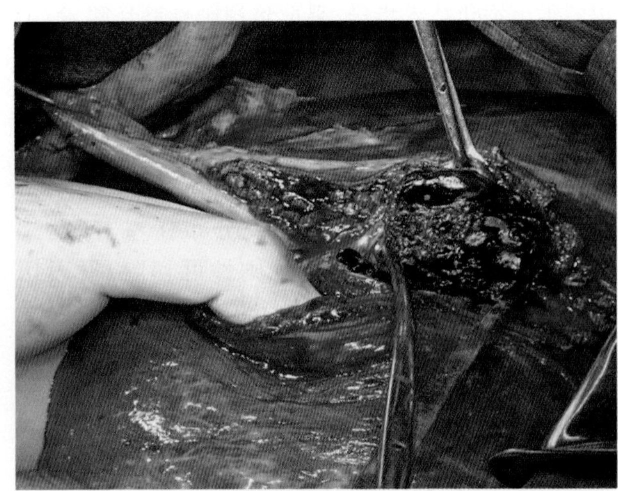

图 12-97　规则性Ⅱ、Ⅲ段肝切除术，经左肝断面胆管取石

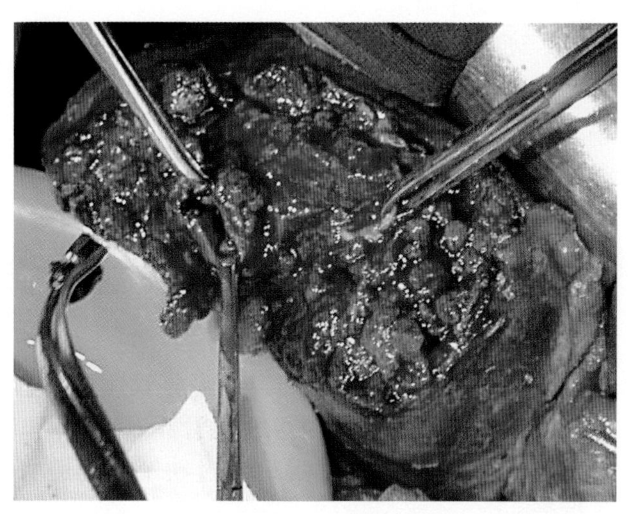

图 12-98 **不规则性Ⅵ段部分肝组织，经右肝断面取石**

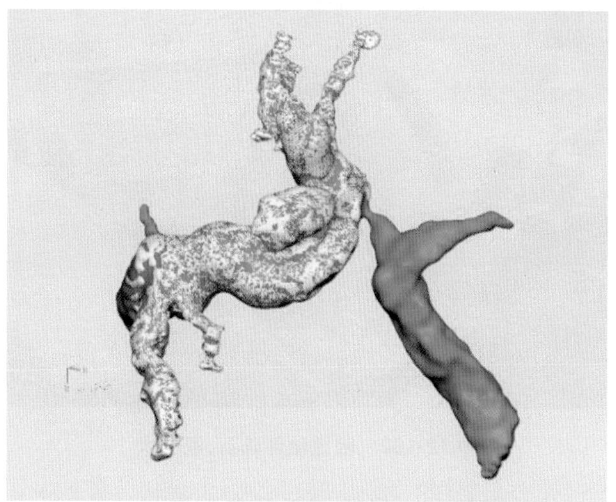

图 12-99 **结石位于右肝，右肝管狭窄合并肝内胆管扩张**

病例二：肝胆管结石，$L_{Ⅴ、Ⅵ、Ⅶ、Ⅷ}$，$S_{右}$，$D_{Ⅴ、Ⅶ、Ⅷ}$，$A_{Ⅵ}$。行Ⅵ段萎缩肝切除，经肝断面扩张胆管取石；右肝管狭窄整形，联合胆道镜取石（资源 12-12、资源 12-13）。

资源 12-12 **肝胆管结石行扩大右肝后叶切除术术前三维（视频）**

资源 12-13 **肝胆管结石行扩大右肝后叶切除术（手术视频）**

（1）首次手术，可先行切除胆囊。

（2）胆总管切开取石。

（3）Ⅵ萎缩肝切除。

（4）肝断面胆管多点术中快速病理学检查。

（5）经右肝断面胆管取石。

（6）右肝胆管狭窄整形。

（7）胆道镜（软镜/硬镜）探查右肝胆管和 Oddi 括约肌。

（8）胆肠吻合术：根据术中胆道镜检和奥迪氏括约肌功能决定。

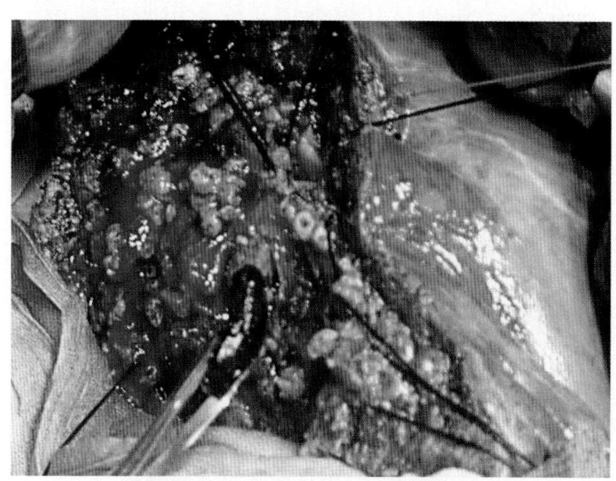

图 12-100 **经右肝断面胆管取石**

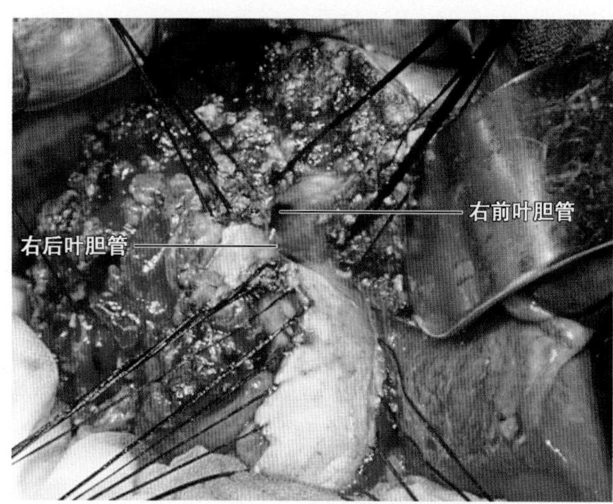

图 12-101 **右肝胆管狭窄整形，可见右前叶、右后叶胆管开口**

图 12-102 胆道硬件碎石、取石术

【注意事项】保留侧胆管多点取材活检，术中快速病理学检查排除恶性变。

四、三维可视化技术指导经窦道胆道硬镜靶向碎石、取石术

【适应证】曾经有过胆道手术史，残留结石，或复发肝胆管结石，存在胆道支撑管或引流管，可采用三维可视化技术指导经窦道胆道硬镜靶向碎石、取石术（资源 12-14）。

资源 12-14 三维可视化技术指导经窦道胆道硬镜靶向碎石、取石术（PPT）

【禁忌证】有明显出、凝血功能障碍者；肝功能 Child-Pugh C 级；无法耐受全麻手术者。

【术前准备和影像评估】

1. 术前常规采集高质量肝脏和肝胆管结石 CT 图像数据，进行三维可视化分析。

2. 经胆道各种引流管和支撑管进行直接胆道造影。

3. 术前常规进行 MRCP。

【手术方式】

1. 采用德国 Wolf 胆道硬镜进行手术。

2. 在 MI-3DVS 系统指导下，实施个体化靶向碎石术。

3. 采用气管插管全身麻醉。

4. 拔出原胆管引流管并记录体内的长度，自窦道置入花斑导丝并引导置入扩张器及鞘管；留置的扩张器及鞘管沿花斑导丝送达肝总管或肝内胆管，留下鞘管，助手固定。

5. 硬镜接可调压输水泵（冲洗液为 0.9% 氯化钠液），在 3D 模型引导下，抵达目标胆管，在硬镜引导下置入弹道碎石装置，>10mm 的结石用气压弹道击碎，弹道气压由输压泵在 0.2～0.4MPa 范围内自动调节；取石钳钳夹或 Cook 网篮套取，取出结石，或用水流冲洗将碎石经鞘管冲出，Ⅳ级及以上胆管或分叉角度小的胆管用 Cook 网篮套取或水流“冲吸”技巧将结石取出。

6. 肝内狭窄段胆管用胆道球囊等软性扩张器扩张，对瘢痕坚实、扩张困难的胆管狭窄，先用电刀切开，扩张完毕即放置远端超过狭窄段的胆管支撑管。

7. 最后探查、去除肝外胆管结石，观察 Oddi 括约肌功能。

8. 留置 T 管和引流管。

【注意事项】

（1）碎石过程中，保持胆道硬镜置于鞘管中，碎石杆接触到结石才能激发；碎石杆应置于结石中央，切勿置于结石裂隙中或结石与胆管壁之间，避免胆道硬镜损伤胆管引起胆道出血。

（2）冲水过程中，根据患者胆道炎症程度个体化差异，调节水压，避免因水压过大引起胆道细菌入血而诱发术后胆道感染。

（3）对于直径大于 10mm 结石，切勿单纯使用取石钳或 Cook 网篮强行取出，避免撕裂胆道黏膜引起胆道出血。

（4）整个取石过程中，总冲水量控制在 24 000～27 000ml，避免水中毒。

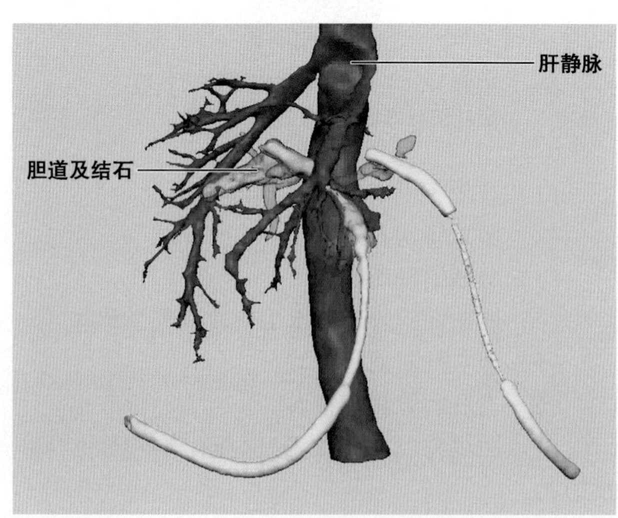

图 12-103 三维可视化显示肝内胆管结石，留置胆道支撑管

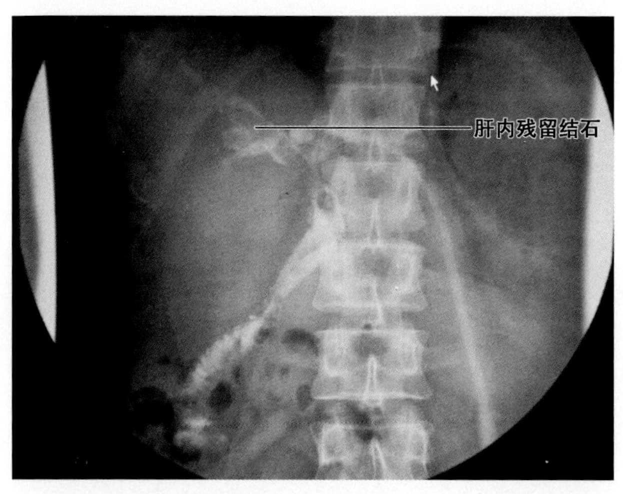

图 12-104 术前经胆道支撑管行直接造影胆道，显示肝内胆管结石残留

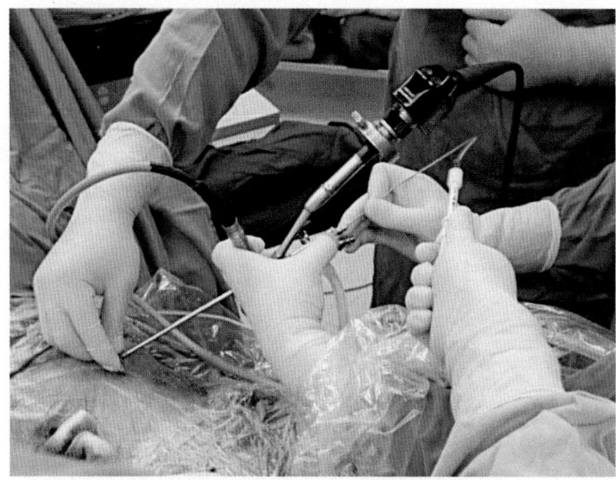

图 12-105 三维可视化技术指导经窦道胆道硬镜靶向碎石、取石

五、三维可视化技术指导开腹肝区或段切除术联合胆道镜(软镜/硬镜)靶向碎石、取石术

【适应证】

1. 既往腹部手术造成腹腔粘连。

2. 肝门部胆管严重、多发性狭窄或肝脏转位，需要行胆管整形。

3. 存在肝区或段萎缩，需要施行肝切除术。

4. 术前影像评估和生化检查怀疑胆管癌。

5. 单位不具备腹腔镜肝区或段切除术技术。

【禁忌证】有明显出、凝血功能障碍者；肝功能 Child-Pugh C 级；无法耐受全麻手术者。

【手术方式】

1. 对于第一次手术者，先行胆囊切除、胆总管探查。

2. 多次胆道手术者，由于肝门部粘连严重，首先要沿着右肝脏面找到肝门部胆管，有时需要行肝方叶部分切除，或肝正中裂劈开，才能找到肝门部上方扩张的胆管。

3. 胆管切开取石。

4. 根据临床分型和病需要，进行相应肝段或区切除。

5. 肝断面胆管多点术中快速病理学检查。

6. 经肝段断面胆管取结石。

7. 肝胆管狭窄整形。

8. 胆道镜(软镜/硬镜)探查胆管。

9. 根据胆管粗细选择合适的扩张器及鞘管。碎石及网篮取石方法同三维可视化技术指导经窦道胆道硬镜靶向碎石、取石术。

10. 最后探查、去除肝外胆管结石，观察 Oddi 括约肌功能正常，胆道硬镜可进入十二指肠腔，留置 T 管和引流管。若 Oddi 括约肌松弛，行胆肠吻合。冲洗腹腔后关腹(资源 12-15、资源 12-16)。

资源 12-15 开腹肝区或段切除术联合胆道镜(软镜/硬镜)靶向碎石、取石术(PPT)

资源 12-16 开腹肝区或段切除术联合胆道镜(软镜/硬镜)靶向碎石、取石术术前三维(视频)

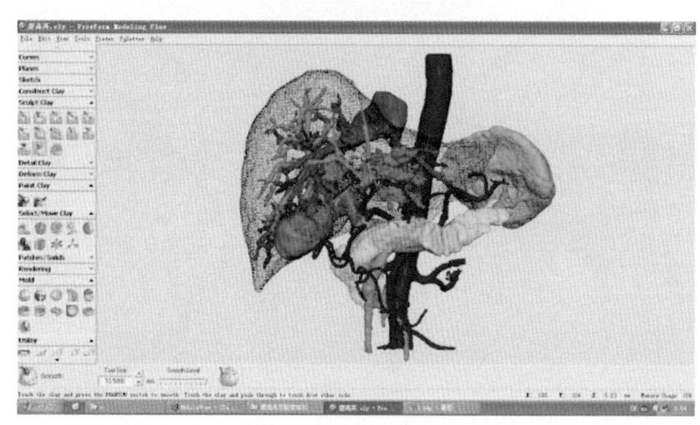

图 12-106 三维可视化显示扩张胆管与肝内血管的关系

12

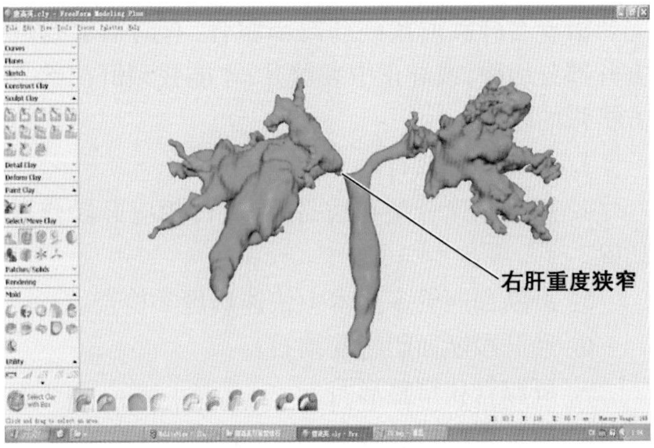

图 12-107 三维可视化显示左肝管轻度狭窄；右肝管重度狭窄，右前叶胆管、右后叶胆管狭窄

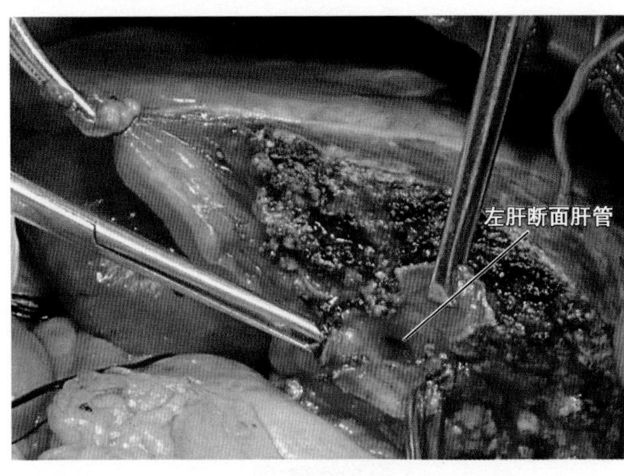

图 12-108 切除Ⅱ、Ⅲ段肝组织，经肝断面取石，保护Ⅳ段肝组织

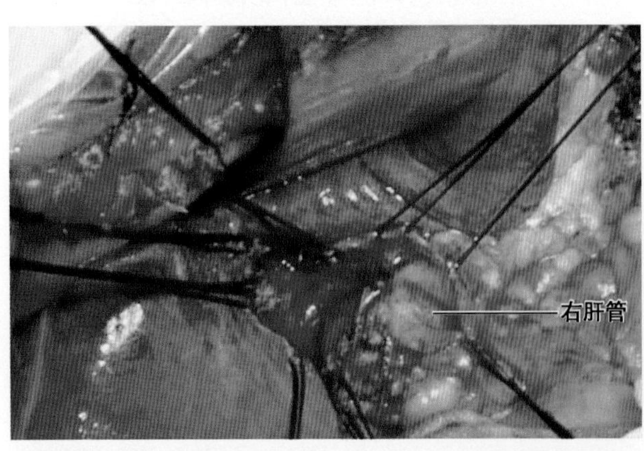

图 12-109 右肝管狭窄、右前叶胆管狭窄、右后叶胆管狭窄整形

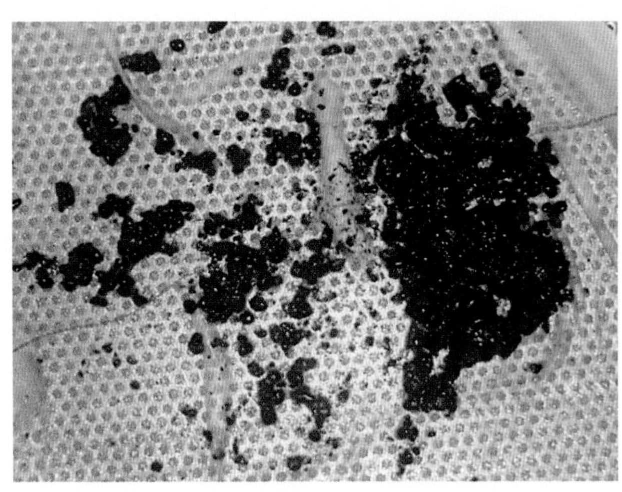

图 12-110 三维可视化技术指导开腹肝段切除术联合胆道硬镜靶向碎石、取石，术中取出结石

【注意事项】

（1）胆道镜（软镜或硬镜）靶向碎石、取石术的具体技术操作注意事项同四。

（2）在肝胆管取石前使用纱布条临时填塞胆总管下段，减少冲洗液经胆总管下段进入肠道，同时使用吸引器持续吸引外溢的灌洗液，减少水的吸收，避免术后水中毒发生。

六、三维可视化指导经皮肝硬质胆道镜碎石治疗肝胆管结石

【适应证】

1. 已行包括胆肠内引流术在内的多次手术后肝内胆管结石又复发者。

2. 不能、不宜或患者多次手术不愿意采取其他技术治疗的肝内外胆管结石。

3. 胆管扩张 0.3cm 以上，原则上胆管扩张越粗越易于穿刺成功。

4. 合并有胆管狭窄存在的肝内胆管结石患者，行 ERCP 插管困难或操作失败者。

5. 肝内胆管存在单纯可逆性狭窄者。

【禁忌证】

1. 有明显出、凝血功能障碍者。

2. 患者状态差，有明显心肺功能障碍，无法耐受手术或有生命垂危者。

3. 肝内胆管不扩张者。

4. 肝功能衰竭者。

【术前影像评估】 CT、MRCP 和三维可视化评估。

【手术方式】

1. 在超声定位下，硬膜外麻醉或全麻下，经皮

肝穿刺目标胆管。

2. 回抽到胆汁后放入超滑导丝，经导丝置入8～16F扩张器依次扩张，再经扩张器送入鞘管，建立操作通道。

3. 随即应用硬质胆道镜经鞘管直达目标胆管，同时接可调压灌注泵持续向目标胆管灌注生理盐水，找到结石后用网篮套取或碎石后钳夹或用水冲的方式取石。碎石网石取石方法同三维可视化技术指导经窦道胆道硬镜靶向碎石、取石术。

4. 结束手术前经穿刺窦道置入引流管引流。

5. 此类患者可在超声引导下分期处理：①三维可视化技术指导经皮肝胆道引流（PTCD），1周后扩窦道1次，2周后分次扩到16F左右；也可以进行一期穿刺、置管、碎石取石术；②三维可视化技术指导胆道硬镜靶向碎石、取石。根据患者个体化情况，有计划地施行分期治疗（资源12-17、资源12-18）。

资源12-17 经皮肝硬质胆道镜碎石治疗肝胆管结石（PPT）

资源12-18 经皮肝硬质胆道镜碎石治疗肝胆管结石术前三维（视频）

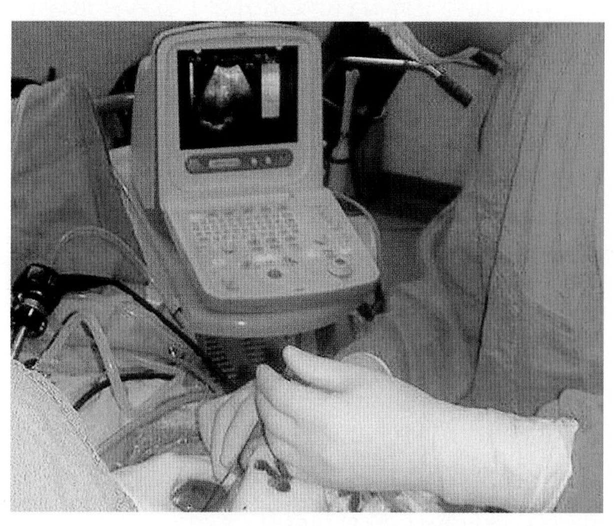

图12-111 超声定位下行经皮肝穿刺目标胆管

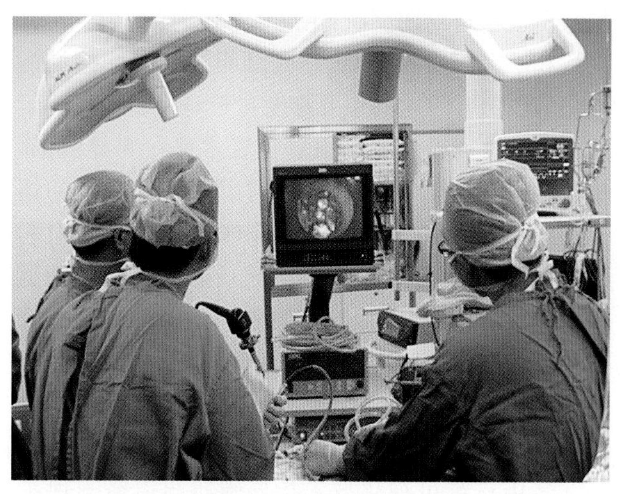

图12-112 三维可视化技术指导经皮经肝胆道硬镜碎石

【注意事项】

1. 胆道镜（软镜或硬镜）靶向碎石、取石术的具体技术操作注意事项同四。

2. 该术式最适宜在B超介导下穿刺，最佳穿刺点是位于前入路，剑突下右肋缘区域，除非是特别靠近右肋以及右后肋的右肝胆管结石，否则均不宜采用外侧及后侧穿刺途径。

3. 该术式穿刺方向要求与目标胆管成锐角（并行状态）并朝向肝门，如此有利于胆道镜的操作，使之在一条较为流畅的管道中进行，并利于结石、胆道狭窄的处理。

4. 在瘘道扩张过程中，必须在X线透视的监护下顺着导丝进入胆道。

5. 扩张窦道达16F或18F后，置鞘管形成瘘道壁，避免下一步操作中增加肝脏损伤出血，方便硬质胆道镜进出。

【价值和意义】三维可视化技术可优化经皮肝硬质胆道镜碎石（PTCSL）手术通道建立时间，短于以往通道建立时间：以前PTCS取石方法其扩窦道取石周期长2～3周、扩张次数多、易发生出血、胆漏、胆道感染、腹膜炎等并发症。在三维可视化指导下，可直接经皮肝扩张瘘道进行Ⅰ期取石；也可经皮肝胆道造瘘1周后联合硬镜进行Ⅱ期取石。应用三维仿真可视化手术系统，模拟寻找距肝胆管结石最佳角度的扩张胆管作为穿刺点，一般首选穿刺点在剑突下右缘腹壁，选扩张的左外叶胆管B2、B3a、B3b作为穿刺，或者选穿刺点在右侧胸壁锁骨中线，选扩张的右叶胆管B7a、B6c作为穿刺，避开血管、肠管、胸腔等，穿刺到目标胆管并Ⅰ期扩张窦道进行碎石、取石，指导临床Ⅰ期、Ⅱ期手术均获得成功。缩短了扩张窦道取石周期、取石距离和手术时间;减少扩张次数和术中出血量,真正达到肝胆管结石治疗的微创化。PTCSL 手术的主要难度在于对穿刺目标胆管的不确定性以及胆管与血管位置常存在变异,依靠传统的检查方法往往难以透彻了解病变部位的情况。应用 MI-3DVS 软件的适应区域生长算法对胆道系统进行精确切割,三维重建后能整体显示胆道系统树状结构,精确地显示胆管与血管的空间位置关系。可指导实际 PTCSL 手术时避开肝静脉、门静脉的大血管、腹腔及胸腔脏器,选择精准穿刺胆管部位,对提高穿刺成功率有重要意义。

运用三维可视化技术指导硬质胆道镜与保护性鞘管联合使用:采用三维可视化技术可真实再现肝胆管结石及其周围结构,清晰观察到肝内胆管一、二、三级,甚至四级分支,形成完整的"胆管树"立体形态;针对结石的分布和扩张胆管的具体情况,准确对肝胆管结石进行定位诊断,选择不同部位、角度,模拟用硬质胆道镜碎石、取石,反复观察仿真手术效果。提出硬质胆道镜与鞘管使用个体化的手术方案:扩张的窦道内置支撑鞘管,操作在鞘管和扩张胆管内进行,手术中鞘管紧罩在有结石的胆管上,鞘管还将胆道相对"拉直",形成直通体外的通道;碎石后用水冲洗,使用硬质胆道镜进行"冲吸"操作,结石经鞘管快速流出,提高了取石效率。

三维可视化技术指导胆管狭窄的处理:对于狭窄胆管整形,必须术前明确血管与胆管的相互关系,有文献报道 PTCS 的结石清除率为 82%,术后并发症发生率为 8%,术后结石复发率为 30%,影响治疗效果的主要因素是严重的胆管狭窄。该技术在 FreeForm Modeling System 仿真手术环境中,通过对立体模型及其附件的放大、缩小、旋转及透明化操作可显示胆管狭窄的部位,显示胆管与周围门静脉、肝静脉等重要管道的关系。在实际手术中应用硬质胆道镜,经皮肝从远端扩张的胆管达到狭窄胆管部位,大多数胆管狭窄段不长,多为膜状狭窄,可用取石钳撑开。狭窄段较明显者,先用胆道球囊导管扩张,必要时沿导丝陆续送入系列扩张器进行逐步扩张。对于瘢痕坚实者,可用电刀或激光切开瘢痕后再用气囊扩张,扩张后放置支撑导管,避免损伤胆管血管,减少胆道出血并发症。上述处治有可能明显降低结石残留率、最终结石残留率和胆管炎复发率。综上,基于三维重建技术的 PTCSL 为不能耐受开腹手术和术后残留结石患者提供了新的技术手段。

七、三维可视化技术指导腹腔镜肝区或段切除术联合胆道镜(软镜/硬镜)靶向碎石、取石术

【适应证】

1. 既往无腹部手术史,肝门部胆管无或轻度狭窄,不需要行胆管整形。

2. 结石弥漫性分布在左、右肝内胆管,或局限在左或右肝内胆管。

3. 存在肝区或段萎缩符合肝切除标准的患者,如该单位具备腹腔镜肝区或段切除术技术,可行三维可视化技术指导腹腔镜肝区或段切除术联合胆道镜(软镜/硬镜)靶向碎石、取石术。

【禁忌证】有明显出、凝血功能障碍者;肝功能 Child-Pugh C 级;无法耐受全麻手术或气腹者。

【手术方式】

1. 采用气管插管全身麻醉。

2. 常规建立气腹,建立穿刺孔,放置穿刺鞘。

3. 探查腹腔,行腹腔镜胆囊切除、胆总管探查取石。

4. 根据术前患者个体化三维可视化模型,解剖游离第一肝门,阻断相应肝段/区入肝血流或采用 Pringle 技术,临时阻断肝左或肝右入肝血流,尽可能切除毁损肝段和肝内胆管狭窄段。

5. 根据胆总管粗细选择合适的扩张器及鞘管,助手固定,经剑突下穿刺孔置入扩鞘管。

6. 硬镜接可调压输水泵(冲洗液为 0.9% 氯化钠液),在 3D 模型引导下,抵达目标胆管。

7. 气压弹道碎石:在硬镜引导下置入弹道碎石装置,>10mm 的结石用气压弹道击碎,弹道气压由输压泵在 0.2 ~ 0.4MPa 范围内自动调节。

8. 网篮套石和取石:对击碎的结石反复多次地用网篮套石、取石,配合水冲击结石将浮动碎石经鞘管冲出,Ⅳ级及以上胆管或分叉角度小的胆管用 Cook 网篮套取或水流"冲吸"技巧将结石取出。

9. 在碎石套管的保护下,借助硬镜"挑"、"拨"、"撬"即所谓四两拨千斤的力量,在硬镜光源的引导下,硬镜可以顺利进出左、右肝内扩张胆管,在三维可视化模型或 3D 打印模型指导下,准确找到肝内胆管结石,进行碎石、网石和取石。

10. 肝内狭窄段胆管用胆道球囊等软性扩张器

扩张，对瘢痕坚实、扩张困难的胆管狭窄，先用电刀切开，扩张完毕即放置胆管支撑管，其远端应超过狭窄段。

11. 最后探查、去除肝外胆管结石，观察 Oddi 括约肌功能，胆道硬镜可进入十二指肠腔。

12. 留置 T 管和引流管，以备术后直接胆道造影和经窦道治疗结石。

【注意事项】

1. 胆道镜（软镜/硬镜）靶向碎石、取石术的具体即术操作同三维可视化技术指导开腹肝区或段切除术联合胆道镜（软镜/硬镜）靶向碎石、取石术。

2. 行全腹腔镜肝区/段切除术时，如出血难以控制或出现患者难以耐受气腹情况应立即中转开腹进行手术。

3. 在硬镜碎石取石之前，先用小纱条填塞胆总管下端，防止冲洗水或细结石进入肠道；在左右小网膜孔平铺小纱布，放置吸引管持续吸引，防止冲洗水和细结石流入腹腔，术后发生腹腔感染。手术结束时分别取出纱条和纱布。

4. 对于左右肝内胆管弥漫性结石患者，为避免水中毒，可以分次、分期经窦道取净肝内胆管结石（资源 12-19～资源 12-25）。

资源 12-19　腹腔镜、胆道硬镜靶向碎石治疗肝胆管结石（PPT1）

资源 12-20　腹腔镜、胆道硬镜靶向碎石治疗肝胆管结石术前三维（视频）

资源 12-21　腹腔镜、胆道硬镜靶向碎石治疗肝胆管结石（PPT2）

资源 12-22　三维可视化技术指导下 3D 腹腔镜联合胆道硬镜靶向碎石取石术（视频）

资源 12-23　腹腔镜胆囊切除术、胆总管探查、经肝总管硬镜肝内胆管取石术（PPT）

资源 12-24　腹腔镜下经胆总管胆道硬镜肝内外胆管靶向碎石、取石术（视频）

资源 12-25　腹腔镜胆囊切除术、胆总管探查、经肝总管硬镜肝内胆管取石术（视频）

12

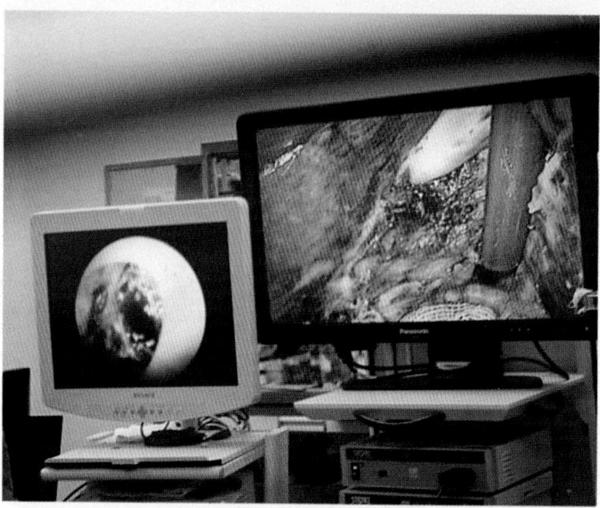

图 12-113　右上图为 3D 腹腔下胆道硬镜经套管进入胆总管、肝内胆管碎石；左下图显示胆道硬镜碎石

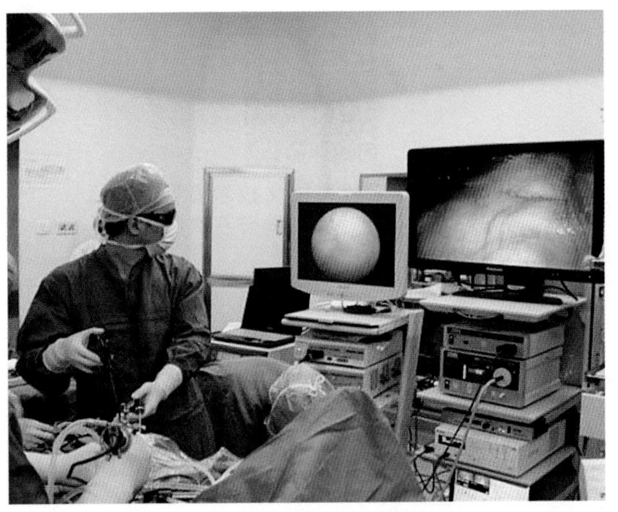

图 12-114 3D 腹腔下胆道硬镜碎石

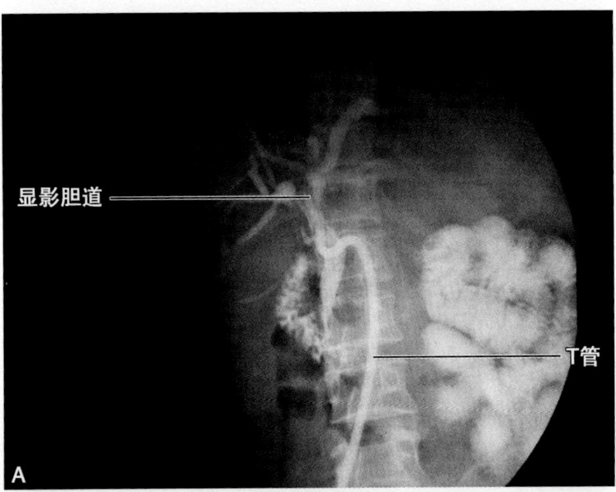

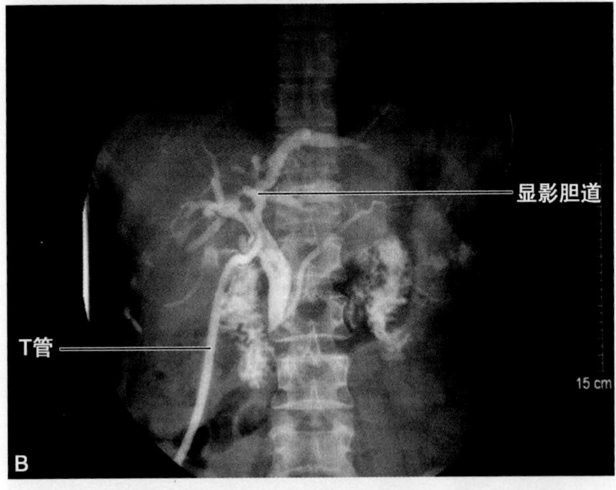

图 12-115 术后直接胆道造影未见结石
A. 2013-12-11；B. 2014-01-22

八、三维可视化技术指导肝胆管结石合并胆汁性肝硬化患者的治疗

肝胆管结石患者由于长期反复的胆管炎症和机械梗阻导致门静脉区纤维组织增厚、炎性细胞浸润和纤维分隔形成，新生的肝组织小结节对肝静脉支的压迫，使门静脉的管腔缩小、不规则，管壁增厚，门静脉血回流减少，导致肝萎缩并产生门静脉高压症。同时复杂的肝胆管结石使一侧的肝叶或肝段萎缩，导致肝门移位和门静脉扭曲，影响门静脉血回流；肝胆管广泛狭窄、感染、胆汁淤滞使肝细胞受损和再生，形成胆汁性肝硬化、门静脉高压症。这些渐进性的病理改变，随着时间的推移日渐加重。如获早期解除梗阻，去除结石，可终止肝脏的病理改变。

有关这类患者手术方法的选择，是先解决门静脉高压症还是先处理胆道梗阻？是一次手术同时处理二者还是行分期手术治疗？是选择开腹手术、肝移植，还是选择微创治疗？诸多学者各持己见。目前，肝胆管结石合并胆汁性肝硬化常需联用多种手术方式处理，而手术的难度和风险又较大，需个体化设计胆管结石手术方案，应根据患者术前肝功能Child-Pugh分级、术者的经验、设备条件和三维可视化评估结果，合理选择上述一种或多种手术方式或肝移植进行治疗。

【术前评估】三维可视化评估明确门静脉系统变化及侧支循环；结石在肝胆管的分布、胆管狭窄的部分、程度、分布的情况；肝脏病理形态特征；肝功能的储备状况等。对决定治疗选择、手术方式、手术入路有重要的价值。这是三维可视化的独特优势。

【术前准备】

1. 肝功能储备A级。
2. 采集高质量CT图像数据，尤其是门静脉期。
3. 完善三维可视化评估。

【禁忌证】有明显出、凝血功能障碍者；肝功能Child-pugh C级；无法耐受全麻手术者。

【手术方式】

1. 有胆管引流管或支撑管者，选择三维可视化技术指导经窦道胆道镜（软镜或硬镜）靶向碎石、取石术。

2. 无胆管引流管或支撑管者，选择三维可视化技术指导开腹肝区或段切除术联合胆道镜（软镜/硬镜）靶向碎石、取石术。

（1）由于多次胆道手术史、门静脉高压、肝门部粘连严重和广泛门静脉属支扩张，严重阻碍了手术的入路。手术前要充分了解上次手术方式，避开扩张的门静脉属支，沿着右肝脏面仔细寻找胆管，一经胆管得以确认，就有了手术成功的把握。

(2) 由于胆管壁增厚，胆管壁表面和内膜静脉曲张。预防出血。

(3) 胆道镜（软镜/硬镜）探查胆管；如果发现化脓性胆汁，尽可能取出堵塞肝门部的结石，放置T管，待感染控制后，分期选择三维可视化技术指导经窦道胆道镜（软镜或硬镜）靶向碎石、取石术。

(4) 根据胆管粗细选择合适的扩张器及鞘管。具体方法同三维可视化技术指导经窦道胆道镜（软镜或硬镜）靶向碎石、取石术。

(5) 最后探查、去除肝外胆管结石，观察Oddi括约肌功能正常，胆管远端通畅，留置T管和引流管。

【注意事项】

1. 这是一类非常特殊的患者，往往多次胆道手术不愈，导致胆汁性肝硬化，常需联用多种手术方式处理，而手术的难度和风险又较大，需个体化设计胆管结石手术方案。

2. 同三维可视化技术指导经窦道胆道镜（软镜或硬镜）靶向碎石、取石术。

3. 最重要的是由于胆管内膜炎症、充血、水肿、糜烂、渗血，加之胆管内膜血管曲张，极易发生出血，甚至发生无法控制的大出血。因此，硬镜套管进入时全程要在胆道硬镜光源引导下，防止盲目进入戳破曲张血管；碎石时硬镜一定放置在视野结石的中间位置，防止锐利的镜头斜面损伤或刺破血管、胆管，发生出血和胆漏；网石时避免金属网头刺激糜烂的胆管内膜。（资源12-26～资源12-34）

资源12-26 经窦道胆道镜（软镜或硬镜）靶向碎石、取石术（PPT）

资源12-27 三维可视化技术指导下经窦道胆道硬镜肝内外胆管靶向碎石、取石术（视频）

资源12-28 经窦道胆道镜（软镜或硬镜）靶向碎石、取石术（视频）

资源12-29 左肝外叶切除、胆总管探查、肝内胆管取石术（PPT）

资源12-30 左肝外叶切除、胆总管探查、肝内胆管取石术术前三维（视频）

资源12-31 胆总管探查+胆道硬镜碎石取石术（PPT）

资源12-32 胆总管探查+胆道硬镜碎石取石术术前三维（视频）

资源12-33 胆总管探查+胆道硬镜碎石取石术（手术视频）

资源12-34 胆总管切开取石+硬镜下碎石取石术（PPT）

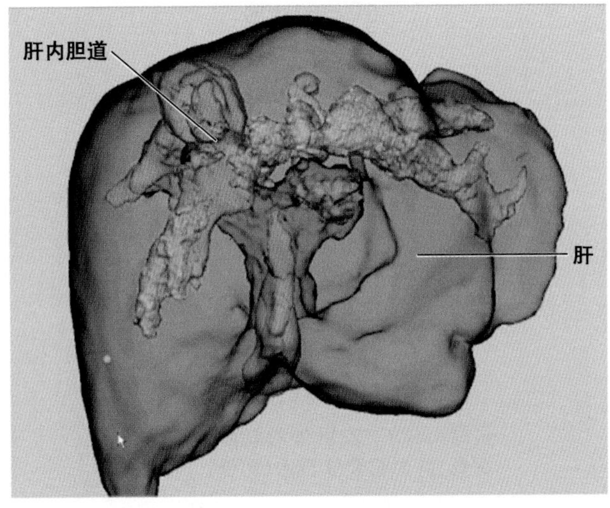

图 12-116 三维可视化显示肝脏萎缩、肥大，数字化分型：$L_{Ⅱ-Ⅷ}$，$S_{不确切}$，$D_{Ⅱ-Ⅷ}$，C

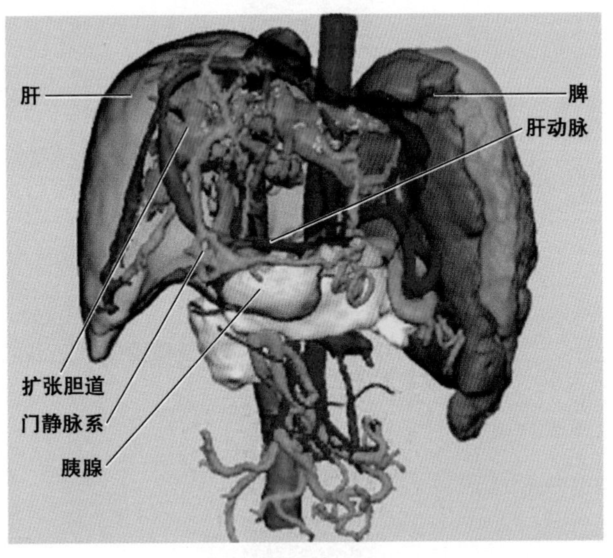

图 12-117 三维可视化显示肝内血管、胆管形态怪异，胆管内充满结石

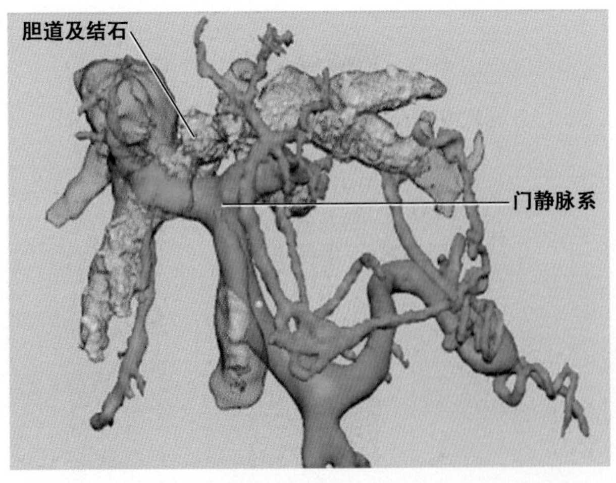

图 12-118 三维可视化显示门静脉系统扩张、迂曲

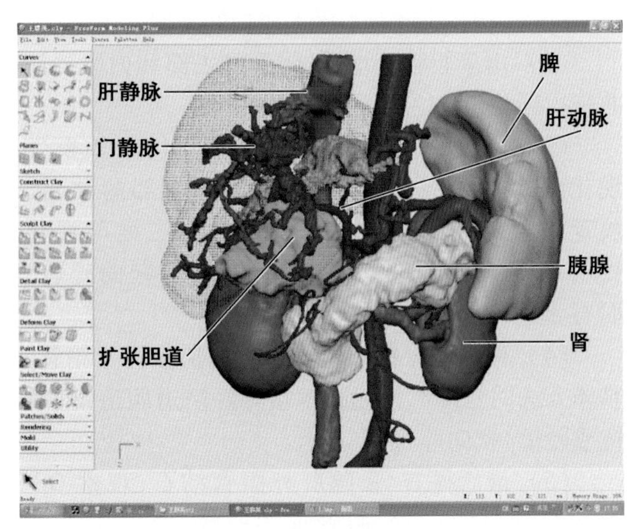

图 12-119 三维可视化显示肝脏萎缩、肥大，肝内血管、胆管形态怪异，胆管内充满结石

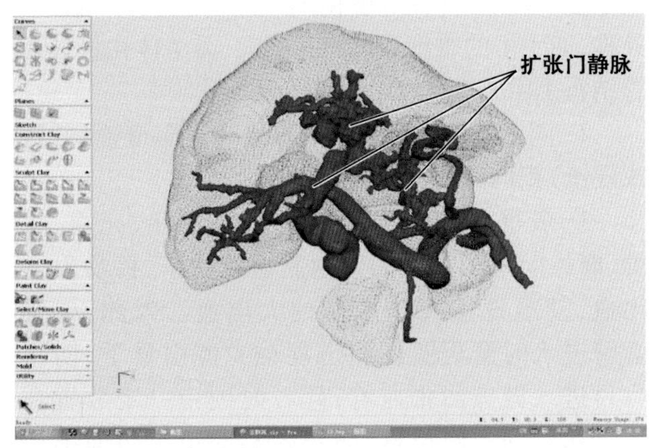

图 12-120 三维可视化显示门静脉系统扩张、迂曲

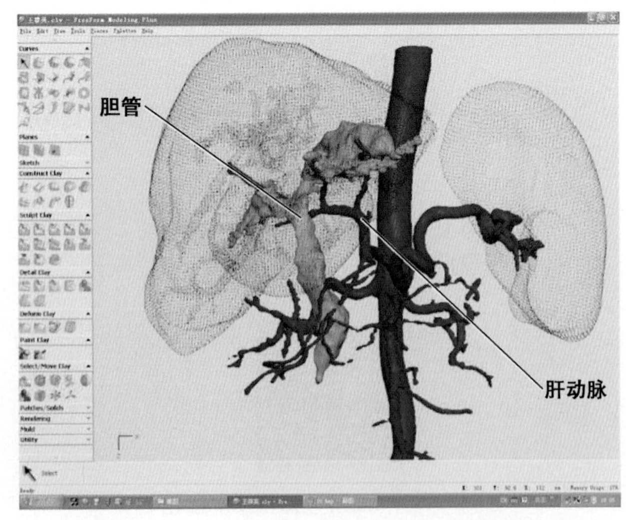

图 12-121 三维可视化显示肝动脉与胆管关系

12

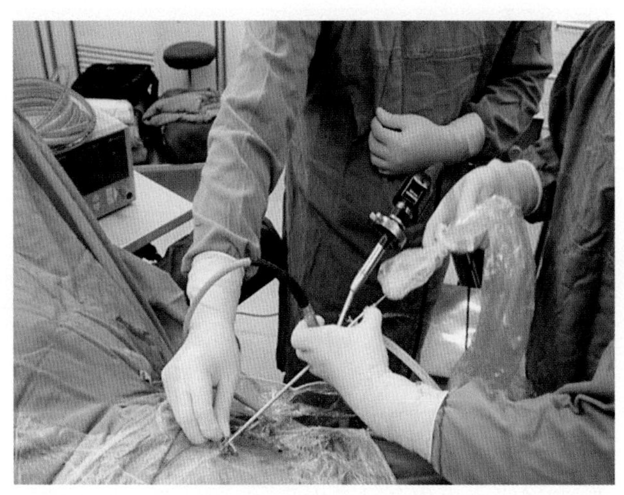

图 12-122 气压胆道碎石

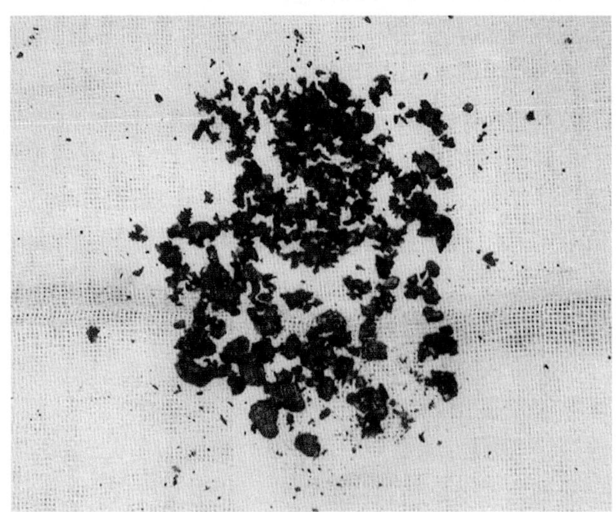

图 12-123 肝内胆管取出的结石

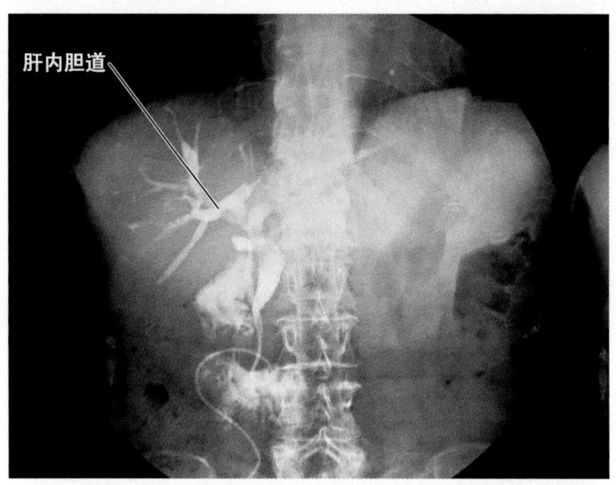

图 12-124 术后直接胆道造影未见结石残留

九、三维可视化辅助3D腹腔镜、胆道硬镜肝胆管结石靶向碎石术并发症的防治

三维可视化技术可实现病变胆管及结石全方位、多角度的评估，并可协助术中定位，减少术中探查的盲目性；3D腹腔镜具有清晰、立体、有效等优点；胆道硬镜镜头具有放大效应，视野清晰，且操作腔道大，结合个体化的三维重建模型，可迅速找到结石位置，缩短手术时间。3种技术的结合，有利于快速、准确、安全、彻底地清除结石。虽然如此，由于肝胆管结石本身复杂、多变的疾病特点，此术式仍存在一定的并发症发生风险，尤其是在开展该项技术的早期阶段。

（一）胆道损伤

1. 胆道损伤原因　多由盲目、暴力的硬镜探查或碎石、取石引起，轻者引起胆管黏膜的局部缺损，重者则引起胆管的穿透伤，甚至合并邻近器官的损伤。尤其是病变胆管位于肝脏Ⅶ段，紧邻膈肌，且局部长期的炎症刺激使肝脏与膈肌粘连，膈肌薄弱。术中使用碎石杆时意外击穿胆管，直达肝包膜及膈肌，使胆管、膈肌与胸腔三者形成交通。

2. 胆道损伤的预防措施　包括：①术中寻找肝内Ⅱ级胆管以上分支困难时，可结合三维可视化靶向定位胆管及结石，避免盲目探查；②操作硬镜时应运用直径适中的鞘管建立胆管与外界相通的手术路径，保证胆道硬镜始终在鞘管内操作；③对于不伴有胆总管结石的患者，可适当高位切开胆总管，避免操作胆道硬镜时发生胆管撕裂伤；④对于Ⅲ级及以上胆管内的结石，应根据术中的情况，如胆管的角度、实际管径及结石的大小、位置，评估取石的风险性，尤其是靠近膈肌的末梢胆管，损伤后难以发现，且容易累及膈肌及胸腔；⑤操作过程中应注意以下细节：碎石杆接触到结石才能激发；碎石杆应置于结石中央，切勿置于结石裂隙中或结石与胆管壁之间；结石较大时，应逐步分次击打；碎石的大小，应以网篮能取出或冲出胆管为宜；当网篮套住结石无法拉出时，应松开网篮后再进行碎石，切不可强行牵拉。对于胆管黏膜损伤无须特殊处理，胆道通畅引流后常可自行修复；胆管胸腔瘘一旦诊断明确应及时通畅引流，控制感染，保守治疗无效时应行手术治疗。

（二）胆道出血

胆道出血的发生往往与胆道的基础状态直接相关。合并反复胆道感染最常见，胆管壁充血水肿，质地脆弱；而合并肝硬化的患者出现的胆管壁静脉广泛曲张，也是胆道出血的重要危险因素。针对胆道出血的防治，介绍几种处理方法：胆管壁的点状出血可通过去甲肾上腺溶液或凝血酶溶液冲洗，多可获得良好的止血效果；而胆管黏膜的广泛渗血，术中止血药物冲洗疗效常不确切，应通过纱条填塞、气囊压迫或胆道镜下电凝等方法进一步控制出血，防止术后发生再出血。胆道出血的诊断，对于留置T管的患者不困难，关键是要明确出血的原因及确定出血的部位。选择性腹腔动脉造影可作为术后胆道出血首选的诊断及治疗方法，非手术治疗无效时，应及时行手术止血。关于胆道出血的预防，首先术前应积极控制胆道感染，改善肝功能，尤其是合并肝硬化的患者，必须保证在肝功能 Child-Pugh A 级或 B 级的前提下进行手术；其次是术中应操作轻柔，减少血管损伤机会；此外，若术中发现胆道呈化脓性改变或术中评估胆道出血的风险很高，应及时选择放置T管，分期经T管窦道取石。

（三）胃肠道水潴留

1. 胃肠道水潴留原因　对于取石过程困难或结石分布广泛的患者，术中需要不断灌注生理盐水，以保持视野清晰，而大量的生理盐水可通过胆总管流入胃肠道，导致胃肠道水潴留，继发水电解质平衡紊乱，甚至水中毒。

2. 预防和处理　在肝胆管取石前使用纱布条临时填塞胆总管下段，减少冲洗液经胆总管下段进入肠道，同时使用吸引器持续吸引外溢的灌洗液，减少水的吸收；必须控制胆道冲水的量，应尽快结束取石。

（四）胆漏

12

胆漏的发生与术者腹腔镜下的缝合技术密切相关，尤其是胆管壁较薄时；另一方面是肝内扩张胆管邻近肝脏表面，在进行硬镜碎石、网篮套石过程中将胆管击穿，导致胆汁漏或胆管胸腔漏。

胆漏的预防首先要求术者应熟练掌握腹腔镜下的缝合技术，缝合后应仔细观察T管周围有无胆汁渗漏；其次是术前可应用三维可视化技术明确个体化的胆道血供，术中切开胆总管时避免损伤肝外胆管的主要供血动脉；再则熟练掌握硬镜碎石、网篮套石的技术。

综上所述，三维可视化辅助3D腹腔镜、胆道硬镜肝胆管结石靶向碎石术作为一种新的手术方式，为肝胆管结石的诊治提供了一个新的选择。对于肝胆外科医师而言，熟练掌握上述并发症的预防及处理原则，对合理应用该术式具有重要的实用价值。

（方驰华　卢绮萍　王平　杨剑　项楠　曾宁）

第十一节　三维可视化技术在再次胆道手术中的应用

一、再次胆道手术

再次胆道手术（reoperation of bile duct）是目前胆道外科的难题之一，再次胆道手术是指胆道手术后因原发疾病未治愈或出现术后并发症而需要再次进行的手术。再次胆道手术原因复杂。一方面，胆道原发疾病的各种因素未彻底去除是再次胆道手术的主要原因；另一方面，胆道手术方式的选择欠合理、胆道术中出现各种并发症、医源性胆道的损伤等都也是再次胆道手术的原因。再次胆道手术需要更加精确的术前评估并选择正确合理的手术方案才能达到良好的治疗效果。

（一）再次胆道手术的原因

1. 再次胆道手术的主要原因　包括疾病本身和手术操作，其中疾病本身主要为结石的复发或残留、良性非结石性胆道狭窄、胆管囊性扩张、胆道肿瘤等；而手术操作原因主要为既往术前术中漏诊，手术时机及手术方式选择不合理导致疾病复发，各种术后并发症需再次手术处理，以及医源性胆管损伤等。

2. 胆道结石残留和复发　胆道结石术后结石残留和复发率为29.6%，再次手术率为22.0%。结石未取尽、胆道狭窄未解除、Oddi 括约肌功能丧失、胆汁淤积和细菌感染是结石复发和残留的主要因素。

3. 手术时机和方式选择不当　胆道感染患者最好在感染控制后择期行确定性手术，但如急性期经2～3天积极治疗仍无明显缓解时，应行手术治疗，解决胆道梗阻、建立胆道引流并为术后胆道镜等器械处理提供途径。因急诊手术难以解决复杂的胆道病变，术后并发症较多，病死率高。如急性化脓性胆管炎通常是再次手术的常见原因。肝内胆管结石患者初次手术未遵循“去除病灶、取尽结石、解除狭窄、通畅引流”原则，仅取出部分结石、未行肝切除去除萎缩的肝脏或病变的胆道、未行胆道成形或病变胆管切除而解除狭窄，或未行合理的胆肠吻合建立通畅引流等，均是二次或多次胆道手术的原因。胆总管囊肿未彻底切除仅行胆肠吻合，Caroli 病未行肝部分切除，胆总管下段狭窄、Oddi 括约肌功能缺失未行胆肠吻合等导致结石复发或胆道癌病等，也是常见胆道再次手术原因。

4. 胆道术后并发症　既往漏诊或手术方式选

择不合理导致胆道术后各种并发症的发生。如胆道出血、引流管脱落、胆漏、胆肠吻合口狭窄、缩窄性乳头炎、Oddi 括约肌纤维化等并发症。由于首次手术时临床诊断及手术方式的不足导致上述并发症的发生,需再次手术处理。

5. 医源性胆道损伤　医源性胆道损伤指因术者手术操作不当引起的胆道损伤。随着腹腔镜技术的普及,90% 医源性胆道损伤发生于腹腔镜胆囊切除术,5% 发生于胆总管探查术,3% 发生于胃大部切除术,2% 发生于胰十二指肠切除术。医源性胆道损伤的发生原因与多种因素有关,应根据损伤原因、发现的时间胆道损伤的部位、程度和类型,以及患者的全身和局部并发症情况,遵循损伤控制性原则,合理选择外科手术。

6. 其他原因　胆道出血,胆囊管结石残留,肝移植胆道术后狭窄,胆肠吻合口狭窄导致胆道感染或结石复发,首次胆道术后意外发现胆道肿瘤或胆道继发性肿瘤(如肝内胆管结石术后远期癌变)等。

(二) 再次胆道手术的术前准备和评估

胆道再次手术操作复杂且难度大,充分的术前准备和精确的术前评估是再次胆道手术成功的保证。特别要注意以下几点:①获取详细的病史和既往手术资料:详细询问患者的既往病史和既往手术史,包括每次手术的具体手术方式,引流管放置部位和时间,及患者术后恢复情况等资料;②选择合理的检查方式并综合分析:为了明确病灶或解释的部位,综合两种以上影像学检查手段,尤其是三维可视化技术的应用,充分观察胆道系统和周围血管的空间解剖关系,明确肝内外胆管有无狭窄或扩张,是否合并结石或癌变等,充分评估患者全身状况和胆道局部病变的严重程度;③合理的术前治疗:根据术前检查了解患者的全身状态,主要包括凝血机制、肝肾功能等情况,辅以必要的术前辅助治疗以改善患者的术前全身状况,提高手术耐受力。合并胆道感染时辅以抗生素,控制胆道急性感染;④选择恰当的手术时机和手术方式:再次胆道手术的目标为确定性手术,力求去除疾病复发因素、降低并发症、获得良好的临床疗效。因此针对患者全身状况、肝功能状态和既往胆道术后的胆道的解剖改变因素,在详细术前诊断和充分评估基础上,选择恰当的手术时机和手术方式,以保证再次胆道手术的术后疗效。

(三) 再次胆道手术术式

再次胆道手术需面对手术部位的局部解剖和病理的改变,手术操作难度及并发症都较前次手术比率增高,需要更将详细的术前评估和准备。根据患者个人的病情、术前影像学检查及术中探查情况,确定合理的个性化手术方案。

1. 胆总管切开取石+T 管引流术　适用于胆总管或肝总管复发结石,或肝内胆管 2 级胆管结石,无胆道狭窄,且胆总管下端无狭窄者,配合术中胆道镜,争取一次取尽结石,尽量保留 Oddi 括约肌的功能,避免滥用胆肠吻合。

2. 胆总管空肠 Roux-en-Y 吻合术　包括胆总管空肠侧-侧 Roux-en-Y 吻合术和胆总管横断后肝总管空肠 Roux-en-Y 吻合术,应废弃胆总管十二指肠吻合术。适用于胆总管扩张合并胆总管下端狭窄或 Oddi 括约肌扩张伴肠液反流者。术中需横断胆总管,取尽远端结石后封闭。若伴有左右肝管或 2 级肝管狭窄,应作狭窄肝管整形、高位胆管或肝门部胆管盆式胆肠吻合为佳。

3. 肝切除术　肝内胆管结石合并肝脏萎缩肥大复合征,或者合并胆管癌变,应行肝切除术,且规则性肝切除术疗效优于非规则性肝切除术;对双侧胆管多发结石,应评估术前肝功能和体积,选择一期或分期双侧肝切除手术。针对肝胆管结石难以一次手术取净的患者,还可以留置上行空肠盲端于皮下,以备再次胆道镜取石;或者经皮经肝胆管穿刺(PTCS)一次,或多次胆道镜(硬镜或软镜)取石,减少开腹手术的创伤,最大限度取尽残留结石。

4. 腹腔镜联合胆道硬镜或软镜肝内胆管碎石取石术　部分肝胆管结石复发患者如经腹腔镜探查、粘连可分、第一肝门可显露者,可腹腔镜下切开胆总管,经胆总管途径,采用胆道软镜或胆道硬镜,对胆总管和肝内胆管结石进行碎石取石;如一次结石难以取尽,可留置 T 管备术后经 T”管窦道取石。如发现肝内胆管结石合并癌变,可采用腔镜下肝切除或腹腔镜辅助下肝切除。

5. 经窦道或 PTCS 肝内胆管碎石取石术　对既往留置的 T 管或肝内胆管支撑管,术后 1 ~2 个月待窦道形成后,可经上述窦道采用胆道硬镜或软镜碎石取石;而对于肝内胆管多发结石合并胆汁性肝硬化,或肝功能 Child B 级患者,可一期或二期 PTCS 肝内胆管碎石取石,降低手术创伤。

6. 症状严重患者　对以上手术方式不能解决的广泛肝内胆管结石患者,症状反复发作致胆汁性肝硬化、肝功能严重损害时,可行肝移植术。

12

二、三维可视化技术在再次胆道手术中的应用

随着数字医学技术的发展，以三维可视化技术为核心的医学图像处理技术已经广泛应用于临床疾病的诊断和辅助治疗。三维可视化技术可真实再现腹腔脏器间的空间解剖结构，准确定位病变部位，辅助制定手术方案，实时指导手术操作，有效降低手术风险和术后并发症。针对胆道结石残留或复发患者，运用三维可视化技术进行术前评估，对结石、肝内管道解剖与变异及肝实质病变做出准确的定位诊断，通过仿真手术，制定出合理有效的肝切除手术方案。

三维可视化技术可准确而直观地显示胆道、门静脉和肝静脉的解剖，从整体到局部辅助再次胆道手术术前诊断和制定手术方案，对再次胆道手术患者具有重要意义。①上腹部整体解剖学观察：立体观察肝脏及肝外胆管系统与邻近腹腔脏器的空间解剖关系，从大体解剖学方面评估病变范围和手术难易程度。②肝脏及胆道体统的解剖学观察：立体观察肝脏有无变形，有无肝段/叶的萎缩或肥大，有无肝门转位；受胆道疾病波及的肝段数量和范围；肝内胆道系统、肝动脉、肝静脉、门静脉系统有无变异，以及因既往手术造成的上述管道系统的局部解剖学改变。③胆道系统本身解剖学改变：定位病变所在肝段，明确胆道内结石或肿瘤病变的部位、大小，形状、数量等，胆管狭窄或扩张的长度和程度等。

三维可视化技术为医生提供个体化的可视化三维立体肝脏脉管解剖，有助于对结石、肿瘤、肝内管道解剖变异、肝实质病变做出准确的定位诊断。根据患者三维可视化胆道的解剖学特点，结合患者全身及肝功能状况，制定了个体化的再次胆道手术方案。具体治疗方式详见第十二章第十节（资源12-35）。

资源12-35　三维可视化技术指导再次胆道手术典型病例（PPT）

（范应方　黄耀欢）

【参考文献】

1. 方驰华，陈建新，范应方，等. 基于三维技术的保护性肝切除治疗肝胆管结石. 南方医科大学学报，2012，32（6）：835-839.
2. Fang CH，Li G，Wang P，et al. Computer-aided rigid choledochoscopy lithotripsy for hepatolithiasis. J Surg Res，2015，195（1）：105-112.
3. 方驰华，项楠. 数字化微创技术在肝胆管结石诊治中的应用价值. 中国实用外科杂志，2016，36（3）：272-277.
4. Fang CH，Liu J，Fan YF，et al. Outcomes of Hepatectomy for Hepatolithiasis Based on 3-Dimensional Reconstruction Technique. J Am Coll Surg，2013，217（2）：280-288.
5. 项楠，方驰华. 三维可视化指导肝段切除联合胆道硬镜治疗复杂肝胆管结石. 中华外科杂志，2015，53（5）：335-339.
6. Nimura Y. Percutaneous transhepatic cholangioscopy（PTCS）. Stomach and Intestine，1981，16（6）：681-689.
7. 刘晓洋，刘晓明，智绪亭. 两种不同PTCSL路径治疗肝胆管结石的临床效果比较. 中国现代普通外科进展，2015，18（7）：530-532.
8. 方驰华，刘文瑛，范应方，等. 三维可视化技术指导经硬镜靶向碎石治疗肝胆管结石. 中华外科杂志，2014，52（2）：117-121.
9. 莫志康，方驰华，项楠，等. 三维可视化辅助3D腹腔镜、胆道硬镜肝胆管结石靶向碎石术并发症防治研究. 中国实用外科杂志，2017，37（3）：284-287.
10. 方驰华，蔡伟，莫志康，等. 三维可视引导下经3D腹腔镜胆道硬镜靶向碎石治疗肝胆管结石36例临床分析. 中国实用外科杂志，2016，36（3）：309-312.
11. 赵登秋，周龙翔，汤建燕，等. 265例胆道再次或多次手术的临床分析. 中华消化外科杂志，2012，11（5）：422-425.
12. 李忠廉，崔乃强，苗彬，等. 胆道再手术原因分析：附828例报告. 中国普通外科杂志，2007，16（2）：148-150.
13. 吴伯文. 胆道再次手术中几个问题的讨论. 中国实用外科杂志，2006，26：178-180.
14. 徐庆，顾磊，吴志勇. 胆石症合并肝硬化门静脉高压症术中和术后出血的处理. 中华肝胆外科杂志，2006，12：814-816.
15. 黄志强. 对我国胆道外科几个焦点问题的思考. 外科理论与实践，2001，6（1）：257-260.
16. Mahajan S，Kashyap R，Chandel U，et al. Duodenal diverticulum：review of literature. Ind J Surg，2004，66（3）：140-145.
17. Volchok J，Massimi T，Wilkins S，et al. Duodenal diverticulum：case report of a perforated extraluminal diverticulum containing ectopic pancreatic tissue. Arch Surg，2009，144（2）：188-190.
18. 陈燕凌. 复杂胆道手术的围手术期处理[J]. 外科理论与实践，2007，12（4）：323-325.
19. 柴新群，冯贤松，张寿熙. 胆道再次手术的术前评估及处理. 世界华人消化杂志，2008，16（10）：1128-1131.
20. Akhrass R，Yaffe MB，Fischer C，et al. Small-bowel divertic-

ulosis: perceptions and reality. J Am Coll Surg, 1997, 184(4):383-388.

21. Christoforidis E, Goulimaris I, Kanellos I, et al. The role of juxtapapillary duodenal diverticula in biliary stone disease. Gastrointest Endosc, 2002, 55(4):543-547.
22. Karagulle E, Gokturk HS, Turk E, et al. Obstructive jaundice due to peripapillary diverticulum with enterolith compressing the choledochus. J Med Med Sci, 2010, 1(7):261-263.
23. 丁家增,彭承宏,严佶祺,等. 胆道损伤行胆肠 Roux-en-Y 吻合后胆道再次狭窄的处理. 中国实用外科杂志, 2007, 27(10):816-818.
24. 谢于,黄晓强,董家鸿,等. 带血管蒂胃瓣修复胆管狭窄的临床应用. 中国现代普通外科进展, 2008, 11(5):435-436.
25. van der Linde K, van der Linden GH, Beukers R, et al. Food impaction in a duodenal diverticulum as an unusual cause of biliary obstruction: case reports and review of the literature. Eur J Gastroenterol Hepatol, 1997, 9(6):635-639.
26. 鲁科翔,范跃祖,张景涛. 十二指肠乳头旁憩室的临床诊疗进展. 外科研究与新技术, 2012, 1(1):90-97.
27. Chen Z, Gong R, Luo Y, et al. Surgical procedures for hepatolithiasis. Hepatogastroenterology, 2010, 57(97):134-137.
28. Sakpal SV, Babel N, Chamberlain RS. Surgical management of hepatolithiasis. HPB (Oxford), 2009, 11(3):194-202.
29. Fang CH, Huang YP, Lu CM, et al. Study on the applied value of digital medical technology in diagnosis and treatment of the hepatolithiasis. Chin J Surg (Chin), 2009, 47(12):909-911.
30. Fang CH, Lu CM, Huang YP, et al. Study on the application of value of digital medical technology in the operation on primary liver cancer. Chin J Surg (Chin), 2009, 47(7):523-526.
31. Ryu M, Cho A. Usefulness of image-navigated surgery in liver surgery. Nihon Geka Gakkai Zasshi, 2008, 109(2):71-76.

第十三章

胆管扩张症的数字化外科诊疗

胆管扩张症(biliary dilatation,BD),又称胆管囊肿,是临床较少见的一种原发性胆管病变。可由婴幼儿时期先天性胆管扩张延续而来,也可在成年期发病,主要表现为肝内、外胆管单发或多发性局部扩张。以黄疸、腹痛、腹部包块为典型临床表现,常伴有胰腺炎、胆管炎、癌变等并发,其癌变率达到普通人群的20～30倍。因胆管结石、狭窄或肿瘤导致胆道梗阻形成的继发性胆管扩张,不属于BD范畴。

第一节 胆管扩张症的病因及临床分型

一、胆管扩张症的病因

BD好发于婴幼儿,男女比例为1∶(3～4),主要集中在东南亚及日本,该区域新生儿患病率为1/2750～1/1000,为西方国家的100倍。关于该病发生原因既往有三种学说:①胆管上皮异常增殖学说;②胰胆管合流异常学说;③神经发育异常学说。1969年Babbit提出胰胆管合流异常是胆总管囊肿的主要病因后,众多研究者开始支持这一学说。胰胆管合流异常是先天性发育异常,此时胰胆管在十二指肠乳头部括约肌之外、远离肠壁处合流。按照两者合流的部位不同,可分为:①黏膜或黏膜下合流;②固有肌层外合流。后者胰胆管在十二指肠固有肌层外的胰实质内合流,然后形成共通管开口于Vater乳头,即为胰胆管合流异常学说。该学说的解剖学基础为胰胆管在括约肌外合流,共同管较长,且合流处成钝角。当远端壶腹括约肌作用时,则两管可自由交通,而胰管内压力高,胰液常向胆道内逆流。胰液流向胆道引起胆道病理改变与胰酶的激活程度有关:①胰酶不激活,胆道无病理学改变;②胰酶轻度或缓慢激活,引起胆道黏膜增生、黏膜上皮化生、慢性细菌感染;黏膜上皮化生易引起胆囊炎、胆道结石、胆囊癌等并发症;③胰酶强烈激活,引起黏膜剥脱、肌层弹性纤维断裂、胆道末端狭窄、急性细菌感染等病理改变;而胆道肌层弹性纤维撕裂较易引起胆道穿孔及胆总管扩张等并发症。胆汁流向胰管主要引起急性胰腺炎或急性坏死性胰腺炎。

二、胆管扩张症的临床分型

BD分型方法较多,根据发生部位可分为肝内型、肝外型及混合型。目前临床上常用的分型有Todani分型(见图13-1)和董氏分型。

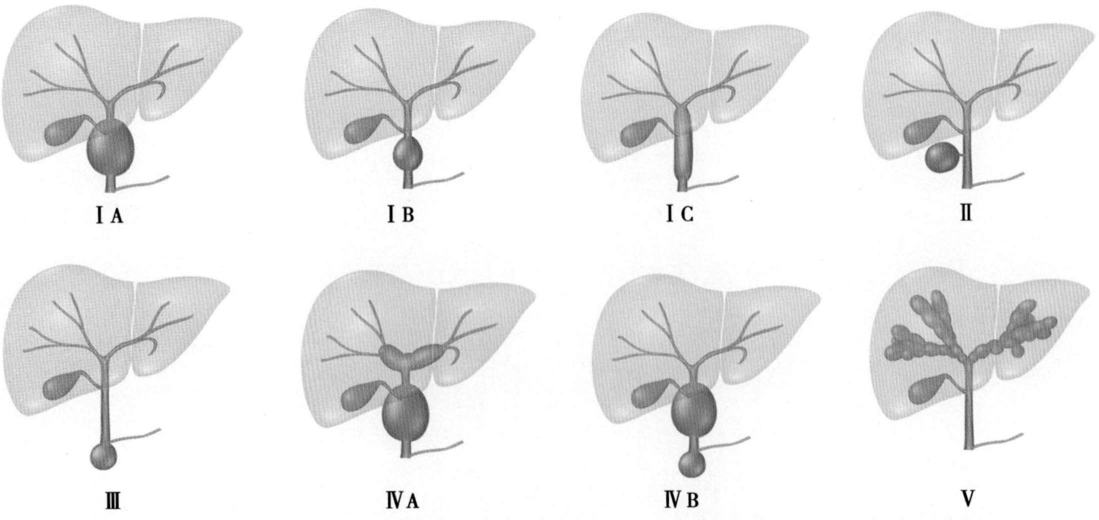

图13-1 胆管扩张症Todani分型示意图(上海交通大学医学院附属仁济医院闫加艳供图)

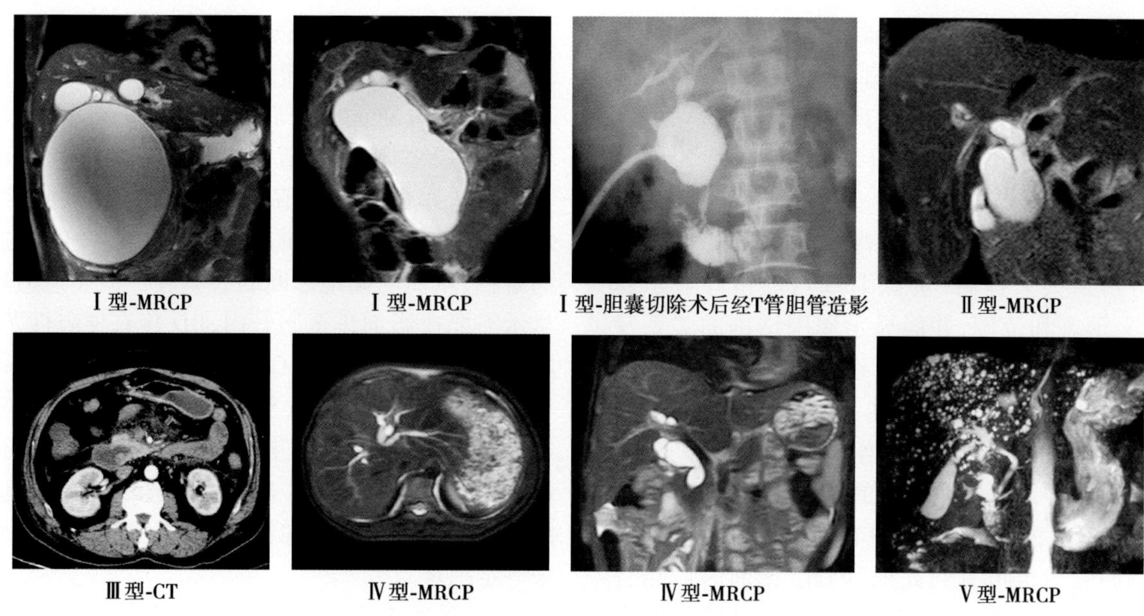

图 13-2 胆管扩张症影像图像

Todani 分型：Ⅰ型分为三个亚型，Ⅰa 型肝外胆管囊性扩张，Ⅰb 型肝外胆管节段性囊性扩张，Ⅰc 型肝外胆管弥漫型扩张；Ⅱ型胆总管憩室样扩张；Ⅲ型胆总管末端膨出；Ⅳ型分为肝内外胆管囊状扩张(Ⅳa)，肝外胆管多发囊状扩张(Ⅳb)；Ⅴ型肝内胆管囊状扩张(Caroli 病)(图 13-2)。

董家鸿等根据病变胆管扩张在胆管树分布部位和范围、并发肝脏病变及其与手术方式选择的关系，提出了一种新的分型方法，简称董氏分型：A 型为周围肝管型肝内胆管扩张。分为 2 个亚型：A1 型：病变局限于部分肝段；A2 型：病变弥漫分布于全肝。B 型为中央肝管型肝内胆管扩张，分为 2 个亚型：B1 型：单侧肝叶中央肝管扩张；B2 型：病变同时累及双侧肝叶主肝管及左、右肝管汇合部。C 型为肝外胆管型胆管扩张，分为 2 个亚型：C1 型：病变未累及胰腺段胆管；C2 型：病变累及胰腺段胆管。D 型为肝内外胆管型胆管扩张．分为 2 个亚型：D1 型：病变累及 2 级及 2 级以下中央肝管：D2 型：病变累及 3 级及 3 级以上中央肝管。

第二节 胆管扩张症的影像学诊断特点

除相应临床表现外，影像学诊断可以明确病变胆管受累范围、扩张程度、胆胰管结构等情况，为患者病情评估、治疗方案制订及外科手术方式选择提供依据。

一、超声检查

超声检查(ultrasonography，US)无创且准确，其特异度高达 97%，可显示邻近的肝脏和胰腺，有助于判断肝内外胆管的扩张程度和范围，为目前首选的影像学检查方法。Todani 分型：Ⅱ型胆管囊肿和 Caroli 病的超声影像特征明显，典型的 US 显示为胆总管部位出现“囊肿”，多呈球形、椭圆形或纺锤形，可延及肝门部或胰头，呈现边界清楚的囊状无回声区，与胆总管相连，近端胆管不扩张或轻度扩张。囊肿沿胆管主支分布，向肝门部汇合，并与之相通，囊肿呈圆形或梭形无回声区，呈“藕节状”位于门静脉属支的腹侧和肝内胆管呈串珠状扩张者为 Caroli 病表现。合并结石时，胆管无回声区内可见强回声团，并伴有声影，改变体位可移动。胆总管囊肿发生恶变时，则可表现为自囊壁凸向囊腔的不规则的高回声团块或局部囊壁增厚，实时动态观察胆管壁的变化，对早期发现癌变有重要价值。根据超声下无腔内分隔可将胆管囊肿与肝外囊腺瘤鉴别开来。

尽管超声检查具备上述的优势，但由于其易受到腹内肠气的干扰以及超声切面方位的限制，常不能很好地显示肝内外胆管和主胰管的全貌、分辨胆管周围的组织结构以及胰管与胆管汇合区的情况，检查的准确率尚不能完全满足临床诊断的需求，对手术方案制定帮助有限。

内镜超声技术(endoscopic ultrasonography，EUS)是超声学与内镜发展结合的产物，可以获得管道层次的组织学特征及周围邻近器官的超声图像。EUS经十二指肠球部和降部可以直接扫描肝门部及胆总管下段，可清楚显示胰胆合流部及病变胆管。

二、MSCT检查

随着亚毫米CT的临床普及，MSCT的空间和时间分辨力大大提高（资源13-1），能很好显示囊肿大小、形态和范围，并能显示周围结构的关系及其并发症和某些有助于本病诊断的征象，如“中心点征”：即在囊状阴影内的小点状软组织影，平扫其密度低于或等于肝实质，增强扫描高于肝实质，此中心点为肝内门静脉分支的影像，以往认为这是诊断Caroli病的特异征象，但有的学者认为阻塞后扩张的胆管内也可见到此征，因此，诊断时需结合其他资料综合分析。“串珠征”或“蝌蚪征”：肝内胆管囊肿表现为多个圆形水样密度病灶，彼此间或其边缘上见轻度扩张的细小胆管与囊状病变相通，这种不成比例的扩张，并与正常胆管相间的特点，是鉴别胆管囊肿与阻塞性胆道扩张的关键，后者表现为从中央到周围逐渐变细的成比例的扩张，此征象对Caroli病的诊断有价值。增强CT检查见胆管壁突向腔内的瘤结节明显增强为BD癌变的诊断依据（图13-3）。

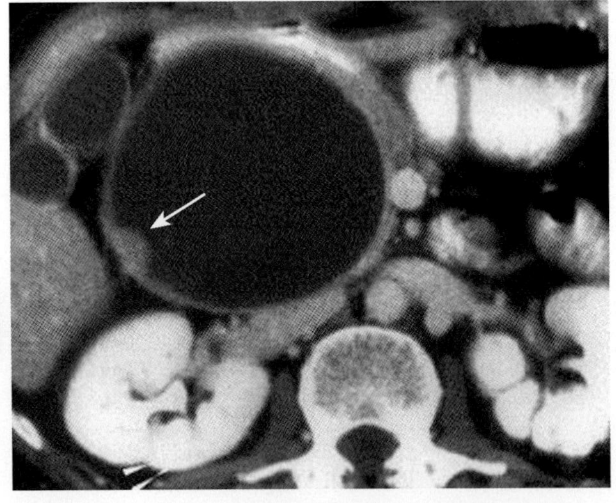

图13-3 增强CT扫描可见胆总管囊肿壁上有一直径约2cm强化结节影，提示囊肿癌变（箭头所示）

资源13-1 胆管扩张症CT图像（视频）

静脉注射胆影葡胺做增强对比的螺旋CT胆道造影（IVC-SCT）对确定囊肿与胆管的关系比较有用，同时可通过图像后处理进行三维重建，从而获得胆道及周围解剖结构的三维立体图像，为治疗方案的选择提供有价值的信息。如果囊肿与胆管之间有交通，CT的分辨率足以显示囊肿中有造影剂蓄积，从而明确地诊断胆管囊肿。但胆道造影的显示需要造影剂排至胆管内，BD伴有梗阻性黄疸、胆管炎时，会影响MSCT的检查结果，Stockberger等发现当血清胆红素水平大于34μmol/L时，胆道显影率仅为25%，而胆红素小于34μmol/L时胆道显影率为93%。同时CT难以清楚显示胆总管远端、胰胆管合流情况的详细特征，给手术方案的制订带来一定困难。

CT虽然确诊率很高，且具有费用中等，基本无创等优点，但是检查前需要静脉注射造影剂，可能会发生过敏反应，此外在进行检查时需要检查者屏住呼吸，这对于5岁以下的儿童特别是婴幼儿，往往不能完全配合，容易产生伪影，使检查效果受到影响。

三、ERCP和PTC

ERCP和PTC作为最终确诊BD的诊断性治疗检查方法，可以对BD进行准确分型，能清楚显示胆胰管结构、囊肿的形状和病变程度，以及用于判断有无胆胰管结石、狭窄及癌变，还能帮助确定远端胆管与Todani分型：Ⅰ型胆管囊肿、Ⅳa型囊肿肝外部分与胰管之间的解剖学关系，证实是否存在胰胆管合流异常。明确胰胆管汇合部的解剖学定位很关键，它在胆管囊肿手术过程中可起引导作用以避免切除囊肿时损伤胰管，并方便发现积压在胆总管或汇合部的结石，以及排除远端肿瘤。

ERCP最为适合没有进行过胆管囊肿-肠吻合的成人患者，可以突出显示胰胆管汇合通过壶腹部的状态，也可通过活检或刷取细胞的细胞学检查来确定有无癌变（图13-4）。术前通过乳头切开取出囊肿内的结石以缓解严重的胆管炎症状，也可在确定手术之前临时内镜下放置支架使胆管炎得以缓解。对门静脉高压症患者，内镜可检查食管和胃底情况。进行ERCP时应对胆管的所有分支和囊腔进行检查，必要时可进行囊壁活检以排除恶变可能。使用气囊堵塞可保证胆管树有充分的造影剂充填，尤其对此前曾接受过囊肿十二指肠吻合的患者更为适合。对于Todani Ⅲ型囊肿或胆总管囊肿的诊断首先考虑使用 ERCP,因为经内镜乳头切开同时具有治疗价值。

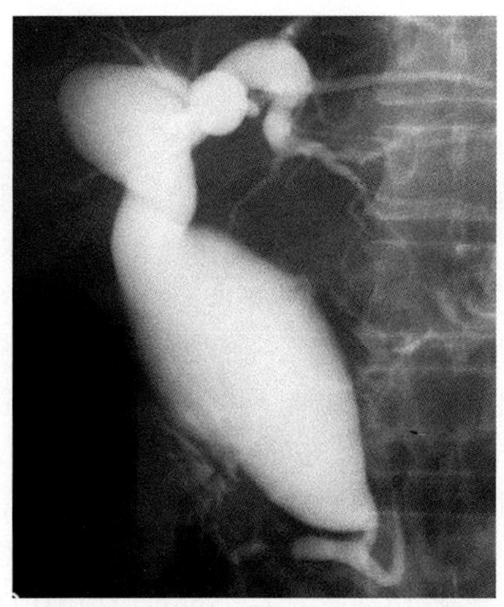

图 13-4　ERCP 清晰显示肝内外胆管及囊肿的形状和病变程度,并提示该患者存在胰胆管合流异常

尽管由于 ERCP 用途的多样性使 PTC 的应用有所减少,但它仍是胆道外科的一项重要诊治技术。在此前进行过 Roux-en-Y 囊肿空肠吻合术或肝管空肠吻合术的患者,考虑行 PTC 检查。另外对于Ⅳ型胆管囊肿,由于存在胆道狭窄或肿瘤,ERCP 对肝内胆管囊肿不能很好地显影,此时也适合采用 PTC。在 PTC 之后可进行经皮胆汁引流,以控制胆道感染引发的脓毒血症,或胆肠吻合术后进行胆道支撑。对于进行过广泛囊肿空肠吻合而使造影利不能局部存留、影响囊肿的完整显示、或者巨大肝外胆管囊肿显影后与胰胆汇合部重叠而使相关结构的辨认发生困难时,PTC 的作用是有限的(图 13-5)。

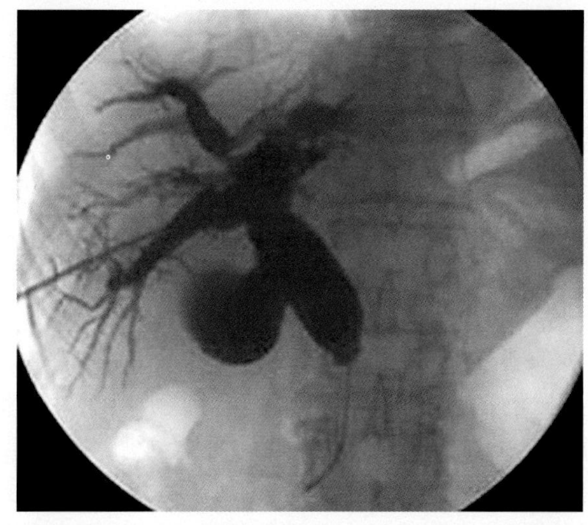

图 13-5　PTC 诊断 1 例Ⅳ型 BD,但对胆总管下端及胆胰管汇合处显示不佳

PTC 和 ERCP 对 BD 的诊断有利也有弊,二者均为一种侵袭性的检查方法,需要使用大量的造影剂才能对胆管进行完整地显示,可能出现出血、胆漏、急性胆管炎和急性胰腺炎等并发症。ERCP 虽然可以证实胰胆管合流异常的存在,但是因其是有创性检查,儿童患者常需在插管全麻下进行,且有 3% ~ 10% 插管造影失败,临床应用受到很大限制。

四、MRCP

通过重 T2 加权成像技术抑制胆道周围组织信号,突出含水胆道信号达到水成像目的,图像信息再经过电子计算机的三维成像,便可以得到胆胰管系统的立体图像。其优势在于:①不受注入造影剂时的压力因素影响,可清楚、立体显示胆管树的全貌,同时能够显示与本病病因有关的胰胆管下段的异常连接;②为无创性检查,安全舒适,操作简单,无射线损害;③不受外科手术后解剖结构改变的影响;④无胆道感染、急性胰腺炎等并发症;⑤重建后的图像可多角度、多轴位观察,更立体直观地显示病变;⑥适用于不能耐受 ERCP 的患者和不能配合检查的儿童。

与直接胆管造影术相比,MRCP 提供了一种等同或更优的 BD 显影手段,可以为婴幼儿、成人 BD 提供准确的解剖学显影,为外科手术治疗提供可靠的依据。扩张的胆管可呈囊状、柱状或憩室状,在 MRCP 图像上呈高信号,部分病例合并结石,可于高信号背景中见低信号的充盈缺损影。对于 Caroli 病,目前认为 MRCP 是唯一的理想诊断检查方法,能显示正常的胆管和呈柱状、囊状或纺锤状扩张的胆管,同时显示囊腔之间的交通和与肝内胆管间交通的情况,此征象是诊断此病的特征性表现(图 13-6)。发生胆管癌时,在 MRI 横轴位和 MRCP 均可见在扩张胆管壁突入腔内的实质性瘤结节、不对称的胆管狭窄或胆管截断改变。

但 MRCP 可过度评价胆管的狭窄程度,胃肠道内的气体、血管搏动伪影等均可造成胆管的假性狭窄,另一方面,MRCP 对轻度狭窄及微小结石不敏感,易受容积效应和运动伪影的影响,故要仔细分析原始图像及常规序列图像,为临床制定手术方案提供可靠的诊断依据。

MRCP 对于胰管及胰胆管汇合处的解剖结构显示不如 ERCP,但随着 MRI 分辨率的提高,将 MRI 成像技术用于胆胰管汇合异常诊断时存在的限制已逐渐减少。

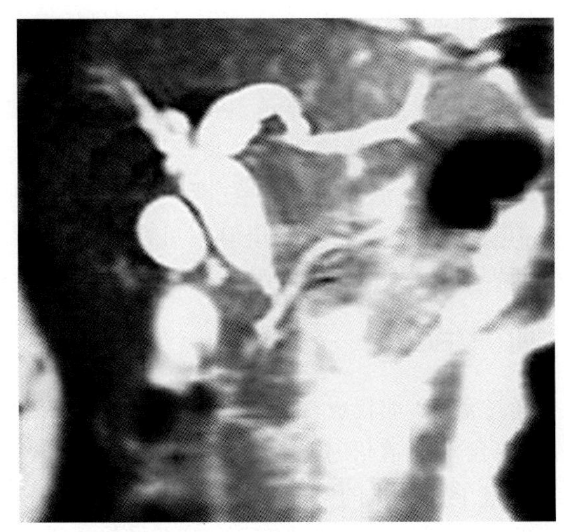

图 13-6 MRCP 显示胆管囊肿的情况，同时能够显示与本病病因有关的胰胆管下段的异常连接

五、术中胆道造影

随着对 BD 病变的逐渐认识，很多学者认为常规检查有时不能满足对本病特殊病变的显示，术中胆道造影可以弥补不足，受到越来越多人的重视。

术中胆道造影（intraoperative cholangiography，IOC）可以明确地了解胆总管形态，特别是其末端的形态及位置，了解肝内胆管的形态，是否并发肝内胆管扩张，有时可以发现较少见的迷走胆管及复杂胆管畸形，根据胆管造影而辅加的手术可有效地减少术后并发症[7]。

对于 Todani Ⅳa 型病例，若仅行肝外囊肿切除而未能充分有效引流肝内囊肿，则 23% ~40% 的病例术后出现复发性胆管炎、肝脓肿等胆道并发症[8]，其原因与肝内胆管汇入肝总管的开口处存在相对狭窄或膜性（membranous stenosis）、分隔样狭窄（septal stenosis）而致胆汁淤积、胆道感染有关。术中胆道造影可帮助显示肝内胆管狭窄类型及程度，根据狭窄情况行肝内胆管成形及高位肝管空肠吻合术[9]。

但 IOC 可能出现假阳性和假阴性结果，如造影剂的注入量不足，不能达到使肝内胆管充盈；或胆管内的气泡、黏液块、凝血块等可能在阅读造影照片时造成诊断上的疑点。此时，手术医师需要进一步结合胆道镜观察、胆道探子行肝内胆管及胆总管远端探查、术中直视观察作出判断，以提高准确率。

六、核素肝胆扫描

尽管肝胆核素成像对诊断胆管囊肿很有用，但因为其提供的信息仅仅是功能性的而非解剖性的，只能对胆管造影或立体成像进行补充，故其临床价值有限，仅在症状相似、鉴别比较困难的情况下才有可能被使用。

七、数字医学技术

随着数字医学技术的快速发展，数字化成为外科医学的发展方向之一，在胆道外科的应用也越来越广泛。三维可视化技术利用现代光导技术和成像技术，克服人眼不能透视和直视的局限，全景式立体“透视”肝脏及其脉管系统的空间结构，清晰显示肝脏、周围脏器、腹腔血管、肝内不同脉管系统的空间立体结构；借助肝脏透明化和局部放大技术，通过不同角度和方位旋转立体观察，明确病变胆管形态和分布范围，显示受累胆管范围、扩张程度及胆管与肝动脉、肝静脉、门静脉的关系；并可应用 3D 打印立体成像技术实体化再现个体肝胆系统，在立体构象上准确判定与精准测量病变胆管分布范围及其与毗邻脉管结构的空间关系。同时，在其模型上行可视化虚拟仿真手术，可制订手术预案，确定最佳手术路径，指导实际手术，提高手术精确度和安全性。

第三节 胆管扩张症的鉴别诊断及治疗

随着对 BD 的病因及病理了解的不断深入，临床上对该病的诊断也越来越清晰，并且能及时进行针对性治疗，从而取得较好的临床疗效。但是临床上对该病的鉴别诊断同样具有重要意义。

一、胆管扩张症的鉴别诊断

（一）鉴别以黄疸为主要表现的疾病

1. 壶腹部肿瘤　该病多为中年或以上，病程较短；黄疸呈进行性加重，常伴皮肤瘙痒；病情恶化快，可出现消瘦、贫血等症状；肿瘤较大的可在体表触及肿块，可感觉坚硬呈结节状；影像学检查如 CT、MRI 等可发现胆总管远端壶腹部的实性肿物，而 BD 则无。

2. 胆道闭锁　该病发生在出生后 1 ~2 周的新生儿，呈胆汁淤滞性黄疸，尿呈深褐色，粪便为淡黄色，后发展为陶土色大便；皮肤、巩膜黄染，病程后期可出现胆汁淤滞性门脉高压症或腹水；B 超探不到胆总管，无胆囊或仅有萎缩的胆囊，而 BD 则表现为肝外胆管的扩张。

（二）鉴别以急性上腹痛为主要表现的疾病

1. 急性胰腺炎　成人多见，多有暴饮暴食、结石或饮酒等诱因；腹痛剧烈，可牵涉及左腰背部及左肩部；生化检查可见血尿淀粉酶明显增高。行B超、CT检查，可见肿大的胰腺但胆总管是正常的。

2. 急性胆囊炎　多发于成人，发热、右上腹疼痛、触痛和肌紧张明显，Murphy征阳性；B超的实时检查多可较容易地鉴别两者。

3. 胆道蛔虫症　突然发生的右上腹或上腹部钻顶样疼痛，发作后可缓解或恢复正常；右上腹或上腹部无包块；超声检查可见胆总管内有虫体样回声影，胆总管可有轻度的扩张，而BD无虫体样回声。

（三）鉴别以腹部囊性包块为主要表现的疾病

1. 肝囊肿　肝功能检查一般均正常，多囊肝患者有时可同时伴有肾、胰腺或脾的多囊性病变；影像学检查如CT或B超多可明确显示囊肿位于肝内而肝外胆道正常。

2. 肝包虫病　患者存在畜牧区与狗、羊等动物接触史。囊肿会逐渐增大；B超及CT检查均示为肝内占位性病变，肝外胆总管显示正常；多伴嗜酸性细胞计数增多；Casoni试验（包虫皮内试验）阳性率高达80%～95%。

3. 腹膜后囊性肿物　如囊性畸胎瘤、淋巴管瘤等，B超、CT可基本区别，行ERCP检查可除外胆管扩张；右侧肾积水体格检查不易与胆管扩张相区别，但肾积水多偏侧方，腰三角区常饱满，特别是借助B超、静脉肾盂造影（IVP）或胰胆管逆行造影（ERCP）两者很容易鉴别。

二、胆管扩张症的治疗

BD具有很高的癌变率，且随年龄增长而逐渐增高，10岁以下为0.7%，10～20岁为6.8%，>20岁为14.3%。因而BD一经诊断，不论是否有临床症状，应尽早行手术治疗。

（一）胆道引流术

合并急性化脓性炎症、严重阻塞性黄疸及病变胆管穿孔等紧急情况，且无法耐受复杂手术的患者，建议行超声引导下经皮经肝病变胆管置管引流术或行胆管外引流术，以缓解急性梗阻及感染造成的感染性休克等危重情况。待患者全身情况改善后，行病变胆管切除和胆道重建术。

（二）胆囊切除、病变胆管切除+胆管空肠Roux-en-Y吻合术

该方式可彻底消除囊腔、改善引流、明显减少手术的并发症，并且可以预防癌变，一般认为Todani Ⅰ、Ⅱ、ⅣB型均应行该术式。成人由于胆管炎反复发作，在囊肿周围有明显的炎症，彻底切除囊肿有时较为困难，对于这类病例，Lilly在1978年提出可以采用囊内切除，即残留部分与门脉相邻的后壁，该术式被命名为Lilly术式，采用此法的理论依据是囊肿本身的危害为潜在的癌变性，而癌变只起源于黏膜，因此只要消除黏膜层，就能达到预防癌变的目的。病变胆管十二指肠吻合术和病变胆管空肠吻合术等病变胆管内引流术应予废弃。

（三）肝切除术

对累及肝内胆管的BD需行引流肝段或肝叶切除术。肝切除术方式取决于扩张肝胆管分布部位、范围、并发肝脏病变及剩余肝脏功能。行肝切除术前应充分评估剩余功能性肝脏体积，若不足，可适当保留柱状扩张的肝管及其引流的肝段。

（四）胰十二指肠切除术

当合并病变胆总管下段癌变，或合并肿块性慢性胰腺炎引起梗阻性黄疸等，可行胰十二指肠切除术。

（五）肝移植术

对于病变广泛分布于双侧肝叶的、弥漫性的BD，肝移植是有效的最终选择。病变累及全肝的董氏分型A2型BD（Caroli病），并发严重肝纤维化和门静脉高压症，可行肝移植。A、B、C、D2型BD并发肝内或肝门部胆管癌，行常规手术无法根治且无肝外转移，也可行肝移植。部分Caroli病患者甚至需行肝肾联合移植。

（六）腹腔镜手术治疗

自1995年Farello首次应用腹腔镜治疗本病以来，已有诸多学者开始探讨腹腔镜技术，由于腹腔镜提供的视野放大效果使操作更精准，有利于本病的根治性切除和矫治肝胆管狭窄，随着腹腔镜技术的推广及手术经验的积累，该技术已经是治疗本病的重要技术手段之一。

（七）再次手术

胆管囊肿术后再次手术的患者并不少见，手术处理不当出现多种并发症或发现癌变是导致再次手术的主要原因。再次手术以拆除原囊肿十二指肠或空肠吻合、再行囊肿切除并胆道重建为主要术式，对已切除囊肿者以解决胆肠吻合口狭窄为重点。再手术时应注意：因为反复发作造成囊肿和周围组织粘连致密，使囊肿的分离与切除更加困难，可以将前壁及两侧壁切除，后壁可仅将内膜剥除，留下外层以防

损伤门静脉、肝动脉，甚至下腔静脉。对粘连特别致密者，可残留部分囊壁，在行搔刮后用碘酊、酒精或苯酚破坏剩余囊壁的黏膜。原手术近肝门胆管端切除过多，造成吻合口狭窄时，需要扩大吻合口至左或右肝管。需全面探查肝内2～3级胆管情况，以免遗留胆道狭窄，引发结石形成。伴有肝内病变时应结合肝叶切除术。

（八）三维可视化技术辅助手术规划

BD患者在有明确诊断之前，大部分已经经历了一个慢性胆管炎、胆道慢性梗阻的漫长历程，其胆道结构已经扭曲、变形、扩张或者狭窄，甚至邻近的肝组织亦同时受影响而发生病理生理改变，致原本就已非常复杂的肝内管道系统变得更加难以辨识，为术前准确判断血管、胆管及其之间的解剖关系带来不确定因素。CT和MRCP三维重建图像的胆道色彩单一，且仅能显示不同轴位的截面，无法同时显现胆道系统和肝内三套血管系统之间及其与肝脏整体的空间关系，并非真正意义上的三维立体图像，使得术者难以对变异的个体解剖等做出比较准确的判断。

近年来数字医学技术的兴起和人体脏器三维可视化技术的临床应用，为BD的诊治带来了新的思路。国内不少学者运用具有自主知识产权的3D软件对BD进行三维重建和辅助手术规划。基于CT或MR数据的个体化肝脏、胆道及血管3D模型，能够明确肝内外胆管形态、走行、是否合并扩张、狭窄及结石等，并可任意角度观察胆管与周围门静脉、肝静脉等重要管道的解剖关系，对病变进行判断和评估，预先规划处理可能合并肝内胆管扩张、狭窄或其他复杂胆道畸形，周围重要血管的处理等，规避术中出现大出血的风险，制订合理、定量的手术方案，实施个体化的胆道精准手术（资源13-2、资源13-3）。

13

资源13-2 三维可视化技术在胆管扩张症诊治中的应用（PPT）

资源13-3 三维可视化指导下胆囊切除+扩张肝外胆管切除+胆管空肠吻合术（视频）

国内方驰华课题组运用自主研发的具有自主知识产权的腹部医学图像三维可视化系统及虚拟手术器械仿真系统，对BD患儿亚毫米CT数据进行三维重建，3D图像可随意旋转观察，立体显示了巨大胆管囊肿形态、范围及与周围结构的关系，同时显示胆管囊肿下端狭窄的胆管出口及胆胰管汇合部结构，对手术方案的制订起到了指导作用（图13-7、图13-8）。相信不久的将来，随着计算机技术、物理学、医疗仪器设备技术等科技的发展与融合，数字医学技术将进一步完善，从而成为BD重要辅助诊疗手段之一。

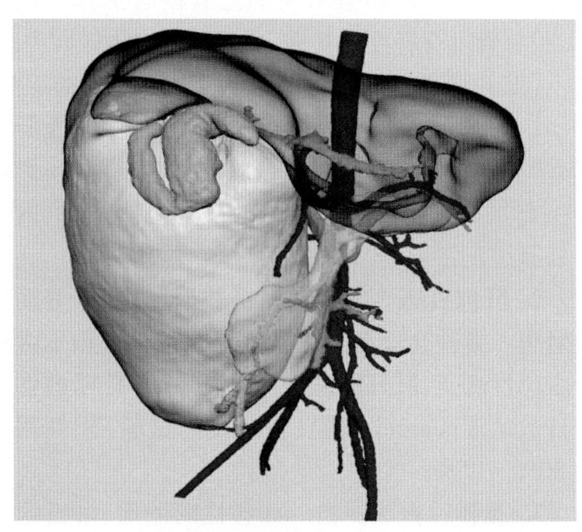

图13-7 腹部医学图像三维可视化系统3D图像（肝脏和胰腺实质半透明化）立体显示了囊肿大小、形态和范围，及与周围血管的空间关系，还显示了胆管囊肿远端狭窄的胆管出口，指导术中在完整切除囊肿的同时，避免损伤胆胰汇合部

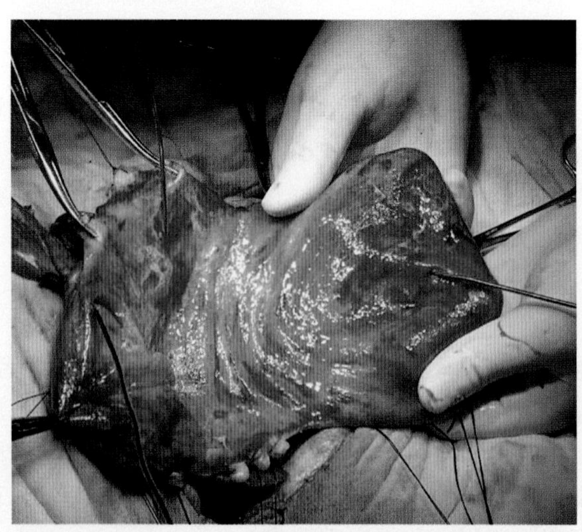

图13-8 术中探查证实胆总管囊肿远端胆管开口存在狭窄（右侧胆道探子处）

（杨剑 胡浩宇）

【参考文献】

1. Domínguez-Comesaña E. Congenital dilations of the biliary tract. Cir Esp,2010,88(5):285-291.
2. Miyano T,Yamataka A,Li L. Congenital biliary dilatation. Semin Pediatr Surg,2000,9(4):187-195.
3. 史留斌,彭淑牖,彭承宏. 原发性胆管囊肿癌变的诊断与治疗. 中国实用外科杂志,2001,21(10):600-601.
4. Park DH,Kim MH,Lee SK,et al. Can MRCP replace the diagnostic role or ERCP for patients with choledochal cysts? Gastrointest Endosc,2005,62(3):360-366.
5. Yu ZL,Zhang LJ,Fu JZ,et al. Anomalous pancreaticobiliary junction:image analysis and treatment principles. Hepatobiliary Pancreat Dis Int,2004,3(1):136-139.
6. Lee HK,Park SJ,Yi BH,et al. Imaging Features of Adult Choledochal Cysts:a Pictorial Review. Korean J Radiol,2009,10(1):71-80.
7. Liu YB,Wang JW,Devkota KR,et al. Congenital choledochal cysts in adults:twenty-five-year experience. Chin Med J (Engl),2007,120(16):1404-1407.
8. Chijiiwa K,Koga A. Surgical management and long-term follow-up of patients with choledochal cysts. Am J Surg,1993,165(1):238-243.
9. 史留斌,彭淑牖,彭承宏. 成人型胆管囊肿的外科治疗. 中国实用外科杂志,2002,22(2):91-92.
10. 彭承宏,彭淑牖,刘颖斌,等. 先天性胆总管囊肿癌变的防治-介绍一种新术式. 中国实用外科杂志,1999,19(11):674-675.
11. 董倩,木内武美,国友一史,等. 先天性胆管扩张症胆道癌变机制研究. 中华小儿外科杂志,1994,15(2):79-81.
12. Jordan PH Jr,Goss JA Jr,Rosenberg WR,et al. Some considerations for management of choledochal cysts. Am J Surg,2004,187:790-795.
13. Kamisawa T,Kuruma S,Tabata T,et al. Pancreaticobiliary maljunction and biliary cancer. J Gastroenterol,2015,50(3):273-279.
14. 董倩,陈永健,卢云,等. 数字医学与计算机辅助手术的发展及临床应用. 中国信息界医疗,2013,(9):58-61.
15. 董倩,王宝磊. 小儿肝脏肿瘤的诊治挑战和计算机辅助肝切除手术. 临床外科杂志,2013,21(8):585-587.
16. 方驰华,刘文瑛,钟世镇. 3D 胆道外科的现状与发展. 中华消化外科杂志,2014,13(6):489-492.
17. Jhamb S,Decker C,Romero R,et al. Intrahepatic stones from congenital biliary dilatation. Ochsner J,2015,15(1):102-105.
18. 李龙,张金山,刁美. 小儿先天性胆管扩张症研究进展. 中国实用外科杂志,2012,32(3):214-217.
19. 中华医学会外科学分会胆道外科学组. 胆管扩张症诊断与治疗指南(2017 版). 中华消化外科杂志,2017,16(8):767-774.

第十四章

胆管损伤的三维可视化诊断与治疗

第一节 胆道损伤

任何外伤性或医源性因素所引起的胆道系统原有结构的破坏以及胆流异常改变即为胆道系统损伤。医源性胆道系统损伤指的是外科手术或有创性的诊疗操作等医源性因素所导致的胆道系统损伤。损伤性胆道系统狭窄是指胆道系统损伤后所致的胆管管腔狭窄或者闭塞，主要分为原发性损伤性胆管狭窄和继发性损伤性胆管狭窄，而胆管良性狭窄的重要原因是在胆管损伤后，胆汁外渗至胆管管壁内与胶原纤维接触引起的炎症反应和胶原合成过度。典型的临床表现为阻塞性黄疸、胆漏或胆汁性腹膜炎。胆管损伤的诊断和治疗仍是当前腹部外科的难题之一，目前主要通过胆道造影、超声、CT 等检查辅助诊断。治疗多以手术修复、胆道引流为主，但对有肝部分萎缩或全肝萎缩的患者，部分肝切除或肝移植可能是最适当的处理方法。

一、胆管损伤的病因及分型

（一）胆管损伤的常见病因

【解剖因素】

1. 胆囊管变异　胆囊管的常见型仅占 65%。胆囊管和肝总管的汇合一般可分为角型、平行型、螺旋型 3 种，一般有走向变异（胆囊管与肝总管或右肝管平行）、汇入位置变异（胆囊管斜形跨过胆总管的前方或后方汇入肝总管左壁，或胆囊管汇入肝总管背面，胆囊管高位开口于右肝管、左肝管或胆总管下段，或绕胆总管 1 周后汇入胆总管右侧等）。若遇到非常见类型，在急诊手术情况下，易发生胆道损伤。

2. 胆囊动脉变异　一般胆囊动脉在胆囊三角内，起于肝右动脉，然后行至胆囊，多为一支。胆囊动脉约 20% 起源于肝右动脉以外的动脉，常见有双胆囊动脉和胆囊动脉起点变异。

3. 肝右动脉变异　毛虫驼背形肝右动脉、肝右动脉或胆囊动脉经过肝总管之前至胆囊。

4. 胆囊变异　①先天性胆囊缺如；②双胆囊；③肝内胆囊；④横位胆囊；⑤左位胆囊；⑥全内脏器官反位；⑦胆囊位于肝镰状韧带左侧。

病理因素：胆囊颈部结石嵌顿、胆囊萎缩是腹腔镜胆囊切除术（laparoscopic cholecstectomy，LC）致胆管横断和缺损的高危因素，胆囊管与肝总管汇合部结石及肝硬化时右肝萎缩均可致胆道走行异常，易导致胆管损伤发生；胃肿瘤致局部粘连、浸润致密，改变了胆管甚至肝动脉、门静脉的正常解剖，术中强行分离、切除或操作不当，则易损伤胆管。

【术者因素】大型的研究显示，在一个 125 000 名腹腔镜胆囊切除术患者的研究中，胆道损伤发生率为 0.85%，即比传统剖腹手术高 3 ~ 4 倍。因此 LC 一直是胆道损伤的重要原因。其次切口选择不当，麻醉松弛不够，未严格掌握手术时机，医生解剖知识不扎实，对胆道变异缺乏认识，操作不规范，手术手法粗糙，往往出现血泊中钳夹、过分牵拉、过多解剖胆总管等。胆道探查时过于粗暴，损伤胆道下段或乳头的黏膜，放置 T 型管过粗、缝合过紧影响胆总管壁的血供等。

此外，由于胆道血供障碍引发的缺血性胆病是胆管损伤、损伤性胆管狭窄发生的另一类重要因素，在本著作的第九章专文阐述。

（二）胆管损伤分类

国际上常用的胆管损伤分类为 Brismuth，Strasberg，Steward-Way 等。有些分类主要建立于剖腹胆囊切除时期，有些主要以胆道狭窄作分类，以及腹腔镜胆囊切除所引起的胆道损伤进行分类，因此目前尚没有统一的胆管损伤分型。

国内外常用的胆道系统损伤分类方法主要有 Bismuth、Strasberg、Steward、Way 和 Schol 等。其中 Bismuth 分型为：Ⅰ型：低位性损伤，肝外胆管残余总长度>2cm；Ⅱ型：高位性损伤，肝外胆管残余总长度<2cm；Ⅲ型：肝门部损伤；Ⅳ型：肝管损伤；Ⅴ型：合并有副肝胆管损伤。Strasberg 分型为：Ⅰ型：汇入胆囊床或胆囊管的迷走小胆管切断后未结扎，并伴有

14

胆漏；Ⅱ型：副肝管损伤，断端两端均结扎，不伴有胆漏；Ⅲ型：副肝管损伤，断端一端结扎，一端未结扎，并伴有胆漏；Ⅳ型：胆管部分撕裂，伴有胆漏；Ⅴ型：左右肝管汇合部以下的肝总管或胆管残端长度大于2cm；Ⅵ型：左右肝管汇合部以下肝总管残端长度小于2cm；Ⅶ型：左右肝管汇合部完整，左右肝管系统相通；Ⅷ型：左右肝管汇合部损伤，左右肝管系统被隔离不相通；Ⅸ型：Ⅴ、Ⅵ或Ⅶ+右副肝管或迷走胆管损伤。然而这些分型都只是针对胆囊切除术所引起的胆道系统损伤。目前国际上仍缺乏全面涵盖、准确概括各类胆道系统损伤的病理特征、对各类胆管损伤的防治和预后评估具有指导意义的分型方法。

刘允怡院士介绍了一种较为简易的分类方法：①胆囊床的迷走小胆管的损伤或胆囊管残端的胆漏；②胆总管或肝总管部分损伤（伴或者不伴有胆管组织缺损）；③胆总管或肝总管离断（伴或者不伴有胆管组织缺损）；④左、右肝管或肝门部胆管损伤（部分损伤或离断，伴或者不伴有胆管组织缺损）；⑤胆管损伤合并有肝脏血管损伤。

二、胆管损伤的修复方式

（一）原位胆管修补术

对术中发现的胆管管壁的微小裂伤或撕脱伤，可仅行损伤处的直接缝合修补，但是该方法适应证较为严格，通常在满足胆管管壁缺损<0.5cm的情况下还应具备以下4个条件时才可考虑行原位修补：①肝内外胆管解剖结构均正常，未发现病理性改变；②损伤胆管的管腔内径>0.5cm；③修补缝合时无张力；④修补后的胆管管腔口径无明显改变。因此该方法仅适用于胆道系统创伤小而且预后评估较好的患者。

（二）胆管端-端吻合术

理论上，该方法最符合正常人体的生理解剖结构，不仅保留了胆管括约肌的功能，还有助于防止逆行性胆道感染，但实践研究证明，胆管损伤处或者狭窄段切除后，整段胆管的缺损或口径差异以及两断端之间存在的间距等，常使吻合颇为困难，增加了术后胆漏发生率，而且接受该术式的患者再次行手术治疗的病率高达16%～20%。

（三）胆总管十二指肠吻合术

该方法将胆管损伤部位与十二指肠进行直接吻合，手术简便易行，时间较短。但是与十二指肠的直接吻合，很难避免术后胆肠反流，反复发作逆行性胆管炎；而且胆管损伤断端口径多偏细，吻合口易发生狭窄；高位胆管狭窄时，行肝胆管十二指肠吻合术后，食糜常逆流至肝内胆管，易造成硬化性胆管炎。因此该术式在临床使用并不广泛；但Aikawa等进一步通过改良术式，利用端-侧胆总管十二指肠吻合术，将人工胆管的远端包入十二指肠的浆膜层中，与传统端-侧胆总管十二指肠吻合术相比，在抗反流效果上，取得了进展。

（四）胆管-空肠Roux-en-Y吻合术

该术式将空肠切断，远侧段上提与胆管吻合，空肠近侧断端再与上提空肠行端-侧吻合。该方法设计了一段旷置空肠作为防止肠内容物反流机制，是目前胆管损伤或胆道、胰腺肿瘤切除术后的最常见胆管重建方式。但研究及临床随访表明，由于Oddi括约肌的功能丧失，逆流性胆管炎的发生率依然较高，且随着旷置的空肠袢的延长，肠蠕动相对减弱，肠内压力升高，细菌数量明显增多，且主要以厌氧菌为优势菌，这就增加了逆流性胆管炎和胆肠吻合口感染的发生率，同时还增加了发生胆管癌的风险。另外，胃肠道内分泌调节功能紊乱、胃酸增多、十二指肠溃疡的发生率也会相应地升高。

（五）带蒂自体生物瓣胆管修复术

由于胆管直接修补或胆管肠道吻合存在胆漏、反流等并发症，临床工作者也开始使用自体组织进行胆管修复，比如带蒂胃壁瓣、胃浆膜瓣、肝圆韧带脐静脉，尽管这些自体组织具有靠近胆管，取材方便，易修剪成形等优点，但由于组织结构与胆管存在区别，其并不具备胆管上皮的调节性囊泡、微绒毛等特有的形态结构，胆管内碱性环境与自体组织生长环境不同等原因，采用该方法修补，容易导致纤维化发生，而且由于胆管修复手术难度大、术后近远期并发症都较多。

（六）胆管缺损的补片修复术

正常生理状态下，胆管上皮组织被高细胞毒性的胆汁酸和病原体包绕，而胆管单层柱状上皮对其起着保护作用，免受损伤。人工胆管作为胆道系统的替代物，不仅应具备良好的机械性能和生物相容性，还应拥有较高强度的缝接能力，以及一定的稳定性、弹性和抗腐蚀性。其变形能力应与胆管组织结构相近，表面有一定的粗糙度以利于细胞的附着和生长。除此以外，人工胆管还应尽量降低生物降解的可能。Aikawa等已经应用聚己烯酸内酯、聚乳酸和聚乙醇酸纤维构建人工胆管，旁路重建胆道，并对比移植骨髓干细胞前后的修复效果，其证实骨髓干细胞的添加对实验的结果没有明显的影响，并提出这种人工胆管材料有希望进入临床应用。基于以上因素,人工胆管的临床应用并不多见,其治疗效果还需要进一步研究证实,但近来,也有以可降解型合成材料修复狭窄胆道的成功报道。

（七）肝移植术

胆管损伤后导致的门脉高压和胆汁性肝硬化的发生率为 8%,一些外国学者通过肝组织活检的方式发现肝组织纤维化与胆管狭窄的延迟处理有较大的关系。所以如果胆道系统损伤导致发生肝硬化、门脉高压,则肝移植术将可能成为治疗胆道系统损伤的唯一途径。但是肝移植术后肝内胆管狭窄又是其常见的并发症,成为阻碍肝移植疗效提高的重要因素,受到了国内外专家的重视。因此,通过肝移植治疗胆管损伤有待进一步的临床探究。

（曾宁 曾思略）

第二节 三维可视化技术在胆道损伤中的应用

肝脏胆道系统是胆汁下行的唯一途径,一旦受损将影响肝脏功能,危及生命。由于肝外胆道系统解剖变异的特殊性,以及腹腔镜技术发展后带来的新问题,尽管肝胆外科经过上百年的发展,目前医源性的胆管损伤仍是肝胆外科难以避免的技术难题,目前该类损伤的发病率仍保持在 0.5% ~1%。此外,外伤、战伤以及肿瘤致病理性损伤都可导致严重的胆道损伤,而迄今为止,肝脏胆道系统损伤的修复仍是肝胆外科最棘手的手术之一。术前掌握胆道损伤的类型及部位,对确立损伤修复的策略具有重要意义。腹部超声检查对可疑胆管损伤具有较高的诊断率。由于 10% ~14% 的胆囊切除术可在肝下出现少量积液,而胆道梗阻在术后早期只有 10% 的患者会出现胆管扩张。因此,超声检查的结果需谨慎的解释。确切的诊断尚需要 ERCP、PTC 或 MRCP 等胆道成像检查的支持。PTC 检查是一种有创的诊断技术,存在出血、继发感染、穿刺失败的风险。对伴有胆汁漏而胆管无明显扩张的新近胆管损伤,PTC 常常难以实施。ERCP 对于胆管完全横断或狭窄的患者,ERC 检查难以显示损伤近端胆管树的结构。MRC 检查作为一种非侵袭性的胆道显像技术,可多方位全面显示各种损伤类型的胆管树解剖结构,准确提供胆管狭窄的部位、范围和程度以及近端胆管扩张程度等信息,从而为手术方案的设计提供可靠依据,但其不能从多方位、多角度立体观察损伤胆管的毗邻关系。三维可视化技术可利用先进的 MSCT 采集获得活人体亚毫米薄层解剖图像数据信息,应用计算机图像处理技术进行 2D 到 3D 之间的转换,并用于指导临床。能多方位、多角度、立体观察胆道损伤部位及其毗邻关系,进而能进行术前规划及手术指导,最大限度减少患者的胆道再损伤。

三维可视化技术在胆道损伤中的应用举例

【病例一:胆道损伤实例】

男性,40 岁,因腹腔镜胆囊切除术中转开腹手术近 4 月入院,患者自诉于 2013 年 6 月 24 日在外院“腹腔镜胆囊切除术中转开腹手术”,术后患者出现黄疸进行性加重,于 2013 年 7 月 1 日入院治疗,查总胆红素 203.0μmol/L,结合胆红素 119.3μmol/L;入院后胆红素仍进行性升高;7 月 9 日行上腹部增强 CT“胆囊切除术后改变,肝内胆管扩张较前明显,考虑肝总管狭窄可能”,诊断“1. 梗阻性黄疸;2. 门脉高压症;3. 脾肿大;4. 肝炎后肝硬化;5. 慢性乙型病毒性肝炎(活动期);6. 腹腔镜中转开腹胆囊切除术后;7. 贫血”。7 月 10 日总胆红素 571μmol/L,结合胆红素 334μmol/L;于 2013 年 7 月 10 日在局麻下行经皮右肝穿刺肝右叶胆道引流术,术后胆红素明显下降,于 2013 年 7 月 16 日出院,出院后患者无明显不适,无畏寒、发热,无腹痛、腹胀,无恶心、呕吐,无胸闷、心悸、呼吸困难,无解黑便、陶土样便等不适,PTCD 每日引流金黄色胆汁 500 ~800ml,于 2013 年 8 月 25 日返院复查,黄疸基本消退,症状稍好转,8 月 26 日检查“总胆红素 28.1μmol/L,结合胆红素 22.4μmol/L”,8 月 27 日上腹部增强 CT 示“胆囊切除术后+PTCD 术后改变,肝内胆管扩张程度较前 2013-07-16CT 片无明显变化;胆囊术区积液、积气减少;右侧胸腔积液及少量腹水现基本吸收”。

经过 3 个月余 PTCD 引流后,患者皮肤、巩膜黄染消退。专科检查:腹部平坦,无腹壁静脉显露,沿右肋缘下可见斜行手术瘢痕约 8cm,剑突下可见一约 0.5cm 的手术瘢痕,肚脐下可见一约 1cm 的手术瘢痕,右中腹部可见一约 1cm 的手术瘢痕,无胃肠型、蠕动波、异常搏动,腹壁柔软,腹部无压痛、反跳痛,未触及腹部包块、肝、脾、胆囊肋下未触及。肝颈回流征阴性,肝浊音上界位于右锁骨中线第 5 肋间。肠鸣音约 4 次/分。右上腹可见一 PTCD 引流管,固定良好,可见引流管有金黄色胆汁引出。初步诊断:①腹腔镜中转开腹胆囊切除术术后;②门静脉高压症,脾大;③肝炎后肝硬化;④乙肝病毒携带者;⑤经皮右肝穿刺胆道引流术后(图 14-1 ~图 14-19)。

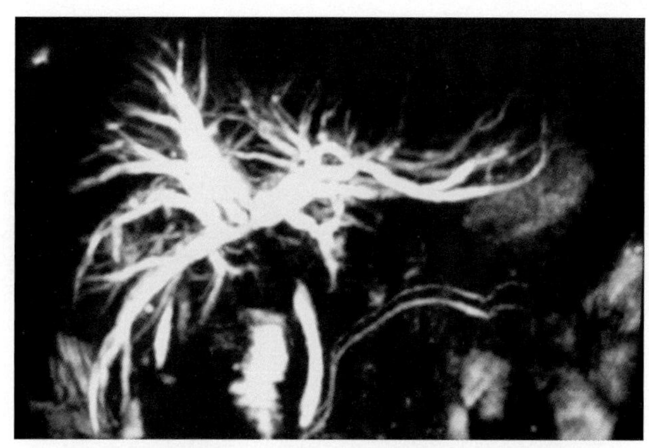

图 14-1 MRCP 发现胆管损伤断端

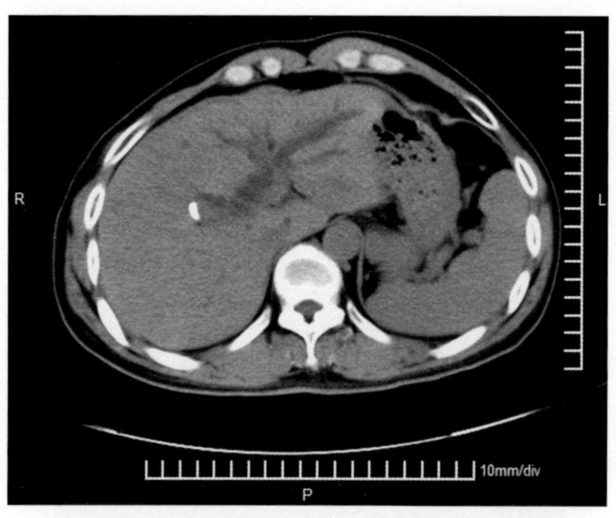

图 14-2 平扫 CT 可见扩张胆管及 PTCD 管

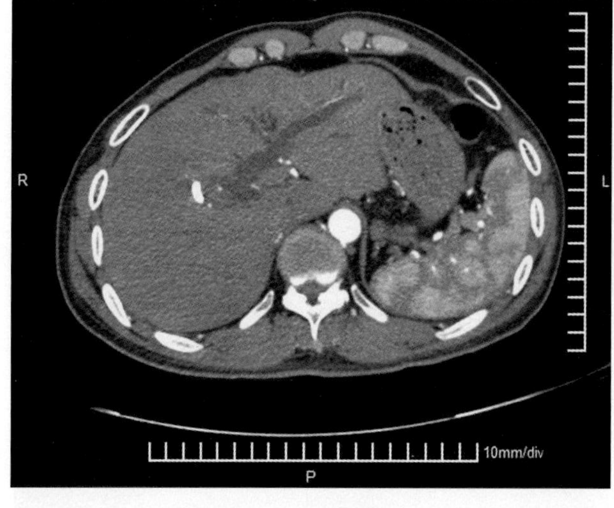

图 14-3 动脉期 CT

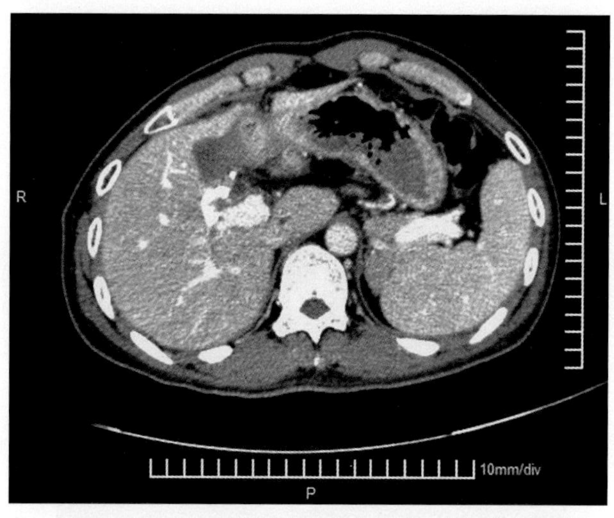

图 14-4 门脉期 CT

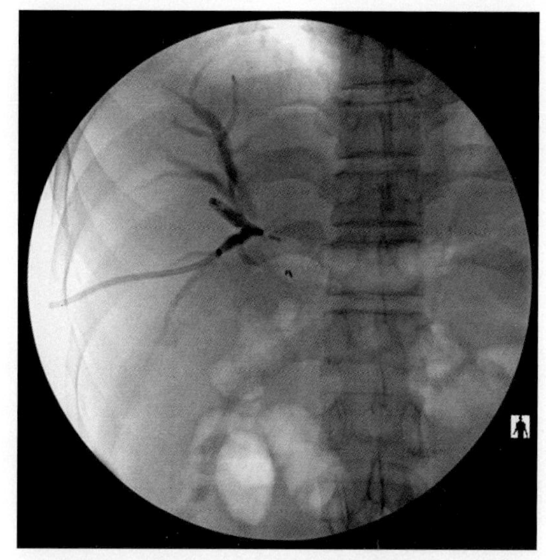

图 14-5 经 PTCD 管胆道造影

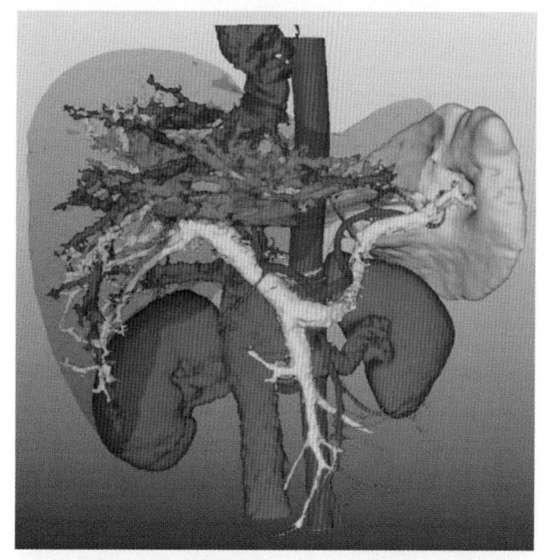

图 14-6 三维重建可见扩张胆管平面

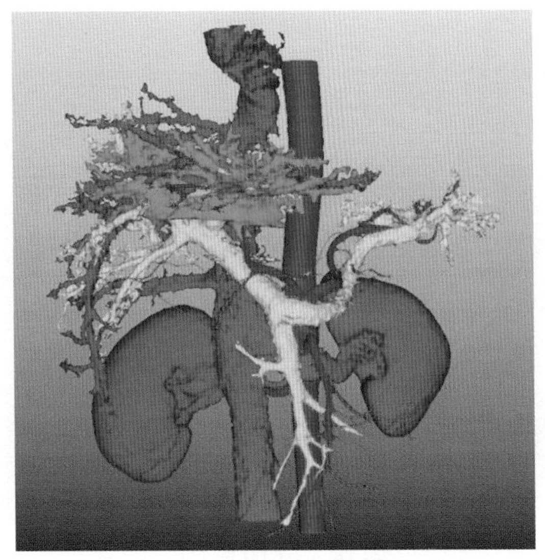

图 14-7 三维重建正面毗邻

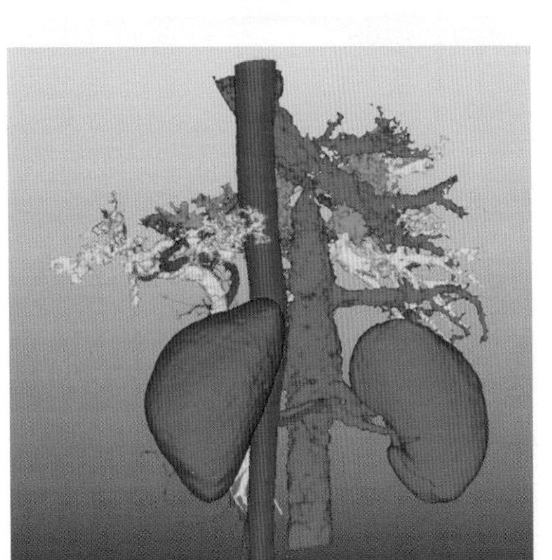

图 14-8 三维重建背面毗邻

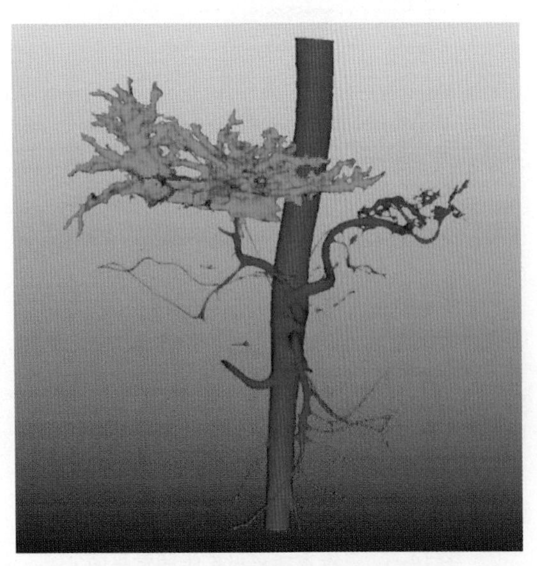

图 14-9 扩张胆管与动脉的关系

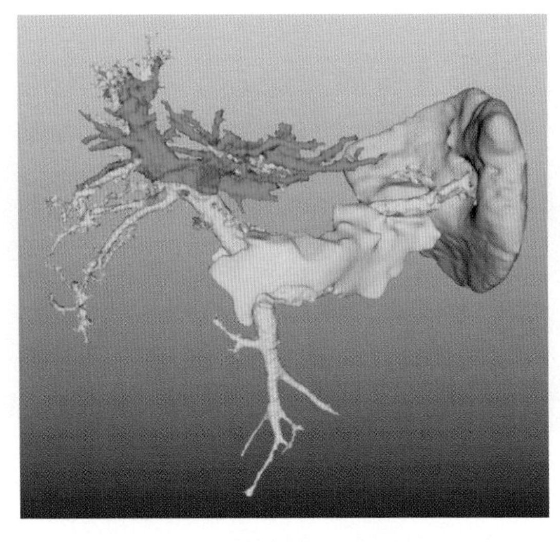

图 14-10 扩张胆管与门静脉的关系

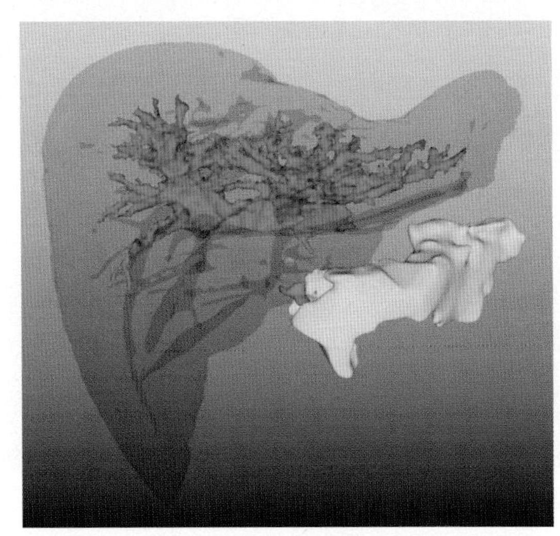

图 14-11 扩张胆管与胰腺的关系

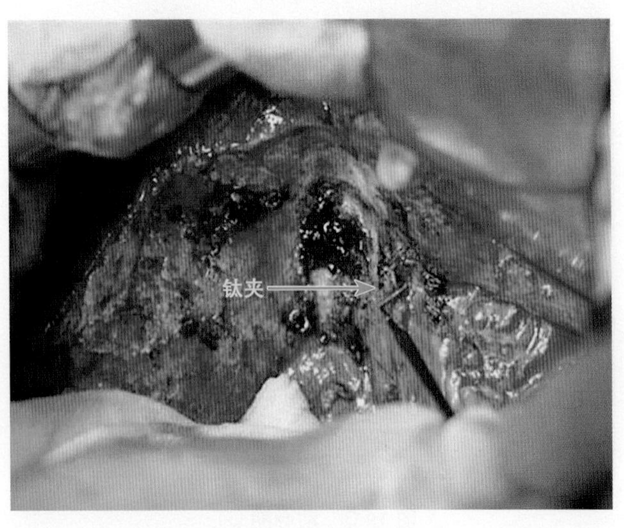

图 14-12 术中钛夹

14

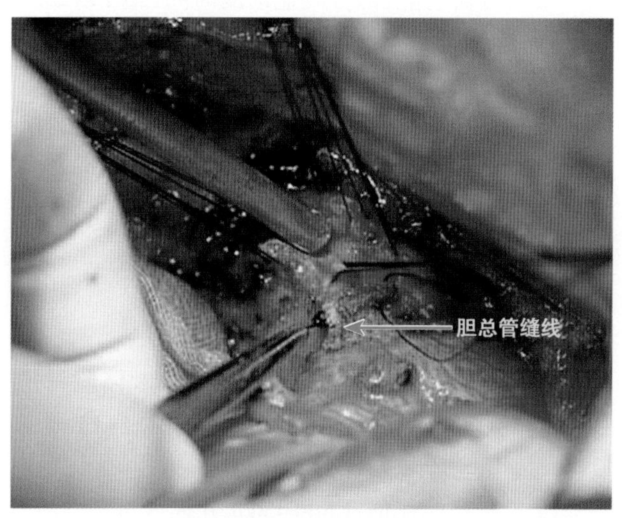

图 14-13　胆总管缝线

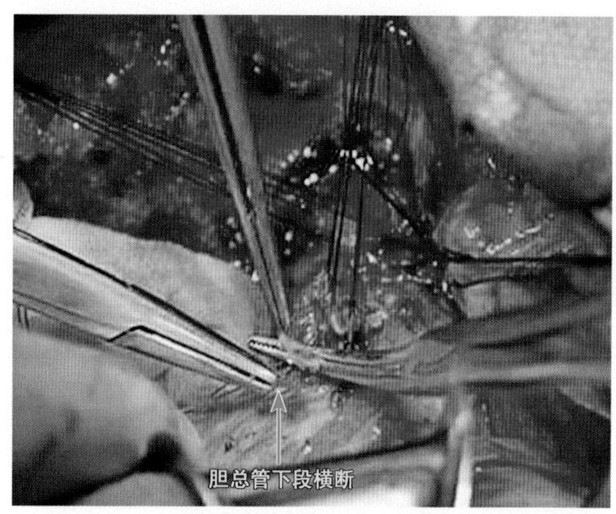

图 14-16　胆总管下端残端横断

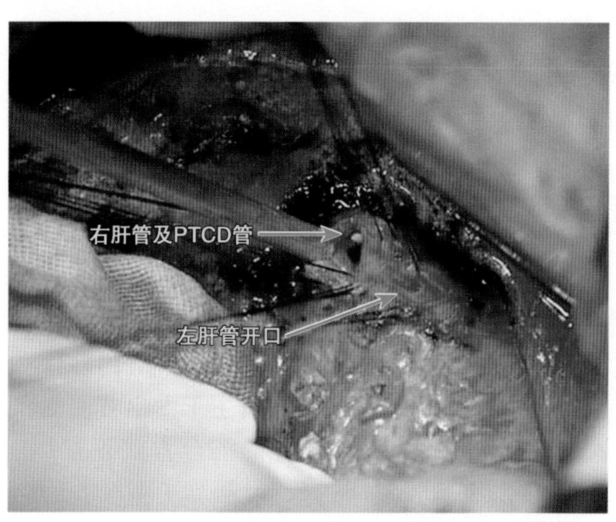

图 14-14　右肝管、PTCD 管、左肝管开口

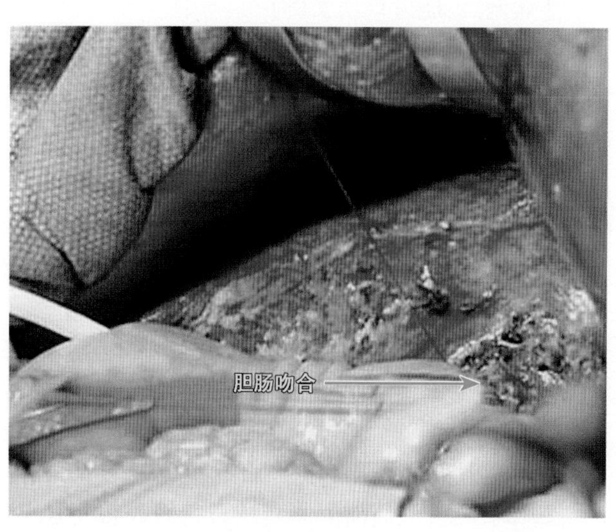

图 14-17　胆肠吻合

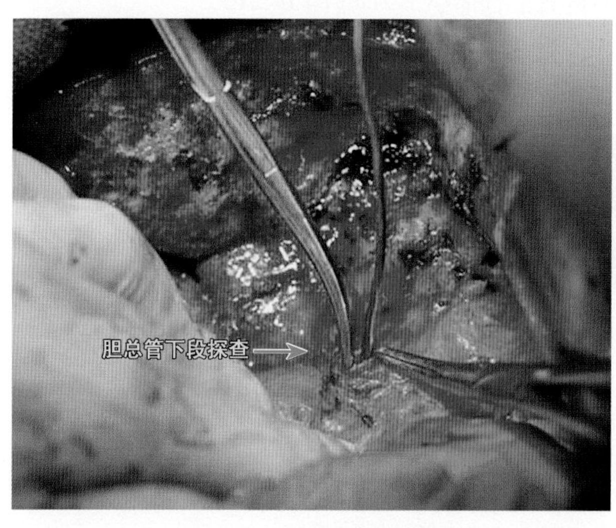

图 14-15　胆总管下端探查

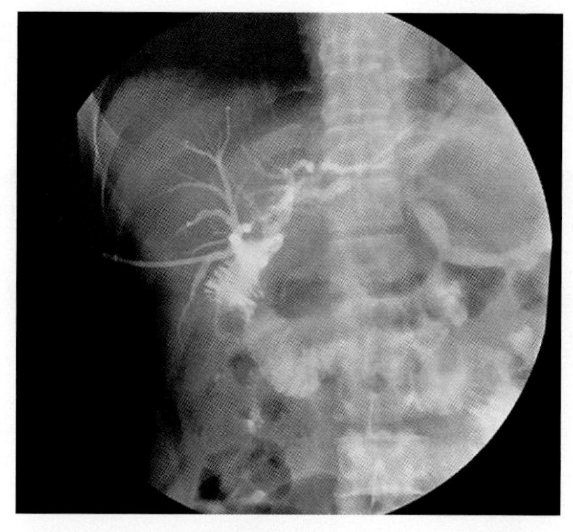

图 14-18　术后胆管造影示胆流通畅，肝内胆管不扩张，造影剂顺利进入肠腔

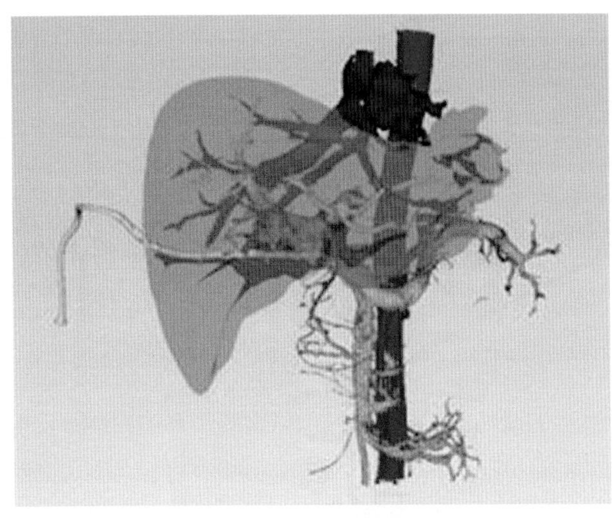

图 14-19 术后三维重建

【病例二:胆管损伤实例】

1. 患者基本信息:患者,女性,58 岁。

2. 诊断:胆总管横断伤,腹腔镜胆囊切除术后。

3. 主诉:全身皮肤黄染一周余,无畏寒、发热。

4. 病史:患者一周前因胆囊结石于某院行腹腔镜胆囊切除术,术后 2 天腹腔引流管引出黄色液体,伴全身皮肤黄染,无畏寒、发热。该院行 ERCP 留置鼻胆管,无胆汁引出。

5. 体征:皮肤巩膜轻度黄染。腹平软,全腹无压痛、反跳痛,上腹未触及明显包块,肝脾肋下未及,肝肾叩击痛阴性,肠鸣音正常。鼻胆管留置中,无胆汁引出。腹腔引流管引出胆汁样液体,100~150ml/d。

6. 既往史:一周前因胆囊结石行腹腔镜下胆囊切除术。

7. 实验室检查

(1) 血常规:白细胞 8.32×10^9/L,嗜中性粒细胞 80.5%,红细胞 3.12×10^9/L,血红蛋白 86g/L,其余指标正常。

(2) 凝血功能:部分凝血活酶时间(APTT)25.0 秒,凝血酶原时间(PT)12.0 秒,凝血酶时间 12.6 秒,纤维蛋白原 5.00g/L,INR 1.02。

(3) 肝功能:白蛋白 36.3g/L,ALT 140.8IU/L,AST 86.8U/L,DB 65.7μmol/L,TB 79.5μmol/L,AKP 551U/L,γ-GT 542U/L。

(4) 肾功能:正常。

(5) 肿瘤标志物:正常。

8. 全身状况评估

(1) 营养状况评估:患者体重 52kg,体质量指数(BMI)= 20. kg/m^2,白蛋白 36.3g/L,前白蛋白 129.6mg/L,营养风险评分为 0 分。

(2) 肝功能评估:Child-Pugh 分级 A 级。

(3) 重要脏器功能评估:心、肺等重要脏器功能无异常。

9. 影像学评估

(1) 上腹部 CT 平扫增强显示:胆囊切除术后,肝内胆管扩张,胆总管上段显示不清,术区引流中。

(2) 上腹部 MRCP 显示:胆囊切除术后,肝内胆管明显扩张,胆总管上段和肝门胆管显示不清,胆囊窝引流管引流中。

(3) 三维可视化评估

1) 肝门部脉管变异情况:①肝动脉:肝动脉起源和走行正常(Michel Ⅰ型)。②门静脉:门静脉右后支先从门静脉主干发出,随后主干发出右前支和左支(Ⅲ型)。③胆管:胆管的汇合方式正常(Ⅰ型)。④肝脏脉管空间构象:门静脉上型肝右后动脉,门静脉上型右后肝管(图 14-20)。

2) 病灶的位置:胆管狭窄环位于肝总管,距左、右肝管汇合部小于 2cm(图 14-21)。

3) 胆管狭窄分型:①Bismuth 胆管狭窄分型:Ⅱ型;②Strasberg 胆管狭窄分型:E2 型;③中华医学会

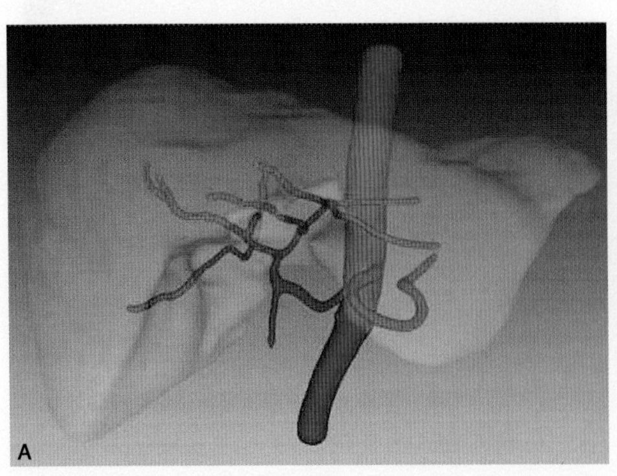

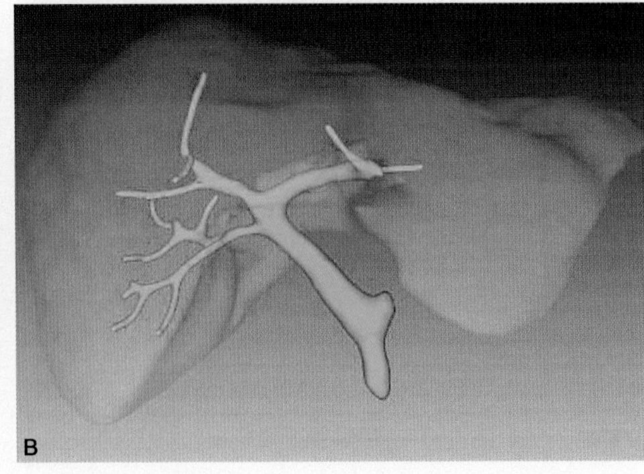

14

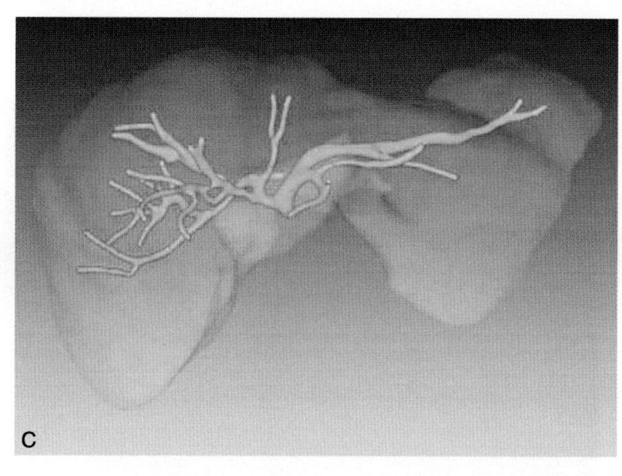

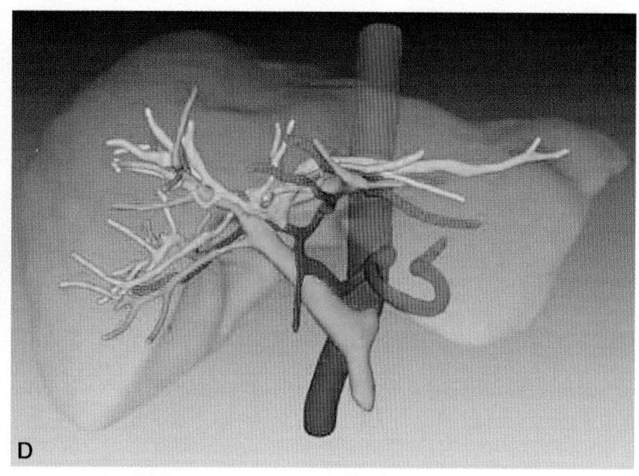

图 14-20 三维可视化处理显示肝脏脉管

A. 肝动脉走行正常;B. 门静脉右后支先从门静脉主干发出,后主干发出左支和右前支;C. 胆管汇合方式正常;D. 门静脉上型肝右后动脉

注:肝动脉(红色);门静脉(蓝色);胆管(绿色)

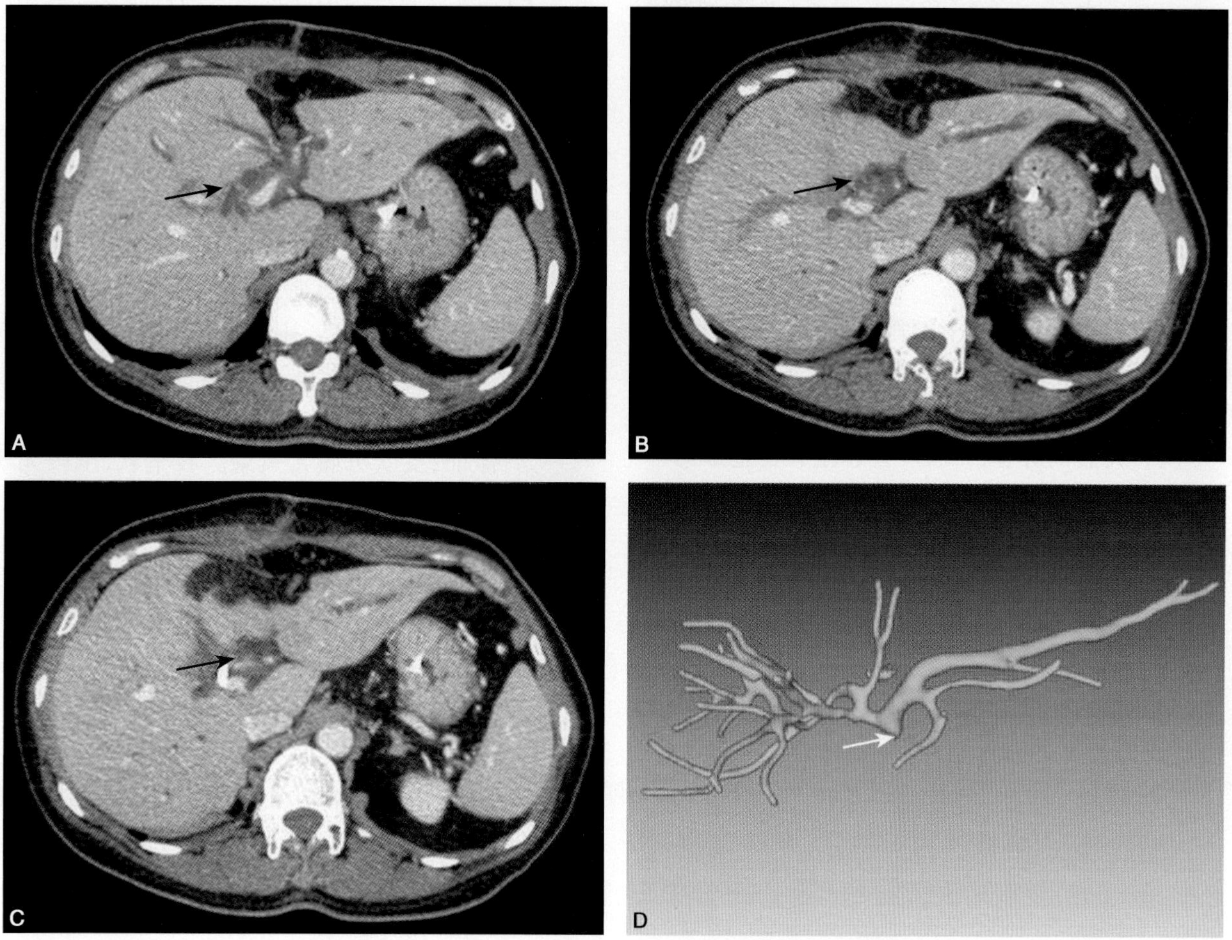

图 14-21 增强 CT 和三维可视化处理显示胆管狭窄部位

A ~ C. 增强 CT 静脉期,代表从头侧向尾侧顺序的图像;D. 三维可视化处理

注:黑箭头:按序显示胆管扩张(图 A、B)和狭窄部位(图 C) 白箭头:胆管狭窄部位

胆管损伤和治疗指南(2013 版)胆管损伤分型:Ⅱ1d 型损伤。

10. 手术规划　该病例为高位胆管狭窄,狭窄环位于肝总管,且距左、右肝管汇合部小于 2cm,左、右肝管连续性存在,行高位胆管狭窄环切除,肝门胆管空肠 Roux-en-Y 吻合。

11. 手术步骤

(1) 分离腹腔内粘连,解剖胆总管,术中注意保护肝动脉及其分支和门静脉。发现胆总管已经横断。游离近端肝管,并降低肝门板,找到胆漏口(图 14-22)。

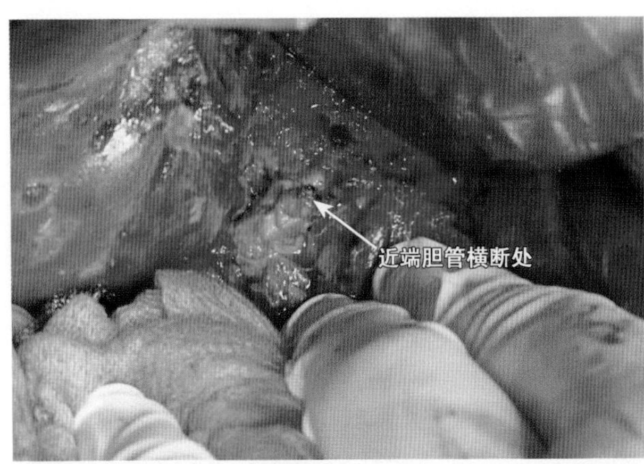

图 14-22　**分别沿胆总管横断处向上和向下分离,找到胆漏口**

(2) 切除近端肝管下端瘢痕组织,向右切开右肝管显露右前肝管和右后肝管开口,向左切开左肝管横部,敞开肝门(图 14-23)。

(3) 将右前肝管、右后肝管和左肝管整形为一个肝管开口,并用 5-0 PDS 缝线与远端空肠行端-侧连续吻合(图 14-24)。

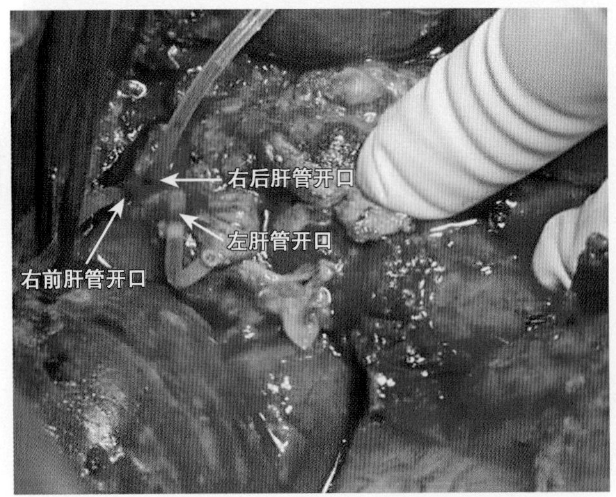

图 14-23　**显露右前肝管开口、右后肝管开口和左肝管开口**

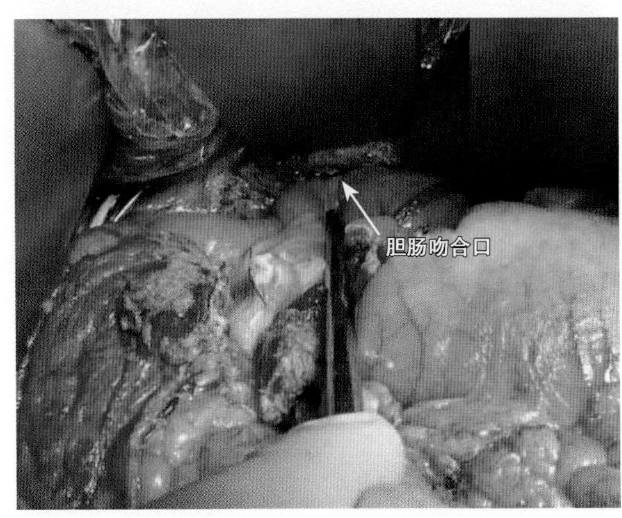

图 14-24　**行胆肠吻合**

【病例三:胆管损伤性狭窄实例】

1. 患者基本信息:患者,女性,62 岁。

2. 诊断:胆肠吻合口狭窄,胆囊切除+胆肠吻合术后。

3. 主诉:反复右上腹痛伴畏寒、高热 7 年余。

4. 病史:患者 7 年前因胆囊结石于外院行开腹胆囊切除+胆总管空肠 Roux-en-Y 吻合术。术后一月余起反复出现右上腹痛,放射至后背部,伴畏寒、发热,体温高达 39.5℃,补液抗感染治疗后症状缓解。否认发作时皮肤黄染。上述症状 7 年间反复发作十余次。

5. 体征:皮肤巩膜无黄染。腹平软,全腹无压痛、反跳痛,上腹未触及明显包块,肝脾肋下未及,肝肾叩击痛阴性,肠鸣音正常。

6. 既往史:7 年前因胆囊结石行开腹胆囊切除+胆总管空肠 Roux-en-Y 吻合术。

7. 实验室检查

(1) 血常规:正常。

(2) 凝血功能:正常。

(3) 肝功能:白蛋白 43.7g/L, ALT 22IU/L, AST 20U/L, DB 2.6μmol/L, TB 19.2μmol/L, AKP 69U/L, γ-GT 42U/L。

(4) 肾功能:正常。

(5) 肿瘤标志物:正常。

8. 全身状况评估

(1) 营养状况评估:患者体重 43kg, BMI = 17.9kg/m², 白蛋白 43.7g/L, 前白蛋白 240.10mg/L, 营养风

险评分为0分。

(2) 肝功能评估:Child-Pugh分级A级。

(3) 重要脏器功能评估心、肺等重要脏器功能无异常。

9. 影像学评估

(1) 上腹部CT平扫增强显示:"胆囊切除术后"和"胆肠吻合术后"改变,胆肠吻合口欠清,右前叶肝内胆管轻度扩张。

(2) 上腹部MRCP显示:"胆囊切除术后"和"胆肠吻合术后"改变,胆肠吻合口狭窄,伴肝右前叶肝内胆管轻度扩张。

(3) 三维可视化评估

1) 肝门部脉管变异情况:①肝动脉:肝动脉起源和走行正常(Michel Ⅰ型)。②门静脉:门静脉的走行正常(Ⅰ型)。③胆管:胆管的汇合方式正常(Ⅰ型)。④肝脏脉管空间构象:门静脉下型肝右后动脉,门静脉下型肝右后胆管(图14-25)。

2) 病灶的位置:胆管狭窄环位于肝总管,距左、右肝管汇合部<2cm(图14-26)。

3) 胆管狭窄分型:①Bismuth胆管狭窄分型:Ⅱ型;②Strasberg胆管狭窄分型:E2型;③中华医学会胆管损伤和治疗指南(2013版)胆管损伤分型:Ⅱ1d型损伤。

10. 手术规划　该病例为高位胆管狭窄,狭窄环位于左、右肝管汇合部下方,距汇合部<2cm,左、右肝管连续性存在,行原胆肠吻合口切除,高位胆管狭窄环切除,肝门胆管整形后与空肠Roux-en-Y吻合。

11. 手术步骤

(1) 分离腹腔内粘连,显露肝门部胆肠吻合口前壁。注意保护肝动脉及其分支和门静脉,穿刺证实近端胆管后,切断原胆肠吻合口,近端胆管开口仅容直径2mm的硅胶管勉强通过(图14-27)。

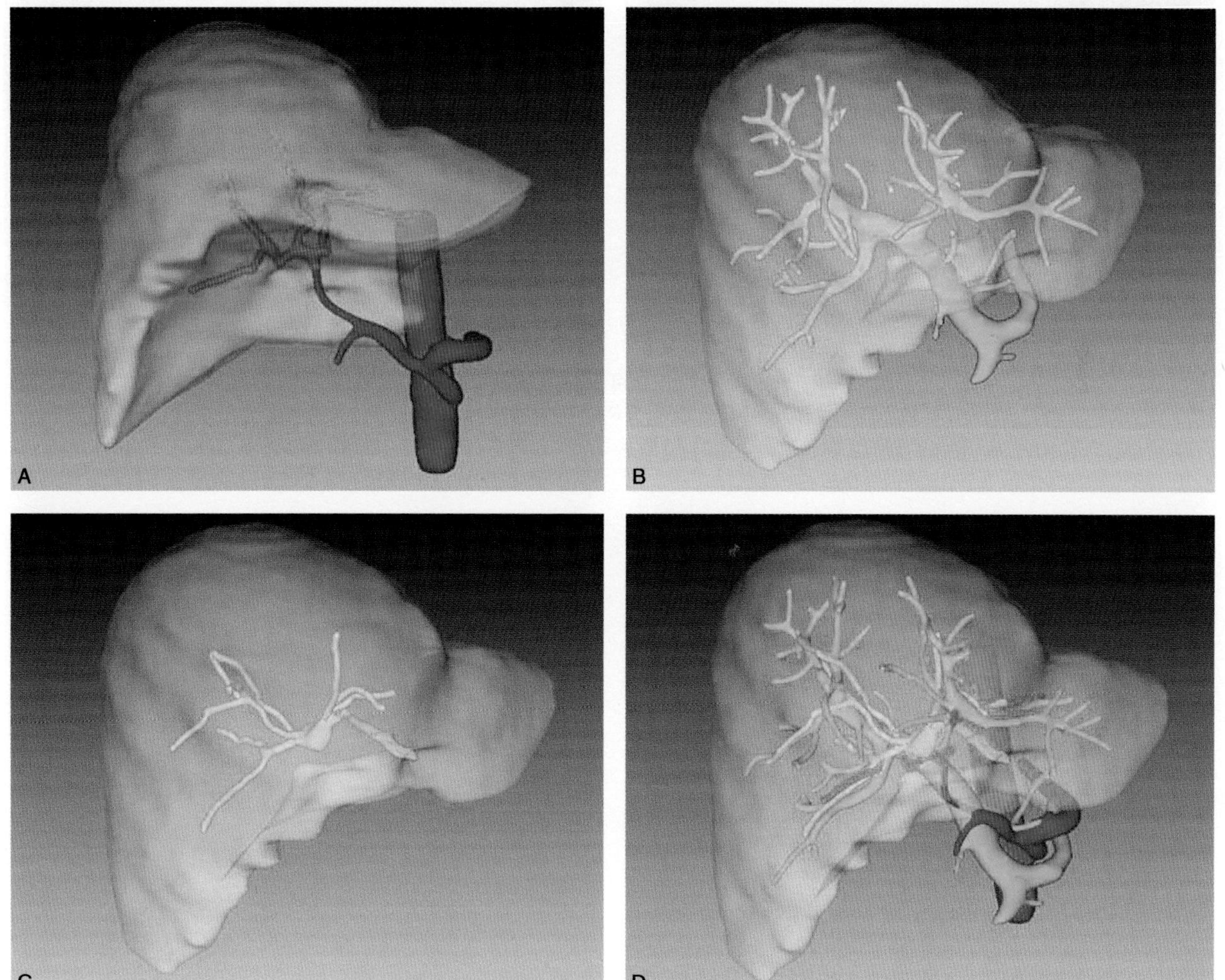

图14-25　三维可视化处理显示肝脏脉管

A. 肝动脉走行正常;B. 门静脉走行正常;C. 胆管汇合方式正常;D. 门静脉下型肝右后动脉,门静脉下型肝右后胆管
注:肝动脉(红色);门静脉(蓝色);胆管(绿色)

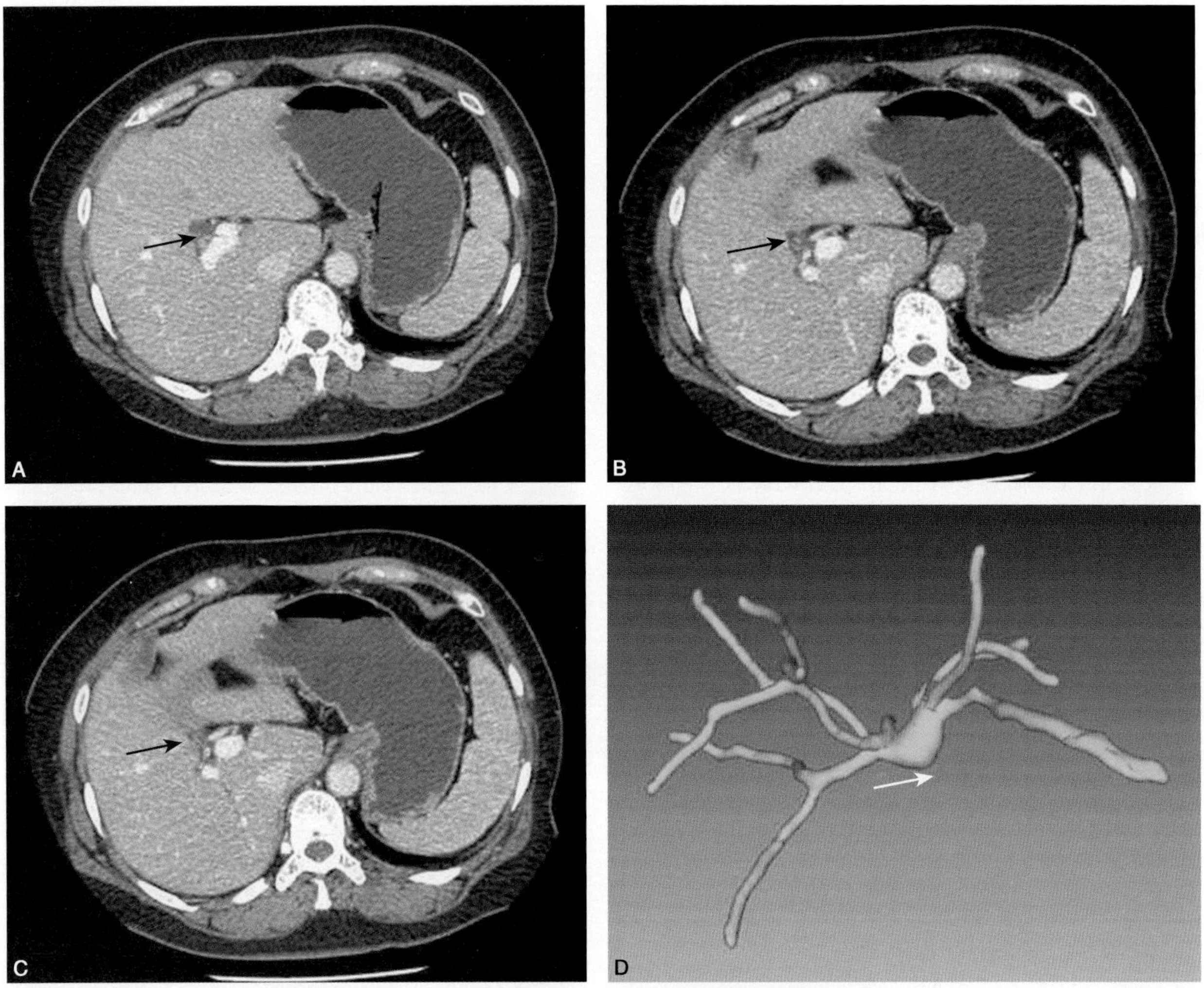

图 14-26 **增强 CT 和三维可视化处理显示胆管狭窄部位**

A ~ C. 增强 CT 静脉期,A-B-C 代表从头侧向尾侧顺序的图像;D. 三维可视化处理

注:黑箭头:按序显示胆管(图 A、B)和狭窄部位(图 C);白箭头:胆管狭窄部位

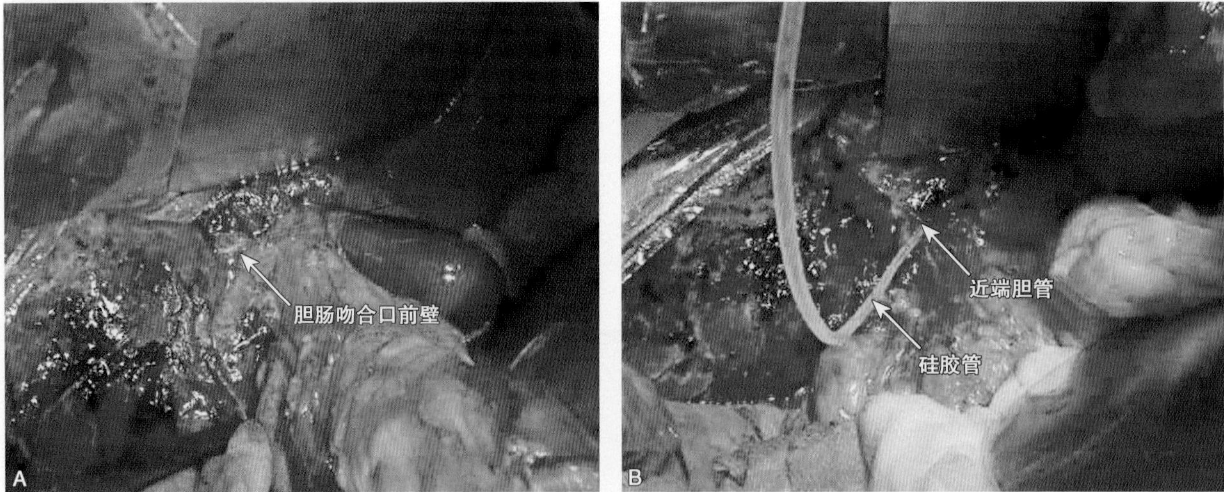

图 14-27 **显露肝门部胆肠吻合口并切断**

A. 显露胆肠吻合口前壁;B. 将硅胶管置入近端胆管

（2）降低肝门板，向左侧游离左横管横部直至门静脉矢状部水平，将近端胆管开口向左侧切开1.5cm左右，扩大左肝管开口，取出左肝管内的prolene线和胆泥（图14-28）。

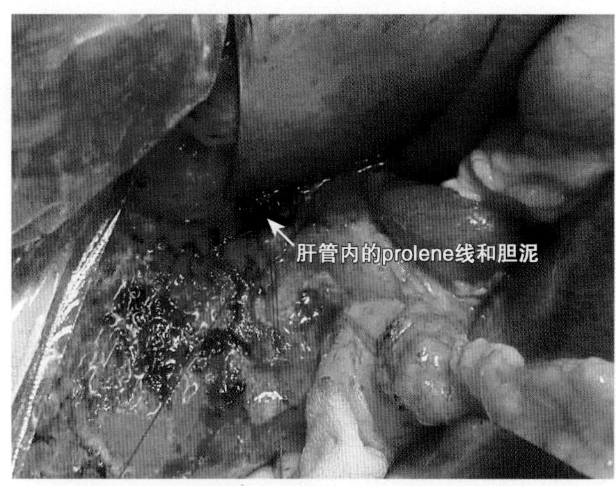

图14-28 向左侧切开左肝管横部，取出左肝管内的prolene线和胆泥

（3）向右切开右肝管至右前肝管开口，探查右后肝管无狭窄，将右前肝管、右后肝管和左肝管整形后，与原输入襻空肠用5-0 PDS线行胆肠吻合（图14-29）。

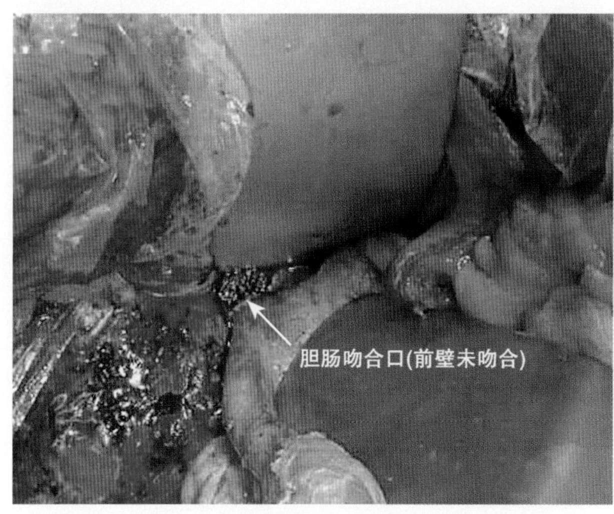

图14-29 左、右肝管整形后与原输入襻空肠吻合

医源性胆管损伤是胆道外科的严重问题，可以给患者带来极为严重和难以恢复的后果：如反复发作的胆道感染、胆汁性肝硬化、肝功能衰竭等，甚至需要接受肝脏移植。因此，积极预防医源性胆管损伤极其重要。①术者应加强责任心，要认真对待每一例胆囊切除手术，加强对胆管系统的解剖变异和局部病理因素的警惕；②术中要保持术野的良好显露，结扎切断胆囊管前要确认胆囊管、肝总管和胆总管三者的解剖关系；③结扎胆囊管时，应使胆囊管保持无张力状况，结扎线距胆总管壁应约0.5cm；④接近胆管处禁用电刀作电凝止血或组织分离，以防止胆管热源性损伤；⑤避免过多剥离胆管周围组织，注意保护胆管周围血管丛，以防止胆管缺血性损伤；⑥腹腔镜胆囊切除有困难时，应及时中转开腹手术；⑦遇有胆囊动脉异常出血时，术者可将左手示指和拇指分别置于小网膜孔和肝十二指肠韧带前方，压迫肝动脉以止血，待吸净积血后，松除指压，直视下看清出血点后，再行钳夹结扎或缝扎止血，切忌在“血池”中盲目钳夹；⑧如顺行法切除胆囊困难，可改用逆行胆囊切除，或采用部分胆囊切除术。上述病例证实，三维可视化技术可准确显示出高位损伤性胆管狭窄的部位，指导临床判断胆管、肝动脉、门静脉的解剖路径，用以设计和实施较为完善的修复治疗方案，避免再手术产生的次生灾害。

（王坚 闫加艳）

【参考文献】

1. Mercado MA, Dominguez I. Classificaiton and management of bile duct injuries. World J Gastrointest Surg, 2011, 27, 3(4): 43-48.
2. 张好春，罗丁. 医源性胆管损伤的病理生理改变与手术时机. 中华肝胆外科杂志，2010，16(9)：641-643.
3. 刘允怡. 医源性胆道损伤的分类. 中华肝胆外科杂志，2005，11(3)：149-150.
4. 中华医学会外科学分会胆道外科学组. 胆管损伤的预防与治疗指南（2008版）. 中华消化外科杂志，2008，7(4)：261-266.
5. Karvonen J, Gronroos JM, Makitalo L, et al. Quality of life after introgenic bile duct injury-a case control study. Minim Invasive Ther Allied Technol, 2013, 22(3): 177-180.
6. Aikawa M, Miyazawa M, Okada K, et al. Development of a novel reflux-free bilioenteric anastomosis procedure by using a bioabsorbable polymer tube. J Hepatobiliary Pantreat Sci, 2010, 17(3): 284-290.
7. Gupta RK, Agrawal CS, Sah S, et al. Bile duct injuries during open and laparoscopic cholecystectomy: management and outcome. J Nepal Health Res Counc, 2013, 11(24): 187-193.
8. Lee TH, Bang BW, Jcong J, et al. Primary endoscopic approxlmalion suture under capassisted endoscopy of an ERCP-inducedduodenal perforation. World J Gastroenlerol, 2010, 16(18): 2305-2310.
9. 施维锦. 医源性胆胰肠结合部损伤. 中国实用外科杂志，

14

2010,30(5):363-365.

10. 黄志强. 肌胰肠结合部. 外科“遗忘”的角落. 中国实用外科杂志,2010,30(5):329-331.

11. Blem D, Deviate J. Endaseopie eomplication avoidance and management. Nat Rev Gastroenteml Hepatol, 2012, 9(3): 162-172.

12. Flowers JL, Zucker KA, Graham SM, et al. Laparoscopic cholangiography: results and indications. Ann Surg, 1992, 215(3):209-216.

13. Smith EB. Iatrogenic injuries to extra hepatic ducts and associated vessels, a 25 year analysis. J NatlMed Assoc, 1982, 74:735-738.

14. Moossa AR, Easter DW, Van Sonnenberg E, ‘ et al. Laparoscopic injuries to the bile duct: a cause of concern. Ann Surg, 1992, 215(3):203-208.

15. Davidoff AM, Pappas TN, Murray EA, et al. Mechanism of major biliary injury, during laparoscopic cholecystectomy. Ann Surg, 1992, 215(3):196-202.

16. Boerma D, Rauws EA, Keulemans YC, et al. Impaired quality of life 5 years after bile duct injury during laparoscopic cholecystectomy: a prospective analysis. Ann Surg, 2001, 234: 750-757.

17. Melton GB, Lillemoe KD, Cameron JL, et al. Major bile duct injuries associated with laparoscopic cholecystectomy: effect of surgical repair on quality of life. Ann Surg, 2002, 235: 888-895.

18. Massarweh NN, Flum DR. Role of intraoperative cholangiography in avoiding bile duct injury. J Am Coll Surg, 2007, 204:656-664.

19. Massarweh NN, Devlin A, Elrod JA, et al. Surgeon knowledge, behavior, and opinions regarding intraoperative cholangiography. J Am Coll Surg, 2008, 207:821-830.

20. Way LW, Stewart L, Gantert W, et al. Causes and prevention of laparoscopic bile duct injuries: analysis of 252 cases from a human factors and cognitive psychology perspective. Ann Surg, 2003, 237:460-469.

21. Fan ST, Lo CM, Liu CL et al. Safety and necessity of including the middle hepatic vein in the right lobe graft in adult-to-adult live donor liver transplantation. Ann Surg, 2003, 238:137-148.

22. Sano K, Makuuchi M, Miki K, et al. Evaluation of hepatic venous congestion: proposed indication criteria for hepatic vein reconstruction. Ann Surg, 2002, 236:241-247.

23. Terminology Committee of the IHPBA. The Brisbane 2000 terminology of liver anatomy and resections. HPB Surg, 2000, 3:333-339.

第十五章

胆囊癌的数字化外科诊断治疗

第一节　概　　述

胆囊癌是指发生于胆囊(包括胆囊底、体、颈部以及胆囊管)的恶性肿瘤。在我国,胆囊癌发病率占同期胆道疾病的0.4% ~3.8%,位列消化道肿瘤发病率第6位。患者5年总生存率仅为5%。近年来,胆囊癌的发病率呈逐年递增趋势。与多数恶性肿瘤一样,胆囊癌早期症状隐匿,缺乏特异性的临床表现,但其生物学行为非常恶劣,由于胆囊所处的解剖位置关系以及其强侵袭转移能力,胆囊癌可能侵犯周围多个重要器官及毗邻的血管。大部分胆囊癌在确诊时已经发展到进展期,伴有肝脏浸润、淋巴结转移、远端胆管浸润、胰头部浸润和远处转移等。对该部分病例为达到R0的治疗效果常需要行多器官联合切除术,治疗难度大,手术风险高。本章专述三维可视化技术在胆囊癌行肝联合胰十二指肠切除术中的应用问题。

胆囊癌的浸润转移途径主要包括以下几个方面。

一、肝脏转移

肝脏与胆囊紧密的解剖关系,使其成为胆囊癌最常见的直接侵犯及转移的脏器。位于胆囊浆膜层内的静脉丛与门静脉及肝外胆管静脉丛相交通,胆囊癌的血行播散可以沿胆囊静脉或者胆囊壁周围静脉丛进入肝静脉或经胆总管静脉丛至肝内。此外,胆囊静脉丛可直接贯穿肝床汇入门静脉末梢。由于以上胆囊静脉回流的特点,胆囊癌肝侵犯或转移一般表现为局限性肝转移,较少出现全肝的转移。一般有两种途径:①局部直接侵犯。由于胆囊壁缺乏黏膜肌层,同时肝脏面的胆囊床无浆膜,所以如果胆囊癌细胞侵犯至黏膜层,就容易突破胆囊固有肌层,侵及浆膜下层,从而直接浸润肝脏。因此,对于T1b期的胆囊癌,切除胆囊病灶时至少应包括胆囊床周围2cm以上的肝组织;②局限肝内转移。在胆囊与肝脏之间的疏松结缔组织内有数支小静脉经胆囊床直接回流入或汇合成1 ~2支后进入肝脏,进一步汇入门静脉末梢,这些静脉可以供应S4b、S5肝段。因此,胆囊癌可以通过血行转移至上述的肝段内。如胆囊癌已侵犯转移至胆囊床上方肝组织,并继而侵及右肝内的肝静脉、门静脉分支或肝胆管分支,为达到R0根治的目的,需要行右半肝切除或右三叶切除术。

二、经淋巴、神经途径转移

胆囊的浆膜下层含有丰富的淋巴管,所以淋巴转移是进展期胆囊癌常见的转移途径。美国癌症联合委员会(AJCC)和国际抗癌联盟(UICC)联合发布的TNM分期在胆囊癌各种分期方法中应用最广泛,将与胆囊癌转移有关的淋巴结分为两站:胆囊管、胆总管、肝动脉、门静脉周围淋巴结为第1站(N1),腹腔干周围淋巴结、胰头周围淋巴结、肠系膜上动脉周围淋巴结、腹主动脉周围淋巴结等为第2站。对于局限于固有层胆囊癌(AJCC胆囊癌TNM分期T1a期),行单纯胆囊切除术后5年生存率可达100%,不需再行肝切除术或二次手术。对于已侵及胆囊壁肌层的肿瘤(AJCC胆囊癌TNM分期T1b期),肿瘤已侵及肌层,可同时有淋巴结转移的情况,T1b期胆囊癌淋巴结转移首先累及胆囊三角淋巴结及沿胆总管分布的淋巴结,淋巴结转移率为15.7%,淋巴管浸润率为18%,因此需行淋巴结清扫。除上述早期胆囊癌之外,在已发生转移的胆囊癌患者中,62.5% ~73.0%的转移途径为经淋巴结转移。胆囊的淋巴回流首先沿胆总管旁淋巴结(12b组)向离肝方向回流,并与门静脉后(12p组)和胰头后上方(13a组)淋巴结汇合后流入腹主动脉旁(16组)淋巴结。现已明确13a组淋巴结是胆囊癌淋巴转移第一站淋巴结和第二站淋巴结的分界点,因此,术中常规行13a组淋巴结活组织检查,13a组淋巴结活组织检查结果为阴性,行肝十二指肠韧带(12组)和肝动脉(8组)淋巴结清扫;13a组淋巴结活组织检查结果为阳性,行扩大淋巴结清扫,包括肝十二指肠韧带(12组)、肝动脉(8组)、胰头周围(13组)和腹腔干周围(9组)淋巴结。在手术治疗时,需行肝十二指肠韧带骨骼化,以彻底清扫受累及淋巴结。如已转移至胆总管下段周围或胰十二指肠周围淋巴结,需行胰十二指肠切除术。16组淋巴结是胆囊癌淋巴结远处转移的分界点,16组淋巴结阳性患者行扩大根治性手术,其中位生存时间无明显延长。因此,16组淋巴结阳性视为远处转移(M1期),失去根治意义,不建议行手术治疗。神经侵犯与淋巴结转移和胆管的直接浸润相关。由于肝后神经丛主要支配胆管和门静脉,当肝外胆管受侵犯时,96%的病例可同时检出神经侵犯。胆囊癌的神经侵犯易向胆管的下段侵犯,治疗上为达到R0根治,需联合胰十二指肠切除。

三、胆管侵犯转移

胆囊癌经胆囊床可以直接侵犯肝内胆管,因解剖位置关系,主要累及右肝管及其分支,常需联合S4b、S5的肝段切除或右半肝切除。另外胆囊癌可以直接侵犯肝外胆管。根据侵犯的部位不同可分为肝门部浸润和胆囊管汇合部浸润,前者症状类似于肝门部胆管癌,后者类似于中下段的胆管癌,临床上表现为梗阻性黄疸,但疾病的进展比胆管癌迅速,治疗上需联合肝切除+肝外胆道切除,侵犯胆管下段者还要联合胰十二指肠切除。

四、邻近脏器的侵犯

胆囊管、胆囊体及胆囊底的大部分为游离缘,与远端胃、十二指肠球部及降部、横结肠肝曲等器官组织相毗邻。生长于胆囊游离缘的肿瘤,在突破胆囊浆膜层后,可以直接侵犯浸润至胃、十二指肠、横结肠、网膜及腹壁,术中需同时切除受侵犯的胃、十二指肠、结肠等脏器。如果肿瘤原发于肝脏面的胆囊体部,可以直接侵犯胆囊窝处的肝实质,此时多伴有门静脉右支受侵。对于已明确门静脉右支受侵,需行胆囊切除联合右半肝切除方可达到R0根治。肿瘤晚期可以导致门静脉及其肝内分支癌栓形成,预后极差。

15

五、腹腔播散转移和远处转移

除了附着于肝脏面的胆囊床部分之外,胆囊的大部分游离暴露于腹膜腔,所以当胆囊肿瘤突破浆膜层后,肿瘤细胞即有可能脱落至腹膜腔内,形成腹腔种植性转移。常见种植播散的部位为腹膜、大网膜、肠系膜及盆底等。晚期胆囊癌可经淋巴和静脉回流转移至肺、骨、脑、锁骨上淋巴结等脏器组织。发生腹腔广泛种植或远处器官组织转移的晚期胆囊癌患者,已失去手术根治的机会,仅能行姑息性治疗,预后极差。

由于胆囊>80%的患者在明确诊断时已属中晚期,失去外科手术治疗的机会。目前以吉西他滨、顺铂、卡培他滨、氟尿嘧啶(5-FU)为主的化疗、放疗以及新出现的一些靶向治疗药物如厄洛替尼、贝伐单抗、程序性死亡受体1(PD-1)抗体等,对胆囊癌的治疗效果却没有得到明显改善,尚未有行之有效的药物可提高晚期胆囊癌的存活率。尽管疗效不尽如人意,根治性手术目前仍然是胆囊癌患者获得治愈可能的唯一方法。因此,扩大的胆囊癌根治术仍是外科医师考虑选择的主要方案。在这些扩大的根治术中,肝胰十二指肠切除术(hepatopancreatoduodenectomy,HPD)极具挑战性,具有很高的围术期病死率和术后并发症发生率,但却可以改善晚期胆囊癌的预后。

(刘颖斌 梁海滨)

第二节 临床分期

一、胆囊癌TNM分期

AJCC发布的TNM分期标准(表15-1)在胆囊癌各种分期方法中应用最广泛。该分期系统为胆囊癌临床病理诊断提供了统一标准,全面评估了胆囊癌的局部浸润深度、邻近脏器侵犯程度、门静脉与肝动脉的受累情况、淋巴结及远处转移等临床病理因素,有助于评估胆囊癌的可切除性、治疗方法的选择及其预后的判断。

二、外科手术策略

根治性手术是原发性胆囊癌患者获得治愈可能的唯一方法。具体手术方式的选择应基于胆囊癌的TNM分期。规范化手术要点主要包括:肝切除范围、淋巴结清扫范围、肝外胆管处理、胆囊管癌的处理及腹腔镜手术的应用等。

(一)肝切除范围

根据肿瘤入侵肝脏途径:包括肝楔形(距胆囊床2cm)切除、肝S4b+S5切除、右半肝或右三肝切除。

表 15-1 美国癌症联合委员会胆囊癌 TNM 分期标准(2017 年第 8 版)

TNM 分期	原发肿瘤(T)	区域淋巴结(N)	远处转移(M)
0	Tis	N0	M0
ⅠA	T1a	N0	M0
ⅠB	T1b	N0	M0
ⅡA	T2a	N0	M0
ⅡB	T2b	N0	M0
ⅢA	T3	N0	M0
ⅢB	T1-3	N1	M0
ⅣA	T4	N01	M0
ⅣB	任何 T	N2	M0
	任何 T	任何 N	M1

注:T-原发肿瘤;Tx:原发肿瘤情况无法评估;T0:没有证据证明存在原发肿瘤;Tis:原位癌;T1:肿瘤侵犯黏膜固有层或肌层;T1a:肿瘤侵犯黏膜固有层;T1b:肿瘤侵犯肌层;T2:肿瘤侵犯肌层周围结缔组织,但未突破浆膜层或侵犯肝脏;T2a:肿瘤靠近腹腔侧;T2b:肿瘤靠近肝脏侧;T3:肿瘤突破浆膜层(脏腹膜),和(或)直接侵及肝脏,和(或)侵及肝外 1 个相邻的器官或组织结构,例如:胃、十二指肠、结肠、胰腺、网膜或肝外胆管;T4:肿瘤侵犯门静脉主干,或肝动脉,或 2 个以上的肝外脏器或组织结构;

N-区域淋巴结;Nx:区域淋巴结情况无法评估;N0:无区域淋巴结转移;N1:胆囊管(12c 组)、胆总管(12b 组)、肝动脉(12a 组)、门静脉周围淋巴结(12p 组)转移;N2:腹腔干周围(9 组)、胰周(13 组)、肠系膜上动脉周围(14 组)、腹主动脉周围(16 组)、下腔静脉周围(16 组)等淋巴结转移;M-远处转移;M0:没有远处转移;M1:已有远处转移。

1. Tis/T1a 期 胆囊癌侵及胆囊黏膜固有层。

此期多为隐匿性胆囊癌,行腹腔镜胆囊切除术后病理证实为 Tis/T1a 期,若术中胆囊完整切除,没有破溃,无胆漏现象,并且胆囊是放在标本袋内取出者,其 5 年生存率可达 100%,无需再行肝切除或二次手术切除 Trocar 穿刺窦道。

2. T1b 期 胆囊癌侵及胆囊肌层。

由于胆囊没有浆膜层,肿瘤细胞在突破黏膜层后,极易在早期通过胆囊静脉回流入肝,浸润至肝实质,造成肝床的微转移。T1b 期肿瘤肝床微转移距离不超过 16mm,故行距胆囊床 2cm 以上的肝楔形切除即可达到根治性切除。

3. T2 期 胆囊癌侵及胆囊肌层周围结缔组织未突破浆膜层或未侵犯肝脏。

Tsuji T 等经胆囊肌层内动脉注入吲哚青绿染料,发现中肝叶染色的范围平均距胆囊床 2~5cm,且每例患者至少有一个方向上染色范围超过 4cm,所以 T2 期仅行肝楔形切除不能达到 R0 切除,至少应行肝 S4b+S5 切除。

4. T3 期 胆囊癌突破胆囊浆膜层,和(或)直接侵及肝脏,和(或)侵及肝外一个相邻的器官或组织。

此期胆囊癌侵犯肝实质主要途径包括:①直接浸润至邻近的胆囊床附近的肝实质;②经胆囊静脉途径进入肝脏侵犯 S4b 和 S5;③通过肝十二指肠韧带淋巴结经肝门途径沿淋巴管道与 Glisson 系统转移至肝脏。

对于 T3N0 期肝床受累<2cm 的胆囊癌,其侵犯肝脏仅有前两条途径而无肝十二指肠韧带淋巴结转移,肝 S4b+S5 切除即可达到 R0 切除。对于肝床受累>2cm、肿瘤位于胆囊颈部、侵犯胆囊三角或合并肝十二指肠韧带淋巴结转移者(T3N1),提示癌细胞沿淋巴管道或 Glisson 系统转移至整个右半肝,需行右半肝或右三肝切除。

5. T4 期 胆囊癌侵及门静脉主干或肝动脉,或两个以上的肝外脏器或组织。

对于 IVb 期(T4N2M0 和 T4N0-2M1)胆囊癌,因为已存在远处转移,不建议手术。对于 IVa 期(T4N0-1M0)患者而言,可根据患者条件行选择性胆囊癌扩大根治术。

Hiroaki Shimizu 等回顾性研究分析,对 79 例 T4 期胆囊癌患者行手术切除,根治性切除率达 65.8%,术后随访,5 年生存率:手术组为 13.7%,非手术组为 0,手术组较非手术组明显提高。因而认为对 T4N0-1M0 胆囊癌患者,根据患者条件有选择行联合脏器切除的扩大根治术仍可能达到 R0 切除,能改善患者预后,肝切除范围为右半肝或右三叶切除。

(二) 淋巴结清扫范围

根据淋巴结转移途径,胆囊的淋巴回流首先沿胆总管旁淋巴结(12b 组)向离肝方向回流,并与门静脉后(12p 组)和胰头后上方(13a 组)淋巴结汇合后流入腹主动脉旁(16 组)淋巴结。现已明确 13a 组淋巴结是胆囊癌淋巴转移第一站淋巴结和第二站淋巴结的分界点,16 组淋巴结是胆囊癌淋巴结远处转移的分界点。术中 13a 和 16 组淋巴结活检结果对指导行淋巴结清扫具有重要意义。

1. Tis/T1a 期 Tis/T1a 期胆囊癌仅行单纯胆囊切除术,其 5 年生存率为 100%,因此无需行区域淋巴结清扫。

2. T1b 期 研究发现 T1b 期胆囊癌淋巴结转移首先累及胆囊三角淋巴结及沿胆总管分布的淋巴结,其淋巴结转移率 15.7%,淋巴管浸润率 18%,故需清扫肝十二指肠韧带(12 组)淋巴结和肝总动脉(8 组)淋巴结。另有研究发现,术中常规行胰头后上方(13a 组)、腹腔干(9 组)、肠系膜根部(14 组)和腹主动脉旁(16 组)淋巴结活检,发现 T1b 期胆囊癌仍有可能出现胰头后上方(13a 组)淋巴结转移,提示第二站淋巴结转移可能。

因此,为提高 R0 切除率,改善预后,建议术中常规行 13a 淋巴结活检,13a 淋巴结活检阴性,行肝十二指肠韧带(12 组)与肝动脉(8 组)淋巴结清扫;13a 淋巴结活检阳性,则行扩大淋巴结清扫[包括肝十二指肠韧带(12 组)、肝动脉(8 组)、胰头周围(13 组)和腹腔干周围(9 组)淋巴结。

3. T2 期　T2 期胆囊癌淋巴结转移率高达 46%。比较淋巴结清扫组和未清扫组 5 年生存率分别为 50% 和 10%($P<0.05$),有显著差异,故需行淋巴结清扫。参考 T1b 期,T2 期淋巴结转移率明显高于 T1b 期,因此对此期仍建议术中根据 13a 淋巴结结果决定是否行扩大淋巴结清扫,扩大清扫范围包括:12 组、8 组、13 组与 9 组淋巴结。

4. T3 期　研究发现,T3 期胆囊癌淋巴结转移率:胆总管周围转移率为 54%、胆囊管周围转移率为 38%。淋巴结检查阴性者术后 5 年生存率高达 80%,淋巴结检查阳性者 5 年生存率仅为 34%,故主张行扩大淋巴结清扫。而 16 组淋巴结阳性患者行扩大根治性手术,其中位生存期无明显延长。因此,为获 R0 切除,推荐术中常规行 16 组淋巴结活检:16 组淋巴结阴性则行扩大淋巴结清扫;16 组淋巴结阳性视为远处转移,失去根治意义,不建议行根治性手术治疗。

5. T4 期　T4 期胆囊癌术中 16 组淋巴结活检,若阳性视为远处转移(M1),不行手术治疗;若阴性,且无远处转移者,行胆囊癌扩大根治术仍有望达到 R0 切除,改善预后,因此可根据患者情况行扩大淋巴结清扫。

(三) 肝外胆管处理

术中根据胆囊管切缘的活检结果,阳性需联合肝外胆管切除,范围从胰头后上方至第一肝门部,行胆管空肠 Roux-en-Y 吻合。

1. Tis/T1a 期　单纯胆囊切除即可达 R0 切除,无需行肝外胆管切除。

2. T1b 期　此期胆囊癌患者常规行肝外胆管切除对患者预后无明显改善,反而增加术后并发症发生率,因此不建议常规行肝外胆管切除,根据胆囊管切缘结果决定是否行肝外胆管切除。胆囊管切缘活检阴性,无需切除肝外胆管;活检阳性,需行联合肝外胆管切除。

3. T2 期　研究表明,本期胆囊癌行肝外胆管切除后 5 年生存率为 100%,而未切除肝外胆管的仅 60%,有显著性差异,建议切除肝外胆管。而多中心的回顾性研究发现,胆囊管切缘阴性者,行肝外胆管切除与未行肝外胆管切除的 5 年生存率均无明显差异(72% *vs* 81%,$P=0.1450$),常规预防性肝外胆管切除未改善患者的预后,同时增加术后胆漏和胆管狭窄、反流性胆管炎的风险。因此,基于大样本研究结果,不建议行常规肝外胆管切除,根据胆囊管切缘活检结果决定是否行肝外胆管切除。

4. T3 期　研究表明,此期胆囊管未受侵犯时,行肝外胆管切除与未行肝外胆管切除的 5 年生存率无明显差异(62% *vs* 46%,$P=0.4107$),而常规行肝外胆管切除,会增加手术创伤、术后并发症的风险。NCCN 指南认为有无淋巴结转移和是否 R0 切除是影响本期胆囊癌患者预后的独立因素,对于 T3 期胆囊癌 R0 切除患者行肝外胆管切除和没有行肝外胆管切除的 5 年生存率分别为 33% 和 49%,无统计学意义。因此,基于大样本研究结果,不建议对此期胆囊癌患者行常规肝外胆管切除,建议术中行胆囊管切缘活检。

5. T4 期胆囊癌　对于无远处转移(T4N0-1M0)的胆囊癌,行胆囊癌扩大根治术仍有望达到 R0 切除,改善预后,可根据患者状况行联合肝外胆管切除。

根据上述研究结论,总结出基于 TNM 分期的胆囊癌根治性手术方式(表 15-2)。

表 15-2　基于 TNM 分期的胆囊癌根治性手术方式

胆囊癌 TNM 分期	根治性手术方式
Tis 期或 T1a 期	单纯胆囊切除术
T1b	
13a 组淋巴结活组织检查结果阴性	胆囊癌根治术:胆囊连同肝楔形整块切除(距胆囊床至少 2cm)+肝十二指肠韧带淋巴结清扫(8 组、12 组)
13a 组淋巴结活组织检查结果阳性	胆囊连同肝楔形整块切除(距胆囊床至少 2cm)+扩大淋巴结清扫(8 组、9 组、12 组、13 组)
T2 期	
13a 组淋巴结活组织检查结果阴性	胆囊连同肝 S4b+S5 整块切除+肝十二指肠韧带淋巴结清扫

续表

胆囊癌 TNM 分期	根治性手术方式
13a 组淋巴结活组织检查结果阳性	胆囊连同肝 S4b+S5 整块切除+扩大的淋巴结清扫
T3 期	
16 组淋巴结活组织检查结果阳性	不推荐手术，行姑息治疗
侵犯肝<2cm，16 组淋巴结活组织检查结果阴性	胆囊连同肝 S4b+S5 整块切除+扩大的淋巴结清扫
侵犯肝>2cm，16 组淋巴结活组织检查结果阴性	胆囊连同右半肝或右三肝整块切除+扩大的淋巴结清扫
侵犯肝脏相邻器官	胆囊连同右半肝或右三肝整块切除+扩大的淋巴结清扫+联合受累脏器切除
T4 期	
16 组淋巴结活组织检查结果阳性	不推荐手术，行姑息治疗
16 组淋巴结活组织检查结果阴性	联合受累血管切除重建和(或)肝外脏器切除的扩大胆囊癌根治术

（王剑明　刘颜）

第三节　三维可视化对胆囊癌的评估

胆囊癌手术策略的制定有赖于术前准确的影像和病情评估。胆囊癌病情评估包括 T 分期评估、淋巴结转移评估及可切除性评估，目的在于选择合适的治疗方法。基于 CT 及 MRI 影像的数字化三维重建技术在胆囊癌术前评估中的应用价值主要有三个方面：①个体化评估肝脏脉管的立体解剖构筑及其变异特征；②系统化评估病灶浸润范围及其与脉管结构的立体几何关系；③辅助手术者进行更为精准的手术规划，准确判断肿瘤可切除性。

一、T 分期评估

胆囊癌局部浸润深度是决定手术方式的基础。三维可视化的术前临床 T 分期主要依靠 MDCT 及 MRI。T1 和 T2 期多为隐匿性胆囊癌，术前影像学分期较困难，主要依靠术中快速冷冻切片及术后病理检查。T3、T4 期根据术前影像学检查可作出临床分期(图 15-1，图 15-2)。

（一）T2 期

1. MDCT　显示胆囊壁弥漫性增厚及不均匀强化，内层增厚强化明显，外层强化较弱(双层模式)，与胆囊周围器官界限清楚，提示肿瘤未突破浆膜层。

2. MRI　肿瘤与浆膜层界限清楚；T1 反相位肿瘤凸起与浆膜层低信号界限清楚；门脉期增厚的胆囊壁强化；延迟期浆膜下延迟强化提示侵及浆膜下层。

（二）T3 期

1. MDCT　胆囊浆膜层显示肿瘤结节，提示肿瘤突破浆膜层；肿瘤与邻近器官之间的脂肪层消失，侵及肝脏(肝脏受累≤2cm)或一个邻近器官(如胃，十二指肠，结肠，胰腺，大网膜，肝外胆管)。

2. MRI　浆膜层可见明显肿瘤结节或浆膜层不规整。T1 反相位：胆囊外层低信号层(胆囊与邻近器官之间的脂肪层)破坏提示侵及肝脏或一个邻近器官。

（三）T4 期

MDCT 和 MRI 提示癌肿侵犯≥2 个胆囊邻近器官或肝脏侵犯≥2cm；侵及门静脉或肝动脉主干。

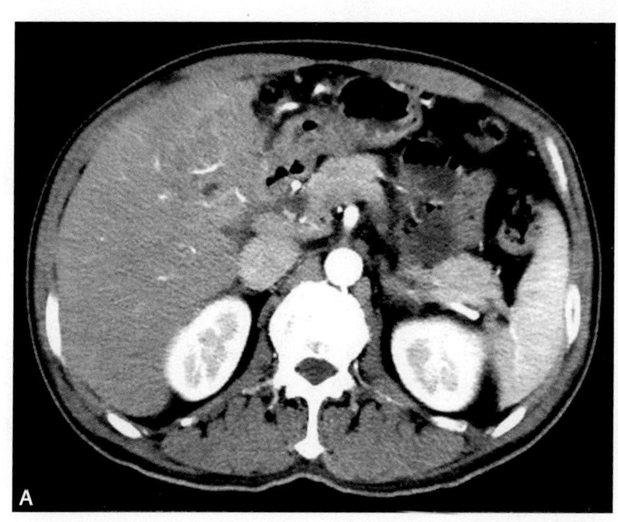

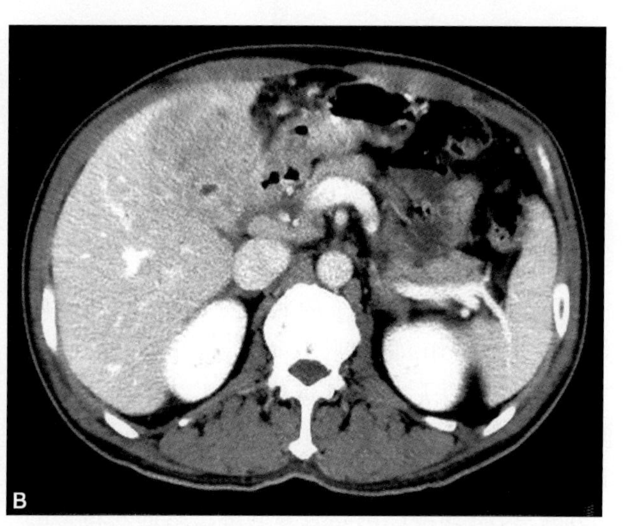

15

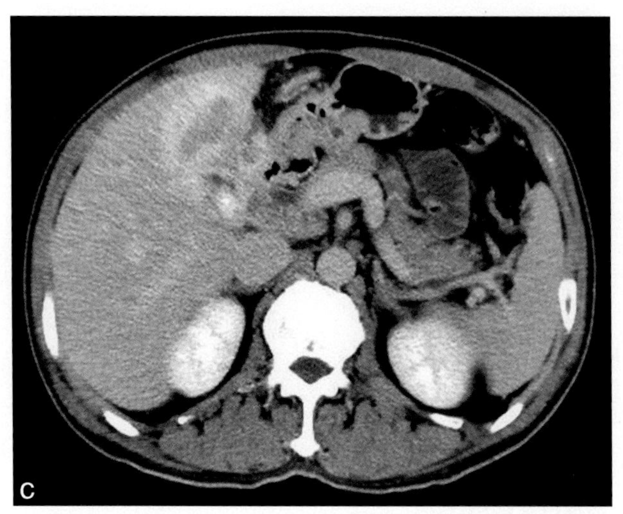

图 15-1　腹部 CT 影像（T 分期）
A. 动脉期；B. 门静脉期；C. 平衡期

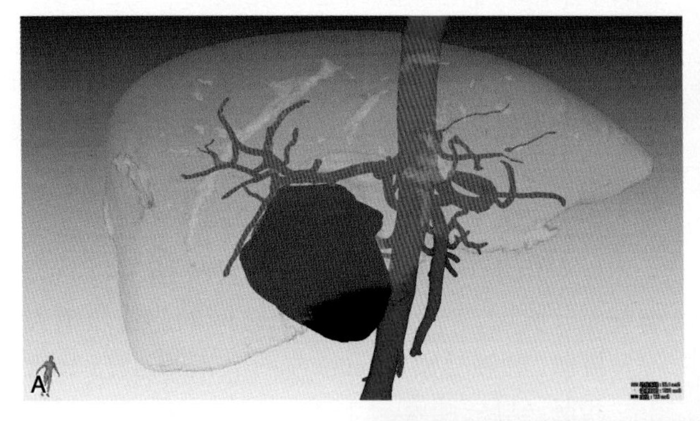

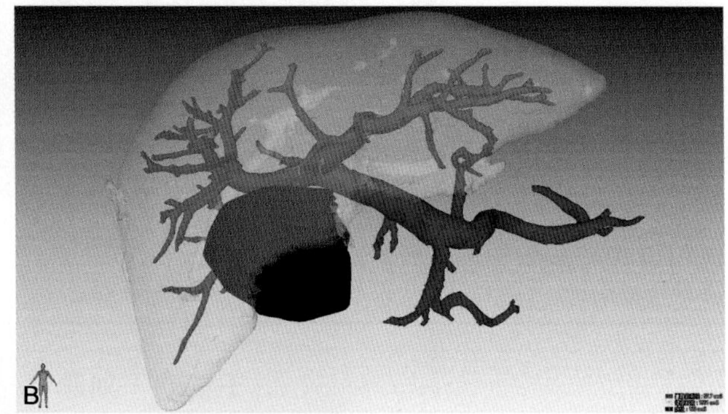

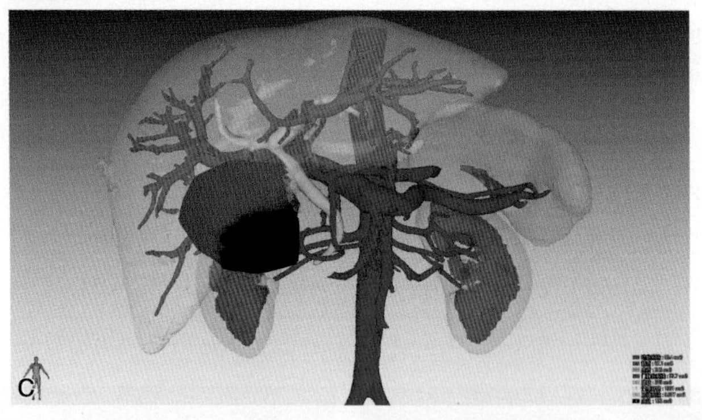

图 15-2　三维可视化胆囊图像（T 分期）
A. 动脉期；B. 门静脉期；C. 融合图像

二、淋巴结转移评估

胆囊癌淋巴结转移状况的评估是制定手术方案与决策的重要依据。胆囊的淋巴回流首先沿胆总管旁淋巴结（12b 组）向离肝方向回流，并与门静脉后（12p 组）和胰头后上方（13a 组）淋巴结汇合后流入腹主动脉旁（16 组）淋巴结。现已明确 13a 组淋巴结是胆囊癌淋巴转移第一站淋巴结和第二站淋巴结的分界点，16 组淋巴结是胆囊癌淋巴结远处转移的分界点。因此，术前影像学检查应对 13a 组和 16 组淋巴结重点评估。

超声检查对肝门区、胰头周围及腹膜后的淋巴结显示较好，但对肠系膜根部的淋巴结显示不理想，CT、MRI 检查对各区域的淋巴结均可较好显示。目前，从影像学角度判定淋巴结是否转移常根据下列状况：淋巴结的最短径≥5mm，强化，融合分叶或毛刺以及淋巴结内部坏死等（图 15-3，图 15-4）。

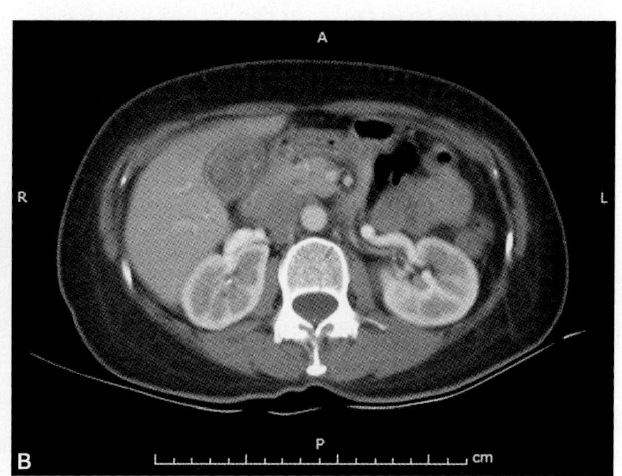

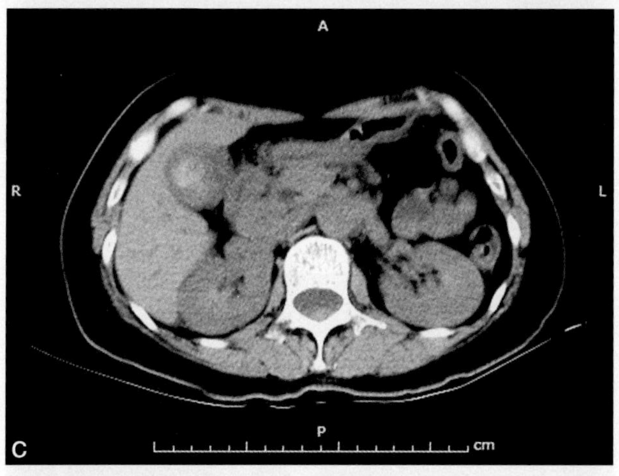

图 15-3 **腹部 CT 影像(淋巴结评估)**
A. 动脉期;B. 门静脉期;C. 平衡期

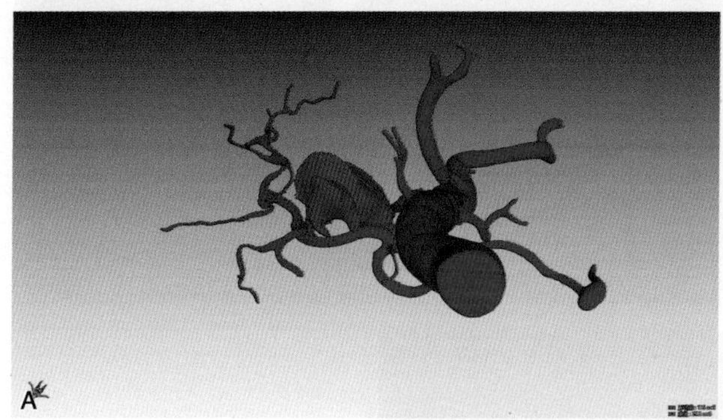

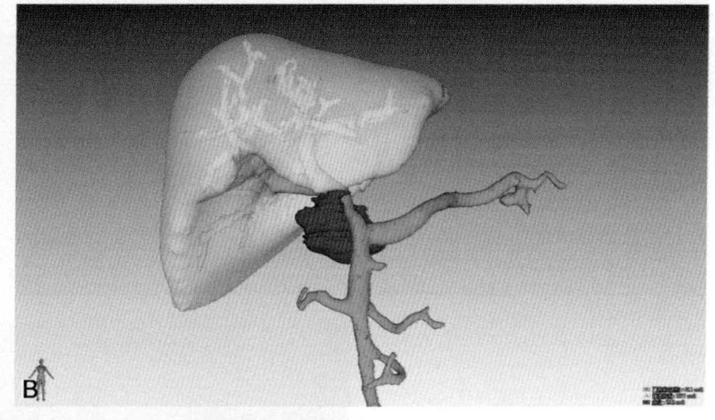

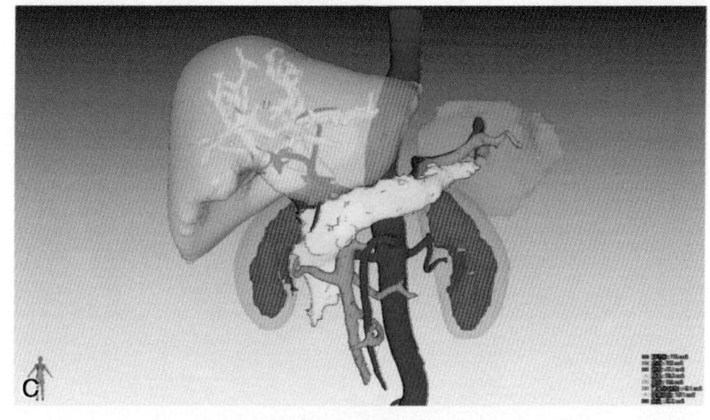

图 15-4 **三维可视化淋巴结图像(N 分期)**
A. 动脉期;B. 门静脉期;C. 融合图像

三、可切除性评估

（一）一般情况评估

术前应根据患者年龄、体重、重要脏器功能及有无合并症等综合评估手术耐受情况。

（二）肝功能评估

如果联合肝脏切除，术前需整体评价肝脏功能状态。①ICG R15<15%；②Child-Pugh 评分：应选择 A 级患者，Child B 级患者肝切除应该慎重，Child C 级患者不适合施行任何术式的肝切除；③功能性肝脏体积的测量：预留肝脏的功能性体积必须不小于患者的必需功能性肝体积，合并黄疸者预留肝脏体积（future liver remnant，FLR）需大于 40%，无黄疸者需大于 30%，这是安全肝切除的前提条件。胆囊癌可根治切除的条件包括：①胆囊及邻近脏器的病灶与区域性转移淋巴结可清除；②剩余肝脏功能可代偿，且其脉管结构完整性可保存或重建；③手术创伤患者可耐受。

（三）虚拟手术评估

术前了解肿瘤的位置、空间毗邻关系对手术切除具有重要意义。基于立体模型的三维可视化技术，能够更加直观显示肝胆系统的脉管组织结构变异情况、显示肿瘤与血管的毗邻关系，以及在此基础上进行肝脏虚拟手术切除、计算剩余肝脏体积，提高手术切除安全性和成功率。

1. 肿瘤与肝动脉系统三维可视化评估　明确肝动脉分型及变异情况，对预防肝动脉损伤及指导肝动脉切除重建具有重要意义（图 15-5，图 15-6）。

2. 肿瘤与门静脉系统三维可视化评估　由于门静脉存在多种变异，加之胆囊癌常常发生肝门部形态、结构、病理学改变，因此，术前明确门静脉走行及汇合方式的变异情况，避免损伤异常汇合的门静脉分支，指导门静脉切除重建有重要意义（图 15-7，图 15-8）。

3. 肿瘤与胆道系统三维可视化评估　明确胆道系统变异情况，指导胆道重建手术方式的选择（图 15-9，图 15-10）。

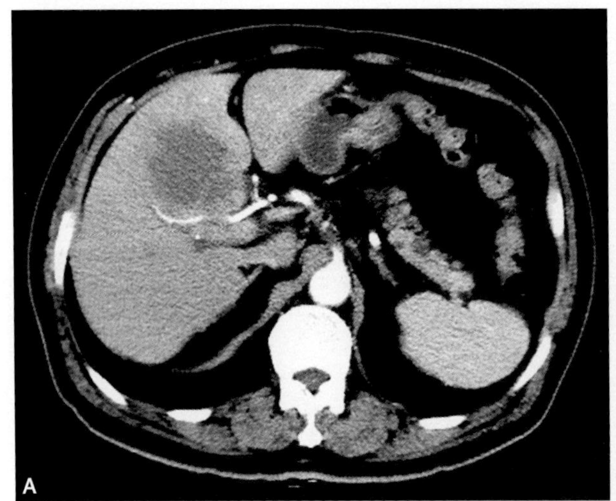

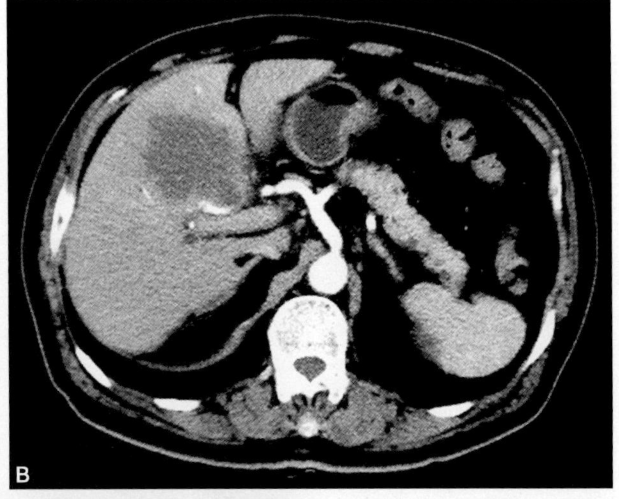

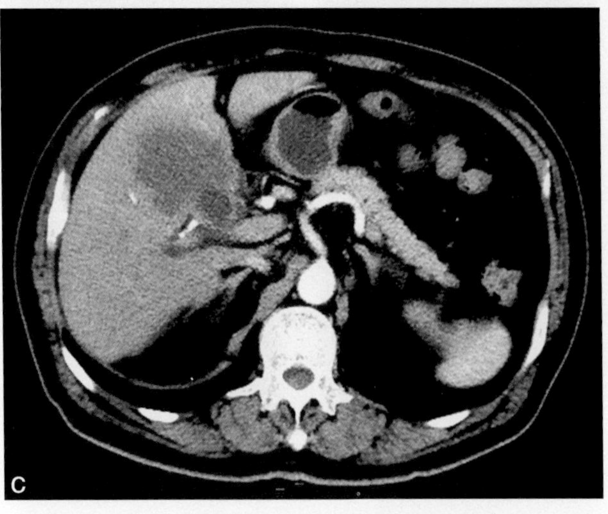

图 15-5　肝动脉系统 CT 影像（动脉期）

15

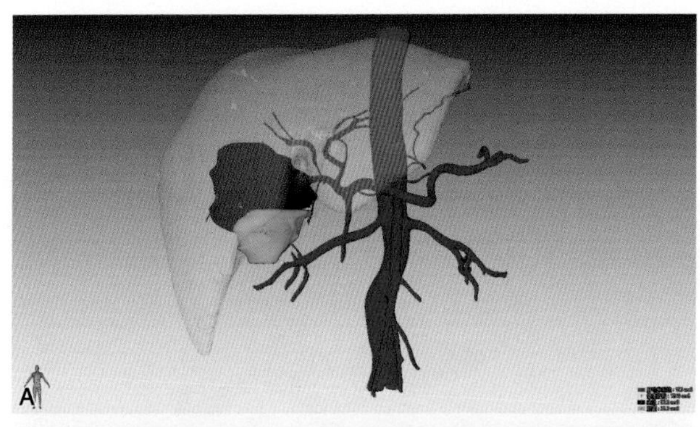
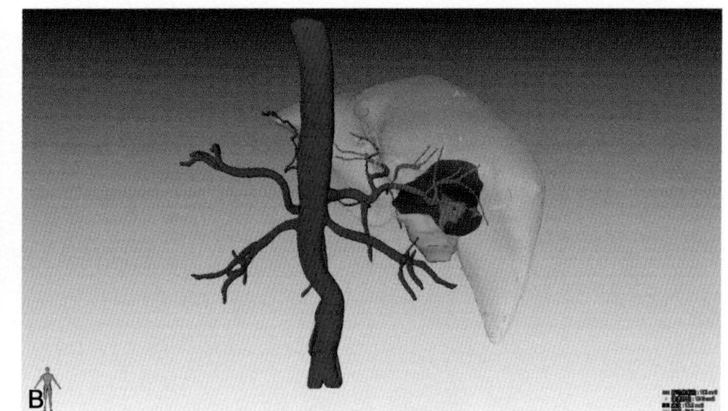
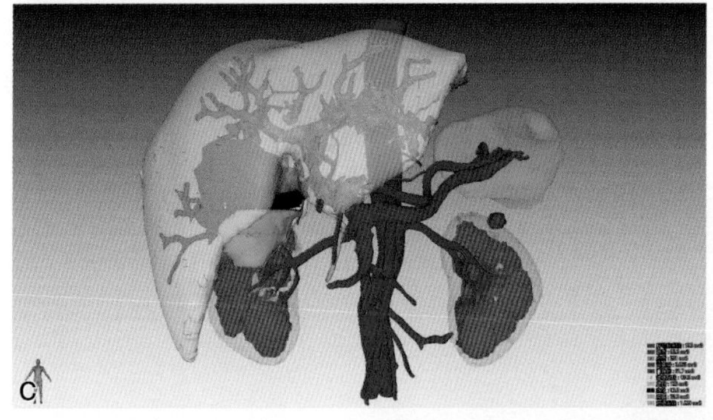

图 15-6 肿瘤与肝动脉系统毗邻关系
A. 正面;B. 背面;C. 融合图像

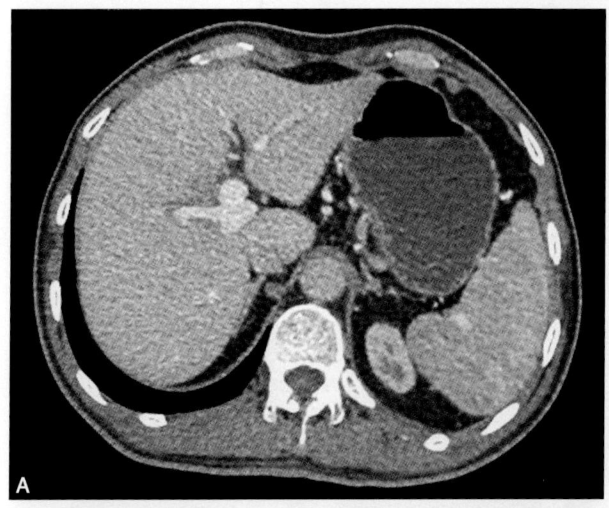
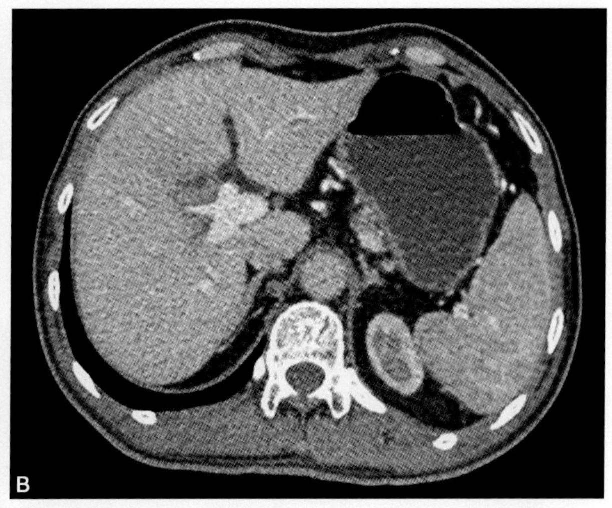
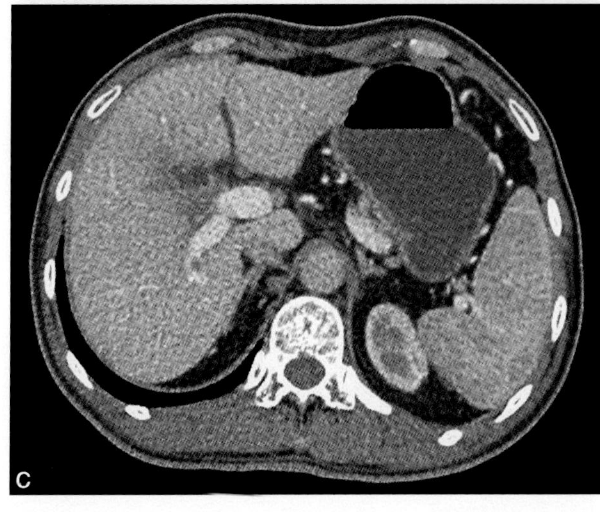

图 15-7 门静脉系统 CT 影像(门静脉期)

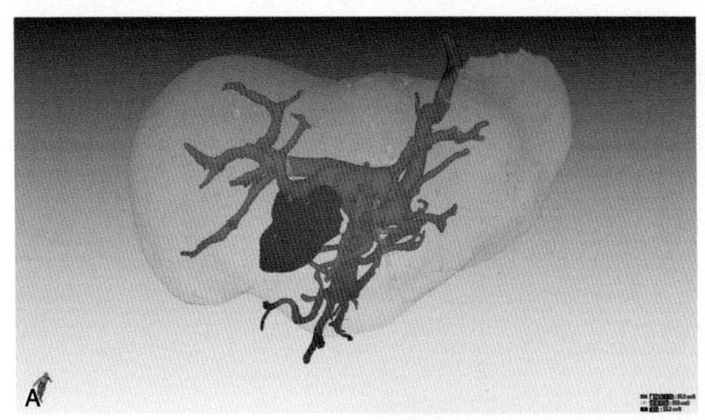

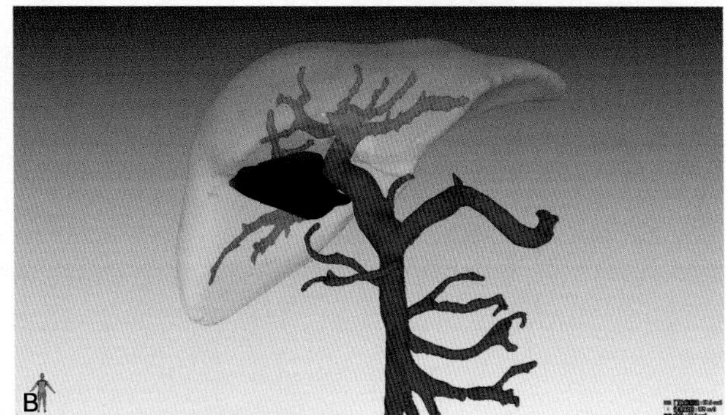

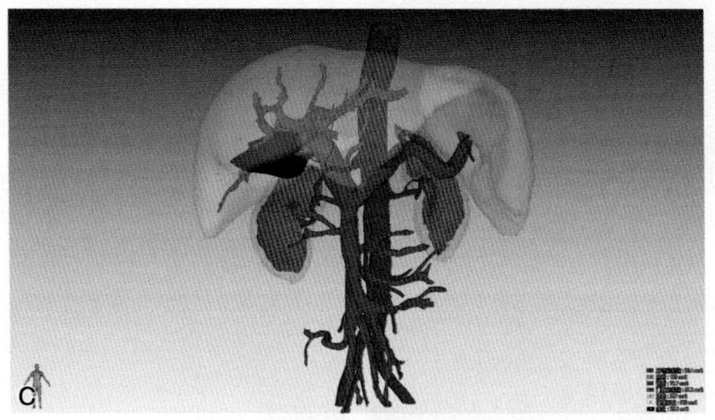

图 15-8 **肿瘤与门静脉系统毗邻关系**
A. 正面图;B. 斜位图;C. 融合图像

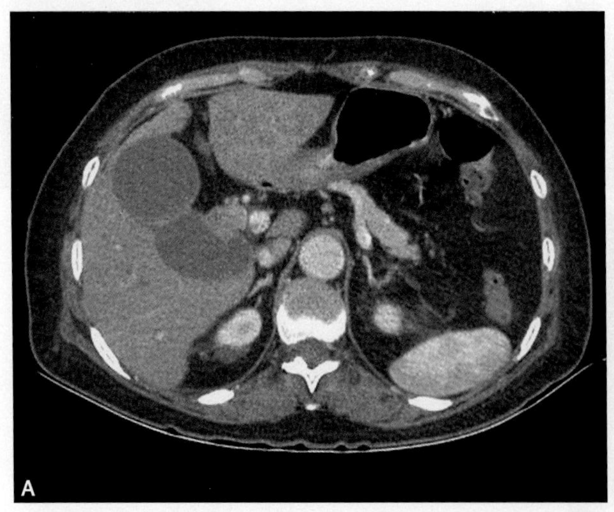

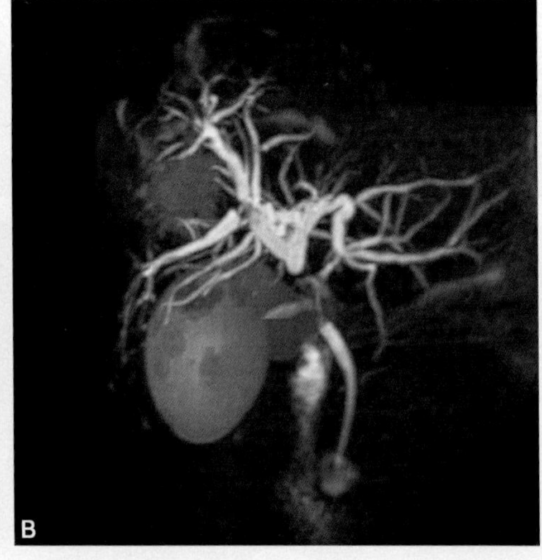

15

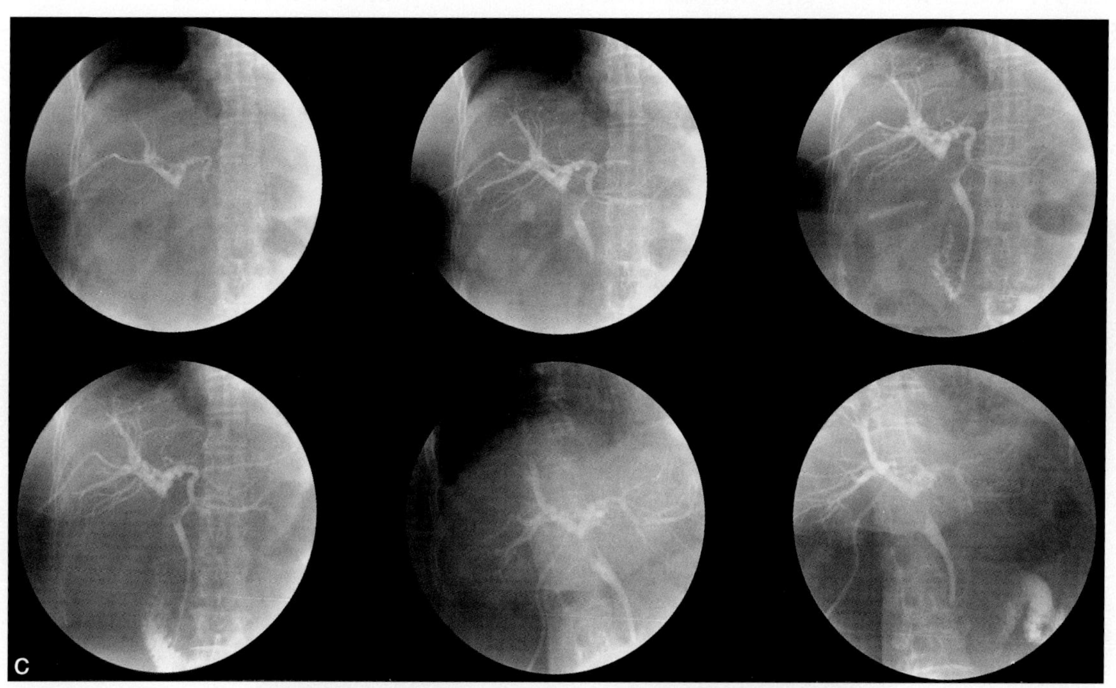

图 15-9 **胆道系统影像**
A. CT 图像;B. MRCP 图像;C. PTCD 造影图像

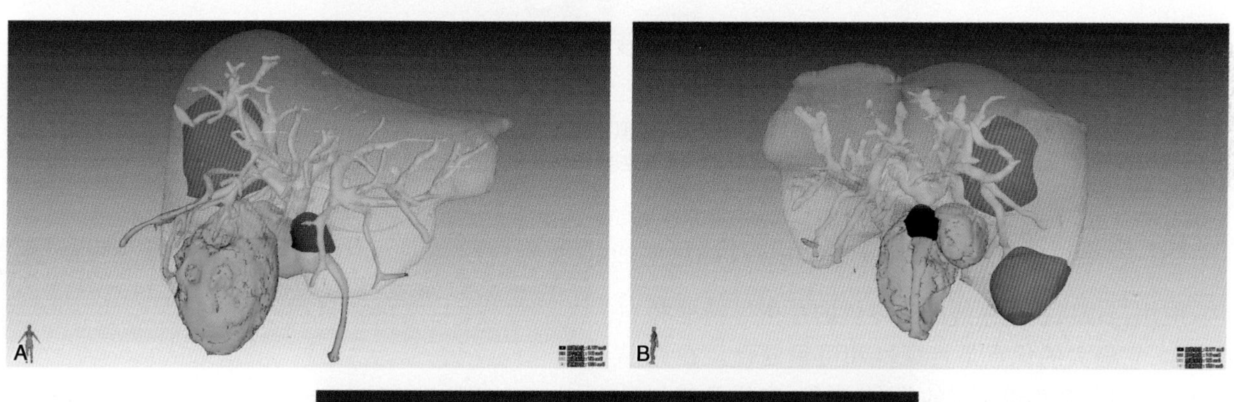

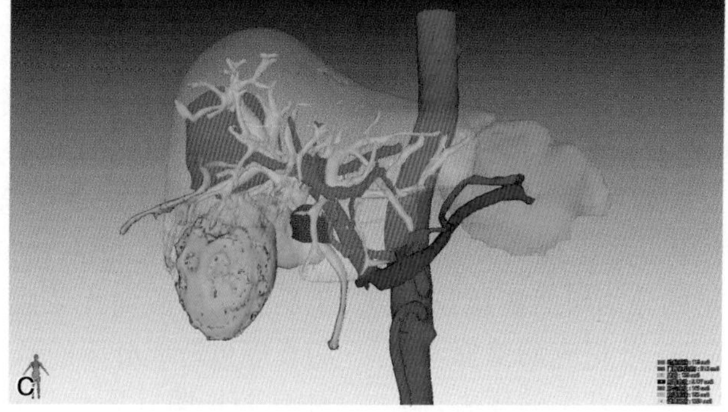

图 15-10 **肿瘤与胆道系统毗邻关系**
A. 正面;B. 背面;C. 融合图像

4. 虚拟手术的三维可视化评估 计算剩余肝脏体积，评估手术安全性。如图15-11所示，病灶位于胆囊底部及颈部，突破浆膜层，考虑为胆囊癌(T3N0M0)。如行扩大右半肝切除术：扩大右半肝体积为754cm^3，占全部肝脏体积的75.2%；其余保留肝脏体积为249cm^3，占全部肝脏体积的24.8%。如行扩大左半肝切除术：扩大左半肝体积为537cm^3，占全部肝脏体积的53.5%；其余保留肝脏体积为467cm^3，占全部肝脏体积的46.5%。如行肝S4b+S5段切除术：肝S4b+S5段体积为116cm^3，占全部肝脏体积的11.6%；其余保留肝脏体积为887cm^3，占全部肝脏体积的88.4%。综合上述情况，选择行肝S4b+S5段切除术(图15-11)。

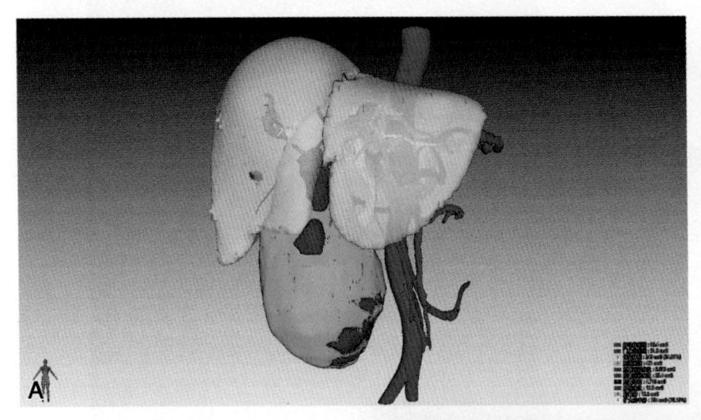

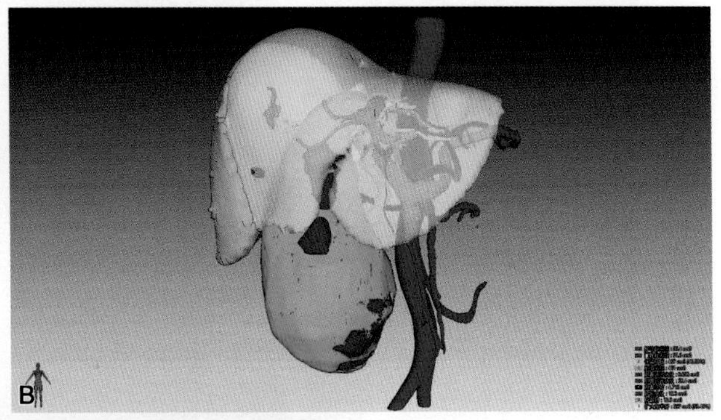

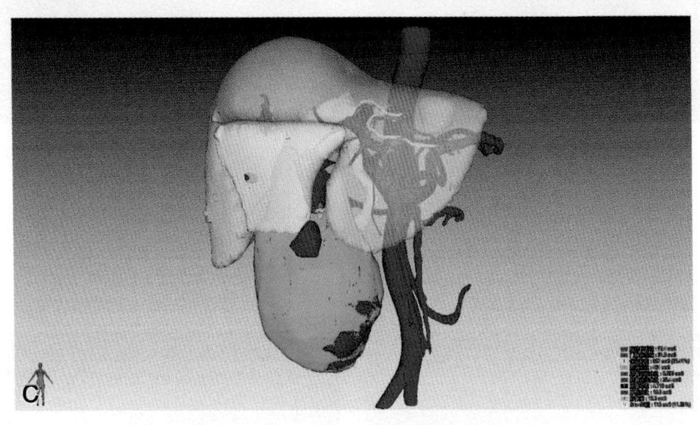

图15-11 虚拟手术切除图像

A. 扩大右半肝切除；B. 扩大左半肝切除；C. 肝S4b/5段切除

四、三维可视化对胆囊癌手术的诊疗价值

应用三维可视化系统的最终目的是指导精准肝胆手术，它最大的优点是直观性和可重复性。在充分分析肝内复杂管道系统的分布、走行、变异及其与病灶的毗邻关系，并对肝脏血管(门静脉、肝静脉、下腔静脉)和胆管之间关系进行评定，具有任意移动、旋转、缩放、模拟切割等多重显示功能，模拟肝胆外科手术。术前对肝内血管树和胆管树的空间关系进行精确把握，从而对实际手术中可能出现的复杂和危险情况进行预判断。当设定的分割层而涉及肝内重要血管或胆管，有损伤危险时，可相应调整修改；通过不同手术方案的模拟比较各种方案的优劣，制订合理的个体化手术方案，并预先采取必要的防范措施；通过对手术路径的修改和优化，最大限度地降低术中和术后并发症发生率、提高手术成功率。

(王剑明 刘颜)

第四节 三维可视化技术在胆囊癌行肝联合胰十二指肠切除术中的应用

一、手术指征

(一) 联合肝脏切除指征

目前胆囊癌的手术方案主要是依据Nevin分期及美国癌症联合委员会(AJCC)和国际抗癌联盟(UICC)联合发布的TNM分期中的T期为依据。由于胆囊的肝脏面无浆膜，故位于这一部位的T1b期胆囊癌可造成肝床的微转移，但距离≤16mm，因此，对于T1b期肝床位置的胆囊癌建议行距胆囊床>2cm的肝楔形切除术。对于T2期，胆囊癌细胞经胆囊静脉回流入肝范围平均距胆囊床2～5cm，且至少有一个方向范围>4cm，应至少行胆囊连同肝S4b+S5段切除术。对于T3期，肿瘤已突破浆膜层和(或)

直接侵犯肝脏,和(或)侵犯肝外1个相邻的器官或组织结构。因此,建议常规行扩大淋巴结清扫。对于T3N0期患者,需行胆囊连同肝S4b+S5切除术加扩大淋巴结清扫术;对于T3N1期患者,提示癌细胞沿淋巴系统或Glission系统转移至整个右半肝,需行右半肝或右三叶肝切除术加扩大淋巴结清扫术。T4期胆囊癌肿瘤侵犯门静脉主干或肝动脉,或2个以上的肝外器官或组织结构,因此对于T4N0M0、T4N1M0期胆囊癌患者行联合受累器官切除的扩大根治术仍有可能达到R0切除。

(二)联合胰十二指肠切除指征

是否需要联合行胰十二指肠切除主要涉及三种情况:腹主动脉旁淋巴结转移情况、胆总管中下段是否受侵犯以及胰头部是否直接侵犯。这三者中需特别慎重的是淋巴结转移和HPD之间的关系。胆囊癌非常容易发生淋巴结转移。众多研究发现,胆囊癌一旦侵犯到肌层,即有25%~62%的病例发生淋巴结转移。一般来说,淋巴结转移最容易发生在肝十二指肠韧带内(pN1),但是发生胰头前后淋巴结(pN2)转移的病例也不在少数,达到8%~14%。Johns Hopkins大学医学部的学者总结报道5例以梗阻性黄疸为首发症状的胆囊癌患者,发现某些情况下胆囊癌在肝脏局部浸润有限的情况下已经转移至胰头前后甚至主动脉旁淋巴结。尽管pN2淋巴转移是预后不良的征象,但是仍有学者对其行扩大化根治手术且获得良好效果。例如,Sasaki等对此类患者行肝脏S4b+S5切除、胰十二指肠切除、扩大区域淋巴结清扫以后获得了满意的5年存活率。腹主动脉旁淋巴结转移被划归于M1期,以往曾被认为是胆囊癌根治的禁忌证,但近年Nishio等对单中心166 Ⅳ期行扩大胆囊癌根治术的患者进行回顾分析,指出对于腹主动脉旁淋巴结转移以及其他M1期患者可以通过行HPD手术获益,预后明显好于放弃手术的患者。因此,建议对于腹主动脉旁淋巴结转移的患者,可以施行HPD。结合文献报道以及临床经验,笔者认为对于局部晚期的胆囊癌患者,以下情况可以考虑行HPD手术:肿瘤已经属于晚期,但如果位置局限,能与周围组织分离;肿瘤侵犯肝脏、胆总管下段、胰腺、十二指肠;胰头后淋巴结转移;对于有腹主动脉旁淋巴结转移者,即使没有胰头或者十二指肠直接浸润也可考虑HPD。

二、术前准备

(一)肝功能储备评估

胆囊癌可根治切除的条件包括:①胆囊及邻近脏器癌灶和区域性转移淋巴结可清除;②剩余肝脏功能可代偿,且其脉管结构完整性可保存或重建;③手术创伤患者可耐受。如前所述,胆囊癌患者肝切除范围的方案由美国癌症联合委员会(AJCC)和国际抗癌联盟(UICC)联合发布的TNM分期中的T期为依据。肝切除是肝胆外科疾病的重要治疗手段。由于肝胆外科疾患多合并肝实质损害,肝脏储备功能有不同程度的降低,肝切除术后肝脏功能不全成为患者围术期死亡的重要原因。术前精确评估肝脏储备功能,对于选择合理的治疗方法,把握安全的肝切除范围,对降低患者术后肝脏功能衰竭的发生率具有重要意义。

评估肝脏储备功能的方法繁多,主要方法可分为5类:①肝脏血清生化学试验;②综合评分系统;③肝脏功能定量试验;④肝实质及脉管病变的影像学评估;⑤肝脏体积测量。应根据患者一般状况,肝脏和其他重要脏器功能及肿瘤分期等情况进行综合评估。根据MSCT及MRI影像学检查结果对胆囊癌分期进行评估。需要联合大范围肝切除者,术前应量化评估肝功能储备和肝脏体积,进而确定患者必需功能性肝体积和安全肝切除量。一般认为,正常肝脏可耐受肝实质切除率为75%~80%的肝切除或剩余肝脏功能性体积为肝实质体积20%~25%的肝切除。合并黄疸者预留肝脏体积(future liver remnant,FLR)需>40%,具体标准可参考《肝切除术前肝脏储备功能评估的专家共识(2011版)》。

(二)影像学检查评估

根治性手术应确保手术切缘达到R0切除,无肿瘤细胞侵犯。胆囊癌患者的预后与能否根治性切除密切相关。术前需充分收集胆囊癌患者临床和影像学资料以评价是否可以行根治性切除。影像学检查,包括B超、超声内镜、腹部增强CT(图15-12)和MRI有助于胆囊癌的诊断和分期。正电子发射断层扫描(PET)可以检测潜在的隐匿性转移。腹腔镜检查可在术前排除胆囊癌小腹膜种植转移的可能。

(三)三维可视化术前评估

基于CT或MRI的三维可视化技术越来越成熟,在胆囊癌的术前评估方面起到了关键作用。患者术前均通过64排螺旋CT形上腹部平扫和三期增强扫描获得二维数据,以DICOM格式储备。通过MI-3DVS对数据进行三维重建,应用透明可视化技术从多角度仔细观察局部的解剖关系及是否有血管变异,明确胆囊肿瘤的位置及其与周围组织、血管的立体毗邻关系,详细评估肿瘤的可切除性。我们将

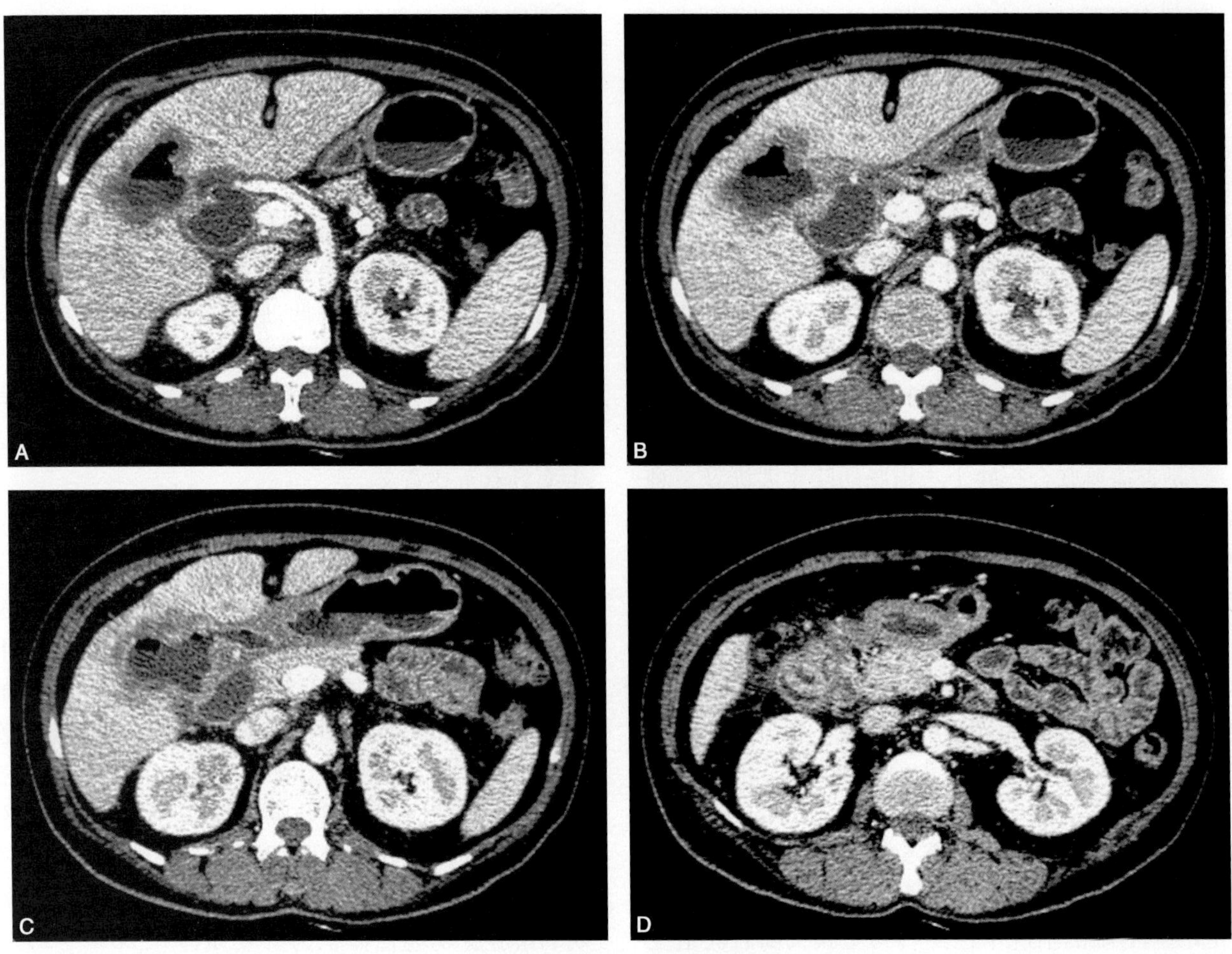

图 15-12 胆囊癌 CT 影像

三维可视化技术运用在胆囊癌根治术中，旨在使术前评估更精准，有助于做出可切除性判断以及指导手术入路的合理选择，安全有效地完成胆囊癌根治术，在真正意义上提高肿瘤的 R0 切除率，改善患者预后。通过对重建图像进行放大、缩小、旋转、透明化等处理，可以清晰地显示胆囊肿瘤、肝脏、周围主要血管如腹腔干、肠系膜上动脉、门静脉、肠系膜上静脉，胆总管及毗邻脏器如胃、十二指肠、横结肠肝曲的解剖位置及关系，指导完成术前可切除性评估（图 15-13）。三维可视化技术比较传统二维影像，不仅能够清晰地重现胆囊占位的大小、位置及周围血管分布或变异情况，而且可以任意角度的旋转和对重要部位随意进行缩放，动态观察胆囊占位的三维结构及其毗邻关系，既保障了手术的安全性，又可以在术前帮助医生做到病灶的精准定位，指导医生选择合适的手术入路和评估疗效及风险，同时可以进行术前模拟手术操作，术中尽可能采取有效的预防措施来控制术中出血，缩短手术操作时间，最大限度减少手术对机体的创伤。

15

三、手术方式

（一）切除范围

1. 肝脏切除范围　对于 T1b 期肝床位置的胆囊癌建议行距胆囊床>2cm 的肝楔形切除术。对于 T2 期，应至少行胆囊连同肝 S4b+S5 段切除术。对于 T3N0 期患者，需行胆囊连同肝 S4b+S5 段切除术加扩大淋巴结清扫术；对于 T3N1 期患者，提示癌细胞沿淋巴系统或 Glisson 系统转移至整个右半肝，需行右半肝或右三叶肝切除术加扩大淋巴结清扫术。T4 期胆囊癌肿瘤侵犯门静脉主干或肝动脉，或 2 个以上的肝外器官或组织结构，对于 T4N0M0、T4N1M0 期胆囊癌患者行联合受累器官切除的扩大根治术仍有可能达到 R0 切除。

2. 根治性胰十二指肠切除术　于门静脉-肠系膜上静脉汇合处左侧缘离断胰腺，完全切除胰头，包括胰腺钩突。于胆囊管汇合上段横断肝总管，切除肝门以下的肝外胆道，远端胃、十二指肠及近端部分空肠。沿胰头切除 Gerota 筋膜，清扫区域内淋巴结

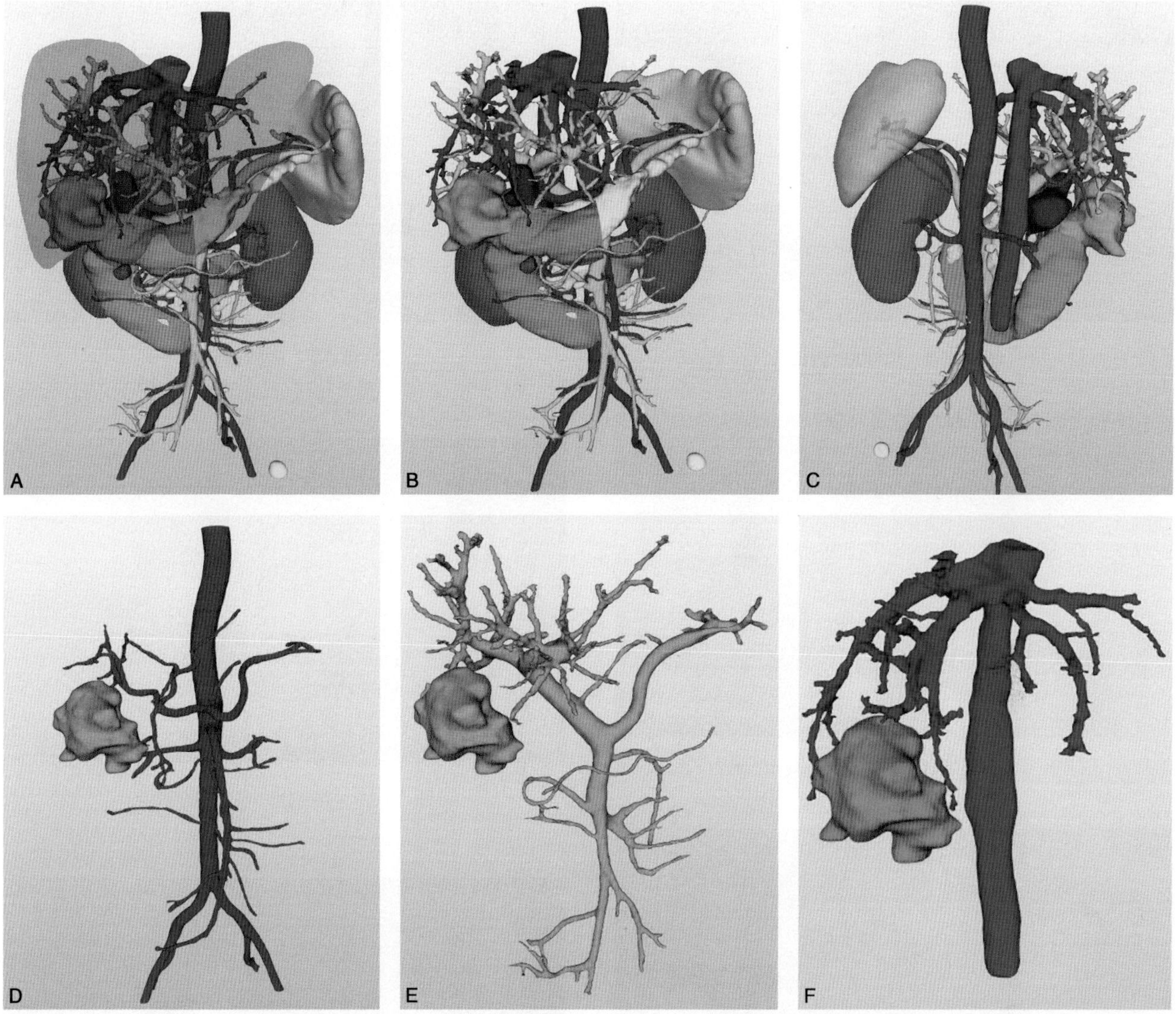

图 15-13　**胆囊癌三维可视化影像**

及神经丛。

（二）手术步骤（以胆囊癌侵犯十二指肠病例为例）

1. 腹腔镜或剖腹探查　根据术前的影像学检查以及三维可视化评估结果，结合术中探查情况，决定具体的手术方式。决定行根治性切除术，一般取右上腹反“L”切口进腹。肿瘤位于胆囊底体部，直径约 6cm，侵犯十二指肠（图 15-14）。

2. 扩大 Kocher 切口　以 Kocher 手法探查胰头后方，使用 PMOD 解剖技术切开十二指肠侧腹膜（图 15-15），切开左侧局部横结肠系膜前叶，将十二指肠降部、水平部以及胰腺头部从后腹膜向前向左游离，直至腹主动脉的左缘。并在腹主动脉左侧、左肾静脉水平以上显露肠系膜上动脉根部的右侧，清扫下腔静脉、腹主动脉周围脂肪淋巴组织（图 15-15 至图 15-17）。

3. 沿十二指肠水平部游离处开始向左侧游离，离断右侧胃结肠韧带，在横结肠上缘打开大网膜，切除大网膜以及横结肠系膜前叶的右侧半，在结肠中动脉的右侧离断，并在胃网膜右静脉的根部离断、结扎，同时清扫 14V 组淋巴结。于胃小弯侧游离小网

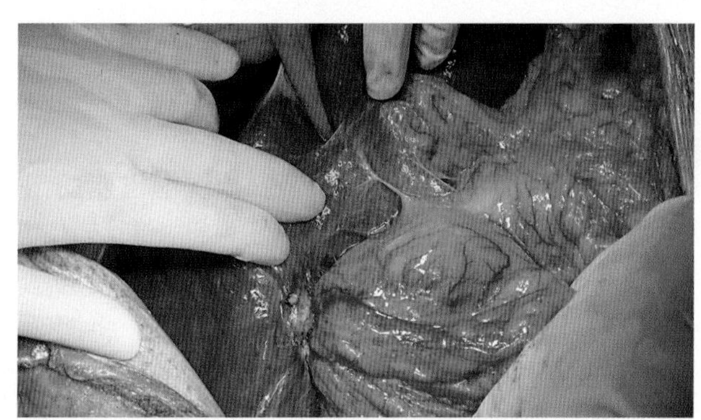

图 15-14　**胆囊癌侵犯十二指肠**

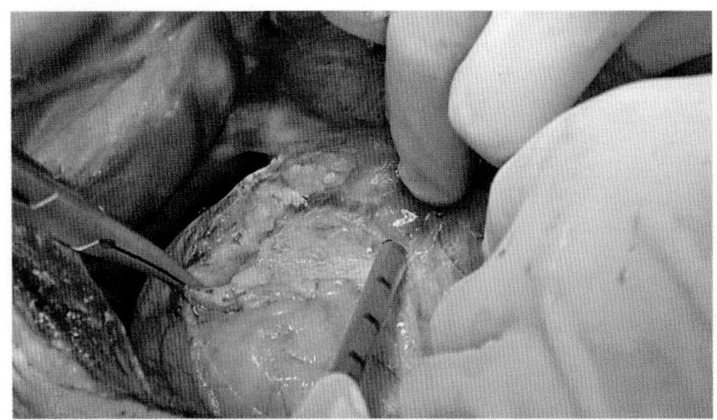

图 15-15 Kocher 切口

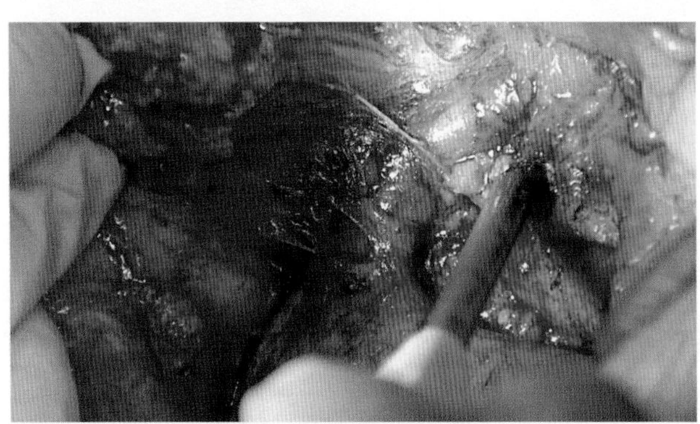

图 15-16 显露左肾静脉

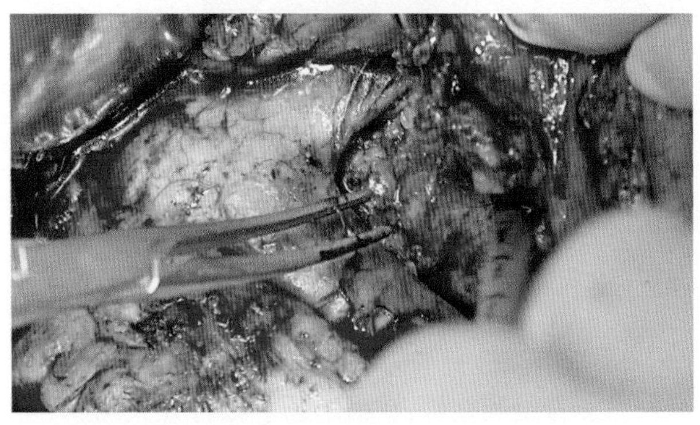

图 15-17 清扫下腔静脉、腹主动脉间淋巴结

膜，清扫胃右动脉上缘的第 5 组淋巴结，离断胃体部，切除约 40% 远端胃（图 15-18）。

4. 自胃左动脉根部右侧沿肝总动脉游离其周围淋巴脂肪组织，使用 PMOD 解剖肝十二指肠韧带，进行骨骼化清扫（图 15-19）。

5. 沿肝动脉向远端解剖，清扫周围淋巴脂肪组织，在肝固有动脉发出胃右动脉处，根部离断结扎胃右动脉，继续向远端分离，即可游离出胃十二指肠动脉，切断后根部结扎（图 15-20、图 15-21）。将胆总管向下方牵拉，肝动脉向外侧牵开，即可显露门静脉，分别向上下分离门静脉周围的淋巴脂肪组织，将其骨骼化（图 15-22）。

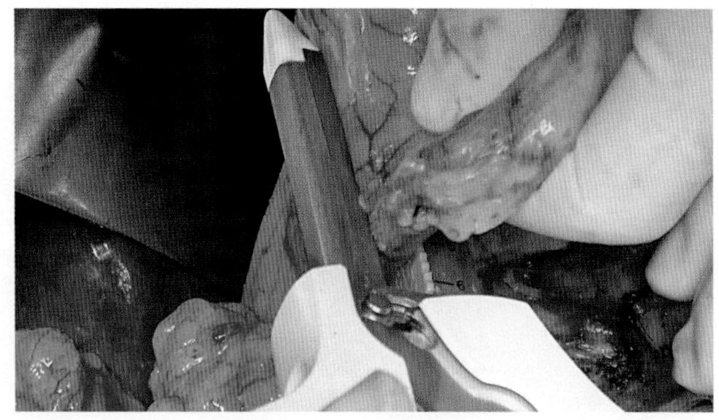

图 15-18 离断远端胃

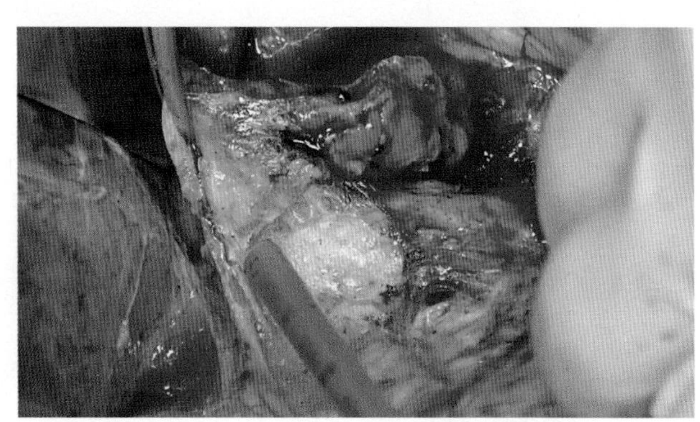

图 15-19 清扫肝十二指肠韧带

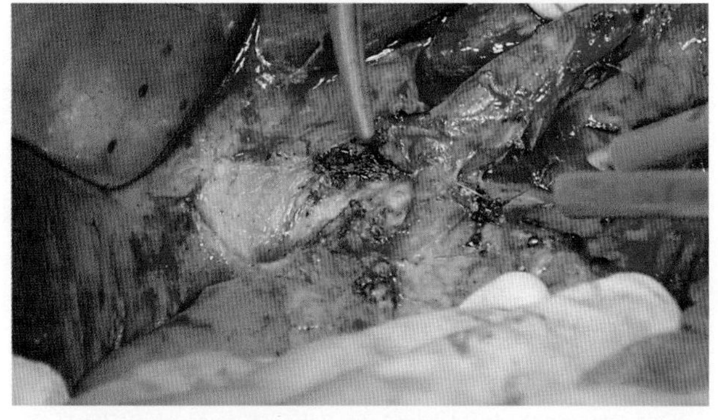

图 15-20 显露 GDA

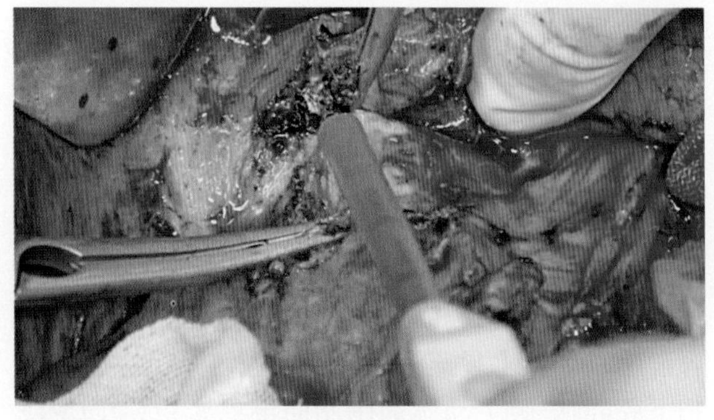

图 15-21 离断 GDA

15

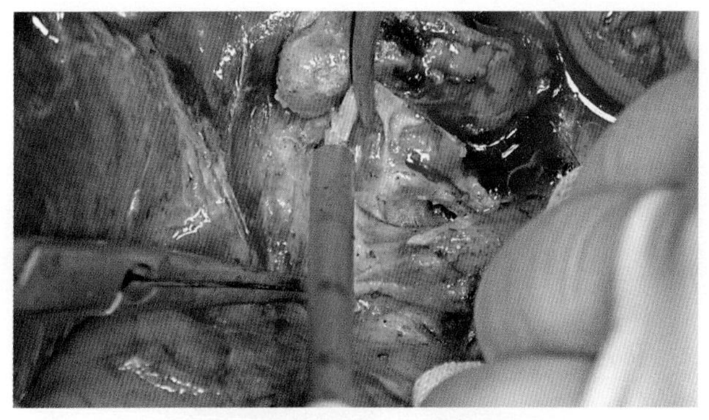

图 15-22 **清扫肝十二指肠韧带**

6. 沿肝总动脉向心方向，使用 PMOD 在动脉鞘内进行肝总动脉周围脂肪淋巴组织的清扫，直至腹腔干周围的淋巴脂肪组织。

7. 提起横结肠，于肠系膜根部左侧确认出 Treitz 韧带，触摸辨认肠系膜上动脉，沿动脉走行方向切开肠系膜的浆膜。于胰腺下缘可以辨认出结肠中动静脉，在其下方离断结扎空肠动脉第一、二支，充分游离十二指肠升部及水平部。在 Treitz 韧带远端约 15cm 处以切割闭合器离断空肠，远端空肠备吻合（图 15-23）。游离空肠上段时注意避免损伤左侧深面的肠系膜下静脉。

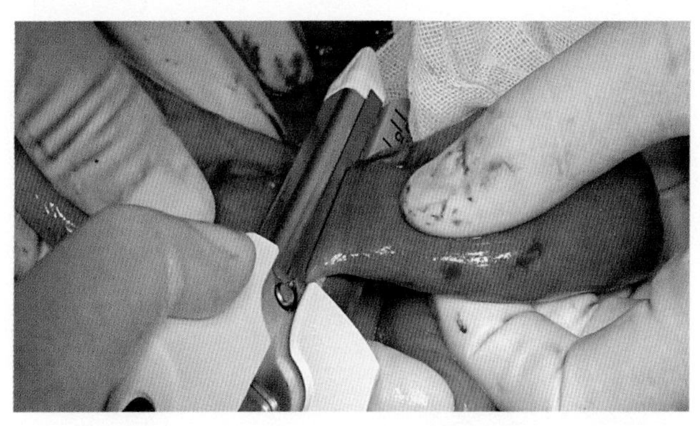

图 15-23 **离断近段空肠**

8. 在准备离断胰腺前，于预定离断线的左右两侧的上下缘，各缝合一针并结扎留作牵引线，阻断胰腺头颈部的横行小血管，以减少术中出血（图 15-24）。分别向左右两侧轻提牵引线，使用 PMOD 刮吸法离断胰腺（图 15-25）。在离断胰腺的过程中注意寻找胰管开口，剥离显露出胰管备胰肠吻合（图 15-26）。

9. 将胰腺头部断端及十二指肠向右侧翻起，另使用静脉拉钩向左侧牵拉肠系膜上静脉的右侧壁及后壁，可见胰十二指肠上后静脉、下前静脉及下后静脉，以及多支细小静脉汇入至肠系膜上静脉，使用

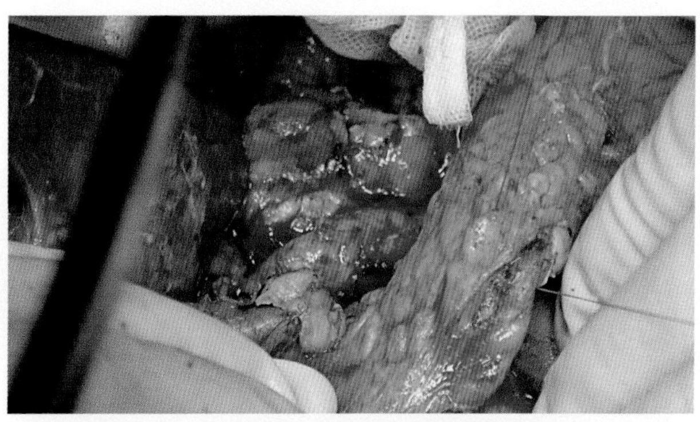

图 15-24 **悬吊胰腺**

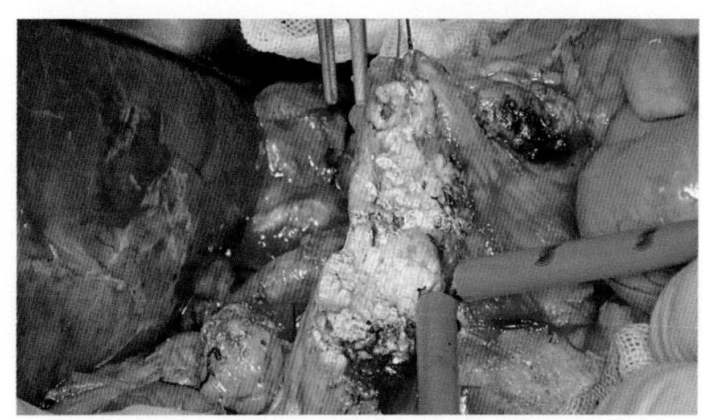

图 15-25 **离断胰腺**

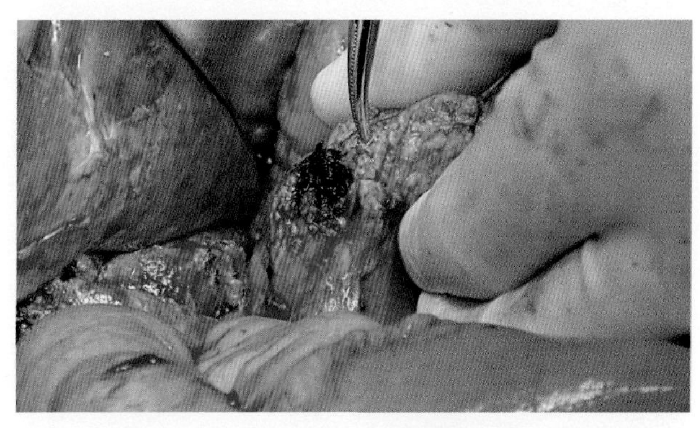

图 15-26 **寻找胰管**

PMOD 刮吸法剥离显露上述静脉。距肠系膜上静脉或门静脉约 4mm 处，分别钳夹、离断、结扎各血管，将肠系膜上静脉从胰腺钩突部充分游离出来（图 15-27A）。

10. 继续向左侧牵拉肠系膜上静脉，可以暴露其左后方的肠系膜上动脉，沿肠系膜上动脉前壁纵向打开动脉外鞘。向右侧缘继续分离，可以进一步暴露肠系膜上动脉及胰十二指肠下动脉或其分支血管，将该动脉及分支钳夹、离断、结扎。可将动脉也向左侧牵拉，尽可能暴露出胰腺钩突，分束钳夹、离断血管，将钩突完整切除，并同时清扫肠系膜上动静脉周围的淋巴脂肪组织（图 15-27B）。

15

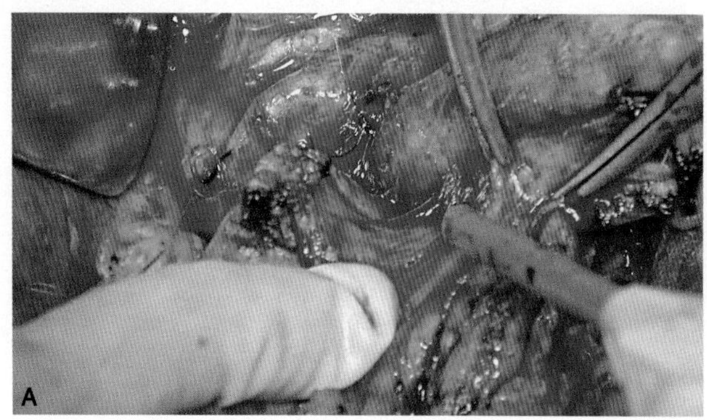

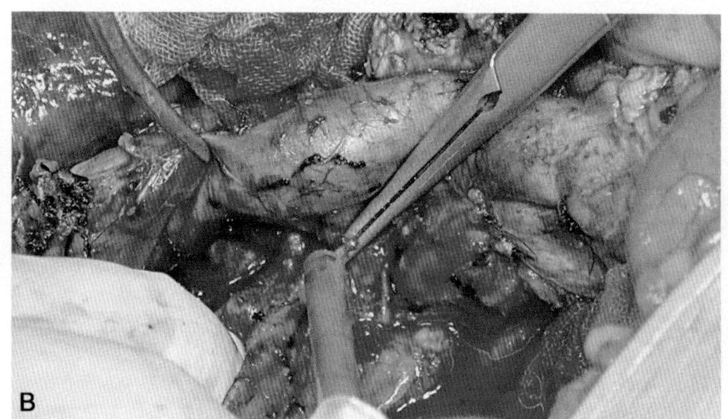

图 15-27 处理胰腺钩突

11. 在胆囊管汇入上方离断肝总管(图 15-28),使用无损伤血管钳分别阻断肝动脉及门静脉(图 15-29,图 15-30),控制肝脏血流。按照预定的肝脏切除线进行肝切除。电刀切开肝被膜之后,将肝脏两断面保持适当的反向拉力,使肝组织切面近乎于哆开的状态,在肝切线上应用 PMOD 刮吸法断肝(图 15-30),同时吸除肝脏碎屑、血液、胆汁,遇到管道结构则逐个离断、缝扎(图 15-31)。完整切除肝 S4b+S5 段。解除肝动脉及门静脉阻断后,肝脏断面电凝确切止血(图 15-32)。

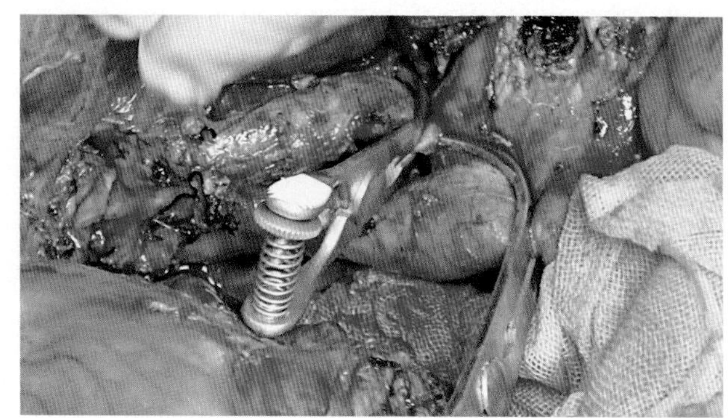

图 15-30 阻断门静脉

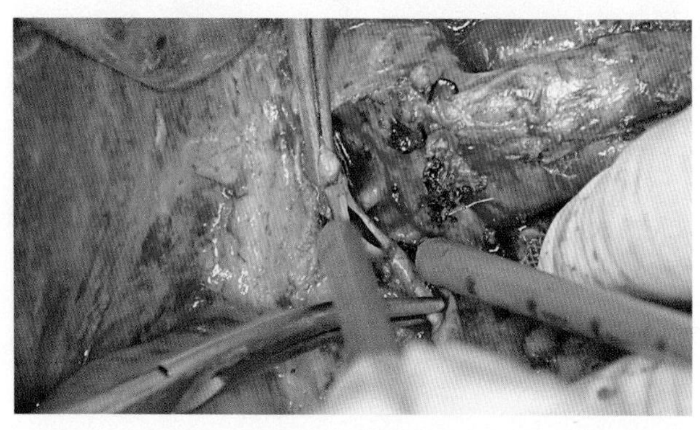

图 15-28 横断肝总管

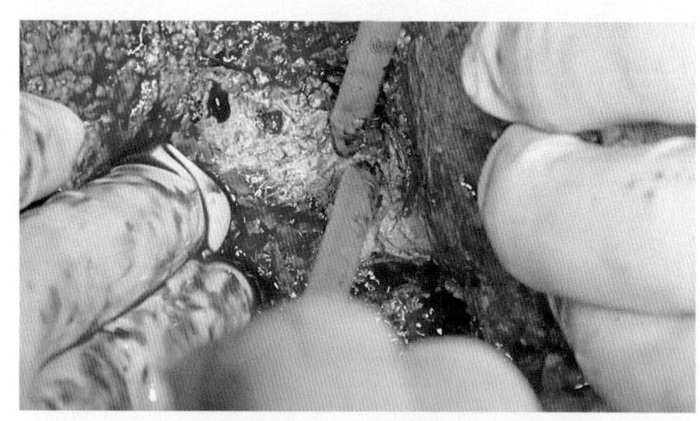

图 15-31 断肝

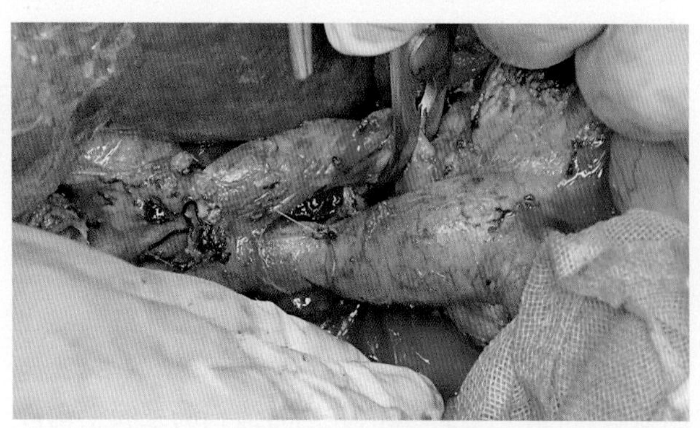

图 15-29 阻断肝动脉

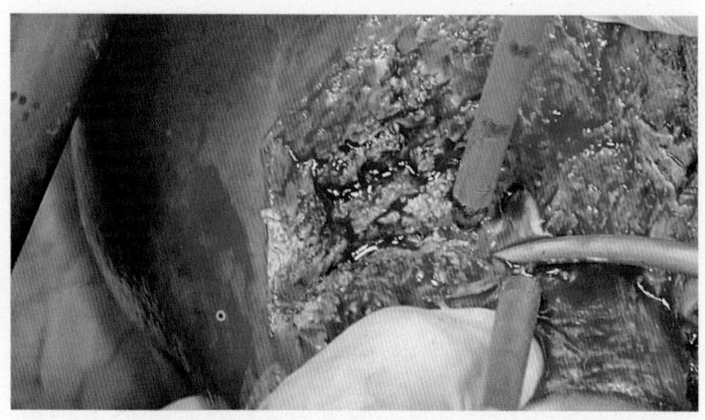

图 15-32 处理肝脏断面管道

12. 至此,包括胆囊肿瘤在内的肝 S4b+S5 段、胆总管下端、十二指肠、空肠上段和胰头部,以及胃远端已被整块切除,移除标本(图 15-33)。

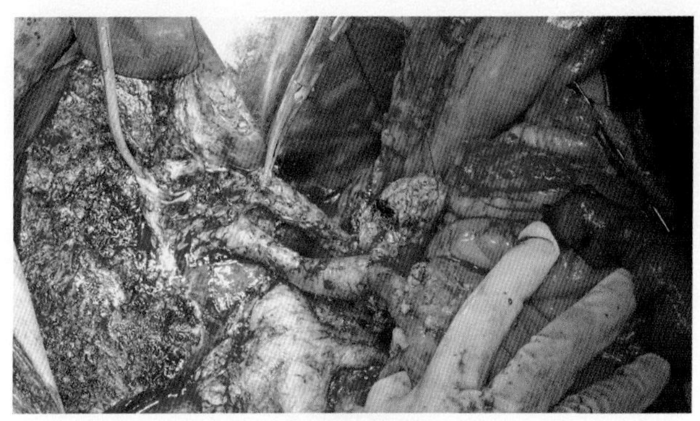

图 15-33 移除标本后术野

13. 重建消化道,采用胰肠、胆肠、胃肠吻合顺序的 Child 法。胰管断端内置入硅胶管(图 15-34),行胰管对空肠黏膜端-侧吻合术(图 15-35)。

14. 距胰肠吻合口下方约 10cm 处,行肝总管与空肠的端-侧吻合(图 15-36)。

15. 距胰肠吻合口下方约 45cm 处,于横结肠前方行胃后壁与空肠吻合(图 15-37)。

16. 完成消化道重建吻合后,放置引流管,逐层关腹。

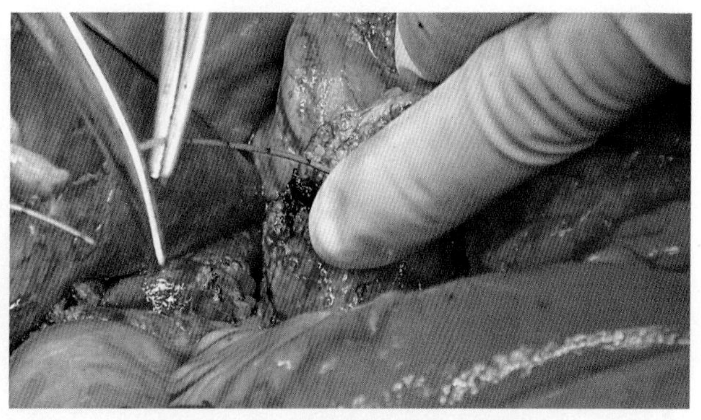

图 15-34 胰管断端内置入硅胶管

四、手术预后

2015 年,一篇关于 HPD 的 Meta 分析囊括了包含胆囊癌、胆管癌的 397 例病例,结果显示有 71.3% 的患者达到 R0 切除,术后并发症发生率为 78.9%,围术期病死率为 10.3%,总体 5 年存活率为 31%,对于达到 R0 切除的患者,5 年存活率为 51.3%,其中胆囊癌的 5 年存活率为 10.4%。Nimura 等对 17 例晚期胆囊癌患者行 HPD,5 年存活率为 15.3%。Nakamura 等对 7 例Ⅳ期胆囊癌患者行 HPD,1、2 年存活率分别达到 57% 和 28.6%,中位生存期达 12 个月。而相对应的非手术组 2 年存活率只有 5.8%,中位生存期只有 2 个月。由此可见,胆囊癌的手术治疗效果还有待进一步提高。除了做到早期诊断、

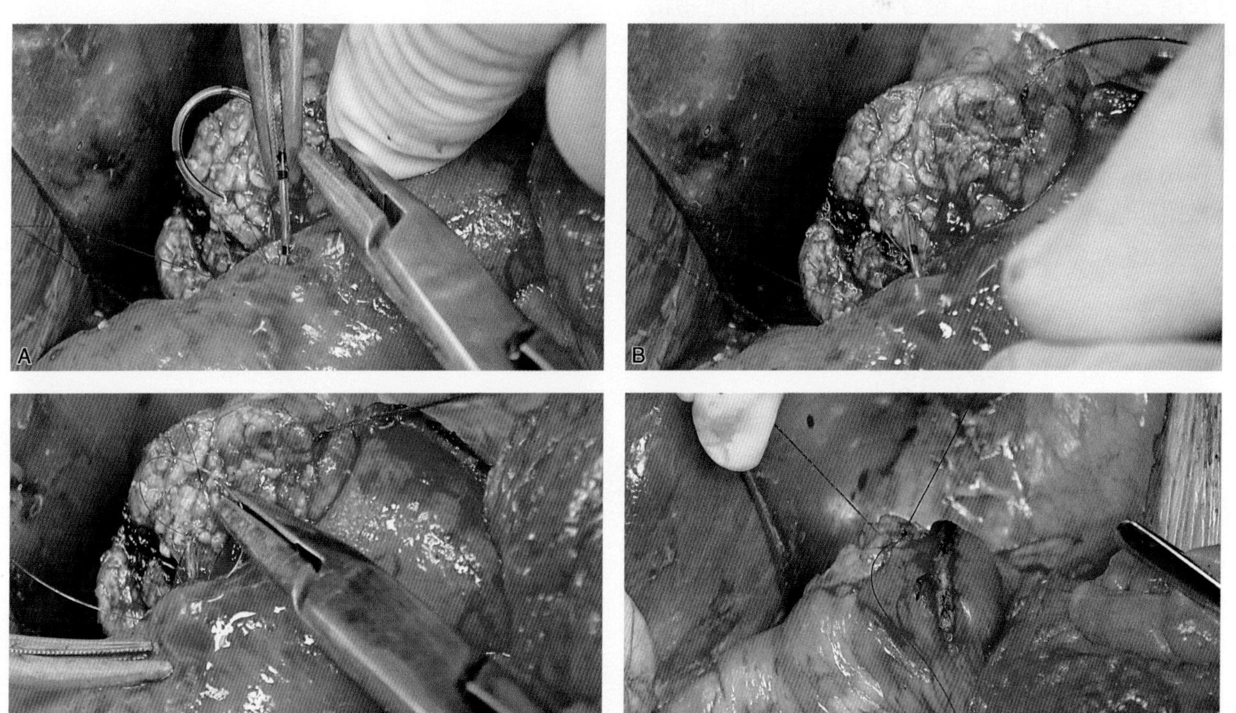

图 15-35 胰管对空肠黏膜端-侧吻合

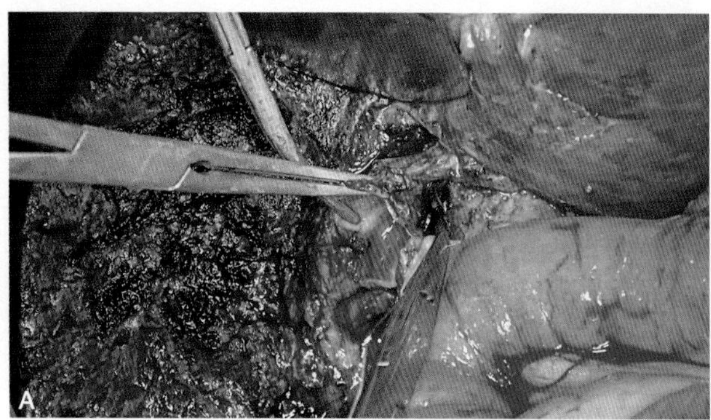

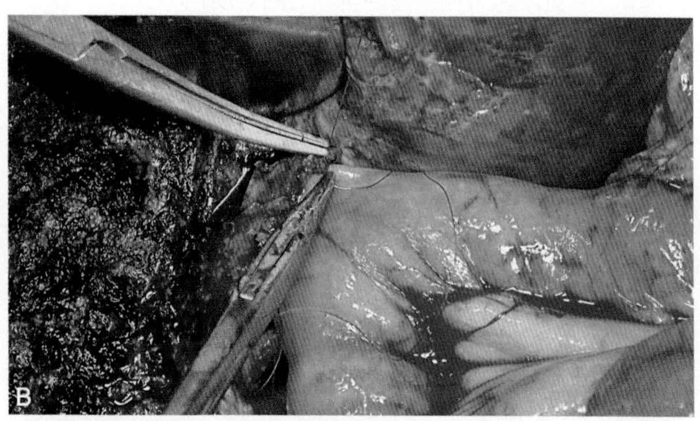

图 15-36 肝总管与空肠的端-侧吻合

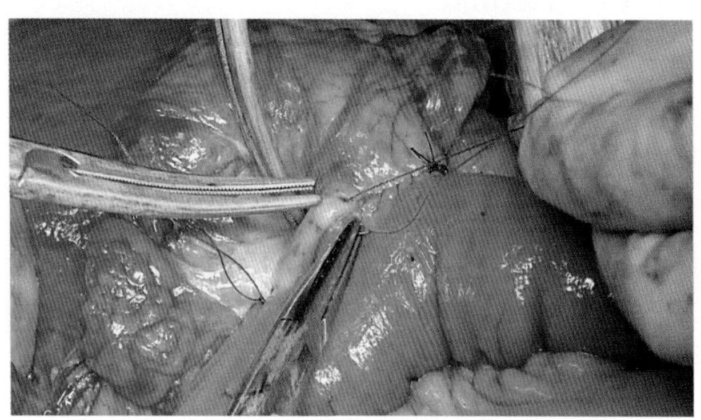

图 15-37 胃肠吻合

早期治疗外，对于晚期胆囊癌患者尚不应轻言放弃，积极的外科治疗仍有可能使晚期胆囊癌患者获得长期无瘤生存的机会，至少在没有合适的药物出现之前，可以通过外科治疗改善患者的生存质量，适当延长其生存时间。期间，三维可视化技术可以为病情的精准评估、手术的精细操作发挥重要的指导作用。

附胆囊癌多媒体学习资料（资源 15-1、资源 15-2、资源 15-3、资源 15-4）。

资源 15-1 胆囊癌典型病例（PPT）

资源 15-2 联合肝脏Ⅳb、Ⅴ段切除+肝外胆管切除+肝总管空肠吻合的 T3 期胆囊癌根治术（视频）

资源 15-3 三维可视化技术在 HPD 中的应用（PPT）

资源 15-4 胆囊癌行肝胆胰十二指肠切除术（视频）

（刘颖斌 梁海滨）

【参考文献】

1. 邹声泉，张林. 全国胆囊癌临床流行病学调查报告. 中国实用外科杂志，2000，20（1）：43-46.
2. Edge SB，Compton CC. The American Joint Committee on Cancer：the 7th edition of the AJCC cancer staging manual and the future of TNM. Ann Surg Oncol，2010，17（6）：1471-1474.
3. Chun YS，Pawlik TM，Vauthey JN. 8th Edition of the AJCC Cancer Staging Manual：Pancreas and Hepatobiliary Cancers. Ann Surg Oncol，2018，25（4）：845-847.
4. Shindoh J，de Aretxabala X，Aloia TA，et al. Tumor location is a strong predictor of tumor progression and survival in T2 gallbladder cancer：an international multicenter study. Ann Surg，2015，261（4）：733-739.
5. Benson AB 3rd，Abrams TA，Ben-Josef E，et al. NCCN Clinical Practice Guidelines in Oncology：Hepatobiliary Cancers. J Natl Compr Canc Netw，2009，7（4）：350-391.
6. Wernberg JA，Lucarelli DD. Gallbladder Cancer. Surg Clin

North Am,2014,94(2):343-360.

7. Hundal R,Shaffer EA. Gallbladder cancer:epidemiology and outcome. Clin Epidemiol,2014,6:99-109.

8. Isambert M,Leux C,Metairie S,et al. Incidentally-discovered gallbladder cancer:When,why and which reoperation? J Visc Surg,2011,148:e77-e84.

9. Tsuji T,Kanemitsu K,Hiraoka T,et al. A new method to establish the rational extent of hepatic resection for advanced gallbladder cancer using dye injection through the cystic artery. HPB (Oxford),2004,6:33-66.

10. Kristin L,Mekeel Alan W. Hemming. Surgical Management of Gallbladder Carcinoma:A Review. J Gastrointest Surg,2007,11:1188-1193.

11. Kondo S,Nimura Y,Hayakawa N,et al. Extensive surgery for carcinoma of the gallbladder. Br J Surg,2002,89:179-184.

12. Shimizu H,Kimura F,Yoshidome H,et al. Aggressive surgical approach for stage Ⅳ gallbladder carcinoma based on Japanese Society of Biliary Surgery classification. J Hepatobiliary Pancreat Surg,2007,14:358-365.

13. Goetze TO,Paolucci V. The prognostic impact of positive lymph nodes in stages T1 to T3 incidental gallbladder carcinoma:results of the German Registry. Surg Endosc,2012,26:1382-1389.

14. Shirai Y,Wakai T,Sakata J,et al. Regional lymphadenectomy for gallbladder cancer:rational extent,technical details,and patient outcomes. World J Gastroenterol,2012,18(22):2775-2783.

15. Nishio H,Nagino M,Ebata T,et al. Aggressive surgery for stage IV gallbladder carcinoma; what are the contraindications? J Hepatobiliary Pancreat Surg,2007,14(4):351-357.

16. Aloia TA,Járufe N,Javle M,et al. Gallbladder Cancer:expert consensus statement. HPB (Oxford),2015,17(8):681-690.

17. Shimizu Y,Ohtsuka M,Ito H,et al. Should the extrahepatic bile duct be resected for locally advanced gallbladder cancer? Surgery,2004,136:1012-1017; discussion 1018.

18. 中华医学会外科学分会胆道外科学组. 胆囊癌诊断和治疗指南(2015 版). 中华消化外科杂志,2015,14(10):881-890.

19. 张剑,王剑明. 3D 成像系统在肝门部胆管癌诊断及可切除性评估中的应用. 临床外科杂志,2013,21:15-17.

20. Kim SJ,Lee JM,Lee JY,et al. Accuracy of preoperative T-staging of gallbladder carcinoma using MDCT. AJR Am J Roentgenol,2008,190:74-80.

21. Yoshimitsu K,Honda H,Shinozaki K,et al. Helical CT of the local spread of carcinoma of the gallbladder:evaluation according to the TNM system in patients who underwent surgical resection. AJR Am J Roentgenol,2002,179:423-428.

22. Kim SJ,Lee JM,Lee ES,et al. Preoperative staging of gallbladder carcinoma using biliary MR imaging. J Magn Reson Imaging,2015,41(2):314-321.

23. Yoshimitsu K,Nishihara Y,Okamoto D,et al. Magnetic resonance differentiation between T2 and T1 gallbladder carcinoma:significance of subserosal enhancement on the delayed phase dynamic study. Magn Reson Imaging,2012,30:854-859.

24. 中华医学会外科学分会胆道外科学组,解放军全军肝胆外科专业委员会. 肝门部胆管癌诊断和治疗指南(2013 版). 中华外科杂志,2013,51(10):865-871.

25. Hueman MT,Vollmer J,Pawlik TM. Evolving treatment strategies for gallbladder. Ann Surg Oncol,2009,16(8):2101-2115.

26. Hundal R,Shaffer EA. Gallbladder cancer:Epidemiology and outcome. Clin Epidemiol,2014,6:99-109.

27. 陈亚进. 胆囊的解剖学特点及胆囊癌浸润转移途径. 中国实用外科,2011,31(3):207-209.

28. Mekeel KL,Hemming AW. Surgical management of gallbladder carcinoma:a review. J Gastrointest Surg,2007,11(9):1188-1193.

29. Edge SB,Compton CC. The American Joint committee on cancer:the 7th edition of the AJCC cancer staging manual and the future of TNM. Ann Surg Oncol,2010,17(6):1471-1474.

30. Fred TB,Fatima C,Raiph HH,et al. WHO classification of tumours of the digestive system. 4th ed. Lyon:International Agency for Research on Cancer,2010.

31. Goetze To,Paolucci V. The prognostic impact of positive lymph nodes in stages T1 to T3 incidental gallbladder carcinoma:results of the German Registry. Surg Endosc,2012,26(5):1382-1389.

32. Kim WS,Choi DW,You DD,et al. Risk factors influencing recurrence,patterns of recurrence,and the efficacy of adjuvant therapy after radical resection for gallbladder carcinomA. J Gastrointest Surg,2010,14(4):679-687.

33. 中华医学会外科学分会胆道外科学组. 胆囊癌诊断与治疗指南(2015 版). 中华消化外科杂志,2015,14(11):881-890.

34. 王许安,刘颖斌. 肝胰十二指肠切除术治疗胆囊癌的指征和技术要点. 中国实用外科,2016,36(10):1129-1131.

35. Fong Y,Jarnagin W,Blumgart LH. Gallbladder cancer:Comparison of patients presenting intitially for definitive operation with those presenting after prior noncurative intervention. Ann Surg,2000,232(4):557-569.

36. Tsukada K,Hatakeyama K,Kurosaki I,et al. Outcome of radical surgery for carcinoma of the gallbladder according to

the TNM stage. Surgery,1996,120(5):816-822.

37. Doty JR, Cameron JL, Yeo CJ, et al. Cholecystectomy, liver resection, and phylorus preserving pancreaticoduodenectomy for gallbladder cancer: Report of five cases. J Gastrointest Surg,2002,6(5):776-780.

38. Sasaki R, Takeda Y, Hoshikawa K, et al. Long-term results of central inferior (S4a + S5) hepatic subsegmentectomy and pancreatoduodenectomy combined with extended lymphadenectomy for gallbladder carcinoma with subserous or mild liver invasion (pT2-3) and nodal involvement: Preliminary report. Hepatogastroenterology,2004,51(55):215-218

39. Nishio H, Nagino M, Ebata T, et al. Aggressive surgery for stage IV Gallbladder carcinoma: what are tha contraindications? J Hepatobiliary Pancreat Surg,2007,14(40):351-357.

40. 董家鸿,郑树森,陈孝平,等. 肝切除术前肝脏储备功能评估的专家共识(2011 版). 中华消化外科杂志,2011,10(1):20-25.

41. Zhou Y, Zhang Z, Wu L, et al. A systematic review of the safety and efficacy of hepatopancreatoduodenectomy for biliary and gallbladder cancers. HPB (Oxford),2016,18(1):1-6.

42. Nimura Y, Hayakawa N, Kamiya J, et al. Hepatopancreatoduodenectomy for advanced carcinoma of the biliary tract. Hepatogastroenterology,1991,38(2):170-175.

43. Nakamura S, Nishiyama R, Yokoi Y, et al. Hepatopancreatoduodenectomy for advanced gallbladder carcinomA. Arch Surg,1994,129(6):625-629.

第十六章 胆管癌的数字化诊断和外科治疗

胆管癌(cancer of biliary duct),按发生部位可将胆管癌分为肝内胆管癌(intrahepatic cholangiocarcinoma,ICC)和肝外胆管癌(extrahepatic cholangiocarcinoma,ECC),ECC又以胆囊管与肝总管汇合点为界分为肝门部胆管癌和远端胆管癌。胆管癌发生的危险因素主要包括胆管结石、HBV和HCV感染、原发性硬化性胆管炎、肝吸虫病、化学物质等,其中ECC发生的危险因素还包括胆胰管汇合异常以及胆总管囊性扩张症。根据肿瘤的大体观,ICC分为肿块型、管周浸润型和管内生长型;而ECC则分为息肉型、结节型、硬化缩窄型和弥漫浸润型。ICC和ECC均以腺癌最为常见。手术切除是治疗胆管癌的唯一根治性手段。只要患者全身情况能够耐受手术、无远处转移,均应积极争取根治性切除。随着数字医学技术在我国肝胆外科中的广泛应用,三维可视化技术为胆管癌的精确诊疗、治疗方案的选择和手术前的评估等带来了全新的思路,不断地改变着外科医师对疾病的诊治模式,实现了肝胆外科疾病的解剖数字化、诊断程序化和手术可视化,在准确高效诊断疾病、选择合理治疗方案、提高手术成功率和降低手术风险等方面发挥了积极作用。

第一节 肝内胆管癌的数字化诊断和外科治疗

一、肝内胆管癌的流行病学

ICC是起源于肝内小胆管或肝内胆管(可延至肝管分叉近端)上皮细胞的肝胆恶性肿瘤,某些ICC甚至来源于肝细胞。ICC占肝脏原发恶性肿瘤的10%~15%,其发病率仅次于肝细胞肝癌,且近年来发病率呈上升趋势。

许多疾病可能影响胆道系统,产生慢性胆道炎症、胆汁淤滞和肝硬化,从而诱发产生ICC和其他胆道恶性肿瘤。肝内胆管结石、原发性硬化性胆管炎(PSC)、先天性胆管畸形、寄生虫感染和接触有毒物质都可能与ICC风险增加相关。值得注意的是,慢性肝病如病毒感染和肝硬化被认为是胆管癌尤其是ICC的危险因素(表16-1)。最近的一些研究表明,如2型糖尿病和肥胖等代谢异常、慢性胰腺炎等都可能增加ICC发病风险。

表16-1 ICC病因学分析

危险因素	对照组(n=634)		病例组(n=317)		P值
	n	%	n	%	
血清HBsAg阳性	42	6.6	154	48.6	<0.001
肝硬化					
乙肝相关性肝硬化	6	1	84	26.5	<0.001
酒精性肝硬化	2	0.3	6	1.9	0.027
其他原因肝硬化	1	0.2	5	1.6	0.035
总计	9	1.4	95	30.0	<0.001
胆石病					
肝内胆管结石	7	1.1	25	7.8	<0.001
胆总管结石	9	1.4	20	6.3	<0.001
胆囊结石	56	8.8	32	10.1	0.572
总计	64	10.1	54	17.0	
肝血吸虫病	4	0.6	16	5.0	<0.001

注:ICC:肝内胆管细胞癌;HBsAg:乙型肝炎表面抗原

二、ICC 的诊断

（一）一般临床表现和实验室诊断

ICC 早期无明显症状，有少部分患者因瘤栓阻塞胆管或转移淋巴结、肿瘤自身压迫胆道引起黄疸而就诊。ICC 患者常可见 γ-谷氨酰转肽酶（GGT）、5′-核苷酸酶（5′NT）和肿瘤标志物（CA19-9）的升高，但缺乏敏感性和特异性。

（二）影像学诊断

ICC 的超声表现具有多样性，主要表现为形态不规则、边界不清的低回声不均质肿块。彩色多普勒超声下多显示为乏血供型，造影病灶内为多能及高阻动脉血流（图 16-1）。

CT 扫描对发现肝内肿瘤灶、判断胆管梗阻程度、

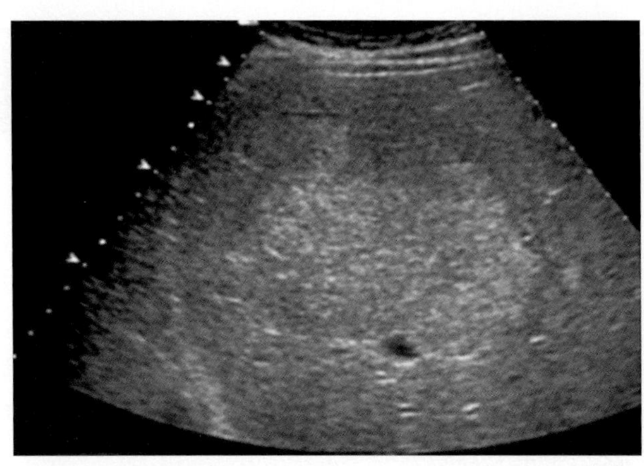
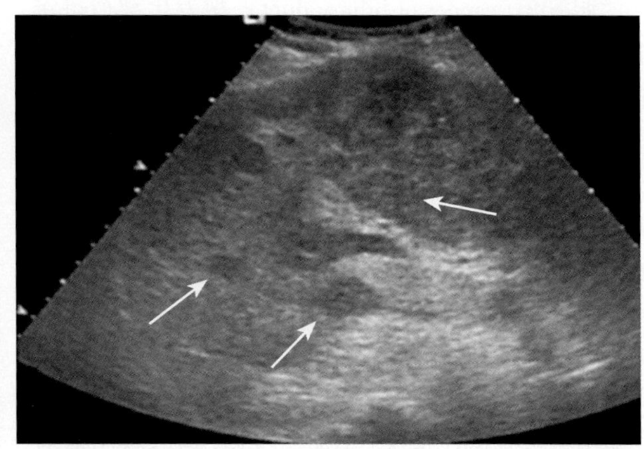

图 16-1 ICC 的 B 超影像

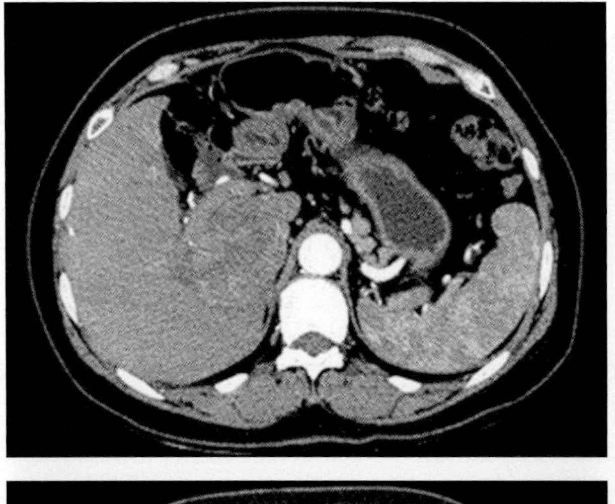
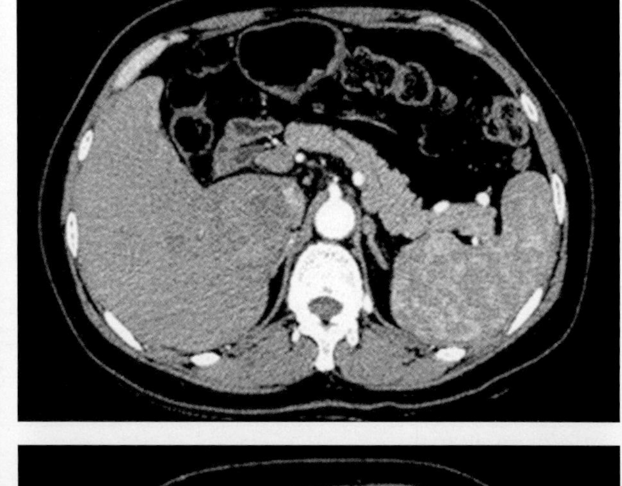
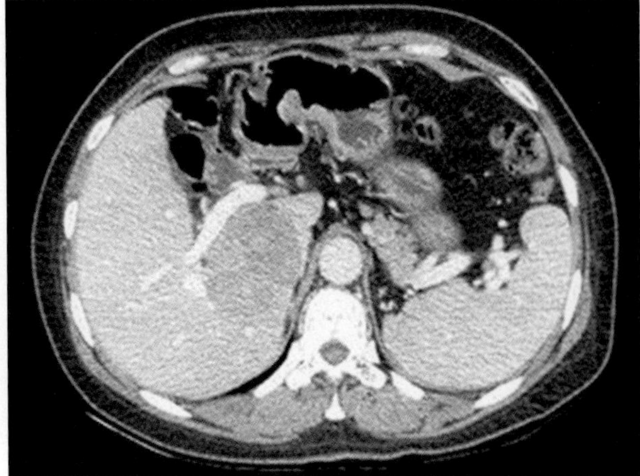
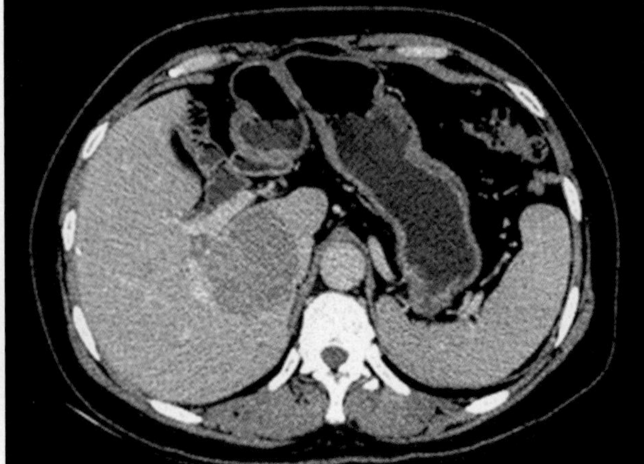

图 16-2 ICC 的 CT 影像表现

肝萎缩或肥大方面有重要价值。多期增强 MSCT 也可帮助发现肝内胆管狭窄的原因、评估肿瘤分期及肿瘤的可切除性。ICC 典型的 CT 影像学特征包括：非囊性低密度病变以及远端胆管扩张，个别肝纤维化患者可见囊性回缩；给予造影剂后，可见动脉期和静脉期的肿瘤边缘增强，门脉期增强肿块呈厚环状或不完整的厚环状增强，但仍呈相对低密度表现。该期肿瘤边界较动脉期显示更为清楚，利于病变范围的观察（图 16-2）。某些 ICC 病例的造影剂后增强模式，特别是小肿瘤，与 HCC 较为相似。

ICC 的 MRI 表现为 T1 加权像低信号病变和 T2 加权像时肿瘤组织表现为外周高信号，中央低信号的异质性团块。在钆塞酸造影剂增强后，可能会出现一个伴有边缘弱化的分叶状病灶。由于肝内胆管细胞癌常为少血供、富含纤维组织的肿瘤，以早期增强不明显或部分边缘轻度增强，延迟期向心性增强为最常见的征象（图 16-3）。CT 和 MRI 在鉴别淋巴结、腹膜、肺和胸膜等转移瘤中有一定的价值。CT

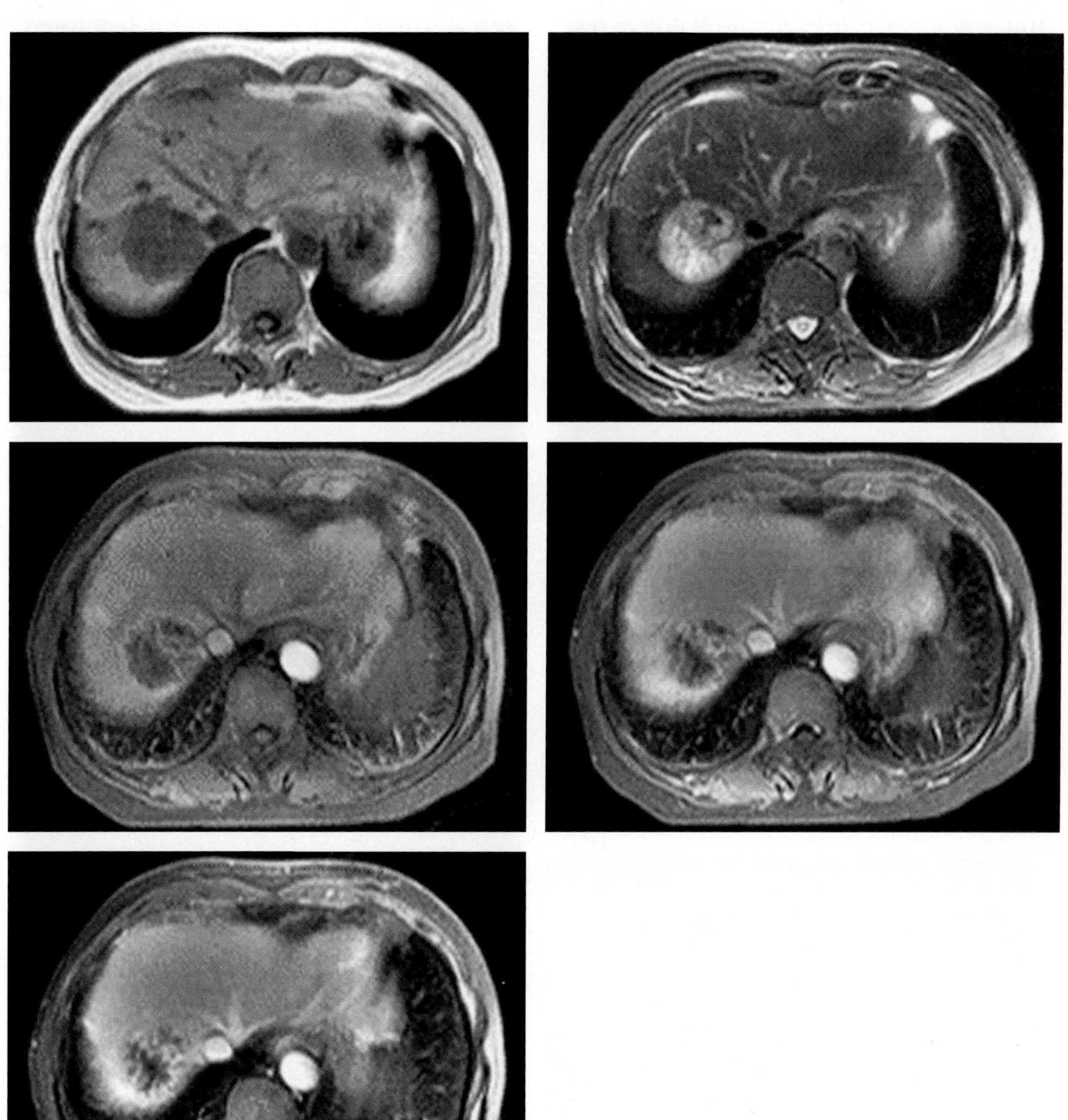

图 16-3 ICC 的 MRI 影像表现

增强扫描和 MRCP 结合有助于排除肝内转移性病灶、准确定位病灶部位、证实胆管受累，进而鉴别 ICC 与 HCC。同时，正电子发射断层扫描（PET）检查可在术前评估中发挥重要作用，尤其是发现潜在的隐匿性转移性疾病和排除转移性肝癌。

（三）病理诊断

ICC 的大体病理类型分为肿块型（MF）、管周浸润型（PI）、管内生长型（IG）以及混合型。最常见的类型是 MF 型，占 ICC 的 60% ~80%。CT 或者 MRI 表现主要为块状型肿块，增强后周边有强化，无明显管道扩张。管周浸润型占 15% ~35%，可沿胆管系统和门静脉系统弥漫性浸润，从而导致胆管狭窄和周围胆管扩张。影像学主要表现为胆管周围不规则肿块，较大肿块可致胆管狭窄。管内生长型占 8% ~29%，多表现为乳头状、息肉状或颗粒状生长，沿胆管表浅蔓延。影像学可见扩张的胆管，可不见肿块，MRCP 表现较为典型。另可见混合型，亦称结节浸润型，影像学表现为肝内肿块伴周边胆管扩张，有时可见扩张胆管内肿瘤（图 16-4）。ICC 的组织学病理类型包括腺癌、腺鳞癌、鳞癌、黏液癌、印戒细胞癌等多种类型。ICC 大多数为不同分化程度的腺癌，可分为高、中、低分化。

（四）临床分期

目前已存在多种 ICC 分期系统，这些系统大部分都基于西方患者，其主要区别在于 T 分级的不同。AJCC/UICC 分期系统（第 7 版）是一个非常重要的工具，它将 ICC 从肝癌中独立出来进行分期，与把肝细胞癌和 ICC 皆视为“原发性肝癌”的旧分期系统相比是一个重大的进步。另外第 7 版分期不再将肿瘤大小作为预后因素，而是将病变数目、血管侵犯、肝内转移及邻近组织浸润作为影响 T 分级的重要因素。2016 年 10 月，AJCC 第八版出版发行，并于 2018 年 1 月 1 日起全球应用（表 16-2）。第 8 版的更新主要集中于 T 分期的修订，对预后的指导意义更大，临床可操作性更强。目前，基于东方人群和 TNM 分期，已有数个 ICC 的分期系统，包括 Okabayashi 分期系统、日本肝癌研究组（LCSGJ）分期、中国复旦大学预后评分系统等，以及东方肝胆外科医院 ICC 肝切除术后生存列线图。

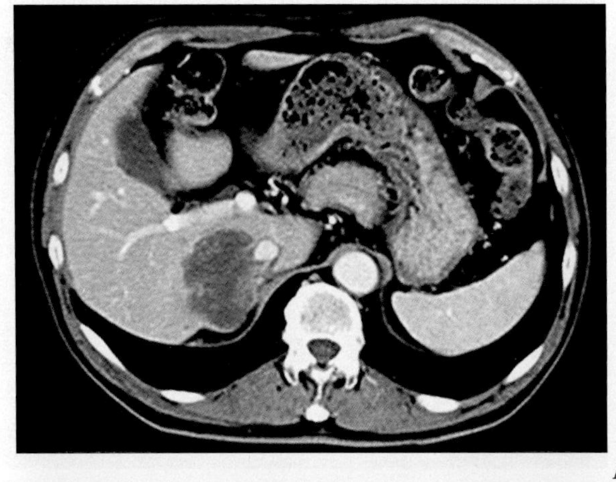
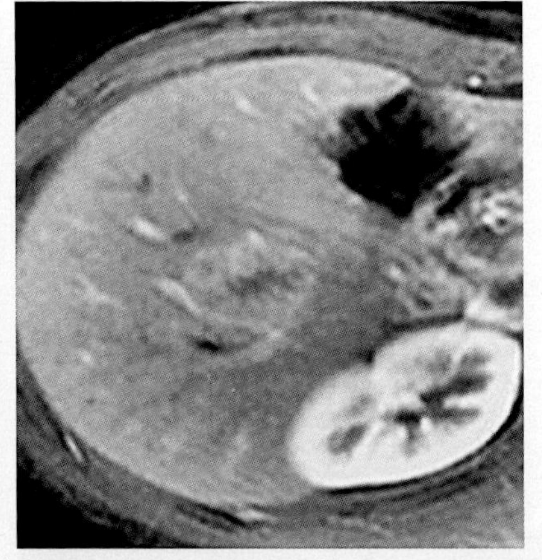

A

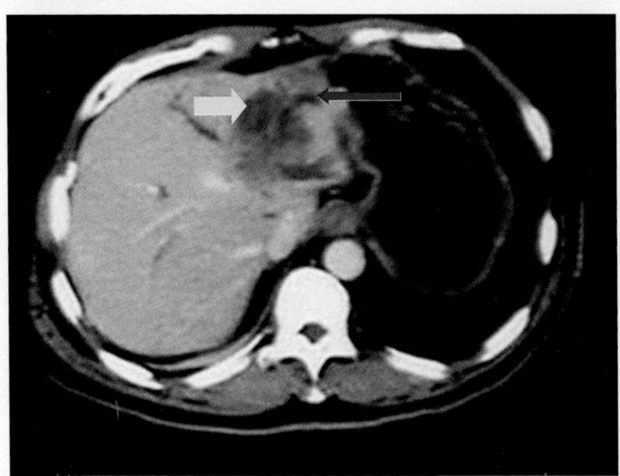
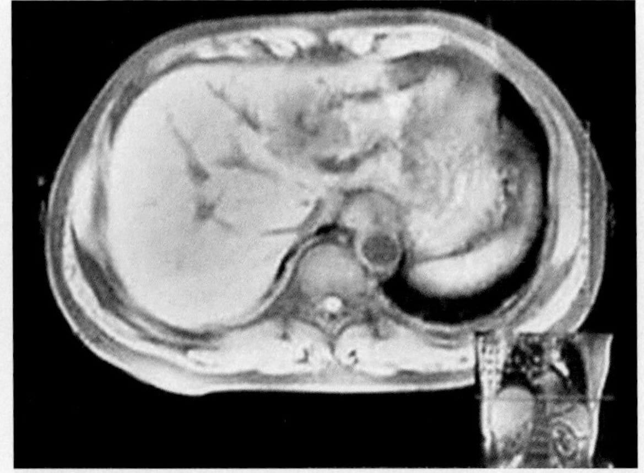

B

16

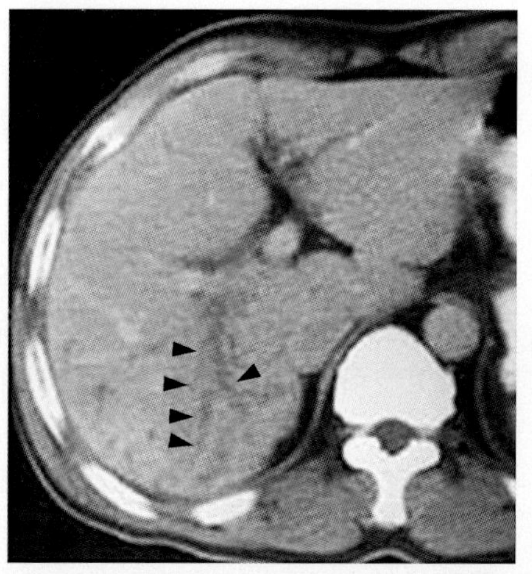

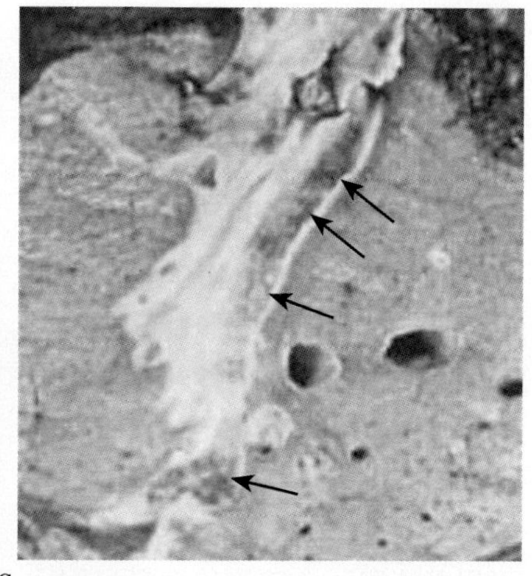

C

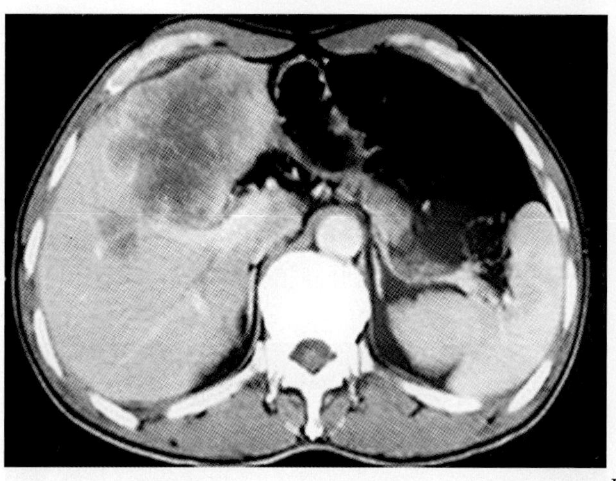

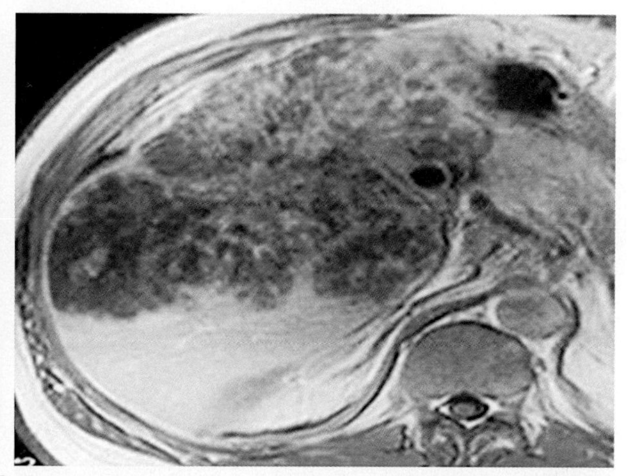

D

图 16-4 ICC 病理分型影像表现

A. 肿块型;B. 管周浸润型;C. 管内生长型;D. 混合型

表 16-2 AJCC 癌症分期手册 第 8 版

肝内胆管癌:
原发肿瘤 T
Tis 原位癌
T1a 单个病灶无血管浸润,≤5cm
T1b 单个病灶无血管浸润,>5cm
T2 病灶浸润血管;或多发病灶,伴或不伴血管浸润
T3 穿透腹膜,未侵及局部肝外结构
T4 直接侵及局部肝外结构
区域淋巴结(N)
N0 无区域淋巴结转移
N1 存在区域淋巴结转移
远处转移(M)
M0 无远处转移
M1 远处转移
TNM 分期
0 期 Tis,N0,M0
ⅠA 期 T1a,N0,M0
ⅠB 期 T1b,N0,M0
Ⅱ期 T2,N0,M0
ⅢA 期 T3,N0,M0
ⅢB 期 T4,N0,M0
任何 T,N1,M0
Ⅳ期 任何 T 任何 N,M1

三、ICC 外科治疗

(一)术前评估

1. 肝功能评估 血清白蛋白和总胆红素水平可用于预测术后肝功能衰竭的风险,术前白蛋白<3g/dl,胆红素>10mg/dl,常预示着 ICC 患者预后不良。对于术前仔细评估肝门部胆管侵犯情况并将行 R0 切除的黄疸患者,术前胆道引流能降低胆红素水平并减少术后肝功能不全的发生;对于术后残余肝脏体积小于 30% 者,可行术前化疗栓塞术,促进残余肝代偿性增生,减少术后并发症及死亡率。

2. 可切除评估 ICC 患者的预后与能否根治性切除密切相关,但根治性切除率仅为 15% ~20%,远低于远端胆管癌的 70%。根治性手术应确保肿瘤完全切除和手术切缘无肿瘤细胞侵犯。评价肿瘤切除的标准包括肝内、外胆管侵犯、血管侵犯、肝叶萎缩、局部和远处转移程度。术前需充分收集 ICC 患者临床和影像学资料以评价是否可行根治术,而体力状况评分、营养状况和疾病情况也应考虑在内。ICC 侵及二级及以上胆管分支被认为是手术切除的禁忌证。门静脉侵犯是晚期肿瘤的一个独立危险因素，但许多危险因素，如腹膜转移、肝内转移、淋巴结转移和实际肿瘤的侵犯范围，只有在进行腹腔探查才能准确界定。影像学检查，包括腹部 CT 和各种形式的（MR、内镜或经肝）胰胆管造影有助于 ICC 的诊断和分期。正电子发射断层扫描（PET）可以检测潜在的隐匿性转移。腹腔镜分期在 ICC 治疗的作用还不清楚，但其可在术前排除腹膜种植转移的可能。采用腹腔镜检查腹膜或肝内转移，约有 36% 例 ICC 不能手术切除。此外，术中超声联合腹腔镜，可用于检测肝内转移和血管浸润。

3. 3D 可视化评估　随着影像技术和计算机数字化技术的发展，基于 CT 或 MRI 的三维成像技术越来越成熟，ICC 的术前评估方面亦有关键作用。三维成像可辅助术者进行更精准的手术设计。例如肝静脉分支的个体化差异较大，在二维影像（CT、MRI）上难以进行准确的个体化评估，基于二维影像的手术规划具有一定的不确定性。而通过三维重建系统绘制肝脏轮廓、肿瘤位置与大小、肝静脉系统等的三维影像，可全方位显示肿瘤累及肝段并透视肝内血管走行。还可通过软件模拟手术入路，预判手术操作过程中会遇到的重要血管结构及其对手术的影响，甚至预测各方向上切缘长度。此外，三维重建成像可诊断门脉受侵情况，通过评估每支门脉在三维可视化下的引流区域，明确门脉侵犯情况，甚至可以手术前决定是否解剖或保留某支门静脉。术后肝功能衰竭和残肝功能不足仍然是 ICC、特别是晚期 ICC 患者肝切除术死亡率的主要原因，三维重建软件可自动计算肿瘤体积、切除肝脏体积及余肝脏体积，方法简便且误差率小于二维影像测量结果，同时结合术前的 ICG R15 检测结果，对准确评估 ICC 肝切除术后残肝体积十分重要，尤其是对于 ICC 侵及肝门部胆管等重要管道结构者。

病例一为左肝内胆管癌患者，CT 提示肿瘤左内叶、左外叶，并侵及右前叶，切除后有可能残余肝体积不够（图 16-5）。行三维重建后测得肝脏体积 2158.96ml，不包含肿瘤右半肝体积 1058.25ml，门静脉右支、右肝动脉、右肝静脉未见肿瘤侵犯（图 16-6）。

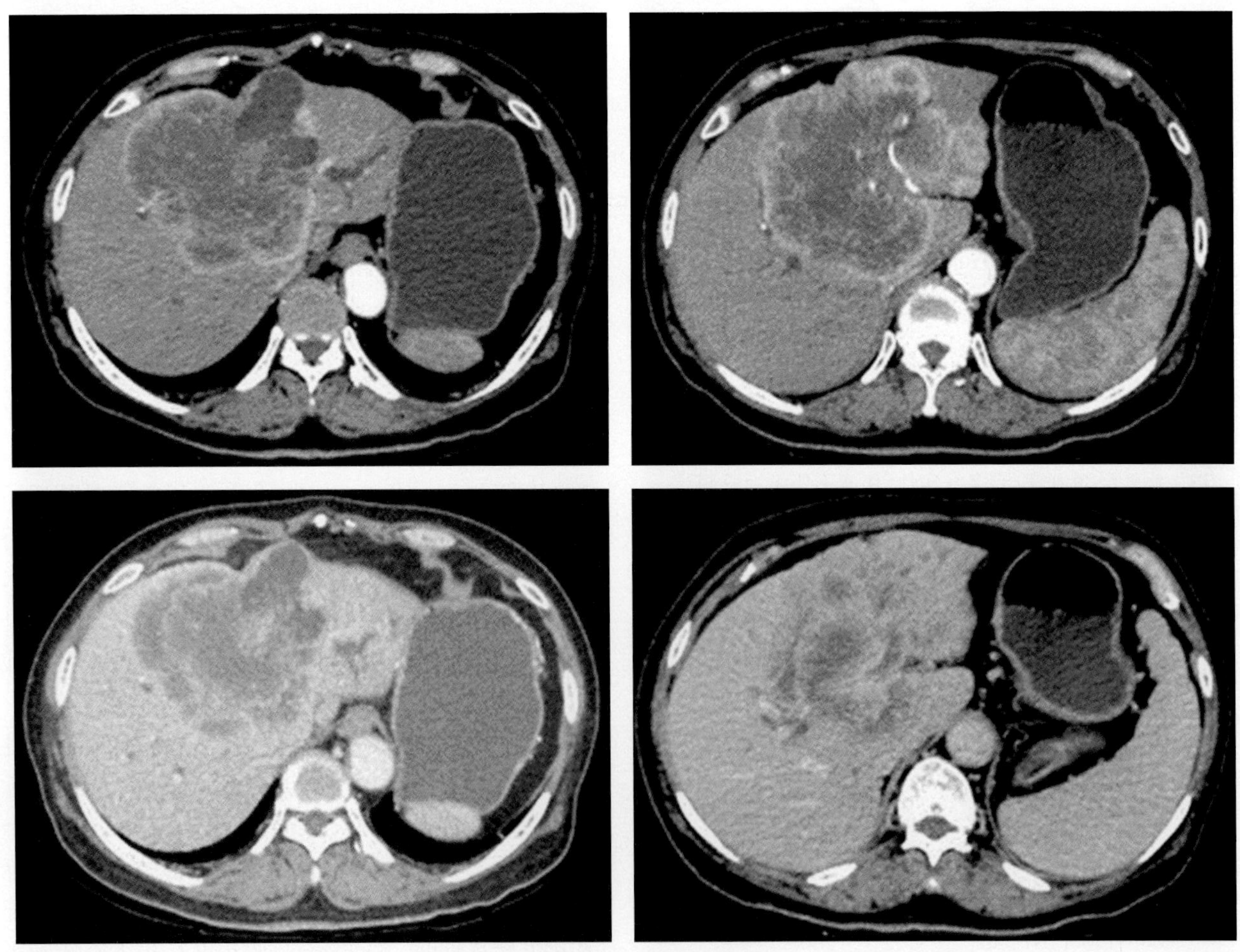

图 16-5　病例一的 CT 图像

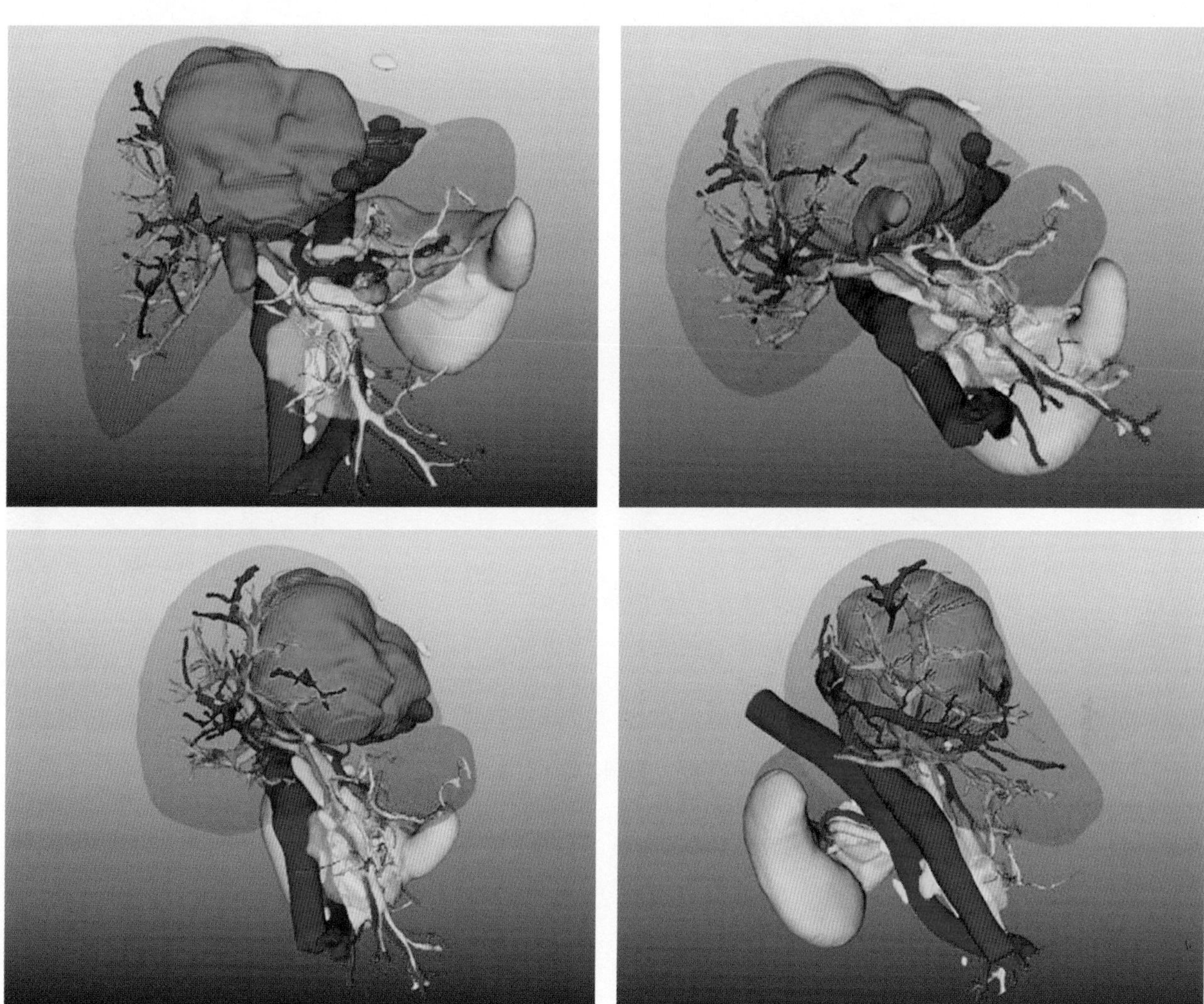

图 16-6 病例一的三维重建图像

行左三叶切除+胆囊切除，术后患者恢复良好。

病例二为一怀疑腹腔占位患者，CT 提示肿瘤位于肝和胃之间，不能排除腹腔恶性肿瘤（图 16-7）。行三维重建后提示肿瘤位于肝左外叶，向腹腔侵犯（图 16-8）。行左半肝切除，术后病理为左肝内胆管癌。

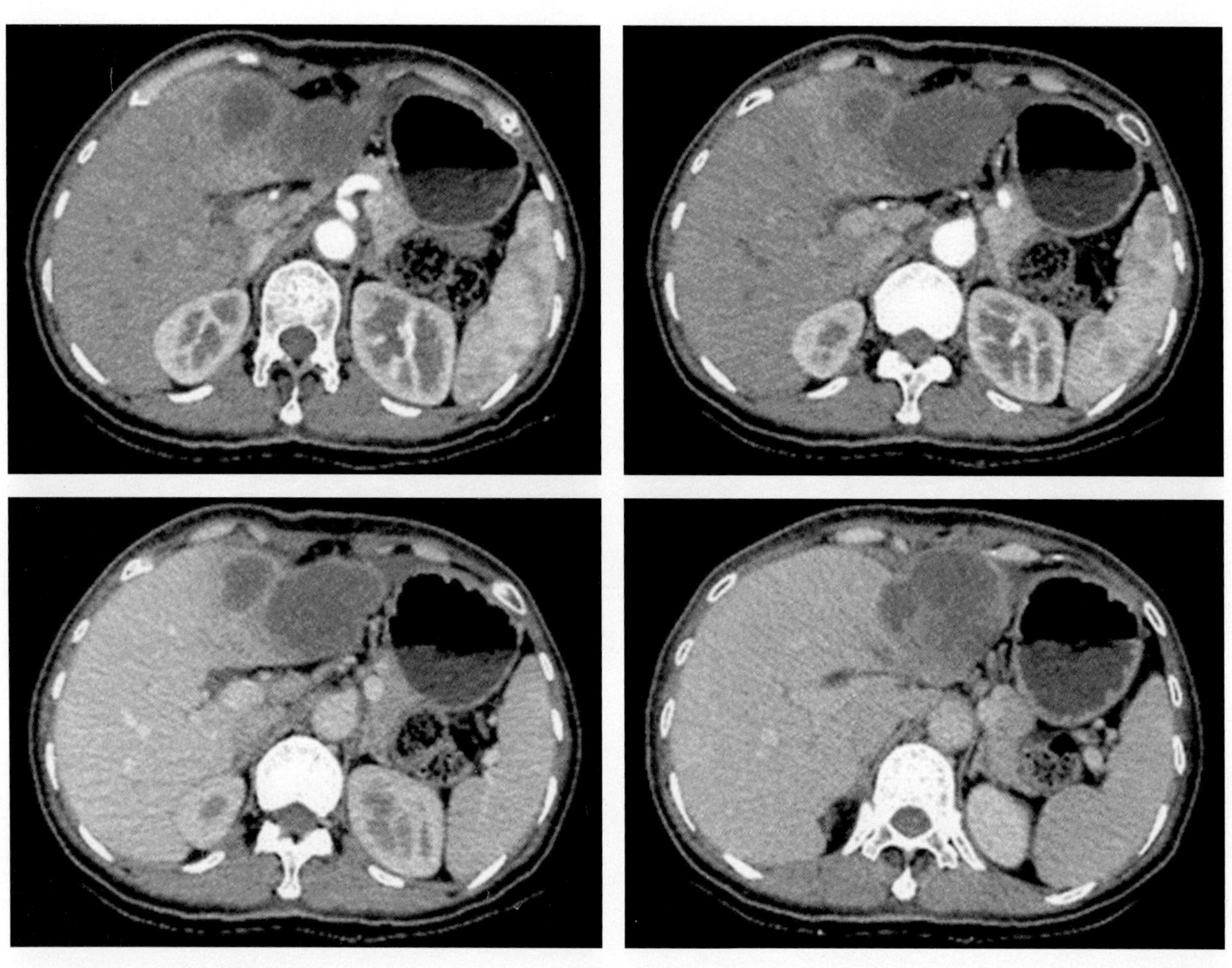

图 16-7 病例二的 CT 图像

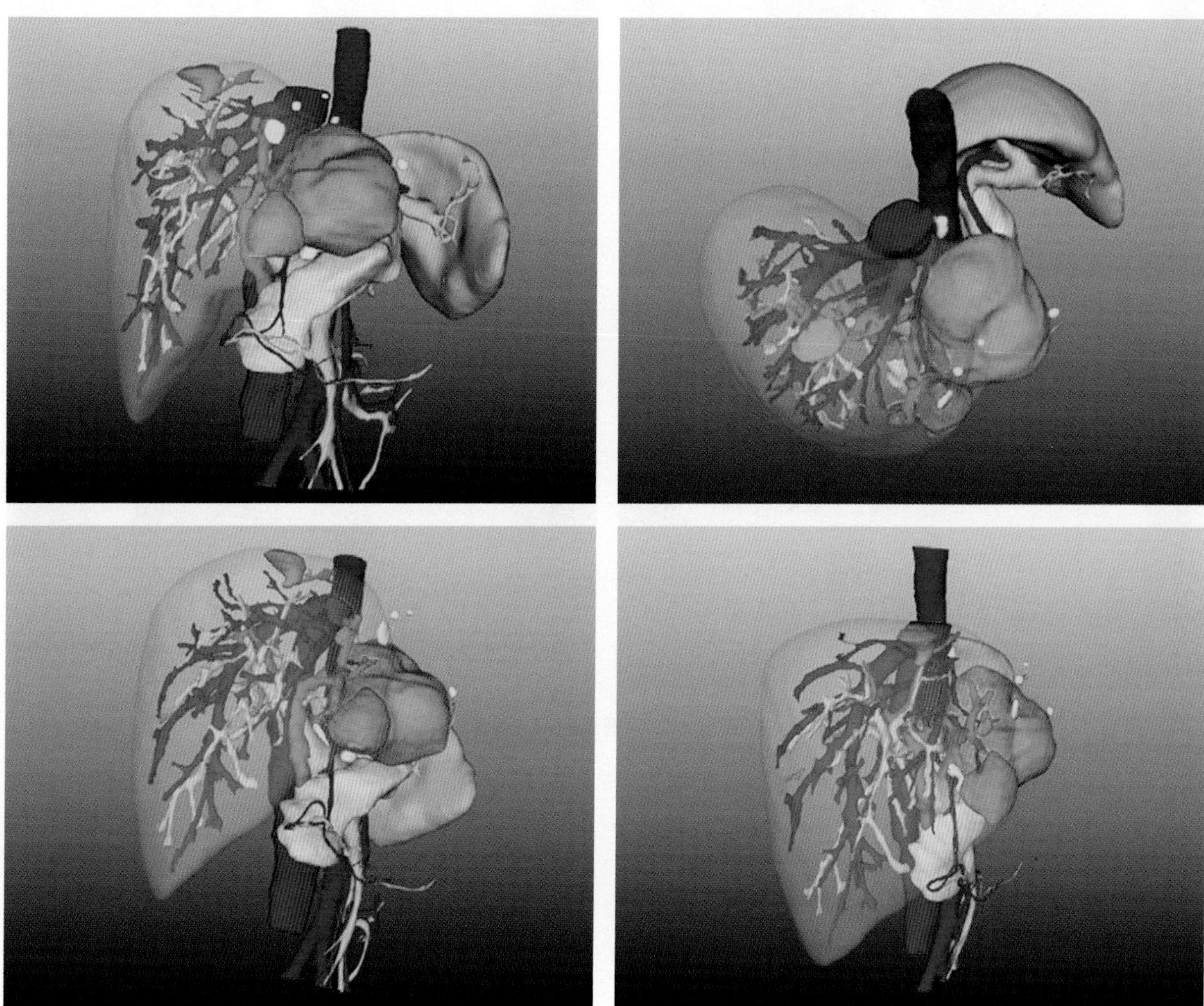

图 16-8　病例二的三维重建图像

病例三同样为一左肝内胆管癌患者，CT 提示肿瘤位于肝左内叶，侵犯门静脉左右分叉处，存在无法切除可能（图 16-9），三维重建后提示，门静脉右支、右肝动脉未见侵犯，顺利行左半肝切除（图 16-10）。

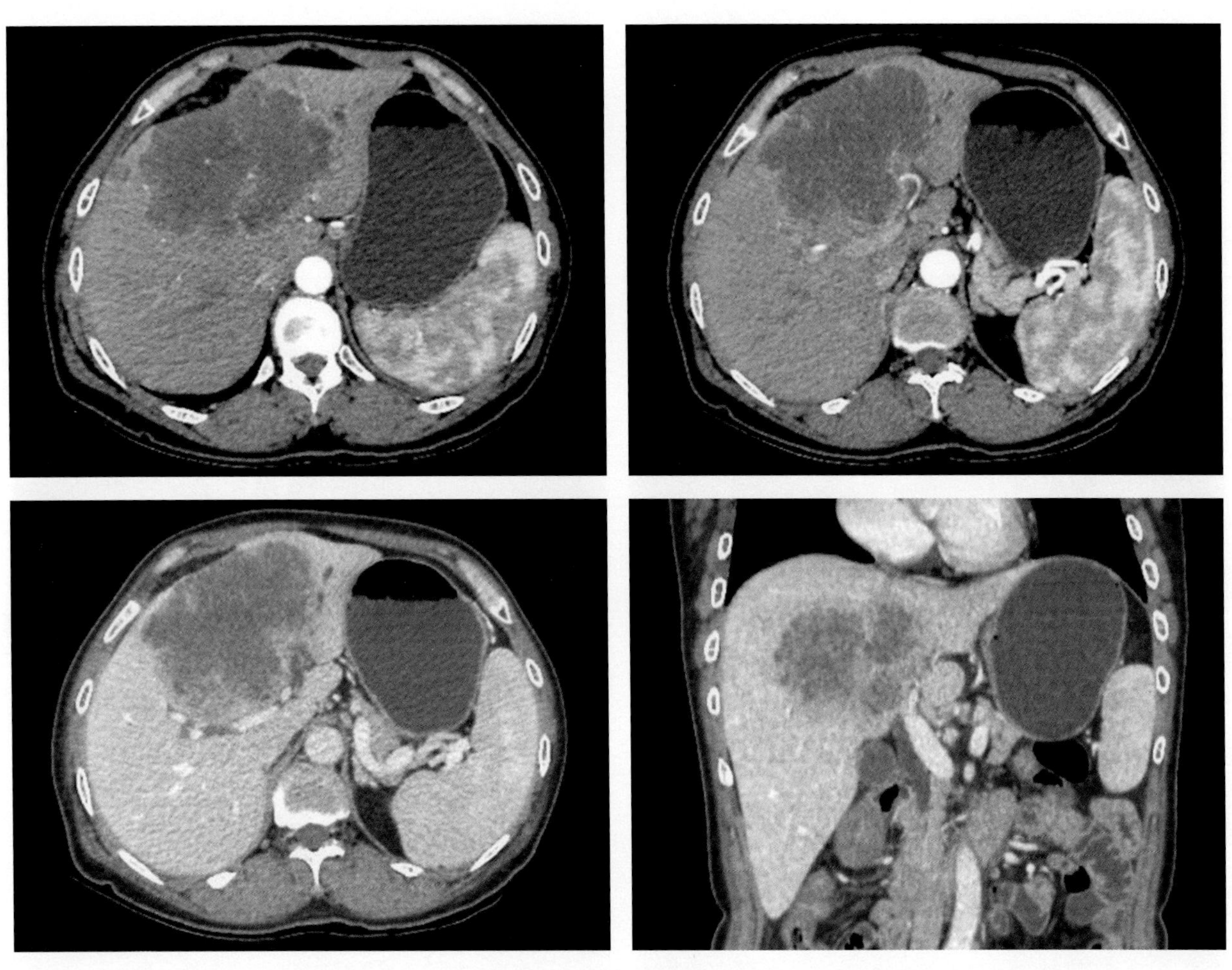

图 16-9 病例三的 CT 图像

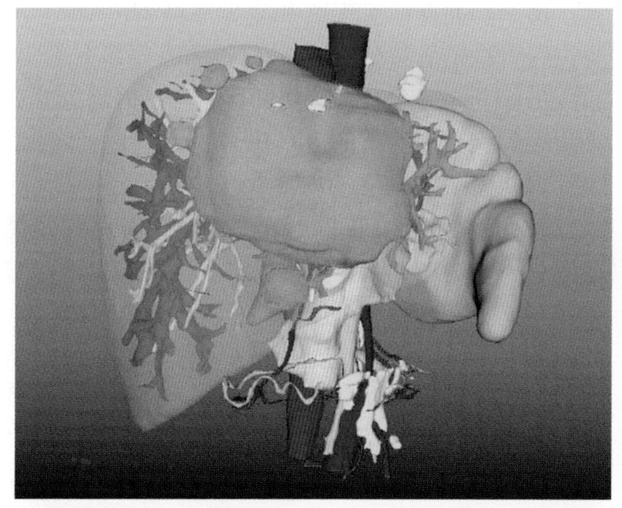
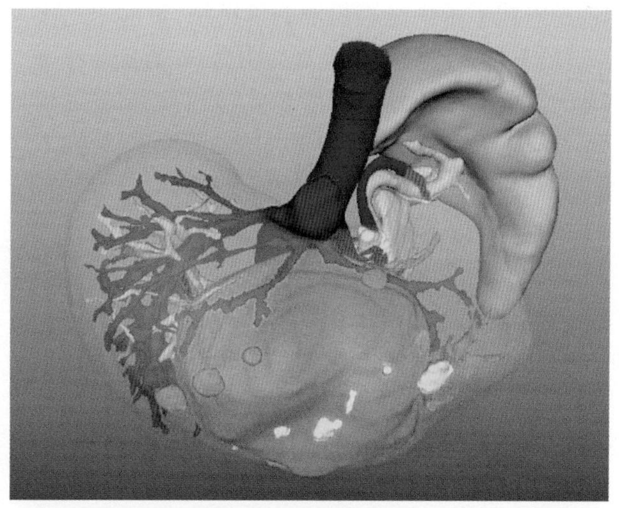
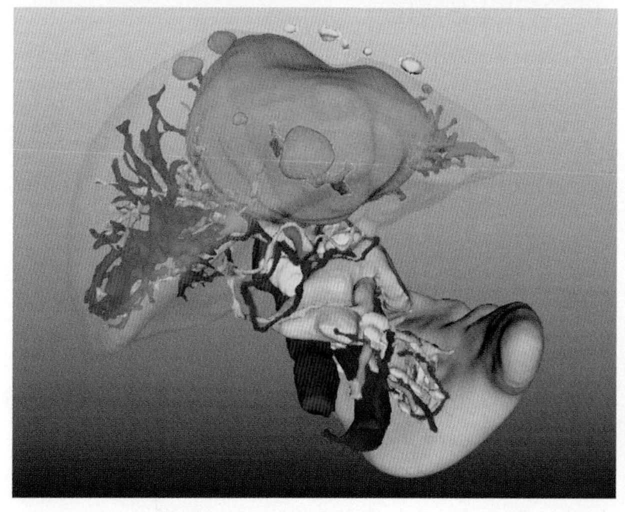
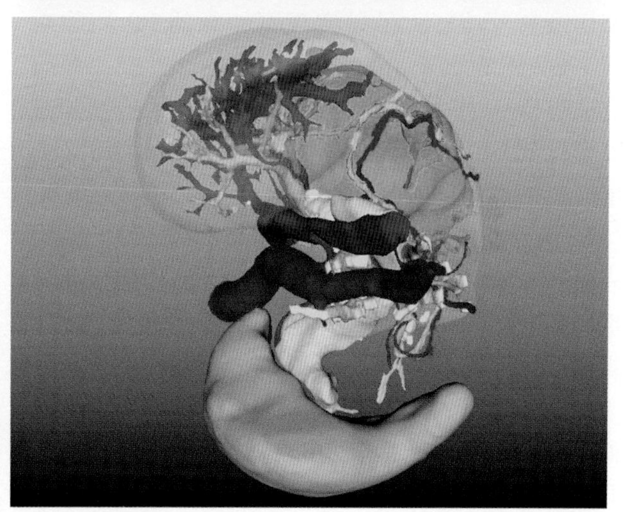

图 16-10 病例三的三维重建图像

（二）手术方式

ICC 的手术方式，根据肿瘤大小及所在部位，应尽量行规则性肝切除，如肝段切除、左、右半肝切除。因 ICC 常伴有淋巴结转移，术中常规探查淋巴结转移情况。虽是否常规行淋巴结清扫尚存在争议，我们还是将淋巴结清扫作为 ICC 手术的常规步骤。对于有些位于邻近肝门部的肿瘤，需行肝外胆管切除、胆肠吻合，并需常规行尾状叶切除。具体手术步骤见资源 16-1 肝内胆管癌的数字化诊断和外科治疗。

资源 16-1 肝内胆管癌的数字化诊断和外科治疗（PPT）

（三）争议点

1. 淋巴结清扫 淋巴结转移是影响 ICC 预后的重要因素，但是否需常规行淋巴结清扫术仍然存在争议。针对淋巴结清扫的研究比较少，一些研究表明，常规行淋巴结清扫可减少 ICC 患者局部复发。鉴于 ICC 淋巴结转移的高发生率，为减少患者局部复发，2015 年 ICC 治疗专家共识推荐区域淋巴结清扫术应作为一个标准的手术部分。虽然淋巴结转移是重要的 ICC 预后因子，但淋巴结清扫术似乎没有为患者带来明显的生存获益，因此，是否将其作为常规治疗手段仍缺乏共识。有证据表明，与对照组相比，淋巴结清扫组未能达到更好的预后，尤其对于一些晚期和转移性病变，淋巴结清扫并不能完全清除视野以外的病变淋巴结，导致较差的预后。淋巴结转移对预后起到负面的影响，且 ICC 的淋巴结转移率高达 40%，甚至有病理研究，55% 的患者至少存在一个区域性淋巴结侵犯。根据我们的经验，无论术前检查或手术中是否检测到淋巴结，都应进行淋巴结清扫，即使术后病理检查为阴性，亦有助于指导临床分期和术后治疗。尽管如此，我们还需注意淋巴结清扫的潜在风险，特别是肝门处的淋巴结清扫，可以利用术前三维成像技术评估获益与可能导致的并发症。

2. 扩大肝切除术　手术完整的切除肿瘤是获得良好预后的重要保证。对于ICC患者，这意味着解剖肝切除或联合切除血管结构和周围器官。已有文献报道，肿瘤体积大、肝内转移、淋巴结转移和血管侵犯与ICC切除术预后不良有关。与肝细胞癌患者不同，ICC肿瘤切除宽切缘的患者预后显著优于窄切缘患者，因此，尽量实现宽切缘的R0切除对ICC患者尤为重要，大直径肿瘤尤为如此。一些研究证实，对某些大直径或多发ICC，行扩大肝切除是安全有效的。Pawlik等报道了557例手术切除的ICC患者，他们将肿瘤小于7cm且单发者设为A组（215例），其余相对晚期者为B组（342例）。结果表明，B组接受扩大肝切除术的患者的比例低于A组（30.4% *vs* 16.9%，$P<0.001$），且术后病理显示B组的血管侵犯、邻近器官侵犯、淋巴结转移较A组更为常见。两组术后并发症发生率及住院死亡率相似。A组比B组患者表现出较好的5年生存率和无病生存率（DFS）。对于多发肿瘤（3个以上）或淋巴结转移患者，特别是腹腔干和腹主动脉旁淋巴结转移，扩大肝切除术的指征应仔细评估，且术前可考虑如化疗、介入治疗等辅助治疗。因此，即使ICC手术切缘与预后的关系仍存有争议，我们依然建议，根据术前三维成像提示残余肝脏满足的情况下，尽可能地实现解剖性肝切除。当整块切除不可行或残余肝不足的情况下，术者应尽量保证1cm的切缘。

联合血管切除也是实现R0切除的策略之一，9%～14%的根治性肝切除患者需完成此类切除。血管切除联合肝切除术显然增加了手术切缘阴性的可能性，因此，对于某些通过评估的患者，为实现其R0切除，可行肝切除术联合下腔静脉和门静脉的切除加重建，或联合肝动脉切除。肝切除术联合脏器切除包括与邻近器官如胆囊、肝外胆道、膈肌和胰腺的切除，较常见的例子如肿瘤侵犯胆管连接处时，需进行肝外胆道的切除与重建。但是，仍需要进一步的临床数据来证实此类切除患者的长期疗效。

3. 肝移植（LT）　由于缺乏适应证标准且其应用存在高度争议，肝移植不推荐作为ICC的常规选择。由于长期存活率不高和复发率高，许多中心不再进行ICC的肝移植。然而，最近的一些研究表明，单发的小肿瘤ICC患者接受肝移植可获得满意的长期生存。接受肝移植的ICC患者，若无进一步辅助治疗，3年生存率可在50%～65%，而接受系统化疗或新辅助治疗者，可获得更好的生存。肝移植常见的不利预后因素包括神经侵犯、多灶性浸润、淋巴管侵犯等病史。同时，最近的研究发现某些ICC患者，特别是小的单发肿瘤或分化良好者，肝移植治疗后可有较好的长期生存，相反，中度分化的ICC则复发率高，生存较差。总之，肝移植并非完全无效，但其有争议的适应证和较低的成本效益可能限制其在ICC治疗中的应用。

4. 手术预后　R0切除术后的ICC患者术后5年总生存率（OS）为15%～40%，其中80%会肝内复发，预后结果显著差于肝细胞肝癌，其原因可能是肝细胞肝癌与ICC间的组织学差异。淋巴结、神经、肝门静脉、肝静脉侵犯和淋巴结转移分别占85%、80%、58%、40%和37%，类似于肝门部胆管癌和远端胆管癌。肝内门静脉侵犯、肝静脉侵犯和肝内转移的比例与HCC相似。术后并发症的发生率是11%～58%，包括胆漏、肝功能障碍、腹腔感染，门静脉栓塞等。围术期死亡率为1.2%～7%，其中最常见的原因是肝功能衰竭、感染性休克、多器官功能障碍。总之，ICC具有肝细胞肝癌和胆管癌相似的特征，但预后较差。

一些研究报道ICC生存率在过去的几年时间里有所改善，但他们指出，这种变化可能是由于一些非手术治疗手段的进步和对手术患者的仔细筛选。ICC患者的术后预后情况主要取决于肿瘤分期（尤其是淋巴结受累和血管侵犯）而不是大小，以及手术切缘状况。术后5年生存率一般在40%左右，若是手术切缘阴性（R0切除）和无淋巴结侵犯的患者，存活率可高达63%。一项来自法国的对163例接受根治性手术治疗的ICC患者的研究报道，其整体5年生存率为32%，基于第7版AJCC分期的各期5年生存率分别为Ⅰ期62%（T1N0），Ⅱ期27%（T2N0），和Ⅲ期14%（T3N0，T1～3，N1）。门静脉癌栓被证明是影响行肝切除术ICC患者生存的独立危险因素（HR=1.783；95% CI：1.28～2.49）。一项74例ICC手术患者的回顾性研究表明，若术后CA19-9水平回归正常预示着患者可有更好的生存。倾向性评分匹配分析表明，列线图是预测术后生存的一个较好的方法。ICC 的预后列线图已被提出，其纳入了肿瘤(T)和淋巴结(N)分级、肿瘤大小、肿瘤数目、术前血清肿瘤标志物水平与微血管侵犯。多中心回顾性研究显示，老年人肝切除术后的远期预后与年轻人相似，但术后并发症发生率则较高。

复发是影响 ICC 患者预后的重要因素。据报道，即使行根治性切除的 ICC 患者，5 年复发率可高达 79%。局部复发是最常见的模式，其他模式包括肝内、淋巴结或肝外远处(腹腔)的复发/转移。基于国际数据库的研究观察了 563 例接受根治切除的 ICC 患者，并定期随访，中位随访时间为 19 个月，发现最常见的复发部位是肝内(59.8%)，肝外复发占 14.5%，肝内外同时复发者占 25.7%。不同于肝细胞肝癌的复发主要发生在肝脏，ICC 复发的特点更具有全身性。复发的 ICC 患者预后很差，再手术治疗术后生存时间平均为 26.7 个月，其他治疗方法平均为 11.1 个月。肝内转移是最常见的，如果转移病灶是单发且患者一般情况尚可，仍可行手术治疗。9% ~30% 的复发患者可成功实施再切除手术。据我们的经验，术后密切监测患者状态，可在早期复发时及时发现，此时再切除手术是安全有效的，患者复发再治疗预后较好。随着化疗、消融、栓塞和放射等 ICC 其他治疗手段的发展，患者术前可接受各种辅助疗法(如辅助化疗以及射频消融、Y90 微球放疗和 TACE 等局部疗法)，复发性 ICC 再治疗患者的生存预后可进一步提高。

四、多学科团队

单一学科单一治疗方案难以为患者带来最佳疗效，随着肿瘤治疗模式和概念的进步，多学科团队(MDT)作为一个合作医疗模式已被越来越多的人重视。不同于传统的医疗模式，MDT 模式的特点是以患者为中心的基于多学科的治疗模式，通过合作拟订最佳的诊断和治疗方案，以提高患者生存率。外科手术切除的 ICC 患者，MDT 的作用应贯穿整个治疗过程。对于未实现切缘阴性切除的患者，术后需制定放射治疗方案，以延长生存期。例如，在一组 38 例肿瘤紧邻血管的病例研究中，肿瘤剥离于血管表面，手术切缘几乎为零，通过术后接受调强放射治疗(IMRT)可提高患者无瘤生存率(12.5 个月 *vs* 5.5 个月；$P=0.081$)和总生存率(21.8 个月 *vs* 15 个月；$P=0.049$)。目前，手术后的治疗方案是根据肿瘤的病理特点、局部浸润程度和病理分期，联合多个学科共同来决定的。虽然术后 TACE、放疗和化疗是否有抗复发的作用还在研究中，已有研究表明，阳性切缘、淋巴结或早期复发患者的生存预后或可因此提高。但结果仍需要大样本前瞻性随机对照研究进一步证实。

五、小结

综上所述，ICC 是仅次于肝细胞癌的常见的肝脏恶性肿瘤，ICC 患者的数量正在逐年增加。现已研究建立多个 ICC 的危险因素，包括感染、环境和代谢等各个方面。外科手术切除是目前可实现 ICC 根治的唯一治疗方法，应用数字化技术可以对外科手术起到精细指导作用，而其他治疗策略如局部区域和全身治疗可以为无法切除的病例提供更多的选择，也可以预防和治疗复发。

(沈锋　王葵　邹奇飞)

第二节　肝门部胆管癌的数字化外科诊断治疗

一、肝门部胆管癌临床诊疗现状

(一) 肝门部胆管癌解剖及发病率

肝门部胆管癌是一种起源于肝总管、左右肝管及其汇合部位胆管上皮的恶性肿瘤，约占胆管癌的 50%。1965 年 Klatskin 首次全面报道了起源于肝门区胆管分叉处腺癌的独特临床病理特征，因此该部位肿瘤也称为 Klatskin 瘤。目前，根治性手术切除仍然是患者获得长期生存的唯一方法。然而，由于特殊的肿瘤发生部位、复杂的肝门解剖结构、多极化的肿瘤生长方式、淋巴结转移的生物学行为等诸多因素，导致高位胆管癌根治术是目前肝胆外科最具挑战的手术之一。

纵观外科学圣经 *Annals of Surgery* 杂志，从胆道变异及可切除性的影像评估、胆道引流的意义与方式，到联合肝实质切除、肝三叶切除和肝移植术的手术方式演变，再到辅助放化疗、复发后再手术，世界各大肝胆外科中心对肝门部胆管癌诊断与治疗的探索从未停止过。得益于不断发展的影像技术与改良的手术器械、不断演变的手术策略与深入的机制研究，肝门部胆管癌的诊断、可切除性、术后复发监测及总体生存率，在过去二、三十年里都实现了长足进步。

(二) 临床特征与诊断

胆管癌的具体病因尚不清楚，明确的高危因素包括原发性硬化性胆管炎、胆管囊肿、胆胰管汇合畸形、复发性化脓性胆管炎、肝胆管结石、胆肠吻合术后胆管炎症和肝吸虫等;可能的危险因素有乙型或丙型肝炎病毒感染、HIV 感染、环境或职业毒素暴露、糖尿病等。然而,在实际诊治过程中,多数患者没有明确的危险因素。

无痛性、进行性加深的黄疸是肝门部胆管癌特征性临床表现,其他还包括胆管炎、腹痛腹胀以及体重减轻等非特异性表现,少部分患者因体检发现肝门区占位或异常肝内胆管扩张就诊。早期的肝门部胆管癌患者多无明显临床症状,出现腹痛、黄疸和体重明显减轻等表现时多为中、晚期。

结合血清学和影像学检查是目前最常用于肝门部胆管癌诊断的方法,准确性超过 90%。肿瘤标志物 CA19-9 在肝门部胆管癌诊疗过程中具有重要作用,常用于肝门部胆管癌术前诊断和术后监测。此外,有研究表明 CA19-9≥1000U/ml 与患者的不良预后相关。同时检测血清 IgG4 浓度,以排除 IgG4 相关的胆管病变。然而,血清 IgG4 水平也可在胆管癌中增加。

仔细评估横断面影像和超声内镜检查有助于描述肿瘤的位置、大小、形态、肝动脉和门静脉侵犯、肝残余体积、淋巴结转移及有无远处转移。但目前研究的数量较少,证据质量也不高。增强 CT 和 MRI 扫描是目前肝门部胆管癌诊断与可切除评估最常使用的影像学技术。对于有梗阻性黄疸的肝门部胆管癌患者,影像学评估必须在胆道引流前完成,否则会影响肿瘤局部实际侵犯情况的判断。MDCT 扫描速度快、成像质量高,对胆道系统侵犯判断的准确性为 86%,对门静脉和肝动脉侵犯、淋巴结转移判断的敏感性和特异性分别为 89% 和 92%、83% 和 93%、61% 和 88%。CT 很难发现微小的网膜转移病灶。MRI 联合 MRCP 能更加清楚显示胆道系统累及程度、肝内胆管走行及汇合方式,对胆道侵犯判断的准确性可达 95%。然而,较低的空间分辨率使其对血管侵犯、肝实质受累情况的判断的准确性仅为 67%~73% 和 75%~80%。相比之下,PET-CT 检查对发现转移病灶更有价值。但实际 PET-CT 对淋巴结转移判断的敏感性仅 13%~38%,同时存在炎性反应引起的假阳性和高度促结缔组织增生性反应导致的假阴性可能,而对原发病灶诊断的敏感性和特异性仅 69% 和 67%,对局部可切除性判断的价值低。当行肝移植手术治疗肝门部胆管癌时,用超声内镜评估肿瘤时不应对肿瘤进行活检,因为存在针道种植的风险,遏制这种潜在的治愈方法。相比之下,对淋巴结组织进行细针穿刺是局部进展期肝门胆管癌诊断的重要辅助工具。

ERCP 对于显示整个胆道系统是一种非常有价值的方法,同时可作为第一个治疗步骤。在施行 ERCP 前先通过用 MRI/MRCP 或 CT 扫描了解胆道解剖的轮廓,将有助于实施内镜下操作。当存在胆道局部狭窄伴或不伴上游胆道扩张,应运用胆道刷进行细胞学检查。经皮经肝穿刺胆管造影术(PTC)可以帮助到达 ERCP 无法通过的狭窄通道。但目前 PTC 主要是术前减黄的重要措施,一般不用于胆管癌的诊断。

(三)病理与分期分型

肝门部胆管癌多为胆管腺癌,具有高度亲淋巴上皮性和嗜神经性的生物学行为特点,导致早期易发生淋巴结转移、血管侵犯和神经浸润等。肝门部胆管癌依据肿瘤大体形态可分为 3 种类型,即肿块型、浸润型和乳头型,其中浸润型最为常见,前两种类型常混合出现。乳头型肿瘤通常为高分化、无淋巴结转移,根治性手术切除后预后较好。早期肿瘤主要沿胆管壁浸润性生长,突破胆管壁后肿瘤组织可侵犯邻近血管、神经和淋巴组织并沿毗邻肝组织内蔓延,同时可沿肝内管道系统形成跳跃性转移。由于肿瘤浸润范围常超越大体肿瘤边界,术中往往不易准确辨认实际侵犯范围以及最佳手术切除范围,成为肝门部胆管癌根治性切除率低、术后易复发和远期预后较差的重要原因之一。胆管癌浸润类型主要包括黏膜层浸润与黏膜下层浸润。乳头型、高分化肿瘤易沿黏膜层浸润,镜下浸润一般不超出肿瘤大体边界 20mm;结节型、浸润型、结节-浸润型肿瘤易沿黏膜下层浸润,镜下浸润一般不超出肿瘤大体边界 10mm。

目前临床常用的肝门部胆管癌分型和分期系统主要有以下 4 种:①Bismuth-Corlette 分型;②MSKCC T 分期系统;③AJCC 的 TNM 分期系统;④国际胆管癌协会分期系统。

Bismuth-Corlette 分型是目前最常用的临床分型方法。该分型是以肿瘤累及胆管的解剖部位及范围为依据,将肿瘤分为 4 种不同类型:Ⅰ型,肿瘤源于胆管汇合部邻近的肝外胆管,未侵犯左、右肝管;Ⅱ型,肿瘤源于胆管汇合部邻近的肝外胆管,扩散至左、右肝管;Ⅲa 型,肿瘤源于胆管汇合部,扩散至右肝管达二级胆管;Ⅲb 型,肿瘤源于胆管汇合部,扩散至左肝管达二级胆管;Ⅳ型,肿瘤侵犯至双侧肝管达二级胆管分支或以上。Bismuth-Corlette 分型对于手术方式的选择具有重要价值，但该分型没有涵盖对胆管癌切除和预后有影响的血管浸润、肝实质侵犯、肝脏萎缩和淋巴结转移等因素。MSKCC T 分期系统则根据肿瘤累及胆管范围、门静脉侵犯以及是否有肝叶萎缩 3 个因素对肿瘤进行分期：T1 期，肿瘤侵及胆管汇合部±单侧扩散到二级胆管；T2 期，肿瘤侵犯胆管汇合部±单侧扩散到二级胆管且同侧的门静脉受侵±同侧肝叶萎缩；T3 期，肿瘤侵犯胆管汇合部+双侧扩散到二级胆管；单侧扩散到二级胆管伴对侧门静脉侵犯；单侧扩散到二级胆管伴对侧肝萎缩，或侵及门静脉主干或双侧分支。MSKCC T 分期系统在判断可切除性或是预后方面均优于 Bismuth-Corlette 分型，但未体现肝动脉侵犯、淋巴结转移和远处转移等要素。AJCC 的 TNM 分期是基于病理指标的一种分期系统，主要基于肿瘤局部侵犯程度、淋巴结转移情况及有无远处转移 3 个主要因素进行分期。目前第 8 版肝门部胆管癌的 TNM 分期系统即将于 2018 年在全球通用，有诸多的大样本、多中心的临床研究均显示该分期系统对患者预后判断的重要价值。但由于术前几乎无法得到分期所需的相关资料，特别是淋巴结转移状况及远处转移情况，因此该分期系统对指导术前可切除性评估与术中决策方面的实际临床价值有限。国际胆管癌协会分期系统是 2011 年提出的一种新的肝门部胆管癌分期系统。该分期对胆管癌肿部位和形态，门静脉、肝动脉受累状况，预留肝脏体积、并存肝实质病变，淋巴结及远处转移等病理要素，给予了全面评估和表述。尽管该分期系统纳入了可能影响肝门部胆管癌手术及预后的几乎所有的危险因素，但该分期系统对肝门部胆管癌的可切除性、术式选择及预后判断方面的实际效用尚无大样本文献报道，且其复杂、多样化的内容在实际临床中的应用受到一定限制。

（四）肝门部胆管癌传统影像评估、不足及三维可视化优势

由于传统影像检查评估胆管累及范围以胆管开口作为参考标准（即 Bismuth 分型）并计算准确性，当肿瘤局部侵犯范围较广（Bismuth Ⅳ型），该评估准确性高低对于手术决策的实际意义不大。胆管切离极限点是指肝切除时肝内近端胆管可允许切除和重建的极限位点，若肿瘤的病理边际超越肝管切离极限点，则认定受累肝管不能单独完整切除和重建。右侧肝切除时，左侧胆道系统的分离极限点位于门静脉矢状部（U 点）左缘 B2 与 B3；左侧肝切除时，右侧胆道系统的分离极限点在门静脉右前支、右后支分叉部（P 点）附近 B6 与 B7。同时超过 U 点左侧和 P 点右侧的病灶常被认为无法切除。除此之外，还存在以下不足：①传统的影像学资料的图片均为二维图像，无法三维立体显示；②传统的影像学资料难以准确显示肿瘤、肝动脉、门静脉、肝静脉以及相互关系，更不能三维立体显示肿瘤与各管道的解剖空间关系；③传统的影像学资料均不能将脏器、肿瘤、各种血管根据诊断及术前评估的需要，赋以不同颜色、透明度进行整体展示，亦不能根据临床需求显示肿瘤与不同管道之间的关系。④传统的影像学手段只能由影像专业人员或具有丰富临床经验的肝胆外科医师进行阅片分析；⑤传统的影像学手段不具有术前仿真手术的功能。临床上常因肝门部胆管癌疾病本身的生物学特性，复杂的解剖空间关系，以及不够确切的影像学评估，难以取得较满意的临床治疗效果。

近年来，数字医学三维可视化技术迅猛发展，并在多个学科实现了临床转化，也为肝门部胆管癌的外科精准诊疗开辟了一条新的途径。

利用三维重建软件，可立体化展示肿瘤空间定位，透视门静脉、肝动脉、胆管和肝静脉的走行、汇合方式及变异情况，多角度观察肿瘤累及肝段、与周围血管的关系，测量各切缘长度并计算剩余肝体积，有助于肿瘤可切除性评估和手术方式选择（图 16-11 ~ 图 16-14）。U 点和 P 点可在三维影像上准确定位，结合肿瘤侵犯边界，作为判断可切除性与确定手术方式的重要解剖标志（图 16-15）。

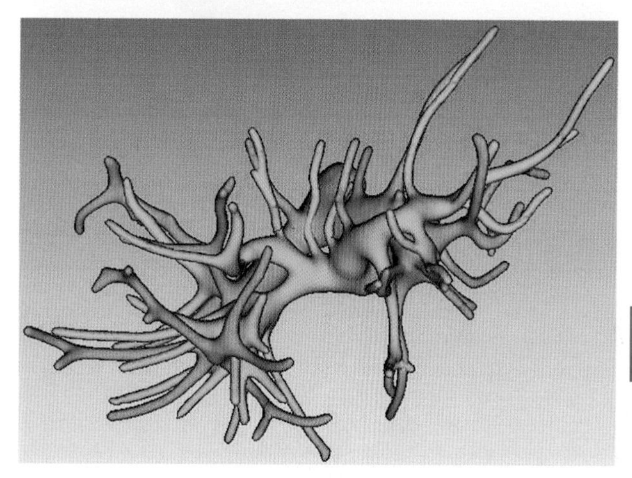

图 16-11 利用 EDDA IQQA-Liver 三维重建系统构建肝门部胆管形态以及与门静脉之间的关系

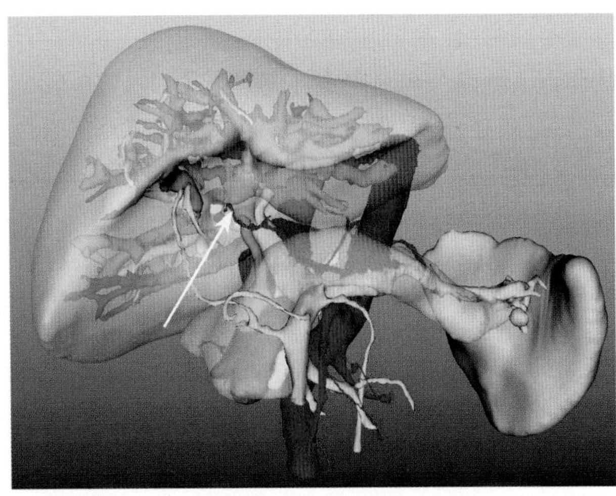

图 16-12 三维重建图像显示肿瘤与肝动脉、门静脉和肝静脉之间的关系

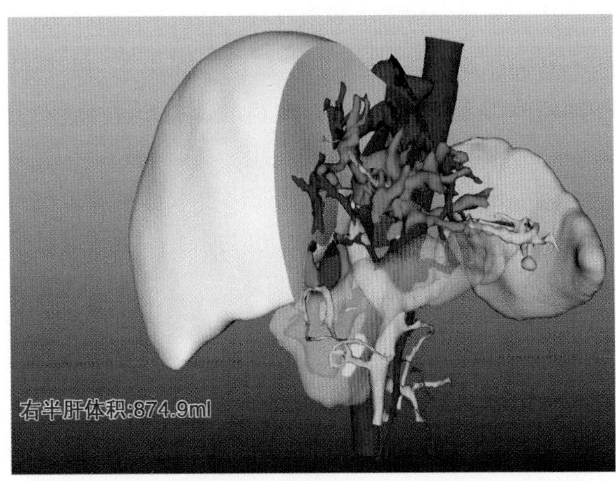

图 16-13 三维重建软件模拟左半肝切除术后,自动计算右半肝体积

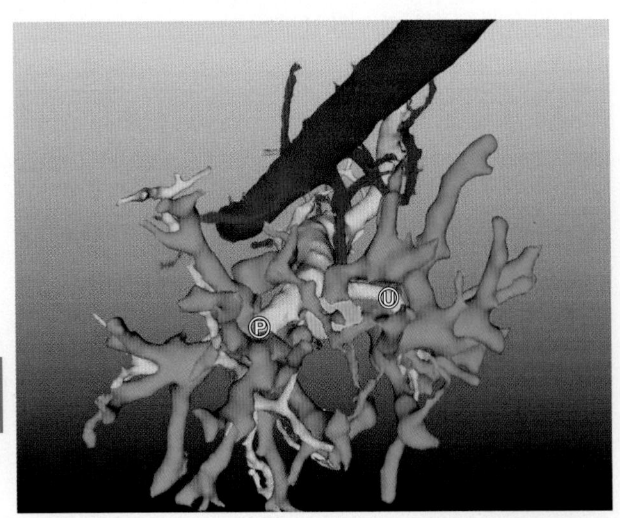

图 16-14 U 点:门静脉左支横部与矢状部转折处;P 点:门静脉右后支起始部

二、肝门部胆管癌的三维可视化模型构建

(一) 高质量肝内各管道亚毫米 CT 数据采集方法

经 CT 四期扫描(平扫期、动脉期、肝静脉期、门静脉期)后,即获得活人体 CT 图像数据,在 CT 自带的 Mxview 工作站中,将层厚为 5mm 的图像数据再次处理,推薄层厚至 0.625mm,格式为 DICOM(Digital Imaging and Communications in Medicine)3.0,然后通过内部专线网络传输至制备三维立体成像的终端服务器存盘、导出,获得可用的薄层原始 CT 图像数据。

如何获得对比度良好(即信躁比佳)的 CT 数据在构建三维可视化模型中十分关键。通过增加 CT 造影剂浓度、造影剂排泄阈值高峰扫描及调整患者呼吸动作,可获取高质量门静脉、肝静脉、动脉期及胆管数据。因肝门部胆管癌最大特点是肿瘤早期侵犯门静脉,则门静脉期数据在肝门部胆管癌 CT 数据采集中更为重要。

(二) 肝门部胆管癌三维模型构建

1. 肝脏及肝内各管道三维重建方法

(1) 肝门部肿瘤三维重建方法:①合理选择重建的原始 CT 数据:选择动脉期,还是静脉期进行肿瘤重建,需要根据 CT 增强扫描病变与周围组织的强化程度进行合理选择。选择肿瘤与周围组织 CT 阈值差别较大的增强扫描数据作为三维重建数据来源。②具体重建方法同肝脏重建方法。③对于边界不清晰的肿瘤图像的分割重建需要进行分步多次重建器官的方法,最后通过组合的功能完成完整的肿瘤三维重建。

(2) 肝内血管三维重建方法:①动脉三维重建:基于 CTA 数据进行体绘制重建,这种方法的优点是重建速度快,质量高。重建过程中因需要完成去骨等操作,可能在调整阈值的过程中导致一部分动脉终末分支无法重建,可采用局部血管面绘制重建的方式进行补充,然后采用组合的方式完整显示动脉系统三维重建效果。②门静脉系统三维重建:门静脉系统 CT 数据的质量一般比 CTA 略差,如果采用动脉系统体绘制三维重建的方法,因血管和周围组织阈值差别不明显,在调整阈值的过程中导致血管分支减少、血管直径变细,会导致血管三维重建结果误差变大,而面绘制的方法是采用区域生长法完成血管分割,可以有效避免上述问题,因此,通常采用面绘制方法进行门静脉系统血管重建。

16

（3）肝门部胆管癌三维重建需要注意的事项：①肝门部胆管癌肝内胆管一般都呈中重度扩张，CT图像分割时需要将之分割出来。在用 MI-3DVS 将之分割出来时，一般可采用 CT 门脉期，并采用低阈值（一般为 3～7），以增强 Glission 鞘内门静脉和胆道的密度对比；②肝门部胆管癌癌肿在 CT 上的图像显示边界不清，癌肿密度高低不均，在进行对癌肿图像分割时，需要在癌肿图像显示的边界和中心采用不同的阈值，或采用相近密度的多次分割方法；③肝门部胆管癌是否侵犯门静脉、肝静脉及下腔静脉，在 CT 上难以辨别，但经 MI-3DVS 重建，多方位旋转观察后，能得出明确结论。

2. 三维可视化个体化脉管分型

（1）个体化肝动脉分型：三维可视化肝动脉分型参照 Michels 肝动脉分型方法确立，分 10 型（图 16-15）：

Ⅰ型（即正常型）：肝固有动脉分出肝左动脉、肝中动脉与肝右动脉。

Ⅱ型：替代肝左动脉起自胃左动脉（即替代 LHA 来自 LGA）。

Ⅲ型：替代肝右动脉起自肠系膜上动脉（即替代 RHA 来自 SMA）。

Ⅳ型：替代肝右动脉起自肠系膜上动脉+替代肝左动脉起自胃左动脉（即替代 RHA 来自 SMA+替代 LHA 来自 LGA）。

Ⅴ型：副肝左动脉起自胃左动脉（即副 LHA 来自 LGA）。

Ⅵ型：副肝右动脉起自肠系膜上动脉（即副 RHA 来自 SMA）。

Ⅶ型：副肝右动脉起自肠系膜上动脉十副肝左动脉起自胃左动脉（即副 RHA 来自 SMA+副 LHA 来自 LGA）。

Ⅷ型：即替代肝右动脉十副肝左动脉或副肝右动脉+替代肝左动脉（即替代 RHA+副 LHA 或替代 LHA+副 RHA）。

Ⅸ型：肝总动脉起自肠系膜上动脉（即 CHA 来自 SMA）。

Ⅹ型：肝总动脉起自胃左动脉（即 CHA 来自 LGA）。

上述三维可视化分型参照 Michels 肝动脉分型方法确立肝门部胆管癌的三维可视化肝动脉分型，主要分为 10 型。

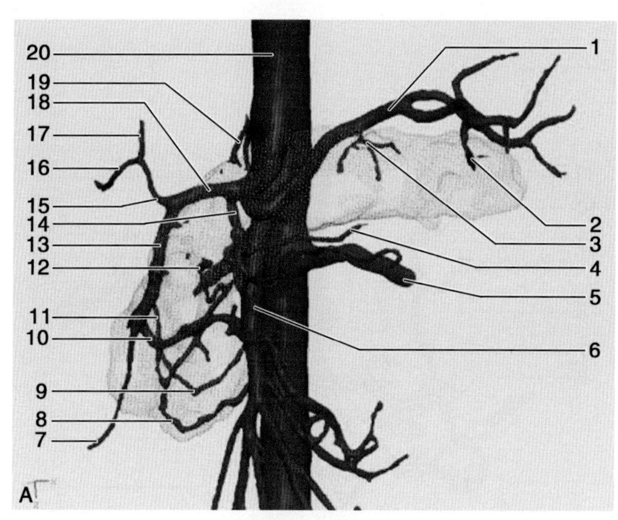

图 16-15A　Michels Ⅰ型：肝动脉正常型

注：1. 脾动脉；2. 胰尾动脉；3. 胰大动脉；4. 胰横动脉；5. 左肾动脉；6. 肠系膜上动脉；7. 胃网膜右动脉；8. 胰十二指肠下前动脉；9. 胰十二指肠下后动脉；10. 胰十二指肠上前动脉；11. 胰十二指肠上后动脉；12. 胰头上缘动脉支；13. 胃十二指肠动脉；14. 胰背动脉；15. 肝固有动脉；16. 肝右动脉；17. 肝左动脉；18. 肝总动脉；19. 副肝左动脉；20. 腹主动脉

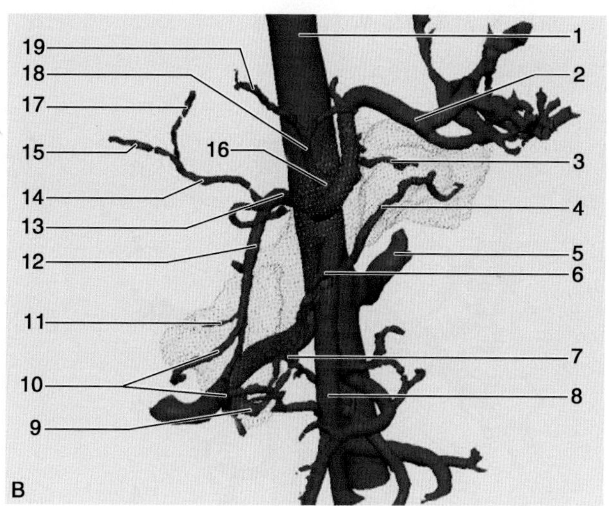

图 16-15B　Michels Ⅱ型：其特征为替代肝左动脉起自胃左动脉，肝固有动脉只分出肝右、肝中动脉。肠系膜上动脉同常见型。此类患者若不作动脉的三维重建或腹腔干动脉造影，易将肝左动脉遗漏。副肝左动脉发自胃左动脉

注：1. 腹主动脉；2. 脾动脉；3. 胰大动脉；4. 胰横动脉；5. 左肾动脉；6. 胰背动脉；7. 胰十二指肠下前动脉；8. 肠系膜上动脉；9. 胰十二指肠下后动脉；10. 胰十二指肠上前动脉；11. 胰十二指肠上后动脉；12. 胰十二指肠动脉；13. 肝总动脉；14. 肝固有动脉；15. 肝右动脉；16. 腹腔干；17. 肝左动脉；18. 胃左动脉；19. 副肝左动脉

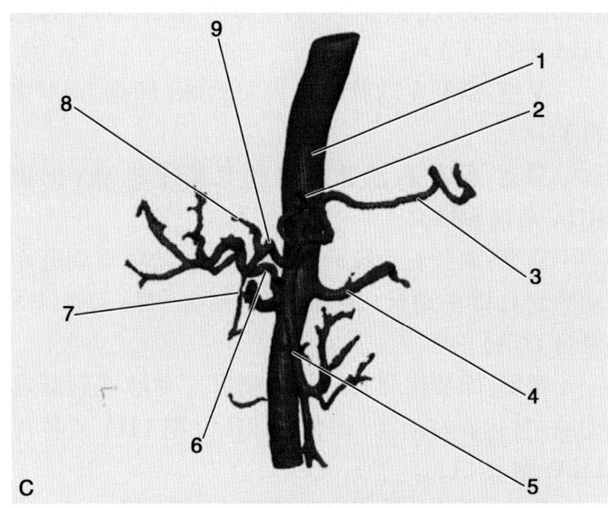

图 16-15C Michels Ⅱ型：其特征为替代肝左动脉起自胃左动脉，肝固有动脉只分出肝右、肝中动脉。肠系膜上动脉同常见型。此类患者若不作动脉的三维重建或腹腔干动脉造影，易将肝左动脉遗漏。副肝左动脉发自胃左动脉。Michels Ⅲ型：其特征为替代肝右动脉起自肠系膜上动脉，此类患者若不作三维重建或肠系膜上动脉造影，则难以发现肝右动脉

注：1. 腹主动脉；2. 胃左动脉；3. 脾动脉；4. 左肾动脉；5. 肠系膜上动脉；6. 肝右动脉；7. 胃十二指肠动脉；8. 肝左动脉；9. 肝总动脉

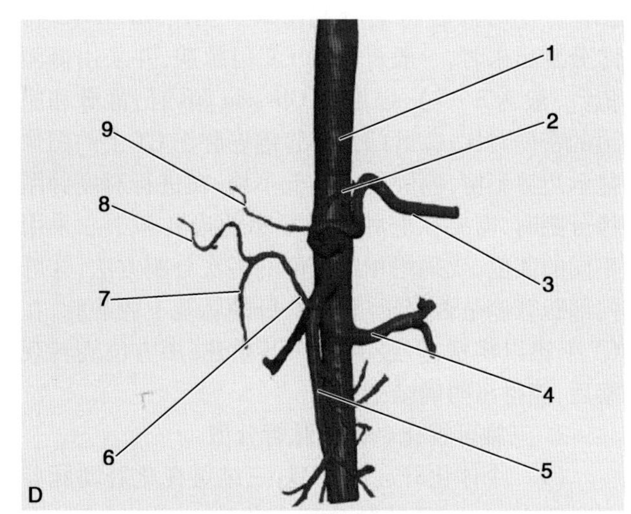

图 16-15D Michels Ⅳ型：该型同时具有 Michels Ⅱ型和Ⅲ型的特征，即替代肝左动脉起至胃左动脉，同时替代肝右动脉起自肠系膜上动脉

注：1. 腹主动脉；2. 胃左动脉；3. 脾动脉；4. 左肾动脉；5. 肠系膜上动脉；6. 肝总动脉；7. 胃十二指肠动脉；8. 肝右动脉；9. 肝左动脉

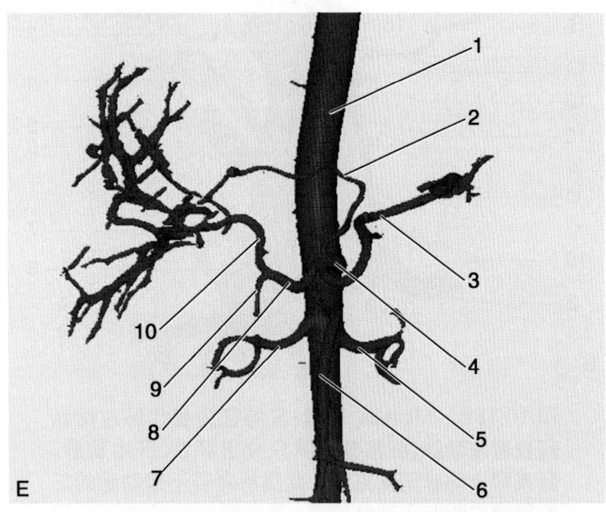

图 16-15E Michels Ⅴ型：该型特征为副肝左动脉起自胃左动脉，肝固有动脉仍有肝右、肝中和肝左动脉三个分支

注：1. 腹主动脉；2. 胃左动脉；3. 脾动脉；4. 腹腔干；5. 左肾动脉；6. 肠系膜上动脉；7. 右肾动脉；8. 肝总动脉；9. 胃十二指肠动脉；10. 肝固有动脉

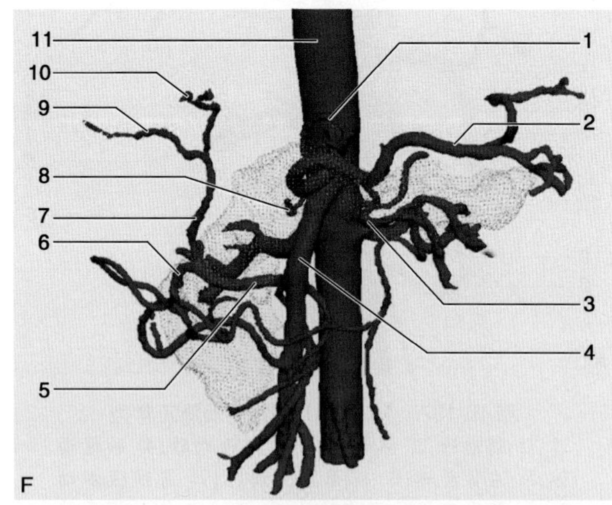

图 16-15F Michels Ⅸ型：肝总动脉发自肠系膜上动脉，穿过胰腺实质后发出胃十二指肠动脉

注：1. 胃左动脉；2. 脾动脉；3. 胰大动脉；4. 肠系膜上动脉；5. 肝总动脉；6. 胃十二指肠动脉；7. 肝固有动脉；8. 胰背动脉；9. 肝右动脉；10. 肝左动脉；11. 腹主动脉

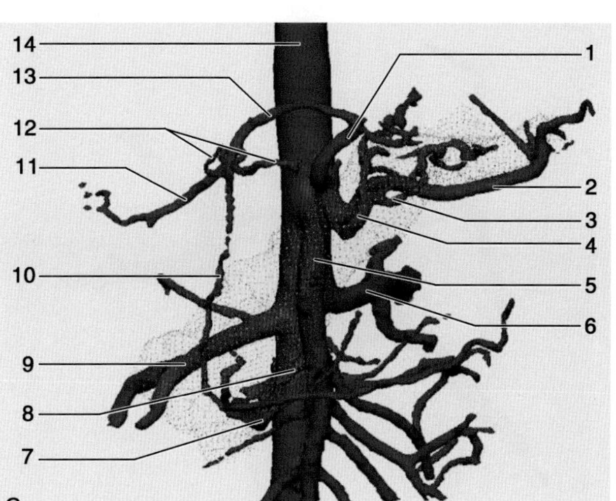

图 16-15G Michels Ⅹ型:肝总动脉发自胃左动脉;肝内动脉与胰十二指肠动脉存在穿过肝实质的肝-胰交通支

注:1. 胃左动脉;2. 脾动脉;3. 胰横动脉;4. 胰背动脉;5. 肠系膜上动脉;6. 左肾动脉;7. 胰十二指肠下前动脉;8. 胰十二指肠下后动脉;9. 右肾动脉;10. 肝胰交通支;11. 肝右动脉;12. 肝左动脉;13. 肝总动脉;14. 腹主动脉

(2) 个体化门静脉分型:三维可视化门静脉分型参照 Cheng 门静脉分型方法确立,分为 7 型(图 16-16):

Ⅰ型:MPV(main portal vein)在肝门处分为 LPV(left portal vein)和 RPV(right portal vein),RPV 向右侧走行并分为右前支(right anterior portal vein, RAPV)和右后支(right posterior portal vein,RPPV)。

Ⅱ型变异:MPV 在肝门处呈三分叉状,分为 LPV、RAPV 和 RPPV。

Ⅲ型变异:MPV 先发出 RPPV,继续向右上分为 LPV 和 RAPV(LPV 和 RAPV 共干)。

Ⅳ型变异:MPV 先发出 RPPV,RAPV 发自 LPV,或 RAPV 靠近脐点(umbilical point)。

Ⅴ型变异:LPV 缺如。

Ⅵ型:RPV 缺如。

Ⅶ型:先发出 RPV,LPV 水平段缺如,MPV 继续向上发出 RAPV,RAPV 横向左侧转变为 LPV。

Endo 等报道 3D 成像评估门静脉受侵犯的敏感性、特异性和准确性分别为 100%、80% 和 87%,评估肝动脉受侵犯的敏感性、特异性和准确性分别为 75%、91% 和 87%。肝门部胆管癌术前可通过三维可视化技术准确判断门静脉和病灶的位置关系,明晰是侵犯还是压迫,准确认识门静脉的变异情况,仔细研究决定术中预切除和预保留的门静脉分支,以上均为涉及手术成败的关键问题。

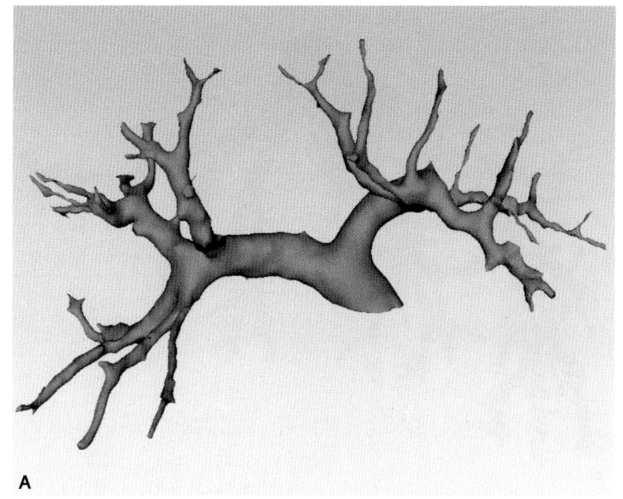

图 16-16A Type Ⅰ:MPV 在肝门处分为 LPV 和 RPV,RPV 向右侧走行并分为 RAPV 和 RPPV

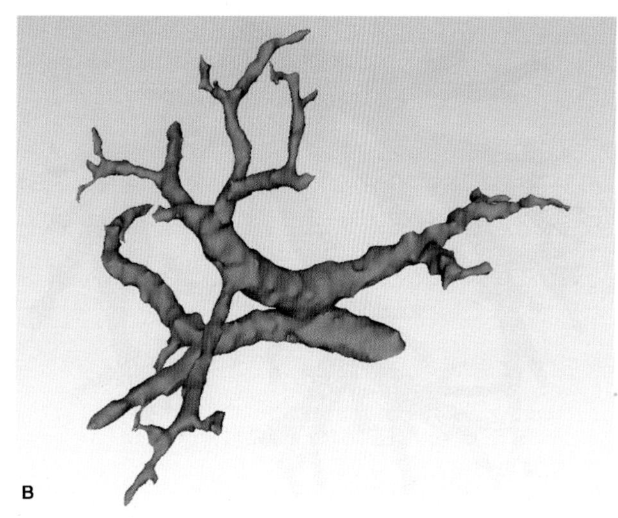

图 16-16B Type Ⅱ:MPV 在肝门处呈三分叉状,分为 LPV、RAPV 和 RPPV

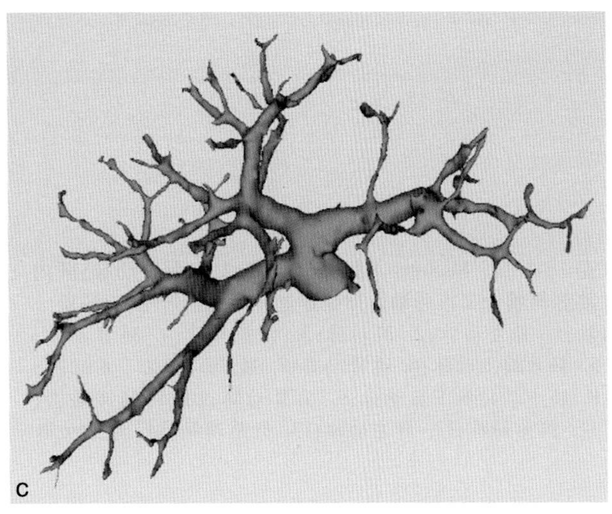

图 16-16C Type Ⅲ:MPV 先发出 RPPV,LPV 和 RAPV 共干

注:LP:门静脉左支;RA:右前门静脉;RP:右后门静脉

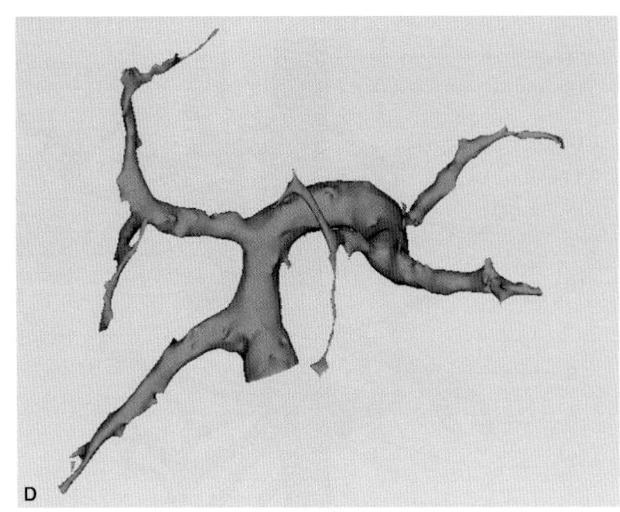

图 16-16D Type Ⅳ:MPV 先发出 RPPV,RAPV 发自 LPV

注:LP:门静脉左支;RA 右前门静脉;RP 右后门静脉

图 16-16 三维可视化门静脉变异

(3)个体化肝静脉分型:三维可视化肝静脉分型参照 Nakamura 肝静脉分型方法确立,分为 3 型(图 16-17):①肝左静脉(LHV)和肝中静脉(MHV)汇入下腔静脉(IVC)方式大体分型,即 LHV 和 MHV 共干汇入 ICV;LHV、MHV 分别汇入 IVC。②肝右静脉(RHV)分型:根据肝右静脉(RHV)、肝右中静脉(middle right hepatic vein, MRHV)和肝右下静脉(inferior right hepatic vein, IRHV)的不同组合,分为 3 个亚型。Ⅰ型:RHV 粗大,引流肝右叶大部分,伴有小的或不伴 IRHV;Ⅱ型:RHV 中等大小,IRHV 中等大小;Ⅲ型:只有引流Ⅶ段的短小 RHV,MRHV 粗大,IRHV 较粗大。③肝Ⅳ段静脉分型,可分为 3 个亚型:Ⅰ型:主要发自于 LHV,主要引流Ⅳ段区域;Ⅱ型:出现肝Ⅳ段静脉和脐静脉(走行于肝圆韧带内的称为脐静脉);Ⅲ型 MHV 出现的肝Ⅳ分支。

因此,肝静脉的变异情况多样,肝切除术后静脉引流不畅是肝功能不全的重要影响因素,因此,应用三维可视化技术清晰辨认肝静脉情况并予以准确分型,依此设计手术规划甚为重要。推荐参照 Nakamura 肝静脉分型方法建立肝门部胆管癌的三维可视化肝静脉分型,主要分为 3 型。

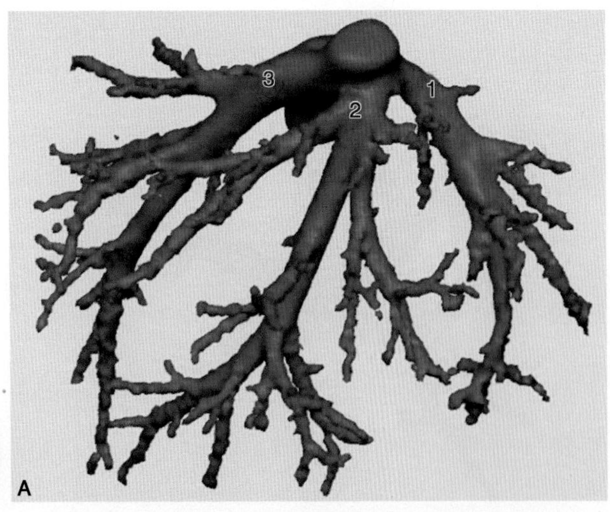

图 16-17A Ⅰa 型:左、中、右三支肝静脉分别单独汇入下腔静脉,未见其他肝小静脉

注:1. 肝左静脉;2. 肝中静脉;3. 肝右静脉

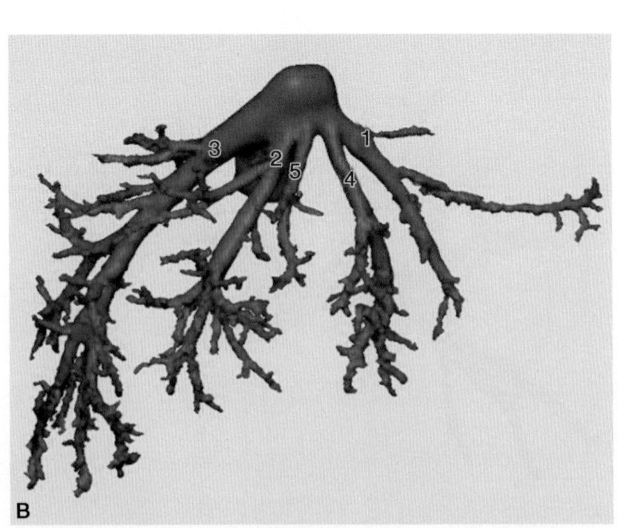

图 16-17B Ⅰb 型:左、中、右三支肝静脉分别单独汇入下腔静脉,并出现副肝中或副肝左静脉,且未见左后上缘和右后上缘静脉

注:1. 肝左静脉;2. 肝中静脉;3. 肝右静脉;4. 副肝左静脉;5. 副肝中静脉

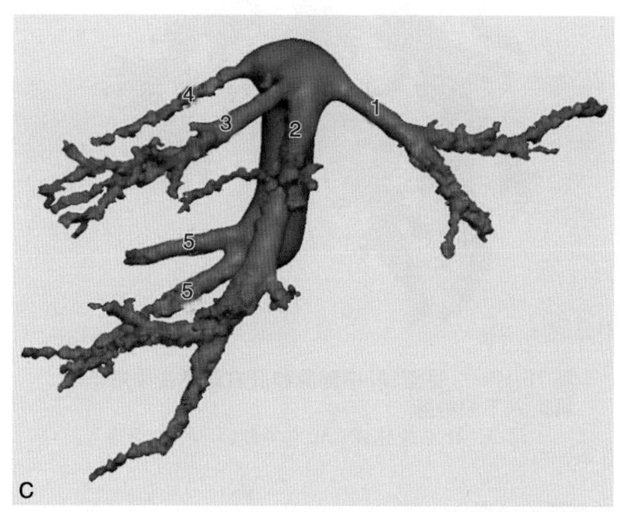

图 16-17C　Ⅰc 型:左、中、右三支肝静脉分别单独汇入下腔静脉,并出现左后上缘或右后上缘静脉,且未见副肝中和副肝左静脉

注:1. 肝左静脉;2. 肝中静脉;3. 肝右静脉;4. 右后上缘静脉;5. 右后下静脉

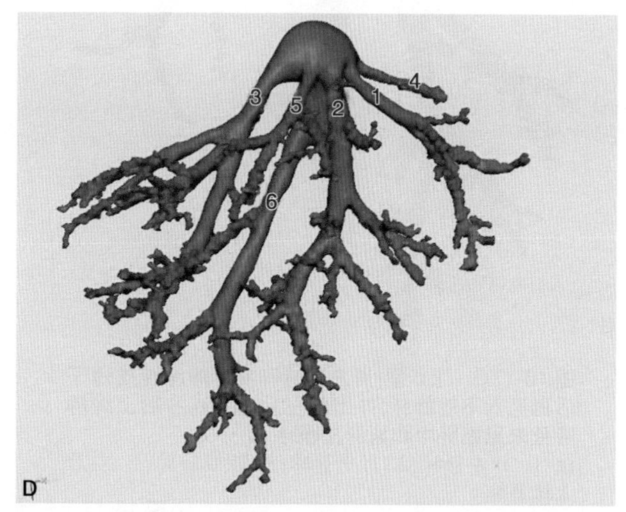

图 16-17D　Ⅰd 型:左、中、右三支肝静脉分别单独汇入下腔静脉,并同时出现副肝中或副肝左静脉和左后上缘或右后上缘静脉

注:1. 肝左静脉;2. 肝中静脉;3. 肝右静脉;4. 左后上缘静脉;5. 副肝中静脉;6. 右后下静脉

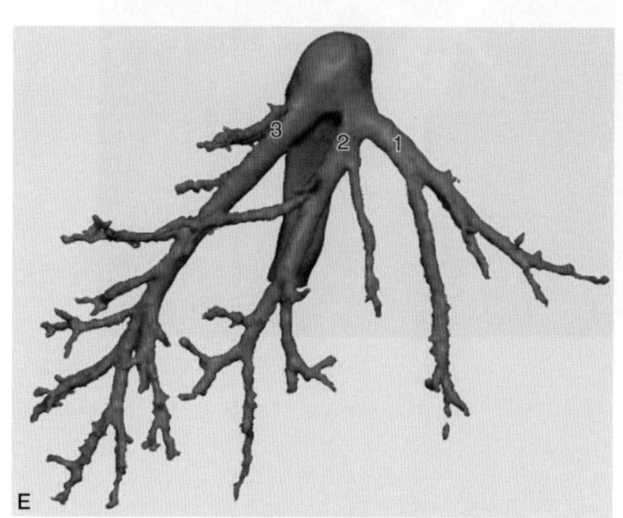

图 16-17E　Ⅱa 型:肝左静脉和肝中静脉合成短干后再汇入下腔静脉,未见其他肝小静脉

注:1. 肝左静脉;2. 肝中静脉;3. 肝右静脉

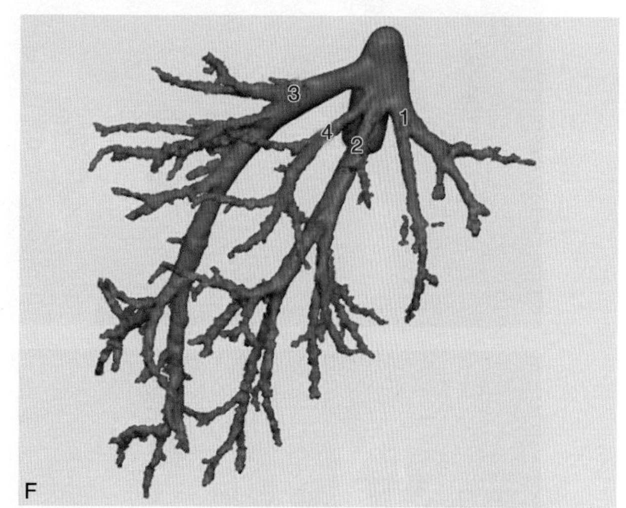

图 16-17F　Ⅱb 型:肝左静脉和肝中静脉合成短干后再汇入下腔静脉,并出现副肝中或副肝左静脉且未见左后上缘和右后上缘静脉

注:1. 肝左静脉;2. 肝中静脉;3. 肝右静脉;4. 副肝中静脉

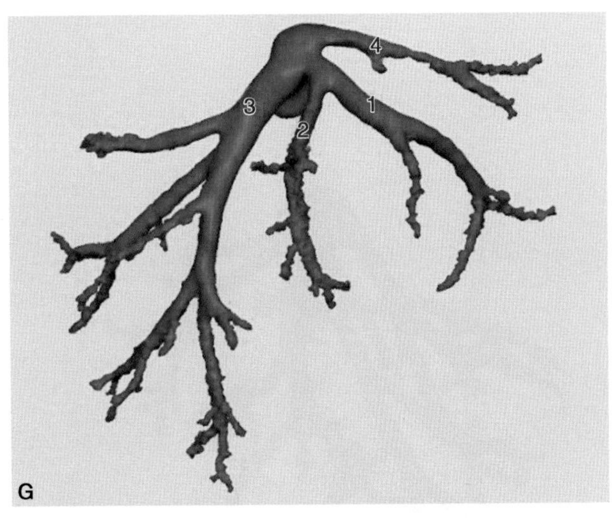

图 16-17G Ⅱc 型:肝左静脉和肝中静脉合成短干后再汇入下腔静脉,并出现左后上缘或右后上缘静脉且未见副肝中和副肝左静脉

注:1. 肝左静脉;2. 肝中静脉;3. 肝右静脉;4. 左后上缘静脉

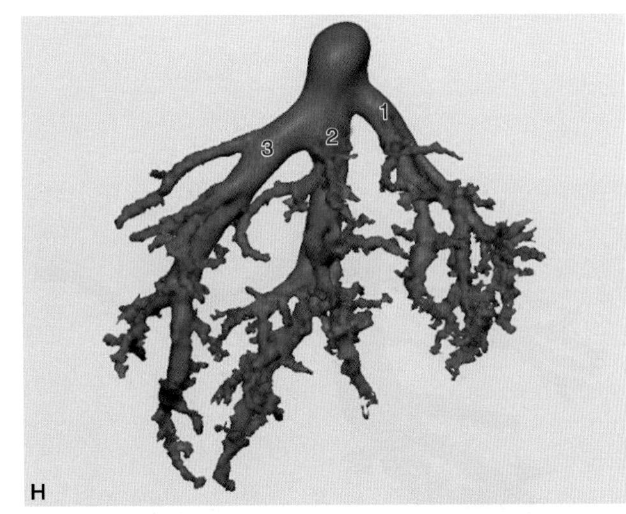

图 16-17H Ⅲ型:肝中静脉和肝右静脉合成短干后再汇入下腔静脉

注:1. 肝左静脉;2. 肝中静脉;3. 肝右静脉

图 16-17 三维可视化肝静脉分型

(4) 个体化胆管分型:胆管变异比较常见,尤其以右肝管变异较多见。根据左右胆管的走行及变异情况,分别对右肝管分 7 型、左肝管分 4 型,临床上可构建患者 MRCP 模型来显示胆道变异情况。

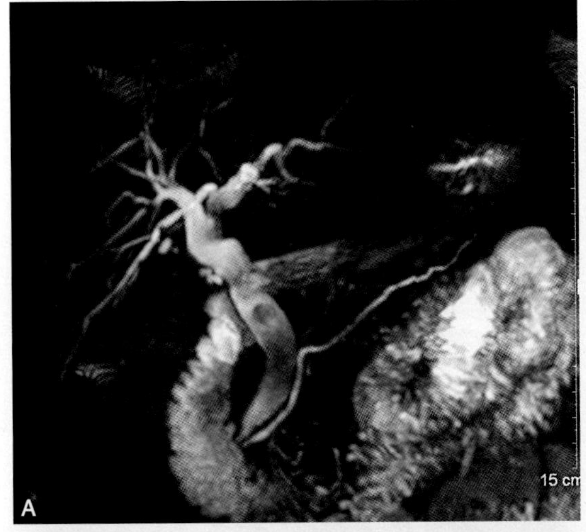

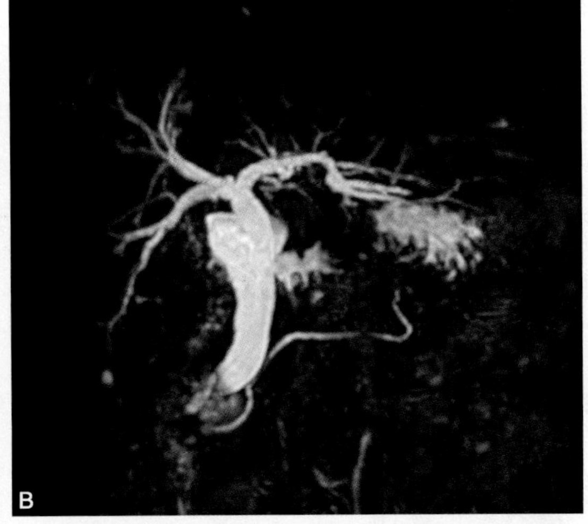

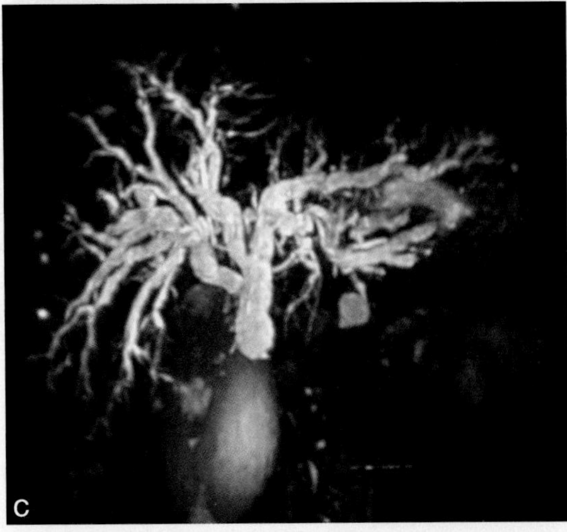

图 16-18 右(R)肝管分型

A. B 型(RB);B. C 型(RC);C. E 型(RE)

16

1）右(R)肝管分型:主要根据右后叶胆管汇入方式进行分型(图16-18)。

A型(RA):常见型,即右后叶胆管于门静脉上方汇入右前叶胆管形成右肝管。

B型(RB):右后叶胆管汇入左肝管。

C型(RC):右后叶肝管与右前叶肝管及左肝管构成三叉型胆管共同汇入胆总管。

D型(RD):右后叶胆管于门静脉下方汇入右前胆管。

E型(RE):右后叶胆管于门静脉下方汇入胆总管。

F型-J形(RF):其他型。

2）肝左(L)叶胆管分4型

A型(LA):第Ⅱ肝段(左外叶上段)胆管(B2)和第Ⅲ肝段(左外叶下段)胆管(B3)共干汇入B4(第Ⅳ肝段胆管)构成肝左叶胆管。

B型:B2、B3和B4构成三叉型。

C型:B3和B4共干,与B2汇合构成。

D:其他型。

3）尾状叶(C)胆管分为4组:右支(CR)、左上支(COL)、左下支(CLL)、尾状突支(CPS);位于右肝管、右后胆管、左肝管、左外叶胆管上方的是右支、左上支;位于左肝管下方的是左下支;位于右肝管下方或后方的是尾状突支(图16-19、图16-20)。

三维可视化胆管分型参照Kitami M依据CT分型方法确立。正常情况下肝内胆管无扩张,且胆汁流体力学呈低压状态,薄层CT数据很难构建胆道三维可视化模型;但因肝门部胆管癌患者伴有梗阻性黄疸、胆道高压,通过医生与CT室技师沟通及患者的配合,可获取高质量胆道薄层CT扫描数据,从而

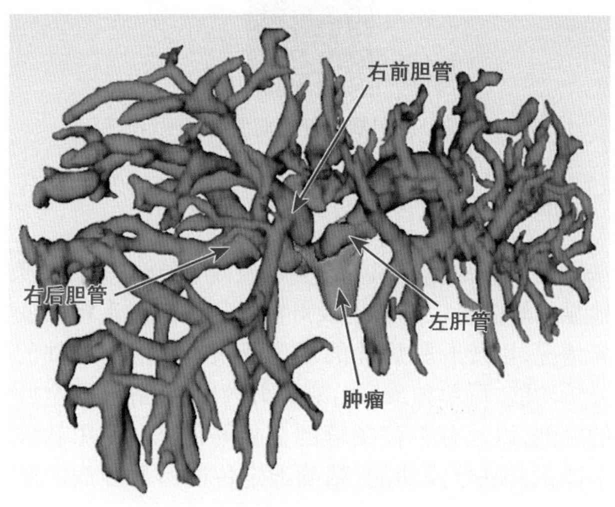

图16-19 三维可视化指导下胆管分型

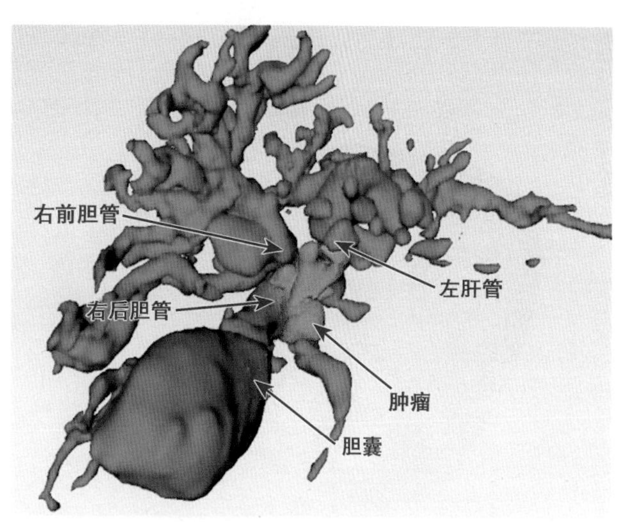

图16-20 三维可视化指导下胆管分型

可构建完整的胆道三维模型。对有些患者术前放置PTCD或者ENBD,可通过夹闭PTCD及ENBD管6~8小时来获得较满意的胆管三维重建,亦可通过MRCP图像来获取患者胆道模型。

3. 三维可视化肝门部胆管癌个体化肝脏分段 三维可视化肝脏分段可根据血流拓扑关系进行,即每一个功能区域的肝段都是由独立的门静脉供血和肝静脉回流所决定。根据患者肝静脉、门静脉特点,以“每一肝段都有独立的血供及血液引流”为原则,以Couinaud分段为参考行个体化分段。由此使每一肝段都有独立的血供和回流系统,可视为肝脏的一个功能单位,将肝脏分为8个段。若出现肝右后静脉变异,先按照肝右静脉与门静脉右支分支将右肝分为4个段,再以右后静脉为段边界,若右后静脉位于门静脉右支平面以上,则右半肝将分为6个段,肝脏可分为10个段;若出现Ⅳ段肝静脉,则以Ⅳ段肝静脉为段边界,将左内叶分为2个段,肝脏可分为9个段。划分好的每一肝段配以不同的颜色加以对比区分,精准定位肿瘤所处位置。

因此,三维可视化指导下肝分段方法来源于活体肝脏,能随意对其重建的肝脏结构进行个体化的分段,各段以不同的颜色加以标识,可360°空间结构任意旋转,动态观察各段的形状、大小及与肝内脉管的位置关系(图16-21,图16-22)。由于肝脏的形态存在个体化差异,门静脉的变异率高,且其肝内走行方向不尽相同,其划分的每一肝段大小和形状亦各有不同(图16-23,图16-24)。通过术前三维重建以肝静脉及门静脉进行个体化的三维立体分段及体积计算,精准定位肿瘤位置,对术前进行准确的手术规划尤其具有实际指导意义。

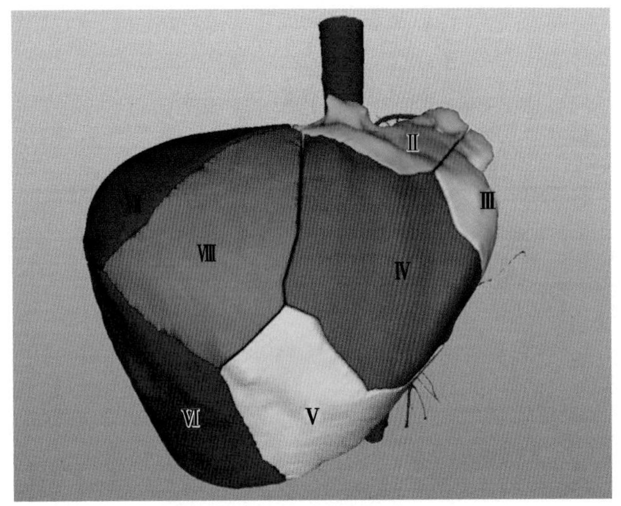

图 16-21 术前三维可视化肝分段

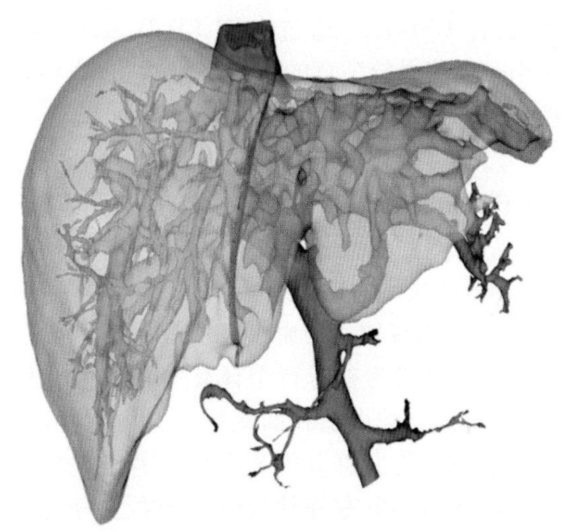

图 16-22 术前体积计算及仿真手术

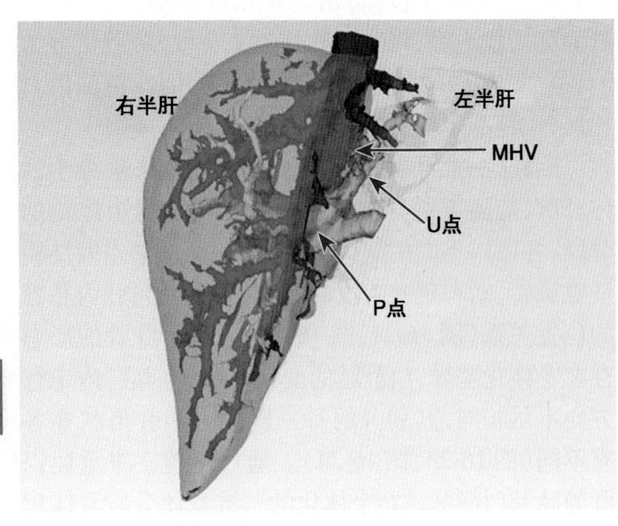

图 16-23 术前仿真手术
注:MHV:肝中静脉

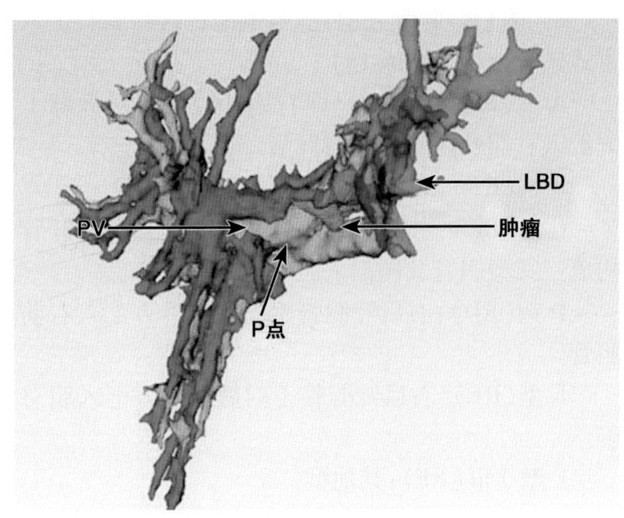

图 16-24 术前清楚显示门静脉变异 P 点位置
注:PV:门静脉;LBD:左肝胆管

4. 三维可视化肝门部胆管癌个体化肝段体积计算 见第十二章,第六节 三维可视化肝胆管结石个体化肝脏分段和体积计算。

三、三维可视化指导下仿真手术

肝门部胆管癌患者病情复杂,影响手术成功的不确定因素较多,建议根据患者肝内各管道有无变异、肿瘤部位与肝内管道的关系、肝脏体积等具体情况进行个体化术前虚拟手术;尤其在出现肝内各管道变异情况下,通过术前虚拟手术可进行反复操作,验证根据三维可视化拟定的手术方案是否可行,必要时调整手术方案,让外科医师做到术前心中有数,选择最佳手术方案,提高手术安全性(资源 16-2,病例一、二、三)。

资源 16-2 肝门部胆管癌典型病例一(PPT)

四、三维可视化指导下手术规划

三维可视化技术可以更加直观、清晰、任意角度地显示肝脏各段的解剖及肝内管道系统的走行及变异情况,以及肝脏病灶的定位及大小。借助软件的分析功能,可单独或联合观察肝内血管、肿瘤及全肝的解剖,以及有否存在解剖变异等情况。使用软件个体化肝脏分段功能,精确地定位肝门部肿瘤的解剖位置,提高了肿瘤定位的准确性和可靠性。为手术医师制定精确的手术方案提供了个体化的信息。

以1例Ⅲb型肝门部胆管癌为例，三维可视化分析门静脉变异，Type Ⅱ型，即右前门静脉、右后门静脉、门静脉左支呈三分叉形。肝动脉是正常型。术前评估：行Ⅲb型肝门部胆管癌根治术，由于此型门静脉变异，P点位置向第一肝门前移，在行左半肝切除术时，断肝切面距离门静脉右前支非常邻近，因此，避免术中误伤门静脉右前支，以免导致Ⅴ、Ⅷ段缺血，被迫行扩大左三叶切除术（资源16-2）。

术中情况与术前三维重建及3D打印模型相一致，在肝外分离出门静脉右前支、右后支均予置带保护，继续向左侧解剖发现左支进入矢状裂，予置带牵引；试夹门静脉左支，发现左半肝颜色明显变暗，右半肝颜色正常，于此处结扎切断门静脉左支、左肝动脉，完成左半肝联合尾状叶切除、肝十二指肠韧带骨骼化清扫、右肝管成形、空肠Roux-Y吻合术。病理诊断：胆管细胞癌，肝脏切缘病理阴性。

五、应用三维可视化技术进行肝门部胆管癌临床分型

应用肝脏三维可视化技术可对各个肝段进行透明化着色，隐去肝内门静脉、肝动脉、肝静脉等系统，通过放大、缩小、旋转等方式清晰观察胆管肿瘤的位置，并通过前述各种对肝内脉管系统的分型观察方法了解脉管受侵的情况。鉴于此，可在前述临床分型的基础上，建立三维可视化肝门部胆管癌的临床分型。主要分5型（图16-25）。

Ⅰ型：肿瘤侵犯肝总管，未侵犯左右肝管汇合部，无肝动脉、门静脉侵犯；无肝叶萎缩。

Ⅱ型：肿瘤侵犯左右肝管汇合部；有或无肝动脉、门静脉侵犯；无肝叶萎缩。

Ⅲa型：肿瘤侵犯左右胆管汇合部，侵犯右肝管为主；伴右肝动脉或门静脉右支侵犯；有或无右侧肝区或段萎缩。

Ⅲb型：肿瘤侵犯左右胆管汇合部，侵犯左肝管为主；伴左肝动脉或门静脉左支侵犯；有或无左侧肝区或段萎缩。

Ⅳa型：型肿瘤侵犯左右肝管汇合部，侵犯右肝二级胆管；右肝动脉或门静脉右支侵犯，未超出P点范围；右侧肝区或段萎缩。

Ⅳb型：型肿瘤侵犯左右肝管汇合部，侵犯左肝

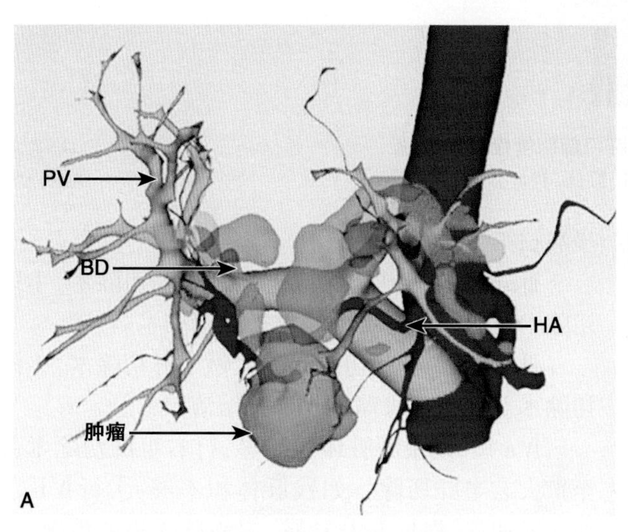

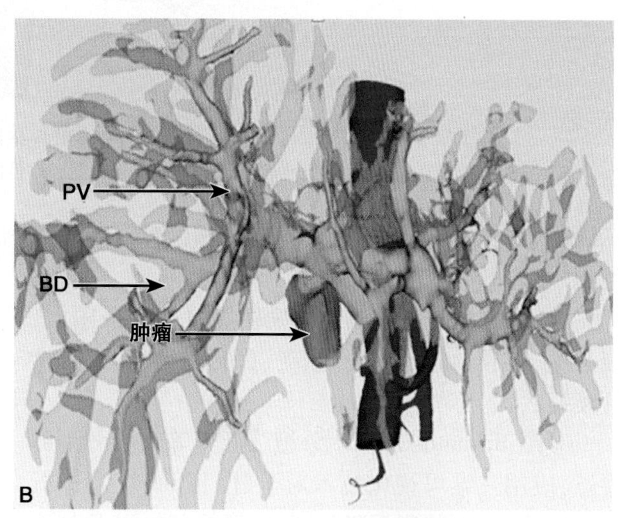

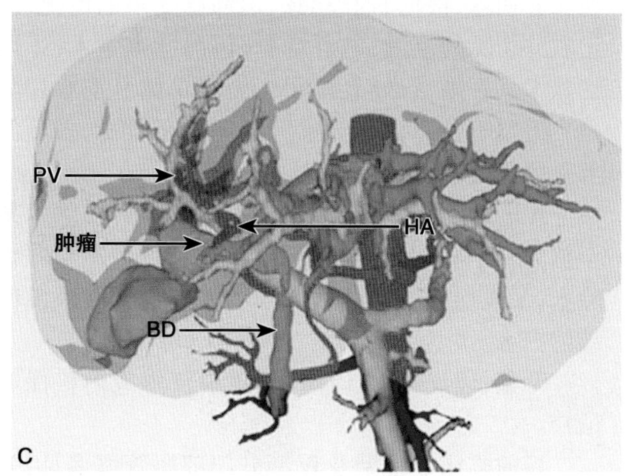

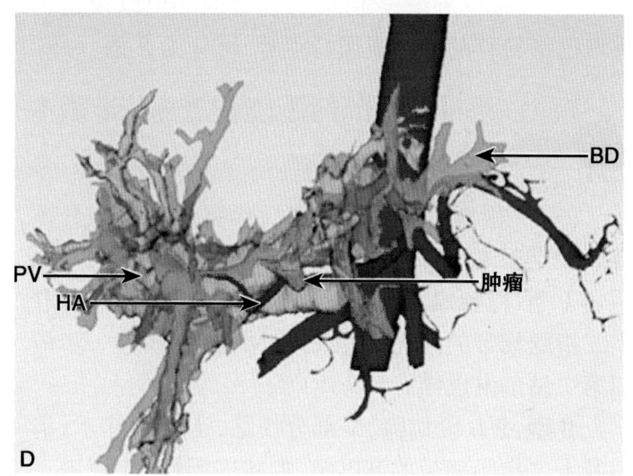

16

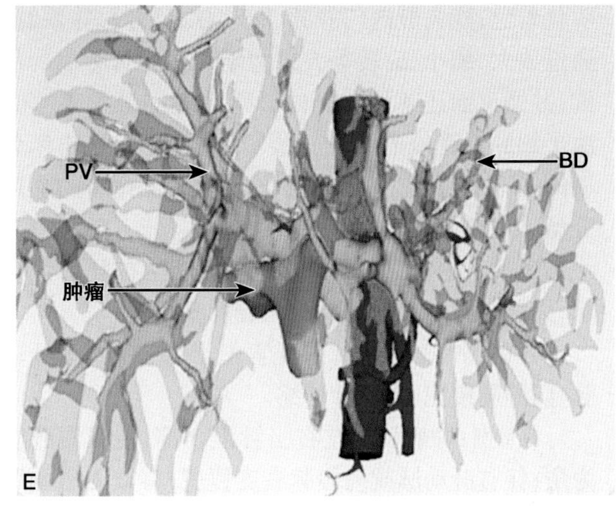

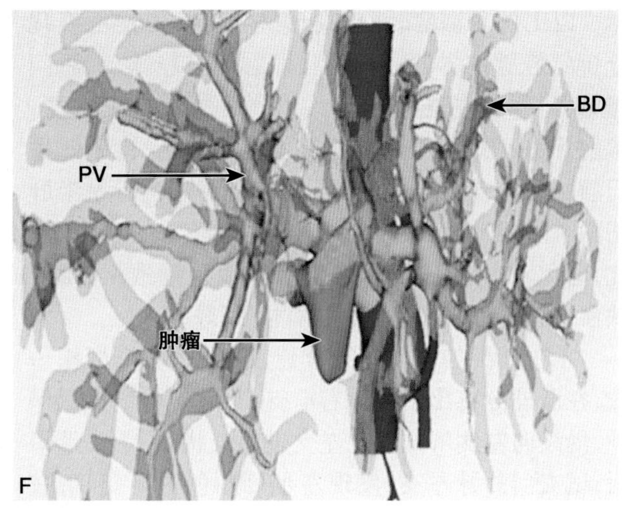

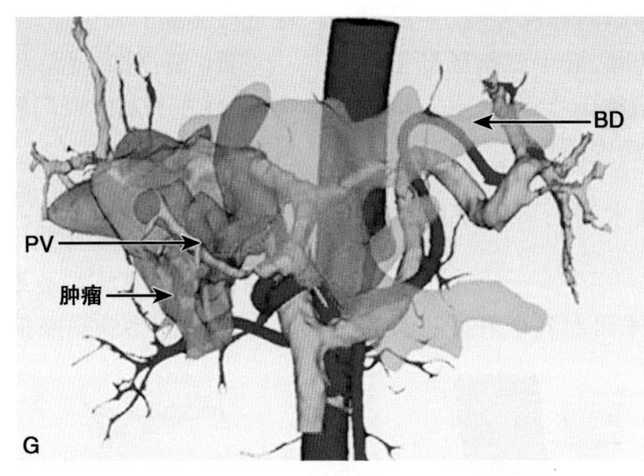

图 16-25 三维可视化肝门部胆管癌分型系统

A. Ⅰ型;B. Ⅱ型;C. Ⅲa 型;D. Ⅲb 型;E. Ⅳa 型;F. Ⅳb 型;G. Ⅴ型

二级胆管;左肝动脉或门静脉左支侵犯,未超出 U 点范围;左侧肝区或段萎缩。

Ⅴ型:肿瘤浸润范围超越两侧胆管切离极限点,侵犯左、右肝动脉、门静脉左支、右支侵犯;伴或无全肝萎缩。

参照 Bismuth-Corlette 分型、AJCC 等临床分型的要点,应用三维可视化技术对于肝门部胆管癌进行临床分型,根据肿瘤侵犯胆管、血管的部位以及是否有淋巴结转移的立体成像特点等,可分为 5 型。

六、三维可视化指导肝门部胆管癌精准手术治疗

(一)根据三维可视化肝门部胆管癌临床分型特点设定基本治疗方案

Ⅰ型:行肿瘤局部切除术,胆肠吻合术;清扫肝十二指肠韧带的淋巴结,如冰冻阳性,应该进一步清扫第二站的淋巴结。

Ⅱ型:Ⅳb 段切除、Ⅴ部分切除,Ⅰ段切除术;清扫肝十二指肠韧带的淋巴结,如冰冻阳性,应该进一步清扫第二站的淋巴结。

Ⅲa 型:右半肝切除或扩大右半肝切除术,Ⅰ段切除术及肝门部骨骼化及淋巴结清扫术。

Ⅲb 型:左半肝切除或扩大做半肝切除术,Ⅰ段切除术及肝门部骨骼化及淋巴结清扫术。

Ⅳa 型:残余肝脏体积足够:行右半肝切除术甚至扩大右半肝切除。如残肝体积不够:①行Ⅳb 段切除肝切除,根据右肝动脉、门静脉受累的情况,确定右肝切除的范围;右肝动脉、门静脉重建术;Ⅰ段切除术。否则,行姑息性手术。②单侧肝动脉切除则不需要吻合,双侧侵犯则吻合一侧肝动脉,及肝门部骨骼化及淋巴结清扫术。

Ⅳb 型:残余肝脏体积足够,行左半肝切除术甚至扩大左半肝切除。如残肝体积不够:行左半肝切除术,Ⅴ段切除、Ⅰ段切除术。肝门部骨骼化及淋巴结清扫术。

Ⅴ型:建议 PTC/PTBD 胆道引流术或内科保守治疗。

目前临床上Ⅲ型及Ⅳ型肝门部胆管癌多见,常

16

需要行半肝切除术。3D 技术由于能同时显示肝内各种管道结构，其对规则性肝段切除的指导价值十分明显：①术前清楚显示肝内各管道有无变异，让术者做到心中有数，术前术者应用三维可视化虚拟手术技术反复“演练”不同手术方案，通过比较不同的手术方式或手术路径之优劣，选择最佳手术方案；②准确界定肝切除范围。这一点在肝门部胆管癌肝叶萎缩、肝门转位等肝脏外形改变显著时，更凸显 3D 技术具有非常重要的意义；③准确评估残余肝脏体积；④保护残余肝脏血运及胆汁引流通畅。规则性肝段切除既要以肝段、肝叶为单位完整切除病变胆管树及所引流的肝脏区域，又要时刻注意保护残余相邻肝段的血运及胆汁引流通畅。

根据肝门部胆管癌的三维可视化不同临床分型，目前所设立的基本治疗选择意见大致是：Ⅰ～Ⅳ型建议外科手术治疗，其中Ⅰ～Ⅲ型在临床上力争达到 R0 切除；Ⅳ型参照上述处理原则（根据三维可视化肝门部胆管癌临床分型特点设定基本治疗方案）；Ⅴ型建议减黄手术或内科保守治疗。

（二）典型病例介绍

病例一：患者，男性，65 岁，因“上腹部胀痛半月，皮肤巩膜黄染十天”入院。入院检查：血清总胆红素和结合胆红素分别为 155.0μmol/L 和 109.3μmol/L；肿瘤标志物：糖链抗原 19-9 为 224.5U/L 明显升高，甲胎蛋白与癌胚抗原均阴性。上腹部增强 CT 提示肝门部胆管癌；肝门部多发淋巴结。诊断为梗阻性黄疸、肝门部胆管占位性病变。入院后即对该患者实施了右肝的经皮肝穿刺胆道引流术，但引流减黄的效果不佳，每日胆汁引流量为 100～200ml，引流时间 13d，术前复查血清总胆红素上升至 183.6μmol/L。

1. 影像学评估　增强 CT 显示肝门部胆管壁显著增厚，累及左右肝管汇合部、肝总管、胆总管上段，动脉期见轻度强化，静脉期进一步增强；静脉期可见肝Ⅳ段胆管开口管壁增厚、明显强化；胆囊体积增大，壁增厚，胆囊壁可见轻度强化；门静脉与肝动脉未受侵犯（图 16-26，图 16-27）。胆道造影见左、右肝管与肝总管间完全梗阻。肿瘤为 Bismuth Ⅲb 型，拟行联合左半肝+全尾状叶切除。

2. 三维重建结果　肿瘤左侧累及二级胆管、右侧累及右肝管，未侵犯毗邻的肝动脉与门静脉，可见存在细小的右后下肝静脉；通过软件模拟 10mm 手术切缘，可见左侧已经超越胆道系统的切离极限点；通过三维重建软件测量全肝体积 $1525cm^3$，右半肝体积 $1032cm^3$（占全肝体积 67.7%），可安全施行左半肝+全尾状叶切除（图 16-28～图 16-30）。

3. 手术与病理　手术探查后发现肝门部可及明显质硬肿块，两侧累及范围均广泛，肝门部可及肿大淋巴结，质地硬。结合术前影像，考虑肿瘤主体偏向左侧，决定行进一步探查后决定可切除性。Kocher 切口游离胰头十二指肠。显露腹主动脉，腹主动脉旁未见肿大淋巴结。切除胆囊，切开肝总动脉鞘，清扫分离肝总动脉周围肿大的淋巴结；向近端依次解剖出胃十二指肠动脉、肝固有动脉、肝左动脉、肝右动脉和肝中动脉；同时沿门静脉主干向肝门分离清扫周围结缔组织（图 16-31）。紧贴胰腺切断胆总管远端，近端结扎，远端用 5-0 PDS 连续缝合关闭；牵引胆管向肝门分离，发现肝门部肿瘤主体位于左肝管，侵犯门静脉左支起始部，门静脉分叉部及门静脉右支未受侵犯。仔细分离肝右动脉，可见肝右动脉二级分支（右前、右后肝动脉）与肿瘤关系密切，

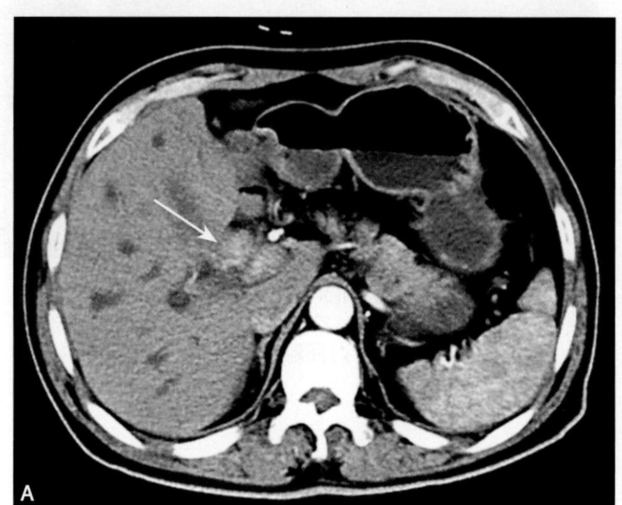

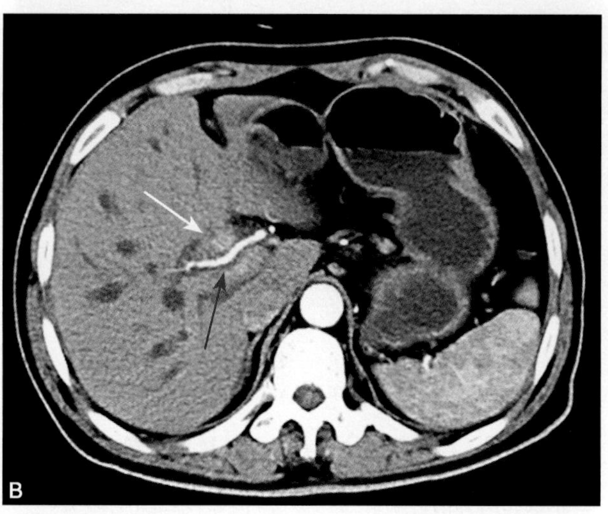

图 16-26　CT 动脉期：肝门部强化肿块（白色箭头）伴肝内胆管显著扩张；肝右动脉（红色箭头）未受肿瘤侵犯

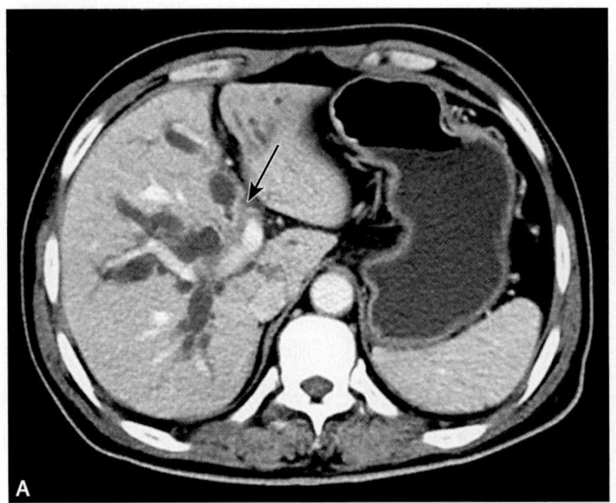

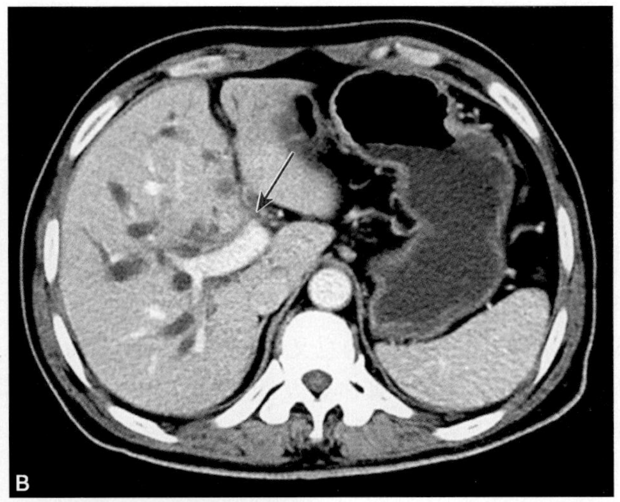

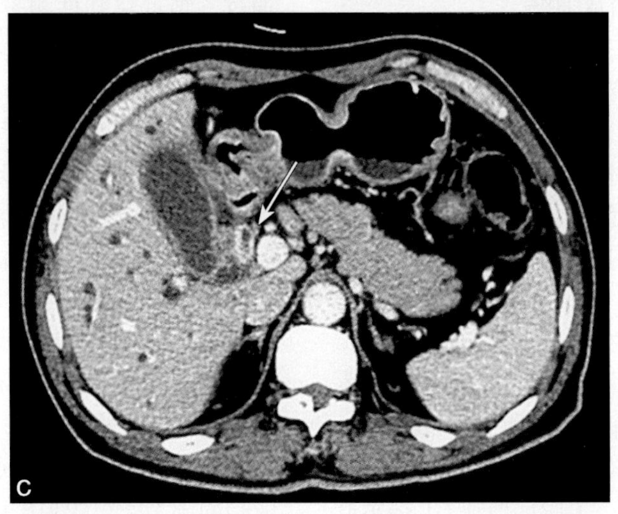

图 16-27 CT 门静脉期：肝Ⅳ段胆管开口管壁增厚、明显强化（黑色箭头），考虑肿瘤侵犯可能；门静脉（蓝色箭头）未受肿瘤侵犯；胆总管上段与胆囊管开口处强化、管壁增厚（白色箭头），考虑肿瘤侵犯

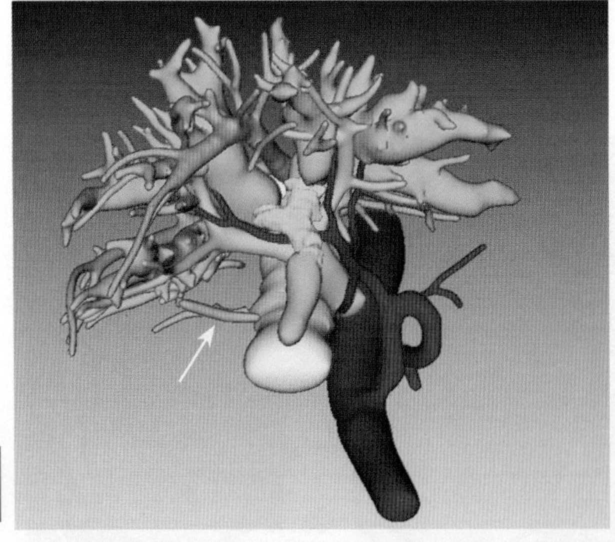

图 16-28 EDDA IQQA-Liver 三维重建图像：肿瘤（黄色肿块）左侧累及二级胆管、右侧累及右肝管，未侵犯毗邻的肝动脉与门静脉，可见存在细小的右后下肝静脉（白色箭头）

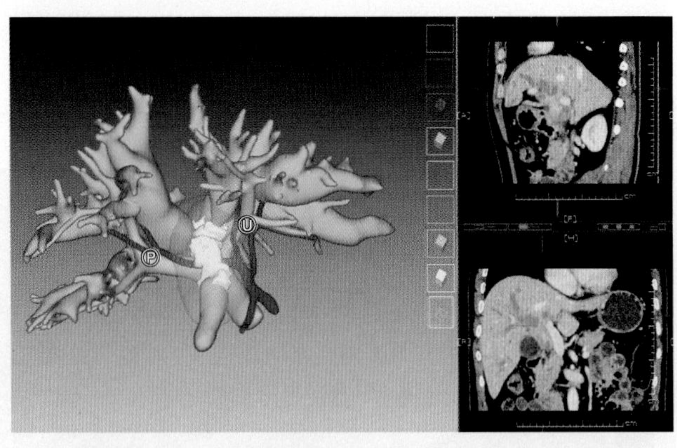

图 16-29 EDDA IQQA-Liver 软件模拟：设定 10mm 模拟手术切缘，可见左侧胆道系统离断点达左侧的极限点（U 点），而肿瘤距右侧切离极限点（P 点）尚远

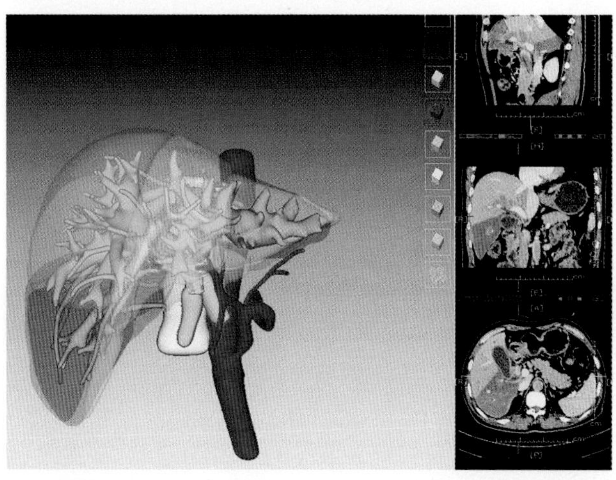

图 16-30　EDDA IQQA-Liver 系统精准测算各肝段体积

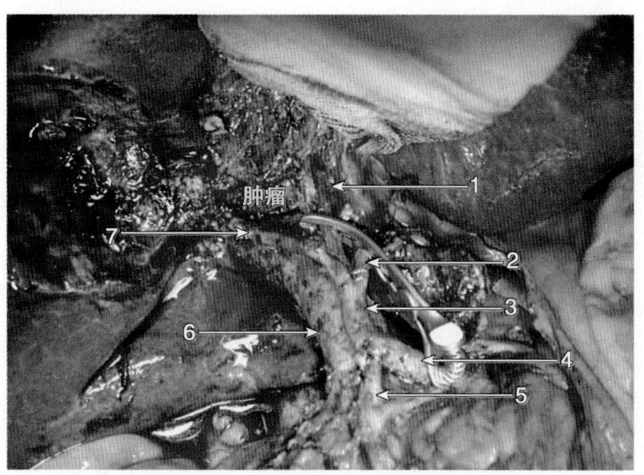

图 16-31　肝十二指肠韧带骨骼化

注:1. 肝中动脉;2. 肝左动脉;3. 肝固有动脉;4. 肝总动脉;5. 胃十二指肠动脉;6. 门静脉主干;7. 肝右动脉

仔细探查并小心剥离肝右动脉二级分支,发现其未被肿瘤侵犯。至此决定行:左半肝+全尾状叶切除。用纹钳在肝实质内分离血管和胆管,用血管闭合器离断肝左静脉。离断右肝管,断端可见 2 个胆管开口,分别为右前、右后胆管开口。整形后行 Roux-en-Y 胆肠吻合术恢复胆管的连续性。

手术切除标本解剖可见肿瘤已侵犯至肝Ⅳ段胆管开口,与术前影像评估一致(图 16-32)。术后病理诊断:胆管腺癌,Ⅱ ~ Ⅲ级,肿瘤浸润肝胆管全层,累及周围纤维结缔脂肪组织,可见肿瘤侵犯神经;肝脏切缘未见癌累及;送检胆囊肿瘤累及;第 12 组淋巴结未见癌转移(0/4)。

病例二:患者,女性,59 岁,因"上腹部胀痛二十余天,皮肤巩膜黄染一周"入院。患者于 2009 年行"右膝关节置换术"。入院检查:血清总胆红素和结

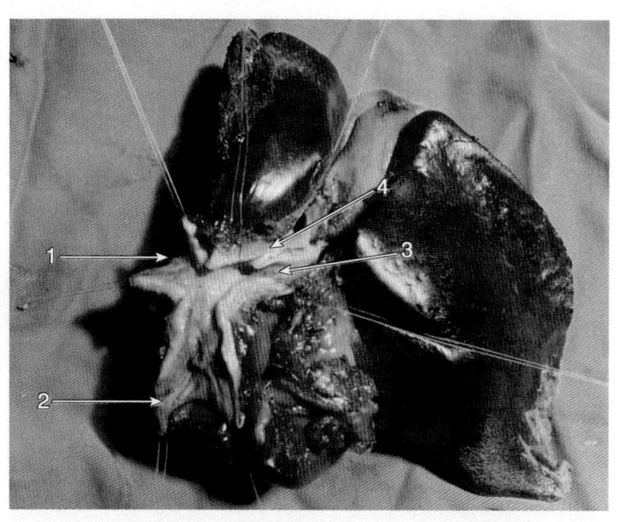

图 16-32　手术切除标本大体解剖

注:1. 右肝管;2. 胆总管;3. 左肝管;4. 肝Ⅳ段胆管

合胆红素分别为 168.9μmol/L 和 120.6μmol/L;肿瘤标志物:糖链抗原 19-9 为 127.1U/L,甲胎蛋白与癌胚抗原均为阴性。上腹部增强 CT 提示肝左叶近肝门部软组织密度影,考虑胆管细胞癌可能,伴肝内胆管扩张,胆总管上段壁增厚。诊断为梗阻性黄疸、肝门部胆管占位性病变。

1. 影像学评估　横断面 CT 影像提示:肿瘤主体偏向左侧,左侧胆道系统累及范围广泛,右前与右后胆管汇合部受肿瘤侵犯;门静脉左支受侵犯,门静脉右支起始段局部壁狭窄,考虑肿瘤累及,门静脉主干未受侵犯;肝右动脉未受侵犯;肝左叶明显萎缩伴右叶代偿性增生(图 16-33,图 16-34)。入院后即对该患者实施了右肝的经皮肝穿刺胆道引流术,引流时间 6d,术前复查血清总胆红素降至 66.0μmol/L。

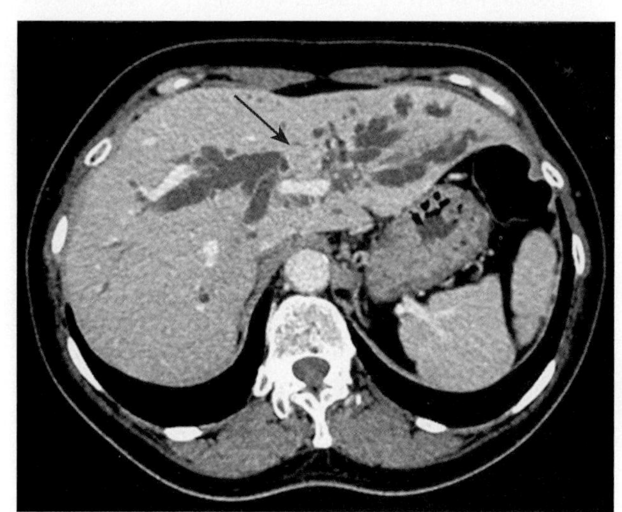

图 16-33　横断面 CT 图像可见肿瘤(红色箭头)主体偏向左侧

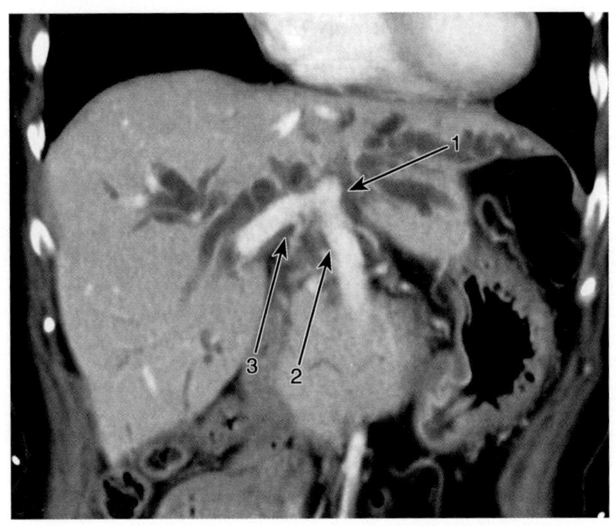

图 16-34 冠状位 CT 图像显示门静脉左支侵犯，门静脉右支起始段局部壁狭窄，考虑肿瘤累及可能；肝左叶明显萎缩伴右叶代偿性增生

注：1. 门静脉左支；2. 门静脉主干；3. 门静脉右支

2. 三维重建结果 三维重建图像显示肝中动脉受侵犯，肝左和肝右动脉未受侵犯，肝右动脉起源于肠系膜上动脉；门静脉左支、分叉部和右支起始段受侵犯，门静脉主干未受累（图 16-35，图 16-36）。肿瘤为 Bismuth Ⅳb 型，初步规划行左半肝切除联合门静脉右支切除重建。

3. 手术与病理 手术探查后未见网膜、肝脏转移病灶。肝门部可及明显质硬肿块，两侧累及范围均广泛，肝左叶萎缩。肝门部可及肿大淋巴结，质地硬。打开肝总动脉鞘，清扫分离肝总动脉周围肿大的淋巴结，向近端依次解剖出胃十二指肠动脉、肝固有动脉和肝左动脉，沿肝十二指肠韧带右侧缘解剖肝右动脉，同时沿门静脉主干向肝门分离清扫周围结缔组织。紧贴胰腺切断胆总管远端，牵引胆管向肝门分离。肿瘤主体位于左肝管，侵犯门静脉左支、分叉部及门静脉主干，超出术前影像与三维重建的评估结果，而门静脉右支侵犯程度无法明确。由于门静脉右支位置较深，肝门解剖无法明确肿瘤近端侵犯程度，结合 CT 影像，考虑先行肝中裂劈开、敞开肝门板，进一步探查后决定可切除性。朝肝门侧离断部分肝实质、敞开肝门板，于胆管质地正常处离断右肝管，断端可见 2 个胆管开口，分别为右前、右后胆管开口。此时可见门静脉右支起始部、分叉处、左支及主干均受肿瘤侵犯，但尚可完成切除重建。遂决定联合左半肝切除与门静脉切除重建（图 16-37 ~ 图 16-39）。术后病理诊断：胆管腺癌，Ⅱ ~ Ⅲ级，肿块大小 1. 8cm×1. 5cm×1. 5cm，浸润肝脏实质及肝门部脂肪纤维结缔组织，侵犯肝管，可见神经侵犯及脉

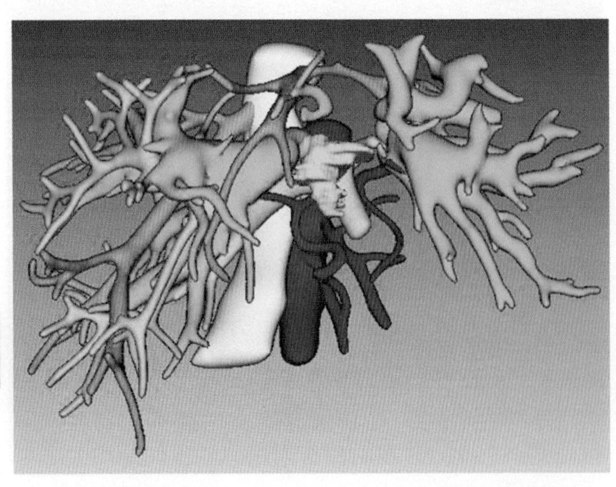

图 16-35 EDDA IQQA-Liver 三维重建系统显示肿瘤的空间定位

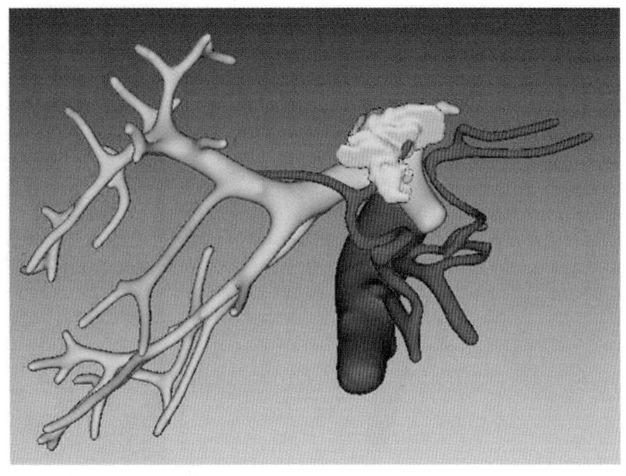

图 16-36 EDDA IQQA-Liver 三维图像显示肿瘤与肝动脉、门静脉的关系

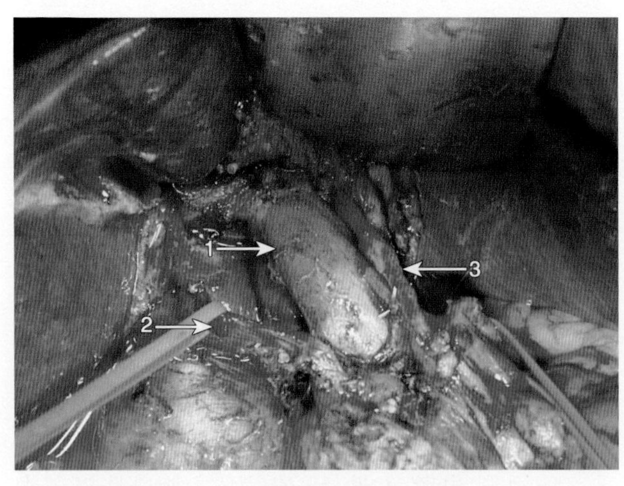

图 16-37 肝十二指肠韧带骨骼化

注：1. 门静脉主干；2. 起源于肠系膜上动脉的肝右动脉；3. 肝左动脉

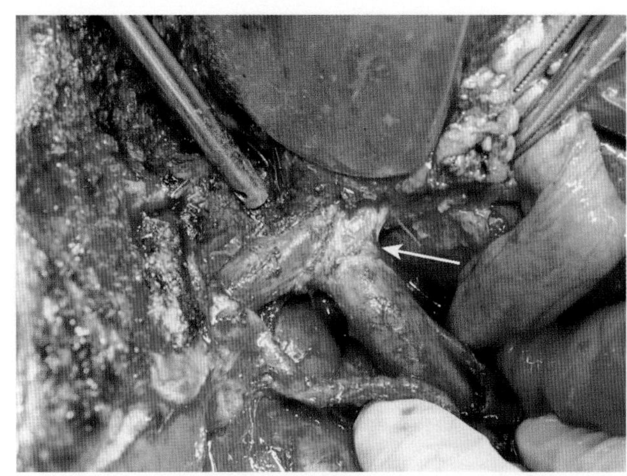

图 16-38　**肝中裂劈开、敞开肝门板后可见肿瘤(箭头)侵犯门静脉左支、主干与右支起始部**

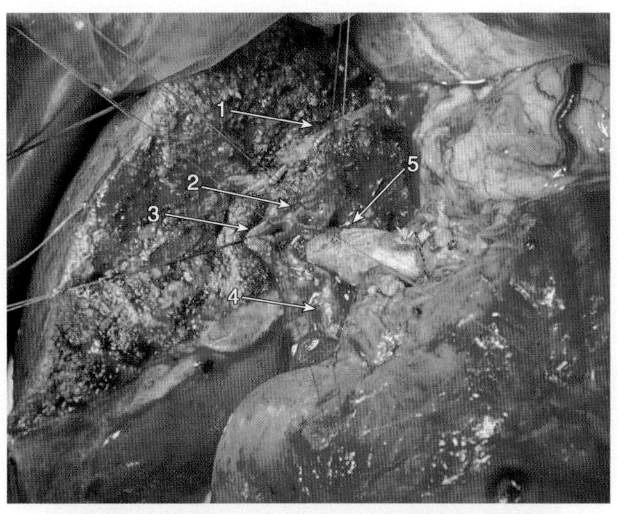

图 16-39　**联合左半肝切除与门静脉切除重建**

注:1. 肝中静脉;2. 右后胆管开口;3. 右前胆管开口;4. 肝右动脉;5. 门静脉右支重建吻合口

管内癌栓。肝脏切缘未见肿瘤残留。肝管切缘及送检(右前胆管)切缘未见肿瘤累及。送检(门静脉蒂)可见肿瘤组织。送检(肝右动脉旁、肝总动脉旁)淋巴结见肿瘤转移(2/2、4/4)。送检(第 13 组)淋巴结未见癌转移(0/1)。

病例三:患者,男性,65 岁,因“上腹部胀痛伴皮肤巩膜黄染 10 天”入院。入院检查:血清总胆红素和结合胆红素分别为 152.9μmol/L 和 116.8μmol/L;肿瘤标志物:糖链抗原 19-9 为 438.5U/L 明显升高,甲胎蛋白与癌胚抗原均阴性。上腹部增强 CT 提示肝门部胆管占位性病变,伴肝内胆管扩张。诊断为梗阻性黄疸、肝门部胆管占位性病变。入院后对该患者实施了双侧的经皮肝穿刺胆道引流术,引流时间 7d,术前复查血清总胆红素降至 84.6μmol/L。

1. 影像学评估　增强 CT 显示病灶主体偏向右侧,肿瘤侵犯门静脉右支主干,左侧胆道系统侵犯超过 B2 与 B3 胆管汇合部,门静脉左支、分叉部及肝左动脉未受累及(图 16-40 ~ 图 16-42)。胆道造影见

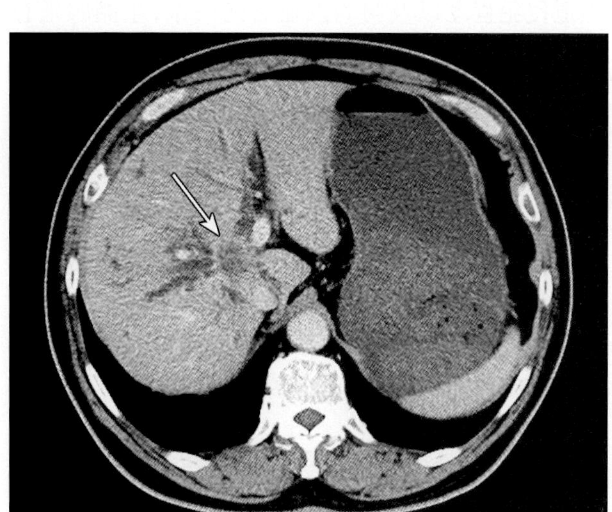

图 16-40　**CT 门静脉期:肝门区低密度肿块(箭头)伴肝内胆管扩张**

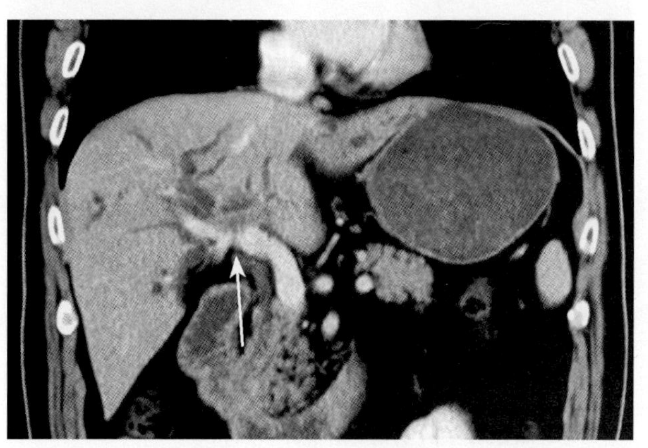

图 16-41　**冠状位 CT 图像:肿瘤侵犯门静脉右支主干(箭头)**

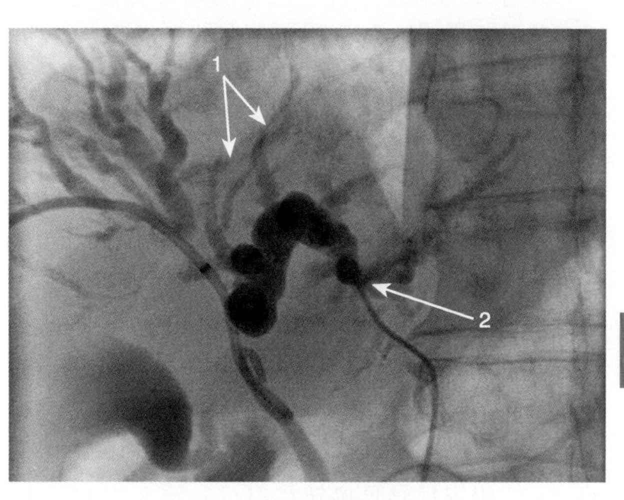

图 16-42　**胆道造影图像**

注:1. 肝Ⅳ段胆管;2. 肝Ⅲ段胆管

B4 汇入 B3 胆管,B2 胆管未显影。肿瘤为 Bismuth Ⅳa 型,拟行右三叶切除。

2. 三维重建结果　直观显示肿瘤的空间定位、胆道侵犯程度以及与周围血管的关系;左侧胆道存在汇合方式变异,即肝Ⅳ段胆管先汇入肝Ⅲ段胆管形成公干,肝Ⅱ段胆管再汇入。通过三维重建软件测量全肝体积 1944cm^3,左半肝体积 838cm^3(占全肝体积 43.1%),左外叶体积 449.3cm^3(占全肝体积 23.1%),联合肝右三叶切除后残余肝左外叶体积不足。同时,在三维重建图像上测量左侧肿瘤边界与左侧胆道系统半肝切离极限点(U 点)距离为 15.2mm,10mm 手术切缘模拟显示联合右半肝切除即可获得满意的阴性切缘(图 16-43)。

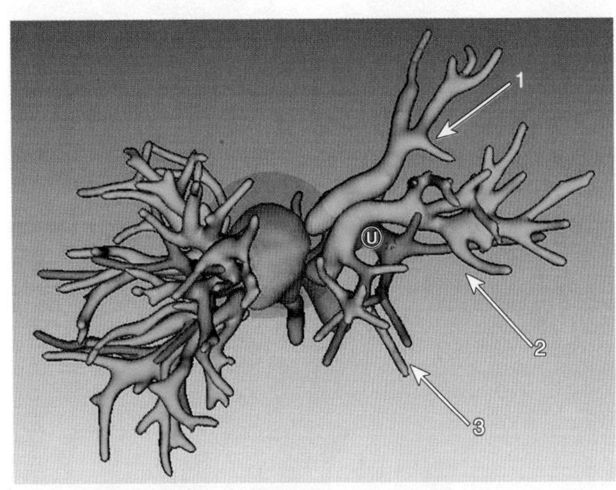

图 16-43　EDDA IQQA-Liver 三维重建图像:直观显示肿瘤(黄色肿块)以及左侧胆道系统的汇合方式;设定 10mm 模拟手术切缘,可见左侧胆道系统离断点在右半肝切离极限点(U 点)内

注:1. 肝Ⅱ段胆管;2. 肝Ⅲ段胆管;3. 肝Ⅳ段胆管

3. 手术与病理　肝十二指肠韧带骨骼化后发现门静脉右支受肿瘤侵犯,门静脉分叉部及左支、肝动脉均未受累。门静脉矢状部的右侧缘可触及一段质软胆管,遂决定行按预定计划行右半肝切除。用术中超声定位肝中静脉走行并用电刀标记肝实质离断平面。距肿瘤边界约 5mm 处离断左肝管,肝断面可见 2 个胆管开口,用胆道探子辨别胆管走行,分别为肝Ⅱ段胆管与肝Ⅲ段+Ⅳ段胆管开口(图 16-44)。胆管近端与远端切缘快速病理学检查均为阴性。手术时间 450min,术中出血 400ml,未输血。常规病理结果:胆管腺癌,Ⅱ ~ Ⅲ级,肿块侵犯胆管全层达周围脂肪纤维结缔组织,浸润肝实质,可见肿瘤侵犯神经;第 12 组淋巴结见癌转移(1/1),第 8 组和第 13 组淋巴结未见癌转移(0/1、0/2);远端胆管切缘及左

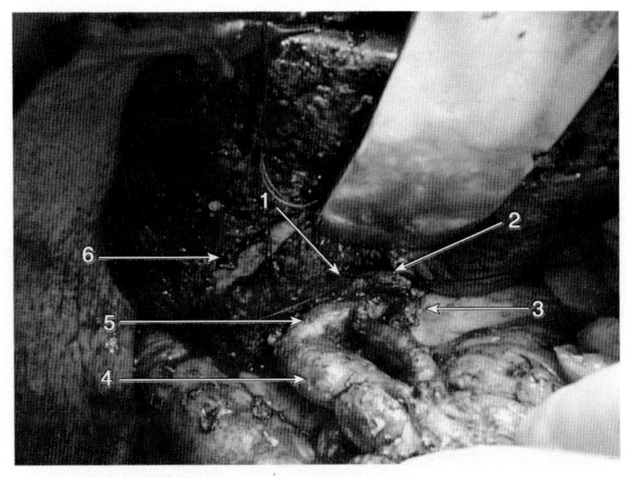

图 16-44　联合右半肝与全尾状叶切除术后的肝断面

注:1. 肝Ⅱ段胆管;2. 肝Ⅲ段+Ⅳ段胆管;3. 肝左动脉;4. 门静脉主干;5. 门静脉左支;6. 肝中静脉

肝管切缘均为慢性炎。

病例四:患者,男性,66 岁,因“体检发现肝门部占位半月”入院。入院检查:血清总胆红素和结合胆红素分别为 14.6μmol/L 和 5.9μmol/L;肿瘤标志物:糖链抗原 19-9 为 33.4U/L,甲胎蛋白与癌胚抗原均为阴性。MRCP 提示肝门部占位、右前胆管显著扩张(图 16-45);上腹部增强 CT 提示肝门部胆管管壁增厚,肝内胆管扩张。诊断为肝门部胆管占位性病变。

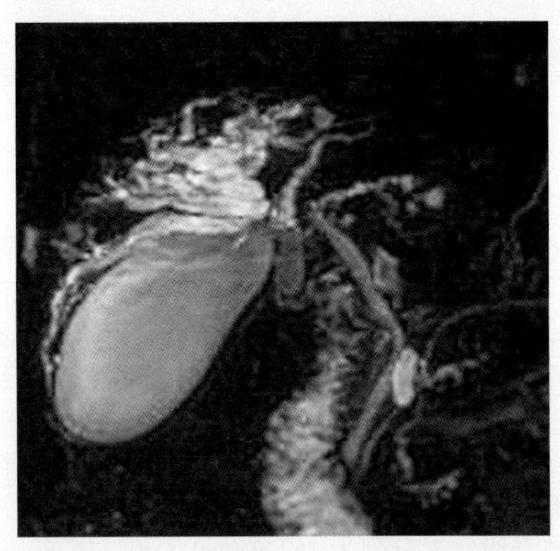

图 16-45　MRCP 图像提示肝门区胆管截断、右前胆管显著扩张

1. 影像学评估　横断面 CT 影像显示肿瘤主体位于右前胆管伴右前区胆管显著扩张、左肝管轻度扩张,肿瘤包绕门静脉右前支,门静脉左支横部受侵犯可能(图 16-46,图 16-47)。门静脉右后支及主干、肝动脉未受肿瘤累及。肿瘤为 Bismuth Ⅲa 型,

16

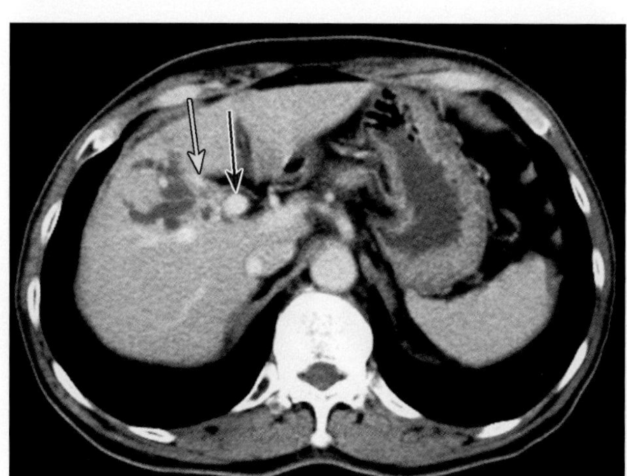

图 16-46 增强 CT 提示肿瘤（黄色箭头）侵犯门静脉左支（蓝色箭头）可能

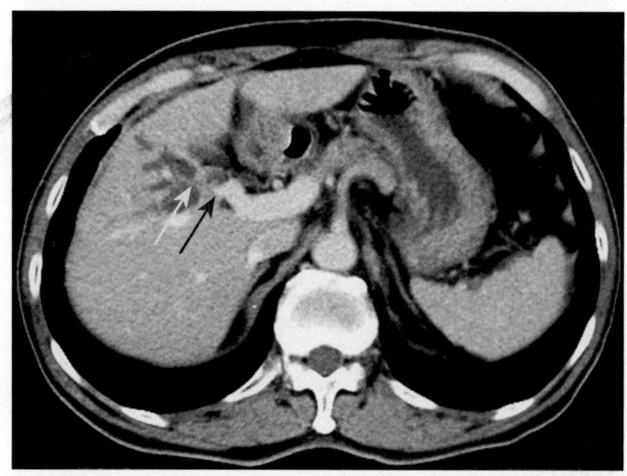

图 16-47 增强 CT 提示肿瘤（黄色箭头）侵犯门静脉右前支（蓝色箭头）

初步规划行右半肝切除联合门静脉左支切除重建。

2. 三维重建结果 通过三维重建软件测量全肝体积 768cm^3，左半肝体积 146cm^3（占全肝体积 19.0%），右后叶体积 417cm^3（占全肝体积 54.3%，）。因右半肝切除后预留的左半肝体积仅 19.0%，术后肝功能衰竭可能性极大，拟改行肝右前叶切除+尾状叶切除+门静脉左支切除重建，保留肝脏体积可达 73.3%。但考虑该术式存在两个肝断面、需完成双侧胆肠吻合，术中出血多、术后并发症发生率高、手术难度较大。然而，三维影像直观显示该患者存在门静脉解剖变异，即门静脉右前支起源于门静脉左支；肝右动脉分叉及走行位置较低，与瘤体相距较远；肝中静脉纤细，肝右静脉粗大并存在右后下肝静脉分支。得益于上述解剖变异的辨别及肝脏体积测定，我们认为改行联合肝左三区切除能在保留足够功能性肝体积的前提下，最大限度简化手术操作步骤并更符合肿瘤整块切除原则。

3. 手术与病理 术中探查后发现肝脏无胆汁淤积表现，肝左叶体积偏小，右前叶萎缩。右前肝门区可触及质硬肿块，Rouviere 沟处与左侧肝门触诊柔软。肝十二指肠韧带内、肝总动脉及腹腔干旁、盆腔等均未触及肿大淋巴结或转移病灶。经术中超声检查未发现肝内转移病灶。遂决定按预定计划行肝脏左三区切除术。先廓清区域淋巴结，游离门静脉右后支主干与左支起始段、肝右动脉主干及右前、右后分支、肝左动脉起始段，分别结扎、离断肝左动脉、右前肝动脉与门静脉左支。沿右前叶与右后叶间的缺血分界线离断肝实质，整块切除包涵肿瘤的肝左三叶。远端胆管与右后胆管切缘经术中快速病理检查证实无肿瘤残留。手术时间为 270 分钟，术中出血 600ml，未输血。常规病理结果：胆管腺癌，Ⅱ～Ⅲ级，肿块大小 2.0cm×1.5cm×1.0cm，累及肝实质，局灶可见神经侵犯；第 12 组、8 组及 13 组淋巴结均未见癌转移（0/4、0/3、0/2）；远端胆管及右后胆管切缘均为慢性炎。

病例五：患者，男性，74 岁，因“皮肤巩膜黄染 2 月”入院。既往有乙肝病史 20 年，高血压病史 10 年，1988 年行胆囊切除术。入院后常规检查：ALT 61.7IU/L，AST 57.4IU/L，TBIL 31.8μmol/L，DBIL 15.8μmol/L。肿瘤标志物：CA19-9>1000U/mL，AFP 4.4ng/mL，CEA 3.8ng/mL。上腹部增强 CT 检查：肝门部占位，直径约 1.2cm，伴 ICC 明显扩张，考虑肝门部胆管癌可能。

1. 影像学评估 增强 CT 显示肿瘤主体偏向左侧，累及右肝管及肝Ⅳ段胆管开口部，门静脉及肝动脉均未受侵犯；MRCP 图像显示存在副右肝管（图 16-48～图 16-51）。因肿瘤侵犯至左侧二级胆管分支开口，分型分期：Bismuth Ⅲb 型，MSKCC T1 期。拟定手术治疗方案：左半肝+尾状叶切除+肝门部淋巴结清扫+右肝管空肠 Roux-en-Y 吻合术。

2. 三维重建结果 三维重建影像提示该患者肝Ⅵ段胆管呈 Infraportal 型，即Ⅵ段胆管走行于门静脉右支主干下方并直接汇入胆总管，Ⅵ段胆管开口处受肿瘤侵犯。Ⅶ段胆管汇入右前胆管形成右肝管，同时可见肝Ⅳ段胆管汇入左肝管近肝门侧，肿瘤左、右胆道累及程度距相应极限点（U 点和 P 点）存在较长距离（图 16-52）。基于三维重建影像对解剖结构的辨识与肿瘤胆道侵犯程度的再判断，无需联合大范围肝切除即可得到满意的无瘤切缘，拟改行单纯肝外胆管切除。

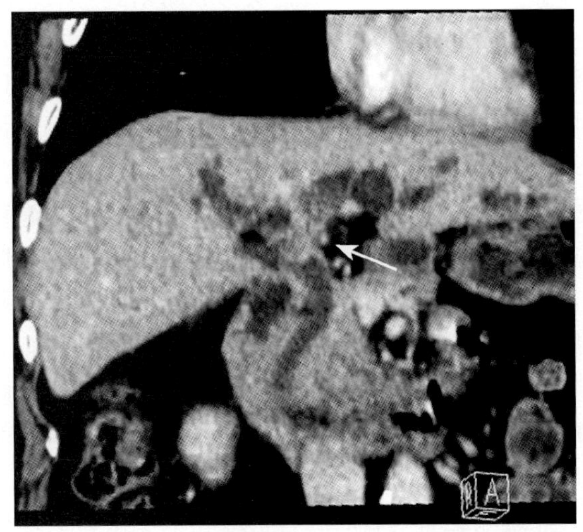

图 16-48 CT 多平面重建图像显示肿瘤主体偏向左侧

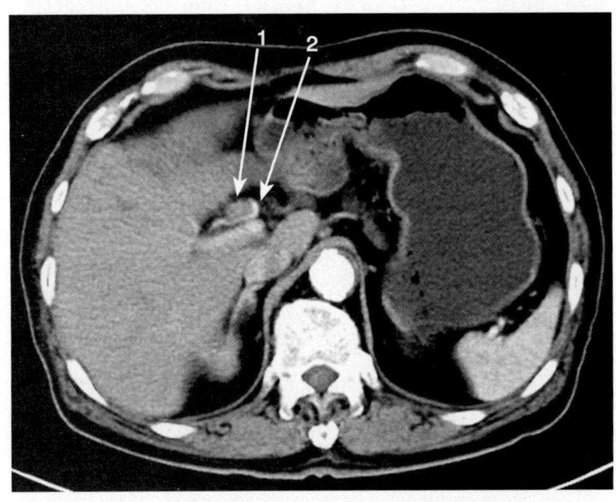

图 16-49 动脉期:可见肝右动脉未受侵犯

注:1. 肿瘤;2. 肝右动脉

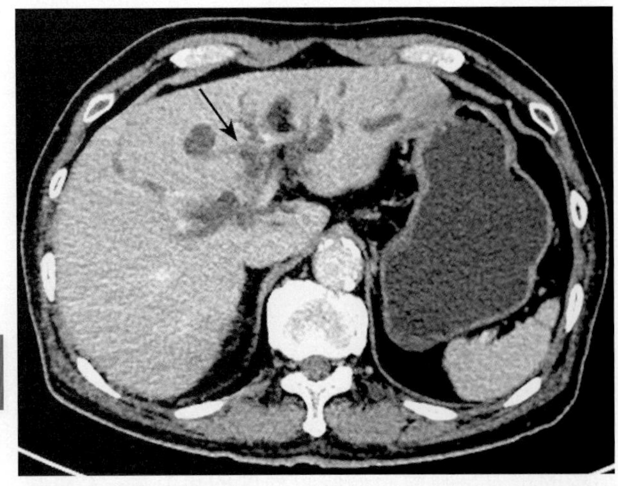

图 16-50 静脉期:肝Ⅳ段胆管开口(黑色箭头)受肿瘤侵犯

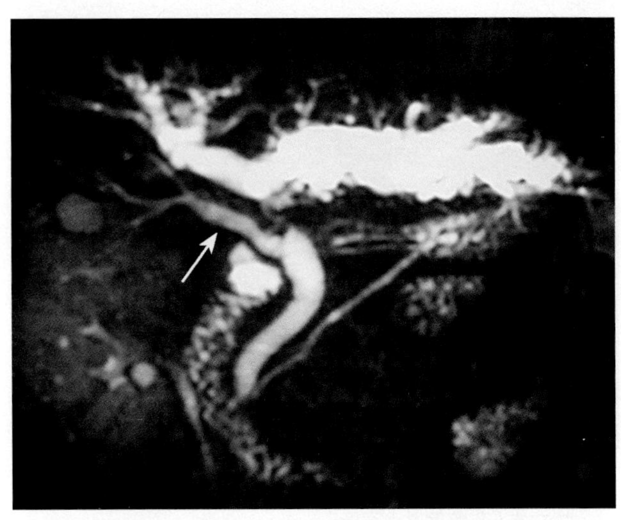

图 16-51 MRCP 图像可见副右肝管(箭头)

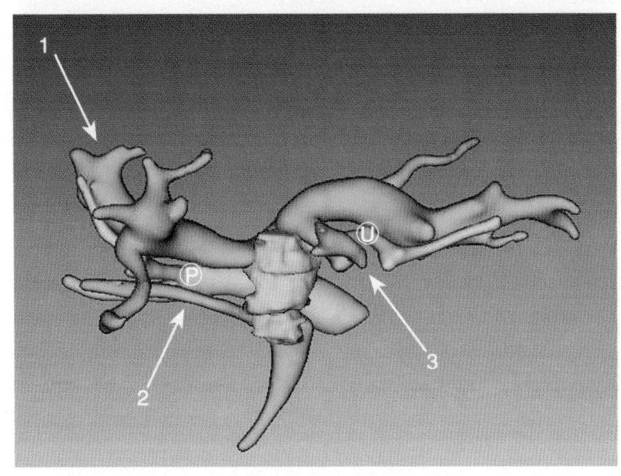

图 16-52 EDDA IQQA-Liver 三维图像显示肿瘤空间定位、肿瘤边界与切离极限点相对关系以及肝门解剖变异

注:1. 肝Ⅶ段胆管;2. 肝Ⅵ段胆管;3. 肝Ⅳ段胆管 U 点:门静脉左支横部与矢状部转折处;P 点:门静脉右后支起始部

3. 手术与病理 解剖第一肝门,清扫第 8 组、12 组及 13 组淋巴结,见门静脉主干及肝动脉未受肿瘤侵犯,与三维影像评估一致。紧贴胰腺上缘离断胆管,切缘送术中快速病理:(远端切缘)黏膜慢性炎。牵引胆管向上清扫胆管后方、门静脉周围淋巴结缔组织至门静脉分叉部,可见门静脉分叉部及左、右分支起始部均未受肿瘤侵犯。距离肿瘤边界 0.5cm 处离断左肝管和右肝管,肝断面可见 5 个胆管开口,分别为肝Ⅳ段胆管、左肝管、左侧尾状叶胆管(直径约 2mm)、右肝管和肝Ⅵ段胆管。所有胆管切缘送术中快速病理学检查,结果均阴性。将尾叶胆管予以缝合封闭,左肝管、肝Ⅳ段胆管和右肝管成

16

形为一个口，与肝Ⅵ段胆管分别行胆管空肠 Roux-en-Y 吻合术（图 16-53）。常规病理检查结果：胆管腺癌Ⅱ～Ⅲ级，肿块大小 3cm×1.5cm×1cm，浸润管壁全层，可见神经侵犯。送检各胆管切缘（远端胆管、肝左外叶胆管、肝Ⅳ段胆管、左侧尾状叶胆管、肝Ⅵ段胆管、右肝管）未见肿瘤累及。送检第 8、12、13 组淋巴结均未见癌转移（0/1、0/4、0/2）。

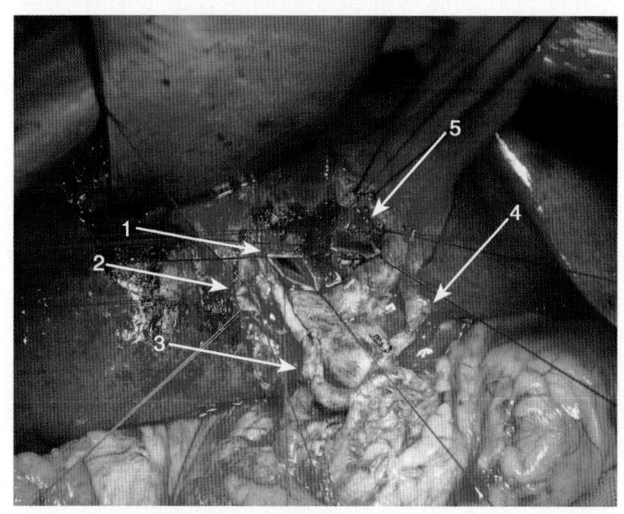

图 16-53　单纯肝外胆管切除术后

注：1. 右肝管；2. 肝Ⅵ段胆管；3. 肝右动脉；4. 肝左动脉；5. 左肝管

附相关病例资源（资源 16-3）。

资源 16-3　肝门部胆管癌典型病例二（PPT）

（三）肝实质切除范围

联合肝叶切除可显著提高肝门部胆管癌手术切除率、减少肿瘤复发并延长患者生存。因解剖上尾状叶位于第一肝门后方、尾状叶胆管常直接汇入左右肝管汇合部，尾状叶易受到肿瘤侵犯。对于累及左右肝管汇合处的肿瘤，常规应行全尾状叶切除，以提高根治性切除率。

单纯肝外胆管切除主要适用于 Bismuth-Corlette Ⅰ型和乳头型肿瘤。解剖上左肝管比右肝管长，并且肝右动脉走行于胆总管后方。为获得比较满意的阴性切缘，基于上述解剖因素，有学者提出联合右半肝及全尾状叶切除作为 Bismuth-Corlette Ⅰ和Ⅱ型肿瘤的手术策略，研究提示可提高 Bismuth-Corlette Ⅰ和Ⅱ型肿瘤根治性切除率并减少术后局部复发率。但既往研究中联合肝叶切除治疗早期肝门部胆管癌的主要适应证为合并血管侵犯，特别是肝右动脉。据此，该手术方式本身对于切除率与生存率的影响还有待进一步研究证实。

对于 Bismuth-Corlette Ⅲ和Ⅳ型的肝门部胆管癌，合并大范围肝切除是目前比较常用的手术方式。多数情况下，肝实质切除范围由病灶主体部位决定。联合右侧肝实质切除适用于 Bismuth-Corlette Ⅲa 型与Ⅳa 型肿瘤，联合左侧肝实质切除则适用于 Bismuth-Corlette Ⅲb 型与Ⅳb 型肿瘤。对于预计在保留侧胆道系统的半肝切离极限点内可获得阴性切缘的病例，采取联合半肝切除。影像提示肿瘤边界紧邻或超过保留侧半肝切离极限点时，应采取联合三叶肝切除，以实现根治性切除。此外，联合右三叶肝切除可适用于 Bismuth-Corlette Ⅲb 型或Ⅳ型肿瘤伴肝右动脉侵犯或肝右叶萎缩的情况。联合三叶肝切除主要适用于联合半肝切除无法获得阴性切缘的情况。由于残余肝脏体积小、围术期处理时间长以及术后肝功能衰竭发生率较高，目前在国内未得到广泛应用。对于肝Ⅳ段胆管和右前肝管侵犯为主的 Bismuth-Corlette Ⅳ型肿瘤，联合肝中叶（肝Ⅳ，Ⅴ，Ⅷ段）与全尾状叶切除可在根治的基础上保留更多的肝实质，减少术后肝功能衰竭可能。但肝中叶切除手术难度大、术后并发症发生率高，仅能有选择性地实施。

尽管扩大肝实质切除范围可提高根治性切除率，但术后并发症发生率和死亡率较高。此外，对于无大血管侵犯的肝门部胆管癌，部分学者提倡行小范围肝切除，切除范围包括Ⅳb+Ⅴ+Ⅰ肝段。该术式的优势在于可充分暴露左、右肝蒂，在胆道切缘最大化的基础上保留更多功能性肝实质。但由于手术方式本身的局限性和复杂的胆肠重建过程，使得小范围肝切除治疗肝门部胆管癌未能得到广泛应用。事实上，具体肝切除范围的选定需考虑胆道累及程度、血管侵犯情况、解剖变异、剩余肝体积等多个因素。随着肝切除器械的不断进步和血管重建技术的日益成熟，基于精准影像评估的肝区段切除作为肝门部胆管癌的外科治疗策略，即根据肿瘤实际累及程度及解剖变异情况，以段肝管开口为导向并结合切离极限点来设计个体化精准手术方案，但目前仅有选择性实施，尚缺乏相关的临床研究结果。具体手术探查的入路应依据各中心诊治经验而定。对于肝动脉重建经验缺乏的中心，可采取动脉入路优先，先探查肝右动脉情况，决定可切除性或肝实质切除范围。对于血管重建经验丰富的中心，可采取经肝-肝门途径，即先朝肝门侧离断部分肝实质、敞开肝门板，解剖保留侧脉管结构，离断近端胆管、明确无瘤切缘后再离断远端胆管、肝十二指肠韧带骨骼化。

（四）淋巴结清扫

肝门区淋巴结清扫是根治性手术的重要组成部分，骨骼化时应紧贴血管外膜剥除周围神经结缔组织，防止被肿瘤浸润的神经组织残留。肝门区廓清常采用动脉优先原则，即先沿着肝固有动脉走行剥开动脉鞘，逐步向近端清扫，直至显露肝左、肝右动脉分叉部。将胆总管向侧方牵开，显露胆管后方的门静脉，向近端清扫周围组织至门静脉分叉部。通过仔细解剖形成术中肝门区骨骼化，进一步判断肿瘤实际侵犯范围并明确可切除性。若肝外无法明确胆管离断点时，可先沿着正中裂切开肝实质、敞开肝门板，充分探查肿瘤近端侵犯程度。

淋巴结转移是提示肝门部胆管癌不良预后的重要因素之一，发生率达 30% ~50%。对于淋巴结清扫范围和数目、扩大淋巴结清扫能否更准确地提示预后或改善生存，目前仍存有一定争议。意大利的多中心研究提示清扫的淋巴结数至少 5 个，但超过 6 个的扩大清扫未能显著改善长期生存。有学者认为，对区域性淋巴结阴性的患者，扩大清扫对明确淋巴结状况是必要的，但无法提高淋巴结阳性患者的生存时间。在最新 AJCC 第 8 版癌症分期系统中，淋巴结转移分层标准由第 7 版的淋巴结转移部位变成了区域性阳性淋巴结个数，即 N1 为阳性淋巴结数目是 1 至 3 枚，N2 为阳性淋巴结数目至少 4 枚，但对最少淋巴结检出数目未做出明确的定义。目前，肝门部胆管癌常规需清扫的区域性淋巴结包括肝十二指肠韧带(12 组)、肝总动脉(8 组)旁及胰头后上方淋巴结(13a 组)。当区域淋巴为阴性或探查发现腹主动脉旁等远处淋巴结转移时，可考虑扩大清扫范围，以提供更为准确的分期信息，指导术后进一步治疗。由于三维可视化技术不能确定淋巴结的性质，因此，本书中三维可视化对淋巴结的术中指导不行详细阐述。

（五）联合血管切除重建

由于肝门部胆管癌多极化浸润的生物学特性以及解剖上毗邻肝门区重要血管，因而容易发生血管侵犯。影像学检查较难准确判断肿瘤与血管间是侵犯或粘连，仍以实际手术探查为金标准。术中若发现血管壁局部呈灰白色、质硬且与肿瘤无法轻松剥离，视为血管受侵犯。目前合并血管侵犯的进展期肝门部胆管癌已不再是根治性手术的禁忌。术中需完全游离上、下段未受累的血管，根据实际侵犯程度决定血管节段性切除后重建方式，包括端-端吻合、人工血管或自体血管重建。

联合受累门静脉切除重建可提高局部进展期肝门部胆管癌根治性切除率及长期生存率。然而，在合并受侵肝动脉切除重建的问题方面依旧存在争议。受动脉重建技术限制，多数外科医师经探查发现保留侧肝动脉受侵犯时就认为肿瘤无法切除。尽管肝动脉重建患者的总体预后不佳、术后并发症发生率较高，却明显优于无法切除的患者。因而，当肝动脉侵犯成为根治性切除的唯一阻碍时，技术条件允许的情况下应考虑肝动脉重建。通过术前构建肝动脉的三维可视化模型，确定侵犯的长度及范围，再通过细心的血管解剖和显微外科技术的运用是提高动脉吻合质量、减少相关并发症发生的关键。

（六）腹腔镜探查

与胆囊癌、ICC 相比，肝门部胆管癌发生远处转移的几率并不高。对原发灶可切除的患者，腹腔镜探查的意义在于发现影像无法识别的腹壁及网膜微小病灶，避免不必要的剖腹探查。但对于开腹术前常规应用腹腔镜探查这一观点，在临床实践中颇具争议。随着影像技术的进步，腹腔镜探查的阳性发现会显著减少。腹腔镜下超声检查受到操作者经验和手法的影响较大。因此，肝门部胆管癌患者常规行腹腔镜探查是没有必要的，对影像学上有疑似转移病灶但无法明确时，可先行腹腔镜探查并对病灶进行活检，及时明确病变性质、决定下一步治疗方案。

（七）术中快速病理

因胆管癌具有沿黏膜层或黏膜下层浸润的特性，影像学较难精确判断出肿瘤在胆管树轴向的扩展范围。快速病理检查对于术中判断切缘状态、明确肿瘤根治性具有重要意义，应常规实施。肝门部胆管癌镜下切缘阳性(R1 切除)的发生率约 25%。对于 R1 切除的患者是否需进一步切除，目前尚无定论。基于精准影像学评估及合适的肝脏切除范围是减少 R1 切除的主要方法。对于远端切缘阳性的患者，常需联合胰十二指肠切除达到根治。

（八）肝移植

对于无法切除的肝门部胆管癌，肝移植是获得治愈的唯一希望。因供肝资源的匮乏、早年移植效果较差、各中心对不可切除的标准存在差异等诸多因素，肝移植治疗肝门部胆管癌在国内的研究报道较少。近十年，Mayo 医学中心通过严格的选择标准联合多模式新辅助治疗，为不可切除的肝门部胆管癌病例行肝移植治疗，获得了令人振奋的结果。近期，来自包括 Mayo 医学中心在内的美国 12 家移植中心的临床研究证实，新辅助放化疗能提高肝移植治疗 HC 的疗效，5 年无瘤生存率达 65%。对肝门部胆管癌肝移植指征的严格把握是减少移植术后肿瘤复发、长期生存的关键。对肿瘤>3cm、有淋巴结转移的患者，移植术后复发和死亡风险增加 3 倍。

七、肝门部胆管癌三维可视化指导下肝内管道变异手术规划

（一）三维可视化指导下门静脉变异的手术规划（图 16-54）

正常型门静脉胆管分离极限点（U 点：指门静脉左支水平部与矢状部的转角处；P 点：在门静脉右前支、右后支分叉部）是指肝切除术中胆管能从并行的门静脉及肝动脉中剥离出来的极限部位，在这个极限点上游的胆管不能单独分离和切断。通过对极限点（P 点、U 点）进行三维可视化分析和肝脏 3D 打印，可以立体、全方位地观察正常型门静脉、各型变异门静脉 P 点、U 点，从而指导手术方案的制订和精准手术。

Type Ⅰ正常型：在这种情况下右半肝切除时，左侧胆管分离的极限点位于门静脉左支水平部与矢状部的转角处（U 点）；左半肝切除时，右侧胆管分离的极限点在门脉右前支、右后支分叉部（P 点）附近。

Type Ⅱ一型变异：门静脉右前支、右后支、左支呈三分叉；由于门静脉左支主干依然存在，U 点可确定，P 点是往第一肝门前移。

Type Ⅲ二型变异：门静脉主干先发出门静脉右后支，向上再分别发出门静脉右前支和门静脉左支。这种情况下 U 点可确定，P 点是往第一肝门前移。

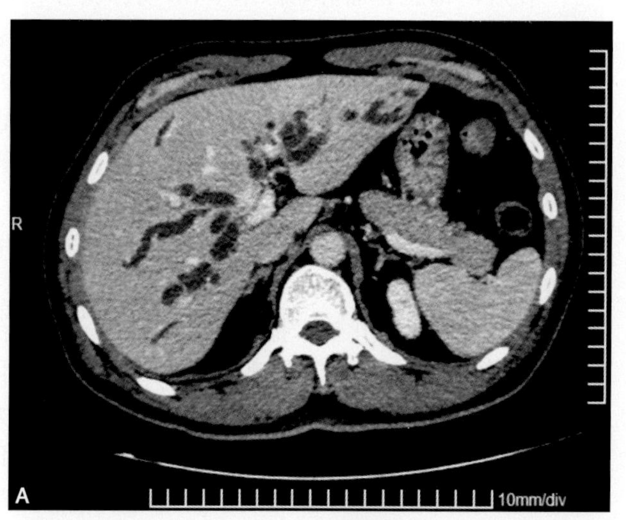

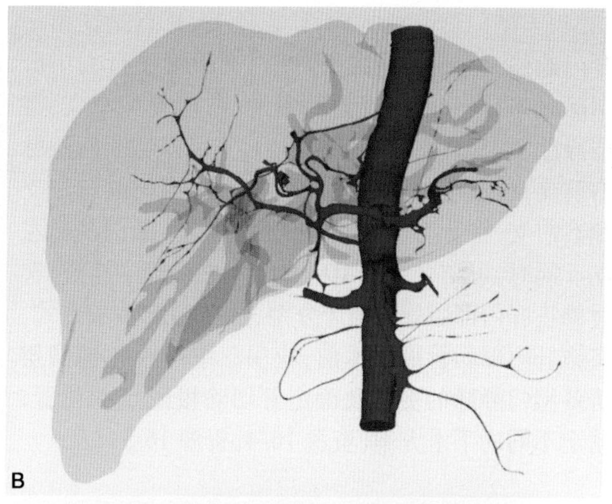

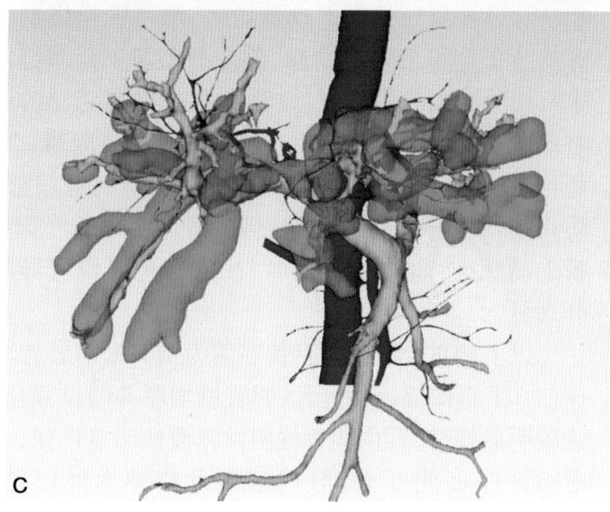

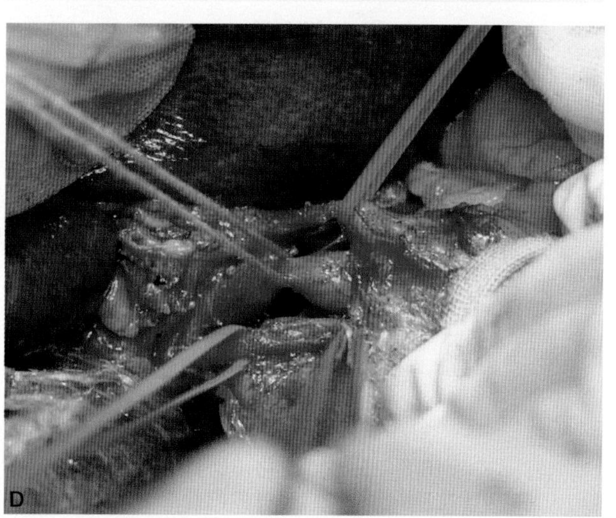

16

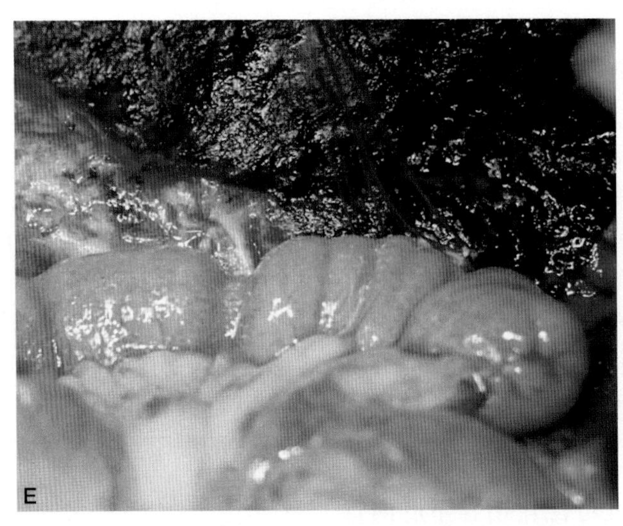

图 16-54 三维可视化指导下门静脉变异的手术规划

A. 上腹部增强 CT:左右肝管远端胆管扩张,左右肝管汇合部,胆总管上段管壁增厚伴强化;B. 右肝动脉发自肠系膜上静脉;C. 第一肝门三维可视化模型;D. 第一肝门三维可视化模型与术中对比;E. 胆肠吻合术

Type Ⅳ三型变异:门静脉主干先发出门静脉右后支,门静脉右前支来自门静脉左支主干。这种情况下 P 点位置是往第一肝门前移。由此可见,一型、二型、三型门静脉变异时,U 点不变,P 点是往第一肝门前移。在这种情况下,肝门部胆管癌行右半肝切除时,必须分离出门静脉主干、右前支和左支,将门静脉主干、左支均置带保护后,才可以切断门静脉右前支;行左半肝切除时,必须亦分离出门静脉左支和右前支,将右前支置带保护后,才能离断门静脉左支。同时,可结合肝脏 3D 打印、术中病理学检查,实时修正肝门部胆管癌临床分型,选择相应手术方式。实施肝门部胆管癌手术前,应用三维可视化模型辨析各型门静脉的变异及确定肝切除极限点的位置,制定不同的手术方案(资源 16-4、资源 16-5)。

资源 16-4 合并门静脉切除重建的肝门部胆管癌根治术(视频)

资源 16-5 三维可视化、3D 打印及 VR 在Ⅲb 型肝门部胆管癌门静脉变异中的应用(视频)

(二)三维可视化指导下肝动脉变异的手术规划

在肝门部胆管癌肝切除术中,肝动脉变异较常见,临床上常见肝动脉变异类型:肝左动脉起自胃左动脉;肝右动脉起自肠系膜上动脉;肝总动脉起自肠系膜上动脉。应用三维可视化模型辨析各型肝动脉的变异,防止术中副损伤亦十分重要。一旦肝动脉损伤常伴有胆管血供障碍,导致缺血性胆病、胆肠吻合口缺血、胆漏,远期发生胆管狭窄等严重并发症。

应用三维可视化技术指导肝门部胆管癌手术治疗时,应该注意观察有无肝动脉变异以及相应的手术治疗抉择问题。当三维可视化模型中发现肝左动脉起自胃左动脉,行左半肝切除术时,则肝左动脉不在常规位置走行,手术规划时应该考虑术中需沿胃左动脉寻找变异的肝左动脉;当三维可视化模型中肝动脉来自肠系膜上动脉,临床分型Ⅲb 型需行左半肝切除游离肝门部时,应注意避免损伤变异的肝右动脉;而当肝左动脉来自胃左动脉,临床Ⅲa 型需行右半肝切除时,应注意不要过多游离肝门部,防止损伤变异的肝左动脉;当肝固有动脉来自肠系膜上动脉,游离第一肝门时,注意避免损伤变异的肝动脉。

以 1 例Ⅲb 肝门部胆管癌例为例。术前影像学评估:CT 影像提示:肝门区胆管壁增厚并明显强化,管腔明显狭窄,肝内胆管梗阻性弥漫性明显扩张,考虑胆管癌可能性大,肝门区多发稍肿大淋巴结。MRI+MRCP 提示肝门区胆管壁增厚并明显强化,局部管腔变窄，肝内胆管梗阻性弥漫性明显扩张。术前三维可视化模型分型为 Bismuth-Corlette Ⅲb，成功构建三维重建模型可清楚显示，患者肝右动脉发自肠系膜上动脉。术中游离第一肝门时必须保护来自肠系膜上动脉的肝右动脉，避免损伤，导致术后肝功能衰竭（资源 16-6 至资源 16-9）。

资源 16-6　三维可视化在Ⅲa 型肝门部胆管癌肝动脉变异的应用（视频）

资源 16-7　ICG 荧光联合三维可视化及 VR 导航Ⅲb 型肝门部胆管癌根治术（视频）

资源 16-8　三维可视化、VR 在Ⅲa 型肝门部胆管癌术中的应用（视频）

资源 16-9　三维可视化、VR 在Ⅳ型肝门部胆管癌中的应用（视频）

（三）三维可视化指导下肝静脉变异的手术规划

肝静脉的变异在临床上有重要的意义，国内已有研究发现，经 200 例肝静脉个体化三维可视化分型统计，肝左静脉 25% 出现变异；肝中静脉 22% 出现变异；肝右静脉 18% 出现变异；右后下肝静脉出现率为 25.5%，尤其是Ⅳ段静脉，出现率高达 46.5%，术前三维重建时应特别注意有无Ⅳ段肝静脉，尤其在右半肝联合肝中静脉切除时，术中应注意避免损伤Ⅳ段肝静脉，一旦损伤，会导致Ⅳ段肝组织的血液不能正常回流至下腔静脉，发生肝脏的淤血、坏死、肝衰等并发症。因此，术前在应用三维可视化技术指导肝门部胆管癌手术治疗时，应该注意观察有无肝静脉变异以及相应的手术治疗抉择问题。

（四）三维可视化指导下胆管变异的手术规划

术前应用三维可视化模型辨析胆管的分型特点和变异情况的意义主要体现在：①清楚判明手术切除病变胆管、阻断某侧胆流主要通路后所重建的余肝组织的胆汁引流通路通畅。例如患者临床分型为Ⅲb 型，应注意辨析尾状叶胆管有无扩张，观察尾状叶胆管有无侵犯；拟行左半肝切除，而尾状叶胆管开口于左肝管时，手术方案的制订应左半肝切除+尾状叶切除，防止术后遗留尾状叶引发淤胆问题；②在常见的胆管变异当中，许多肝段的胆管可直接开口在左右肝管汇合部，在完成肝门部肿瘤切除后，肝切面上会出现多个胆管开口。需要吻合的胆管开口数越多，手术吻合的难度越大，同时手术并发症发生的可能性也会增加。应用三维可视化技术，可预先明晰肝断面胆管开口的数目、大小、形态等，以及这些胆管的分型归属，可以提前规划胆管整形、胆肠吻合的方式，避免细小胆管的遗漏，防止术后胆漏的发生；③可清楚辨析胆管与紧邻血管、特别是变异胆管、血管的相互关系，在处理肝门部胆管癌时谨慎处置相邻血管，降低术中血管的损伤几率，减少术中出血量。

综上所述，应用三维可视化模型可进行 360°图像旋转，将重叠的胆管通过不同观察角度予以分开，清晰地辨认各种胆管走行、受累、变异的情况，以及与相邻血管的关系，预测残肝断面上胆管开口的数目、大小、形态，设计合理的胆汁引流方案，确保重建后的胆道引流通路通畅，避免细小、变异胆管的遗漏，相邻血管的副损伤，以免出现难以愈合的淤胆、胆漏、出血等并发症（资源 16-10）。

资源 16-10　三维可视化联合 ICG 分子荧光及 VR 在多次胆道手术后肝门部胆管癌手术规划的应用（视频）

八、肝门部胆管癌三维可视化3D打印

对肝门部胆管癌患者进行三维可视化肝脏3D打印，用以术中间接导航指导精准手术切除（图16-55）。具体详见：第五章3D打印及其在胆道外科的应用。

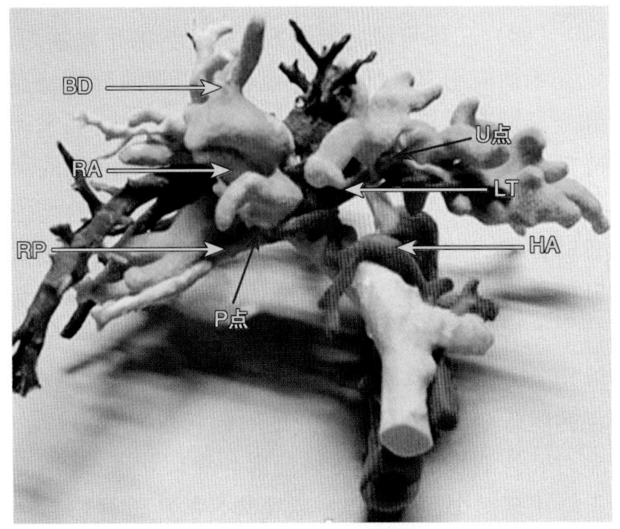

图16-55 肝门部胆管癌三维可视化3D打印模型，3D模型可清楚显示U点、P点

3D打印技术对复杂的肝门部胆管癌手术实现了实现了指导手术由屏幕三维图像向实体三维模型的跨越式转变。对Ⅲ、Ⅳ型肝门部胆管癌患者可进行术前3D打印，通过术前、术中反复查看3D等比例模型，尤其对于血管变异的患者，可术前精确诊断定位和规划手术，指导术中精准操作，有助于提高手术成功率，降低手术风险（资源16-11）。

资源16-11 三维可视化、3D打印在肝门部胆管癌肝动脉、门静脉变异分型校正及其应用（视频）

16

九、对三维可视化肝门部胆管癌临床分型的术中检验

三维可视化模型构建需要有一定阅片基础的肝胆外科医师构建，仍然存在一定误差可能：如CT数据质量、伪影，将影响三维可视化模型的质量。因此，在手术开始时应行术中B超检查，结合病理学检查，再次验证术前所做三维可视化模型与临床实际的一致性，原拟定的手术方案是否可行，必要时予以调整，确定最终手术方案。

以1例Ⅱ型肝门部胆管癌为例说明（资源16-3）。术前影像学评估：CT影像提示：肝内胆管见“软藤样”扩张，左右肝管汇合处至胆总管上段管壁见不均匀增厚，增强后见明显强化，胆囊体积明显缩小，呈软组织密度影，增强后明显强化，其内见小点状高密度影图。MRI+MRCP提示肝内胆管明显扩张，左、右肝、肝总管、胆总管上段管壁较均匀增厚，明显强化，管腔狭窄。术前三维可视化模型分型为Bismuth-Corlette Ⅲa或Ⅳ型（图16-56）。

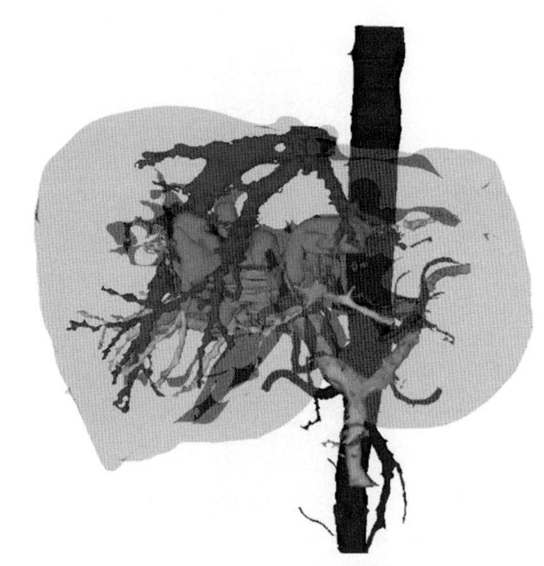

图16-56 三维重建

此患者三维可视化、3D打印模型均显示门静脉变异，P点向第一肝门前移，因此术中先游离第一肝门，分别将右肝动脉、左肝动脉、肝中动脉及门静脉主干、右前支、左支分别置带保护，术中顺利行围肝门部区域切除后，均对右肝管、尾状叶胆管、左侧胆管断端进行术中病理检查，如右侧胆管病理呈阳性则行右半肝切除术，如左侧胆管病理呈阳性则行左半肝/左三肝切除术。而患者三个残端病理均为阴性，因此根据术中病理结果，实时修正术前三维可视化分型为Bismuth-Corlette Ⅱ型，仅行围肝门区域肝切除术（图16-57）。

十、其他综合治疗

对三维可视化Ⅴ型不能行根治性切除术或单纯实施胆道内、外引流术、显微镜下病理阳性切缘（R1）

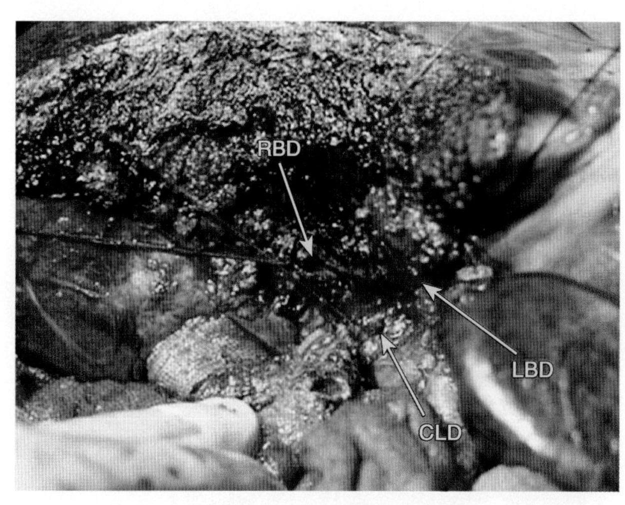

图 16-57　**术中对比右肝断面**

或局部病灶残留（R2）的患者，建议术后采用射频消融或吉西他滨联合铂类抗癌药物等化疗方案治疗，或化疗联合放疗治疗等其他姑息性治疗。

十一、围术期其他处理

肝门部胆管癌的围术期其他处理还包括：术前减黄和抗炎、护肝和营养支持等。

（一）术前减黄

梗阻性黄疸可引起机体严重的病理生理改变，甚至可以抑制肝脏再生的能力。有学者认为术前行减黄手术可以降低手术并发症的发生，然而亦有研究显示术前减黄不能使患者获得预期的生存益处，反而会增加术后的并发症和病死率。因此，一直以来，对梗阻性黄疸患者是否应在术前行减黄争议很大。由于我国多数肝门部胆管癌患者常合并高胆红素血症，其中合并有糖尿病、高血压、肾功能不全以及病毒性肝炎患者较多，对这些高危患者如施行肝切除术，在术前行 PTCD 减黄术待胆红素显著下降后再手术可能更为安全。针对高危肝门部胆管癌患者进行有计划的术前 PTCD 减黄后再行手术治疗，虽然无足够的循证医学证据支持，但从临床结果来看应该是利大于弊。

（二）术后随访

术后治疗及随访根据术中及病理检查的具体情况，确定术后治疗及随访方案。对根治性切除（R0）者，2～3 个月复查上腹部增强 CT 检查，2 年内定期复查；对有显微镜下阳性切缘（R1）或局部病灶残留（R2）的患者，术后每月返院复查；对伴有 CA19-9 升高的患者，术后可及时跟踪检测 CA19-9 水平；每 2～3 个月复查上腹部增强 CT 检查，持续至 2 年。对存活期达到 2 年以上的患者继续追踪观察。

（方驰华　李相成　曾宁）

第三节　壶腹周围癌的数字化外科诊断治疗

壶腹周围癌（VPC）是生长在乏特壶腹、十二指肠乳头、胆总管下端、胰管开口处、十二指肠内侧壁癌的总称。其共同特点是：在癌肿较小时即可引起胆总管和主胰管的梗阻，因此患者黄疸出现早；发病年龄多在 40～70 岁，男性居多。目前主要应用体表 US、MSCT、ERCP 与十二指肠镜活检、MRCP 进行诊断。

随着 64 层以上 MSCT 的推广，CT 分辨率提高到亚毫米水平，给三维重建技术在该区域病变诊治中的应用提供了良好基础。应用 MI-3DVS 系统对胆汁、胰液充盈的胆胰管设置独立的生长点，无需强化即可通过调整阈值对胆胰管进行程序分割。重建模型可反映胆胰管走行、扩张程度、梗阻部位、管壁形态等，有助于鉴别壶腹部肿瘤的良、恶性，并决策手术方式及切除范围。与其他影像学方法如目前常用的 MSCT 自带 MIP（最大密度投影法）或 VR（容积再现法）相比，MI-3DVS 图像可对大血管、扩张胆管及胰管的弯曲形态进行全三维显示，克服了 MIP 只能显示管道截面的缺点；MI-3DVS 采用感兴趣区域生长的算法，对细小血管分支的重建效果优于 VR；对重建强化效果较差的胰腺及密度不均的肿瘤也有明显优势。

数据采集、扫描数据的后处理、数据格式转换、图像的程序分割和三维重建过程同前文介绍。

在 FreeForm Modeling System 中，在建立的手术虚拟环境中，使用力反馈设备 PHANTOM，通过对仿真“手术刀”“手术剪”“手术钳”“缝针线”等手术器械的操纵，对重建模型进行各种类型的仿真手术。可视化仿真手术观察肿瘤与门静脉主干、脾静脉、肠系膜上静脉的解剖关系，避免真实手术中损伤；了解腹腔动脉变异患者胃十二指肠动脉走行，避免术中损伤动脉；还可以对肿大的淋巴结三维重建评估指导规范化淋巴结清扫，通过多个手术方案的优化筛选确定最佳手术方案。具体操作过程如下（具体详见数字化胰腺外科学）。

一、壶腹周围癌胰十二指肠切除仿真手术(图16-58)

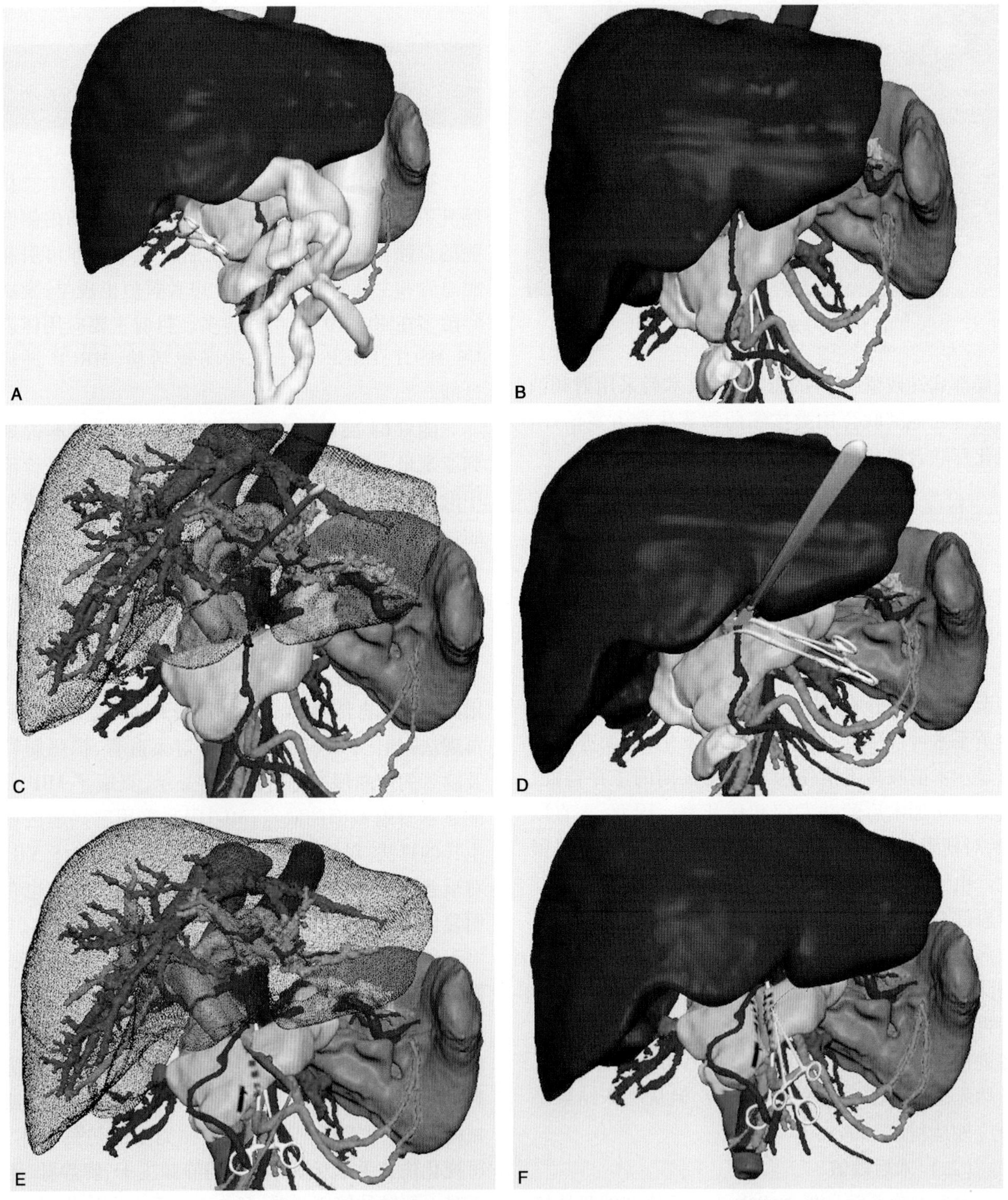

16

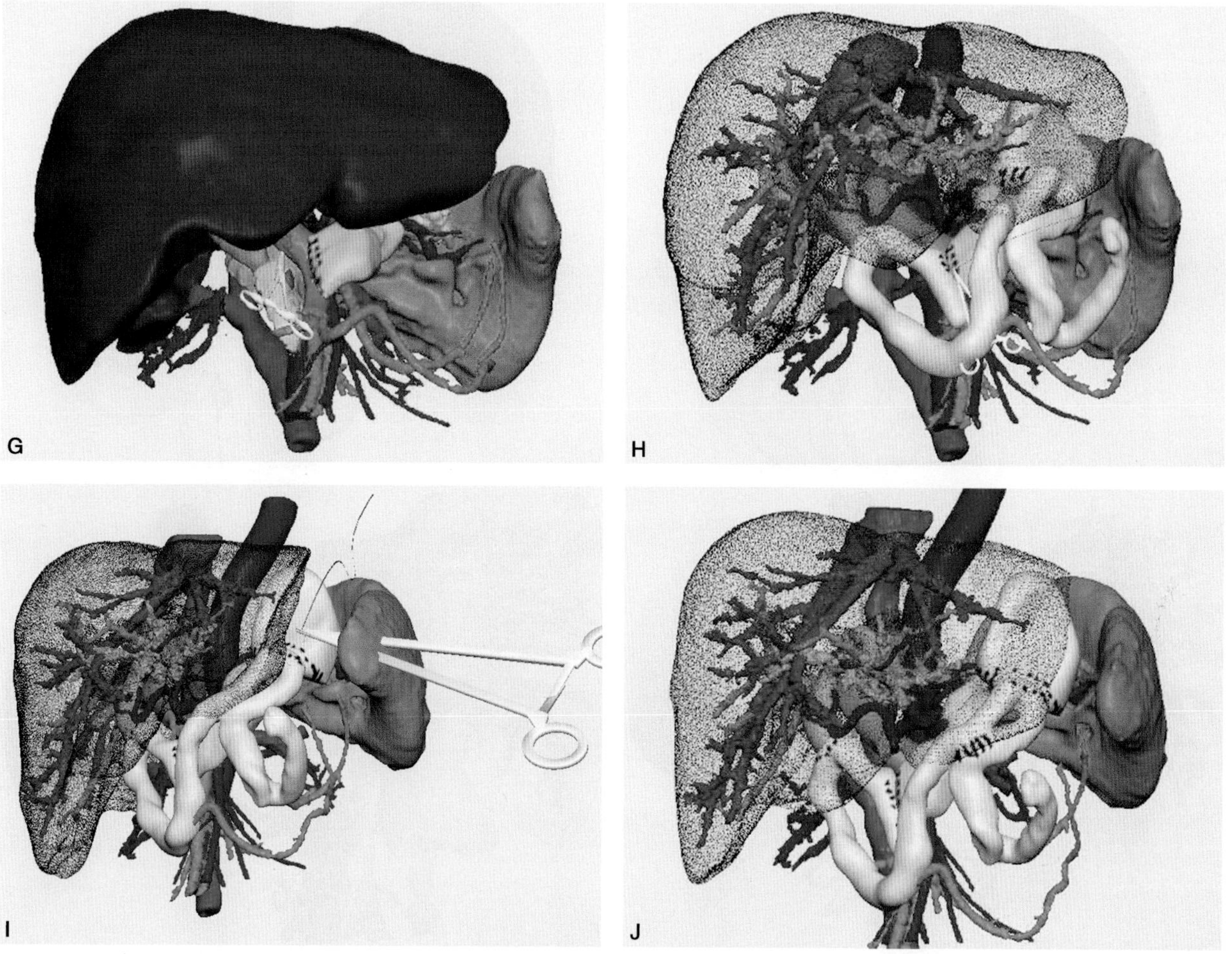

图 16-58　**壶腹周围癌胰十二指肠切除仿真手术**

A. 一般性探查:探查分离十二指肠降段后腹膜;B. 可切除性探查:探查胰颈下、肠系膜上静脉及门静脉表面;C. 切断胆总管;D. 结扎切断胃十二指肠动脉;E. 电刀切断胰颈;F. 缝合胰腺残端;G. 探查分离门静脉后方间隙;H. 胰腺空肠端-端吻合;I. 胃残端与空肠端-侧吻合;J. 消化道重建完毕

二、十二指肠乳头癌行仿真胰十二指肠切除术(图 16-59)

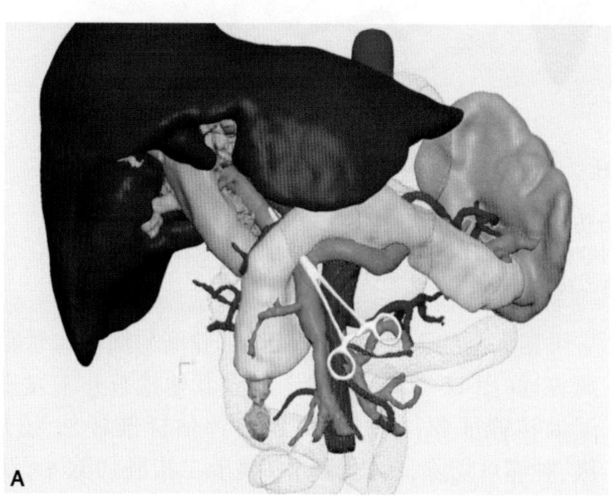

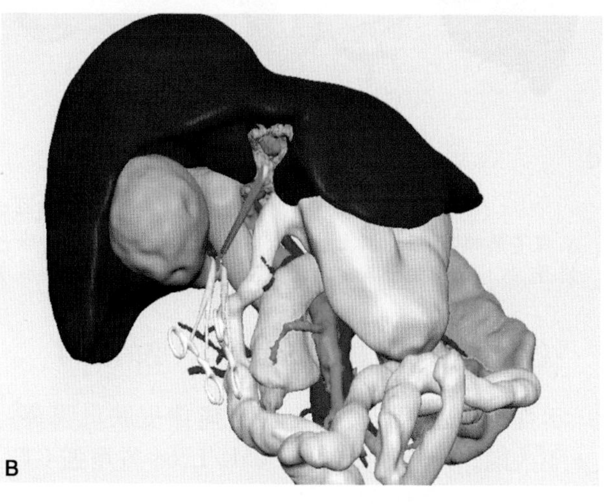

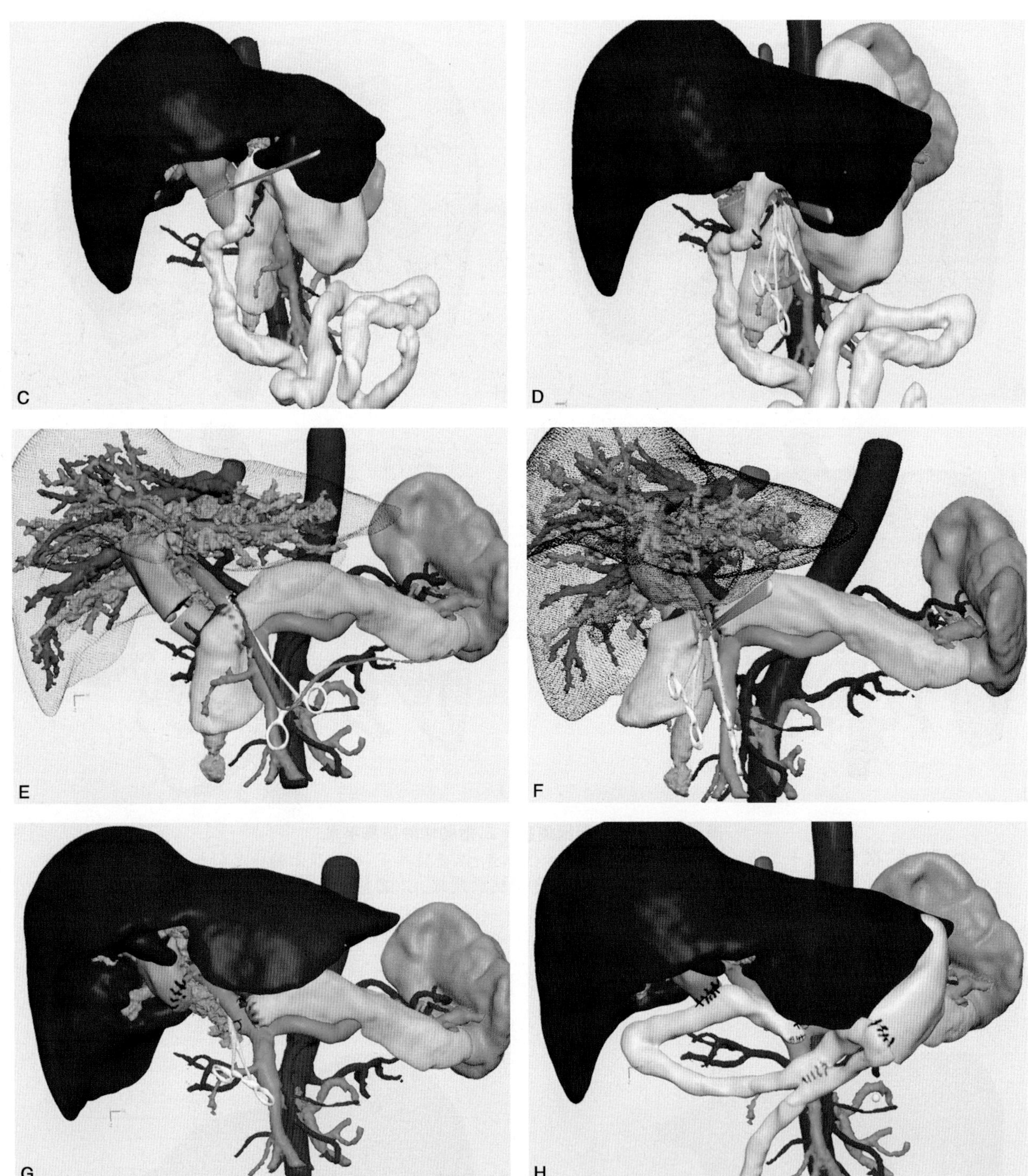

图 16-59 十二指肠乳头癌行仿真胰十二指肠切除术

A. 探查胰颈下、肠系膜上静脉及门静脉表面；B. 胆囊切除；C. 切断胆总管；D. 结扎切断胃十二指肠动脉；E. 电刀切断胰颈；F. 结扎切断胰十二指肠上静脉；G. 探查分离门静脉后方淋巴结；H. 采用 Child 法消化道重建

三、三维可视化技术在远端胆管癌的应用

16

男性，63 岁，因反复右上腹疼痛伴皮肤巩膜黄染 1 年入院。入院查 CA199：505U/L，64 排增强 CT 提示：壶腹部肿物导致胆总管下端梗阻，肝内外胆管扩张（图 16-60A、B）。行 MI-3DVS 三维重建提示：肿瘤来源于壶腹部，肝内外胆管广泛扩张，门静脉后方可见大小约 3cm×4cm 淋巴结，肿瘤与周围血管距离较远（图 16-60C、D、E）。结合其他检查并未发现远端转移征象，依据 MI-3DVS 评估标准评估为 I 级，肿瘤可切除，术前行仿真胰十二指肠切除术，演练手术方案。遂行手术探查，术中见肿瘤形态、相关脏器及脉管解剖关系、肠系膜动静脉等血管形态及与肿瘤的毗邻关系与术前三维重建相符（图 16-

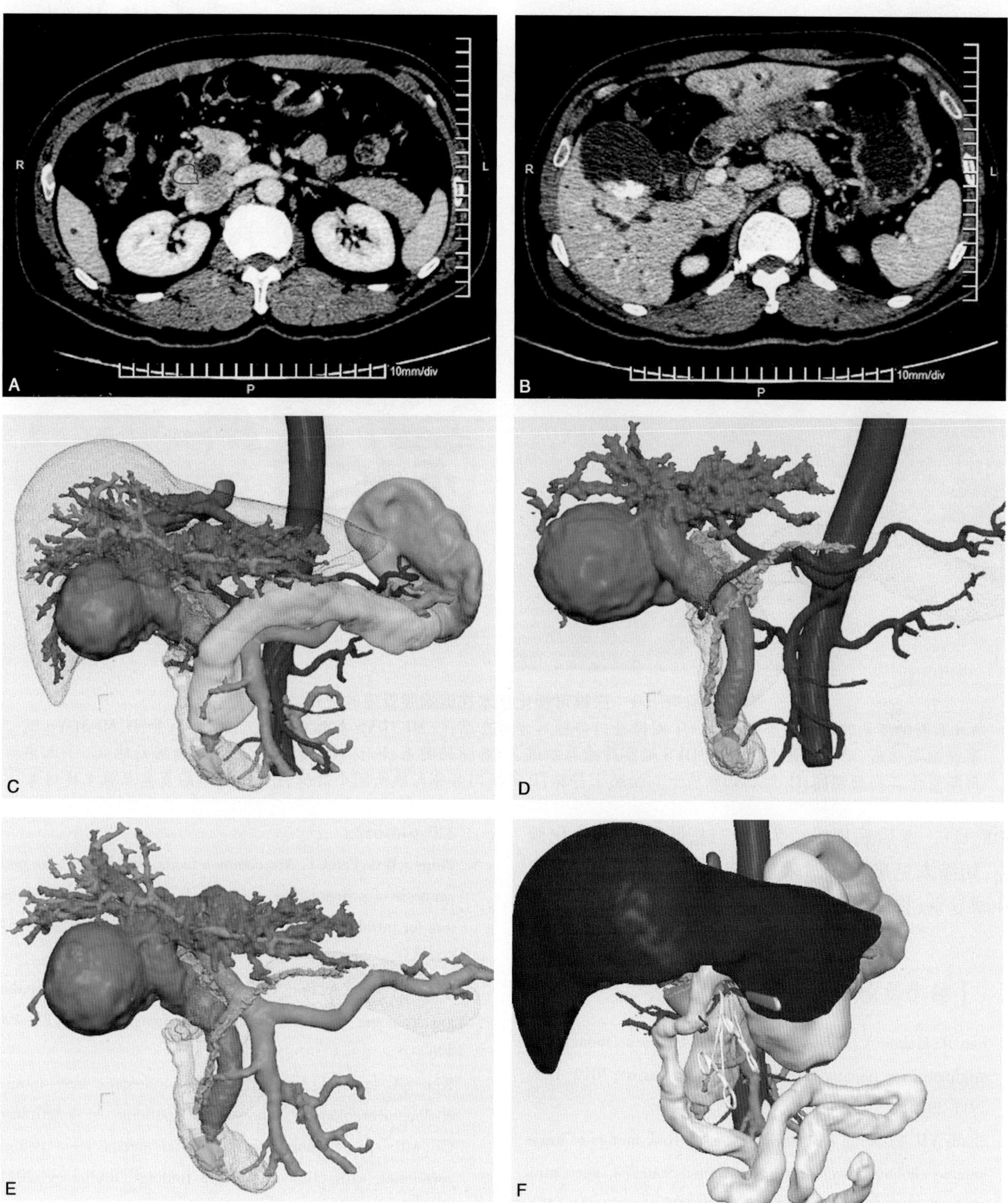
R
L
10mm/div
P
A
R
L
10mm/div
P
B
C
D
E
F

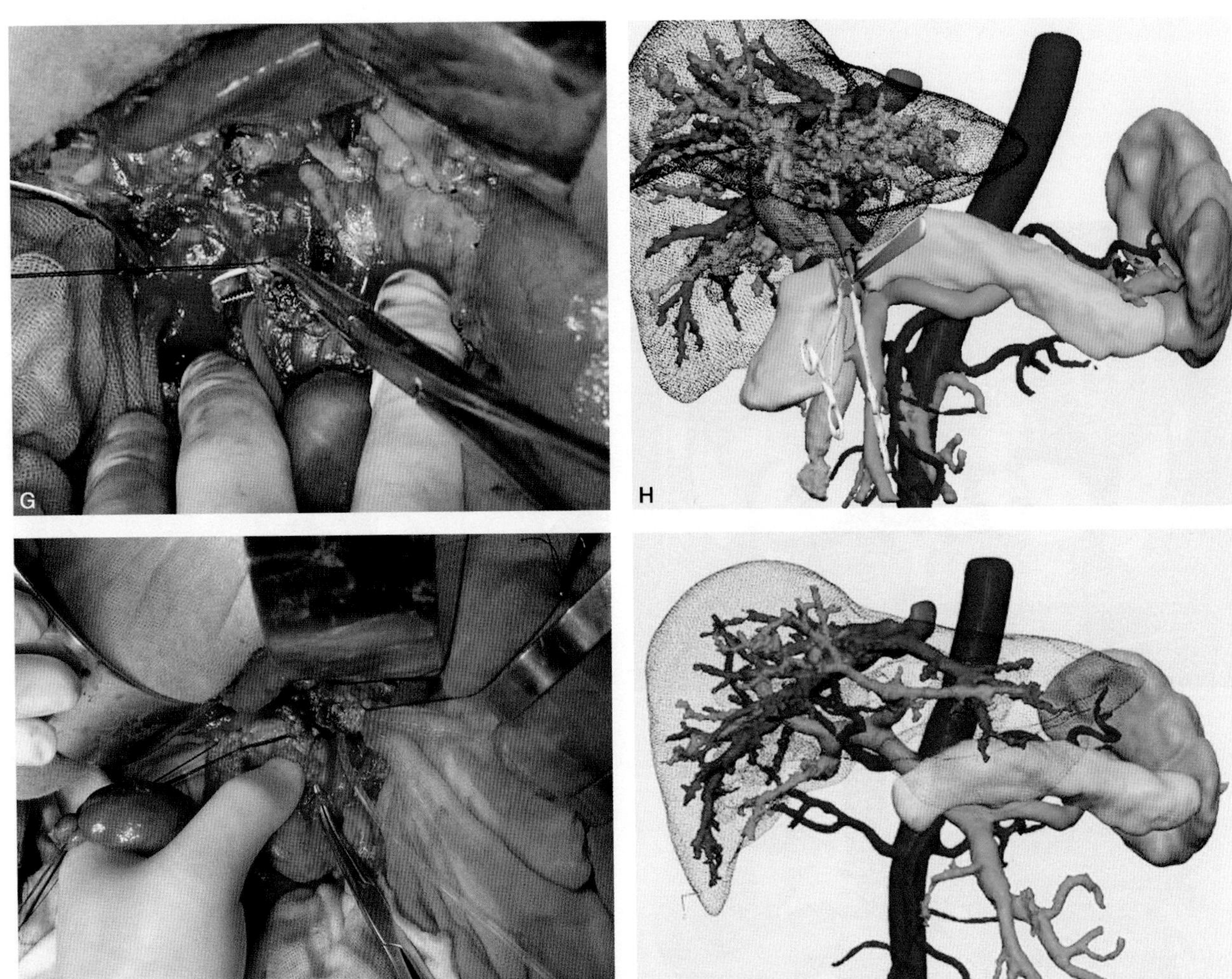

图 16-60　三维可视化技术在远端胆管癌的应用

A. CT 图像可见肿瘤位于壶腹部；B. CT 图像见门静脉后方淋巴结；C. MI-3DVS 整体观察腹腔脏器、血管；D. MI-3DVS 观察肿瘤与胆道、动脉的关系；E. MI-3DVS 观察肿瘤与胆道、门静脉的关系；F. 仿真手术离断胃十二指肠动脉；G. 手术中离断胃十二指肠动脉；H. 结扎切断胰十二指肠上静脉；I. 离断门静脉与胰头间小静脉；J. 6 个月术后复查三维重建结果

60F、G）。术后病理提示为：十二指肠乳头中分化腺癌，切缘未见瘤组织。术后 12 个月返院复查，未见肿瘤复发（图 16-60H、I、J）。

（曾宁　赵星阳）

【参考文献】

1. Fan B, Malato Y, Calvisi DF, et al. Cholangiocarcinomas can originate from hepatocytes in mice. J Clin Invest, 2012, 122: 2911-2915.
2. Shaib YH, El-Serag HB, Davila JA, et al. Risk factors of intrahepatic cholangiocarcinoma in the United States: a casecontrol study. Gastroenterology, 2005, 128: 620-626.
3. Khan SA, Thomas HC, Davidson BR, et al. Cholangiocarcinoma. Lancet, 2005, 366: 1303-1314.
4. Lipsett PA, Pitt HA, Colombani PM, et al. Choledochal cyst disease. A changing pattern of presentation. Ann Surg, 1994, 220: 644-652.
5. Palmer WC, Patel T. Are common factors involved in the pathogenesis of primary liver cancers? A meta-analysis of risk factors for intrahepatic cholangiocarcinoma. J Hepatol, 2012, 57: 69-76.
6. Valls C, Guma A, Puig I, et al. Intrahepatic peripheral cholangiocarcinoma: CT evaluation. Abdom Imaging, 2000, 25: 490-496.
7. Kim SA, Lee JM, Lee KB, et al. Intrahepatic mass-forming cholangiocarcinomas: enhancement patterns at multiphasic CT, with special emphasis on arterial enhancement pattern-correlation with clinicopathologic findings. Radiology, 2011, 260: 148-157.
8. Ciresa M, De Gaetano AM, Pompili M, et al. Enhancement patterns of intrahepatic mass-forming cholangiocarcinoma at multiphasic computed tomography and magnetic resonance imaging and correlation with clinicopathologic features. Eur Rev

Med Pharmacol Sci,2015,19:2786-2797.

9. Ringe KI,Wacker F. Radiological diagnosis in cholangiocarcinoma: Application of computed tomography, magnetic resonance imaging,and positron emission tomography. Best Pract Res Clin Gastroenterol,2015,29:253-265.

10. Okabayashi T, Yamamoto J, Kosuge T, et al. A new staging system for mass-forming intrahepatic cholangiocarcinoma: analysis of preoperative and postoperative variables. Cancer, 2001,92:2374-2383.

11. 陈亚进,商昌珍. 肝内胆管细胞癌诊治策略. 中国实用外科杂志,2015,35(1):43-45.

12. 李玉林. 病理学. 第 8 版. 北京:人民卫生出版社,2013:284-284.

13. Edge SB, Compton CC. The American Joint Committee on Cancer: the 7th edition of the AJCC cancer staging manual and the future of TNM. Ann Surg Oncol, 2010, 17: 1471-1474.

14. Mahul BA, Stephen E, Frederick LG, et al. AJCC Cancer Staging Manual 8th ed. New York:Springer,2016.

15. Jiang W, Zeng ZC, Tang ZY, et al. A prognostic scoring system based on clinical features of intrahepatic cholangiocarcinoma: the Fudan score. Ann Oncol, 2011, 22 (7): 1644-1652.

16. Wang Y, Li J, Xia Y, et al. Prognostic nomogram for intrahepatic cholangiocarcinoma after partial hepatectomy. J Clin Oncol,2013,31:1188-1195.

17. Mosconi S, Beretta GD, Labianca R, et al. Cholangiocarcinoma. Crit Rev Oncol Hematol,2009,69:259-270.

18. Nagino M, Kamiya J, Nishio H, et al. Two hundred forty consecutive portal vein embolizations before extended hepatectomy for biliary cancer: surgical outcome and long-term follow-up. Ann Surg,2006,243:364-372.

19. Poultsides GA, Zhu AX, Choti MA, et al. Intrahepatic cholangiocarcinoma. Surg Clin North Am,2010,90:817-837.

20. Goere D, Wagholikar GD, Pessaux P, et al. Utility of staging laparoscopy in subjects of biliary cancers: laparoscopy is a powerful diagnostic tool in patients with intrahepatic and gallbladder carcinoma. Surg Endosc,2006,20:721-725.

21. Takahashi K, Sasaki R, Kondo T, et al. Preoperative 3D volumetric analysis for liver congestion applied in a patient with hilar cholangiocarcinoma. Langenbecks Arch Surg, 2010, 395:761-765.

22. Jonas S, Thelen A, Benckert C, et al. Extended liver resection for intrahepatic cholangiocarcinoma: A comparison of the prognostic accuracy of the fifth and sixth editions of the TNM classification. Ann Surg,2009,249:303-309.

23. Jutric Z, Johnston WC, Hoen HM, et al. Impact of lymph node status in patients with intrahepatic cholangiocarcinoma treated by major hepatectomy: a review of the National Cancer Database. HPB (Oxford),2016,18:79-87.

24. Morine Y, Shimada M. The value of systematic lymph node dissection for intrahepatic cholangiocarcinoma from the viewpoint of liver lymphatics. J Gastroenterol,2015,50:913-927.

25. Weber SM, Ribero D, O'Reilly EM, et al. Intrahepatic cholangiocarcinoma: expert consensus statement. HPB (Oxford),2015,17:669-680.

26. de Jong MC, Nathan H, Sotiropoulos GC, et al. Intrahepatic cholangiocarcinoma: An international multi-institutional analysis of prognostic factors and lymph node assessment. J Clin Oncol,2011,29:3140-3145.

27. Endo I, Gonen M, Yopp AC, et al. Intrahepatic cholangiocarcinoma: Rising frequency, improved survival, and determinants of outcome after resection. Ann Surg, 2008, 248: 84-96.

28. Spolverato G, Kim Y, Alexandrescu S, et al. Is Hepatic Resection for Large or Multifocal Intrahepatic Cholangiocarcinoma Justified? Results from a Multi-Institutional Collaboration. Ann Surg Oncol,2015,22:2218-2225.

29. Tabrizian P, Jibara G, Hechtman JF, et al. Outcomes following resection of intrahepatic cholangiocarcinoma. HPB (Oxford),2015,17:344-351.

30. Tamandl D, Herberger B, Gruenberger B, et al. Influence of hepatic resection margin on recurrence and survival in intrahepatic cholangiocarcinoma. Ann Surg Oncol,2008,15:2787-2794.

31. Murakami S, Ajiki T, Okazaki T, et al. Factors affecting survival after resection of intrahepatic cholangiocarcinoma. Surg Today,2014,44:1847-1854.

32. Spolverato G, Yakoob MY, Kim Y, et al. The impact of surgical margin status on long-term outcome after resection for intrahepatic cholangiocarcinoma. Ann Surg Oncol, 2015, 22 (12):4020-4028.

33. Ali SM, Clark CJ, Zaydfudim VM, et al. Role of major vascular resection in patients with intrahepatic cholangiocarcinoma. Ann Surg Oncol,2013,20:2023-2028.

34. Weber SM, Jarnagin WR, Klimstra D, et al. Intrahepatic cholangiocarcinoma: resectability, recurrence pattern and outcomes. J Am Coll Surg,2001,193:384-391.

35. Dodson RM, Weiss MJ, Cosgrove D, et al. Intrahepatic cholangiocarcinoma: management options and emerging therapies. J Am Coll Surg,2013,217:736-750. e4.

36. Nathan H, Pawlik TM, Wolfgang CL, et al. Trends in survivalafter surgery for cholangiocarcinoma: A 30-year population-based SEER database analysis. J Gastrointest Surg, 2007, 11:1488-1496; discussion 1496-1487.

37. Konstadoulakis MM, Roayaie S, Gomatos IP, et al. Fifteen-

year, single-center experience with the surgical management of intrahepatic cholangiocarcinoma: Operative results and long-term outcome. Surgery, 2008, 143: 366-374.

38. Hanazaki K, Kajikawa S, Shimozawa N, et al. Prognostic factors of intrahepatic cholangiocarcinoma after hepatic resection: Univariate and multivariate analysis. Hepatogastroenterology, 2002, 49: 311-316.

39. Hyder O, Hatzaras I, Sotiropoulos GC, et al. Recurrence after operative management of intrahepatic cholangiocarcinoma. Surgery, 2013, 153: 811-818.

40. Bridgewater J, Galle PR, Khan SA, et al. Guidelines for the diagnosis and management of intrahepatic cholangiocarcinoma. J Hepatol, 2014, 60: 1268-1289.

41. Facciuto ME, Singh MK, Lubezky N, et al. Tumors with intrahepatic bile duct differentiation in cirrhosis: implications on outcomes after liver transplantation. Transplantation, 2015, 99: 151-157.

42. Hashimoto K, Miller CM. Liver transplantation for intrahepatic cholangiocarcinoma. J Hepatobiliary Pancreat Sci, 2015, 22: 138-143.

43. Fu BS, Zhang T, Li H, et al. The role of liver transplantation for intrahepatic cholangiocarcinoma: a single-center experience. Eur Surg Res, 2011, 47: 218-221.

44. Sotiropoulos GC, Kaiser GM, Lang H, et al. Liver transplantation as a primary indication for intrahepatic cholangiocarcinoma: a single-center experience. Transplant Proc, 2008, 40: 3194-3195.

45. Hong JC, Jones CM, Duffy JP, et al. Comparative analysis of resection and liver transplantation for intrahepatic and hilar cholangiocarcinoma: a 24-year experience in a single center. Arch Surg, 2011, 146: 683-689.

46. Sapisochin G, Rodriguez de Lope C, Gastaca M, et al. "Very early" intrahepatic cholangiocarcinoma in cirrhotic patients: should liver transplantation be reconsidered in these patients? Am J Transplant, 2014, 14: 660-667.

47. Sapisochin G, de Lope CR, Gastaca M, et al. Intrahepatic cholangiocarcinoma or mixed hepatocellular-cholangiocarcinoma in patients undergoing liver transplantation: a Spanish matched cohort multicenter study. Ann Surg, 2014, 259: 944-952.

48. Takahashi K, Obeid J, Burmeister CS, et al. Intrahepatic Cholangiocarcinoma in the Liver Explant After Liver Transplantation: Histological Differentiation and Prognosis. Ann Transplant, 2016, 21: 208-215.

49. Hyder O, Marques H, Pulitano C, et al. A nomogram to predict long-term survival after resection for intrahepatic cholangiocarcinoma: an Eastern and Western experience. JAMA Surgery, 2014, 149: 432-438.

50. Shirai K, Ebata T, Oda K, et al. Perineural invasion is a prognostic factor in intrahepatic cholangiocarcinoma. World J Surg, 2008, 32: 2395-2402.

51. Choi SB, Kim KS, Choi JY, et al. The prognosis and survival outcome of intrahepatic cholangiocarcinoma following surgical resection: association of lymph node metastasis and lymph node dissection with survival. Ann Surg Oncol, 2009, 16: 3048-3056.

52. Ellis MC, Cassera MA, Vetto JT, et al. Surgical treatment of intrahepatic cholangiocarcinoma: Outcomes and predictive factors. HPB (Oxford), 2011, 13: 59-63.

53. Lang H, Sotiropoulos GC, Sgourakis G, et al. Operations for intrahepatic cholangiocarcinoma: Single-institution experience of 158 patients. J Am Coll Surg, 2009, 208: 218-228.

54. Dhanasekaran R, Hemming AW, Zendejas I, et al. Treatment outcomes and prognostic factors of intrahepatic cholangiocarcinoma. Oncol Rep, 2013, 29: 1259-1267.

55. Yamamoto M, Takasaki K, Yoshikawa T, et al. Extended resection for intrahepatic cholangiocarcinoma in Japan. J Hepatobiliary Pancreat Surg, 1999, 6: 117-121.

56. Carpizo DR, D'Angelica M. Management and extent of resection for intrahepatic cholangiocarcinoma. Surg Oncol Clin N Am, 2009, 18: 289-305, viii-ix.

57. Sasaki A, Aramaki M, Kawano K, et al. Intrahepatic peripheral cholangiocarcinoma: mode of spread and choice of surgical treatment. Br J Surg, 1998, 85: 1206-1209.

58. Puhalla H, Schuell B, Pokorny H, et al. Treatment and outcome of intrahepatic cholangiocellular carcinoma. Am J Surg, 2005, 189: 173-177.

59. Maithel SK, Gamblin TC, Kamel I, et al. Multidisciplinary approaches to intrahepatic cholangiocarcinoma. Cancer, 2013, 119: 3929-3942.

60. Paik KY, Jung JC, Heo JS, et al. What prognostic factors are important for resected intrahepatic cholangiocarcinoma? J Gastroenterol Hepatol, 2008, 23: 766-770.

61. Mavros MN, Economopoulos KP, Alexiou VG, et al. Treatment and Prognosis for Patients With Intrahepatic Cholangiocarcinoma: Systematic Review and Meta-analysis. JAMA Surgery, 2014, 149: 565-574.

62. Clarke M. The QUORUM statement. Lancet, 2000, 355: 756-757.

63. Lu C, Wang K, Zhang CZ, et al. Outcomes of intrahepatic cholangiocarcinoma with portal vein tumor thrombus following hepatic resection. J Gastroenterol Hepatol, 2016, 31(7): 1330-1335.

64. Yoo T, Park SJ, Han SS, et al. Postoperative CA19-9 Change Is a Useful Predictor of Intrahepatic Cholangiocarcinoma Survival following Liver Resection. Dis Markers, 2015, 2015:

298985.

65. Hasegawa S, Ikai I, Fujii H, et al. Surgical resection of hilar cholangiocarcinoma: analysis of survival and postoperative complications. World J Surg, 2007, 31: 1256-1263.
66. Zhu AX, Knox JJ. Adjuvant therapy for intrahepatic cholangiocarcinoma: the debate continues. Oncologist, 2012, 17: 1504-1507.
67. Spolverato G, Kim Y, Alexandrescu S, et al. Management and Outcomes of Patients with Recurrent Intrahepatic Cholangiocarcinoma Following Previous Curative-Intent Surgical Resection. Ann Surg Oncol, 2016, 23: 235-243.
68. Yamamoto M, Takasaki K, Otsubo T, et al. Recurrence after surgical resection of intrahepatic cholangiocarcinoma. J Hepatobiliary Pancreat Surg, 2001, 8: 154-157.
69. Kim JH, Won HJ, Shin YM, et al. Radiofrequency ablation for recurrent intrahepatic cholangiocarcinoma after curative resection. Eur J Radiol, 2011, 80: e221-e225.
70. Rafi S, Piduru SM, El-Rayes B, et al. Yttrium-90 radioembolization for unresectable standard-chemorefractory intrahepatic cholangiocarcinoma: Survival, efficacy, and safety study. Cardiovasc Intervent Radiol, 2013, 36: 440-448.
71. Song S, Kim K, Chie EK, et al. Locoregional recurrence after curative intent resection for intrahepatic cholangiocarcinoma: Implications for adjuvant radiotherapy. Clin Transl Oncol, 2015, 17: 825-829.
72. Jia AY, Wu JX, Zhao YT, et al. Intensity-modulated radiotherapy following null-margin resection is associated with improved survival in the treatment of intrahepatic cholangiocarcinoma. J Gastrointest Oncol, 2015, 6: 126-133.
73. Li J, Wang Q, Lei Z, et al. Adjuvant Transarterial Chemoembolization Following Liver Resection for Intrahepatic Cholangiocarcinoma Based on Survival Risk Stratification. Oncologist, 2015, 20: 640-647.
74. Fang C H, Liu J, Fan Y F, et al. Outcomes of hepatectomy for hepatolithiasis based on 2-dimensional reconstruction technique. J Am Coll Surg, 2013, 217(2): 280-288.
75. 方驰华,顾杨. 数字医学技术在我国腹部外科临床应用现状、困难和发展前景. 中国实用外科杂志, 2013, 33(1): 25-29.
76. 曾宁,方驰华,范应方,等. 肝门部胆管癌三维可视化精准诊疗平台构建及临床应用. 中华外科杂志, 2016, 54(9): 680-685.
77. 祝文,方驰华,范应方,等. 原发性肝癌三维可视化诊治平台的构建及临床应用. 中华肝脏外科手术学电子杂志, 2015, 5(5): 268-273.
78. 方驰华,方兆山,蔡伟,等. 肝胆管结石三维可视化诊治平台构建及临床价值研究. 中国实用外科杂志, 2015, 35(09): 974-978.
79. Fang CH, Tao HS, Yang J, et al. Impact of three dimensional reconstruction technique in the operation planning of centrally located hepatocellular carcinoma. J Am Coil Surg, 2015, 220 (1): 28-37.
80. 董家鸿,项灿宏. 肝门部胆管癌的精准外科手术治疗. 中华消化外科杂志, 2013, 12(3): 170-173.
81. Fang CH, Zhu W, Wang H, et al. A new approach for evaluating the resectability of pancreatic and periampullary neoplasms. Pancreatology, 2012, 12(4): 364-371.
82. 杨剑,方驰华,范应方,等. 基于亚毫米 cT 扫描数据的肝外胆管供血动脉三维可视化模型构建. 南方医科大学学报, 2014, 34(7): 945-949.
83. Michels N. Newer anatomy of the liver and its variant blood supply and collateral circulation. Am J Surg, 1966, 112(3): 337-347.
84. Cheng YF, Huang TL, Lee TY, et al. Variation of the intrahepatic portal vein; angiographic demonstration and application in livingrelated hepatic transplantation. Transplant Proc, 1996, 28(3): 1667-1668.
85. Endo I, Shimada H, Sugita M, et al. Role of three-dimensional imaging in operative planning for hilar cholangiocarcinoma. Surgery, 2007, 142(5): 666-675.
86. Nakamura S, Tsuzuki T. Surgical anatomy of the hepatic veins and the inferior vena cava. Surg Gynecol Obstet, 1981, 152(1): 43-50.
87. Kitami M, Takase K, Murakami G, et al. Types and frequencies of biliary tract variations associated with a major portal venous anomaly: analysis with multi-detector row CT cholangiography. Radiology, 2006, 238(1): 156-166.
88. Fang CH, Huang YP, Chen ML, et al. Digital medical technology based on 64-slice computed tomography in hepatic surgery. Chin Med J (Engl), 2010, 123(9): 1149-1153.
89. Giuliante F, Ardito F, Guglielmi A, et al. Association of lymph node status with survival in patients after liver resection for hilar cholangiocarcinoma in an Italian multicenter analysis. JAMA Surgery, 2016, 151(10): 916-922.
90. Darwish Murad S, Kim WR, Harnois DM, et al. Efficacy of neoadjuvant chemoradiation, followed by liver transplantation, for perihilar cholangiocarcinoma at 12 US centers. Gastroenterology, 2012, 143(1): 88-98.
91. Fang C, You J, Lau WY, et al. Anatomical Variations of Hepatic Veins: Three-Dimensional Computed Tomography Scans of 200 Subjects. World J Surg, 2012, 36(1): 120-124.

第十七章

三维可视化技术在围肝门区手术中的应用

第一节　围肝门区疾病的范畴

一、围肝门区的解剖位置

第一肝门即肝脏面"H"形沟的横向部分，是胆管、肝动脉、门静脉、淋巴管及神经进出肝脏的解剖区域，肝门的上方和顶部是肝方叶，底部是尾状叶。围肝门区是指第一肝门附近包含血管、胆管及包绕其周围的纤维结缔组织构成的狭窄的解剖区域。围肝门区汇聚了进入肝门的门静脉、肝动脉及胆管，三种管道彼此交叉形成了错综复杂的三维立体结构，是肝胆外科解剖变异最多和解剖最为复杂的区域。

二、围肝门区疾病的范畴

围肝门区疾病，是指发生或累及围肝门区的疾病，涉及肿瘤、炎症、损伤和畸形等，包括围肝门区肿瘤、肝门胆管损伤性狭窄或炎性狭窄、肝内胆管结石肝门嵌顿和中央型胆管囊状扩张症等。

（一）围肝门区肿瘤

围肝门区肿瘤包括围肝门胆道肿瘤和侵犯肝门的肝细胞癌。围肝门胆道肿瘤包括肝门部胆管癌、肝内胆管癌侵犯肝门和胆囊癌侵犯肝门。虽然三者的生物学特性不完全相同，但因其容易侵犯肝门板进而侵犯肝动脉和门静脉，导致以阻塞性黄疸和胆管炎为共同的临床表现，以根治性手术难度大、R0 切除率低、术中易出血和围术期并发症和死亡率高为共同临床特点，所以统称为围肝门胆道肿瘤。

中央型肝脏肿瘤，是指累及肝门的肝脏肿瘤，主要位于Ⅰ、Ⅳ、Ⅴ、Ⅷ段，病灶位置特殊且毗邻重要的肝内脉管，容易侵犯肝门部胆管与血管、手术难度大、风险高。

（二）高位胆管狭窄

高位胆管狭窄，也称肝门部胆管狭窄，是指发生于左、右肝管汇合部以上的胆管狭窄。Bismuth 提出的胆管狭窄分型中的Ⅱ～Ⅴ型（图 17-1），Strasberg 胆管狭窄分型的 E2～E5 型，依据中华医学会《胆管

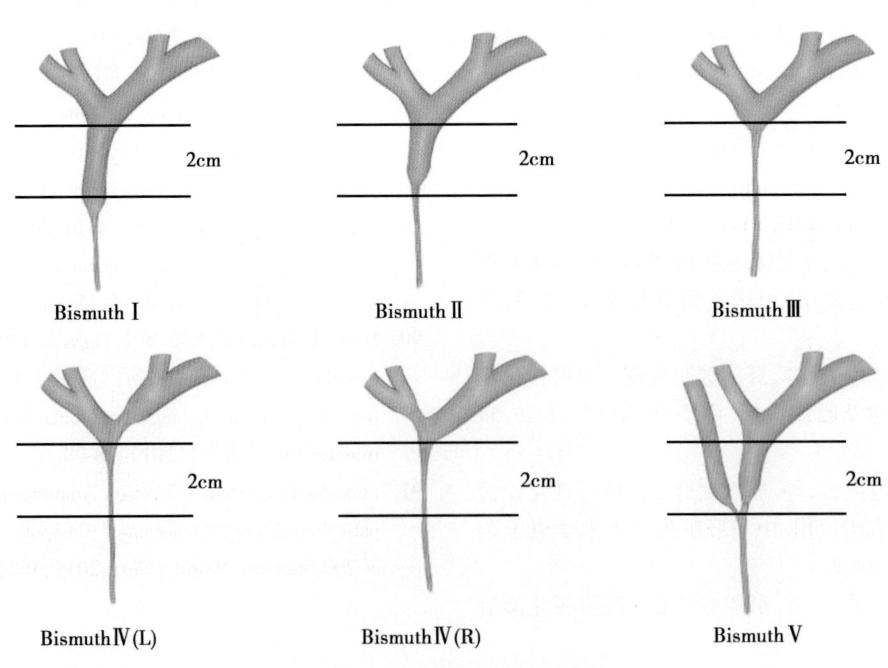

图 17-1　Bismuth 胆管狭窄分型

损伤的诊断和治疗指南(2013 版)》胆管狭窄分型，Ⅱ1d 型中狭窄部位距离汇合部<2cm 及Ⅱ2d ~ Ⅱ4d 型均为高位胆管狭窄。高位胆管狭窄在胆道外科中并不少见,根据发生原因可分为损伤性狭窄、炎症性狭窄、移植后胆道并发症和介入治疗后并发症等,其中最常见的原因是胆囊切除术中直接或间接的胆道损伤,约占胆道狭窄的 90% 以上,有研究证实手术引起的胆道损伤是术后胆道狭窄的重要原因。高位胆管狭窄的诊断和治疗困难,外科手术是疗效最为确切的治疗手段。

(三) 中央型胆管囊状扩张症

中央型胆管囊状扩张症,是指累及肝门部胆管的囊状扩张,即 Todani 分型中的Ⅳ-A 型和Ⅴ型(见图 13-1),董氏分型中的 B 型和 D 型胆管囊状扩张。

一旦确诊胆管囊状扩张症,应尽早行手术治疗。基本的治疗原则是切除病变胆管,处理继发病变,重建胆肠通路。由于残留的胆管囊状扩张病变可能会导致复发性胆管炎、继发性胆管结石甚至胆管癌变等并发症,因而切除囊状扩张的胆管十分重要(表 17-1)。

表 17-1 基于董氏分型的胆管扩张症手术方式选择

董氏分型	Todani 分型	受累范围	治疗方式
A1 型	Ⅴ型(Caroli 病)	部分肝段周围肝管	受累肝段切除术
A2 型		全肝周围肝管	肝移植
B1 型		单侧肝叶中央肝管	受累肝叶或肝段切除术
B2 型		双侧肝叶中央肝管	①累及 2 级及 2 级以下胆管时,行胆囊切除术+病变肝外胆管节段性切除+胆管空肠吻合术 ②累及 3 级及 3 级以上胆管时,行胆囊切除术+肝外胆管及病变肝段切除+胆管空肠吻合术
C1 型	Ⅰ、Ⅱ、Ⅳb 型	肝外胆管(胰腺段未受累)	胆囊切除术+扩张肝外胆管切除+胆管空肠吻合术
C2 型		肝外胆管(胰腺段受累)	胆囊切除术+肝外扩张胆管切除+胆管空肠吻合术: ①对胆总管垂直汇入主胰管(C-P)型胰胆管合流异常,完整切除至病变胆管末端 ②对主胰管呈锐角汇入胆总管(P-C)型胰胆管合流异常,保留胰管汇入点远端胆管
D1 型	Ⅳa 型	2 级及 2 级以下中央肝管	①行胆囊、肝门部扩张胆管、肝外病变胆管切除+胆管空肠吻合术 ②行胆囊、受累肝段切除、肝外病变胆管切除+胆管空肠吻合术
D2 型		3 级及 3 级以上中央肝管	

(四) 肝内胆管结石肝门嵌顿

肝内胆管结石常合并肝叶或肝段萎缩、胆管狭窄、门静脉高压或肝功能不全等,手术治疗困难,并发症多,复发率和残石率高。肝门胆管狭窄,肝内胆管结石嵌顿于肝门部形成挡门石是肝内胆管结石常见的病理改变。肝门部胆管狭窄的解除与挡门石的取出是治疗成功的关键。结石嵌顿易导致肝门炎性粘连,经肝门取石通路受阻,手术时易损伤肝门部血管。

第二节 围肝门区疾病的特点

一、围肝门区解剖的变异性

围肝门区的解剖具有肝脏脉管的解剖变异和空间构象变异两个特点。

(一) 肝脏脉管的解剖变异

围肝门区空间狭小,三套出入肝的管道彼此交错形成了复杂的三维立体结构,且不同个体的胆管、肝动脉和门静脉的走向及汇合方式均存在较大的变异。文献报道肝动脉变异存在于约 1/3 的个体,至少有十种常见类型。门静脉变异存在于约 1/5 的个体,有四种常见类型。胆管变异也存在于约 1/5 的个体中,有六种基本的类型。

1. 肝动脉变异 肝动脉变异的发生率为 24% ~ 30%。Michel 将常见的肝动脉变异分为 10 种类型(图 17-2 和表 17-2):Ⅰ型即正常型,肝固有动脉来自肝总动脉,然后分为肝左动脉和肝右动脉;Ⅱ型,即替代性肝左动脉来自胃左动脉;Ⅲ型,即替代性肝右动脉来自肠系膜上动脉；Ⅳ型，即替代性肝左动脉来自胃左动脉，替代性肝右动脉来自肠系膜上动脉；Ⅴ型，即副肝左动脉来自胃左动脉；Ⅵ型，即副肝右动脉来自肠系膜上动脉；Ⅶ型，即副肝左动脉来自胃左动脉，副肝右动脉来自肠系膜上动脉；Ⅷ型，即替代性肝左动脉来自胃左动脉和副肝右动脉来自肠系膜上动脉，或副肝左动脉来自胃左动脉和替代性肝右动脉来自肠系膜上动脉；Ⅸ型，即替代性肝总动脉来自肠系膜上动脉；Ⅹ型，即替代性肝总动脉来自胃左动脉。肝左动脉变异和肝右动脉变异的发生率接近，均约为22%。大部分肝中动脉来自肝左动脉，也可来自肝右动脉，少数发可自肝左、肝右动脉的分叉处。术前准确评估肝动脉变异的类型，了解肝动脉的起源、走行和支配的肝段，对于术前制订合理的手术规划和术中避免误伤肝动脉十分重要。

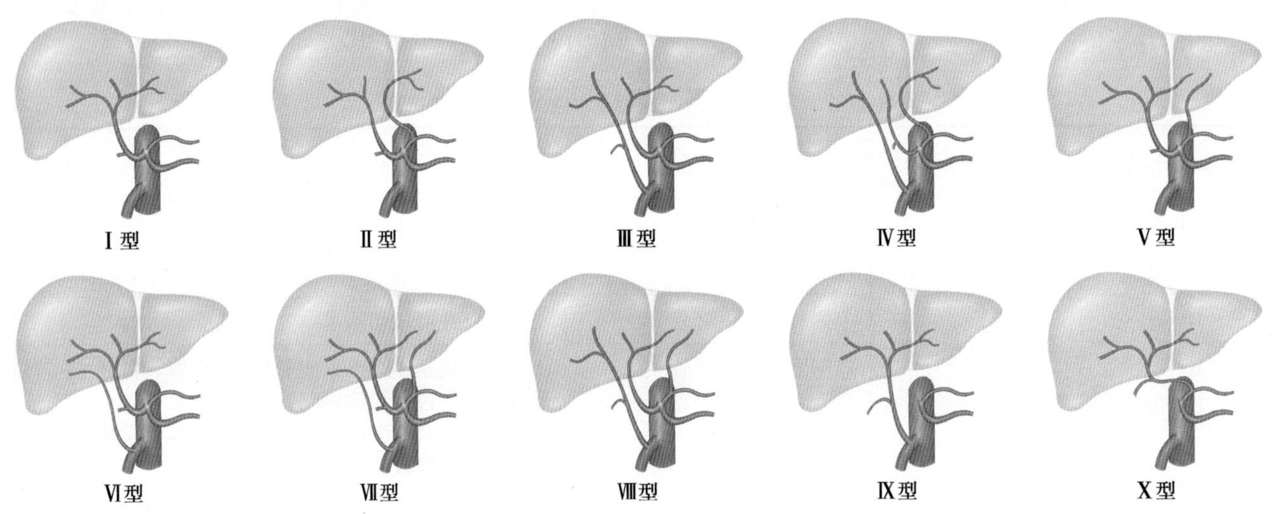

图 17-2　常见肝动脉变异的 Michel 分型示意图

表 17-2　常见肝动脉变异的 Michel 分型

常见肝动脉类型	Michel 研究
Ⅰ型：肝左动脉和肝右动脉来自肝固有动脉	110(55%)
Ⅱ型：替代性肝左动脉来自胃左动脉	20(10%)
Ⅲ型：替代性肝右动脉来自肠系膜上动脉	22(11%)
Ⅳ型：替代性肝左动脉来自胃左动脉，替代性肝右动脉来自肠系膜上动脉	2(1%)
Ⅴ型：副肝左动脉来自胃左动脉	16(8%)
Ⅵ型：副肝右动脉来自肠系膜上动脉	14(7%)
Ⅶ型：副肝左动脉来自胃左动脉，副肝右动脉来自肠系膜上动脉	2(1%)
Ⅷ型：副肝左动脉来自胃左动脉，替代性肝右动脉来自肠系膜上动脉；替代性肝左动脉来自胃左动脉，副肝右动脉来自肠系膜上动脉	4(2%)
Ⅸ型：替代性肝总动脉来自肠系膜上动脉	5(2.5%)
Ⅹ型：替代性肝总动脉来自胃左动脉	1(0.5%)

2. 门静脉变异　在约20%的人群中，存在门静脉变异(图 17-3)。最常见的门静脉类型有四种：Ⅰ型即正常型，门静脉分为左、右两支；Ⅱ型即三叉型，分为门静脉右前支、右后支和左支三支；Ⅲ型，即门静脉右后支从门静脉主干较低位置发出，随后主干发出左支和右前支；Ⅳ型，即门静脉右前支来自左支。也存在其他特殊类型的门静脉变异，如Ⅴ型：门静脉左支肝外段缺等。

在Ⅲ型门静脉变异行右半肝切除时，因为门静脉右后支从门静脉主干较低位置发出，随后主干发出左支和右前支，因此易将门静脉右后支误作为右支结扎，而未完全离断右侧肝脏的门静脉血流(图 17-4A)。在Ⅳ型门静脉变异行左半肝切除时，因为门静脉右前支与左支汇合形成共干再与门静脉右后支汇合，因此易将右前支与左支的共干当作门静脉左支而离断，形成门静脉右前支损伤，导致肝脏Ⅴ段和Ⅷ段的缺血(图 17-4B)。左门静脉肝外段缺失的变异十分少见，会造成右半肝切除术不能施行，但不影响左肝切除(图 17-4C)。

3. 胆管变异　右肝管的汇合变异存在于34% ~ 44%的人群中。Varotti 等将胆管分为四种类型(图 17-5)：1 型即正常型，右前肝管和右后肝管汇合成为右肝管，然后与左肝管汇合成肝总管；2 型，即右前

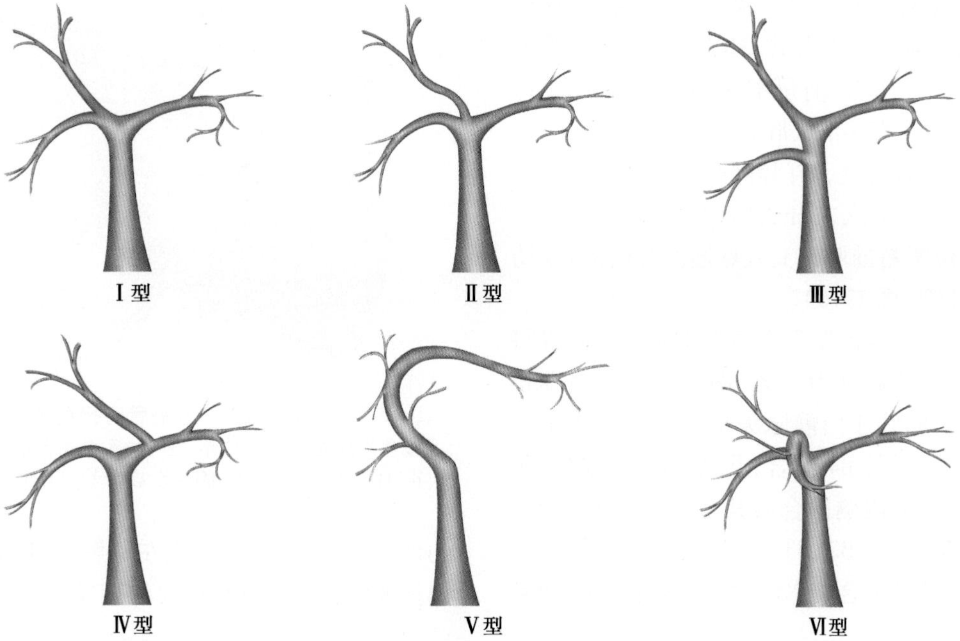

Ⅰ型 Ⅱ型 Ⅲ型

Ⅳ型 Ⅴ型 Ⅵ型

图 17-3 常见的门静脉类型

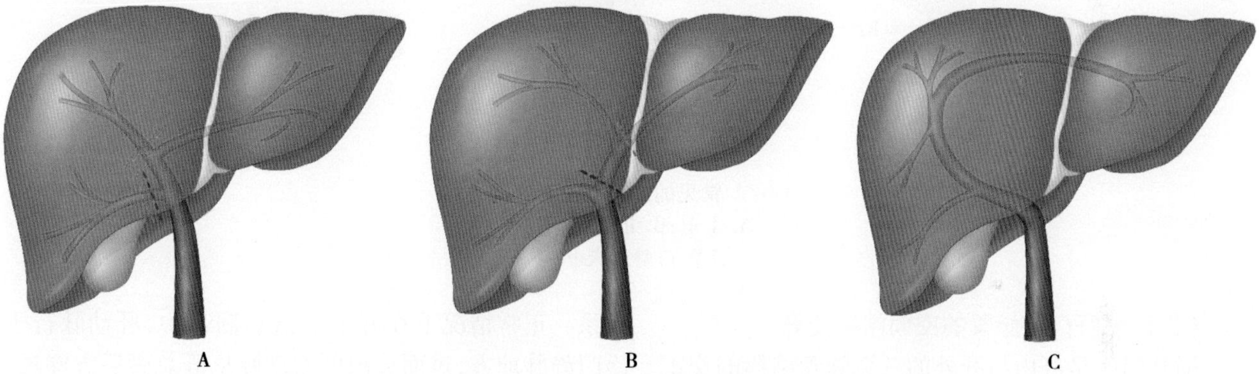

A B C

图 17-4 特殊的门静脉变异及手术规划

A. 在Ⅲ型门静脉变异行右半肝切除时门静脉的离断位置;B. 在Ⅳ型门静脉变异行左半肝切除时门静脉的离断位置;C. 在门静脉左支肝外段缺如行左半肝切除时门静脉的离断位置(绿色虚线表示正确离断位置,红色虚线表示错误离断位置)

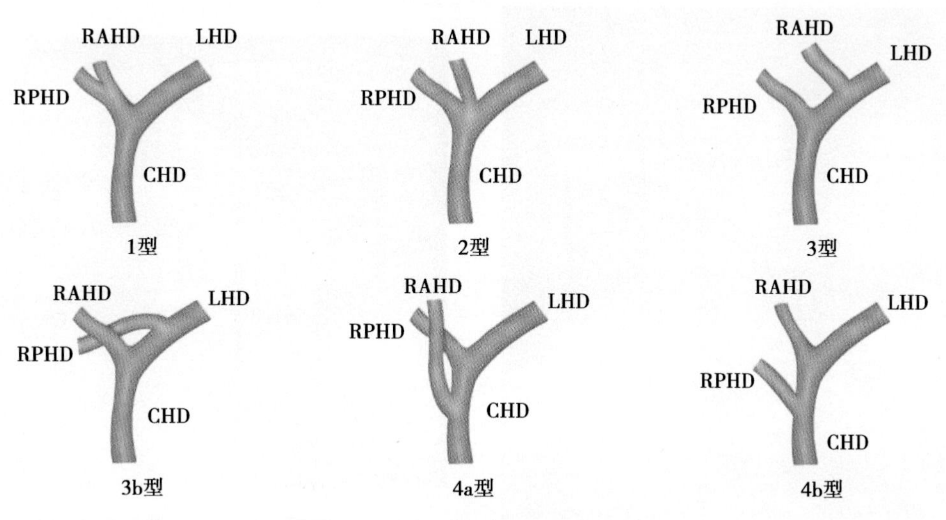

图 17-5 右肝管的常见汇合方式

RAHD:右前肝管;RPHD:右后肝管;LHD:左肝管;RHD:右肝管;CHD:肝总管

肝管、右后肝管和左肝管呈三叉形汇合成肝总管；3a 型，即右前肝管汇入左肝管；3b 型，即右后肝管汇入左肝管；4a 型，即右前肝管直接汇入肝总管；4b 型，即右后肝管直接汇入肝总管。

右肝管的汇合方式，与门静脉相似，影响着手术规划，如右前肝管汇入左肝管时，行左半肝切除术时，切除线应位于右前肝管汇入点远离肝门侧，以防止损伤右前肝管（图 17-6）。

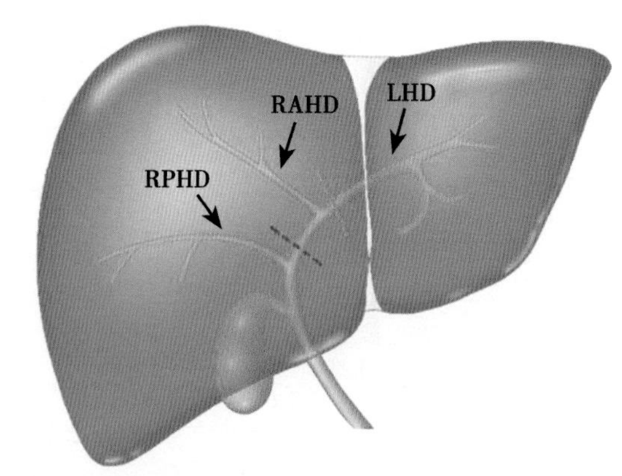

图 17-6 右前肝管汇入左肝管时行左半肝切除时的陷阱
绿色虚线表示正确离断位置，红色虚线表示错误离断位置
RAHD：右前肝管；RPHD：右后肝管；LHD：左肝管

左肝管汇合变异的发生率约为 41%。Cho 等将左肝管的汇合形式归纳为三类（图 17-7）：Ⅰ型即正常型，B2 与 B3 胆管于门静脉矢状部的上方或稍外侧汇合后其主干再与 B4 汇合；Ⅱ型，即 B3 与 B4 胆管于门静脉矢状部内侧汇合后其主干再与 B2 于近肝门处汇合；Ⅲ型，即 B2、B3 与 B4 胆管于门静脉矢状部内侧呈三叉形汇合。术前对于左肝管汇合变异的评估，对右三叶切除或左侧解剖性肝段切除时正确把握胆管离断点有重要的指导作用。

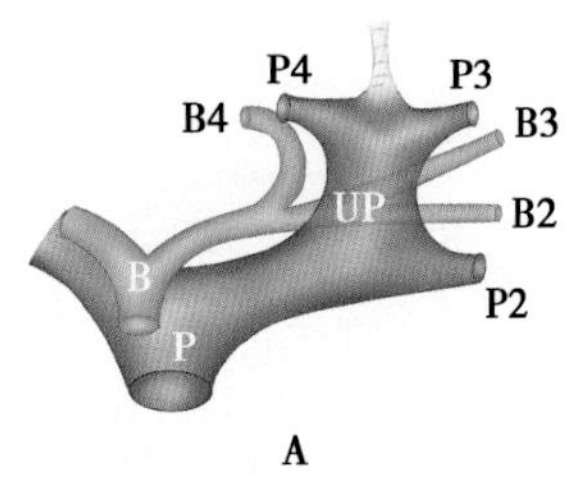

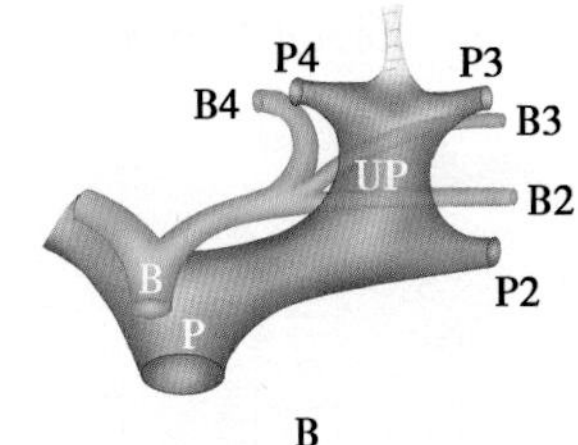

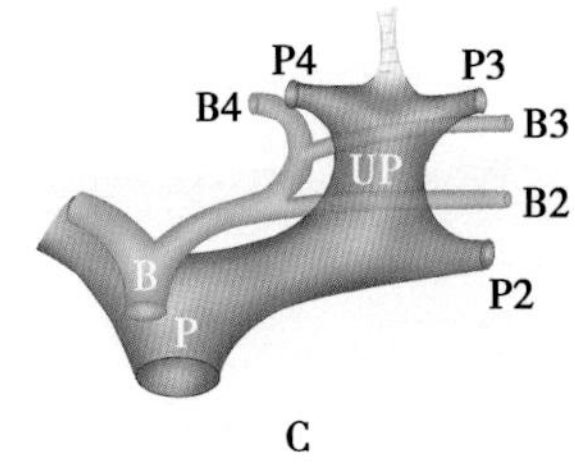

图 17-7 常见的左肝管汇合变异方式
A. Ⅰ型；B. Ⅱ型；C. Ⅲ型
注：UP：门静脉矢状部

（二）围肝门区脉管的空间结构变异

围肝门区是肝内与肝外的三套脉管结构的交汇之处，具有复杂的脉管空间构象。

1. 肝外肝动脉与肝管和门静脉之间的空间关系 正常情况下在肝十二指肠韧带中，肝动脉行于门静脉前方，进而分出肝右动脉从肝总管后方穿过。通过人体的解剖学研究发现，在少部分人群中，肝右动脉横跨于胆总管的前方（图 17-8）。另外，少部分人的肝动脉行于门静脉的后方（图 17-9）。行围肝

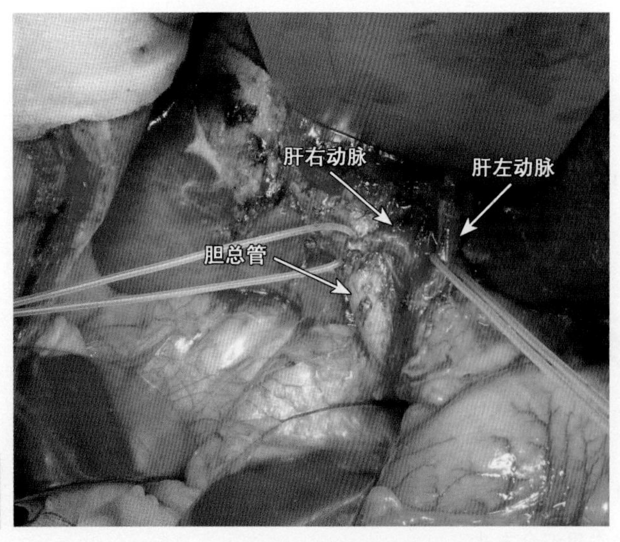

图 17-8 肝右动脉横跨于胆总管前方

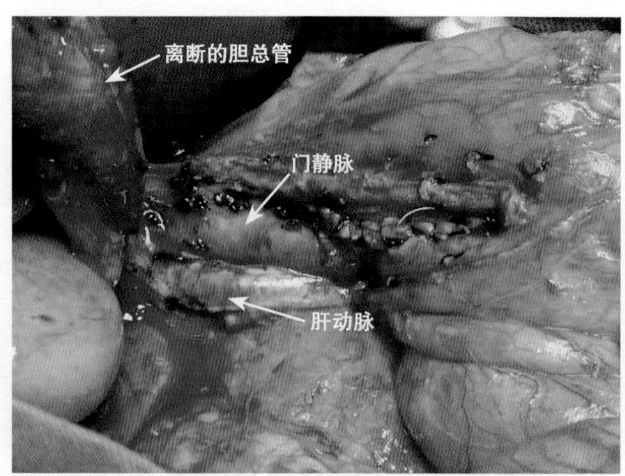

图 17-9 肝动脉行于门静脉后方（肝动脉来自肠系膜上动脉）

门区手术应该注意肝动脉与肝门胆管和门静脉之间的空间关系，防止术中误伤，如肝右动脉走行于胆总管前方时，肝门板降低时应注意防止误伤；肝右动脉走行于胆总管后方时，离断胆总管时要防止误伤。

2. 右侧围肝门区脉管的空间构象 肝右动脉与门静脉右支的空间关系。Yoshioka 等提出将肝右动脉与门静脉右支之间的空间关系分为三类：门静脉下型（infraportal type），即肝右后动脉从门静脉右支下方经过，支配肝脏右后叶（Ⅵ、Ⅶ段）；门静脉上型（supraportal type），即肝右后动脉从门静脉右支上方绕过，支配肝脏右后叶；混合型（combined type），即肝右后动脉分为两支，一支从门静脉右支下方经过，另一支从门静脉右支上方绕过，支配肝脏右后叶（图 17-10）。门静脉下型的肝右后动脉占绝大多数，而门静脉上型肝右后动脉行于右肝管的下方，在肝门部胆管癌根治术中游离右肝管时，应注意不要误伤肝右后动脉。在门静脉上型的患者中，当肿瘤侵犯左侧肝管需行左三叶+尾状叶切除时，此时若肝右后动脉受肿瘤侵犯，需切除重建，因肝右后动脉绕行于门静脉右支后方，切除与重建困难（图 17-11）。

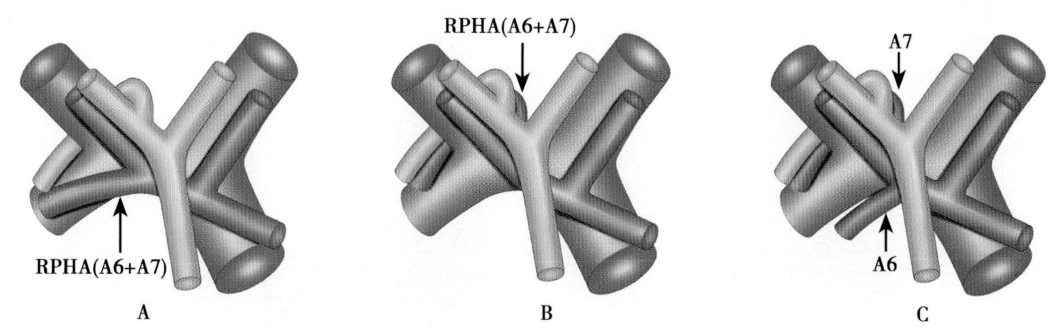

图 17-10 肝右动脉与门静脉右支的空间关系

A. 门静脉上型；B. 门静脉下型；C. 混合型

注：RPHA：肝右后动脉；A6：肝脏Ⅵ段肝动脉；A7：肝脏Ⅶ段肝动脉

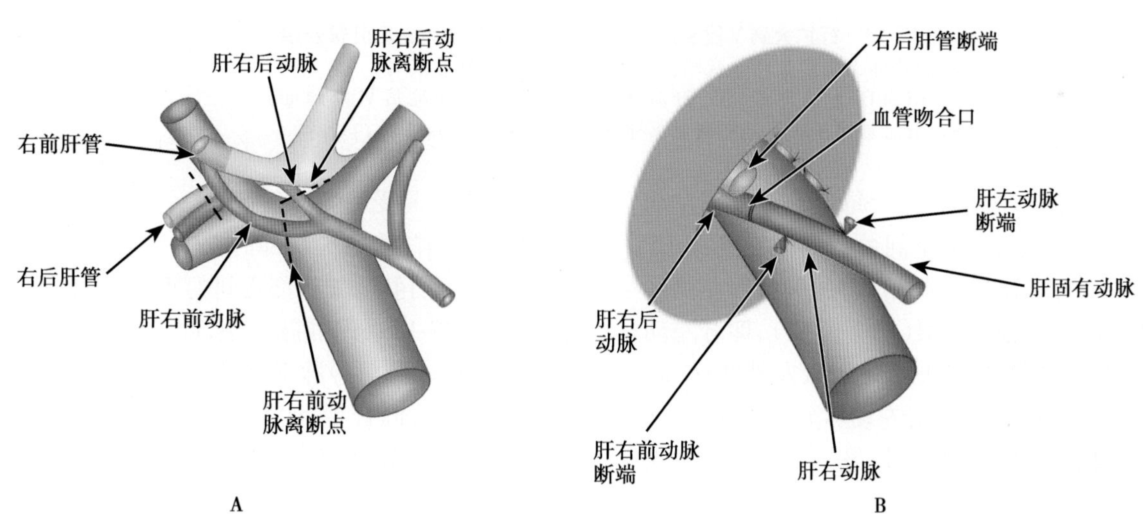

图 17-11 肝门部胆管癌累及门静脉上型肝右后动脉时行肝脏左三叶联合尾状叶切除术时手术示意图

A. 肝门部胆管癌累及门静脉上型肝右后动脉；B. 联合肝脏左三叶和尾状叶切除术手术示意图

右肝管与门静脉右支的空间关系。Shimizu 等提出右肝管与门静脉右支之间的空间关系分为三类：门静脉上型（supraportal type），即右后肝管从门静脉右支的上方绕过，引流肝脏右后叶的胆汁；门静脉下型（infraportal type），即右后肝管从门静脉右支的下方经过，引流肝脏右后叶的胆汁；混合型（combined type），即Ⅵ、Ⅶ段胆管分别从门静脉右支下方和门静脉右支上方绕过，引流肝脏右后叶的胆汁（图 17-12）。门静脉上型的右后肝管占绝大多数，而门静脉下型右后肝管因没有门静脉右支的遮挡，位置较表浅，肝门部胆管癌手术时可以切除至肝脏Ⅵ段和Ⅶ段胆管的分叉部，并且易于胆管整形获得满意的胆肠吻合（图 17-13）。

3. 左侧围肝门区脉管的空间构象 肝左动脉

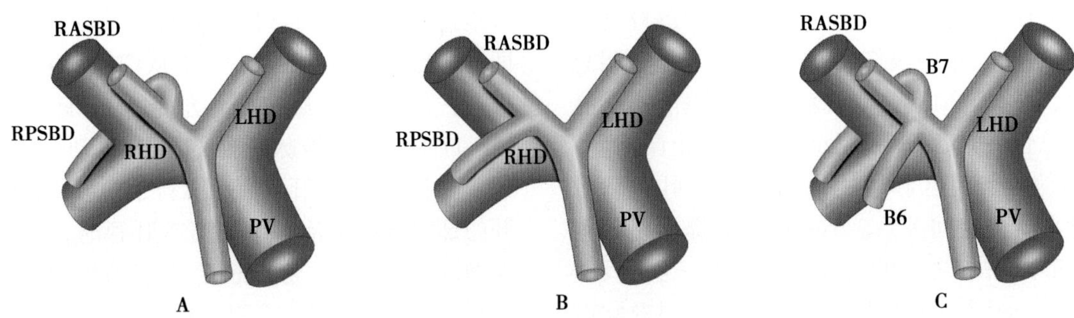

图 17-12 右肝管与门静脉右支的空间关系

A. 门静脉上型右后肝管;B. 门静脉下型右后肝管;C. 混合型右后肝管

注:RASBD:右前肝管,RPSBD:右后肝管,LHD:左肝管,RHD:右肝管,B6:肝脏Ⅵ段胆管,B7:肝脏Ⅶ段胆管,PV:门静脉

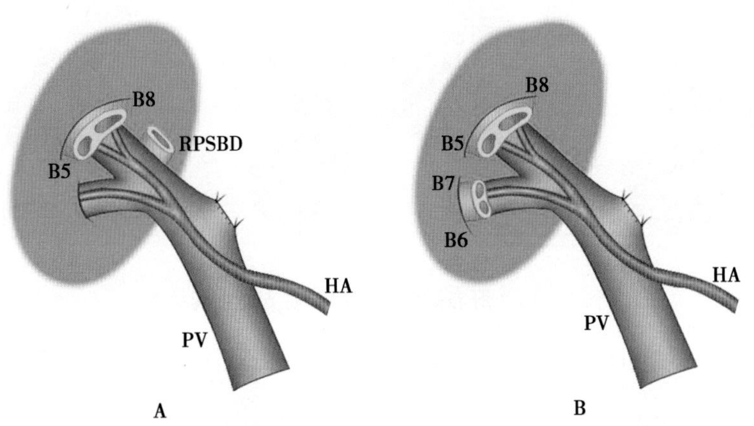

图 17-13 行扩大到Ⅴ段和尾状叶的左半肝切除术后右后肝管残端

A. 门静脉上型右后肝管残端;B. 门静脉下型右后肝管残端

注:RPSBD:右后肝管,B5:肝脏第Ⅴ段胆管,B6:肝脏第Ⅵ段胆管,B7:肝脏第Ⅶ段胆管,B8:肝脏第Ⅷ段胆管,HA:肝动脉,PV:门静脉

与门静脉矢状部的空间关系。Shimizu 等将肝左动脉与门静脉矢状部之间的空间关系分为三类:L-UP 型(图 17-14A),即肝左动脉从门静脉矢状部左侧尾侧经过进入左外叶;R-UP 型(图 17-14B),即肝左动脉从门静脉矢状部右侧头侧经过进入左外叶;Combined 型(图 17-14C、D),即肝左动脉分为两支,一支从门静脉矢状部左侧尾侧经过,另一支从门静脉矢状部右侧头侧经过进入左外叶(图 17-14)。R-UP 型肝左动脉行于左肝管的尾侧,在肝门部胆管癌侵犯左肝管时也易受肿瘤侵犯。

左肝管与门静脉矢状部的空间关系。Ozden 等将 B3 胆管与门静脉矢状部之间的垂直空间关系分为三类(图 17-15):门静脉上型,即 B3 胆管位于门静脉矢状部头侧;门静脉下型,即 B3 胆管位于门静脉矢状部尾侧;混合型,即 B3 胆管分为两支,分别从门静脉矢状部头侧和尾侧经过。由于门静脉下型 B3 胆管与 B2 胆管分别与 B4 胆管汇合,而不像门静脉上型 B3 胆管与 B2 胆管形成共干后再与 B4

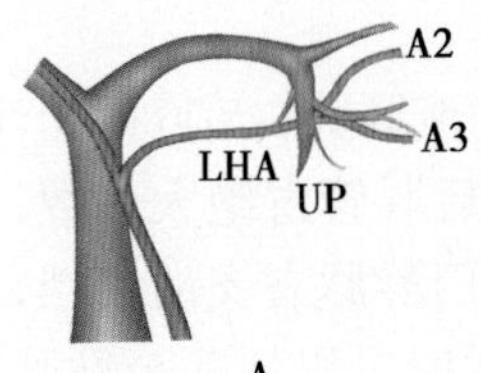

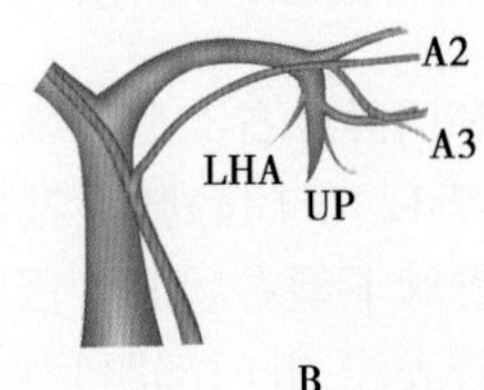

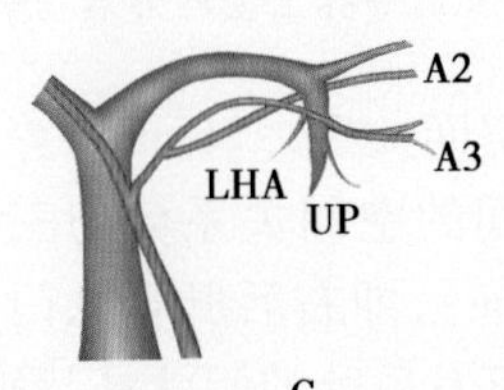

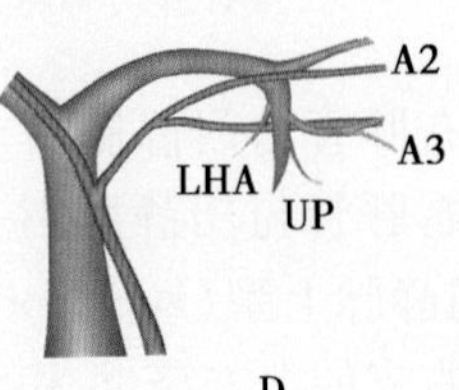

图 17-14 肝左动脉与门静脉矢状部之间的空间关系

A. L-UP 型;B. R-UP 型;C. Combined 型

注:UP:门静脉矢状部;LHA:左肝动脉;A2:肝脏Ⅱ段肝动脉;A3:肝脏Ⅲ段肝动脉

A

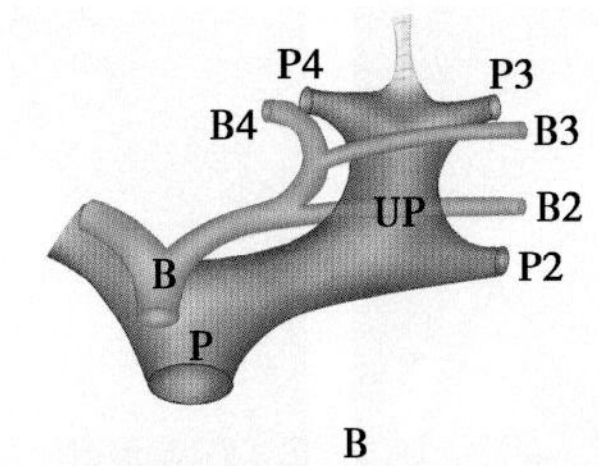

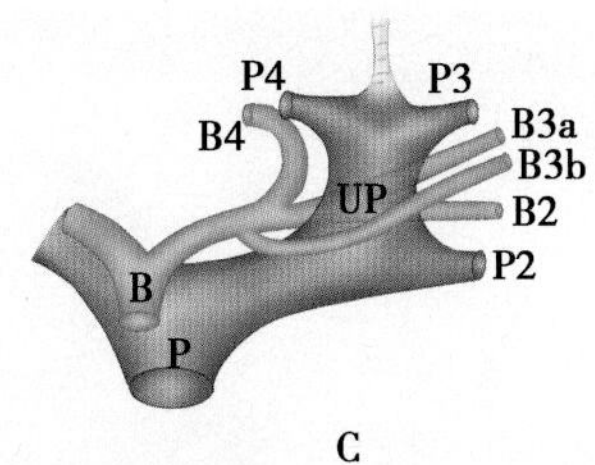

图 17-15　**左肝管与门静脉矢状部之间的空间关系**

注：A. 门静脉上型 B3 段胆管；B. 门静脉下型 B3 段胆管；C. 混合型 B3 段胆管

LPV：门静脉左支；LHD：左肝管；B2：肝脏Ⅱ段胆管；B3：肝脏Ⅲ段胆管，两分支分别为 B3a 和 B3b；B4：肝脏Ⅳ段胆管；P2：肝脏Ⅱ段门静脉分支；P3：肝脏Ⅲ段门静脉分支；P4：肝脏Ⅳ段门静脉分支

胆管汇合，在行肝右三叶切除术时，需将 B2 胆管和 B3 胆管整形、拼合成一个开口后再吻合，而混合型则需将 B3a、B2 胆管的共干与 B3b 胆管整形成一个开口后再行胆肠吻合。B3 胆管与门静脉矢状部之间的垂直空间关系与 B2、B3 和 B4 胆管的汇合方式关系密切。

4. P 点和 U 点的概念和临床意义　在最常见的肝门解剖关系中，肝总管（胆总管）位于肝十二指肠韧带右侧，肝右动脉常从肝总管后方经过，因此肝右动脉更易受肿瘤侵犯。由于左肝管有较长的肝外段（即左肝管横部），因此在 Bismuth ⅢA 型肝门部胆管癌行右半肝切除比 Bismuth ⅢB 型行左半肝切除更易获得阴性的胆管切缘。“P 点”是指门静脉右前支与右后支的分叉处（图 17-16 字母 Z 代表的位置），为行左三叶切除术时离断右侧胆管的极限位置，U 点是指门静脉左支水平部与矢状部的转角处（图 17-16 字母 W 代表的位置），为行右三叶切除术中离断左侧胆管的极限位置。P 点位置可因门静脉汇合方式的变异如门静脉右前支来自左支而向肝门移动。Hirose 等证明左侧胆管可被离断的极限长度明显大于右侧。当肿瘤同时超过了 U 点左界和 P

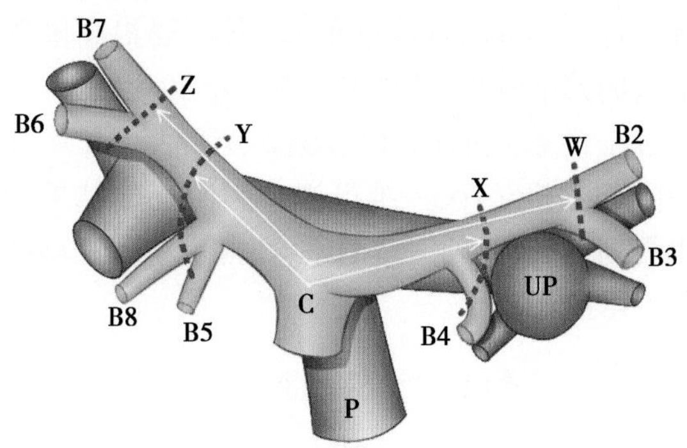

图 17-16　**胆管离断位置示意图**

注：图中字母 X、Y、W 和 Z 分别代表右半肝切除、左半肝切除、右三叶切除和左三叶切除时胆管离断的极限位置

点右界时，可认为肿瘤无法被切除。

肝门区三套脉管变异的组合再加上空间构象的变化，形成了以病灶为核心的复杂的解剖构象，导致没有固定的手术方案，只能在总体手术原则的指导下，依据各自的解剖特点制订个体化的手术方案，这增加了围肝门区手术的不确定性。

二、病理生理的复杂性

肝门区的正常解剖位置，是基于肝门部各肝段的正常解剖而维持的。肝脏的增生和萎缩，会导致肝门位置的旋转。肝脏的功能十分复杂，正常情况下具有巨大的代偿功能。当一部分肝脏因某种原因而失去了生理功能或缺失时，此部分肝叶萎缩，则会有另一部分肝脏增生代偿以维持其功能。这种以肝门为轴心的肝叶的萎缩与代偿性增生，改变了肝门左、右两侧各肝段体积的平衡，引起了肝脏和肝门的移位，临床上称为萎缩-增生复合征。

肝脏萎缩和肝门旋转移位常见于肝内胆管结石合并肝门胆管狭窄。因为它是一种良性疾病，肝脏有充足的时间发生萎缩伴增生的病理生理过程。肝脏右叶萎缩和肝脏左叶增生会导致肝门位置的向右旋转并被增生的肝方叶或尾状叶遮挡，造成了肝门位置的抬高变深，增加了解剖的困难（图 17-17）。相反，由于肝脏左叶的体积较小，且肝脏左叶更靠近脊柱的前方，肝脏左叶萎缩后，肝脏并不向左后方旋转，由于肝脏右叶增生使肝门更靠近中线并且变浅，从而更容易从前方接近肝门。

围肝门疾病常常以阻塞性黄疸与反复发作的胆管炎为主要临床表现。阻塞性黄疸将导致胆道感染、凝血功能障碍、内毒素血症、肝肾综合征、营养不良和心血管功能损伤等。反复发作的胆道感染还会造成肝脓肿和脓毒血症等，增加围术期准备的难度与手术风险。

当围肝门疾病合并门静脉高压症时，十二指肠

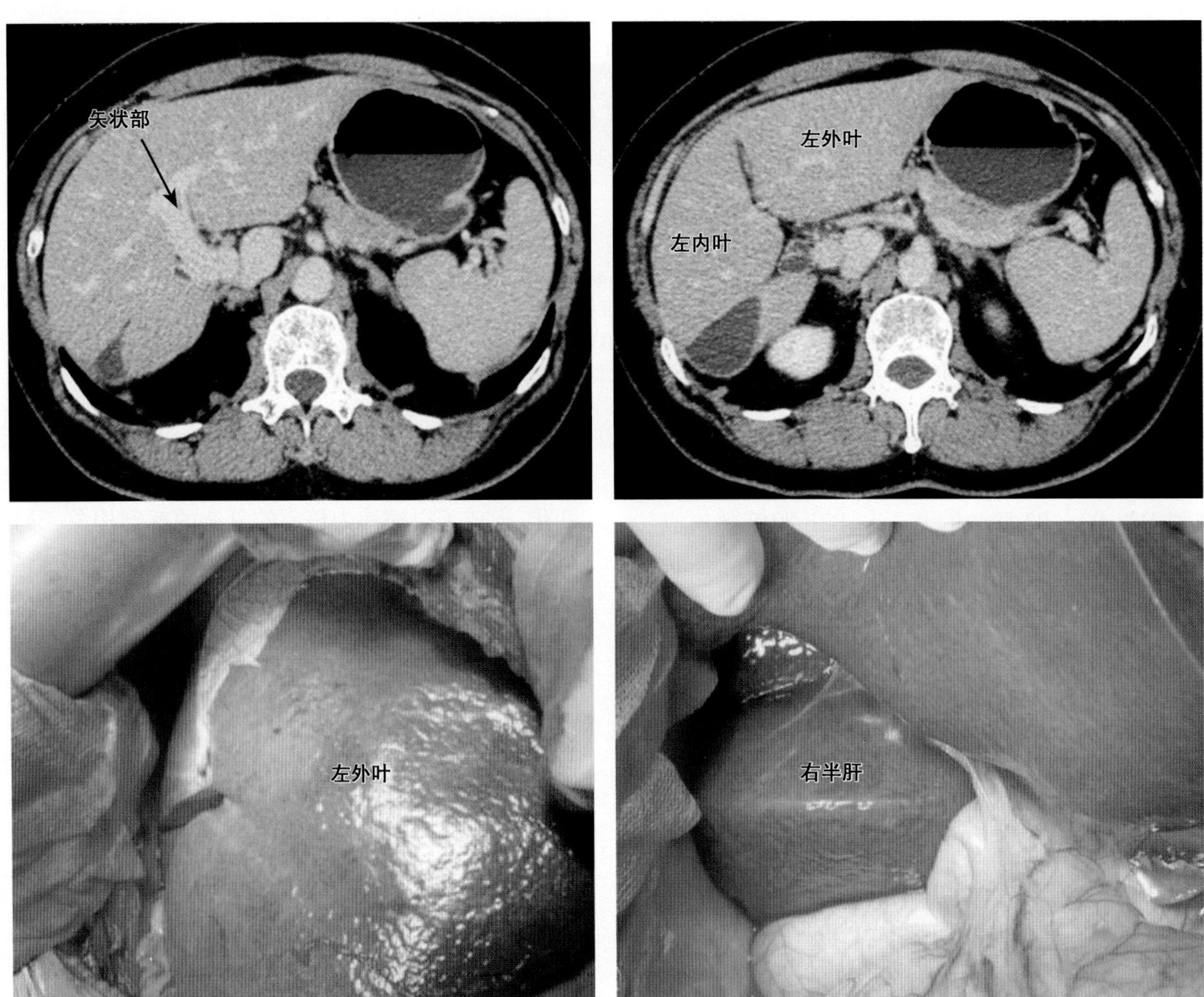

图 17-17　CT 上和手术探查显示的肝右叶萎缩，左叶代偿性增生，肝门向右后上方旋转，使肝门位置抬高变深

韧带充满曲张的静脉，甚至形成门静脉海绵样变，极易导致术中大出血和术中寸步难行的尴尬局面。

三、疾病的侵袭性

围肝门胆道肿瘤具有沿胆管黏膜轴向蔓延和沿胆管横径辐向侵犯的特点，因胆管与肝动脉、门静脉包绕在肝门板纤维结缔组织中，一旦肿瘤突破胆管管壁，极易侵犯与之伴行的肝动脉和门静脉，导致无法切除或无法根治性切除。

肝细胞癌侵犯肝门也会累及肝门部的肝动脉、门静脉、肝总管或(和)下腔静脉，导致难以手术切除。肝门部结石形成的炎性狭窄，由于慢性炎症的长期存在导致肝门部胆管易与血管形成致密粘连，且炎症导致的粘连范围往往更为广泛，手术中触之更容易出血，分离更为困难。围肝门区的多次手术也会导致肝门瘢痕性封闭，丧失了正常肝门的解剖间隙，造成了极大的解剖困难。

第三节　围肝门区疾病的诊治流程

围肝门区疾病的诊治包括精准的术前评估与准备、精密的手术规划、精细的术中处理和精良的术后管理。针对围肝门区疾病的复杂性，要提高围肝门区疾病的诊治效果，减少术后并发症和死亡率，就必须通过全面系统的围肝门影像学评估和肝功能评估，并依据围肝门区三维可视化影像评估结果制定手术规划，把握正确适宜的手术时机，掌握正确的围肝门手术操作技术。

一、精准的术前评估与准备

围肝门区疾病的术前评估与准备包括以肝门区影像学检查及三维可视化处理为基础的可切除性评估、肝脏储备功能和肝体积评估、术前减轻黄疸的措施和手术时机的评估。

（一）肝门区影像学检查及三维可视化评估

建议围肝门区疾病患者术前完善上腹部薄层CT、MRI及MRCP检查。CT与MRI在围肝门区疾病的术前影像学评估中具有各自的优势和评估侧重点，可以相互补充但不可相互替代。在影像学检查之前，应避免PTCD与胆道支架置入等介入操作，因为这会降低术前CT与MRI评估的准确性。运用计算机软件对薄层增强CT检查的影像学资料进行三维可视化处理，可以立体、全方位、多角度地显示病灶与肝门区胆管和血管的关系，大大提高围肝门肿瘤术前可切除性评估的准确性，同时可以直观显示高位胆管狭窄、中央型胆管囊状扩张症等病灶的位置及特征，是制订合理手术方案的基础。

（二）肝脏储备功能和肝体积评估

围肝门区疾病大部分合并有梗阻性黄疸，部分患者可能合并有慢性活动性肝炎与脂肪肝，同时又常需行大范围肝切除术，因而术前的肝脏储备功能的评估及肝脏体积的测定十分重要。基于肝脏储备功能评估与肝体积测算的肝脏切除安全限量评估系统，是临床上针对患者进行肝切除极量的个体化手术决策和规划的基础。大范围肝切除术时肝脏切除的安全限量标准可以依据《肝切除术前肝脏储备功能评估的专家共识（2011版）》（图17-18）。利用三维可视化技术能够较为准确地进行肝脏分段和肝脏体积测量。但行右三叶肝切除术或左三叶肝切除等大范围肝切除时，即使对于肝功能正常的肝脏，也尽量不要挑战20%的剩余肝体积极限。临床医师往往只注重慢性病毒性肝炎对肝功能的危害，而常常忽略脂肪肝的潜在危害，部分脂肪肝患者即使术前肝功能正常，在极量肝切除术后也可能导致术后剩余肝功能不全。

（三）术前减轻黄疸

围肝门区疾病常常以严重的梗阻性黄疸为首发症状，术前多合并不同程度的胆道感染，并且常需要行大范围肝脏切除，因此术前减轻黄疸显得尤为重要。虽然目前学术界对于术前减轻黄疸的标准与持续时间仍有争议，但大部分学者都支持：对于需行大范围肝切除术、手术时间长、难度高和创伤大的肝门区手术，需要减轻黄疸，有利于肝脏再生、恢复肠道功能、缓解胆管炎、预防肾衰竭和肝衰竭，以提高手术安全性、降低术后死亡率及并发症的发生率。虽然近年来日本学者为避免PTCD发生窦道转移，提倡ERCP下置入支架减黄，但鉴于：①研究证明PTCD置管60天以上才是影响肿瘤窦道转移的独立危险因素；②对术前可切除的肝门部胆管癌选用PTCD术前胆道引流并发症的发生率明显低于内镜胆道引流；③ERCP下置入支架减黄技术难度大，不易达到同时引流双侧肝脏多枝胆管的目标，且易发生逆行性胆道感染；④支架置入常导致肝十二指肠韧带水肿影响手术操作等原因，我们仍建议以PTCD减黄为主。

PTCD引流后胆管扩张将不再明显，影响胆道系统评估的准确性，且PTCD引流管的存在影响门静脉受累评估的准确性，建议PTCD应在行MDCT和MRCP检查后进行。因为围肝门区疾病常常导致左、右肝管的分隔，应行左、右肝管多枝胆管引流，尤其要引流保留侧肝脏的胆管。对于肝门部胆管结石、肝门胆管炎性狭窄引起的阻塞性肝内胆管炎，术前也需胆道引流以控制胆道感染。此外，行PTCD后并不建议注射造影剂，否则将会导致胆管炎的发生。

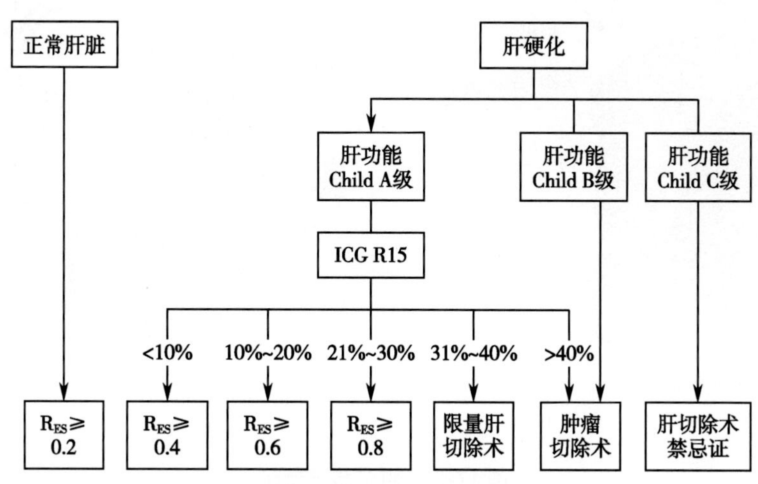

图17-18　定量化肝切除术决策系统示意图

注：R_{ES}：必需功能性标准化肝体积比

（四）手术时机的评估

对于围肝门区疾病需行大范围肝切除的患者，术前总胆红素若大于 200μmol/L，经术前胆道引流降低至 80μmol/L 以下后再手术可以降低手术风险。高位胆管损伤性狭窄手术时机的选择，需根据局部炎症、胆道血运和全身条件来决定。文献报道，胆管损伤后在局部腹膜炎存在条件下修复是术后再狭窄的不良预后因素。对于合并严重门静脉高压的患者，可先行分流手术，二次处理胆道狭窄等问题。对于合并胆道感染的围肝门区疾病，应通过胆道介入引流如 PTCD 控制感染后，再行确定性手术，除非万不得已，一般应避免在急性胆道感染时手术。

二、肝门部的解剖与操作

肝门部汇集三套脉管，走行和汇合方式各有不同，并且还会伴有空间构象上的差异，解剖的个体性差异也较大，应根据术前影像学评估了解的肝门部胆管、肝动脉和门静脉的分叉位置与汇合方式，以及需要手术显露的肝门范围，采用不同的肝门解剖技术。

（一）肝门的显露

1. 肝门板分离技术　肝门板分离技术是最常用的肝门显露技术。肝门板是指肝门处的肝包膜和 Glisson 鞘相互融合的增厚的纤维结缔组织，向右侧延伸为胆囊板，向左侧延伸为脐板（图 17-19）。肝门板与肝脏实质之间存在一定的组织间隙，血管交通支较少，在此间隙内分离肝门板与肝实质后，第一肝门会自然下降，也就是将被肝方叶遮挡的胆管前壁充分显露，在一定程度上增加了向左、右肝管的解剖空间，降低了手术难度。正常情况下可显露 2cm 左右的肝外胆管，对于胆管分叉较低的患者，可完全在肝外显露左、右肝管分叉汇合部。通常情况下，肝右动脉经肝总管的后方入肝，部分患者肝右动脉从肝总管的前方跨过，此时行降低肝门板时应避免误伤，这也是三维可视化技术术前评估的重点之一。由于左、右肝管不在肝实质内，而在肝门横沟内，因此高位胆管损伤或狭窄、肝门部胆管癌等疾病大多可以通过肝门板分离技术显露病灶，使肝门区变得相对浅表而有利于手术操作。由于右侧肝门板与胆囊板相互延续，先行胆囊切除有助于右侧肝门结构的解剖。

2. 肝正中裂劈开　左、右肝管的汇合部位较高，无法通过肝门板分离技术在肝外完全显露肝门胆管汇合部时，或高位胆管狭窄导致肝门部被增生的瘢痕组织封闭时，可沿肝正中裂劈开肝组织，将肝门板完全敞开，此时可以充分显露左、右肝管及其汇合部和二级肝管的起始处，有利于创造更多的手术空间用以病变胆管的切除和重建。肝正中裂是左、右半肝的分界线，在肝实质内，除了肝中静脉外，没有其他重要的血管经过，因而沿肝正中裂切开肝实质直达肝门是安全可行的。但实际操作中，为了避免损伤肝中静脉，可沿肝正中裂左侧 1.0～1.5cm 的切面进行分离。最好在术中超声定位肝中静脉走行后再进行肝中裂劈开，切开长度一般为肝脏前面的三分之二即可，切开深度以能够充分显露肝门部胆管为宜，在分离切面上的纤细血管或胆管应妥善结

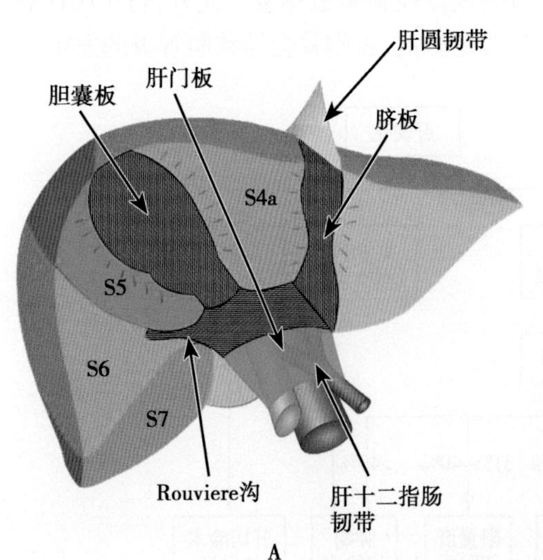

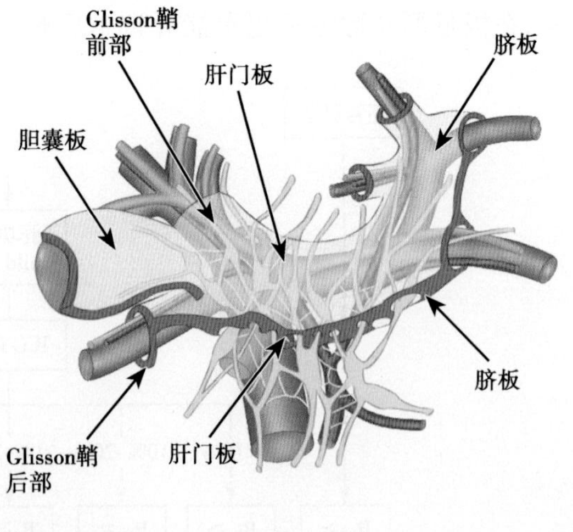

图 17-19　肝门板示意图

A. 肝门板的位置；B. 肝门板的构成

注：S4a：肝方叶；S5：肝脏Ⅴ段；S6：肝脏Ⅵ段；S7：肝脏Ⅶ段

扎或缝扎以避免术后出血或胆漏。运用Cusa刀进行肝内胆管的精细解剖能够减少术中出血与重要肝内管道结构的损伤。

3. 肝方叶切除和围肝门切除 肝方叶的增生会阻碍肝门部的解剖,使肝门结构位置更加深陷,可采用Cusa刀切除肝方叶或肝门横沟上方的肝组织(部分肝脏右前叶)后敞开肝门顶部,使肝门胆管分叉和左肝管横部完全暴露,为手术操作提供空间。

(二)病灶的切除和血管的重建

围肝门区疾病病灶切除的前提是病灶的充分显露和肝门区血管的分离。对于中央型胆管囊状扩张症,应尽量将近端和远端病变的胆管切除干净。对于高位胆管狭窄,如果有结石存在,应取净结石,切除狭窄段和瘢痕化的胆管组织,显露狭窄段上方质地柔软的健康胆管组织。对于围肝门区肿瘤,根治性切除是实现患者长期生存的唯一有效方式。Seyama等研究显示肿瘤阴性胆管切缘>5mm患者的远期生存率显著高于阴性切缘<5mm的患者,表明保证至少5mm的肿瘤阴性胆管切缘对于肝门部胆管癌的根治性切除是必需的。

肿瘤侵犯血管是无法根治性切除的重要原因之一。联合门静脉切除重建可显著提高局部进展期肝门部胆管癌的R0切除率,改善长期生存率。因为胆管位于门静脉的前方,敞开肝门板后离断胆管有利于处理累及的门静脉,也较为安全。虽然肝动脉切除重建患者总体预后不佳,但优于无法切除的患者,当肝动脉侵犯成为阻碍R0切除的唯一因素时,应考虑肝动脉切除并重建。

(三)胆肠吻合

肝门胆管整形与胆肠吻合是围肝门手术的另一难点。病灶切除后,左、右半肝往往残留多支二、三级胆管。胆管壁薄且纤细,周围常伴行血管,加之肝门部的空间狭小,增加了手术难度。应结合术前影像学特点,充分显露每一支胆管,肝门部胆管拼接整形时不要遗漏尾状叶胆管和变异的右后胆管,以免术后胆漏。为避免遗漏切断的胆管,可在切断每支胆管时,用5-0 PDS线牵引标记。右前叶和右后叶胆管、左内叶和左外叶胆管可分别拼合成一个开口,与肠道吻合。如果两支胆管相距较远,也可分别行胆肠吻合。应坚持"黏膜对黏膜"的胆肠吻合原则,避免术后吻合口再狭窄的发生。可根据胆管壁的厚度与直径选择5-0或4-0的PDS缝线来吻合。当胆管十分纤细时,可植入硅胶管支撑。肝门狭窄的瘢痕组织应尽量切除,胆管整形后再行大口径胆肠吻合。

第四节 三维可视化技术在围肝门区手术中的应用价值

基于立体模型的三维可视化技术,能够更加直观地显示肝脏的脉管变异,显示围肝门区疾病的程度如肝门部胆管癌与血管的关系等,进行个体化的肝脏分段和肝体积计算以评估手术安全性,并可进行模拟手术,以提高手术的成功率。

一、基于三维可视化技术的围肝门区解剖的评估

(一)个体化的肝动脉三维可视化模型

基于三维可视化技术,对于需行围肝门区手术的患者,术前依据Michel肝动脉分型,制订个体化的肝动脉三维可视化模型,对于预防肝动脉的损伤和指导肝动脉切除与重建有重要作用(图17-20)。

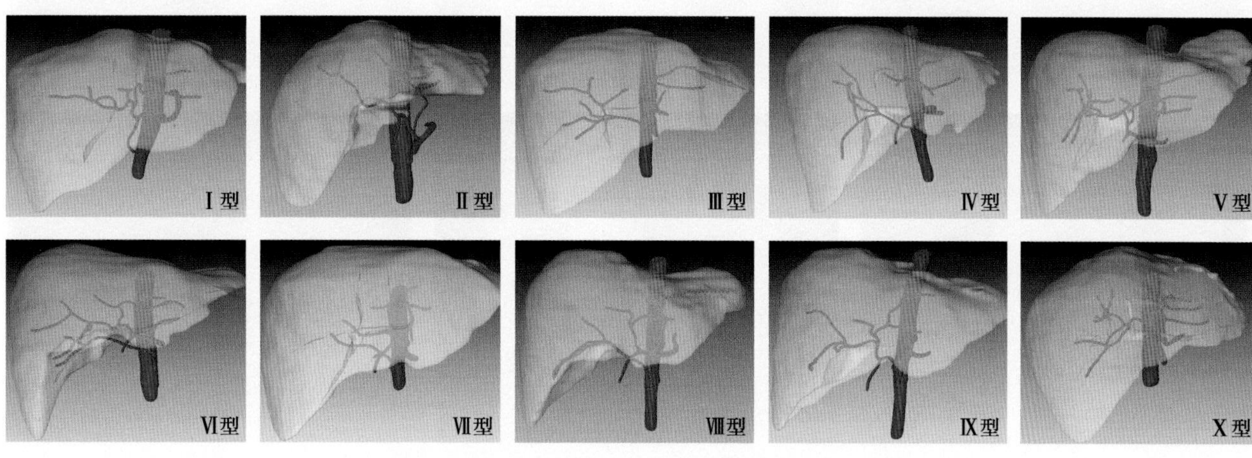

图17-20 基于Michel分型的肝动脉三维可视化模型

（二）个体化的门静脉三维可视化模型

个体化的门静脉三维可视化模型有利于术者更清楚地了解门静脉的汇合方式和其支配的肝脏区段，对于避免误伤汇合异常的门静脉分支有重要意义（图 17-21）。

（三）个体化的胆管三维可视化模型

建立基于个体化的胆管三维可视化模型有利于直观显示不同胆管分支所引流的肝脏区段，对避免汇合异常胆管的损伤和重要胆管的遗漏具有重要意义（图 17-22）。

（四）肝外肝动脉与胆管和门静脉的空间关系模型

三维可视化处理可以更加直观显示肝外肝动脉与胆管和门静脉之间的空间关系，避免术中误伤（图 17-23）。

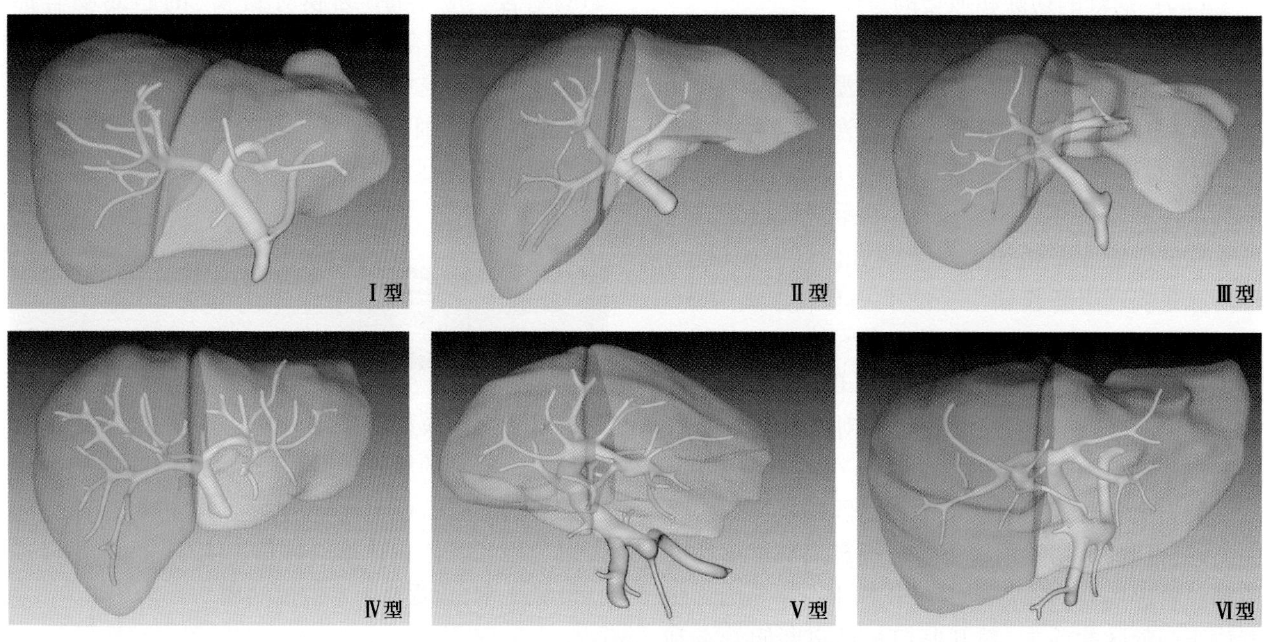

图 17-21 **门静脉的三维可视化模型**

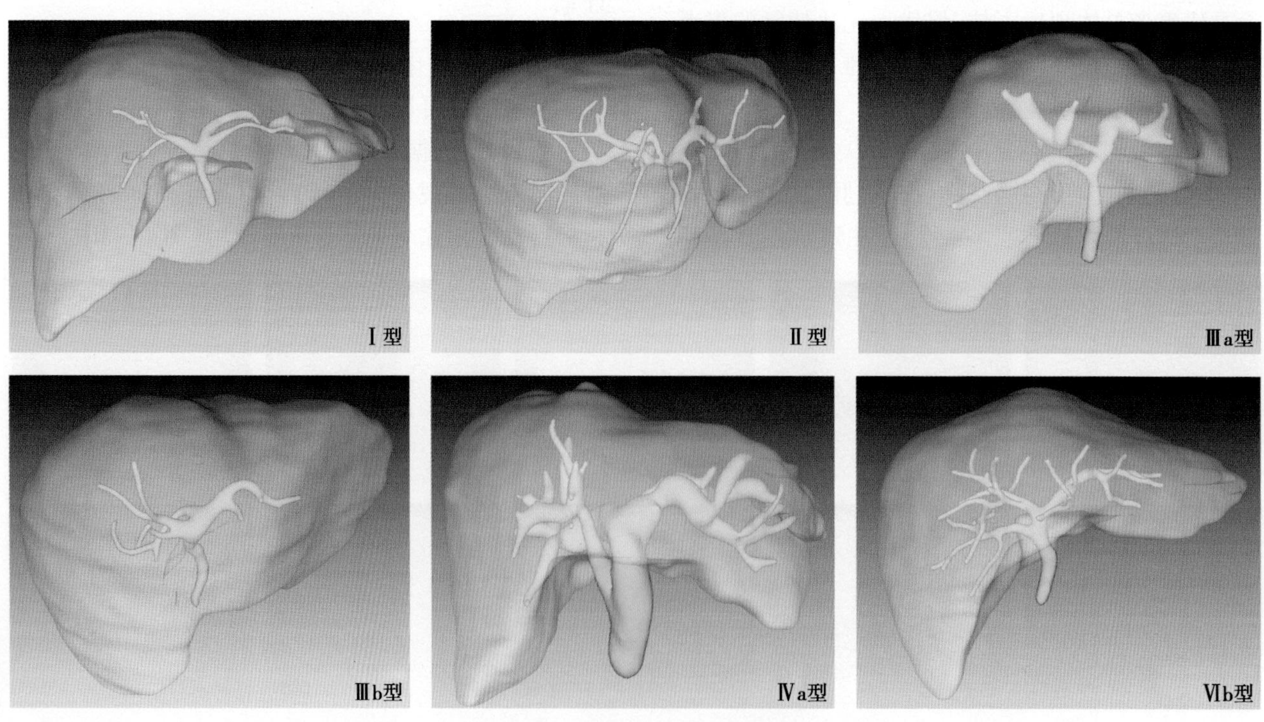

图 17-22 **胆管的三维可视化模型**

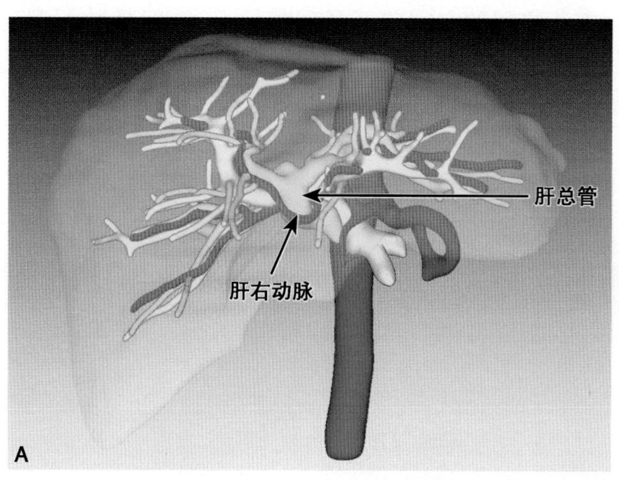

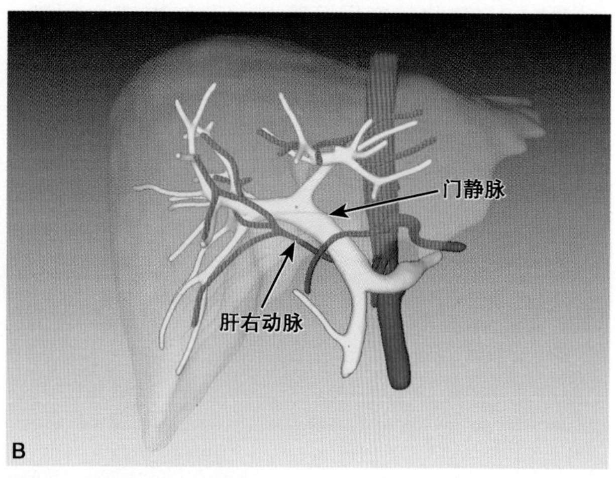

图 17-23 **肝外脉管空间关系的三维可视化模型**

A. 肝右动脉行于肝总管前方；B. 肝动脉行于门静脉后方

注：肝动脉（红色）；门静脉（蓝色）；胆管（绿色）

（五）个体化的肝右后动脉与门静脉右支的空间关系模型

三维可视化处理可直观显示肝右后动脉与门静脉右支之间的空间关系是门静脉下型、门静脉上型还是混合型，避免手术误伤肝右后动脉，同时可预估肝右后动脉切除与重建的难度（图 17-24）。

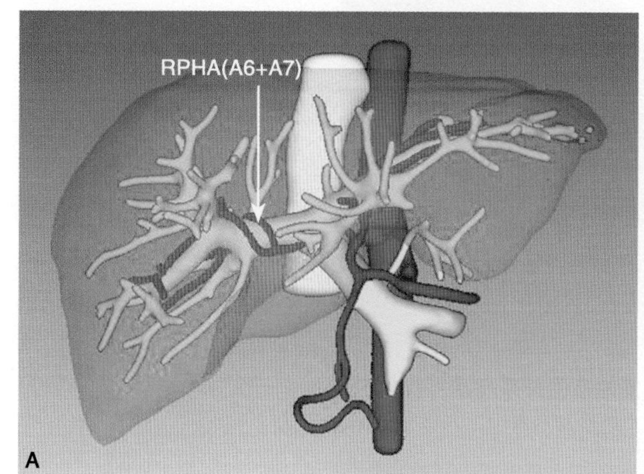

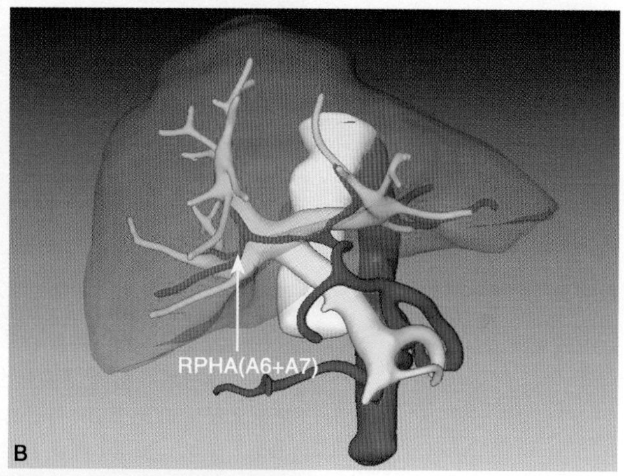

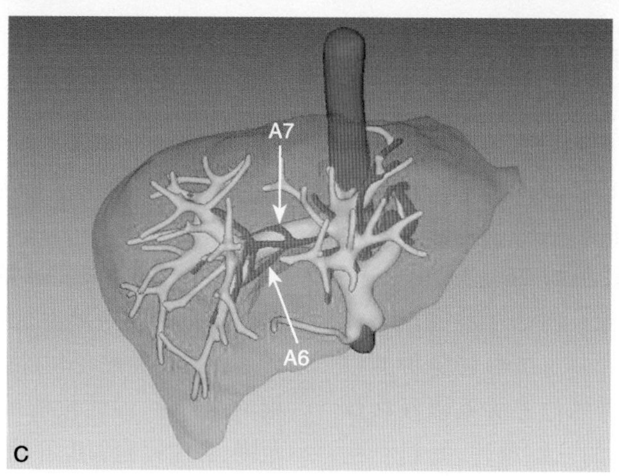

图 17-24 **肝右后动脉与门静脉右支的空间关系三维可视化模型**

A. 门静脉下型肝右后动脉；B. 门静脉上型肝右后动脉；C. 混合型肝右后动脉

注：肝动脉（红色）；门静脉（蓝色）

17

(六) 个体化的右后肝管与门静脉右支之间空间关系模型

三维可视化处理可直观显示右后肝管与门静脉右支之间的空间关系是门静脉上型、门静脉下型还是混合型,有助于评估右后肝管的暴露难度和预估肝脏断面肝管开口的位置与数量(图 17-25)。

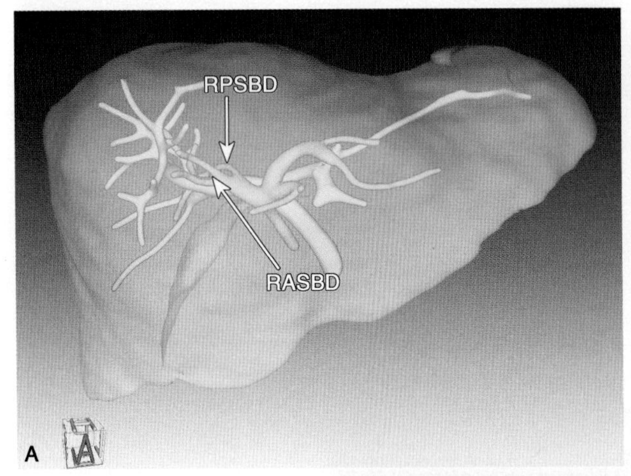

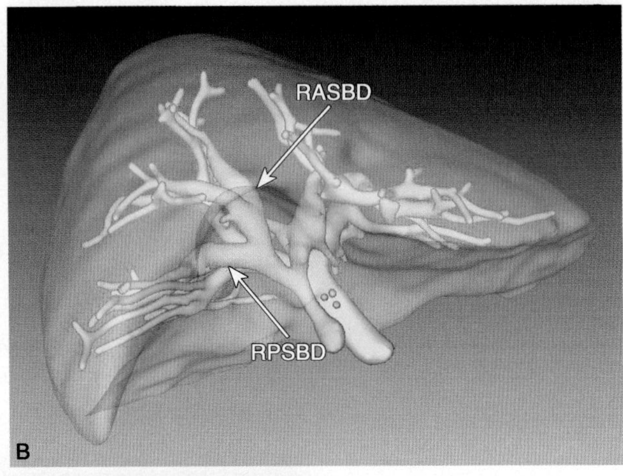

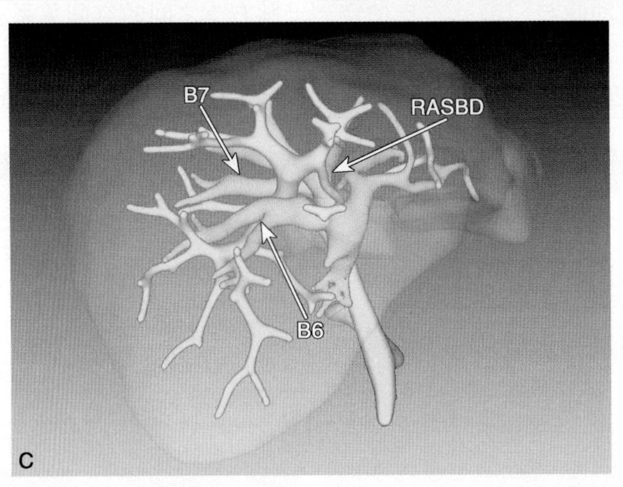

图 17-25 **右后肝管与门静脉右支的空间关系三维可视化模型**

A. 门静脉上型右后肝管;B. 门静脉下型右后肝管;C. 混合型右后肝管

注:门静脉(蓝色);胆管(绿色)

(七) 个体化的肝左动脉与门静脉矢状部的空间关系模型

三维可视化处理可直观显示肝左动脉与门静脉矢状部之间空间关系是 L-UP 型、R-UP 型还是 Combined 型,避免术中肝左动脉的误伤,为判断肝左动脉受肿瘤侵犯状况提供依据(图 17-26)。

(八) P 点和 U 点的显示

P 点和 U 点,是一级肝管向二级肝管延伸的门户。肿瘤边界与 P 点和 U 点的位置关系以及病灶与肝动脉和门静脉空间关系的三维重建,是进行病灶切除范围规划和手术方案制定的重要依据(图 17-27)。P 点和 U 点的重建充分体现了三维可视化的优势。

二、基于三维可视化技术的围肝门区疾病的术前评估

(一) 基于三维可视化技术的围肝门区肿瘤的术前评估

围肝门区肿瘤的术前评估方法基本类似,下面以肝门部胆管癌为例进行阐述。肝门部胆管癌的术前评估重点是肿瘤可切除性评估即肿瘤是否能够达到根治性切除,评估包括 4 个维度:肿瘤沿胆管的扩展范围;肿瘤侵犯邻近肝动脉、门静脉和肝实质的情况;淋巴结转移情况和远处转移情况。三维可视化技术主要在评估肿瘤累及胆管的范围、肿瘤侵犯肝门部血管和肝切除后剩余肝体积等方面有重要价值,而在淋

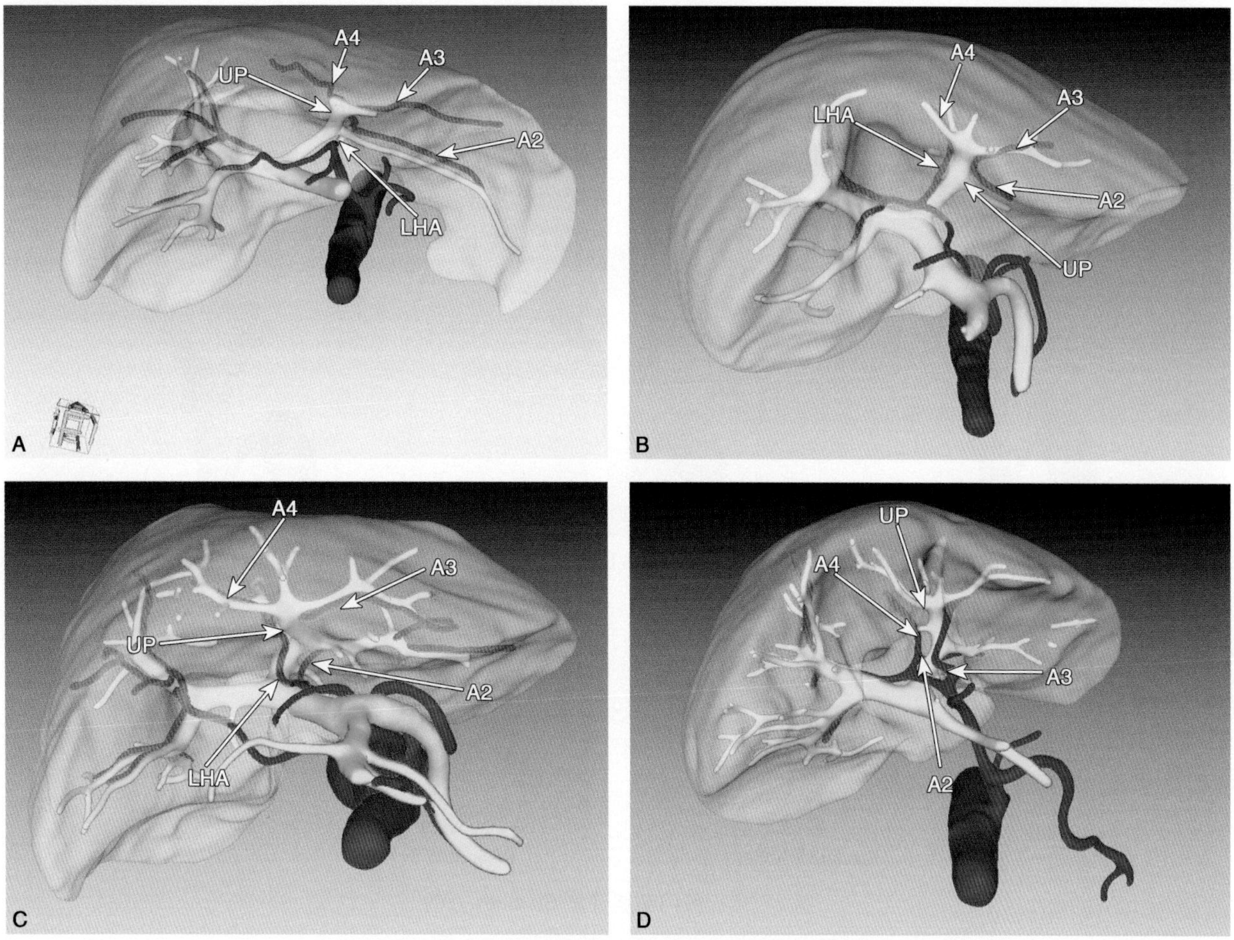

图 17-26 **肝左动脉与门静脉矢状部之间的空间关系三维可视化模型**
A. L-UP 型;B. R-UP 型;C 和 D. Combined 型

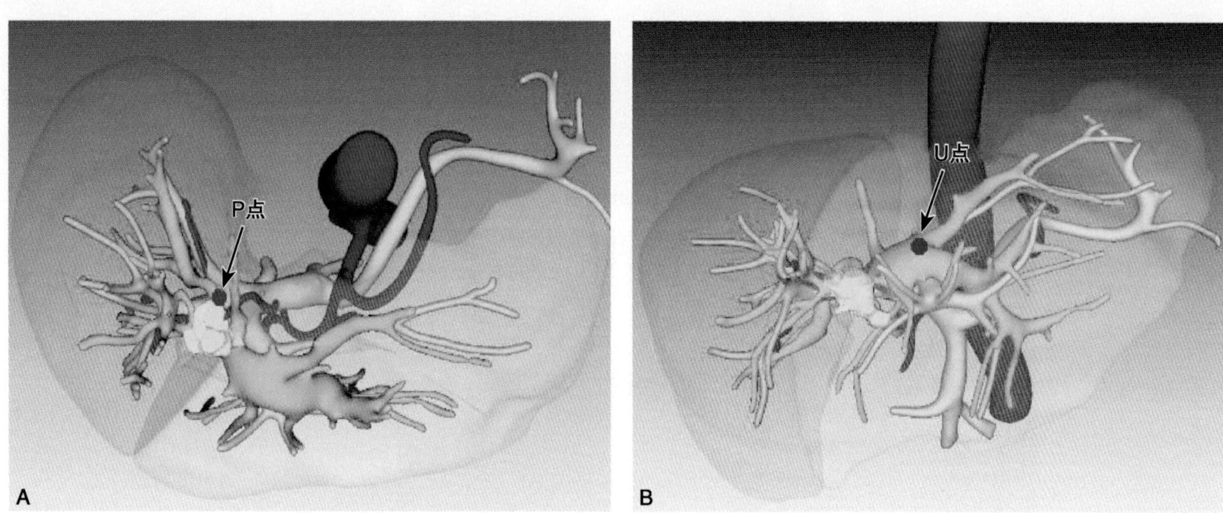

图 17-27 **P 点和 U 点的显示**
A. P 点(从头侧看);B. U 点(从腹侧看)
注:肝动脉(红色);门静脉(蓝色);胆管(绿色)

巴结转移及远处转移方面的评估上无明显优势。

1. 利用三维可视化技术评估肿瘤累及胆管范围　Bismuth-Corlette 分型是目前应用最为广泛的肝门部胆管分型，分为四型（图 17-28 和图 17-29），Ⅰ型：肿瘤位于肝总管，未侵犯汇合部；Ⅱ型：肿瘤侵及左右肝管汇合部，但未侵及左、右肝管；Ⅲ型：肿瘤侵犯右肝管（Ⅲa 型）或左肝管（Ⅲb 型）；Ⅳ型：肿瘤同时侵犯左、右胆管。

三维可视化技术不仅能够直观显示肿瘤大小和累及胆管的范围，还可以评估肿瘤边界是否超过胆管分离极限点 U 点和 P 点（图 17-30）。Sakamoto 等研究表明距肿瘤边界大于 5mm 是确保阴性切缘的安全长度。三维可视化技术能够通过模拟手术进行胆管安全长度的测量。

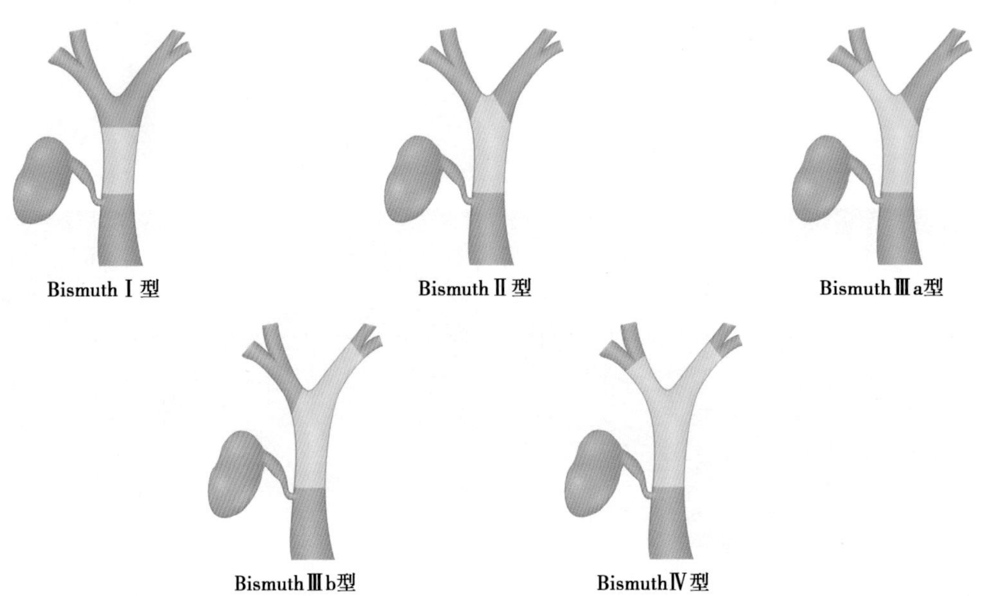

图 17-28　肝门部胆管癌 Bismuth 分型

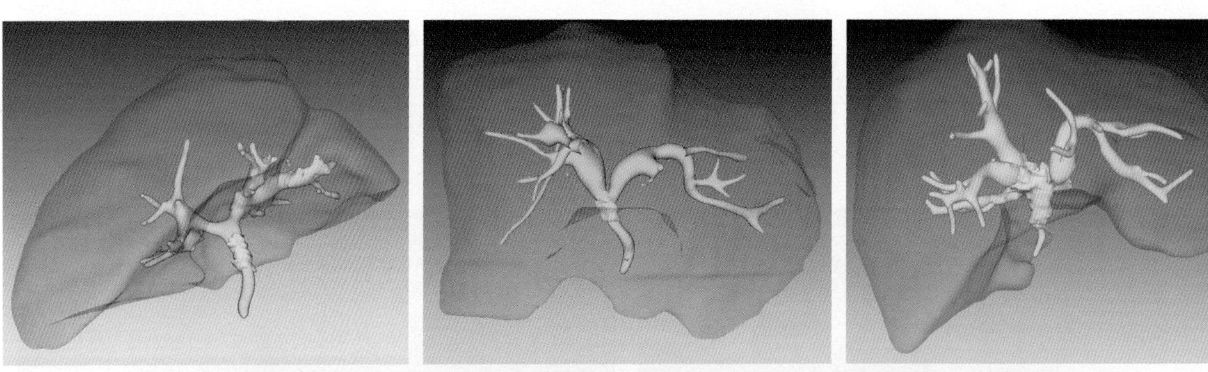

Bismuth Ⅲb型

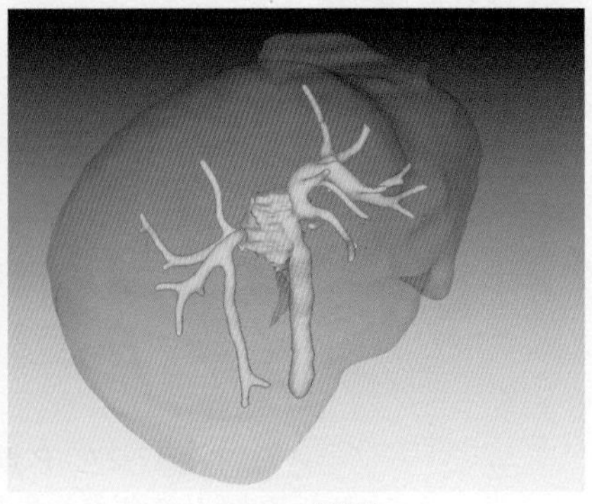

图 17-29　基于三维可视化技术的 Bismuth-Corlette 分型
注：胆管（绿色）　肿瘤（黄色）

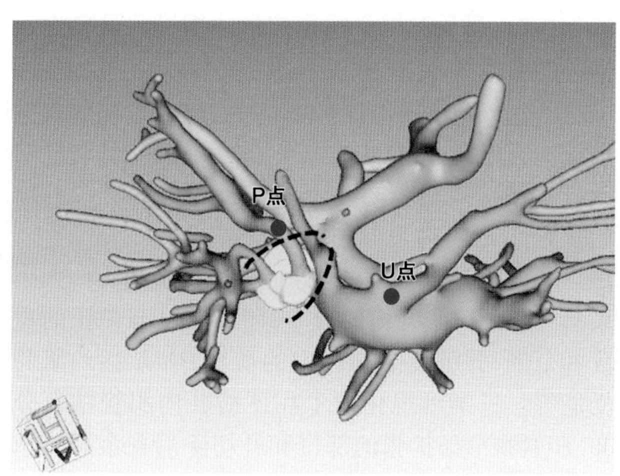

图 17-30 **利用三维可视化技术显示 P 点和 U 点（从头侧看）**

Bismuth-Corlette 分型是以肿瘤累及胆管的范围为依据，对于手术方式的选择具有重要的价值，但该分型没有对肝门部胆管癌切除和预后有影响的血管浸润、淋巴结转移和肝脏萎缩等因素进行评估。国际胆管癌协会分期系统在 2011 年提出的一种新的肝门部胆管癌分期系统，其对胆管癌肿瘤部位和形态，门静脉、肝动脉受累状况，预留肝脏体积、并存肝实质病变，淋巴结及远处转移等病理要素给予了全面的评估和表述，三维可视化技术更契合此种分型的应用。

2. 三维可视化技术评估肿瘤侵犯肝门部血管情况　判断血管受累的标准为：血管被肿瘤包绕导致管腔阻塞、狭窄或轮廓变形；肿瘤与血管接触的角度大于 180°。三维可视化技术能够直观显示肿瘤是否包绕血管，血管是否受压变细，可直观准确地显示肿瘤与肝动脉和门静脉之间的关系（图 17-31）。

3. 肝门部胆管癌三维可视化分型　2017 年《肝门部胆管癌三维可视化精准诊治专家共识》提出了三维可视化肝门部胆管癌临床分型，对于肝门部胆管癌的精准诊治具有重要的参考意义。该分型将肝门部胆管癌分为五型：Ⅰ型：肿瘤侵犯肝总管，未侵犯左、右肝管汇合部，无肝动脉、门静脉的侵犯，无肝区或段的萎缩；Ⅱ型：肿瘤侵犯左、右肝管汇合部，有或无肝动脉、门静脉的侵犯，有或无肝区或段的萎缩；Ⅲa 型：肿瘤侵犯左、右肝管汇合部，以侵犯右肝管为主，伴肝右动脉或门静脉右支的侵犯，有或无右侧肝区或段的萎缩；Ⅲb 型：肿瘤侵犯左、右肝管汇合部，以侵犯左肝管为主，伴肝左动脉或门静脉左支的侵犯，有或无左侧肝区或段的萎缩；Ⅳa 型：肿瘤侵犯左、右肝管汇合部，侵犯右侧二级胆管，肝右动脉或门静脉右支受侵犯，但未超出 P 点范围，右侧肝区或段的萎缩；Ⅳb 型：肿瘤侵犯左、右肝管汇合部，侵犯左侧二级胆管，肝左动脉或门静脉左支受侵犯，但未超过 U 点范围，左侧肝区或段萎缩；Ⅴ型：肿瘤浸润的范围超过两侧胆管切除极限点即 P 点和 U 点，肝左、右动脉及门静脉左支、右支受侵犯；伴或无全肝的萎缩。

4. 基于三维可视化技术的中央型肝脏肿瘤的术前评估　中央型肝脏肿瘤的位置特殊，与肝门部血管和胆管的关系密切，手术往往需行大范围肝切除，手术风险较高。术前评估的重点是肿瘤的位置、肿瘤侵犯肝动脉，门静脉和胆管的情况、肝实质受肿瘤累及的范围。

2017 年《复杂性肝脏肿瘤三维可视化精准诊治专家共识》利用三维可视化技术，根据中央型肝癌的肿瘤位置、肿瘤与肝内脉管的关系及需手术切除的

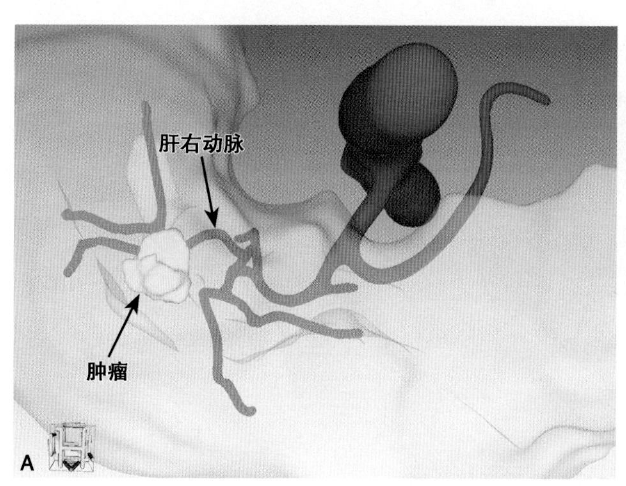

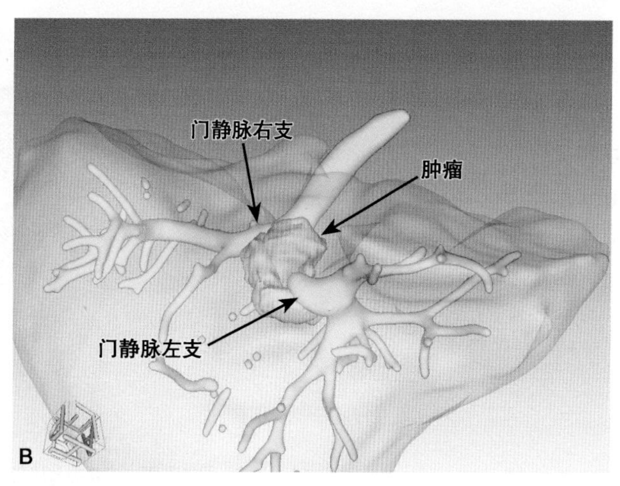

图 17-31 **三维可视化显示肝门部胆管癌与邻近肝动脉和门静脉之间的关系**

A. 腹侧显示的肝右动脉被肿瘤侵犯，门静脉受肿瘤侵犯，门静脉管腔狭窄表现；B. 头侧显示的三维图像

肝段，提出了三维可视化中央型肝脏肿瘤临床分型，对于中央型肝脏肿瘤的精准诊治具有重要的参考意义。该分型将中央型肝脏肿瘤分为五型，Ⅰ型：肿瘤位于肝脏Ⅴ、Ⅷ段，侵犯部分门静脉分支，但并未侵犯门静脉右支主干，应施行肝Ⅴ、Ⅷ段切除±部分的肝Ⅳ段切除；Ⅱ型：肿瘤位于肝Ⅳa、Ⅳb段，肿瘤侵犯门静脉分支，但未侵犯门静脉左支主干，应施行肝Ⅳa、Ⅳb段切除±部分的肝Ⅴ和Ⅷ段切除；Ⅲ型：肿瘤位于肝Ⅳ、Ⅴ和Ⅷ段，肿瘤范围较大、在肝实质的位置较深，或贴近了肝中静脉主干，侵犯了部分门静脉分支，但并未侵犯门静脉右支或左支主干，应施行肝Ⅳa、Ⅳb段切除±部分的肝Ⅴ和Ⅷ段切除，在肝脏储备功能满足要求的情况下，还可施行肝Ⅳ、Ⅴ和Ⅷ段切除±Ⅰ段切除；Ⅳ型：肿瘤位于肝Ⅳ、Ⅴ和Ⅷ段，肿瘤范围较大、在肝实质的位置较深，且侵犯门静脉右支或左支主干，或者侵犯肝右静脉或肝左静脉主干。在肝脏储备功能满足要求的情况下，可行右三区肝切除，或左三区肝切除，如果残肝体积不够，门静脉和肝静脉满足要求，可行缩小右三区肝切除或缩小左三区肝切除；Ⅴ型：肿瘤位于肝Ⅳ、Ⅴ和Ⅷ段的表面，肿瘤没有侵犯门静脉或肝静脉的主干，应施行确保切缘阴性的肝切除术（图 17-32）。

（二）基于三维可视化技术的围肝门区良性疾病的术前评估

基于三维可视化技术的围肝门区良性疾病的术前评估应包括：①病灶的位置与范围；②病灶与肝动脉、门静脉的关系；③肝门区胆管、肝动脉和门静脉的变异情况；④各肝叶与肝段的体积。

肝内胆管结石的术前评估主要包括结石的大小及其在各肝段胆管内的分布、胆管狭窄与扩张的程度和范围、肝脏萎缩和肥大的情况、Oddi 括约肌的功能等。三维可视化技术在评估肝内胆管结石分布、胆管狭窄与扩张的部位和肝切除后剩余肝体积等方面有重要价值。

2017 年《肝胆管结石三维可视化精准诊治专家共识》在《肝胆管结石病诊断治疗指南》的基础之上，进一步规范了肝胆管结石三维可视化模型的建立，为肝内胆管结石的精准诊治提供了新的策略。

在高位胆管狭窄和中央型胆管囊状扩张的术前评估中，三维可视化技术也可以直观显示病灶部位和范围、病灶与血管的关系，为手术计划的制订提供依据。

（三）基于三维可视化技术的肝脏分段和残肝体积的评估

目前临床上多采用 Couinaud 肝段划分法进行肝

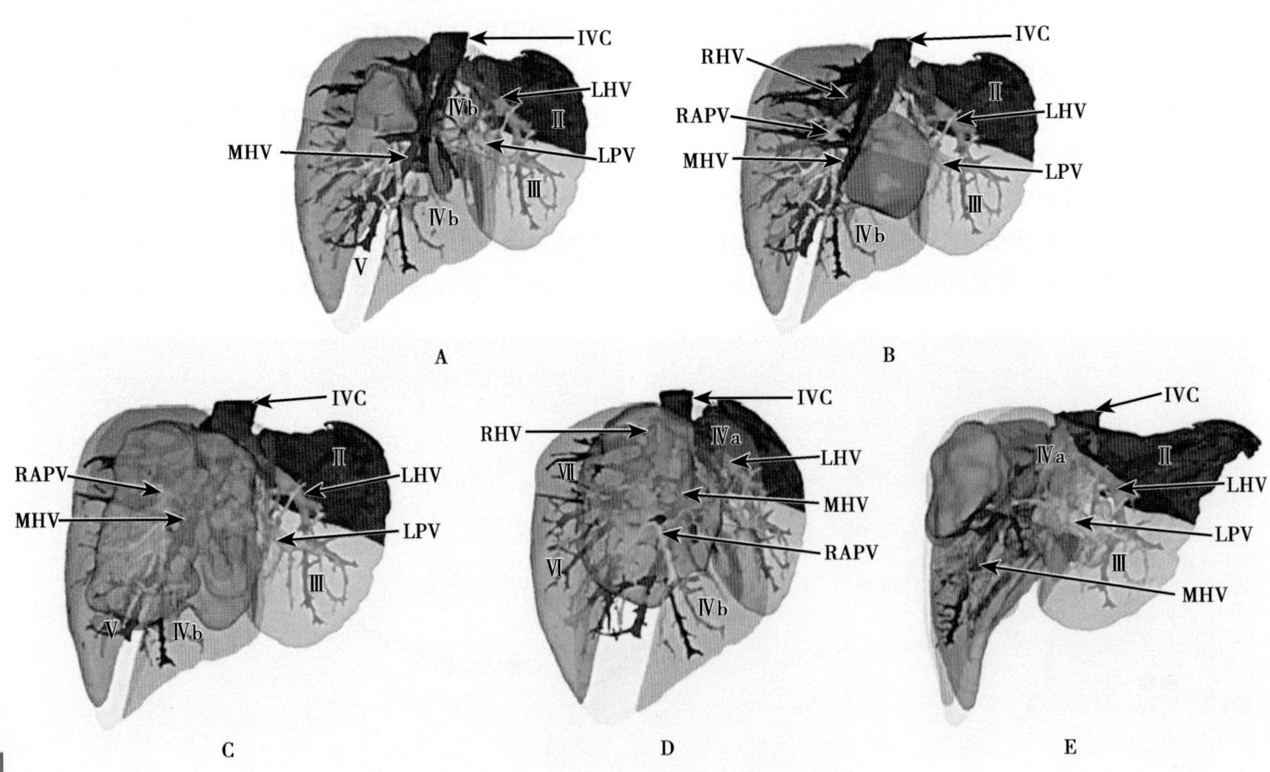

图 17-32 中央型肝脏肿瘤三维可视化分型

A～E. 分别代表Ⅰ～Ⅴ型

注：MHV：肝中静脉 IVC：下腔静脉 LHV：肝左静脉 LPV：门静脉左支 RHV：肝右静脉 RAPV：门静脉右前支

分段。Couinaud 肝段划分法是基于三个肝静脉裂和肝横裂为解剖学标志进行分段的。肝静脉走行于相邻肝段间引流各段的血液，而门静脉按分支行走于肝段内，供应各段的血液，每一个肝段都是一个独立的解剖功能单位。Couinaud 根据肝静脉和门静脉的走行，将肝脏分为左、右半肝，四部和八段，肝脏被以肝中静脉所在的平面分为左、右半肝，左、右半肝又分别被肝左静脉和肝右静脉与下腔静脉所在平面分为四部，即左内叶和左外叶、右前叶和右后叶（图 17-33）。门静脉左、右支所充当的横裂，将四部分为八段。但 Couinaud 肝段划分法也具有一定的局限性，它适用于正常的门静脉走行的肝脏分段，如果门静脉存在变异，则需要根据门静脉分支的分布和走行调整分段的平面。

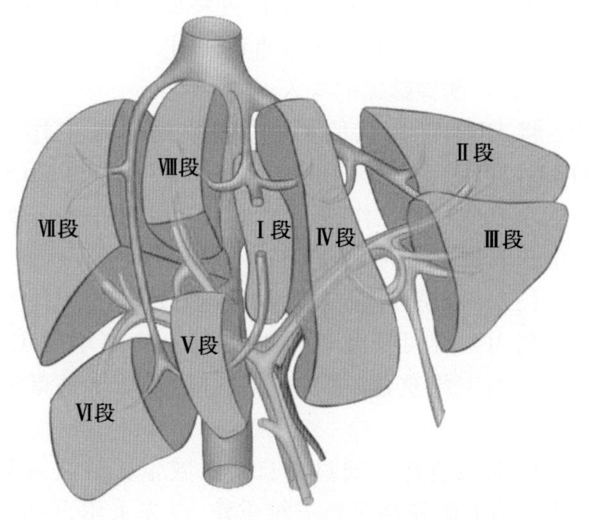

图 17-33 Couinaud 肝段划分法示意图

利用三维可视化技术对肝段或肝叶的划分与各肝段体积的测定，主要依据三维可视化显示的肝静脉和门静脉的走向（图 17-34）。

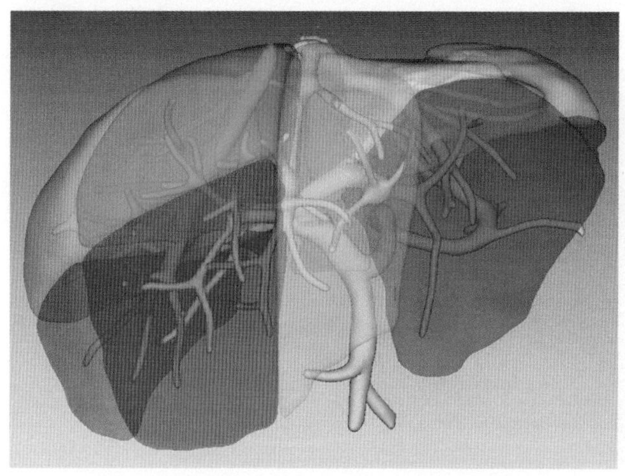

图 17-34 基于三维可视化技术的肝脏分段效果

行肝脏切除术前，可通过模拟肝脏切除进行肝脏的部分切除，测量剩余肝脏体积以评估手术安全性。

三、基于三维可视化技术的围肝门区疾病的模拟手术与术中导航

（一）基于三维可视化技术的围肝门区疾病的手术规划与模拟手术

基于传统影像学检查的围肝门区疾病的术前评估，对外科医师的解剖知识和空间想象能力有较高的要求，存在较多的主观性和不确定性，术前对围肝门区的复杂脉管结构、病灶的浸润范围和肝切除后剩余肝体积的测量无法充分评估，诸多重要决策需在术中完成。

三维可视化技术依次将肝脏轮廓、病灶范围、门静脉、肝静脉、肝动脉和胆管等进行处理显示，并且可以将其任意组合、旋转、放大和缩小等，可以透视肝动脉、门静脉、肝静脉和胆管的汇合方式、走行和变异等，显示病灶的空间位置，全方位观察肿瘤累及的肝段及与其毗邻脉管的关系，测量切缘长度，计算剩余肝体积，模拟手术入路，预判术中可能遇到的重要脉管结构，使围肝门区手术更加可视化、可量化和可控化。

（二）基于三维可视化技术的围肝门区疾病的术中导航

计算机辅助外科手术技术（omputer acid surgery，CAS）利用三维可视化技术实现术中实时三维可视定位，通过术前与术中医学图像配准以及术中医学图像与患者、手术器械之间的配准，准确地判断出手术器械与病变组织、正常解剖结构之间的动态三维空间位置关系，手术过程和结果与术前模拟是否一致，从而实现实时术中导航，使外科手术更趋于精确和微创，为外科技术的发展开辟了一个崭新的领域。目前 3D 导航手术在围肝门区疾病手术中的应用障碍是内脏的可塑性，在开腹手术中，肝脏和胆道的形状容易发生改变，而使配准失败。随着技术的改进，相信在不远的将来，术中导航手术也会应用到围肝门区疾病的手术中，尤其是腹腔镜和机器人手术中。

第五节 三维可视化图像重建技术

一、用于三维可视化处理的第三方软件

CT 自带的处理软件功能上并不能满足临床图

像三维重建的需要，因而有研究者陆续设计出了第三方软件，用于肝胆系统的术前影像学评估和手术规划，在部分病例上还可以实现术中导航。

早期较为著名的三维可视化软件是 Materialize 公司的 Mimics。但是 Mimics 没有设计肝脏部分的模块，三维可视化的处理需纯手工绘制，费时、费力且效果不佳。德国不莱梅的 MeVis 研究组研发的 HepaVision 系统，图像重建质量较高。国内用户可以通过其网站申请其服务，只需将 DICOM 格式的源数据通过网络传送给 Mevis 研究组，对方会将数据进行分析并将三维可视化处理结果反馈给用户，但是服务收费较昂贵，另外，用户缺乏对图像数据重建与分析的自主性。

目前在国内应用较多的是美国 EDDA 公司开发的 IQQA-LIVER 系统和法国 Intrasense 公司开发的 Myrian-XP 系统。

南方医科大学的方驰华教授带领的团队也研发出了具有自主知识产权的 MI-3DVS 系统。MI-3DVS 系统采用 DICOM 格式的源图像进行处理，利用自动与人工结合的方式对感兴趣区(ROI)进行识别和标记。自动分割技术可以显著减少人工分割的工作量。它相对于 CT/MRI 自带的处理软件最大的优点是具有较强的人工分割和建模功能。每一个感兴趣区都可以生成一个模型(mask)，且多个模型可以组合来表达三维信息。与其他三维可视化软件类似，它可以根据需要在同一幅图像中显示肝动脉、门静脉、胆管、肝静脉和病灶等，且可以根据需要进行任意组合，还可以测量病灶的大小和评估病灶累及的范围，利用切割平面进行虚拟手术，观察手术效果，计算各肝段体积和模拟切割后剩余肝体积等，为术前评估和手术方案的制订提供直观的依据。

下面，以美国 EDDA 公司开发的 IQQA-LIVER 系统为例，进行三维可视化处理技术要点的描述。

二、三维可视化处理技术要点

（一）薄层增强 CT 数据的采集

三维可视化处理是基于上腹部增强 CT，因而每位患者均需行术前上腹部增强 CT 检查，采集平扫期、动脉期、静脉期和平衡期的数据。可使用 64 排、128 排、256 排或 320 排螺旋 CT 扫描仪进行扫描。常规平扫时，患者取仰卧位，头足方向由膈顶至肝脏下缘，扫描条件为 120kV、250mA。采用 0.625mm×64 排探测器组合，层厚 1.25mm、间隔 1.25mm，螺距 0.984，球管旋转 1 周时间为 0.5 秒。层厚更薄重建效果更佳。动脉期扫描延时为 20～25 秒，静脉期延时为 50～55 秒。扫描结束后可将增强 CT 数据以 DICOM 格式保存，以备三维重建使用。

（二）图像数据的导入

将 DICOM 格式的 CT 图像数据导入工作站 IQQA-LIVER 系统(EDDA technology InC.，Princeton，NJ，USA)中，工作站会自动生成病例列表，于列表中选取研究病例(图 17-35)。

（三）肝脏模型及脉管的三维重建

利用三维可视化软件对患者上腹部增强 CT 数据进行三维重建，主要包括肝脏、脉管和病灶的重建。

1. 脏器重建　通过半自动区域生长方法或其他方法对肝脏轮廓进行三维重建，首先采用自动分割的方法，由计算机自动识别并重建肝脏，然后基于二维图像检查，手动调整肝脏模型的边界，以建立尽量逼真的肝脏 3D 模型(图 17-36)。

2. 病灶重建　对于结石，根据其在增强 CT 平扫期上密度特征分别在冠状面、矢状面和水平面上进行其轮廓的分割，生成初步的三维立体结构，然后

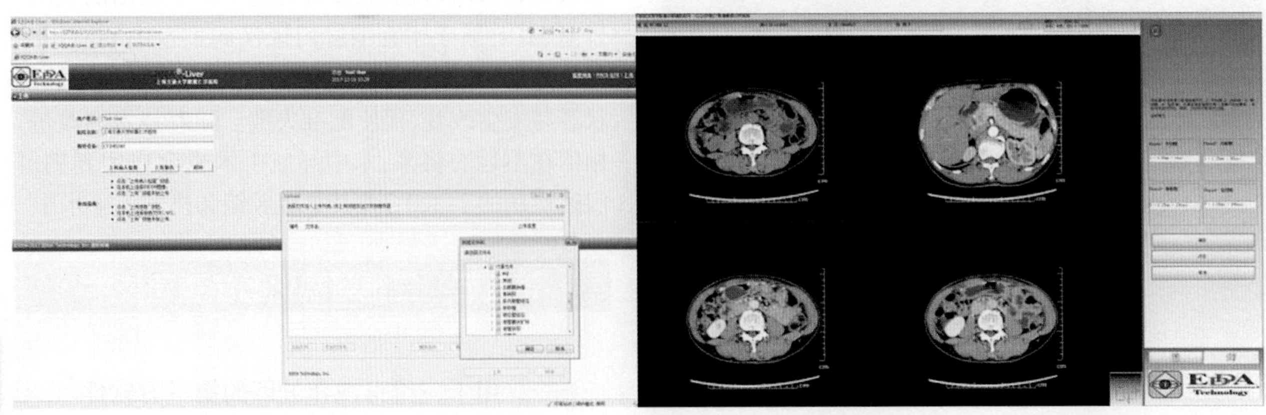

图 17-35　将 CT 数据导入工作站和选取打开病例界面

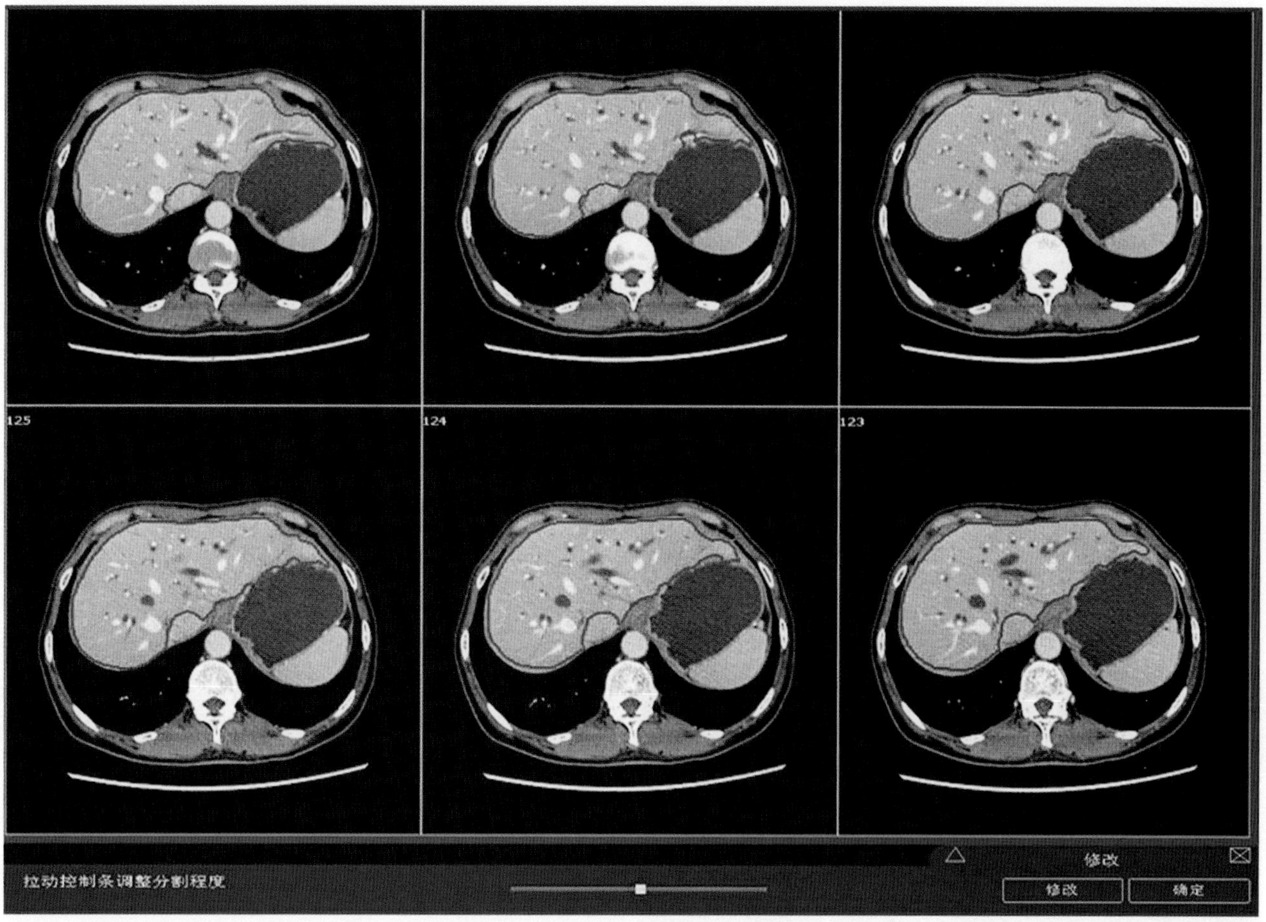

图 17-36 手动修改肝脏模型的边界

在二维平面上进行轮廓的微调(图 17-37);对于围肝门区肿瘤,除了根据其在增强 CT 静脉期密度的差异作为直接征象进行轮廓的三维重建和调整外,还可以根据胆管的扩张与“截断”的间接征象判断肿瘤浸润的范围。

3. 脉管重建 采用阈值分割方法对肝动脉、门静脉、肝静脉和扩张的胆管进行三维重建(图 17-38)。

4. 合成与旋转 相对于传统的影像学手段,三维可视化处理不仅能将冠状面、矢状面和水平面的平面图像合成为三维立体结构,而且能够分别或同时显示肝动脉、门静脉、肝静脉和病灶等。三维可视化技术所具有的旋转、分割、缩小和放大等功能,能立体、直观显示肝脏脉管的空间关系

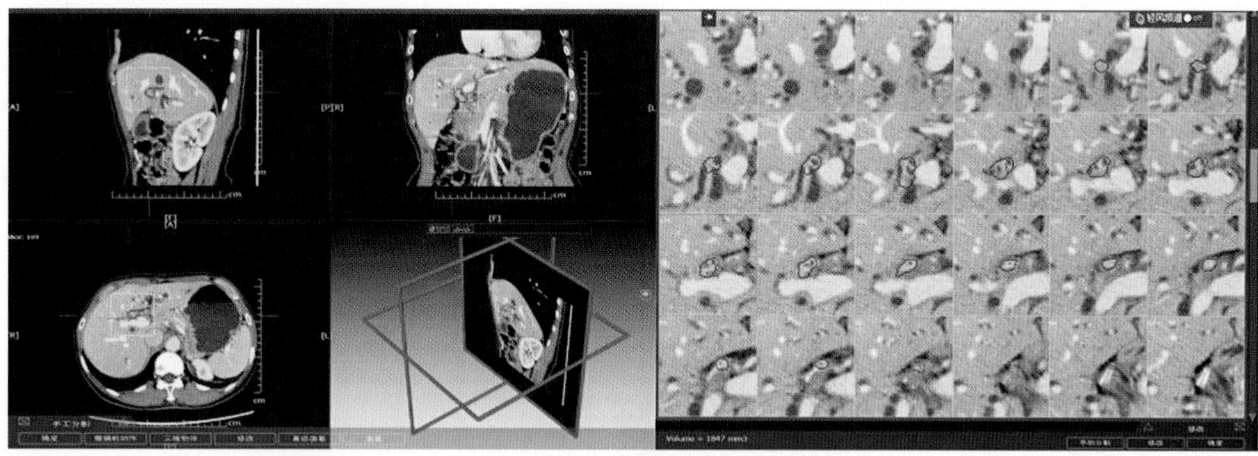

图 17-37 病灶三维立体结构的重建和微调

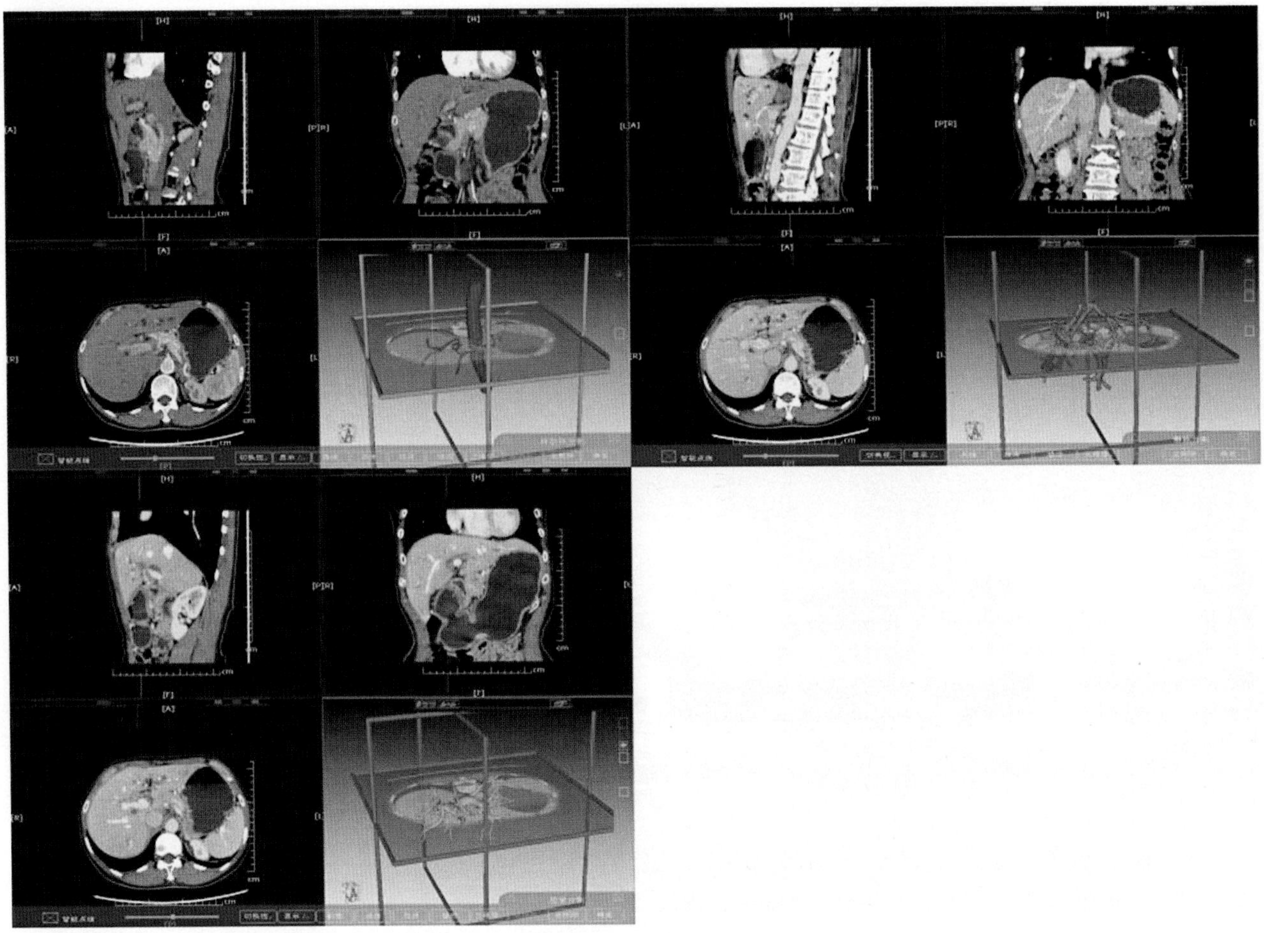

图 17-38 **肝动脉、静脉和胆管的三维重建**

以及病灶与周围脉管的位置关系，并进行模拟手术操作。

5. 肝脏分段及肝体积测量 三维可视化技术可以利用 Couinaud 肝段划分法将肝脏分为八段，但是 Couinaud 肝段划分法也具有一定的局限性，它适用于正常的门静脉走行的肝脏分段，如果门静脉存在变异，则需要根据门静脉分支的分布和走行调整分段的平面（图 17-39）。

也可以直接通过模拟肝脏切除手术的方法进行肝脏的部分切除，测量剩余肝脏体积（图 17-40）。

三、三维可视化处理过程中病灶信息失真问题

三维可视化技术是基于增强 CT 的源数据，对于

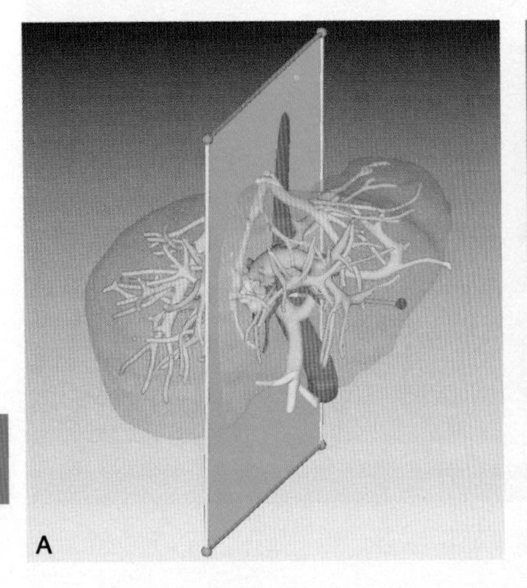

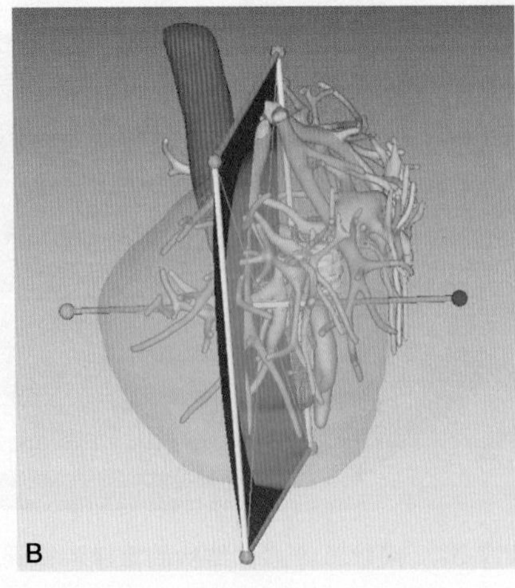

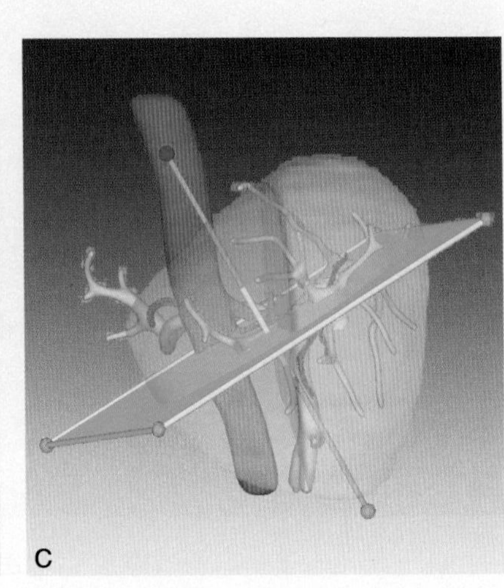

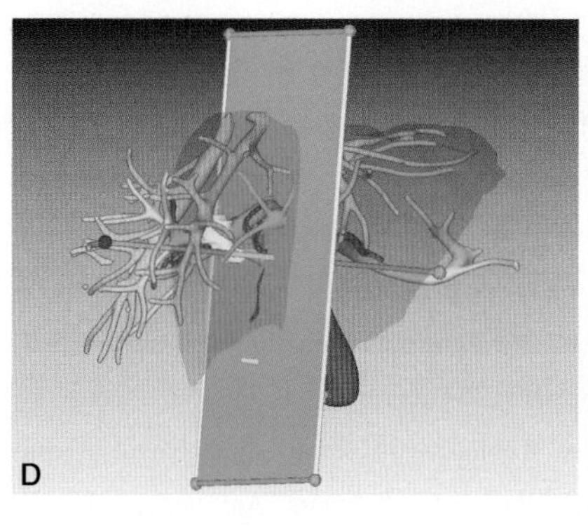

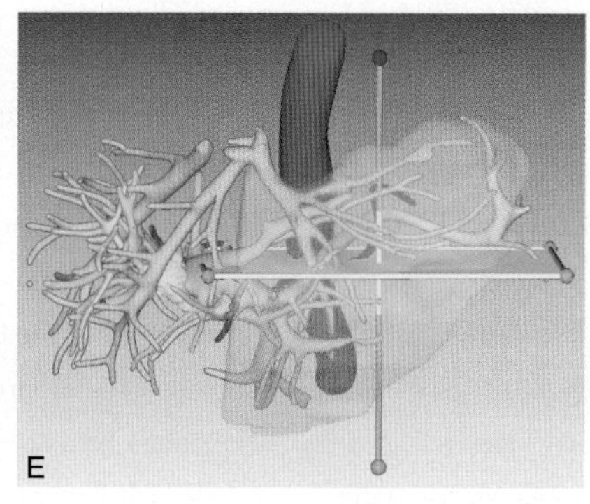

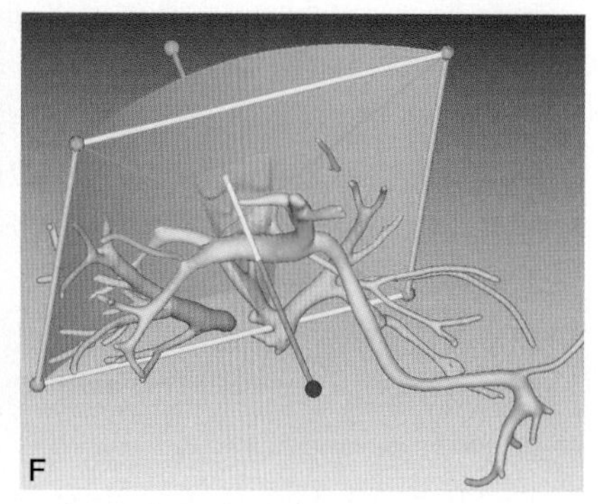

图 17-39 三维可视化处理肝脏分段的步骤

A. 分割左、右半肝；B. 分割右前叶与右后叶；C. 分割Ⅴ段和Ⅷ段，Ⅵ段和Ⅶ段；D. 分割左内叶和左外叶；E. 分割Ⅱ段和Ⅲ段；F. 分割Ⅰ段和Ⅳ段

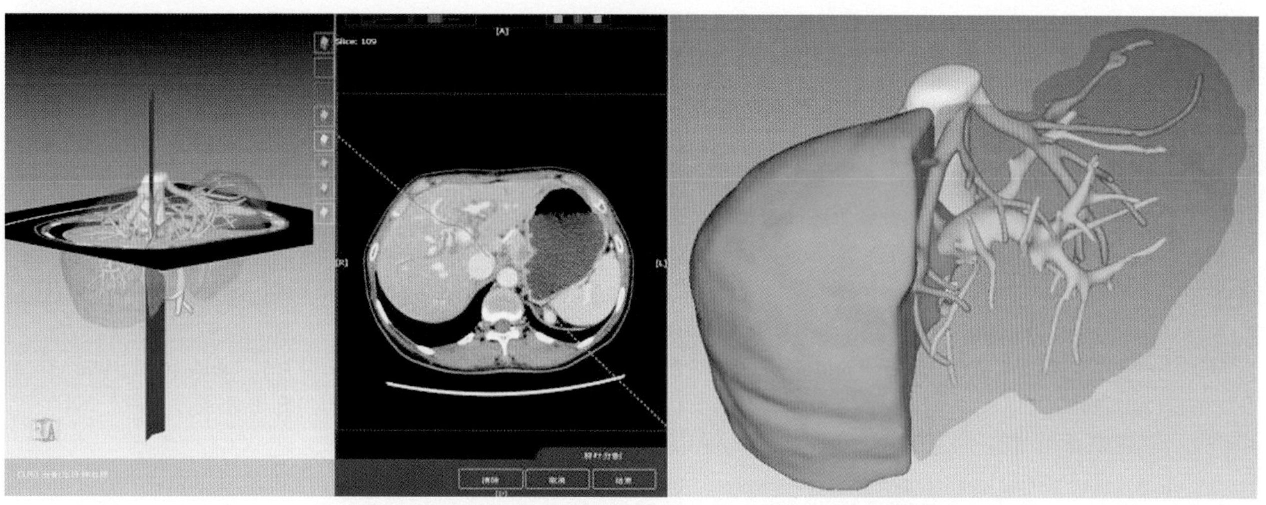

图 17-40 通过重划割面进行的模拟右半肝切除术和切除效果

感兴趣区（ROI）进行自动识别和人工分割，尽管呈现的立体三维图像对于病灶、肝脏脉管及其相互之间的空间关系有更为直观的显示，但是相对于 CT 源数据，三维可视化处理结果会损失部分信息，评估的结果也会因操作人员阅读原始 CT 的水平和经验而有所差异。

因为肝细胞癌具有明确的包膜，边界清楚，所以肿瘤的人工分割较为简单和准确，而肝门部胆管癌无包膜，肿瘤边界常常不清楚，病灶的精确勾画难度较大，容易造成二次误差，使评估的准确性降低。

三维可视化技术的肝段划分是根据肝静脉和门静脉的走向，而分割平面的选取并不能做到十分准确，尤其是当存在肝静脉和门静脉的走行变异时，肝段的精确划分存在误差。

附：三维可视化技术在围肝门区手术中的应用病例及视频（资源 17-1、资源 17-2）。

资源 17-1 三维可视化技术在围肝门区手术中的应用病例（PPT）

资源 17-2 肝门部胆管成形+胆肠 Roux-en-Y 吻合（视频）

（王坚 闫加艳）

【参考文献】

1. Tirumani SH，Shanbhogue AK，Vikram R，et al. Imaging of the

porta hepatis: spectrum of disease. Radiographics, 2014, 34 (1):73-92.

2. 倪其泓,王坚. 肝门部胆管癌诊断和治疗指南(2013 版)的解读与思考. 肝胆胰外科杂志,2015,27(6):450-454.
3. 王坚,陈炜. 围肝门外科技术在胆道外科的应用. 中华消化外科杂志,2015,14(4):284-287.
4. 中华医学会外科学分会胆道外科学组. 肝门部胆管癌诊断和治疗指南(2013 版). 中华外科杂志,2013,51(10):865-871.
5. Wu CC, Ho WL, Chen JT, et al. Mesohepatectomy for centrally located hepatocellular carcinoma: an appraisal of a rare procedure. J Am Coll Surg, 1999, 188(5):508-515.
6. Yu WB, Rao A, Vu V, et al. Management of centrally located hepatocellular carcinoma: Update 2016. World J Hepatol, 2017, 9(13):627-634.
7. Ali MA, Chuang JF, Yong CC, et al. Extended central hepatectomy with preservation of segment 6 for patients with centrally located hepatocellular carcinomA. Hepatobiliary Pancreat Dis Int, 2015, 14(1):63-68.
8. 刘允怡,张绍祥,姜洪池,等. 复杂性肝脏肿瘤三维可视化精准诊治专家共识. 中国实用外科杂志,2017,37(1):53-59.
9. Bismuth H, Majno PE. Biliary strictures: classification based on the principles of surgical treatment. World J Surg, 2001, 25 (10):1241-1244.
10. Strasberg SM, Hertl M, Soper NJ. An analysis of the problem of biliary injury during laparoscopic cholecystectomy. J Am Coll Surg, 1995, 180(1):101-125.
11. 中华医学会外科学分会胆道外科学组. 胆管损伤的诊断和治疗指南(2013 版). 中华消化外科杂志,2013,12(2):81-95.
12. 王坚,陈炜. 胆肠吻合术在高位胆管狭窄治疗中应用. 中国实用外科杂志,2014,34(10):921-924.
13. 王坚. 围肝门外科技术处理高位胆管损伤修复后再狭窄. 中华普通外科杂志,2017,32(8):646-648.
14. 王辉,王坚. 29 例医源性胆管损伤手术疗效的临床分析. 外科理论与实践,2011,16(4):355-358.
15. 王坚,李可为. 重视高位胆管损伤的正确处理. 外科理论与实践,2011,16(4):332-335.
16. Gluszek S, Kot M, Balchanowski N, et al. Iatrogenic bile duct injuries--clinical problems. Pol Przegl Chir, 2014, 86 (1):17-25.
17. Todani T, Watanabe Y, Narusue M, et al. Congenital bile duct cysts: Classification, operative procedures, and review of thirty-seven cases including cancer arising from choledochal cyst. Am J Surg, 1977, 134(2):263-269.
18. 董家鸿,郑秀海,夏红天,等. 胆管囊状扩张症:新的临床分型与治疗策略. 中华消化外科杂志,2013,12(5):370-377.
19. 中华医学会外科学分会胆道外科学组. 胆管扩张症诊断与治疗指南(2017 版). 中华消化外科杂志,2017,16(8):767-774.
20. Takeshita N, Ota T, Yamamoto M. Forty-year experience with flow-diversion surgery for patients with congenital choledochal cysts with pancreaticobiliary maljunction at a single institution. Ann Surg, 2011, 254(6):1050-1053.
21. Saluja SS, Nayeem M, Sharma BC, et al. Management of choledochal cysts and their complications. Am Surg, 2012, 78 (3):284-290.
22. 李淳洋,倪其泓,王坚. 复杂肝内胆管结石 60 例诊治分析. 中国实用外科杂志,2016,36(3):316-318.
23. 王坚. 复杂肝内胆管结石的诊断与处理. 中国实用外科杂志,2016,36(3):292-295.
24. 王坚. 围肝门外科技术在复杂肝内胆管结石再手术中的应用. 肝胆外科杂志,2017,25(3):161-163.
25. Michels NA. Newer anatomy of the liver and its variant blood supply and collateral circulation. Am J Surg, 1966, 112 (3):337-347.
26. Germain T, Favelier S, Cercueil JP, et al. Liver segmentation: practical tips. Diagn Interv Imaging, 2014, 95 (11):1003-1016.
27. Atri M, Bret PM, Fraser-Hill MA. Intrahepatic portal venous variations: prevalence with US. Radiology, 1992, 184 (1):157-158.
28. Chaib E, Kanas AF, Galvao FH, et al. Bile duct confluence: anatomic variations and its classification. Surg Radiol Anat, 2014, 36(2):105-109.
29. Lopez-Andujar R, Moya A, Montalva E, et al. Lessons learned from anatomic variants of the hepatic artery in 1,081 transplanted livers. Liver Transpl, 2007, 13 (10):1401-1404.
30. Hiatt JR, Gabbay J, Busuttil RW. Surgical anatomy of the hepatic arteries in 1000 cases. Ann Surg, 1994, 220(1):50-52.
31. Jin GY, Yu HC, Lim HS, et al. Anatomical variations of the origin of the segment 4 hepatic artery and their clinical implications. Liver Transpl, 2008, 14(8):1180-1184.
32. Loschner C, Nagel SN, Kausche S, et al. Hepatic arterial supply in 1297 CT-angiographies. Rofo, 2015, 187 (4):276-282.
33. Varotti G, Gondolesi GE, Goldman J, et al. Anatomic variations in right liver living donors. J Am Coll Surg, 2004, 198 (4):577-582.
34. Mariolis-Sapsakos T, Kalles V, Papatheodorou K, et al. Anatomic variations of the right hepatic duct: results and surgical implications from a cadaveric study. Anat Res Int, 2012,

2012:838179.

35. Cho A,Okazumi S,Yoshinaga Y,et al. Relationship between left biliary duct system and left portal vein:evaluation with three-dimensional portocholangiography. Radiology, 2003, 228(1):246-250.
36. Kitami M,Takase K,Murakami G,et al. Types and frequencies of biliary tract variations associated with a major portal venous anomaly:analysis with multi-detector row CT cholangiography. Radiology,2006,238(1):156-166.
37. Honma S,Matsuda W,Kudo M. Right hepatic artery traveling anteriorly to the common bile duct. Anat Sci Int,2013,88(2):93-96.
38. Weiglein AH. Variations and topography of the arteries in the lesser omentum in humans. Clin Anat,1996,9(3):143-150.
39. Matsumura H. The significance of the morphology of the dorsal pancreatic artery in determining the presence of the accessory right hepatic artery passing behind the portal vein. Kaibogaku Zasshi,1998; 73(5):517-527.
40. Kuhns LR,Borlaza G. Normal roentgen variant:aberrant right hepatic artery on computed tomography. Radiology, 1980, 135(2):392.
41. Chedid MF,Capaverde LH,Pretto GG,et al. Replaced right hepatic artery originated from the proximal segment of the common hepatic artery and crossing behind the portal vein:a dangerous anomaly in hepatic resection and liver transplantation. Am Surg,2012,78(12):E501- E503.
42. Yoshioka Y,Ebata T,Yokoyama Y,et al. "Supraportal" right posterior hepatic artery: an anatomic trap in hepatobiliary and transplant surgery. World J Surg, 2011, 35(6): 1340-1344.
43. Kokudo T,Hasegawa K,Sugawara Y,et al. Pitfall of right lateral sector graft procurement:supraportal right posterior hepatic artery. Transplantation,2013,96(12):e89-e91.
44. Shimizu H,Sawada S,Kimura F,et al. Clinical significance of biliary vascular anatomy of the right liver for hilar cholangiocarcinoma applied to left hemihepatectomy. Ann Surg, 2009,249(3):435-439.
45. Takeishi K,Shirabe K,Yoshida Y,et al. Correlation between portal vein anatomy and bile duct variation in 407 living liver donors. Am J Transplant,2015,15(1):155-160.
46. Ohkubo M, Nagino M, Kamiya J, et al. Surgical anatomy of the bile ducts at the hepatic hilum as applied to living donor liver transplantation. Ann Surg,2004,239(1):82-86.
47. Shimizu H, Hosokawa I, Ohtsuka M, et al. Clinical significance of anatomical variant of the left hepatic artery for perihilar cholangiocarcinoma applied to right-sided hepatectomy. World J Surg,2014,38(12):3210-3214.
48. Ozden I,Kamiya J,Nagino M,et al. Clinicoanatomical study on the infraportal bile ducts of segment 3. World J Surg, 2002,26(12):1441-1445.
49. Kawasaki S,Imamura H,Kobayashi A,et al. Results of surgical resection for patients with hilar bile duct cancer:application of extended hepatectomy after biliary drainage and hemihepatic portal vein embolization. Ann Surg,2003,238(1):84-92.
50. Neuhaus P,Jonas S,Bechstein WO,et al. Extended resections for hilar cholangiocarcinomA. Ann Surg, 1999, 230(6):808-818; discussion 819.
51. Miyazaki M,Ohtsuka M,Miyakawa S,et al. Classification of biliary tract cancers established by the Japanese Society of Hepato-Biliary-Pancreatic Surgery:3(rd) English edition. J Hepatobiliary Pancreat Sci,2015,22(3):181-196.
52. Hirose T,Igami T,Ebata T,et al. Surgical and Radiological Studies on the Length of the Hepatic Ducts. World J Surg, 2015,39(12):2983-2989.
53. 黄志强,黄晓强,周宁新. 围肝门外科:概念与实践. 中华消化外科杂志,2002,1(3):153-159.
54. Moole H,Bechtold M,Puli SR. Efficacy of preoperative biliary drainage in malignant obstructive jaundice:a meta-analysis and systematic review. World J Surg Oncol, 2016, 14(1):182.
55. da Fonseca-Neto OC,de Albuquerque-Neto MC,de Miranda AL. Surgical management of cystic dilatation bile ducts in adults. Arq Bras Cir Dig,2015,28(1):17-19.
56. Sinanan MN. Acute cholangitis. Infect Dis Clin North Am, 1992,6(3):571-599.
57. Wang L, Yu WF. Obstructive jaundice and perioperative management. Acta Anaesthesiol Taiwan, 2014, 52(1): 22-29.
58. Ni Q,Wang H,Zhang Y,et al. MDCT assessment of resectability in hilar cholangiocarcinomA. Abdom Radiol (NY), 2017,42(3):851-860.
59. 董家鸿,叶晟. 开启精准肝胆外科的新时代. 中华普外科手术学杂志:电子版,2016,10(3):181-184.
60. 中国研究型医院学会肝胆胰外科专业委员会. 精准肝切除术专家共识. 中华消化外科杂志,2017,16(9):883-893.
61. Dong J,Yang S,Zeng J,et al. Precision in liver surgery. Semin Liver Dis,2013,33(3):189-203.
62. 董家鸿,郑树森,陈孝平,等. 肝切除术前肝脏储备功能评估的专家共识(2011 版). 中华消化外科杂志,2011,10(1):20-25.
63. Noie T,Sugawara Y,Imamura H,et al. Selective versus total drainage for biliary obstruction in the hepatic hilus:an experimental study. Surgery,2001,130(1):74-81.
64. Kennedy TJ,Yopp A,Qin Y,et al. Role of preoperative bili-

ary drainage of liver remnant prior to extended liver resection for hilar cholangiocarcinomA. HPB (Oxford), 2009, 11 (5):445-451.

65. Belghiti J, Ogata S. Preoperative optimization of the liver for resection in patients with hilar cholangiocarcinomA. HPB (Oxford),2005,7(4):252-253.

66. Farges O, Regimbeau JM, Fuks D, et al. Multicentre European study of preoperative biliary drainage for hilar cholangiocarcinomA. Br J Surg,2013,100(2):274-283.

67. Takahashi Y, Nagino M, Nishio H, et al. Percutaneous transhepatic biliary drainage catheter tract recurrence in cholangiocarcinomA. Br J Surg,2010,97(12):1860-1866.

68. Al Mahjoub A, Menahem B, Fohlen A, et al. Preoperative Biliary Drainage in Patients with Resectable Perihilar Cholangiocarcinoma: Is Percutaneous Transhepatic Biliary Drainage Safer and More Effective than Endoscopic Biliary Drainage? A Meta-Analysis. J Vasc Interv Radiol, 2017, 28 (4):576-582.

69. Unno M, Okumoto T, Katayose Y, et al. Preoperative assessment of hilar cholangiocarcinoma by multidetector row computed tomography. J Hepatobiliary Pancreat Surg, 2007, 14 (5):434-440.

70. Schmidt SC, Langrehr JM, Hintze RE, et al. Long-term results and risk factors influencing outcome of major bile duct injuries following cholecystectomy. Br J Surg, 2005, 92(1): 76-82.

71. Kawarada Y, Das BC, Taoka H. Anatomy of the hepatic hilar area: the plate system. J Hepatobiliary Pancreat Surg, 2000, 7 (6):580-586.

72. 蒋渝，张圣道. 肝门解剖与胆道手术. 外科理论与实践，2001,6(3):133-134.

73. Seyama Y, Kubota K, Sano K, et al. Long-term outcome of extended hemihepatectomy for hilar bile duct cancer with no mortality and high survival rate. Ann Surg, 2003, 238 (1): 73-83.

74. Chen W, Ke K, Chen YL. Combined portal vein resection in the treatment of hilar cholangiocarcinoma: a systematic review and meta-analysis. Eur J Surg Oncol, 2014, 40 (5): 489-495.

75. Matsuyama R, Mori R, Ota Y, et al. Significance of Vascular Resection and Reconstruction in Surgery for Hilar Cholangiocarcinoma: With Special Reference to Hepatic Arterial Resection and Reconstruction. Ann Surg Oncol, 2016, 23 (Suppl 4):475-484.

76. 李奇为，王坚. 不同胆肠吻合术临床应用争议与共识. 中国实用外科杂志，2012,32(8):678-681.

77. 王坚，王辉. 正确合理使用胆肠内引流术. 肝胆外科杂志，2015,23(3):161-162.

78. Ni Q, Wang H, Liang X, et al. Successful Parenchyma-Sparing Anatomical Surgery by 3-Dimensional Reconstruction of Hilar Cholangiocarcinoma Combined with Anatomic Variation. J Coll Physicians Surg Pak, 2016, 26 (6 Suppl): S13-S15.

79. Wigmore SJ, Redhead DN, Yan XJ, et al. Virtual hepatic resection using three-dimensional reconstruction of helical computed tomography angioportograms. Ann Surg, 2001, 233 (2):221-226.

80. Rau HG, Schauer R, Helmberger T, et al. Impact of virtual reality imaging on hepatic liver tumor resection: calculation of risk. Langenbecks Arch Surg, 2000, 385(3):162-170.

81. Marescaux J, Clement JM, Tassetti V, et al. Virtual reality applied to hepatic surgery simulation: the next revolution. Ann Surg, 1998, 228(5):627-634.

82. 刘允怡，张绍祥，姜洪池，等. 肝门部胆管癌三维可视化精准诊治专家共识. 中国实用外科杂志，2017,37(1):48-52.

83. 孟翔飞. 围肝门部及肝段门静脉和胆管的计算机 3D 应用解剖研究. 中国人民解放军军医进修学院，2013.

84. 项灿宏，董家鸿. 肝门部胆管癌精准外科治疗的基础——癌肿进展程度的术前影像评估. 当代医学，2009, 15(26):68-71.

85. 倪其泓，陈涛，王坚. 肝门部胆管癌的分型分期与可切除性评估. 中华肝胆外科杂志，2013,19(6):477-480.

86. 倪其泓，张赟和，陈炜，等. 多排螺旋 CT 及三维重建技术在肝门部胆管癌诊治中的应用. 肝胆胰外科杂志，2015, 27(1):84-85.

87. Bismuth H, Corlette MB. Intrahepatic cholangioenteric anastomosis in carcinoma of the hilus of the liver. Surg Gynecol Obstet, 1975, 140(2):170-178.

88. Soares KC, Kamel I, Cosgrove DP, et al. Hilar cholangiocarcinoma: diagnosis, treatment options, and management. Hepatobiliary Surg Nutr, 2014, 3(1):18-34.

89. Sakamoto E, Nimura Y, Hayakawa N, et al. The pattern of infiltration at the proximal border of hilar bile duct carcinoma: a histologic analysis of 62 resected cases. Ann Surg, 1998, 227(3):405-411.

90. Deoliveira ML, Schulick RD, Nimura Y, et al. New staging system and a registry for perihilar cholangiocarcinomA. Hepatology, 2011, 53(4):1363-1371.

91. Lu DS, Reber HA, Krasny RM, et al. Local staging of pancreatic cancer: criteria for unresectability of major vessels as revealed by pancreatic-phase, thin-section helical CT. AJR Am J Roentgenol, 1997, 168(6):1439-1443.

92. Park HS, Lee JM, Choi JY, et al. Preoperative evaluation of bile duct cancer: MRI combined with MR cholangiopancreatography versus MDCT with direct cholangiography. AJR

Am J Roentgenol,2008,190(2):396-405.

93. Endo I,Shimada H,Sugita M,et al. Role of three-dimensional imaging in operative planning for hilar cholangiocarcinomA. Surgery,2007,142(5):666-675.

94. 陶海粟. 三维可视化技术在中央型肝癌诊治中的应用. 南方医科大学,2016.

95. 中华医学会外科学分会胆道外科学组. 肝胆管结石病诊断治疗指南. 中华消化外科杂志,2008,7(5):398-400.

96. 方驰华,方兆山,蔡伟,等. 肝胆管结石三维可视化诊治平台构建及临床价值研究. 中国实用外科杂志,2015,35(9):974-978.

97. Fang CH,Liu J,Fan YF,et al. Outcomes of hepatectomy for hepatolithiasis based on 3-dimensional reconstruction technique. J Am Coll Surg,2013,217(2):280-288.

98. Fang CH,Xie AW,Chen ML,et al. Application of a visible simulation surgery technique in preoperation planning for intrahepatic calculi. World J Surg,2010,34(2):327-335.

99. 朱新勇,方驰华,鲍苏苏,等. 基于 64 排螺旋 CT 扫描数据的肝脏图像分割和三维重建. 南方医科大学学报,2008,28(3):345-347.

100. 方驰华,钟世镇,吴坤成,等. MRI、CT 三维重建肝脏管道系统的灌注和铸型的建模. 世界华人消化杂志,2004,12(1):216-217.

101. Dreizin D,Bodanapally UK,Neerchal N,et al. Volumetric analysis of pelvic hematomas after blunt trauma using semi-automated seeded region growing segmentation: a method validation study. Abdom Radiol (NY),2016,41(11):2203-2208.

17

附　录

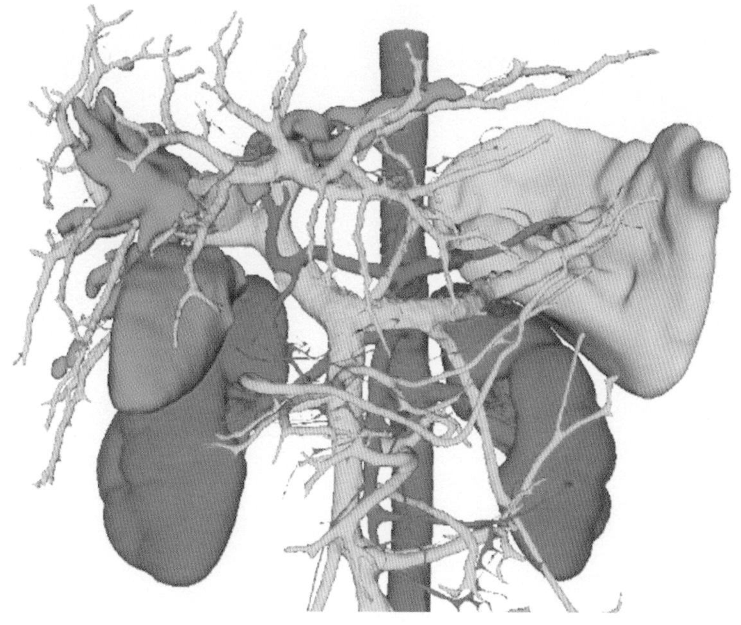

附录一

肝门部胆管癌三维可视化精准诊治专家共识

中华医学会数字医学分会
中国研究型医院学会数字医学临床外科专业委员会

中图分类号:R6　**文献标志码**:A

【关键词】　三维可视化;3D打印;门静脉变异;临床分型;肝门部胆管癌

Keywords　three-dimensional visualization;3D printing;variation of portal vein;clinical classification;hilar cholangiocarcinoma

肝门部胆管癌三维可视化是指用于显示、描述和解释肝门部胆管癌三维解剖和形态特征的一种工具。它借助CT或MRI图像数据,利用计算机图像处理技术对数据进行分析、融合、计算、分割、渲染等,将肝脏、胆道、血管、肿瘤等目标的形态、空间分布等进行描述和解释,并可直观、准确、快捷地将目标从视觉上分离出来,为术前准确诊断、手术方案个体化规划和手术入路选择提供决策。

为规范和标准化三维可视化和3D打印在肝门部胆管癌诊治中的应用,中华医学会数字医学分会和中国研究型医院学会数字医学临床外科专业委员会组织国内相关领域的专家特制定本专家共识。

1　肝门部胆管癌的术前评估

肝门部胆管癌(hilar cholangiocarcinoma)是胆道系统常见的恶性肿瘤,外科手术是病人获得长期生存的惟一治疗方法[1-3]。目前,肝门部胆管癌的影像学评估主要依靠CT、MRI、MRCP等,但其存在以下不足:(1)仍为二维图像。(2)不能立体显示肿瘤、肝动脉、门静脉、肝静脉以及相互关系。(3)不能将脏器、肿瘤、各种血管根据诊断的需要,赋以不同颜色、透明度进行整体展示。(4)经常需由影像专业人员协助分析图像。(5)不能配合术前规划进行仿真手术。近年来,随着数字医学技术发展及三维可视化精准诊疗的理论和实践,三维可视化、3D打印技术已在国内外迅速发展,其比CT、MRI等二维图像具有更加直观、精确的优势[4]。三维可视化模型可以清晰地显示肿瘤部位、大小、形态和分布;肝动脉、门静脉的走行和变异;肿瘤与肝动脉、门静脉的关系,对术前精确判断病变部位、评估肿瘤与门静脉关系和制定手术方案等发挥了重要作用。三维可视化正在改变着传统对肝门部胆管癌的二维诊治模式。肝脏3D打印实现了三维可视化影像平面模式向三维可视化物理立体模型的跨越式转变,应用该技术可以在术中多方位、多角度地观察病变,指导肝门部胆管癌精准手术。

建议:对已经B超或CT等影像学技术以及肿瘤标记物检测初步诊断为肝门部胆管癌的病人,建议应用三维可视化技术进行进一步精准评估,指导手术决策。

2　肝门部胆管癌薄层CT数据采集

为高质量采集肝内各管道亚毫米CT数据,对B超诊断肝门部胆管癌病人,常规采集上腹部CT图像数据,尤其门静脉期的图像数据。获得对比度良好(即信躁比佳)的CT数据在构建三维可视化模型中十分关键。肝门部胆管癌首先侵犯门静脉,也是关系到能否进行手术的重要影像资料。

建议:临床医生跟踪病人进行CT检查,并根据临床需要指导影像技师采集高质量门静脉期CT图像数据。

3　肝门部胆管癌三维可视化模型的建立

3.1　CT数据的分析和三维重建　将薄层CT图像数据经过图像工作站处理后,导入三维可视化立体成像软件系统进行程序分割、重建。仔细、精确阅读和分析CT图像,对保证三维可视化的准确性有重要意义。通过调节肝脏透明度可同时显示肝脏和肝内脉管及分支,通过对模型的旋转观察,能更清晰地了解各结构之间的空间位置关系。

建议:临床上应用于三维可视化研究的软件较多,大多数可以在单计算机上工作,建议根据设备条件使用。

3.2　三维可视化门静脉分型[5]　显示门静脉主干及其二、三和四级分支是肝门部胆管癌术前评估核心条件之一,加

基金项目:"十一五"国家高技术研究发展(863)计划(No.2006AA02Z346);"十二五"国家高技术研究发展(863)计划(No.2012AA021105);"十三五"国家重点研发计划数字诊疗装备研发重点专项(No.2016YFC0106500);NSFC-广东联合基金项目(No.U1401254);国家自然科学基金重大仪器项目(No.81627805);广东省自然科学基金团队项目(No.6200171);广东省重大科技专项计划项目(No.2012A080203013);广州市科技计划项目(No.201604020144)

通信作者:方驰华,E-mail:fangch_dr@126.com

之门静脉变异发生率较高，所以门静脉三维可视化分析凸显重要。三维可视化技术将其分为5型：(1)正常型，门静脉主干在肝门处分为左支和右支(图1a)。(2)Ⅰ型变异，门静脉主干在肝门处呈三叉状直接分为左支、右前支和右后支(图1b)。(3)Ⅱ型变异，门静脉主干先发出右后支，向上行分为右前支和左支(图1c)。(4)Ⅲ型变异：门静脉右支水平分出前支和后支(图1d)。(5)Ⅳ型变异，门静脉左支水平段缺如；特殊变异，门静脉左支来自于右前支。

建议：对肝门部胆管癌病人行三维可视化门静脉分型，了解其走行、变异和肿瘤的关系。

4　三维可视化个体化肝脏分段和体积计算

对于需行联合右半肝切除术或扩大右半肝切除术的肝门部胆管癌病人，可参照《复杂性肝脏肿瘤三维可视化精准诊治专家共识》进行肝脏分段和体积计算。

建议：需行联合右半肝切除术或扩大右半肝切除术肝门部胆管癌病人，应进行肝脏分段和体积计算。

5　三维可视化肝门部胆管癌临床分型

根据：(1)Bismuth-Corlette分型评价胆道受肿瘤浸润程度[6]。(2)MSKCC T分期评价肿瘤对门静脉的侵犯，以及肝脏萎缩情况[7]。综合二者优点，将三维可视化肝门部胆管癌分为5型(图2)。由于三维可视化技术不能确定淋巴结的性质，因此，本共识中不涉及此内容。

Ⅰ型：肿瘤侵犯肝总管，未侵犯左右肝管汇合部，无肝动脉、门静脉侵犯，无肝区或段萎缩。

Ⅱ型：肿瘤侵犯左右肝管汇合部，有或无肝动脉、门静脉侵犯，无肝区或段萎缩。

Ⅲa型：肿瘤侵犯左右胆管汇合部，侵犯右肝管为主，伴右肝动脉或门静脉右支侵犯，有或无右侧肝区或段萎缩。

Ⅲb型：肿瘤侵犯左右胆管汇合部，侵犯左肝管为主，伴左肝动脉或门静脉左支侵犯，有或无左侧肝区或段萎缩。

Ⅳa型：肿瘤侵犯左右肝管汇合部，侵犯右肝二级胆管，右肝动脉或门静脉右支侵犯，未超出P点范围，右侧肝区或段萎缩。

Ⅳb型：肿瘤侵犯左右肝管汇合部，侵犯左肝二级胆管，左肝动脉或门静脉左支侵犯，未超出U点范围，左侧肝区或段萎缩。

Ⅴ型：肿瘤浸润范围超越两侧胆管切除极限点，侵犯左、右肝动脉及门静脉左支、右支侵犯；伴或无全肝及萎缩。

建议：肝门部胆管癌病人术前行三维可视化临床分型和评估，可指导选择合理的手术方式。

6　肝门部胆管癌三维可视化3D打印

对肝门部胆管癌病人，需要进行右半肝切除/扩大右半肝切除、肝动脉或门静脉部分切除、血管重建的病人，在三维可视化研究和分析的基础上行三维可视化肝脏3D打印(图3)，可用于术中间接导航指导精准手术切除[8-9]。

建议：对肝门部胆管癌病人，建议根据条件、技术和设备选择术前3D打印。

7　三维可视化指导肝门部胆管癌精准手术治疗

根据三维可视化临床分型分析结果确定肝门部胆管癌病人的具体分型类型，结合病人的具体情况和P点、U点的精准定位，依据文献[10-13]拟定的各型基本手术方案，再结合术中病理学检查结果、术者经验选择相应的手术方式[14]。

建议：根据肝门部胆管癌的三维可视化分型和3D打印，选择合理手术方案。

8　肝门部胆管癌三维可视化指导下脉管变异手术规划

8.1　三维可视化指导下门静脉变异(图1)的手术规划　正常型门静脉胆管分离极限点[15](U点：指门静脉左支水平部与矢状部的转角处；P点：在门静脉右前支、右后支分叉部)是指肝切除术中胆管能从并行的门静脉及肝动脉中剥离出来的极限部位，在这个极限点上游的胆管不能单独分离和切断。通过对极限点(P、U点)进行三维可视化分析和肝

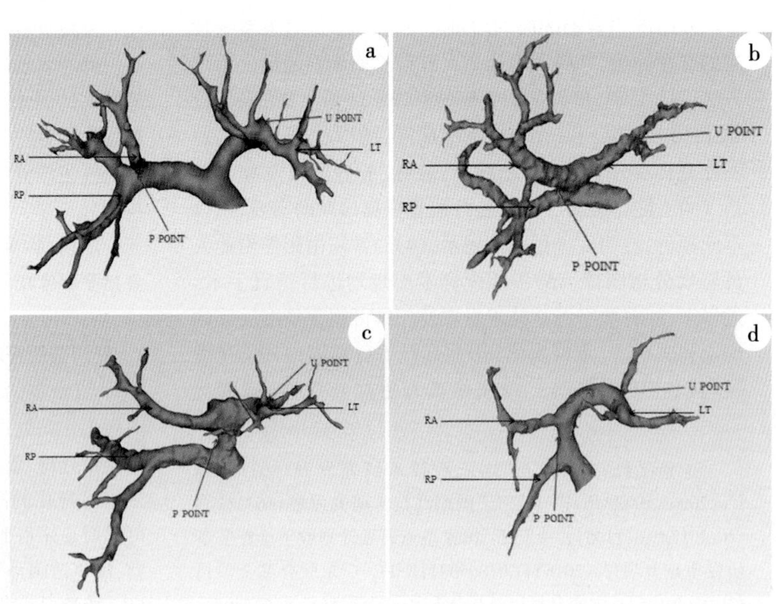

a.正常型　b. Ⅰ型　c. Ⅱ型　d. Ⅲ型　LT:门静脉左支　RA:门静脉右前支　RP:门静脉右后支

图1　三维可视化指导下门静脉变异的手术规划

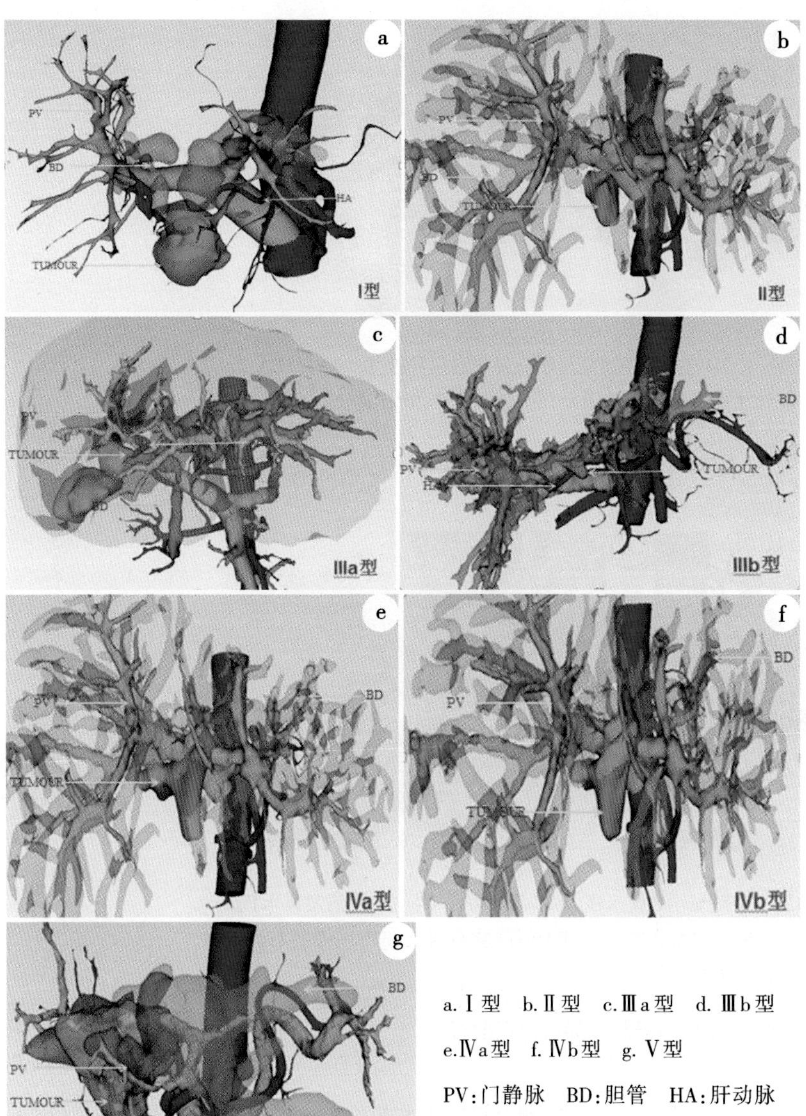

a. Ⅰ型　b. Ⅱ型　c. Ⅲa 型　d. Ⅲb 型
e. Ⅳa 型　f. Ⅳb 型　g. Ⅴ型
PV:门静脉　BD:胆管　HA:肝动脉
TUMOR:肿瘤

图 2　应用三维可视化技术进行肝门部胆管癌临床分型

脏3D打印,可以立体、全方位的观察正常型门静脉、各型变异门静脉P、U点,从而指导手术方案的制定和精准手术。

正常型(图1a):在这种情况下右半肝切除时,左侧胆管分离的极限点位于门静脉左支水平部与矢状部的转角处(U点);左半肝切除时,右侧胆管分离的极限点在门静脉右前支、右后支分叉部(P点)附近。

Ⅰ型变异(图1b):门静脉右前支、右后支、左支呈三分叉;由于门静脉左支主干依然存在,U点可确定,P点是往第一肝门前移。

Ⅱ型变异(图1c):门静脉主干先发出门静脉右后支,向上再分别发出门静脉右前支和门静脉左支。这种情况下U点可确定,P点是往第一肝门前移。

Ⅲ型变异(图1d):门静脉主干先发出门静脉右后支,门静脉右前支来自门静脉左支主干。这种情况下P点位置是往第一肝门前移。

由此可见,Ⅰ、Ⅱ、Ⅲ型门静脉变异时,U点不变,P点是往第一肝门前移(图4)。在这种情况下,肝门部胆管癌行右半肝切除时,必须分离出门静脉主干、右前支和左支,将门静脉主干、左支均置带保护后,才可以切断门静脉右前支;行左半肝切除时,必须亦分离出门静脉左支和右前支,将右前支置带保护后,才能离断门静脉左支。同时,可结合肝脏3D打印、术中病理学检查,实时修正肝门部胆管癌临床分型,选择相应手术方式。

建议:实施肝门部胆管癌手术前,应用三维可视化模型辨析各型门静脉的变异及确定肝切除极限点的位置,制定不同的手术方案。

8.2　三维可视化指导下肝动脉变异的手术规划　在肝门部胆管癌手术中,特别注意肝右动脉起自肠系膜上动脉、肝总动脉起自肠系膜上动脉。三维可视化模型可以清晰整体地展示各型肝动脉变异,防止术中副损伤,对预防术后缺血性胆病及远期发生胆管狭窄等有重要价值。

建议:三维可视化模型显示时,应注意避免损伤来自肠系膜上动脉变异的肝固有动脉;游离第一肝门时,注意避免损伤这些变异的肝动脉。

8.3　三维可视化指导下肝静脉变异的手术规划　文献[16]报道肝左静脉变异发生率26%,肝中静脉变异17.5%,肝右静脉变异39%;右后下肝静脉出现率为21%,Ⅳ段静脉出现率高达51.5%。

建议:肝门部胆管癌病人手术前,应用三维可视化技术确认有无上述肝静脉变异。需行右半肝切除、扩大右半肝切除的肝门部胆管癌病人,Ⅳ段静脉的存在对残肝血液回流有重要价值;需行左三肝切除的肝门部胆管癌病人,右后下肝静脉的存在对残肝血液回流有重要价值。

8.4　三维可视化模型扩张胆管显示及手术规划　虽然MRCP可显示肝内扩张胆管以及肝门区胆管受侵犯情况,但胆管的显示处于重叠影像,使得小的扩张胆管难以显示,尤其肝切除术后残肝胆管、尾状叶胆管。三维可视化模型扩张胆管显示对术中胆管整形、胆肠吻合术、预防术后胆汁漏有指导价值[17-18]。

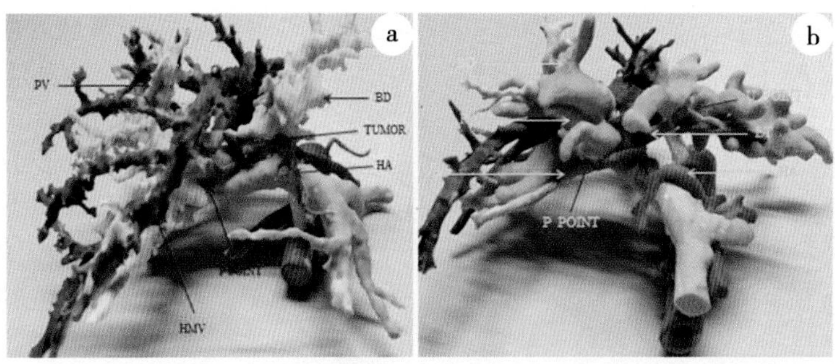

a. 3D打印模型清楚显示P点　b. 3D打印模型清楚显示U点　PV:门静脉　BD:胆管　HA:肝动脉　TUMOR:肿瘤　HMV:肝中静脉　LT:门静脉左支　RA:门静脉右前支　RP:门静脉右后支

图3　3D打印模型清楚显示P点及U点

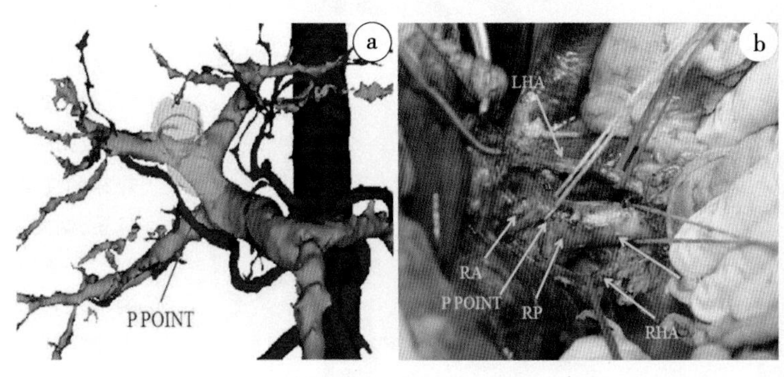

a. Ⅱ型门静脉变异,术前三维清楚显示P点前移　b. Ⅱ型门静脉变异,术中清楚显示P点前移,与术前三维可视化一致　LHA:肝左动脉　RA:门静脉右前支　RP:门静脉右后支　RHA:肝右动脉,来自肠系膜上动脉

图4　Ⅱ型门静脉变异时P点前移

建议:三维可视化模型和3D打印模型辨认各种胆管走行、受累、变异的情况,预测残肝断面上胆管开口的数目、大小、形态,设计合理的胆汁引流方案,确保重建后的胆道引流通路通畅。

9　术前三维可视化仿真手术

将重建好的三维模型导入到仿真手术系统中,根据肿瘤所在位置与门静脉、肝动脉的空间关系,利用虚拟手术器械建立仿真手术系统环境,用力反馈设备PHANTOM对三维可视化模型进行各种类型的仿真手术[19-22]。

建议:有条件和设备的单位,根据肝门部胆管癌分型,术前进行虚拟仿真手术,选择最佳手术方案,指导精准手术。

10　三维可视化肝门部胆管癌分型的术中检验

三维可视化模型构建需要有一定阅片经验的肝胆外科医生操作,仍然存在一定误差可能:如CT图像数据质量、伪影,影响三维可视化模型的质量。可配合术中B超、病理学检查结果,再次验证术前三维可视化模型与临床实际的一致性,最终确定手术方案。

建议:采用术中超声、术中病理学检查验证术前三维可视化肝门部胆管癌诊断及分型,必要时予以修正。

11　其他综合治疗

对经三维可视化分析确认Ⅴ型肝门部胆管癌、不能行根治性切除术或单纯实施胆道内、外引流术的病人,根据三维可视化胆管模型,指导姑息治疗方式选择[23]。

建议:对三维可视化定型为肝门部胆管癌Ⅴ型、不能行根治性切除的病人,可在三维可视化胆管模型指导下选择其他治疗方式。

肝门部胆管癌的诊治是胆道外科的难点。三维可视化技术的应用为术前精确诊断、术中精准手术的实施提供了有力的支持。手术实施的过程中,应该将三维可视化技术、术中B超和术中病理学检查相结合,实时修正肝门部胆管癌的临床分型,结合术者经验选择合理的最佳手术方式。由于肝门部胆管癌病人肝功能多受到损害,因此,在注重手术操作的同时,还需要重视对病人肝脏功能的保护(如乌司他丁[24]等)。

《肝门部胆管癌三维可视化精准诊治专家共识》编写委员会

总审定：刘允怡

编写委员会主任：张绍祥，姜洪池，梁力建

参加讨论者（依姓氏汉语拼音排序）：鲍苏苏，蔡秀军，蔡相军，陈亚进，陈规划，程树群，戴朝六，方驰华，樊嘉，耿小平，姜洪池，江艺，荚卫东，孔德兴，梁力建，刘军，刘颖斌，刘连新，卢绮萍，刘景丰，区金锐，彭宝岗，全志伟，孙诚谊，田利国，殷晓煜，杨扬，张绍祥，张学文，张必翔，张太平，周伟平，智绪亭

执笔者：方驰华，曾宁，卢绮萍

参 考 文 献

[1] 黄志强. 肝门部胆管癌[J].中华消化外科杂志,2013,12(3):166-169.

[2] Weiss MJ, Cosgrove D, Herman JM, et al. Multimodal treatment strategies for advanced hilar cholangiocarcinoma[J]. Langenbeck's Ach Surg,2014,399(6):679-692.

[3] SoareKC,KamelI,CosgroveDP,et al. Hilarcholangiocarcinoma:diagnosis,treatmentoptions,and management [J].Hepatobiliary Surg Nutr,2014,3(1):18-34.

[4] Fang C, Liu J, Fan Y, et al. Outcomes of hepatectomy for hepatolithiasis based on 3-dimensional reconstruction technique[J]. J Am Coll Surg,2013,217(2):280-288.

[5] Khamanarong K, Woraputtaporn W, Amarttayakong P, et al. Classification of portal vein tributaries in Thai cadavers including a new type V[J]. Surg Radiol Anat,2016,38(6):735-739.

[6] Bismuth H. Revisiting liver transplantation for patients with hilar cholangiocarcinoma: The mayo clinic proposal[J]. Liver Transplantation,2000,6(3):317-319.

[7] 中华外科杂志编辑部. 肝门部胆管癌外科治疗的若干热点问题[J]. 中华外科杂志,2013,51(11):961-978.

[8] Igami T, Nakamura Y, Hirose T, et al. Application of a three-dimensional print of a liver in hepatectomy for small tumors invisible by intraoperative ultrasonography: preliminary experience [J]. World J Surg,2014,38(12):3163-3166.

[9] Takagi K, Nanashima A, Abo T, et al. Three-dimensional printing model of liver for operative simulation in perihilar cholangiocarcinoma [J]. Hepatogastroenterology, 2014, 61(136): 2315-2316.

[10] Mansour J C, Aloia T A, Crane C H, et al. Hilar cholangiocarcinoma: expert consensus statement [J]. HPB, 2015, 17(8): 691-699.

[11] Rerknimitr R, Angsuwatcharakon P, Ratanachu-Ek T, et al. Asia-Pacific consensus recommendations for endoscopic and interventional management of hilar cholangiocarcinoma[J]. J Gastroenterol Hepatol,2013,28(4):593-607.

[12] 中华医学会外科学分会胆道外科学组，解放军全军肝胆外科专业委员会. 肝门部胆管癌诊断和治疗指南(2013版)[J]. 中华外科杂志,2013,51(10):865-871.

[13] 刘允怡.肝门部胆管癌[M].北京：人民卫生出版社，2012：57-98.

[14] 曾宁, 方驰华, 范应方, 等.肝门部胆管癌三维可视化精准诊疗平台构建及临床应用[J]. 中华外科杂志,2016,54(9): 680-685.

[15] Hirano S, Tanaka E, Shichinohe T, et al. Treatment strategy for hilar cholangiocarcinoma, with special reference to the limits of ductal resection in right-sided hepatectomies [J]. J Hepato-Biliary-Pancreatic Surg ,2007,14(5):429-433.

[16] Fang C, You J, Lau W Y, et al. Anatomical variations of hepatic veins: three-dimensional computed tomography scans of 200 subjects[J]. World J Surg,2012,36(1): 120-124.

[17] 张永杰,俞文隆. 肝门部胆管癌病灶切除及胆肠吻合应注意的问题[J]. 中国实用外科杂志,2012,32(8):624-626.

[18] Takamoto T, Hashimoto T, Ogata S, et a1.Planning of anatomical liver segmentectomy and subsegmentectomy with 3-dimensional simulation software [J]. Am J Surg, 2013, 206(4): 530-538.

[19] Fang CH, Tao HS, Yang J, et a1.Impact of three-dimensional-reconstruction technique in the operation planning of centrally-located hepatocellular carcinoma[J]. J Am Coll Surg, 2015, 220 (1):28-37.

[20] Hallet J, Gayet B, Tsung A, et al. Systematic review of the use of pre-operative simulation and navigation for hepatectomy: current status and future perspectives[J]. J Hepatobiliary Pancreat Sci, 2015, 22(5):353-362.

[21] Ariizumi S, Takahashi Y, Kotera Y, et al. Novel virtual hepatectomy is useful for evaluation of the portal territory for anatomical sectionectomy, segmentectomy, and hemihepatectomy[J]. J Hepatobiliary Pancreat Sci,2013,20(3):396-402.

[22] Mise Y, Tani K, Aoki T, et al. Virtual liver resection: computer-assisted operation planning using a three-dimensional liver representation [J]. J Hepatobiliary Pancreat Sci,2013,20(2): 157-164.

[23] Igami T, Nishjo H, Ebata T, et al. Sugical treatment of hilarcholangiocarcinoma in the"new era":the Nagoya University experience [J]. J Hepatobiliary Pancreat Surg, 2010, 17(4): 449-454.

[24] 廖雯俊,毛一雷. 肝癌围手术期规范化管理[J]. 中国实用外科杂志,2014,34(8):783-785.

附录二

复杂性肝脏肿瘤三维可视化精准诊治专家共识

中华医学会数字医学分会
中国研究型医院学会数字医学临床外科专业委员会

中图分类号:R6 **文献标志码**:A

【关键词】 三维可视化;3D打印;仿真手术;手术规划;复杂性肝脏肿瘤

Keywords three dimensional visualization; three dimensional printing; simulation surgery; surgical planning; complicated liver tumor

肝脏肿瘤三维可视化是指用于显示、描述和解释肝脏肿瘤三维解剖和形态特征的一种工具。它借助CT和(或)MRI图像数据,利用计算机图像处理技术对数据进行分析、融合、计算、分割、渲染等,将肝脏、胆道、血管、肿瘤等目标的形态、空间分布等进行描述和解释,并可直观、准确、快捷地将目标从视觉上分离出来,为术前准确诊断、手术方案个体化规划和手术入路选择提供决策。

既往临床上对肝脏肿瘤的影像诊断主要依靠B超、CT、MRI等检查,外科医师只能凭借经验对二维图像进行抽象的三维认识,由于经验的局限性和不确定性,尤其对复杂性肝脏肿瘤的诊断和术前规划,难以进行准确评估,导致术后并发症发生率相对较高。随着CT扫描技术的不断发展,肝脏肿瘤扫描可获得越来越清晰、越来越庞大的图像数据集,进而从中获得大量的诊断信息,由此促进了肝脏肿瘤三维可视化研究的开展,三维可视化逐渐改变了肝脏肿瘤的传统二维诊治模式。此外,肝脏3D打印实现了三维可视化图像向三维可视化物理模型的跨越式转变,可更好地指导复杂性肝脏肿瘤精准手术。

目前,对复杂性肝脏肿瘤的定义尚有不同的理解。较为认同的是指波及肝门的中央型肝癌;在肝脏内部存在肝动脉、门静脉、肝静脉变异;肿瘤巨大压迫导致肝内脉管严重变形;伴有下腔静脉甚至右心房癌栓的肝脏恶性肿瘤;需要行极量肝切除术的肝脏巨大良性或恶性肿瘤;涉及肝脏第Ⅰ段、第Ⅷ段等而需要行复杂性肝切除术[1-3]的肝脏肿瘤。为规范三维可视化和3D打印在复杂性肝脏肿瘤精准诊治的应用,中华医学会数字医学分会和中国研究型医院学会数字医学临床外科专业委员会组织国内相关领域的专家,制定本专家共识。

基金项目:"十一五"国家高技术研究发展(863)计划(No.2006AA02Z346);"十二五"国家高技术研究发展(863)计划(No.2012AA021105);"十三五"国家重点研发计划数字诊疗装备研发重点专项(No.2016YFC0106500);NSFC-广东联合基金项目(No.U1401254);国家自然科学基金重大仪器项目(No.81627805);广东省自然科学基金团队项目(No.6200171);广东省重大科技专项计划项目(No.2012A080203013);广州市科技计划项目(No.201604020144)

通信作者:方驰华,E-mail:fangch_dr@126.com

1 复杂性肝脏肿瘤CT高质量图像数据收集

CT数据扫描参数的设定及数据存储(以64排CT为例):常规平扫时病人取仰卧位,头足方向,由膈顶至肝脏下缘,扫描条件120 kV、250 mAs;采用0.625×64排探测器组合,层厚5 mm、间隔5 mm,螺距0.984,球管旋转1周时间0.5 s。动脉期扫描延时为20~25 s,门静脉期延时为50~55 s。扫描结束后将图像数据传至CT后处理工作站,进行三期数据(平扫期、动脉期、门静脉期)的刻盘存储[4]。

建议:临床医生应与影像科医师和技师一起,根据肿瘤在肝脏位置不同、邻近或侵犯重要血管不同,结合所在医院CT机性能的具体情况,优化扫描参数,采集高质量三期CT图像数据,为建立三维可视化评估模型奠定基础。

2 复杂性肝脏肿瘤三维可视化肝脏和血管模型的建立

2.1 个体化三维可视化肝动脉分型 肝动脉解剖变异发生率约为45%,Michels等将其分为10型[5]:Ⅰ型,肝总动脉由腹腔动脉干发出;Ⅱ型,肝左动脉由胃左动脉发出;Ⅲ型,肝右动脉来自肠系膜上动脉;Ⅳ型,肝左动脉由胃左动脉发出,肝右动脉来自肠系膜上动脉;Ⅴ型,副肝左动脉起自胃左动脉;Ⅵ型,副肝右动脉起自肠系膜上动脉;Ⅶ型,副肝左动脉起自胃左动脉,副肝右动脉起自肠系膜上动脉;Ⅷ型,副肝左动脉起自胃左动脉、肝右动脉来自肠系膜上动脉,或肝左动脉由胃左动脉发出、副肝右动脉起自肠系膜上动脉;Ⅸ型,肝总动脉起自肠系膜上动脉;Ⅹ型,肝总动脉起自胃左动脉。

建议:对复杂性肝脏肿瘤需要行肝切除术的病人,参照

Michels肝动脉分型法进行三维可视化分析，了解上述变异对于临床诊断、介入治疗和指导精准手术具有重要的指导作用。

2.2　个体化三维可视化门静脉分型　门静脉变异较为常见[6]，三维可视化技术将其分为5型：(1)正常型，门静脉主干在肝门处分为左支和右支(图1a)。(2)Ⅰ型变异，门静脉主干在肝门处呈三叉状直接分为左支、右前支和右后支(图1b)。(3)Ⅱ型变异，门静脉主干先发出右后支，向上行分为右前支和左支(图1c)。(4)Ⅲ型变异：门静脉右支水平分出前支和后支(图1d)。(5)Ⅳ型变异，门静脉左支水平段缺如；特殊变异，门静脉左支来自于右前支(图1e)。

建议：对复杂性肝脏肿瘤需要进行肝切除术的病人，建议进行三维可视化门静脉分型，了解其走行、变异及其与肿瘤的关系。

2.3　个体化三维可视化肝静脉分型　在肝脏外科手术中，肝静脉血流的控制是手术成功与否的重要因素。对肝静脉走行特点进行归纳总结、对肝静脉进行变异分型以便在术中最大限度地保留正常肝组织十分重要。三维可视化肝静脉分型参照Nakamura分型[7]，肝右后下静脉、Ⅳ段肝静脉和Ⅷ段肝静脉的变异对于肝脏手术决策更具有价值(图2)。

建议：在拟定肝切除手术方案时，应用三维可视化技术对病人肝静脉进行个体化分型，尤其需要重视Ⅳ段肝静脉、右后下肝静脉和Ⅷ段肝静脉的变异。

3　中央型肝脏肿瘤三维可视化模型的建立及分型

中央型肝脏肿瘤主要位于Ⅰ、Ⅳ、Ⅴ、Ⅷ段。由于病灶位置特殊且涉及重要肝内管道，其手术难度大、风险高[8,9]。传统手术切除方式是行左、右半肝或左、右三区肝切除。这些手术方式往往要切除整个肝脏体积的60%～80%，发生术中大出血及术后肝功能衰竭的风险均非常高。进行肝中区或段切除前，个体化的手术规划对保留更多的肝实质非常重要。采用三维可视化技术，根据肿瘤的位置、肿瘤与肝内管道的关系和需要切除的肝段，可将中央型肝癌分成5个亚型[10]，每种分型均有其对应的手术方式。

Ⅰ型(图3a)：肿瘤位于肝Ⅴ、Ⅷ段或右前区。它的特点是肿瘤靠近或侵犯一些门静脉分支，但是并不黏附或者侵犯门静脉右支主干。该类型应实施的手术方式是肝Ⅴ、Ⅷ段切除±部分的Ⅳ段肝切除。

Ⅱ型(图3b)：肿瘤位于肝Ⅳa、Ⅳb段或左内区。其特点是肿瘤靠近或侵犯门静脉分支，但并不黏附或者侵犯门静脉左支主干。该类型的手术方式是肝Ⅳa、Ⅳb段切除±部分的右前区切除。

Ⅲ型(图3c)：肿瘤位于肝Ⅳ、Ⅴ和Ⅷ段。其特点是肿瘤范围较大、在肝实质的位置较深，或十分贴近肝中静脉的主干，靠近或侵犯了一些门静脉分支，但并不黏附或者侵犯门静脉右支/左支主干。该类型应实施的手术方式是肝Ⅳa、Ⅳb段切除±部分的Ⅴ和Ⅷ段切除(缩小肝中区或段切除，图4)。此外，如术前肝功能正常，可以保留足够有功能的肝脏体积，该类型还可实施的手术方式是肝中区或段切除(Ⅳ、Ⅴ和Ⅷ段切除±Ⅰ段切除，图5)。

Ⅳ型(图3d)：肿瘤位于肝Ⅳ、Ⅴ和Ⅷ段。它的特点是肿瘤范围较大、在肝实质的位置较深，并且贴近或者直接侵犯门静脉右支或左支主干，或者贴近、直接侵犯肝右或肝左静脉主干。此外，若术前肝功能正常，可以保留足够的肝脏体积，该类型进行的手术方式是右三区肝切除，或左三区肝切除，如果残肝体积不够，门静脉、肝静脉条件满足，可实施缩小右三区肝切除，或缩小左三区肝切除。

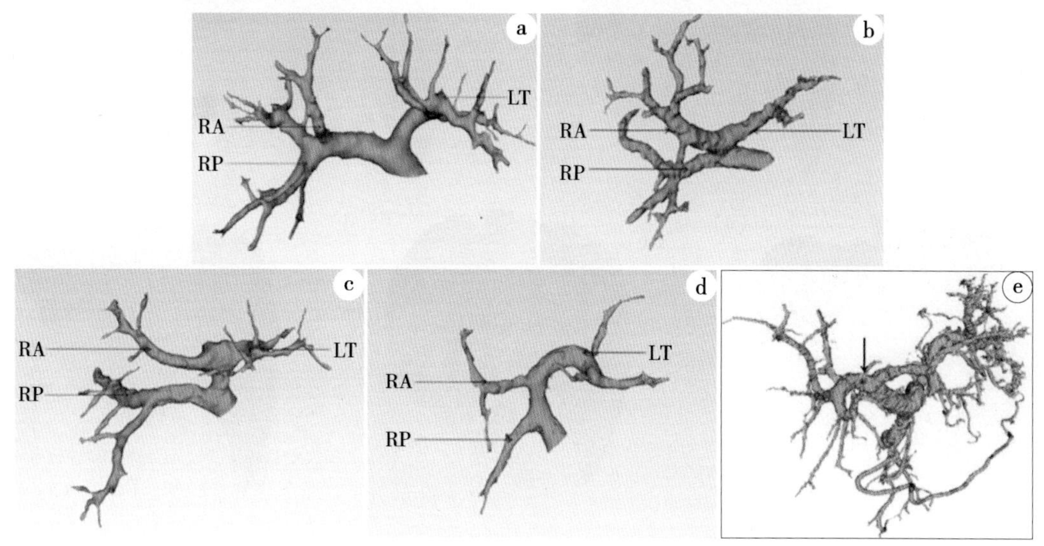

a.正常型　b.Ⅰ型变异　c.Ⅱ型变异　d.Ⅲ型变异　e.特殊变异　RA：门静脉右前支　RP：门静脉右后支　LT：门静脉左支

图1　三维可视化门静脉分型

Ⅴ型(图3e):肿瘤位置位于肝Ⅳ,Ⅴ和Ⅷ的表面。其特点是肿瘤没有贴近或者没有直接侵犯门静脉或肝静脉的主干。该类型应实施的手术方式是保留切缘阴性的肝切除术。

建议:运用三维可视化技术进行中央型肝脏肿瘤的分型和术前规划,可以在有效地帮助术中保留更多肝实质的同时,达到精准手术切除的目的。

4　三维可视化模型建立后的手术模拟评估体系

4.1　个体化三维可视化肝脏分段　目前,临床上采用的Couinaud肝段划分法是离体肝铸型的研究结果,人群符合率仅为20%~30%。将数字医学技术应用到肝脏分段的研究中,可根据每例病人的血流拓扑关系进行个体化肝段划分,并以三维可视化图像展现,每一个功能区域的肝段都是由独立的门静脉供血和肝静脉回流所决定的[11]。当发

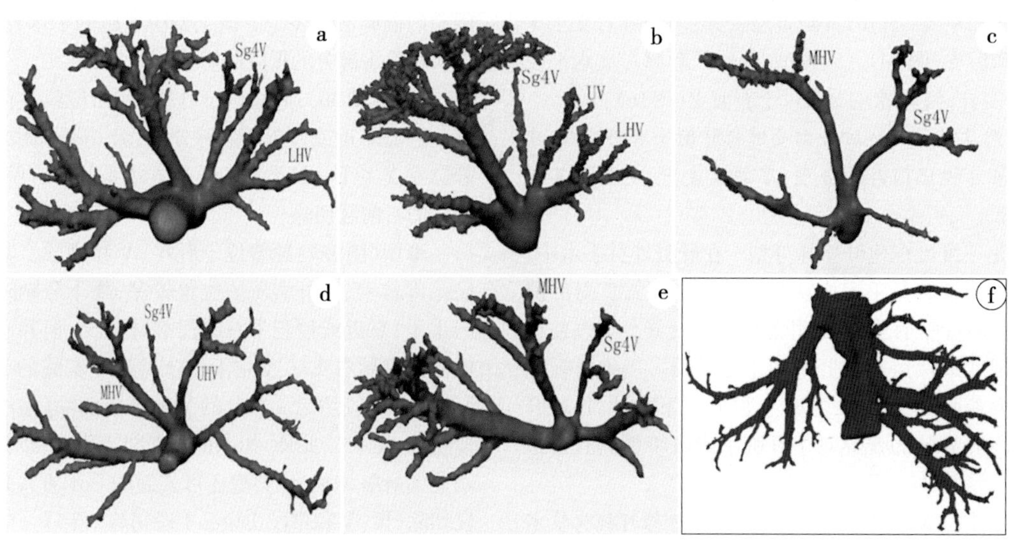

a. Ⅳ段静脉来自肝左静脉　b. Ⅳ段静脉和脐静脉来自肝左静脉　c. Ⅳ段静脉来自肝中静脉　d. Ⅳ段静脉和脐静脉同时出现并来自肝中静脉　e. Ⅳ段静脉直接来自下腔静脉　f.右后下静脉直接回流入下腔静脉(后面观)
Sg4V:4段肝静脉　LHV:肝左静脉　UV:脐静脉　MHV:肝中静脉

图2　三维可视化显示肝静脉的变异分型

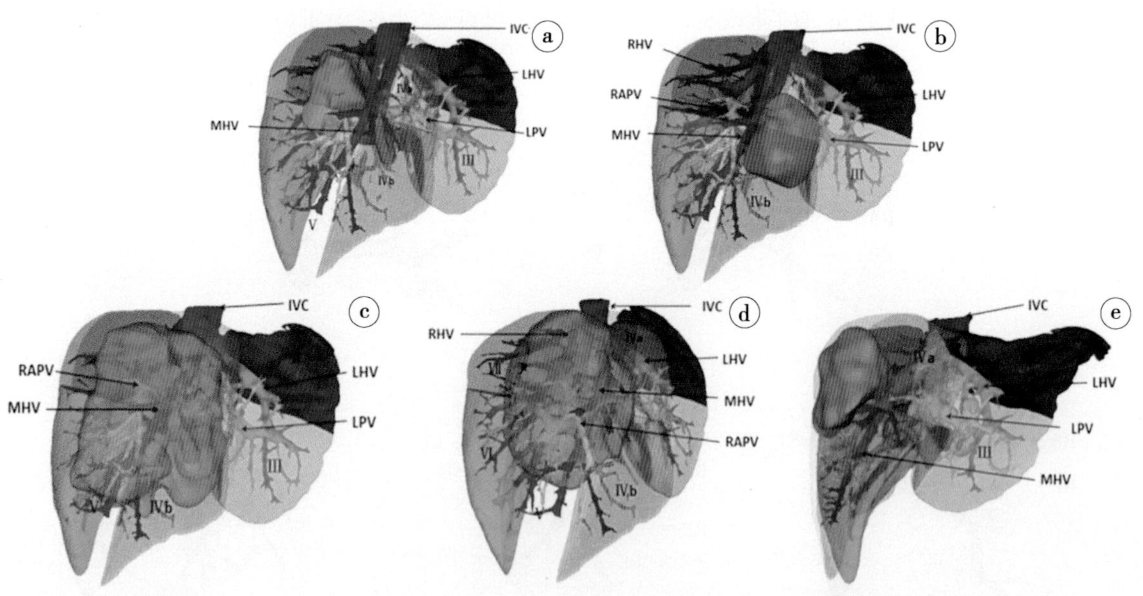

a. Ⅰ型　b. Ⅱ型　c. Ⅲ型　d. Ⅳ型　e. Ⅴ型　MHV:肝中静脉　IVC:下腔静脉　LHV:肝左静脉　LPV:门静脉左支
RHV:肝右静脉　RAPV:门静脉右前支

图3　中央型肝癌三维可视化分型

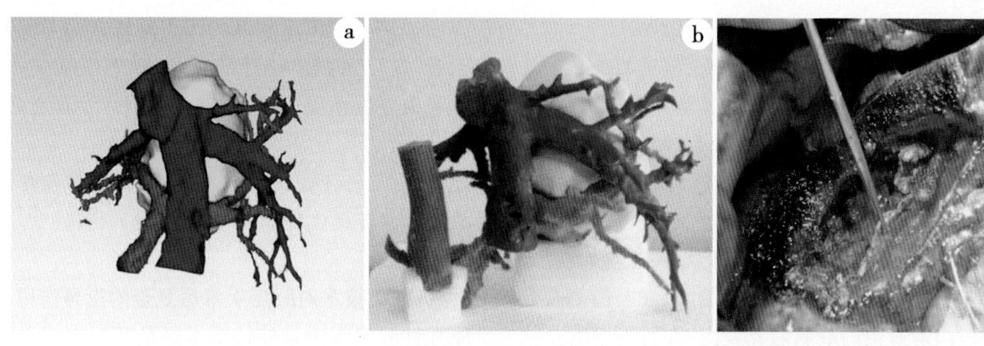

a. 三维可视化图像 b. 3D打印物理模型 c. 实际手术过程

图4 中央型肝癌Ⅲ型病人选择缩小肝中区切除术

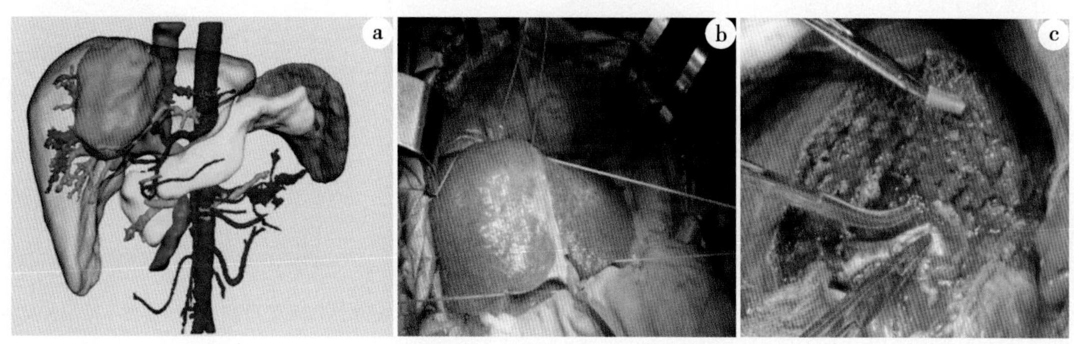

a.三维可视化图像 b.实际手术过程 c.实际手术过程

图5 中央型肝癌Ⅲ型病人选择标准肝中区切除术

生脉管变异时，可能会出现有7段、9段、10段等情况。应用三维可视化技术可对常规和异常分布的肝段进行准确划分，真正达到了个体化要求，具有更强的实用性和准确性。

建议：对复杂性肝脏肿瘤需要行肝切除术病人，术前应进行个体化肝脏分段。

4.2 个体化三维可视化肝脏体积计算 目前，肝脏体积计算方法主要有3种：(1)运用肝脏体积计算公式进行推算[12]。(2)根据CT等断层影像资料进行手工计算[13]。(3)对肝脏薄层CT图像进行三维重建，用基于体素的原理通过三维重建算法进行肝脏的体积计算[14]。

在软件设计时，计算机计算所取得体积的点数(体素)总数；对上述体积进行排水法和标块法进行测量、校对；用总体积/总点数得到每点代表的体积数，从而获得每点代表体积的标准；识别测量的体积；把测量结果再与排水法进行验证，证明三维可视化技术进行肝脏体积计算是准确的[15]。

建议：对复杂性肝脏肿瘤需要进行肝切除术的病人，可应用三维可视化技术进行个体化肝脏体积计算。

4.3 术前评估和仿真手术 经过三维可视化个体化肝脏分段、体积计算等处理后，将重建好的三维模型导入到仿真手术系统中，根据肿瘤所在位置与肝内外血管的空间关系，利用仿真手术系统的虚拟环境、仿真手术器械和力反馈设备等，对三维可视化模型进行各种类型的仿真手术。

建议：有条件和设备的单位，可于术前进行虚拟仿真手术。近年来，针对未来剩余肝脏体积不足而不能接受大范围肝切除术的肝癌病人，可以选择联合肝脏分隔和门静脉结扎的二步肝切除术或者门静脉栓塞。

5 三维可视化肝脏3D打印在复杂性肝切除术的应用

经过三维可视化软件重建后，肝脏3D打印可以真实还原器官在体内的特征，使人体肝脏在三维可视化的基础上进一步逼近现实(图6)，其优势为：(1)可真实展现肿瘤的部位、大小、形态，全方位观察肿瘤和脉管关系。(2)术中提供直观实时间接导航，能对关键部位快速识别和定位。

建议：有条件和设备的单位，可对复杂性肝脏肿瘤术前进行肝脏3D打印用于指导手术全程。

6 三维可视化指导精准复杂性肝切除术的术前规划

6.1 存在肝静脉变异的复杂性肝切除术术前规划 CT、MRI等难以发现肝静脉的变异，三维可视化技术则可以直观、形象地将个体化肝静脉的特异性表现出来。行右半肝切除时，临床主要考虑Ⅳ段肝静脉和肝右后下静脉的解剖和变异，Ⅳ段肝静脉主要汇入肝中静脉和肝左静脉。图7、图8显示Ⅳ段肝静脉回流入肝左静脉，此时行带肝中静脉的右半肝切除是安全的[16]。

建议：对拟行右半肝切除术的肝肿瘤病人，可运用三维可视化技术，明确是否存在Ⅳ段肝静脉和肝右后下静脉。

6.2　存在门静脉变异的复杂性肝切除术术前规划　三维可视化技术可以在术前准确显示门静脉走行和识别存在的变异，根据变异类型制定合理的手术计划，对减少术中血管的副损伤和保留更多残肝组织具有重大意义。如：(1)门静脉Ⅲ型变异的缩小右半肝切除术(图9)。(2)门静脉特殊变异。Ⅳ段门静脉由门静脉右支发出，在行右半肝切除时，需要结扎门静脉右支主干，必将导致Ⅳ段肝供血障碍。此时，选择缩小的右半肝切除术，先分离出从门静脉右支发出变异的Ⅳ段门静脉，并予以保护，再行缩小右半肝切除术(图10)。

建议：对因复杂性肝肿瘤拟行肝切除术的病人，术前应进行三维可视化分析，了解是否存在门静脉变异，明确变异的类型，结合肝脏分段和体积计算，选择合理的手术方式。

6.3　对肝切除术后残肝体积不足的病人，选择缩小肝切除术　缩小右半肝切除术是指右肝肿瘤病人，由于残肝体积不能有效保证肝储备功能而不能行右半肝切除，在门静脉右支属于正常型和残肝断面符合指南的情况下，实施保留部分Ⅴ、Ⅷ段肝组织的右肝部分切除术，残肝断面可见门静脉右后支残端或Ⅵ、Ⅶ段门静脉残端，此即为缩小右半肝切除术，属于复杂性肝切除的一种。通过三维可视化分析，可以明确显示需要离断和保留的血管，确保有足够的残肝体积维持正常生理功能，在切除肿瘤的同时最大程度地保证病人安全(图11)。

建议：对右半肝切除术后残肝体积不足的病人，选择缩小右半肝切除术。

7　三维可视化技术对肝癌其他治疗手段的指导作用

在肝癌的其他治疗手段中，经肝动脉化疗栓塞(TACE)是重要的方法之一[17]。三维可视化研究可以清晰显示肿瘤的供血动脉主干及其细小分支，尤其是对肝动脉变异，可提供精确的三维“血管—肿瘤”模型；三维可视化技术也可为经皮肝穿射频消融术、氩氦刀技术提供术前3D入路，对术中电极探头破坏范围作出准确的体积测算。对于靶向药物、免疫治疗等[18]，可随着治疗的进行，动态三维立体观察肿瘤的生长及发展情况，提供数字化的治疗及其疗效分析依据。

建议：对进行TACE、射频消融、氩氦刀等治疗的病人，推荐应用三维可视化技术，掌握肝动脉的情况。

8　三维可视化技术对肝癌手术后复查的指导作用

原发性肝癌无论是外科手术还是其他治疗方式，治疗后均须定期复查，动态追踪预后效果，定期进行腹部超

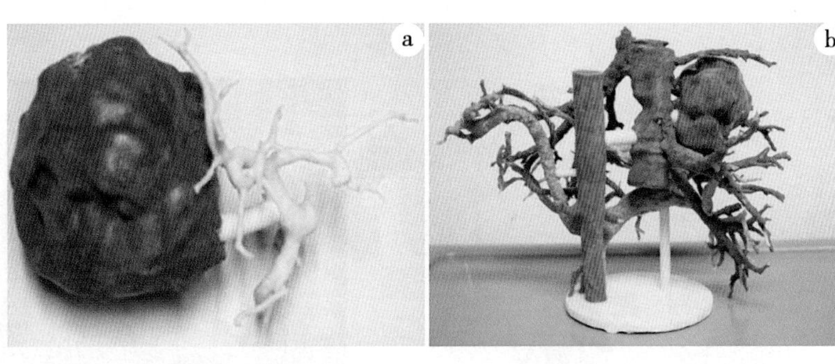

a. 罕见血管变异(Ⅳ段门静脉来自门静脉右前支)的3D打印模型　b. 门静脉Ⅲ型变异，右后下肝静脉汇入下腔静脉的3D打印模型(后面观)

图6　3D打印技术指导复杂性肝脏肿瘤切除

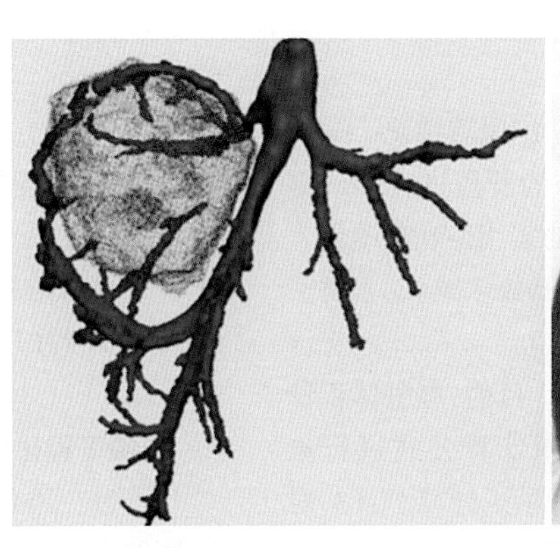

图7　肿瘤位于右肝，有Ⅳ段静脉回流入肝左静脉，故切除肝中静脉后，不会影响Ⅳ段回流

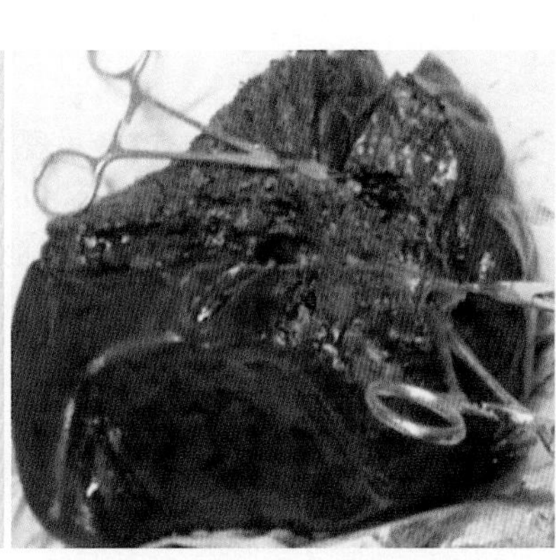

图8　实际手术选择连同肝中静脉切除的右半肝切除术

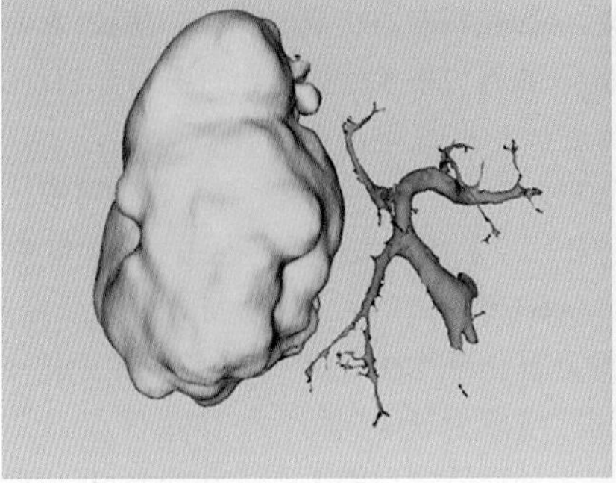

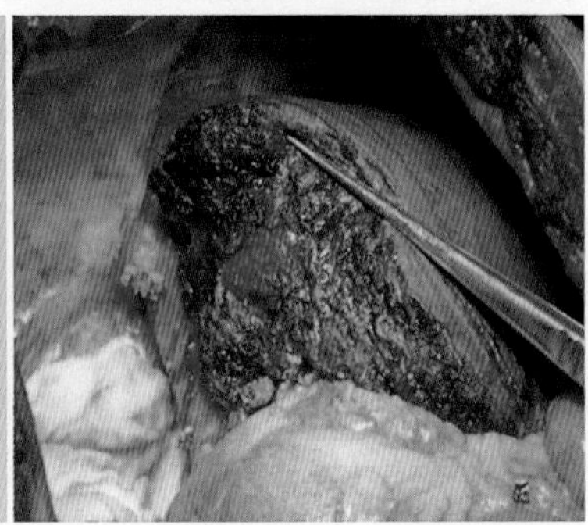

图9　门静脉Ⅲ型变异的病人选择缩小右半肝切除术

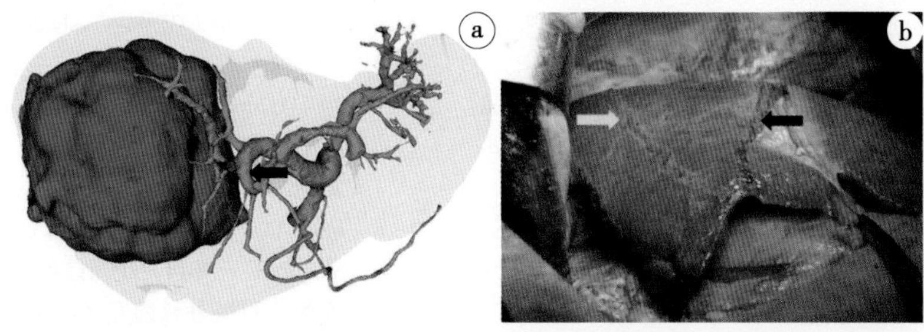

a.三维可视化显示肝左内叶由门静脉右支发出分支供血(黑色箭头) b.术中临时阻断右门静脉主干,缺血区域在镰状韧带(黑色箭头示右三肝分界线) 黄色箭头为实际左右半肝分界线,实际手术为缩小右半肝切除,保留部分Ⅴ、Ⅷ段肝组织

图 10 门静脉特殊变异的复杂性肝切除术前规划及实际手术

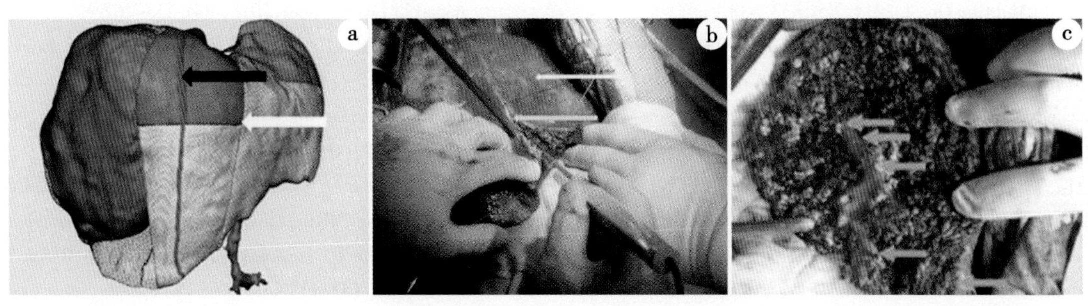

a.三维可视化术前规划:白色箭头为左右半肝分界线,黑色箭头为缩小右半肝分界线 b.实际手术过程,黄色箭头为缩小右半肝分界线,白色箭头为左右半肝分界线 c.切除肿瘤后,断面可见完整Ⅴ、Ⅷ段门静脉分支走形和Ⅵ、Ⅶ段门静脉断端

图 11 三维可视化指导下缩小右半肝手术

声[19]、肝脏CT增强三期扫描、钆塞酸二钠增强MRI扫描[20]等。如果术后有复发的癌灶,可以再次进行评估,为治疗方式提供3D解剖学依据。

建议:术后定期行腹部超声、肝脏CT增强扫描、钆塞酸二钠增强MRI扫描,三维重建,与术前的3D相比较,动态地了解肿瘤有无复发。

9 结语

在临床上,对复杂性肝脏肿瘤病人行肝切除手术是一难点问题。目前,在复杂性肝脏肿瘤诊治中,三维可视化的技术优势和意义已逐渐受到人们的重视,正在逐步普及开展。在手术实施的过程中,还应该注意结合术中B超的实时引导,进一步提高病灶确认的精准性。处理肝切除病人时,在注重手术操作的同时,也需要重视对肝脏功能的围手术期保护(如乌司他丁[21]等)。总之,对已用B超、CT等影像学技术初步诊断为复杂性肝脏肿瘤需要进行肝切除术的病人,鉴于其技术上的高风险、高难度,建议对目标病灶进行肝脏三维可视化分析,有条件的单位还可行肝脏3D打印评估,以使该项技术为术前精确诊断、术中精准手术、乃至病人获得最佳的康复效果发挥强有力的支持作用。

《复杂性肝脏肿瘤三维可视化精准诊治专家共识》编写委员会

总审定:刘允怡

编写委员会主任:张绍祥,姜洪池,梁力建

参加讨论者(依姓氏汉语拼音排序):鲍苏苏,蔡秀军,蔡相军,陈亚进,陈规划,程树群,戴朝六,方驰华,樊嘉,耿小平,姜洪池,江艺,英卫东,孔德兴,梁力建,刘军,刘颖斌,刘连新,卢绮萍,刘景丰,区金锐,彭宝岗,全志伟,孙诚谊,田利国,殷晓煜,杨扬,张绍祥,张学文,张必翔,张太平,周伟平,智绪亭

执笔者:方驰华,蔡伟,卢绮萍

参 考 文 献

[1] 陈孝平,张志伟. 不断提高复杂肝切除术治疗水平[J]. 肝胆外科杂志,2005,13(6):401-403.

[2] 梁力建. 复杂性肝切除的术前评估与决策[J]. 中国实用外科杂志,2010,30(8):645-647.

[3] 闫军,别平. 复杂肝切除手术后常见并发症的预防及处理[J]. 中国实用外科杂志,2010,30(8):647-649.

[4] 方驰华,鲁朝敏,黄燕鹏,等. 数字医学技术在肝癌外科治疗中的应用价值[J]. 中华外科杂志,2009,47(7):523-526.

[5] 方驰华. 数字化肝脏外科学[M].北京：人民军医出版社，2014：139-162.

[6] Khamanarong K, Woraputtaporn W, Amarttayakong P, et al. Classification of portal vein tributaries in Thai cadavers including a new type V[J]. Surg Radiol Anat,2016,38(6):735-739.

[7] Fang CH, You JH, Lau WY, et al.Anatomical variations of hepatic veins: three-dimensional computed tomography scans of 200 subjects[J].World J Surg, 2012, 36(1): 120-124.

[8] Ali MA, Chuang JF, Yong CC, et al. Extended central hepatectomy with preservation of segment 6 for patients with centrally located hepatocellular carcinoma[J]. Hepatobiliary Pancreat Dis Int,2015,14(1):63-68.

[9] Zuo CH, Qiu XX, Ouyang YZ, et al.Mesohepatectomy for the treatment of patients with centrally located hepatocellular carcinoma[J].Mol Clin Oncol, 2014, 2(5): 833-838.

[10] Fang CH, Tao HS, Yang J, et al.Impact of three-dimensional reconstruction technique in the operation planning of centrally located hepatocellular carcinoma[J].J Am Coll Surg, 2015, 220 (1): 28-37.

[11] 范应方,蔡伟,方驰华. 肝脏分段解剖及其研究进展[J]. 中国实用外科杂志,2014,34(11):1105-1108.

[12] Um EH, Hwang S, Song GW, et al. Calculation of standard liver volume in Korean adults with analysis of confounding variables [J]. Korean J Hepatobiliary Pancreat Surg,2015,19(4): 133-138.

[13] Suzuki K, Epstein ML, Kohlbrenner R, et al.Quantitativeradiology: automated CT liver volumetry compared with interactive volumetry and manual volumetry[J]. Am J Roentgenol, 2011, 197(4): 706-712.

[14] Begin A, Martel G, Lapointe R, et al.Accuracy of preoperative automatic measurement of the liver volume by CT-scan combined to a 3D virtual surgical planning software (3DVSP)[J]. Surg Endosc, 2014, 28(12): 3408-3412.

[15] 陈孝平.肝脏外科的发展历程与展望[J].中华消化外科杂志，2015，14(1)：插 9-插 10.

[16] 刘允怡.肝切除与肝移植应用解剖学[M].北京：人民卫生出版社，2010：51-56.

[17] Arizumi T, Ueshima K, Minami T, et al. Ectiveness of sorafenib in patients with transcatheter arterial chemoembolization (TACE) refractory and intermediate-stage hepatocellular carcinoma[J].Liver Cancer, 2015, 4(4): 253-262.

[18] El-Serag HB. Hepatocellular carcinoma[J].N Engl J Med, 2011, 365(12): 1118-1127.

[19] Bruix J, Sherman M. Management of hepatocellular carcinoma: An update[J]. Hepatology,2011,53(3):1020-1022.

[20] Wu Z, Matsui O, Kitao A, et al. Usefulness of Gd-EOB-DTPA-enhanced MR imaging in the evaluation of simple steatosis and nonalcoholic steatohepatitis[J]. J Magn Reson Imaging, 2013,37(5):1137-1143.

[21] 廖雯俊,毛一雷. 肝癌围手术期规范化管理[J]. 中国实用外科杂志,2014,34(8):783-785.

（2016-12-01收稿）

附录三

肝胆管结石三维可视化精准诊治专家共识

中华医学会数字医学分会
中国研究型医院学会数字医学临床外科专业委员会

中图分类号:R6 **文献标志码**:A

【关键词】 三维可视化;3D打印;仿真手术;靶向碎石;肝胆管结石

Keywords three dimensional visualization; three dimensional printing; simulation surgery; targeted lithotrity; hepatolithiasis

肝胆管结石三维可视化是指用于显示、描述和解释肝胆管结石三维解剖和形态特征的一种工具。其借助CT和(或)MRI图像数据,利用计算机图像处理技术对数据进行分析、融合、计算、分割、渲染等,将肝脏、胆道、血管、结石等目标的形态、空间分布等进行描述和解释,并可直观、准确、快捷地将目标从视觉上分离出来,为术前准确诊断、手术方案个体化规划和手术入路选择提供决策。

为规范三维可视化技术在肝胆管结石临床诊治中的应用,中华医学会数字医学分会和中国研究型医院学会数字医学临床外科专业委员会组织国内专家在前期工作基础上,制定本专家共识。

1 肝胆管结石的术前影像学诊断评估

肝胆管结石的影像学诊断方法主要有B超、CT、MRCP和ERCP等,但均有一定的局限性[1-2]。由于胆管内胆汁稀少或经血管途径进入的造影剂不能直接显示胆管,因此,以上的检查方法均不能准确涵盖结石分布、定位、胆管狭窄的定位以及胆管树的显示。尽管ERCP及PTC对此有所弥补,但属于侵入性检查方法,有可能发生严重并发症。以肝脏、胆道三维可视化和3D打印技术为代表的数字医学技术的出现,为肝胆管结石的术前精准评估提供了新的方法。三维可视化模型清晰,立体显示结石在肝胆管的部位、大小、形态、分布及伴随的胆管状态、与门静脉、肝动脉、肝静脉的空间解剖关系[3-4]。应用于临床后大大降低肝胆管结石的术后残石率、胆管炎的复发率。

建议:行上腹部B超诊断肝胆管结石后,如需行手术治疗,术前可应用三维可视化技术对详细病情进行进一步精准评估。

2 高质量肝脏亚毫米CT数据采集方法

对于经B超诊断肝胆管结石的病人,常规采集上腹部CT强化的图像数据。平扫期、动脉期、门静脉期、肝静脉期四期CT图像数据的质量直接影响后续肝胆管结石三维可视化模型的准确性。

建议:临床医师与影像科医师及技师一起,优化扫描参数,采集高质量CT图像数据,为建立精准的肝胆管结石三维可视化模型进行病情评估奠定基础。

3 肝胆管结石三维可视化模型的建立

将薄层CT数据经过图像工作站处理,导入三维可视化立体成像软件系统进行程序分割、重建。通过调节肝脏透明度,同时显示肝脏和肝动脉,肝静脉,门静脉的一级、二级、三级分支等结构;显示狭窄胆道和一级至四级扩张胆管;显示结石大小、形态、分布。通过对模型的旋转观察,清晰地了解各管道结构之间的空间位置关系[5]。

建议:临床上应用于三维可视化研究的软件较多,大多数可以在单计算机上工作,建议根据设备条件使用。

4 三维可视化脉管分型

根据获得的个体化肝脏、脉管、结石及腹腔血管和周围脏器的三维可视化图像,观察、分析肝脏、胆道、结石和肝

基金项目:"十一五"国家高技术研究发展(863)计划(No.2006AA02Z346);"十二五"国家高技术研究发展(863)计划(No.2012AA021105);"十三五"国家重点研发计划数字诊疗装备研发重点专项(No.2016YFC0106500);NSFC-广东联合基金项目(No.U1401254);国家自然科学基金重大仪器项目(No.81627805);广东省自然科学基金团队项目(No.6200171);广东省重大科技专项计划项目(No.2012A080203013);广州市科技计划项目(No.201604020144)

通信作者:方驰华,E-mail:fangch_dr@126.com

内血管。对于没有肝脏萎缩、肥大或胆汁性肝硬化病人，三维可视化肝动脉分型参照Michels分型；三维可视化肝静脉分型参照Nakamura分型；三维可视化门静脉分型可分为以下5型：(1)正常型，门静脉主干在肝门处分为左支和右支(图1a)。(2)Ⅰ型变异，门静脉主干在肝门处呈三叉状直接分为左支、右前支和右后支(图1b)。(3)Ⅱ型变异，门静脉主干先发出右后支，向上行分为右前支和左支(图1c)。(4)Ⅲ型变异：门静脉右支水平分出前支和后支(图1d)。(5)Ⅳ型变异，门静脉左支水平段缺如；特殊变异，门静脉左支来自于右前支(图1e)。

对于发生肝脏萎缩、肥大或胆汁性肝硬化病人，由于肝脏脉管发生病理学形态改变，肝脏脉管三维可视化分型对选择手术方式、降低手术并发症发生率和风险性尤为重要[6-7]。

建议：对需行手术病人，术前进行三维可视化模型分析，立体、全方位、多视角动态观察肝脏各个脉管结构，以指导制定合理的手术方案。

5　三维可视化肝胆管结石个体化肝脏分段和体积计算

行肝胆管结石肝脏分段和体积计算的目的：一是精确定位结石部位，指导精准靶向碎石、取石术；二是对需要行肝脏切除术病人，通过术前虚拟仿真手术，选择合理方案，指导精准肝切除。可参照《复杂性肝脏肿瘤三维可视化精准诊治专家共识》进行肝脏分段和体积计算。

建议：肝胆管结石术前进行三维可视化个体化肝脏分段和体积计算，对外科治疗方案有重要指导意义。

6　肝胆管结石三维可视化临床诊断

为方便外科医师为肝胆管结石病人选择合理的治疗方案，将肝胆管结石病人的临床诊断分为三种情况：(1)第一次外科治疗前的结石。(2)结石曾行外科治疗。(3)合并胆汁性肝硬化。

三维可视化技术构建的立体化模型中，肝内“胆管树”和“血管树”立体形态及相互关系、结石的大小及其在各肝段胆管内的分布、胆管狭窄程度和范围、血管变异、肝脏有无萎缩等均可得到清楚显示。在进行临床诊断时，可参考结石分布位置(location，L)、胆管狭窄(stenosis，S)、胆管扩张(distention，D)、肝硬化(cirrhosis，C)等因素对肝胆管结石进行数字化诊断。例如：肝胆管结石$L_{Ⅱ}$、$L_{Ⅵ}$、$L_{Ⅶ}$，$S_{Ⅱ}$、$S_{Ⅵ}$、$S_{Ⅶ}$，$D_{Ⅱ}$、$D_{Ⅵ}$、$D_{Ⅶ}$，C表明肝第Ⅱ、Ⅵ、Ⅶ段结石，第Ⅱ、Ⅵ、Ⅶ段胆管狭窄，远端胆管扩张，肝硬化。这种数字化诊断有助于制定更合理的手术方案[8]。

建议：三维可视化技术可将结石分布及病变胆管的立体认识精细到肝段水平，以利于制定更加合理的外科治疗方案。

7　术前规划和虚拟仿真手术

利用三维可视化虚拟系统对肝胆管结石术前行仿真手术，有助于寻找最佳的手术入路和治疗方式(图2、3)。

虚拟仿真手术系统具有交互操作性、可重复性等优点，可以模拟及预估实际手术中可能出现的复杂和险要情况。通过不同手术方案的模拟，比较其优劣，为病人制定合理的个体化手术方案[9]。

建议：有条件和设备的单位，可行虚拟仿真手术。

8　三维可视化肝脏3D打印在复杂性肝胆管结石诊治中的应用

经过三维可视化软件重建后，肝脏3D打印可以真实

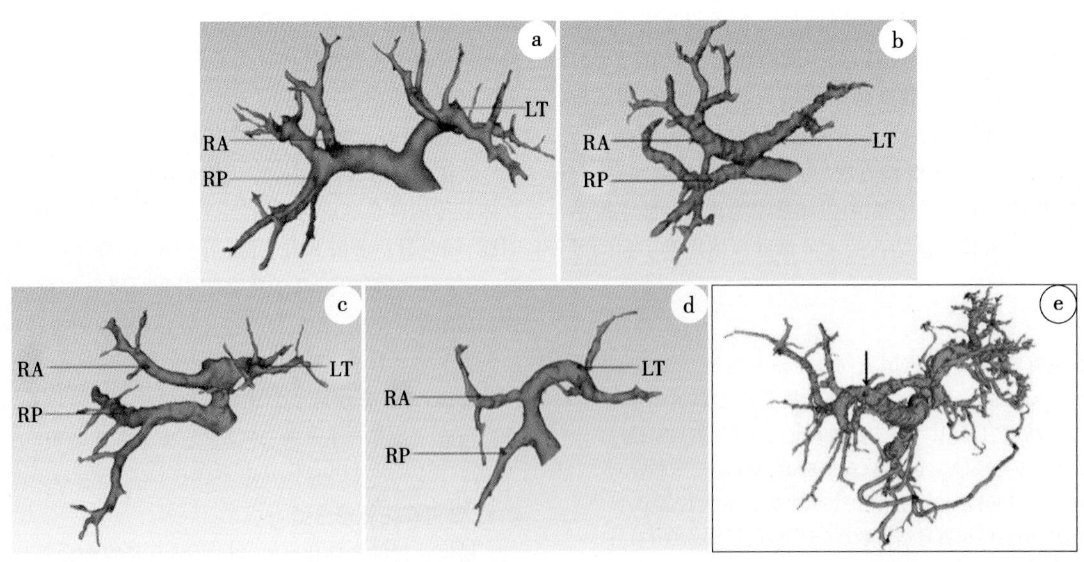

a.正常型　b.Ⅰ型变异　c.Ⅱ型变异　d.Ⅲ型变异　e.特殊变异　PA：门静脉右前支　RP：门静脉右后支　LT：门静脉左支

图1　三维可视化门静脉分型

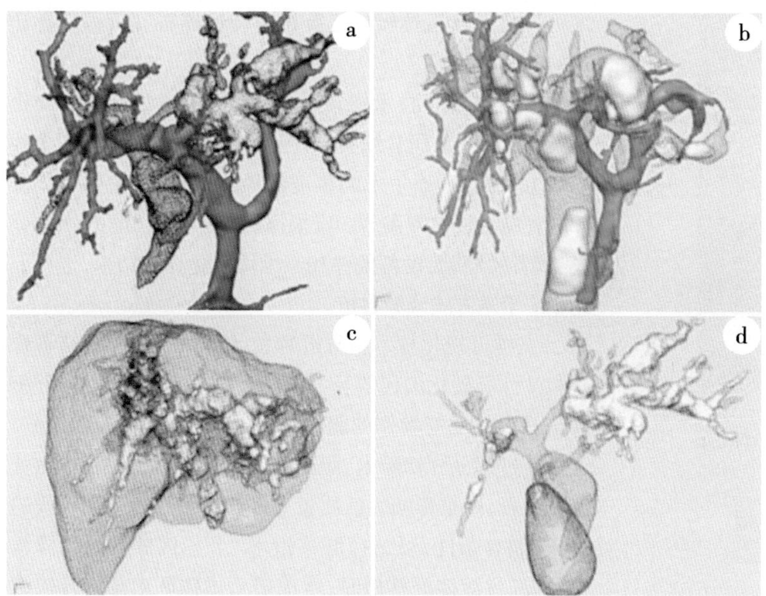

a.三维可视化技术显示结石、狭窄/扩张胆管和门静脉关系 b.透明化胆管后显示结石分布、大小、形态与门静脉关系 c.透明化肝脏后显示结石在肝内的分布情况 d.透明化胆道系统，显示结石在肝内位置和左肝管狭窄

图2　三维可视化技术明确肝胆管结石的诊断

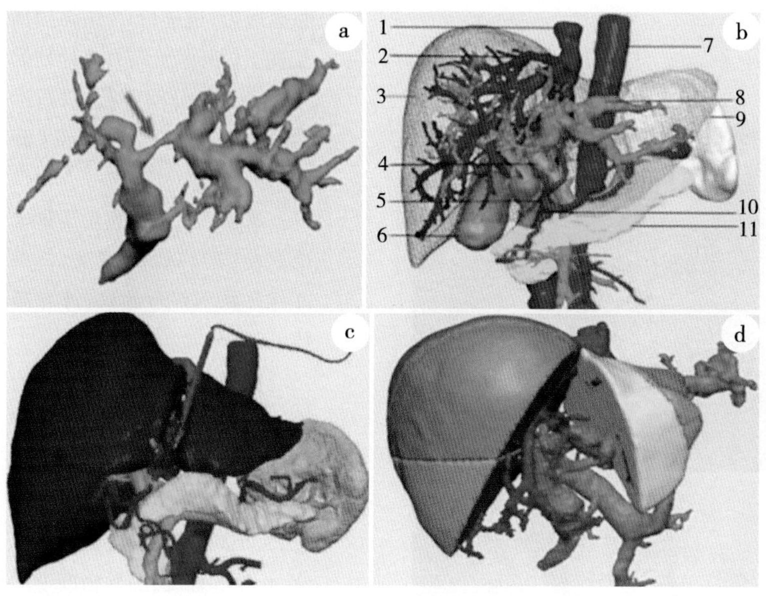

a.三维可视化技术准确显示左肝管狭窄部位 b.透明化肝脏后显示结石、胆道、门静脉和肝静脉的位置关系 1:下腔静脉 2:肝右静脉 3:肝脏 4:门静脉主干 5:肝动脉 6:胆囊 7:腹主动脉 8:扩张胆管 9:脾脏 10:肠系膜上动脉 11:胰腺　c.仿真左半肝脏切除过程 d.仿真手术后显示残余肝脏

图3　三维可视化技术指导仿真手术

还原器官在体内的特征，使人体肝脏在三维可视化的基础上进一步逼近现实(图4)，其优势包括：(1)可真实立体地通过物理模型展现结石的部位、大小、形态，全方位观察结石和脉管关系。(2)术中提供直观实时间接导航[10-11]。

建议：在有条件和设备的单位，对复杂性肝胆管结石或肝胆管结石合并胆汁性肝硬化需行肝移植的病人，术前可进行肝脏3D打印，用于术中间接指导手术。

9　应用三维可视化技术指导肝胆管结石的精准治疗

肝胆管结石治疗的核心是肝切除术，但行肝切除有相关条件限制。随着数字化微创技术[12]的发展，出现了很多新的治疗方式。

9.1　三维可视化技术指导开腹肝区或段切除术联合胆道镜(软镜/硬镜)靶向碎石、取石术　对既往腹部手术造成腹腔粘连，肝门部胆管严重狭窄或转位需要行胆管整形，存在肝区或段萎缩的病人，如该单位不具备腹腔镜肝区或段切除术技术，可行三维可视化技术指导开腹肝区或段切除术联合胆道镜(软镜/硬镜)靶向碎石、取石术[3,13-14](图5)。

9.2　三维可视化技术指导腹腔镜肝区或段切除术联合胆道镜(软镜/硬镜)靶向碎石、取石术　如肝胆管结石有肝切除治疗的适应证，该单位又具备行腹腔镜肝区或段切除术的条件，可行三维可视化技术指导腹腔镜肝区或段切除术联合胆道镜(软镜/硬镜)靶向碎石、取石术[9,15-16](图6)。

9.3　三维可视化技术指导经窦道胆道镜(软镜或硬镜)靶向碎石、取石术　需要清除残余或复发的肝胆管结石，只要存在胆道支撑管或引流管，可采用三维可视化技术指导经窦道胆道镜(软镜/硬镜)靶向碎石、取石术。由于灌洗水大部分经胆总管下端进入肠道，因此，可以有计划地选择分期治疗(图7)。

9.4　三维可视化技术指导经皮经肝胆道硬镜碎石、取石术

经皮经肝硬质胆道镜胆道碎石术(percutaneous transhepatic cholangioscopic lithotripsy, PTC-SL)系在超声引导下：(1)三维可视化技术指导经皮肝胆道

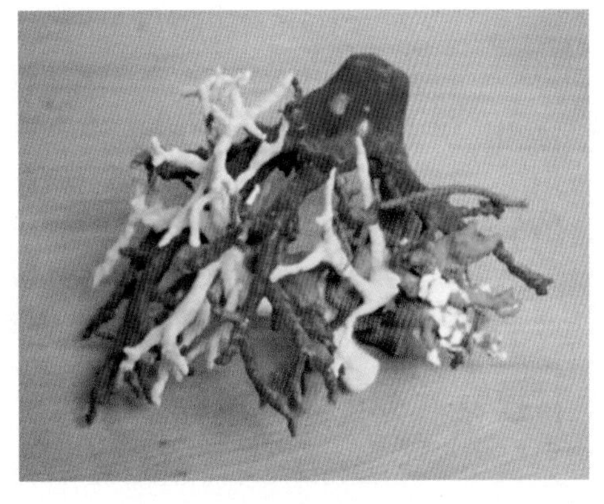

深蓝色:肝静脉　红色:肝动脉　浅蓝色:门静脉　绿色:扩张胆管　白色:结石

图4　复杂性肝胆管结石的3D打印模型

引流(PTBD),1周后扩窦道1次,2周后分次扩到16F左右;也可以进行一期穿刺、置管、碎石取石术。(2)三维可视化技术指导胆道硬镜靶向碎石、取石(图7)。三维可视化肝脏模型可以进行整体的观察、靶向穿刺,避免胆管撕裂、损伤肝静脉、门静脉等(图8)[16-18]。对于老年人或因化脓性胆管炎及身体状况不能耐受复杂手术治疗的病人,可选择三维可视化技术指导经皮经肝胆道硬镜碎石、取石术,有计划的分期治疗。

9.5　三维可视化技术指导肝胆管结石合并胆汁性肝硬化病人的治疗　肝胆管结石合并胆汁性肝硬化常需联用多种手术方式处理,而手术的难度和风险又较大,需个体化设计胆管结石手术方案[19]。应根据病人肝功能Child-Pugh分级、术者的经验、设备条件和三维可视化评估结果,选择上述相应手术方式或肝移植。

9.6　三维可视化技术指导肝移植术　对于肝胆管结石合并胆汁性肝硬化失代偿及门静脉高压症,全肝弥漫性肝胆管结石合并反复发作的胆管炎、胆管狭窄及梗阻性黄疸,无法通过部分肝切除术、胆肠吻合术或胆道镜取石术完全清除结石、严重影响生活质量等肝胆管结石终末期阶段的病人,如有条件,可选择肝移植术[19-21]。因肝动脉变异常见,如进行活体肝移植时,术前需对供体肝动脉进行三维可视化技术分析。

建议:根据肝胆管结石三维可视化分析结果,结合病人肝功能情况和术者经验选择相应的手术方式。

10　术后随访和评价

对放置胆道支撑管或T管引流的病人,术后可行直接胆道造影;也进行CT增强扫描复查。对肝胆管结石有计划的经窦道进行分期碎石、取石术的病人,应加强支撑管或T管的保护。

建议:术后采用直接胆道造影或CT增强扫描复查,三维可视化技术评估疗效,进行随访。

在临床上,肝胆管结石的诊治一直是胆道外科的难点与热点问题。目前,三维可视化技术能够清晰地显示结石的部位、大小和分布,胆管狭窄的部位、长度和程度,引导精准手术的实施。其技术优势和意义已逐渐受到人们的重视,正在逐步普及开展。对已行B超、CT等技术初步诊断为肝胆管结石需要进行肝区或段切除术的病人,建议对目标病灶进行肝脏三维可视化分析,以使该项技术为术前精确诊断、术中精准手术,乃至病人获得最佳的康

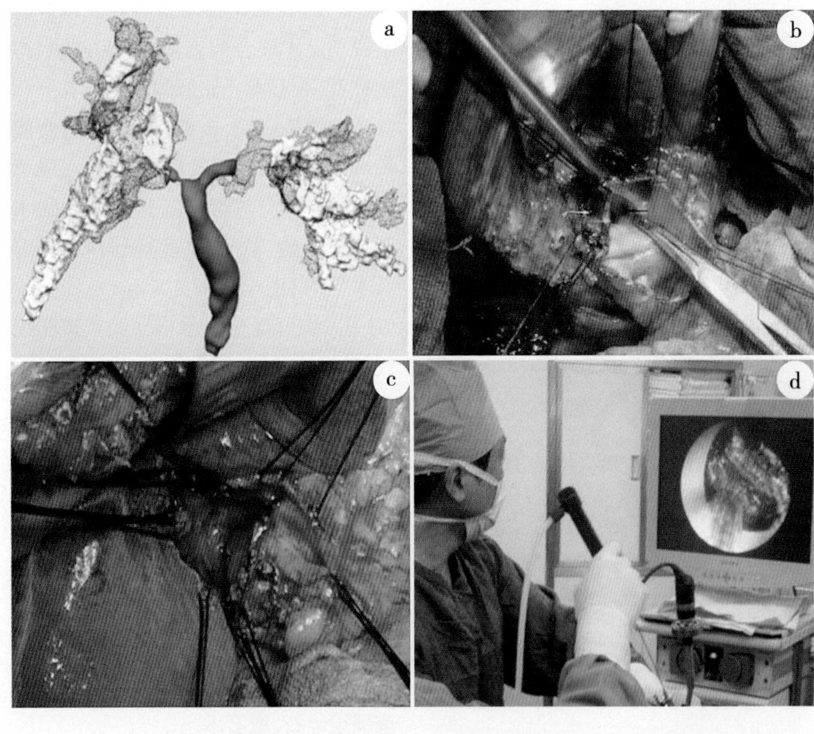

a.三维可视化技术显示右肝管、右前、右后胆管重度狭窄;左肝管相对狭窄　b.实际手术见复杂型胆道狭窄　c.术中行胆管狭窄整形　d.术中对结石气压弹道碎石术

图5　三维可视化技术指导开腹联合胆道镜靶向碎石、取石术

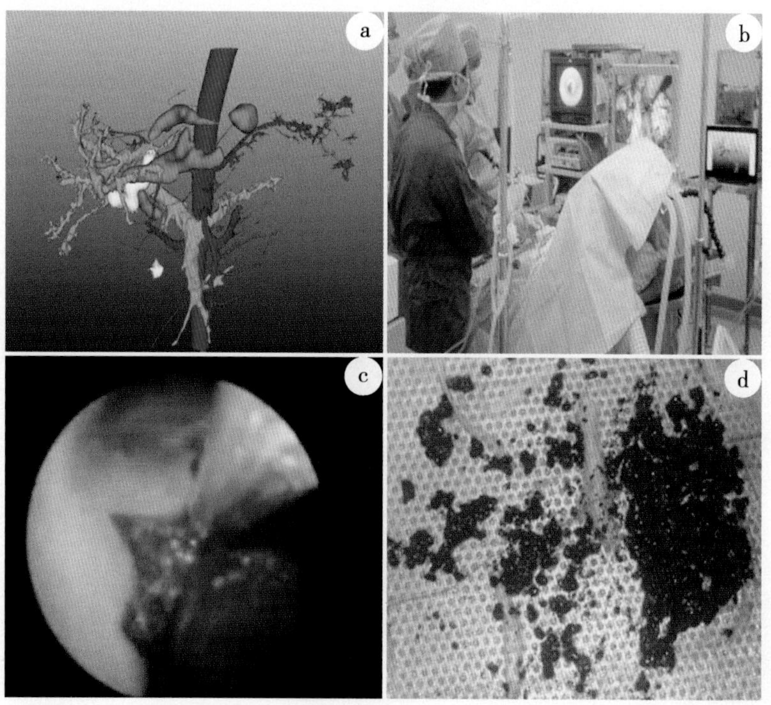

a. 三维可视化技术显示结石分布、胆道狭窄与血管关系 b. 三维可视化技术指导腹腔镜手术 c.术中气压弹道碎石 d.手术取尽结石

图6 三维可视化技术指导腹腔镜联合胆道镜靶向碎石、取石术

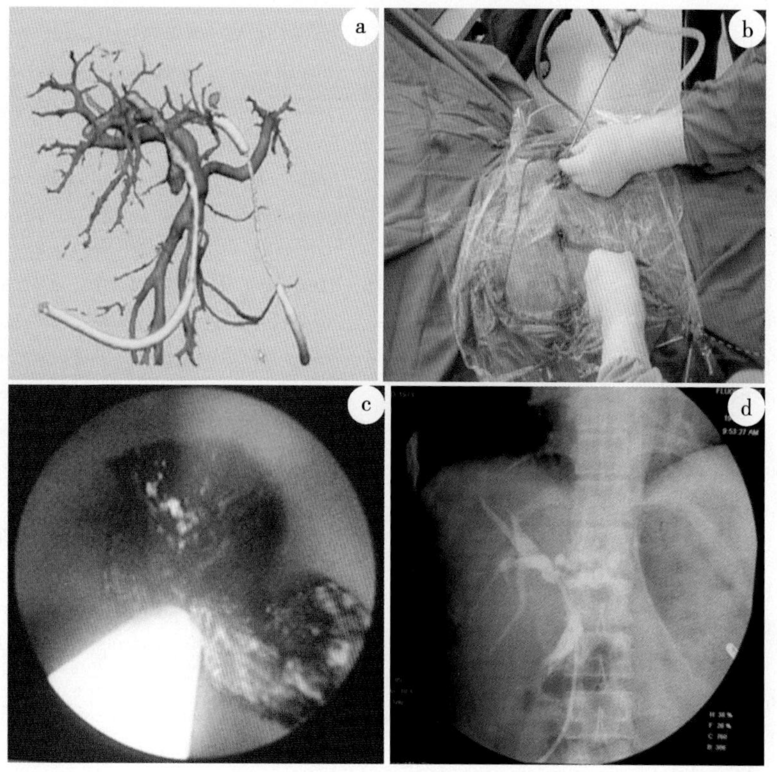

a.三维可视化技术显示结石、腹腔引流管位置和窦道走行 b.三维可视化 技术指导经窦道胆道硬镜靶向碎石、取石术 c.术中对结石气压弹道碎石术 d.术后造影显示无结石残留

图 7 三维可视化技术指导经窦道胆道镜靶向碎石、取石术

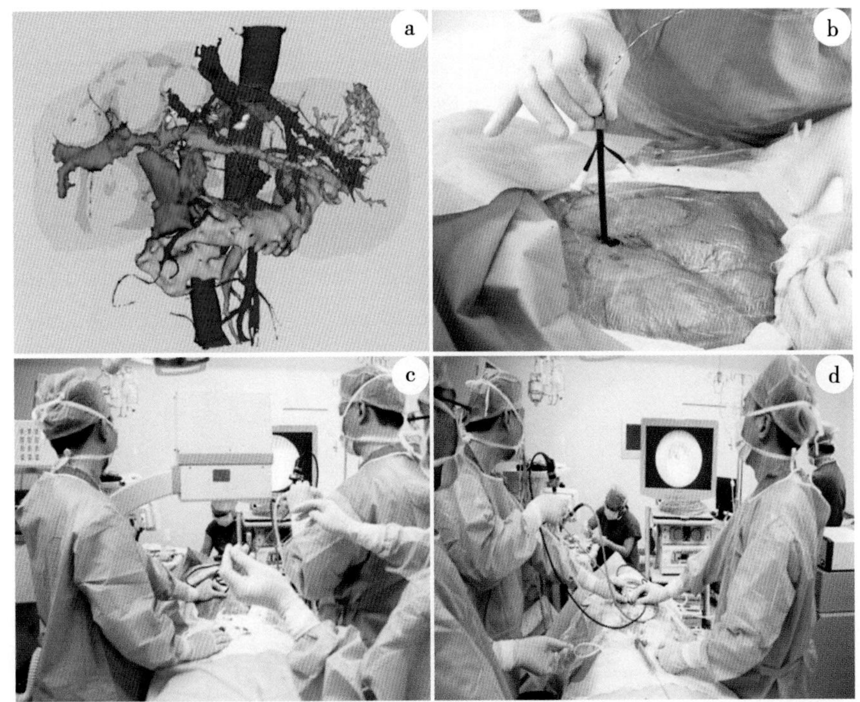

a.三维可视化技术显示结石在肝内的分布，指导选择穿刺　b.三维可视化技术指导下选择PTCSL术 c.术中C臂检查穿刺管是否还在胆管内　d.术中对结石气压弹道碎石术

图8　三维可视化技术指导经皮经肝胆道硬镜碎石、取石术

复效果发挥强有力的支持作用。

《肝胆管结石三维可视化精准诊治专家共识》编写委员会

总审定：刘允怡

编写委员会主任：张绍祥，姜洪池，梁力建

参加讨论者（按姓氏汉语拼音排序）：鲍苏苏，蔡秀军，蔡相军，陈亚进，陈规划，程树群，戴朝六，方驰华，樊嘉，耿小平，姜洪池，江艺，荚卫东，孔德兴，梁力建，刘军，刘颖斌，刘连新，卢绮萍，刘景丰，区金锐，彭宝岗，仝志伟，孙诚谊，田利国，王平，殷晓煜，杨扬，张绍祥，张学文，张必翔，张太平，周伟平，智绪亭

执笔者：方驰华，蔡伟，卢绮萍，方兆山

参 考 文 献

[1] Li G, Fang CH, Fan YF, et al. A comparative study of the diagnostic accuracy of the medical image three-dimensional visualization system, MRCP, CT and US in hepatolithiasis[J]. Hepatogastroenterology,2014,61(135):1901-1907.

[2] Li HY, Zhou SJ, Li M, et al. Diagnosis and cure experience of hepatolithiasis-associated intrahepatic cholangiocarcinoma in 66 patients[J]. Asian Pac J Cancer Prev,2012,13(2):725-729.

[3] Fang CH, Liu J, Fan YF, et al. Outcomes of hepatectomy for hepatolithiasis based on 3-dimensional reconstruction technique [J]. J Am Coll Surg ,2013,217(2):280-288.

[4] Fang CH, Xie AW, Chen ML, et al. Application of a visible simulation surgery technique in preoperation planning for intrahepatic calculi[J]. World J Surg,2010,34(2):327-335.

[5] Xie AW, Fang CH, Huang YP, et al. Application of three-dimensional reconstruction and visible simulation technique in reoperation of hepatolithiasis[J]. J Gastroenterol Hepatol,2013,28 (2):248-254.

[6] Dong CC, Fang CH, Wu TC, et al. Management complicated hepatolithiasis with operative rigid choledochoscope guided by computed tomography (CT)-based 3D reconstruction technique[J].Hepatogastroenterology,2014,61(134):1556-1562.

[7] Wu TC, Fang CH, Liu WY, et al. 3D reconstruction aids surgery for complicated hepatolithiasis[J]. Hepatogastroenterology,2014, 61 (131):613-622.

[8] 范应方.3D技术在精准肝胆管结石外科诊治中的应用研究[D].广州：南方医科大学,2011.

[9] Fang CH, Li G, Wang P, et al. Computeraided rigid choledochoscopy lithotripsy for hepatolithiasis[J]. J Surg Res,2015,195 (1): 105-112.

[10] Fang C. Minimally invasive digital technology: A new edge tool for the diagnosis and treatment of hepatolithiasis[J]. Digit Med 2016, 2:1-5.

[11] 方驰华,方兆山,蔡伟,等. 肝胆管结石三维可视化诊治平台构建及临床价值研究[J]. 中国实用外科杂志,2015,35(9): 974-978.

[12] 方驰华,项楠. 数字化微创技术在肝胆管结石诊治中的应用

价值[J]. 中国实用外科杂志,2016,36(3):272-277.

[13] 项楠,方驰华. 三维可视化指导肝段切除联合胆道硬镜治疗复杂肝胆管结石[J]. 中华外科杂志,2015,53(5):335-339.

[14] Ye X, Ni K, Zhou X, et al. Laparoscopic versus open left hemihepatectomy for hepatolithiasis [J]. J Surg Res,2015,199(2):402-406.

[15] 中国医师协会外科医师分会微创外科医师专业委员会. 腹腔镜治疗肝胆管结石的专家共识(2013 版)[J]. 中华消化外科杂志,2013,12(1):1-5.

[16] 方驰华,刘文瑛,范应方,等. 三维可视化技术指导经硬镜靶向碎石治疗肝胆管结石[J]. 中华外科杂志,2014,52(2):117-121.

[17] Wang P, Sun B, Huang B, et al. Comparison between percutaneous transhepatic rigid cholangioscopic lithotripsy and conventional percutaneous transhepatic cholangioscopic surgery for hepatolithiasis treatment[J]. Surg Laparosc Endosc Percutan Tech,2016,26(1):54-59.

[18] Kow AW, Wang B, Wong D, et al. Using percutaneous transhepatic cholangioscopic lithotripsy for intrahepatic calculus in hostile abdomen[J]. Surgeon,2011,9(2):88-94.

[19] 廖彩仙,周杰,杨定华,等. 肝胆管结石合并胆汁性肝硬化和门静脉高压症的外科治疗[J]. 中华肝脏外科手术学电子杂志,2015,1:24-26.

[20] Fang CH, Li X F, Li Z, et al. Application of a medical image processing system in liver transplantation [J]. Hepatobiliary Pancreat Dis Int,2010,9(4):370-375.

[21] 顾劲扬,夏强. 肝移植时代肝胆管结石的外科治疗[J]. 中国实用外科杂志,2016,36(3):302-304,315.

(2016-12-01收稿)

索 引

后记 我的数字医学梦——数字医学研究十五年回溯

"请君莫奏前朝曲，听唱新翻杨柳枝。"溯本追源，以往的人体解剖和手术图谱，多为手绘或摄制的图片。这些世代相传的珍品，曾为肝胆胰外科医师治病救人建立过丰功伟绩。但是，时代的发展，要求白衣天使们更上一层高楼，期待在手术之前，获得人体脏器的立体解剖图形，以利准确诊断、术式设计、术前演练。遵循传承、发展、超越的规律，肝胆胰外科学乘21世纪信息技术革命、数字医学发展的春风，在新时代中，承担新任务，要有新作为，这就是我们编著《数字化肝脏外科学》《数字化胰腺外科学》《数字化胆道外科学》的初衷。

1993年美国国立医学图书馆发起了美国"可视化计划"(Visible Human Project，VHP)，次年开发了世界首套数字化人体数据集，随后韩国、中国相继开展研究。2002年，我国首套数字化人体数据集问世，拉开了我国数字化人体研究的序幕。

"抚今追昔，饮水思源。"2002年，我师从著名临床解剖学家、数字人研究倡导者钟世镇院士，在进行博士论文选题时，导师指出："你已经身居主任医师岗位，从事肝胆胰外科临床工作多年，应针对肝胆胰外科实践中急需解决的问题，结合先进的科研条件进行选题。"基于此，我选择了数字虚拟人的博士课题，在我国率先开展了"肝脏管道系统数字化及虚拟肝脏的研究"。2003年10月，在厦门外科学术会议上首次进行了报告，2004年在《中华外科杂志》公开发表，这是我国首篇数字化肝胆胰研究的报道，从此，我抱着创建和实现我国肝脏、胆道、胰腺3D外科的梦想，扬帆起航。

"数字虚拟人"(基于尸体)研究，曾为科学发展做出了重要贡献，但从临床精准诊疗需求出发，要使脏器、肿瘤、病变、血管等信息可视化立体再现，必须解决组织器官高质量亚毫米图像数据采集这一关键难题。2004年，在钟世镇院士指导下，课题组借助"数字虚拟人"肝胆胰图像分割、配准、三维重建和仿真手术的研究基础，采用团注追踪法和实验注射法相结合技术，成功采集到肝胆胰组织结构高质量CT图像数据，突破了术前不能获取精细解剖信息的瓶颈，开展对结构复杂的肝胆胰疾病数字化、可视化研究，将基于尸体的"数字虚拟人"技术转化为能立体展示活人体肝胆胰组织结构、进行外科疾病精准诊疗的数字医学技术。

"看似寻常最奇崛，成如容易却艰辛。"数字化肝脏外科学的发展，依赖于现代影像学提供的资料。2005年11月，南方医科大学珠江医院，在国内率先引进了64排亚毫米(0.625mm)CT，突破了活人肝胆胰亚毫米图像获取的瓶颈，为活人数字化肝脏的研究，提供了重要的条件。有鉴于此，《腹部实质脏器肿瘤64排CT扫描数据3D及可视化研究》获得2006年广东省自然科学基金团队项目资助。我们联合肝胆外科学、临床解剖学、影像学和电子计算机学等领域的专家，组成数字医学研究团队。同年，《腹部脏器64排CT扫描数据三维重建及仿真手术研究》获得了"十一五"国家高技术研究(863)项目资助，使数字医学的临床研究进入了一个新的阶段。数字医学研究团队，睡地板、吃面包、喝矿泉水，日以继夜，经过5年的艰苦攻关，开发了具有自主知识产权的腹部医学图像三维可视化系统(软件著作权105977)和虚拟手术器械仿真系统(软件著作权105978)，填补了我国该领域的空白。在CT看到脏器的基础上，实现了看得真、看得清、看得更准，这是三维可视化对疾病诊断的最大贡献。该软件不仅能达到国际上同类软件对肝脏肿瘤进行三维重建、肝脏分段、体积计算的功能，而且仿真手术超过了同类软件的水平，除了用于肝脏肿瘤诊断和分析外，还能广泛应用于肝胆管结石、胰腺肿瘤、腹膜后肿瘤、腹主动脉瘤等疾病的诊断、分析、术前评估、仿真手术等。2008年9月，在钟世镇院士主持下，举行了新闻发布会；2008年10月，在第十届深圳国际高新技术成果交易会上，我们展示了外科疾病诊治上具有国际先进水平的研究成果。《数字医学技术在肝胆胰外科疾病诊断和治疗的研究》获2010年广东省科技奖一等奖和中国产学研合作创新成果奖。2012年，在钟世镇院士指导下，团队开始图像引导下手术导航研究；三维可视化3D打印技术在复杂性肝胆胰疾病应用研究；三维可视化联合吲哚菁绿分子荧光影像技术研究和光/声成像的研究，分别获得了“十二五”国家(863)计划项目、“十三五”国家重大计划数字化诊疗设备重点专项、国家自然科学基金—广东省联合基金和国家自然科学基重大仪器项目等资助。15年可谓“路漫漫其修远兮”，钟老师一步一个脚印的将我带入数字医学的殿堂。

“一灯能除千年暗，一智能灭万年愚。”中国胆道外科之父，中国工程院黄志强院士对数字医学在肝胆胰外科研究，多次亲临指导，并对研究成果给予高度评价。2010年11月，在上海举行的第十四届全国胆道外科学术会议暨中国国际肝胆外科论坛期间，黄院士认真细致地观看了数字医学研究成果展，并对我讲：“你们的数字医学技术，在肝胆胰外科研究取得了很好的成绩，应抓紧专著撰写，尽快出版数字化肝胆胰外科学。”同年，黄志强院士指出(中国实用外科杂志，2010)：“方驰华及其团队，已经在多种肝胆疾病中建立了数字化三维立体模型，提供依据充分的术前设计，提高手术的精确度。虚拟现场的外科模拟器，可以用于示教、教学和培训外科医生。”在2011年8月广东省数字医学第2次学术会议、2011年北京外科周学术会议和(中华消化外科杂志，2012)中指出：“数字医学技术带来了外科3D技术的新时代，是实现转化医学的最好典范。在我国，他们与多方合作研发的三维成像和三维重建技术，在了解肝肿瘤与门静脉、肝静脉、肝动脉的相互关系，有效显著的术前评估价值。”2013年教师节，黄志强院士赠送我《黄志强肝胆外科学讲义》，该著作中他在7处介绍和引用我们团队的研究成果，并在赠言写到：“不经一番寒彻骨，怎得梅花扑鼻香”，并欣然为《数字化肝脏外科学》作序。2014年8月2日，在黄志强院士秘书王燕生老师和人民军医出版社的王琳编辑陪同下，我来到解放军总医院看望黄志强院士，他在刚刚出版的《数字化肝脏外科学》上写到：“有志者事竟成！祝贺方驰华教授《数字化肝脏外科学》出版”。2015年4月15日，我第三次去看望病榻上的黄志强院士，他关切地问到：“你现在又在做什么新的研究?”由于他的听力已十分困难，我在写字板上写道：“3D打印、分子影像技术和光/声成像”，他赞许地伸出左手大拇指。临行前他坚持让人扶他坐上轮椅，将我送到电梯口，在电梯关闭瞬间我心里充满无限的感激和惆怅。没想到这是我与这位世纪外科伟人的最后一次见面。

“纸上得来终觉浅，绝知此事要躬行。”国际肝胆胰外科学会前任主席、中国科学院刘允怡院士作为南方医科大学名誉教授，对数字医学的转化和走向世界，进行了长达9年的具体指导。2009年3月，羊城国际肝胆胰外科学术会议在广州召开，我们的研究团队拜访和请教了刘允怡院士，他非常认真地听取了数字医学的研究介绍，仔细询问了研究过程中存在的问题，在充分肯定研究成绩的基础上，就数字医学技术如何转化为临床效益问题进行了具体的指导，尤其强调了肝静脉三维重建及其在肝脏外科的价值。他要求我们团队，在一年时间里，完成200例中国正常人肝静脉三维重建及分类。

2010年12月4日，刘允怡院士为一例右肝巨块型肿瘤进行了手术治疗。这是一位23岁的男性患者，CT检查诊断：右肝巨块型肿瘤(22.0cm × 18.0cm)，肿瘤侵及了右肝静脉和肝中静脉，围绕手术是否切除肝中静脉进行了讨论。在刘院士的指导下，应用3-MDVS系统分析患者肝静脉三维重建，发现该患者存在来自肝左静脉发出的Ⅳ段肝静脉(S_4 hepatic vein)，成功地进行了连同肝中静脉切除的右半肝切除，术后随访恢复良好。这种从理论到实际，从解剖到手术，从科研到应用转化的具体指导，给我们留下深刻的印象，也为我们产生终身受益的效果。在刘允怡院士的指导下，论著“Anatomical Variations of Hepatic Veins: Three-DimensionalComputed Tomography Scans of 200 Subjects”发表于2012年 *World J Surg*。

2014年团队开始进行3D打印技术在复杂性肝胆胰外科疾病研究与应用，刘允怡院士专程来广州进行具体指导。为了解决肿瘤定位、边界界定问题，在刘允怡院士指导下，团队创新性地将三维可视化技术与吲哚菁绿分子荧光影像技术相结合并应用于临床，建立了新型肝癌、肝门部胆管癌解剖性、功能性和根治性肝切除术模式。在中华医学会数字医学分会组织下，刘允怡院士作为总审定主持了4个《三维可视化精准诊疗专家共识》讨论，并发表于《中国实用外科杂志》2017年第1期，对在全国指导和推广规范化三维可视化诊疗技术发挥了重要作用。

2016年6月16日，肠道外科之父黎介寿院士在首届国际数字医学大会主旨报告中指出：“我是一个普通外科医生，本来应该没有条件在这个讲台上讲数字医学的，因为我对它没有研究，也没有经验，谢谢方驰华教授给我送了两本有关数字医学的书，我也在临床上应用了。我感觉到数字医学对外科学的进展取得了很大的作用。”黎介寿院士指出（医学研究，2017）：“随着数字医学技术的发展，可快速将 2D 图像转化为 3D 可视化图像，应用于肝胆外科疾病的诊治。”2017 年 4 月 21 日，在中国研究型医院学会第二届数字医临床外科年会、2017 年山东省普通外科学术年会上，黎介寿院士作了数字医学与加速康复外科主旨报告，重点介绍了三维可视化在重症急性胰腺炎和胰腺癌应用成果。时至今日，《数字化胆道外科学》完稿出版，他欣然为本书作序。

2017 年 10 月 28 日，刘允怡院士和我一同看望我国肝脏外科之父、中国科学院吴孟超院士，吴孟超院士对数字医学技术的研究成绩给予了充分的肯定，亦欣然为《数字化胆道外科学》作序。

中国科学院赵玉沛院士是中华医学会外科学分会的主任委员，他十分关注中国数字医学的发展，多次出席和指导我们举办的各类数字医学大会，曾为《数字化肝脏外科学》《数字化胰腺外科学》作序。2016 年 5 月 14 日，赵玉沛院士在中国研究型医院学会数字医学临床外科专业委会成立大会暨学术年会致辞中指出：“关于数字医学，其实是美国、日本、韩国也都在做，但是中国的数字医学发展比较快，这一点要特别感谢我们钟世镇院士、方驰华教授在这一领域做了大量的工作。”2016 年 6 月 22 日，中华医学会外科学分会手术学组年会和 2017 年第 1 期《中华外科杂志》总编寄语中，赵院士指出：“两个月前，我去广州参加了方驰华教授举办的数字医学大会，我觉得我也学到很多东西。通过 3D 打印技术和临床影像相结合，我们打印出肿瘤的这个模型，然后我们术前进行精确的评估、制定手术方案，直接可以提高手术的效果和效用。同时，数字化模拟手术应该是对于我们提高手术的精准性、疗效，还有培养年轻医生都有很重要的作用。”在赵玉沛院士的直接支持下，中华医学会胰腺外科学组、中华医学会数字医学分会联合组织撰写和讨论《胰头癌三维可视化精准诊疗专家共识》，并发表在 2017 年第 12 期《中华外科杂志》。

我国一些著名的肝胆外科院士、专家对该项工作也给予了充分的关注、支持和肯定，如：中国工程院院士、南京医科大学肝脏移植国家重点研究所主任、我国著名活体肝移植专家王学浩教授指出（中国普外基础与临床杂志，2017）：“目前已能通过 CT 断层重新组合并建立精确的肝脏三维立体图像，可清晰显示肝动脉、门静脉、肝静脉和胆管在内的肝脏解剖结构，能较准确地计算左右半肝或指定切除区域肝脏的体积，该技术已在包括笔者所在单位在内的多家医院应用，吲哚菁绿分子荧光影像技术作为一项新兴技术，其已在肝癌切除术中被广泛应用。目前计算机辅助联合吲哚菁绿分子荧光影像技术已写入活体肝移植技术的“专家共识”，该共识认为，此技术有以下优势：①胆管成像。经胆囊管注入吲哚菁绿后，应用吲哚菁绿分子荧光影像技术，可获得清晰的胆管解剖结构，有利于准确地判断供体肝切除术中的肝预切除线及胆管切割点；②评估重建后的血管通畅性及肝移植后的肝功能恢复情况。在各种不同类型的肝移植刚完成时，在术中即可应用该技术评估移植肝的肝细胞功能；③术中能准确评估活体肝移植的肝断面有无胆汁漏。”中国科学院院士、国际肝胆胰协会常委兼中国分会现任主席、中华医学会外科学分会肝脏外科学组组长、华中科技大学同济医学院陈孝平教授指出：“方驰华等报道 3D 手术模拟软件对切除肝体积、剩余肝体积进行自动计算，有统计学相关性（中华消化外科杂志，2015）；近年来随着影像学技术和计算机技术的进步，基于 CT 数据的三维重建技术逐渐应用于肝脏体积测定、肝脏重要管道系统重建及手术方案规划，为大肝癌切除安全性、肿瘤体积与剩余功能性肝脏体积之间关系的研究提供了有力的工具（中华外科杂志，2016）。”

在我的数字医学梦想，从勾画到实现的历程中，国际数字医学学会主席、中华医学会数字医学分会前任主任委员张绍祥教授给予了极大的帮助。在他的支持下，2010 年 12 月 4 日，广东省在全国率先成立了首个省级数字医学分会——广东省医学会数字医学分会，我任主任委员；2011 年 5 月 21 日，中华医学会数字医学分会成立，我任副主任委员；2014 年 11 月，中华医学会第二届数字医学分会换届，我任候任主任委员；2017 年 9 月 17 日，中华医学会第三届数字医学分会换届，我任主任委员。

“问渠那得清如许，为有源头活水来。”正是由于这些著名院士和专家们的指导和大力支持，在过去的 15 年，数字医学经历了：

1. 在国际上率先将基于尸体的“数字人”技术转化为能立体展示活人体肝胆胰组织结构、进行外科疾病精准诊疗的数字医学技术。

2. 创新构建了肝胆胰外科疾病三维可视化精

准诊疗体系：①凝练出肝胆胰外科疾病三维可视化精准诊疗理论；②研发了具有自主知识产权的腹部医学图像三维可视化系统（MI-3DVS，软件著作权105977），在CT看到脏器的基础上，实现了看得多、看得清、看得更准，这是MI-3DVS对疾病诊断的最大贡献；③研发了具有自主知识产权的多功能虚拟手术器械仿真系统和虚拟仿真手术平台（软件著作权105978）；④确立了肝胆胰外科疾病三维可视化精准诊疗的核心技术。

3. 率先将三维可视化技术应用于肝胆胰外科疾病精准诊疗，分别构建了原发性肝癌、肝胆管结石、肝门部胆管癌三维可视化精准诊治平台和胰腺肿瘤三维可视化分型及可切除性评估标准，解决了术前评估、规划不精确和术后并发症高的难题。

4. 建立了复杂性肝胆胰外科疾病3D打印新技术，实现了指导手术由屏幕三维图像向实体三维模型的跨越式转变。

5. 将三维可视化形态精确评估技术联合吲哚菁绿荧光分子影像诊断技术，用于侦测微小癌肿定位、肿瘤边界界定和导航手术，实现了解剖性、功能性和根治性肝除术。

6. 中华医学会外科学分会、中华医学会数字医学分会等首次在世界相关领域组织制定并发布了5个不同的、最主要肝胆胰疾病的三维可视化精准诊疗专家共识。由此，带来了肝胆胰3D外科精准诊疗的新时代。

此时此刻，我首先要向敬爱的恩师——钟世镇院士致以崇高的敬意，感谢他将我带入数字医学的殿堂。深切缅怀敬爱的黄志强院士，感谢他为数字医学技术临床应用指明了方向。衷心感谢刘允怡院士为中国的数字医学技术走向世界作出的贡献。衷心感谢赵玉沛院士为加速中国数字医学技术在普通外科应用所给予的大力推动。衷心感谢敬爱的吴孟超院士、黎介寿院士对数学医学技术研究成果的肯定和为《数字化胆道外科学》作序。衷心感谢王学浩院士、陈孝平院士、董家鸿院士、樊嘉院士及姜洪池教授、窦科峰教授、陈规划教授、田捷教授、梁力建教授、卢绮萍教授等全国诸多专家、教授对数学医学技术研究成果的肯定及鼎力支持。衷心感谢《中国实用外科杂志》《中华外科杂志》《中华消化外科杂志》《中华肝脏手术学杂志》等对数字医学技术研究成果的发表。衷心感谢来自各个不同技术专业、学科领域的全体团队成员在长达15年的过程中所作出的无私奉献。衷心感谢本书的全体编委、来自全国几十所医院的外科学专家对所承担章节的精心编著撰写。最后，我要特别感谢我的爱妻张秀珍同志，在我“5+2”、“白+黑”的工作中，正是由于她的忠实陪伴、深度理解、不断鼓励和体贴照顾，才使得我能持之以恒地连续工作，集中精力静思撰写，最终完成三部专著。

“实践是检验真理的唯一标准。”由于数字化医学技术是一门新型、边缘性、交叉性学科，涉及多领域、多学科的合作研究，在取得重大发展和进步的同时，一定也会存在许多问题。希望广大读者在临床实践中，提出批评和修改意见，我们将虚心接受、认真思考、不断完善。在《数字化胆道外科学》出版之际，我们已经着手《数字化肝脏外科学》《数字化胰腺外科学》的修订、再版和翻译成英文，争取在国际上出版发行。愿这三部由中国外科医生编辑出版的世界首部数字化外科学系列著作，为推动我国肝胆胰外科事业步入国际先进行列增砖添瓦，则我心慰矣！

2018年5月20日